Anatomia de Cabeça e Pescoço para Odontologia

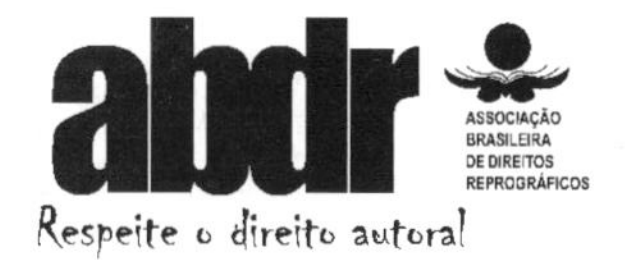

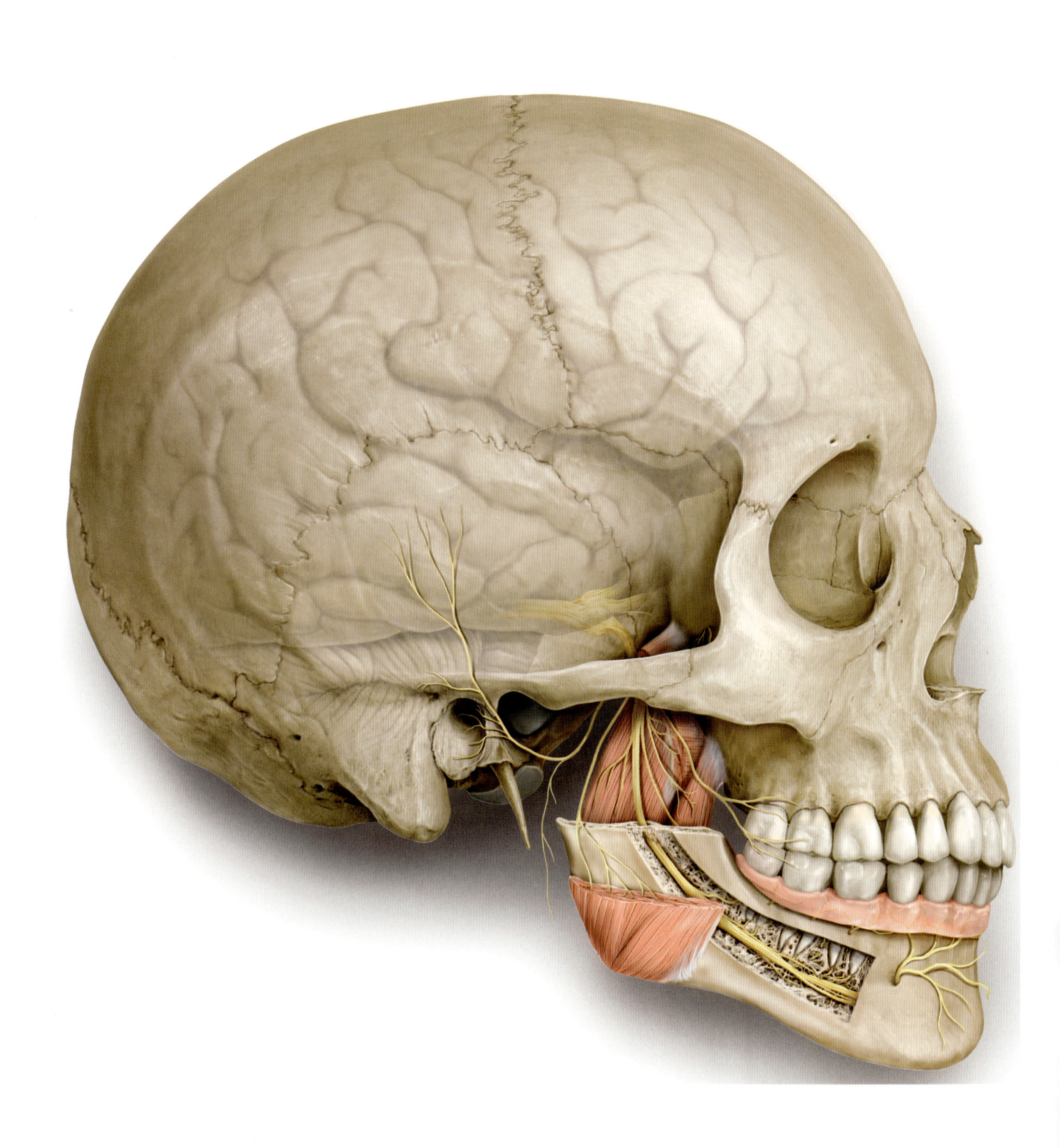

Anatomia de Cabeça e Pescoço para Odontologia

Editoria de

Eric W. Baker

Baseado no trabalho de

Michael Schuenke
Erik Schulte
Udo Schumacher

Ilustrações por

Markus Voll
Karl Wesker

Coordenação e Revisão técnica

Luiz Carlos Moreira

Professor de Diagnóstico Bucal da Faculdade de Odontologia da Universidade Federal Fluminense – UFF. Mestre em Doenças Sexualmente Transmissíveis – Universidade Federal Fluminense – UFF.

Andrea Braga Moleri

Mestre em Morfologia – Universidade do Estado do Rio de Janeiro – UERJ. Professora de Diagnóstico Bucal na Faculdade de Odontologia da Universidade Federal Fluminense – UFF. Professora do Núcleo Integrado de Estomatologia do Curso de Odontologia da Universidade do Grande Rio – Professor José de Souza Herdy – Unigranrio.

Tradução

Flávio Merly

Mestre em Estomatologia – Universidade Federal de Minas Gerais – UFMG. Professor de Diagnóstico Bucal da Faculdade de Odontologia da Universidade Federal Fluminense – UFF.

Karla Bianca Fontes

Doutora em Patologia Bucodental – Universidade Federal Fluminense – UFF. Professora de Estomatologia e Patologia Oral da Faculdade de Odontologia da Universidade Federal Fluminense – Polo Universitário de Nova Friburgo – UFF.

Miriam Beatriz de Souza Jordão Moreira

Mestre em Patologia Bucodental – Universidade Federal Fluminense – UFF. Professora de Diagnóstico Bucal da Faculdade de Odontologia da Universidade Federal Fluminense – UFF.

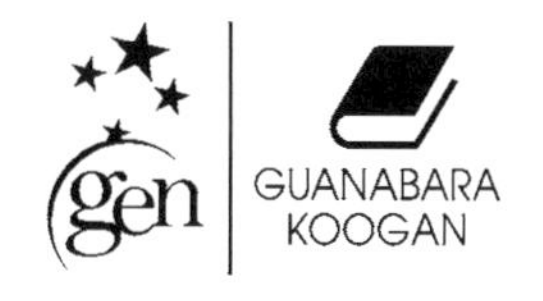

NOTA DA EDITORA: A área da saúde é um campo em constante mudança. As normas de segurança padronizadas precisam ser obedecidas; contudo, à medida que as novas pesquisas ampliam nossos conhecimentos, tornam-se necessárias e adequadas modificações terapêuticas e medicamentosas. Os autores desta obra verificaram cuidadosamente os nomes genéricos e comerciais dos medicamentos mencionados, bem como conferiram os dados referentes à posologia, de modo que as informações fossem acuradas e de acordo com os padrões aceitos por ocasião da publicação. Todavia, os leitores devem prestar atenção às informações fornecidas pelos fabricantes, a fim de se certificarem de que as doses preconizadas ou as contraindicações não sofreram modificações. Isso é importante, sobretudo, em relação a substâncias novas ou prescritas com pouca frequência. Os autores e a editora não podem ser responsabilizados pelo uso impróprio ou pela aplicação incorreta dos produtos apresentados nesta obra.

Alguns dos nomes de produtos, patentes e formulações registradas referidos neste livro são, de fato, marcas registradas ou nomes comerciais, ainda que nem sempre seja feita no texto uma referência a esse fato. Portanto, o aparecimento de um nome sem especificação como nome comercial não deve ser interpretado como uma indicação pela Editora de que ele esteja em domínio público.

Os autores e a editora empenharam-se para citar adequadamente e dar o devido crédito a todos os detentores dos direitos autorais de qualquer material utilizado neste livro, dispondo-se a possíveis acertos caso, inadvertidamente, a identificação de algum deles tenha sido omitida.

Baseado no trabalho de Michael Schuenke, MD, PhD, Erik Schulte, MD, and
Udo Schumacher, MD

Eric W. Baker, MA, MPhil
Educational Coordinator and Director of Human Gross Anatomy
Department of Basic Science and Craniofacial Biology
New York University College of Dentistry
New York, New York 10010

Michael Schuenke, MD, PhD
Institute of Anatomy
Christian Albrecht University Kiel
Olshausenstrasse 40
D-24098 Kiel

Erik Schulte, MD
Department of Anatomy and Cell Biology
Johannes Gutenberg University
Saarstrasse 19-21
D-55099 Mainz

Udo Schumacher, MD, FRCPath, CBiol, FIBiol, DSc
Institute of Anatomy II: Experimental Morphology
Center for Experimental Medicine
University Medical Center Hamburg-Eppendorf
Martinistrasse 52
D-20246 Hamburg

Ilustrações
Markus Voll and Karl Wesker

EDITORA GUANABARA KOOGAN LTDA.
Uma editora integrante do GEN | Grupo Editorial Nacional

Travessa do Ouvidor, 11
Rio de Janeiro, RJ — CEP 20040-040
Tels.: 21–3543-0770 / 11–5080-0770
Fax: 21–3543-0896
gbk@grupogen.com.br
www.editoraguanabara.com.br

Ficha catalográfica

A552
Anatomia de cabeça e pescoço : odontologia / editoria de Eric W. Baker ; baseado no trabalho de Michael Schuenke, Erik Schulte, Udo Schumacher ; ilustrações por Markus Voll, Karl Wesker ; [coordenação e revisão técnica Andrea Braga Moleri, Luiz Carlos Moreira ; tradução Flávio Merly, Karla Bianca Fontes, Miriam Beatriz de Souza Jordão Moreira]. – 1. ed. – Rio de Janeiro : Guanabara Koogan, 2012. il. ; 21 × 28 cm
Inclui bibliografia e índice
ISBN 978-85-277-1906-3
1. Cabeça – Anatomia. 2. Pescoço – Anatomia. 3. Anatomia humana. 4. Odontologia. I. Baker, Eric W.
11-4169. CDD: 611.91

Dedicatória

À minha maravilhosa esposa, Amy Curran Baker, e às minhas adoráveis filhas, Phoebe e Claire.

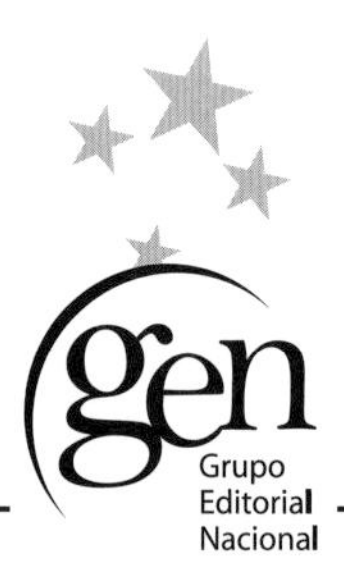

O GEN | Grupo Editorial Nacional reúne as editoras Guanabara Koogan, Santos, Roca, AC Farmacêutica, Forense, Método, LTC, E.P.U. e Forense Universitária, que publicam nas áreas científi a, técnica e prof ssional.

Essas empresas, respeitadas no mercado editorial, construíram catálogos inigualáveis, com obras que têm sido decisivas na formação acadêmica e no aperfeiçoamento de várias gerações de prof ssionais e de estudantes de Administração, Direito, Enfermagem, Engenharia, Fisioterapia, Medicina, Odontologia, Educação Física e muitas outras ciências, tendo se tornado sinônimo de seriedade e respeito.

Nossa missão é prover o melhor conteúdo científico e distribuí-lo de maneira flex vel e conveniente, a preços justos, gerando benefícios e servindo a autores, docentes, livreiros, funcionários, colaboradores e acionistas.

Nosso comportamento ético incondicional e nossa responsabilidade social e ambiental são reforçados pela natureza educacional de nossa atividade, sem comprometer o crescimento contínuo e a rentabilidade do grupo.

Sumário

Prefácio ... XI

Cabeça

1 Ossos do Crânio

Desenvolvimento dos ossos do crânio ... 2
Crânio: visão lateral ... 4
Crânio: visão anterior ... 6
Crânio: visão posterior e suturas do crânio ... 8
Calvária ... 10
Base do crânio: visão externa ... 12
Base do crânio: visão interna ... 14
Esfenoide ... 16
Temporal ... 18
Occipital e etmoides ... 20
Mandíbula e hioide ... 22

2 Músculos do Crânio e da Face

Músculos da expressão facial ... 24
Músculos da expressão facial: calvária, orelha e olho ... 26
Músculos da expressão facial: boca ... 28
Músculos da mastigação: visão geral ... 30
Músculos da mastigação: músculos profundos ... 32
Articulação temporomandibular (ATM): biomecânica ... 34
Articulação temporomandibular (ATM) ... 36
Músculos da cabeça: origens e inserções ... 38

3 Artérias e Veias da Cabeça e Pescoço

Artérias da cabeça: visão geral ... 40
Artéria carótida externa: ramos anteriores, médios e posteriores ... 42
Artéria carótida externa: artéria maxilar ... 44
Artéria carótida externa: ramos terminais ... 46
Artéria carótida interna ... 48
Veias da cabeça: visão geral ... 50
Veias da cabeça: veias profundas ... 52

4 Inervação da Cabeça e Pescoço

Organização do sistema nervoso ... 54
Vias sensoriais ... 56
Vias motoras ... 58
Músculo esquelético: inervação e desenvolvimento embrionário ... 60
Vias motoras autônomas ... 62
Nervos periféricos e lesões nervosas ... 64
Nervos cranianos: visão geral ... 66
Núcleos dos nervos cranianos ... 68
NC I e II: nervos olfatório e óptico ... 70
NC III, IV e VI: nervos oculomotor, troclear e abducente ... 72
NC V: nervo trigêmeo, núcleos e divisões ... 74
NC V_1: nervo trigêmeo, divisão oftálmica ... 76
NC V_2: nervo trigêmeo, divisão maxilar ... 78
NC V_3: nervo trigêmeo, divisão mandibular ... 80
NC VII: nervo facial, núcleos e ramos internos ... 82
NC VII: nervo facial, ramos externos e gânglios ... 84
NC VIII: nervo vestibulococlear ... 86
NC IX: nervo glossofaríngeo ... 88
NC X: nervo vago ... 90
NC XI e XII: nervos acessório espinal e hipoglosso ... 92
Vias neurovasculares através da base do crânio ... 94

5 Topografia Neurovascular da Cabeça

Região anterior da face ... 96
Região lateral da cabeça: camada superficial ... 98
Região lateral da cabeça: camada intermediária ... 100
Fossa infratemporal: conteúdo ... 102
Fossa pterigopalatina ... 104

Regiões da Cabeça

6 Órbita e Olho

Ossos da órbita. 108
Comunicações da órbita 110
Músculos extrínsecos do bulbo do olho 112
Nervos cranianos dos músculos extrínsecos do bulbo do olho: oculomotor (NC III), troclear (NC IV) e abducente (NC VI) . 114
Rede neurovascular da órbita 116
Topografia da órbita (I) 118
Topografia da órbita (II) 120
Aparelho lacrimal 122
Bulbo do olho 124
Olho: suprimento sanguíneo 126
Olho: lente e córnea 128
Olho: íris e câmaras do bulbo do olho 130
Olho: retina 132
Sistema visual (I): visão geral e parte geniculada 134
Sistema visual (II): lesões e parte não geniculada 136
Sistema visual (III): reflexos 138
Sistema visual (IV): coordenação do movimento do olho . . . 140

7 Nariz e Cavidade Nasal

Nariz: esqueleto nasal 142
Nariz: seios paranasais 144
Cavidade nasal 146
Cavidade nasal: suprimento neurovascular 148
Nariz e seios paranasais: histologia e anatomia clínica 150
Sistema olfatório (olfato) 152

8 Temporal e Orelha

Temporal 154
Orelha: visão geral e orelha externa 156
Orelha externa 158
Orelha média (I): cavidade timpânica e tuba auditiva 160
Orelha média (II): ossículos da audição e cavidade timpânica 162
Orelha interna 164
Artérias e veias da orelha 166
Nervo vestibulococlear (NC VIII) 168
Aparelho auditivo 170
Via auditiva 172
Aparelho vestibular 174
Sistema vestibular 176

9 Cavidade Oral e Regiões Periorais

Cavidade oral: visão geral 178
Dentes permanentes 180
Estrutura dos dentes 182
Dentes incisivos, caninos e pré-molares 184
Dentes molares 186
Dentes decíduos 188
Palato duro 190
Mandíbula e hioide 192
Articulação temporomandibular (ATM) 194
Articulação temporomandibular (ATM): biomecânica 196
Músculos da mastigação: visão geral 198
Músculos da mastigação: músculos profundos 200
Músculos supra-hióideos 202
Músculos da língua 204
Túnica mucosa da língua 206
Faringe e tonsilas 208
Faringe: divisões e conteúdo 210
Músculos do palato mole e da faringe 212
Músculos da faringe 214
Faringe: topografia e inervação 216
Glândulas salivares 218
Rede neurovascular da língua 220
Sistema gustatório 222

Pescoço

10 Ossos, Ligamentos e Músculos do Pescoço

Coluna vertebral e vértebras . . . 226
Ligamentos da coluna vertebral . . . 228
Coluna cervical . . . 230
Articulações da coluna cervical . . . 232
Ligamentos da coluna cervical . . . 234
Ligamentos das articulações craniovertebrais . . . 236
Músculos do pescoço: visão geral . . . 238
Músculos do pescoço e do dorso (I) . . . 240
Músculos do pescoço e do dorso (II) . . . 242
Músculos da região cervical posterior . . . 244
Músculos intrínsecos do dorso (I): eretor da espinha e interespinais . . . 246
Músculos intrínsecos do dorso (II) . . . 248
Músculos intrínsecos do dorso (III): músculos curtos da nuca . . . 250
Músculos paravertebrais e escalenos . . . 252
Músculos supra-hióideos e infra-hióideos . . . 254

11 Laringe

Laringe . . . 256
Músculos da laringe . . . 258
Laringe: rede neurovascular . . . 260
Laringe: topografia . . . 262
Glândulas tireoide e paratireoides . . . 264

12 Topografia Neurovascular do Pescoço

Artérias e veias do pescoço . . . 266
Rede linfática do pescoço . . . 268
Plexo cervical . . . 270
Regiões cervicais (trígonos) . . . 272
Fáscias cervicais . . . 274
Região cervical posterior . . . 276
Região cervical lateral . . . 278
Região cervical anterior . . . 280
Região cervical anterolateral profunda . . . 282
Espaço parafaríngeo (I) . . . 284
Espaço parafaríngeo (II) . . . 286

Neuroanatomia

13 Neuroanatomia

Sistema nervoso . . . 290
Medula espinal: organização . . . 292
Encéfalo: organização . . . 294
Encéfalo e meninges . . . 296
Medula espinal e meninges . . . 298
Espaços do líquido cerebrospinal (LCS) . . . 300
Seios da dura-máter . . . 302
Artérias do encéfalo . . . 304
Neurônios . . . 306

Anatomia Seccional

14 Anatomia Seccional da Cabeça e do Pescoço

Cortes coronais da cabeça (I): anteriores 310
Cortes coronais da cabeça (II): posteriores 312
Imagens coronais de RM da cabeça 314
Imagens coronais de RM do pescoço (I): anteriores 316
Imagens coronais de RM do pescoço (II) 318
Imagens coronais de RM do pescoço (III): posteriores 320
Cortes transversais da cabeça (I): craniais 322
Cortes transversais da cabeça (II) 324
Cortes transversais da cabeça (III): caudais 326
Cortes transversais do pescoço (I): craniais 328
Cortes transversais do pescoço (II): caudais 330
Imagens transversais de RM da cabeça 332
Imagens transversais de RM da cavidade oral 334
Imagens transversais de RM do pescoço 336
Cortes sagitais da cabeça (I): mediais 338
Cortes sagitais da cabeça (II): laterais 340
Imagens sagitais de RM da cabeça 342
Imagens sagitais de RM do pescoço 344

Apêndice

Referências 348

Índice Alfabético 349

Prefácio

Fiquei impressionado com os detalhes, a precisão e a beleza do material produzido pelos autores Michael Schuenke, Erik Schulte e Udo Schumacher e pelos artistas Markus Voll e Karl Wesker para o *Atlas de Anatomia* (três volumes). Os três volumes do atlas e seus conceitos pedagógicos são um acréscimo significativo para a educação anatômica. Fiquei muito feliz ao ser convidado a usar o material excepcional desses autores como base para criar este atlas, que foca especificamente as estruturas da cabeça e do pescoço.

A partir do *Atlas de Anatomia*, organizei, revisei e adicionei material novo para criar este *Anatomia de Cabeça e Pescoço*, um atlas informativo destinado a estudantes do primeiro ano de Odontologia. Tendo em vista a qualidade artística excepcional e as informações sobre as estruturas da cabeça e do pescoço, este livro também é excelente para profissionais de Odontologia e para estudantes e profissionais de outras áreas que lidam basicamente com cabeça e pescoço (como técnicos de higiene dental, otorrinolaringologistas, fonoaudiólogos, oftalmologistas etc.).

Alguns aspectos-chave deste atlas são apresentados a seguir:

- Formato que facilita a utilização, no qual cada duas páginas apresentam um guia sobre determinado assunto.

- Estrategicamente elaborado para facilitar o aprendizado. A descrição de cada região começa pelos ossos e articulações e, em seguida, inclui os músculos, a rede vascular e os nervos. Essas informações são, então, integradas à anatomia neurovascular topográfica.

- Projeto gráfico detalhado e em cores, com legendas descritivas e dísticos minuciosamente posicionados, além de numerosos esquemas para elucidar os conceitos e quadros sinópticos das informações-chave para revisão e referência.

- Inclui um capítulo dedicado à anatomia seccional, com imagens radiográficas para demonstrar a anatomia observada na prática clínica.

O estudo da anatomia de cabeça e pescoço é um desafio em razão da complexidade das estruturas envolvidas, mas este atlas fornece informações anatômicas detalhadas de modo meticuloso e eficiente, tornando-se uma ferramenta de estudo bastante efetiva.

Agradeço a Susana Tejada, turma de 2010, da School of Dental Medicine of Boston University, e ao dedicado grupo de instrutores de anatomia que mantiveram contato regular com a editora Thieme durante a elaboração do conceito deste atlas: Dr. Norman F. Capra, Department of Neural and Pain Sciences, University of Maryland Dental School, Baltimore, Maryland; Dr. Bob Hutchins, Associate Professor, Department of Biomedical Sciences, Baylor College of Dentistry, Dallas, Texas; Dr. Brian R. MacPherson, Professor and Vice-Chair, Department of Anatomy and Neurobiology, University of Kentucky, Lexington, Kentucky; e Dr. Nicholas Peter Piesco, Associate Professor, Department of Oral Medicine, University of Pittsburgh, Pittsburgh, Pensilvânia.

Agradeço também aos colegas da New York University, que me ajudaram neste esforço: Professor Terry Harrison, Department of Anthropology, por estimular meus interesses em anatomia comparativa e instilar o gosto pelo detalhe e pela acurácia na descrição anatômica; Dr. Richard Cotty, por seu olhar acurado na inspeção da anatomia seccional neste atlas; Drª Phyllis Slott, Drª Elena Cunningham, Dr. Avelin Malyango e Drª Johanna Warshaw, pela assistência em todos os assuntos relacionados com a anatomia, incluindo as incontáveis discussões sobre todos os aspectos pedagógicos atuais e sobre a necessidade de um atlas de anatomia detalhado sobre cabeça e pescoço. Gostaria de agradecer igualmente ao Dr. Inder Singh, por me orientar como anatomista e por servir de inspiração como professor de Anatomia.

Agradeço ainda aos profissionais da editora Thieme, que viabilizaram a criação e a publicação desta obra. Gostaria de agradecer a Cathrin Weinstein, MD, Editorial Director, Educational Products, pelo convite para criar este atlas. Estendo meus agradecimentos especiais a Bridget Queenan, Developmental Editor, que elaborou e editou o manuscrito, organizando-o com admirável talento, bem como percebeu e solucionou vários detalhes ao longo do processo, respondendo sempre pacientemente aos pedidos de mudanças no projeto gráfico e nas legendas. Agradeço a Julie O'Meara, Developmental Editor, por se juntar à equipe na fase de correção. Ela, sempre solícita, lembrava-me dos prazos de entrega, colocando-se à disposição para trabalhar comigo nas provas e na resolução dos problemas. Obrigado também a Elsie Starbecker, Associate Manager, Book Production, que, com grande dedicação e rapidez, produziu este atlas com suas 900 ilustrações. Todas trabalharam com empenho para tornar esta obra, *Anatomia de Cabeça e Pescoço*, uma realidade.

Eric W. Baker
New York, New York

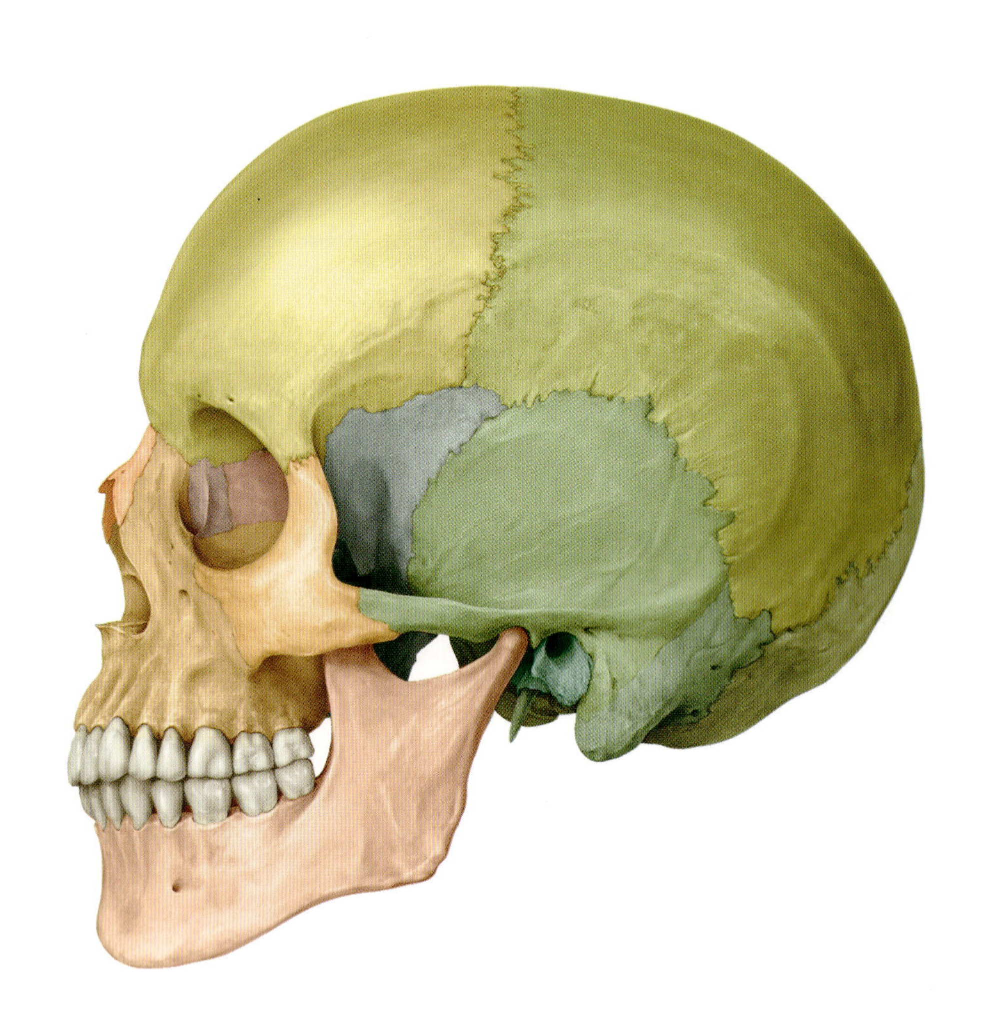

Cabeça

Desenvolvimento dos ossos do crânio

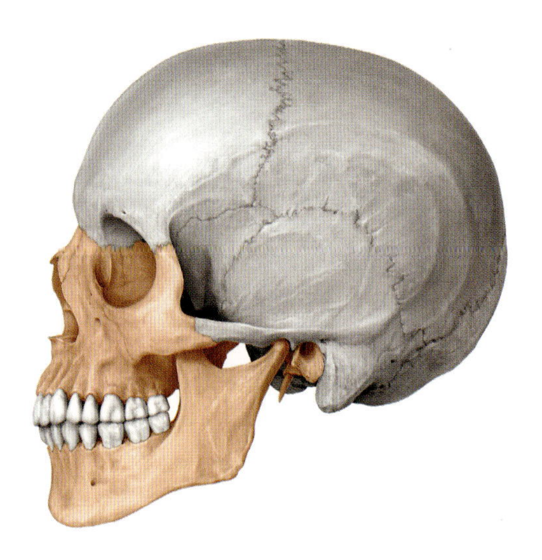

Figura 1.1 **Ossos do crânio**
Visão lateral esquerda. O crânio forma uma cápsula óssea que envolve o encéfalo e as vísceras da cabeça. Os ossos do crânio são divididos em duas partes. O viscerocrânio (laranja), o esqueleto facial, é formado basicamente pelos arcos faríngeos (branquiais) (veja o Capítulo 4). O neurocrânio (cinza), a abóboda craniana, é a cápsula óssea que envolve o encéfalo. Ele é dividido em duas partes com base na ossificação (veja a **Figura 1.2**). O neurocrânio *cartilagíneo* sofre ossificação endocondral para formar a base do crânio. O neurocrânio *membranáceo* sofre ossificação intramembranácea.

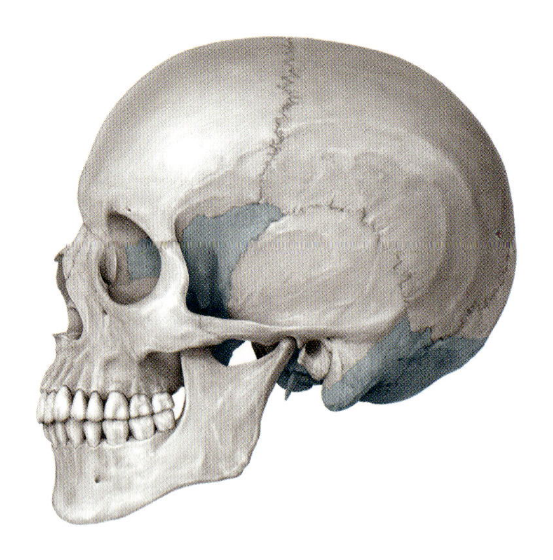

Figura 1.2 **Ossificação dos ossos do crânio**
Visão lateral esquerda. Os ossos do crânio se desenvolvem direta ou indiretamente a partir do tecido conjuntivo mesenquimal. Os ossos do desmocrânio (cinza) se desenvolvem diretamente por meio da ossificação intramembranácea do tecido conjuntivo mesenquimal. Os ossos do condrocrânio (azul) se desenvolvem indiretamente por meio da ossificação endocondral da cartilagem hialina. *Nota:* A base do crânio é formada exclusivamente pelo condrocrânio. Os elementos formados por meio de ossificação intramembranácea e endocondral se fundem para formar um único osso (p. ex., os elementos do occipital, dos temporais e dos esfenoides que contribuem para a base do crânio são cartilagíneos, enquanto o resto dos ossos é membranáceo).

Tabela 1.1 **Desenvolvimento do crânio.**

Os ossos do crânio podem ser entendidos usando-se três critérios principais: origens embrionárias, localização no crânio e tipo de ossificação. A maior parte do viscerocrânio (esqueleto facial) é derivada dos arcos faríngeos (branquiais) (veja o Capítulo 4). O neurocrânio (abóboda craniana) é dividido em partes membranácea e cartilagínea baseadas na ossificação. O neurocrânio cartilagíneo (ossificação endocondral) forma a base do crânio.

Origens embrionárias		Crânio		Ossificação		Osso adulto
		V	N	I	E	
Mesoderma para-axial			Nm	I		Occipital (parte superior)
			Nc		E	Occipital (parte inferior)
			Nm	I		Parietal
			Nm		E	Temporal (parte petrosa)
			Nm		E	Temporal (processo mastoide)
Crista neural			Nm	I		Temporal (parte escamosa)
			Nm	I		Frontal
			Nc		E	Esfenoide
		V		I		Esfenoide (processo pterigoide)
		V			E	Etmoide
			Nc		E	Etmoide (lâmina cribriforme)
Crista neural, arcos faríngeos (branquiais)	1º arco branquial, processo maxilar	V		I		Maxila
		V		I		Osso nasal
		V		I		Lacrimal
		V		I		Vômer
		V		I		Palatino
		V		I		Zigomático
		V		I		Temporal (parte timpânica)
		V			E	Concha nasal inferior
	1º arco branquial, processo mandibular	V		I		Mandíbula
		V			E	Martelo
		V			E	Bigorna
	2º arco branquial	V			E	Estribo
		V			E	Temporal (processo estiloide)
		V			E	Hioide (parte superior, corno menor)
	3º arco branquial	V			E	Hioide (parte inferior, corno maior)

V = viscerocrânio; N = neurocrânio; Nm = neurocrânio (membranáceo); Nc = neurocrânio (cartilagíneo); I = intramembranácea; E = endocondral.
Nota: Os ossos tubulares (longos) sofrem ossificação endocondral. A clavícula é a única exceção. Portanto, os defeitos congênitos de ossificação intramembranácea afetam tanto o crânio quanto a clavícula (disostose cleidocraniana).

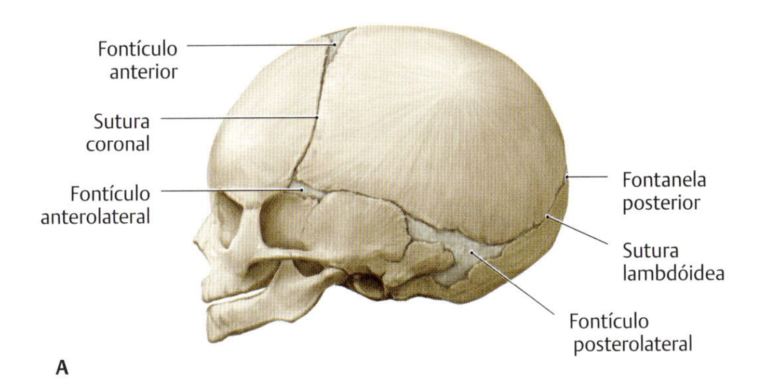

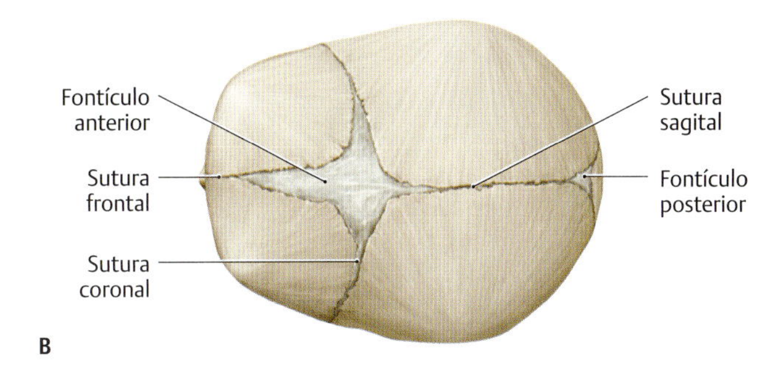

Figura 1.3 **Suturas do crânio (craniossinostoses) e fontículos**
A Visão lateral esquerda de crânio neonatal.
B Visão superior de crânio neonatal.
Os ossos chatos do crânio crescem à medida em que o encéfalo se expande; assim, as estruturas entre eles permanecem abertas após o nascimento. No neonato existem seis áreas (fontículos) entre os ossos do crânio em crescimento que são ocupadas por uma membrana fibrosa não ossificada. O fontículo posterior estabelece um ponto de referência para descrever a posição da cabeça fetal durante o nascimento. O fontículo anterior estabelece o acesso para a retirada de amostras de líquido cerebrospinal (LCS) em lactentes (p. ex., na suspeita de meningite).

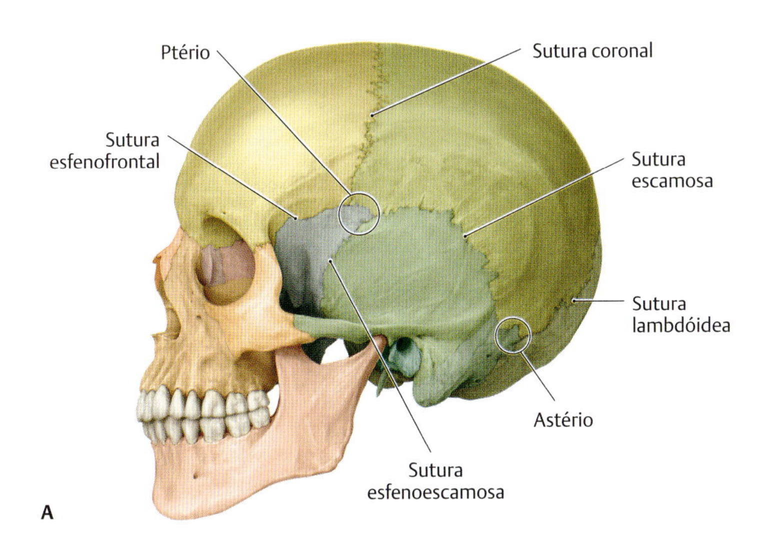

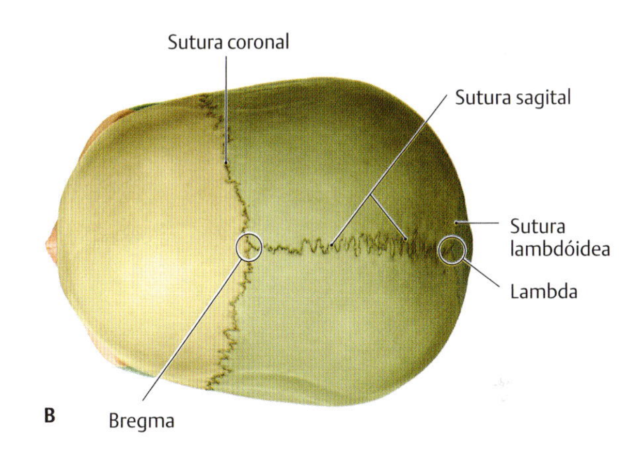

Figura 1.4 **Suturas no crânio adulto**
A Visão lateral esquerda.
B Visão superior.
A sinostose (fusão dos ossos do crânio ao longo das suturas) ocorre durante a fase adulta. Embora os períodos exatos de fechamento variem, a ordem (sagital, coronal, lambdóidea) não muda. O fechamento de cada fontículo resulta em uma junção específica (veja a **Tabela 1.2**). O fechamento prematuro das suturas resulta em deformidades características (veja a **Figura 1.14**, adiante).

Tabela 1.2 **Fechamento de suturas e fontículos.**

Fontículo	Idade no fechamento	Sutura	Idade na ossificação
1 Fontículo posterior	2-3 meses (lambda)	Sutura frontal	Infância
2 Fontículos anterolaterais	6 meses (ptério)	Sutura sagital	20-30 anos de idade
2 Fontículos posterolaterais	18 meses (astério)	Sutura coronal	30-40 anos de idade
1 Fontículo anterior	36 meses (bregma)	Sutura lambdóidea	40-50 anos de idade

Crânio: visão lateral

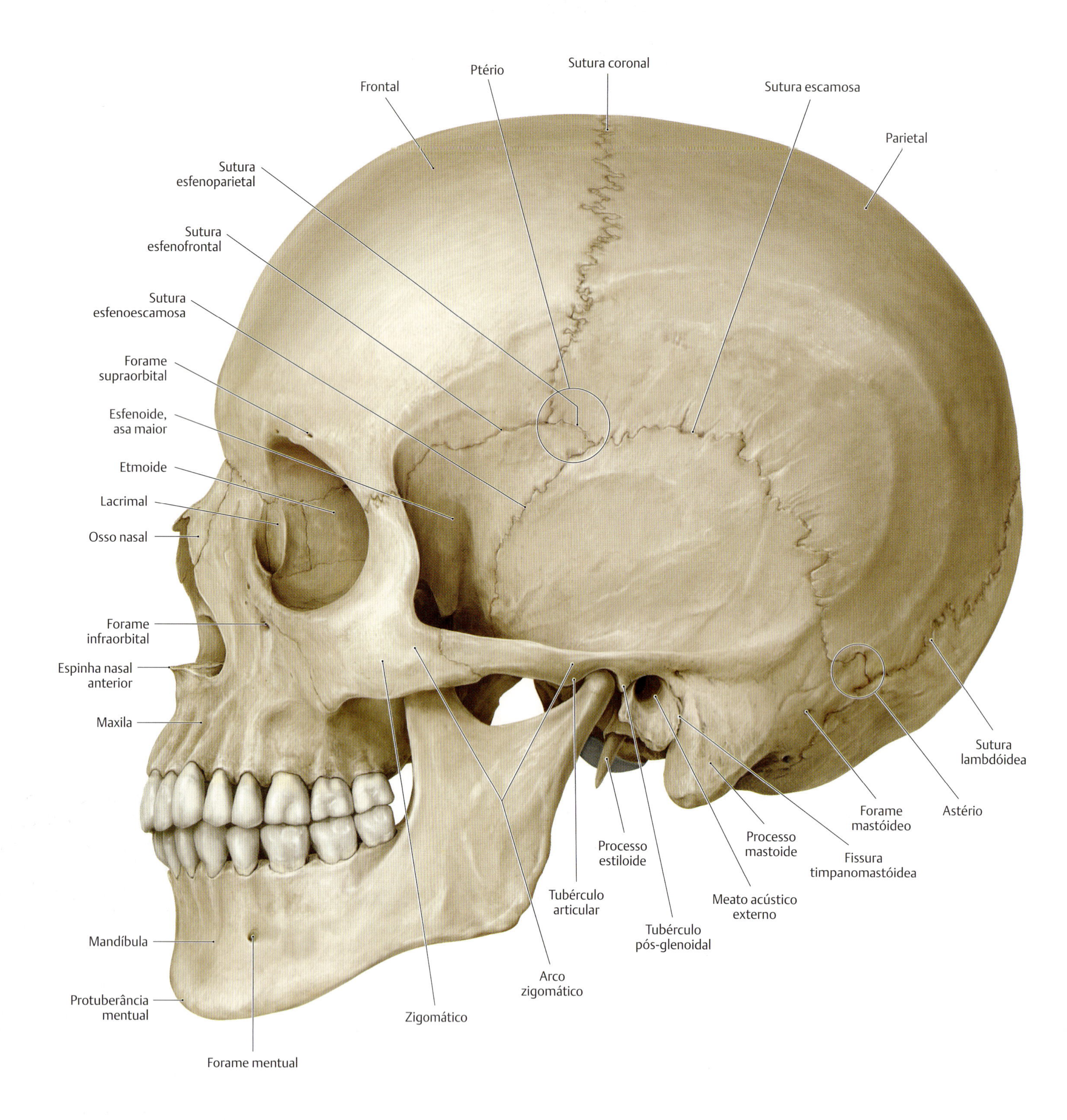

Figura 1.5 **Visão lateral do crânio**
Visão lateral esquerda. Esta visão mostra o maior número de ossos do crânio (indicados por diferentes cores na **Figura 1.6**). Os ossos individuais e seus aspectos proeminentes serão descritos nas páginas que se seguem. Os dentes serão descritos no Capítulo 9.

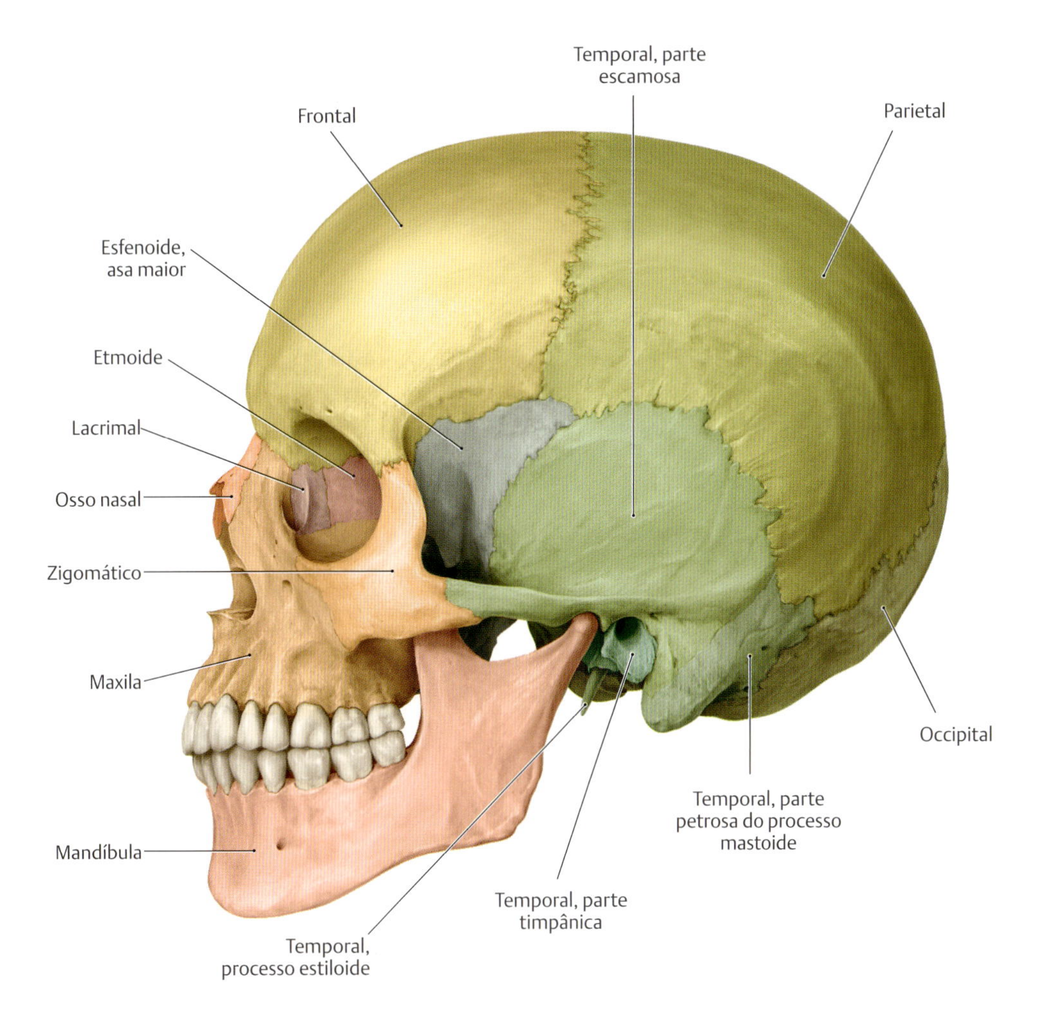

Figura 1.6 **Ossos do crânio: visão geral**
Visão lateral esquerda.

Tabela 1.3 **Ossos do crânio.**

Os ossos são mostrados dentro do crânio e alguns também são exibidos individualmente (veja as páginas referenciadas; os números das páginas em negrito são para os ossos apresentados individualmente).

Osso	Página	Osso	Página
Frontal	5, 7, 9, 11, 14, 108, 142	Temporal: • Parte escamosa • Parte petrosa • Parte timpânica • Parte estiloide	5, 7, 9, 12, 14, **18**, **19**
Osso nasal	5, 7, 11, 108, 142	Occipital	5, 9, 11, 12, 14, **20**
Lacrimal	5, 108, 142	Parietal	5, 7, 9, 11, 12, 14
Etmoide	5, 7, 14, **21**, 108, 142, 190	Esfenoide: • Asa maior • Asa menor • Processo pterigoide	5, 7, 9, 14, **16**, **17**, 108, 142, 190
Maxila	5, 7, 9, 12, 108, 142, 190	Vômer	9, 12, 142, 190
Palatino	9, 12, 108, 142, 190	Concha nasal inferior	7, 12, 142, 190
Zigomático	5, 7, 12, 108	Hioide	**23**
Mandíbula	5, 7, 9, **22**		

Crânio: visão anterior

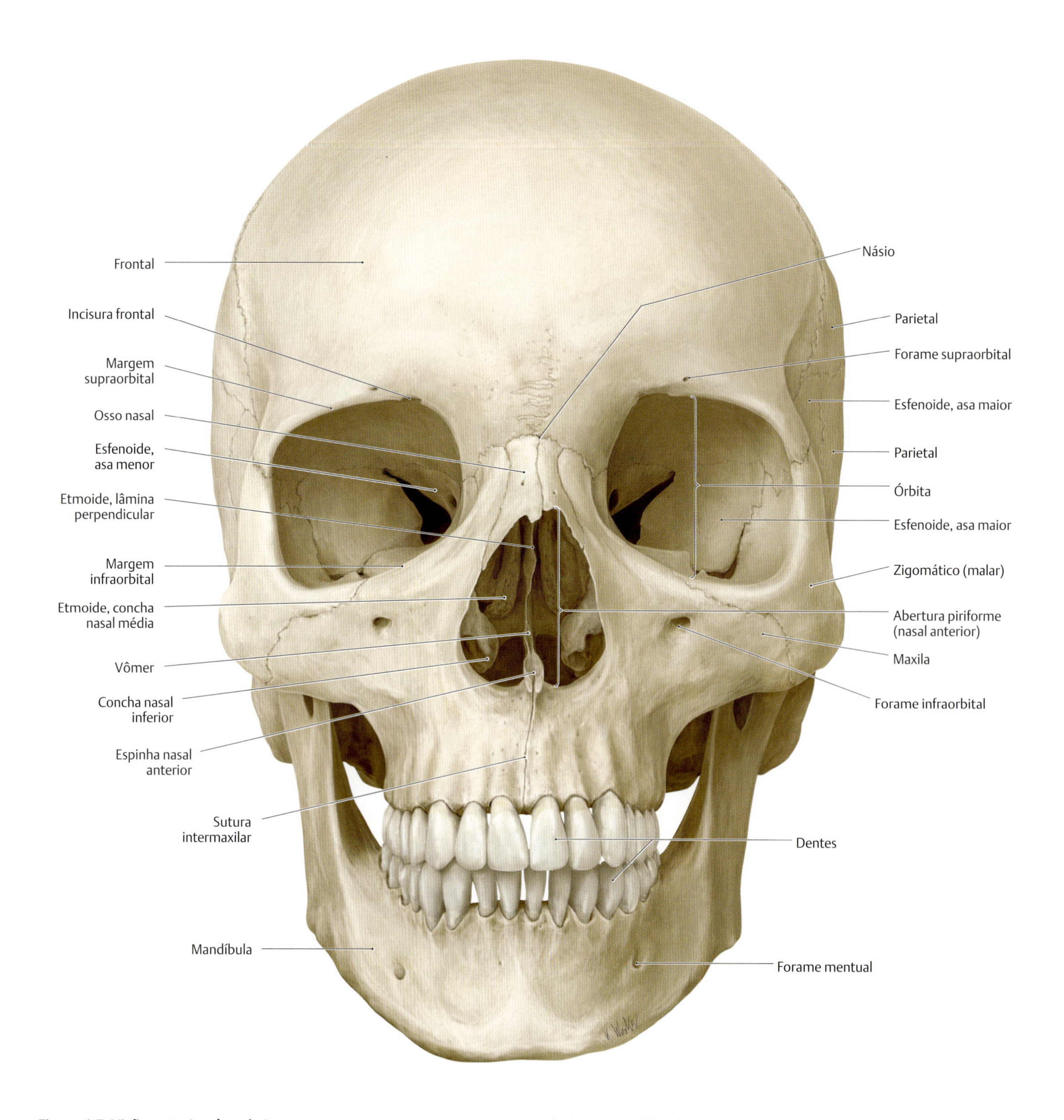

Figura 1.7 **Visão anterior do crânio**
Os limites do esqueleto facial (viscerocrânio) podem ser claramente observados nesta visão (os ossos individuais são mostrados na **Figura 1.8**). As margens ósseas da abertura nasal anterior marcam o início do sistema respiratório no crânio. A cavidade nasal, assim como as órbitas, contém um órgão sensorial (a túnica mucosa olfatória). Os *seios paranasais* são mostrados esquematicamente na **Figura 1.9**. A visão anterior do crânio também mostra as três aberturas clinicamente importantes por onde passam nervos sensoriais para suprir a face: o forame supraorbital, o forame infraorbital e o forame mentual.

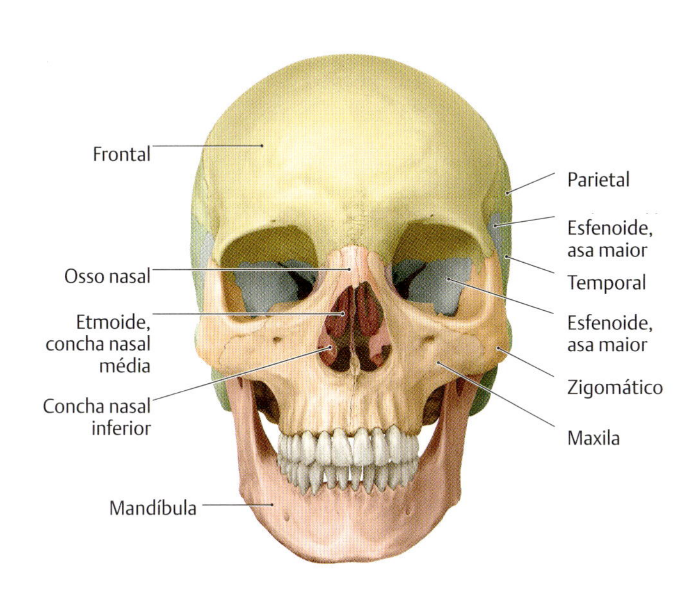

Figura 1.8 **Ossos do crânio, visão anterior**

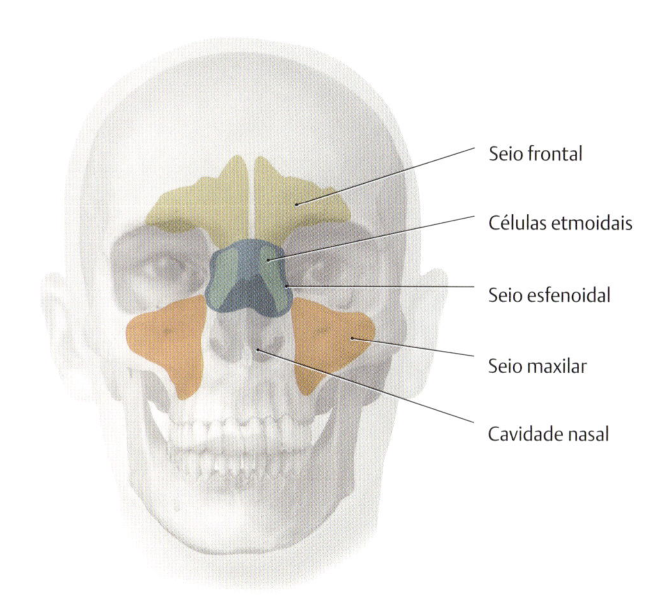

Figura 1.9 **Seios paranasais**
Visão anterior. Alguns dos ossos do esqueleto facial são pneumatizados; isto é, contêm cavidades cheias de ar que reduzem o peso total do osso. Essas cavidades, chamadas de seios paranasais, comunicam-se com a cavidade nasal, e, como esta, são revestidas por epitélio respiratório ciliado. A inflamação dos seios paranasais (sinusite) e queixas associadas são muito comuns. Pelo fato de a dor da sinusite ser projetada para a pele sobrejacente aos seios paranasais, é importante conhecer suas projeções na superfície do crânio.

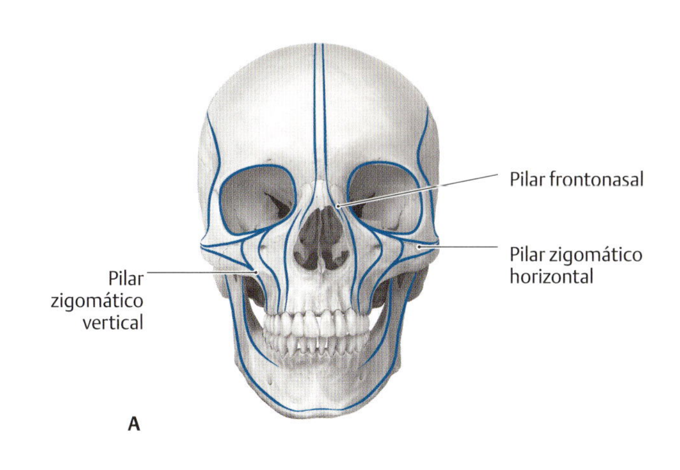

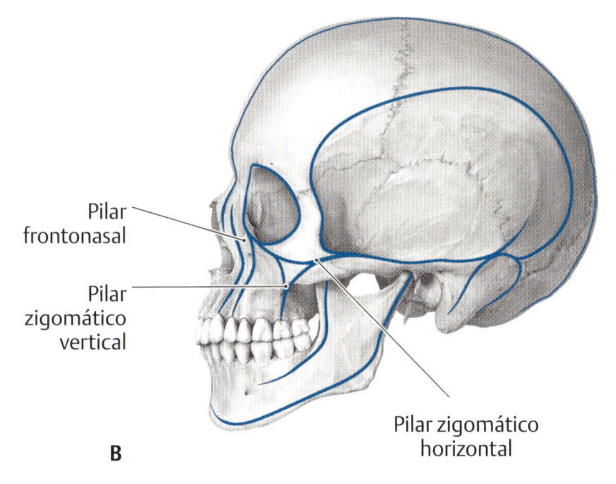

Figura 1.10 **Principais linhas de força (azul) no esqueleto facial**
A Visão anterior. **B** Visão lateral. Os seios paranasais pneumatizados (**Figura 1.9**) possuem uma contraparte mecânica em "pilares" ósseos espessados do esqueleto facial, que limitam parcialmente os seios paranasais. Esses pilares se desenvolvem ao longo das principais linhas de força em resposta aos estresses mecânicos locais (p. ex., pressões mastigatórias). Em termos visuais, a estrutura do esqueleto facial pode ser comparada à estrutura de uma casa: os seios paranasais representam os cômodos e os pilares (colocados ao longo das principais linhas de força) representam as colunas de sustentação.

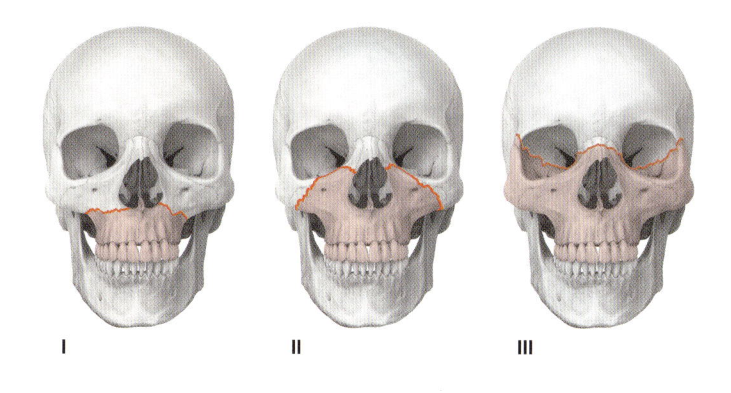

Figura 1.11 **Classificação de Le Fort das fraturas do terço médio facial**
A estrutura do esqueleto facial resulta em padrões característicos de linhas de fratura da região do terço médio facial (Le Fort I, II e III).
Le Fort I: Esta linha de fratura corre através da maxila e acima do palato duro. A maxila é separada do esqueleto facial superior, rompendo a integridade dos seios maxilares (*fratura baixa transversa*).
Le Fort II: A linha de fratura passa através da raiz do nariz, etmoide, maxila e zigomático, criando uma *fratura piramidal* que rompe a integridade da órbita.
Le Fort III: O esqueleto facial é separado da base do crânio. A principal linha de fratura passa através das órbitas e a fratura pode envolver, ainda, os etmoidais, os seios frontais, os seios esfenoidais e os zigomáticos.

Crânio: visão posterior e suturas do crânio

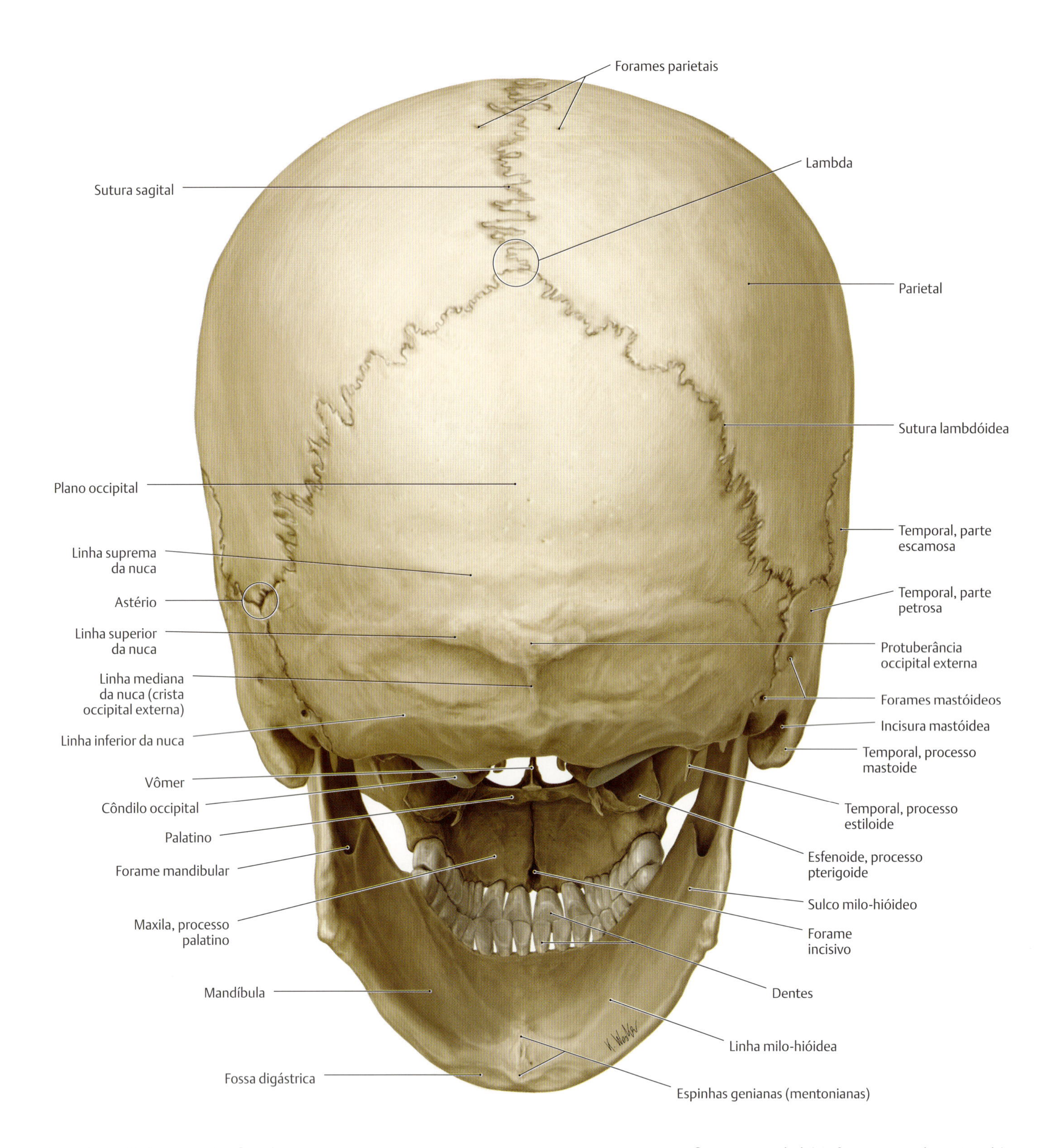

Figura 1.12 **Visão posterior do crânio**
O occipital, que predomina nesta visão, articula-se com os parietais, por meio da sutura lambdóidea. Os ossos wormianos (suturais) são lâminas ósseas isoladas frequentemente encontradas na sutura lambdóidea. As suturas do crânio são um tipo especial de sindesmose (*i. e.*, inserções ligamentosas que se ossificam com a idade). A face externa do occipital é contornada por origens e inserções musculares: as linhas da nuca inferior, superior, mediana e suprema.

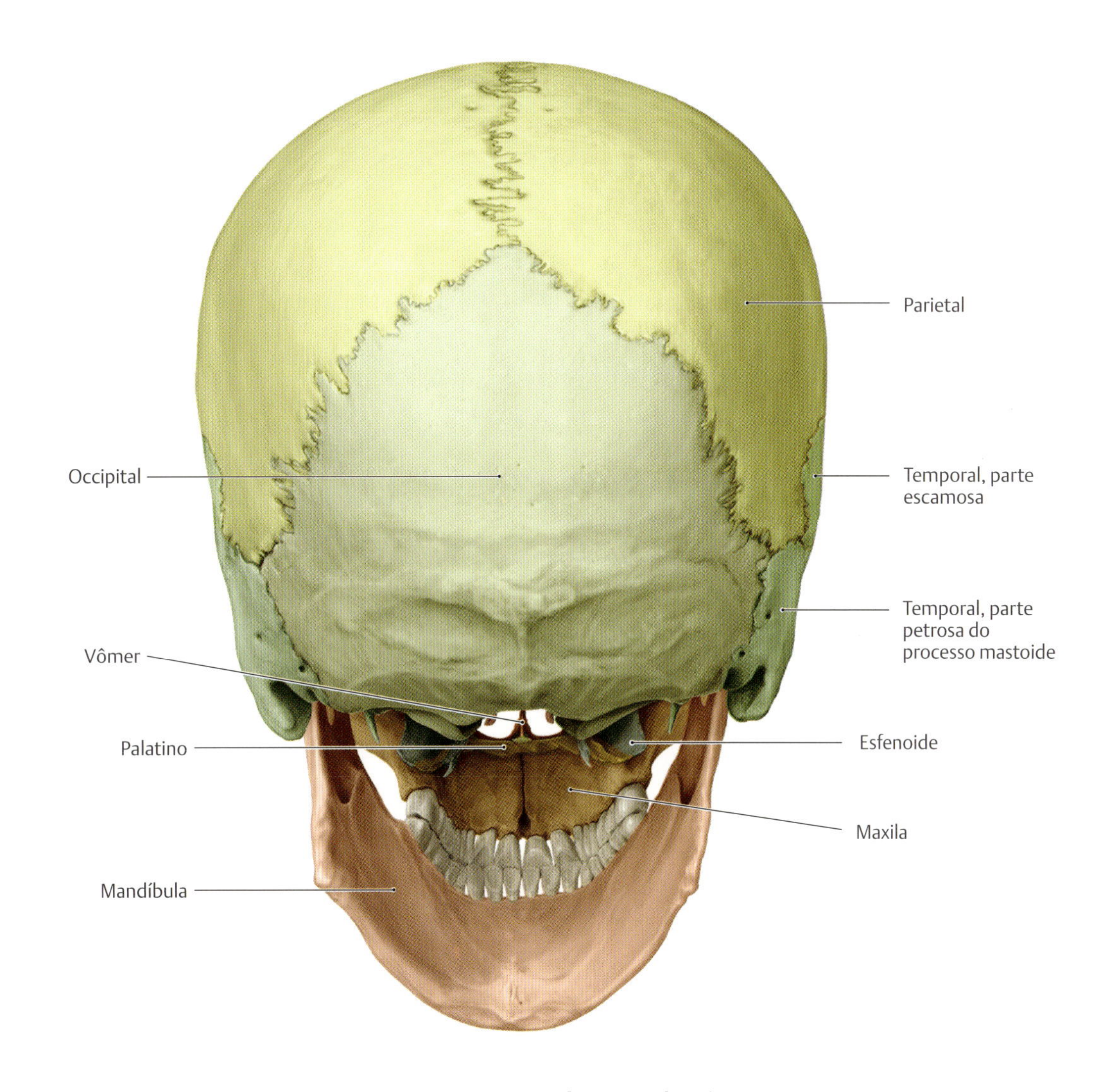

Figura 1.13 **Visão posterior dos ossos do crânio**

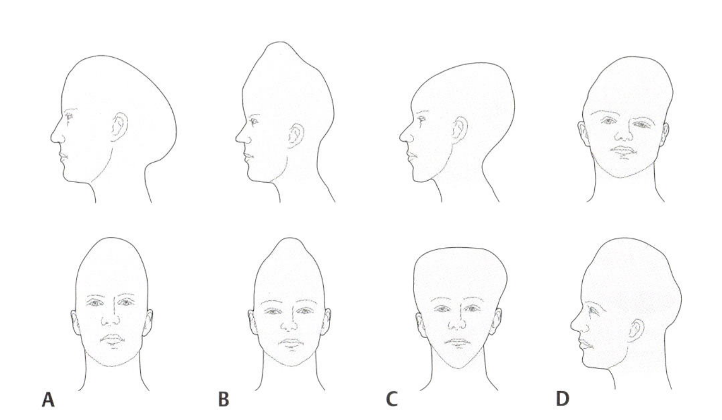

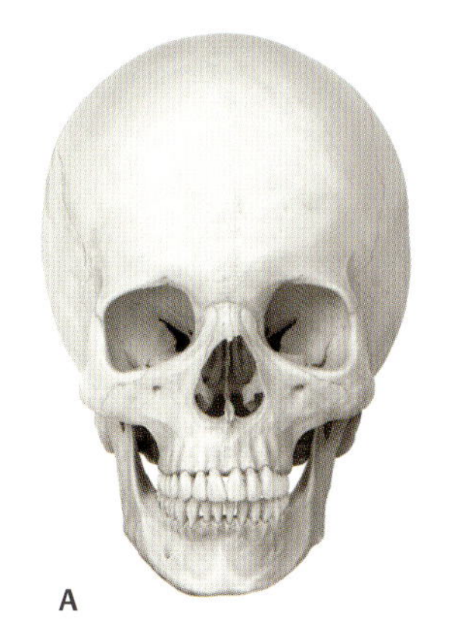

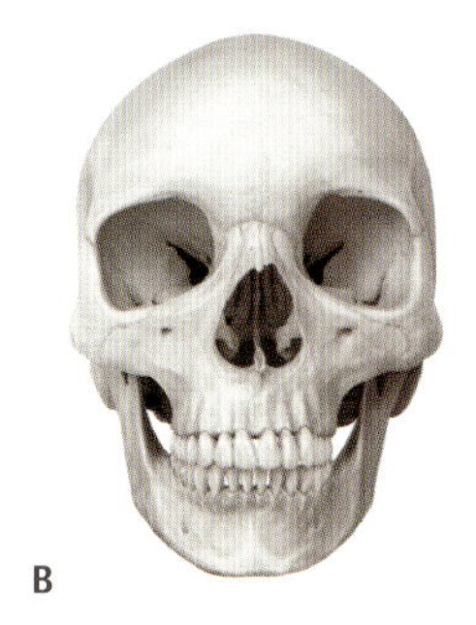

Figura 1.14 **Fechamento prematuro das suturas do crânio**
O fechamento prematuro das suturas do crânio (craniossinostose) resulta em deformidades cranianas características:

A Sutura sagital: escafocefalia (crânio longo, estreito).
B Sutura coronal: oxicefalia (crânio pontudo).
C Sutura frontal: trigonocefalia (crânio triangular).
D Fechamento sutural assimétrico, geralmente envolvendo a sutura coronal: plagiocefalia (crânio assimétrico).

Figura 1.15 **Hidrocefalia e microcefalia**
A **Hidrocefalia:** Quando o encéfalo se torna dilatado devido ao acúmulo de LCS *antes* da ossificação das suturas do crânio, o neurocrânio se expande, enquanto o esqueleto facial se mantém inalterado.
B **Microcefalia:** O fechamento prematuro das suturas do crânio resulta em um neurocrânio pequeno com órbitas relativamente grandes.

Calvária

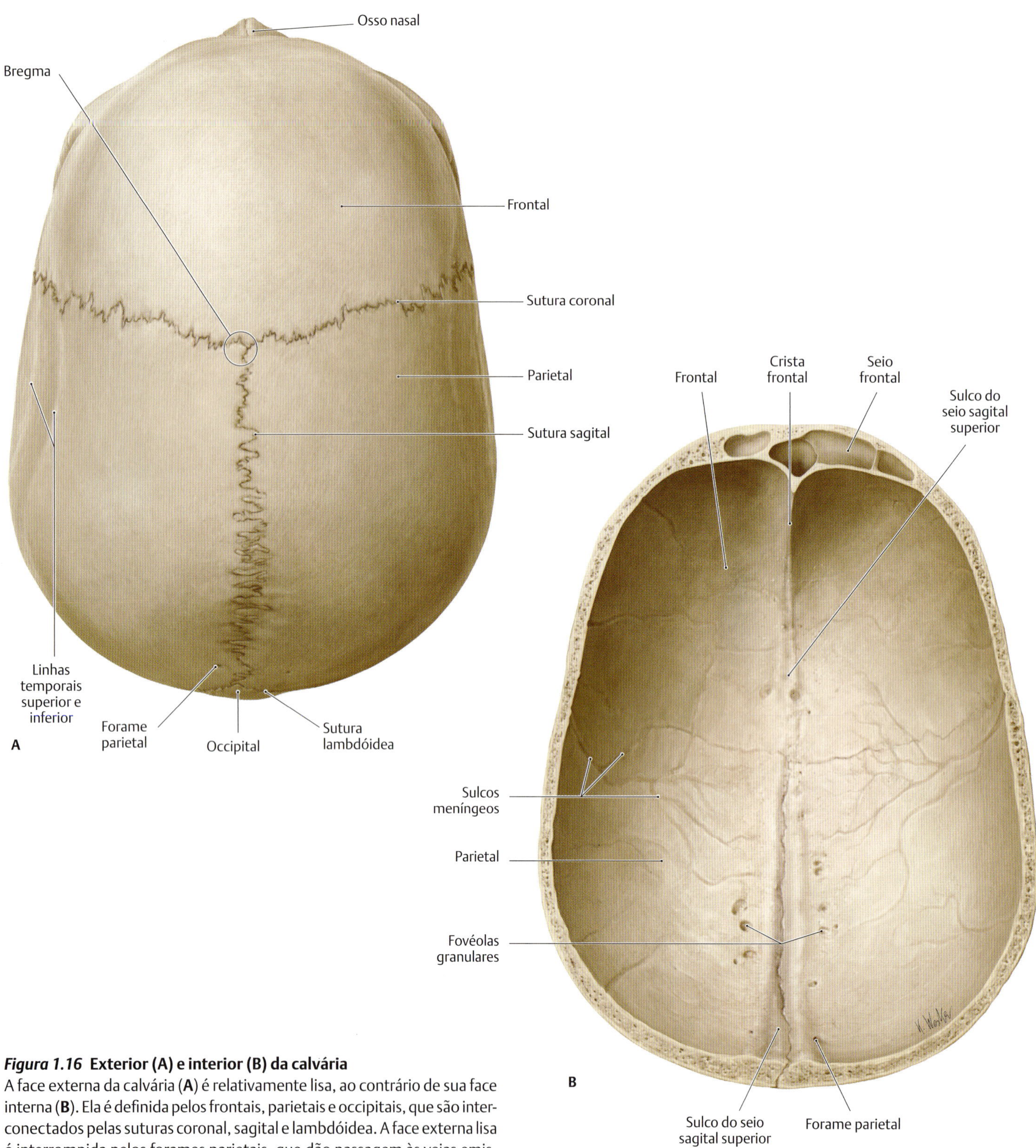

Figura 1.16 **Exterior (A) e interior (B) da calvária**
A face externa da calvária (**A**) é relativamente lisa, ao contrário de sua face interna (**B**). Ela é definida pelos frontais, parietais e occipitais, que são interconectados pelas suturas coronal, sagital e lambdóidea. A face externa lisa é interrompida pelos forames parietais, que dão passagem às veias emissárias parietais (veja a **Figura 1.21**). A face interna da calvária possui inúmeros sulcos e fossetas:

- Fovéolas granulares (pequenas fossas na face interior do crânio causadas por protrusões saculares da aracnoide-máter [granulações aracnóideas] que recobre o encéfalo)
- Sulco do seio sagital superior (um seio venoso dural do encéfalo, veja a **Figura 1.21**, adiante, e a **Figura 3.21**, no Capítulo 3)
- Sulcos arteriais (que marcam as posições dos vasos arteriais da dura-máter, tais como a artéria meníngea média, que supre a maior parte da dura-máter e do osso sobrejacente)
- Crista frontal (que dá inserção à foice do cérebro, uma dobra em forma de foice da dura-máter entre os hemisférios cerebrais).

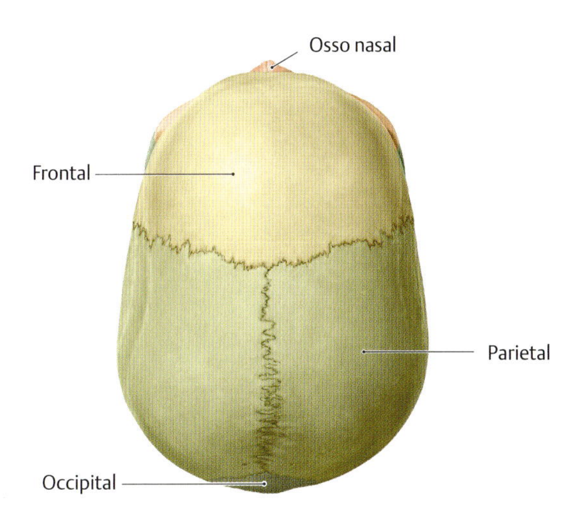

Figura 1.17 **Exterior da calvária vista de cima**

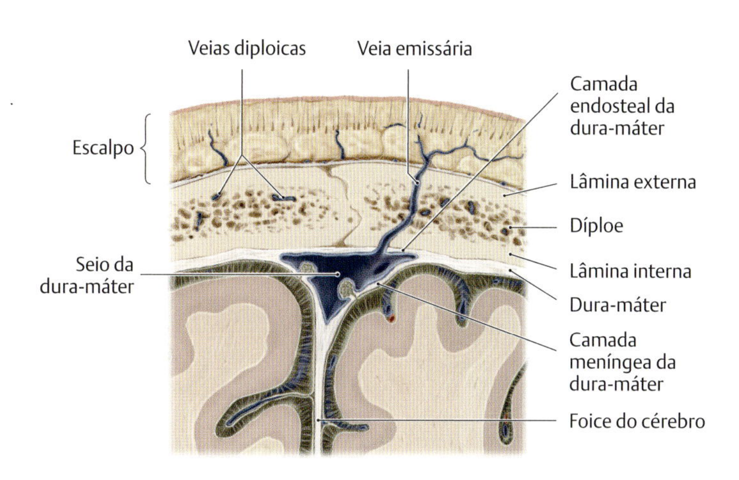

Figura 1.18 **O escalpo e a calvária**
As três camadas da calvária consistem em lâmina externa, díploe e lâmina interna. A díploe possui uma estrutura esponjosa e contém medula óssea vermelha (formadora de sangue). Com um plasmocitoma (transformação maligna de determinados leucócitos), muitos pequenos nichos de células tumorais podem destruir as trabéculas ósseas circunjacentes, e as radiografias mostram múltiplas áreas radiotransparentes ("lesões em saca-bocado") no crânio.

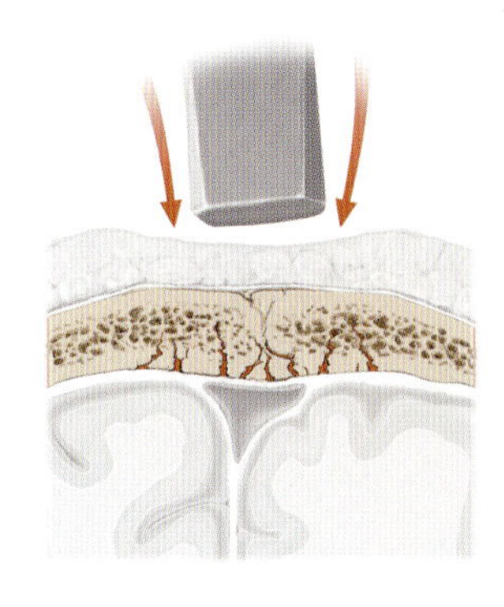

Figura 1.19 **Sensibilidade da lâmina interna a traumatismo**
A lâmina interna da calvária é extremamente sensível a traumatismos externos e pode fraturar mesmo quando a lâmina externa permanece intacta (procurar evidências correspondente nas imagens de TC).

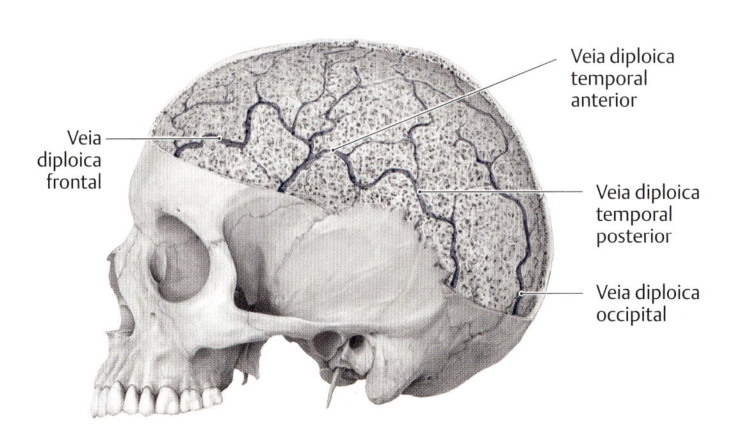

Figura 1.20 **Veias diploicas na calvária**
As veias diploicas estão localizadas no tecido reticular ou esponjoso dos ossos cranianos (díploe) e são visíveis quando a lâmina externa é removida. As veias diploicas se comunicam com os seios venosos durais e com as veias do escalpo por meio das *veias emissárias*, que criam uma via potencial para a disseminação da infecção.

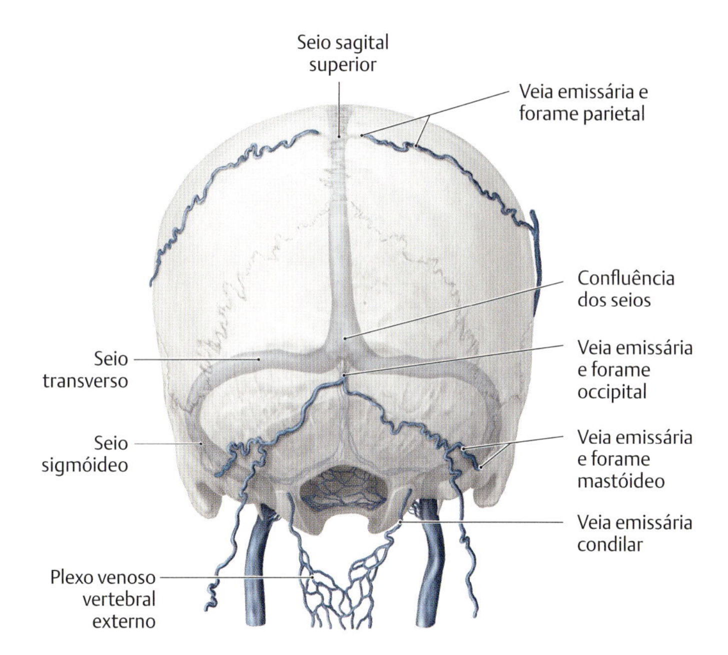

Figura 1.21 **Veias emissárias do occipúcio**
As veias emissárias estabelecem uma conexão direta entre os seios venosos durais e as veias extracranianas. Elas passam através das aberturas cranianas tais como o forame parietal e o forame mastóideo. As veias emissárias são de interesse clínico porque permitem que bactérias do escalpo penetrem no crânio ao longo delas e infectem a dura-máter, causando meningite.

Base do crânio: visão externa

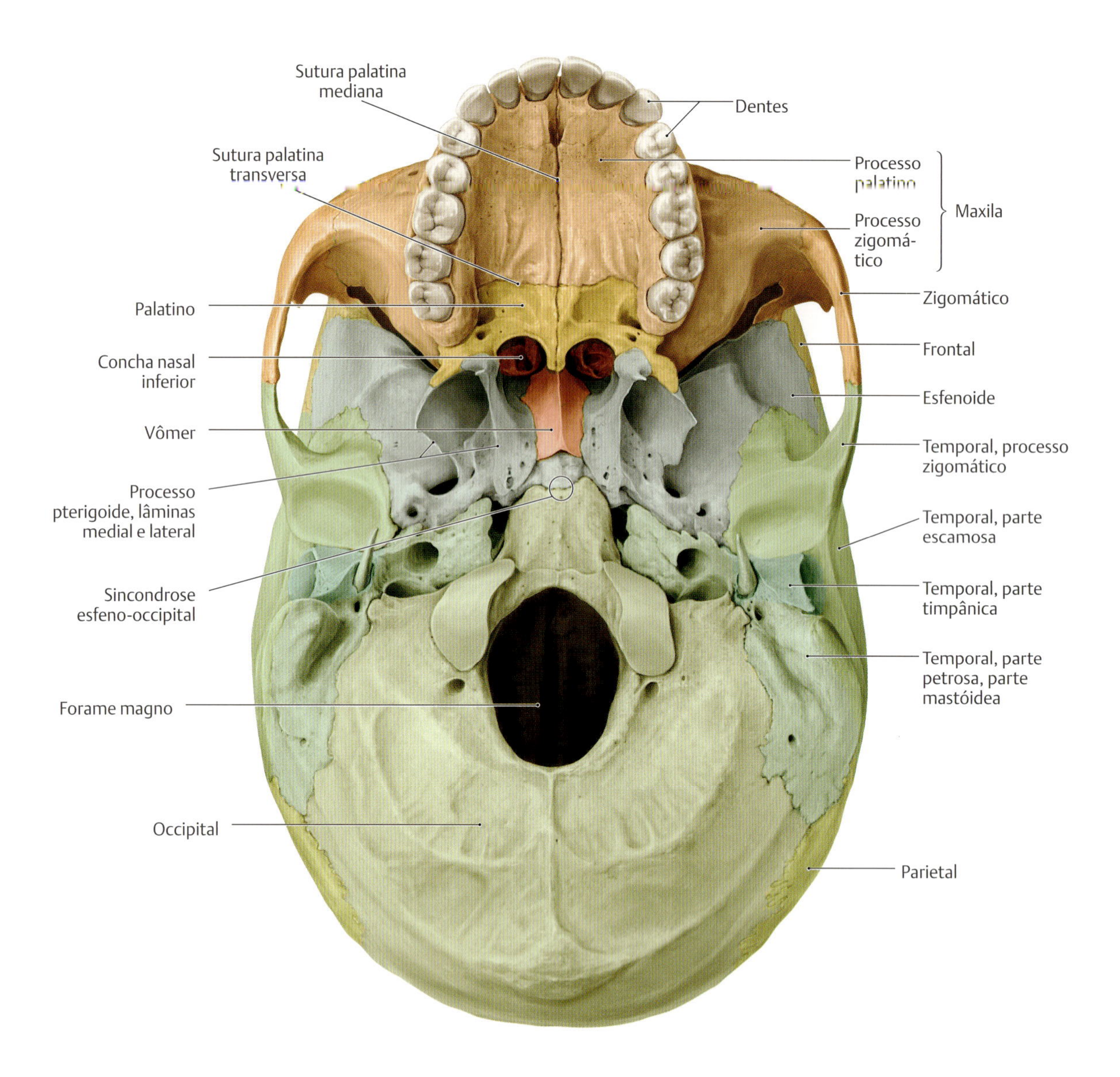

Figura 1.22 **Ossos da base do crânio**
Visão inferior. A base do crânio é composta por um grupo de vários ossos semelhante a um mosaico.

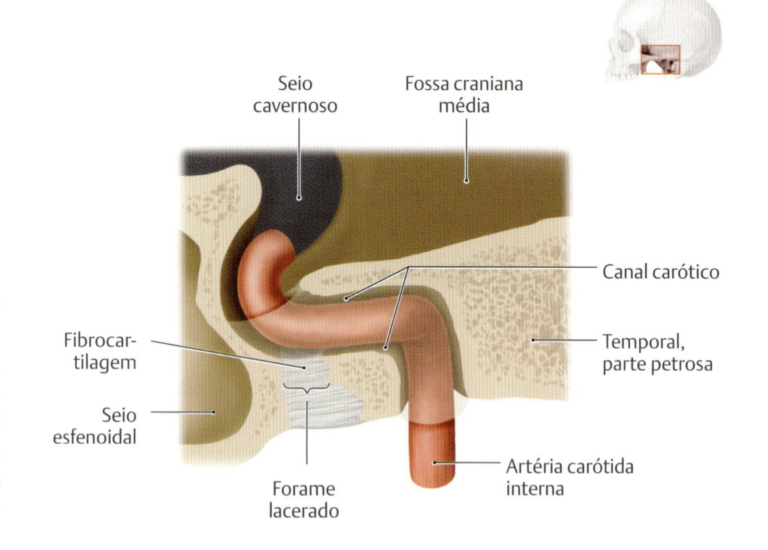

Figura 1.23 **Relação do forame lacerado com o canal carótico e com a artéria carótida interna**
Visão lateral esquerda. O forame lacerado não é uma abertura verdadeira, sendo principalmente ocluído durante a vida por uma camada de fibrocartilagem; ele aparece como uma abertura apenas no crânio desidratado. O forame lacerado está intimamente relacionado com o canal carótico e com a artéria carótida interna que atravessa o canal. O nervo petroso maior e o nervo petroso profundo passam através da face superior do forame lacerado (veja o Capítulo 4).

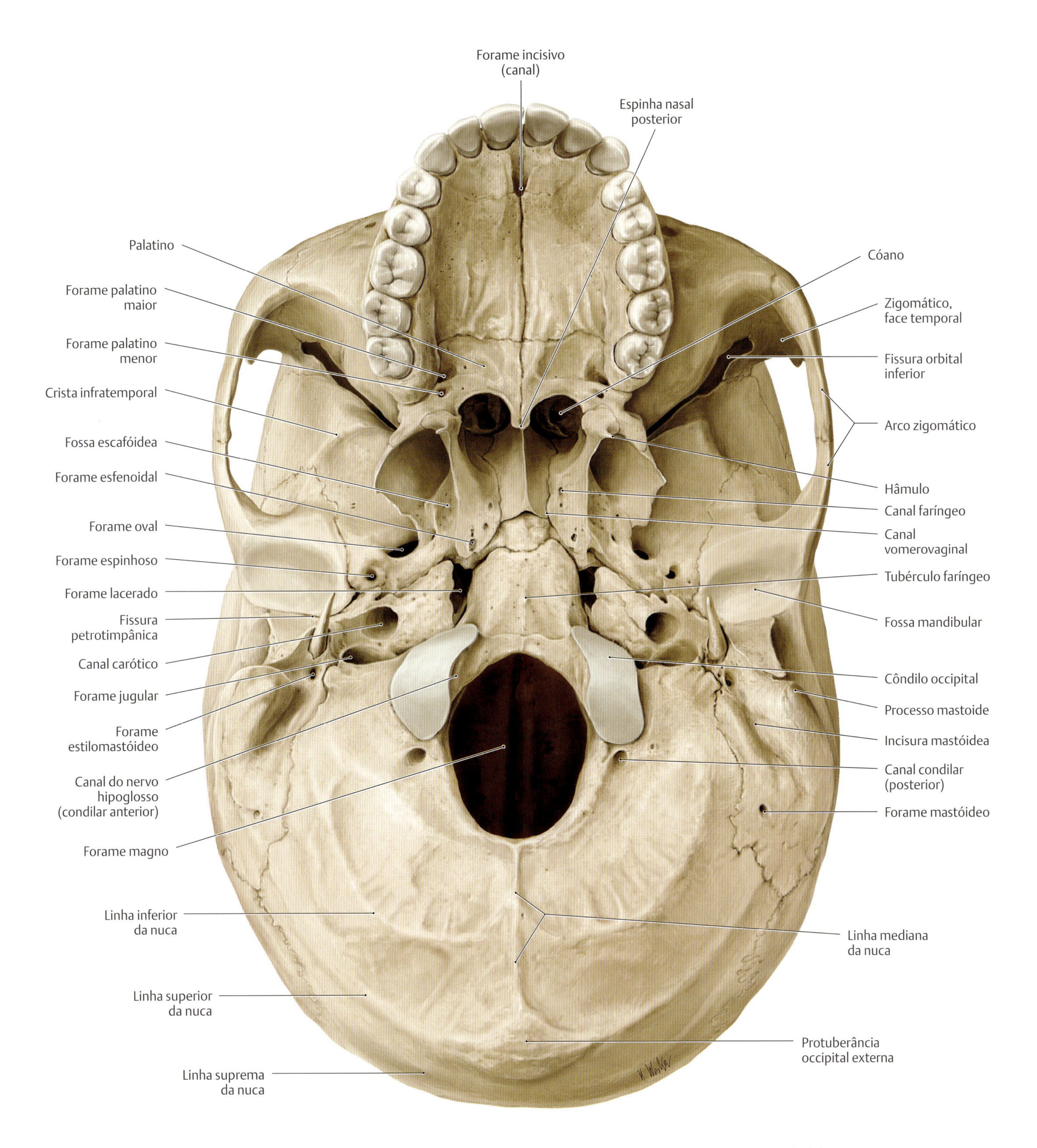

Figura 1.24 **A face basal do crânio**
Visão inferior. Note as aberturas por onde passam os nervos e vasos. Quando ocorrem anomalias do crescimento ósseo, estas aberturas podem permanecer muito pequenas ou podem se tornar estreitas, comprimindo as estruturas neurovasculares que passam através delas. Os sinais e sintomas associados a essas lesões dependem da abertura afetada. Todas as estruturas aqui descritas serão consideradas mais detalhadamente nas páginas subsequentes.

Base do crânio: visão interna

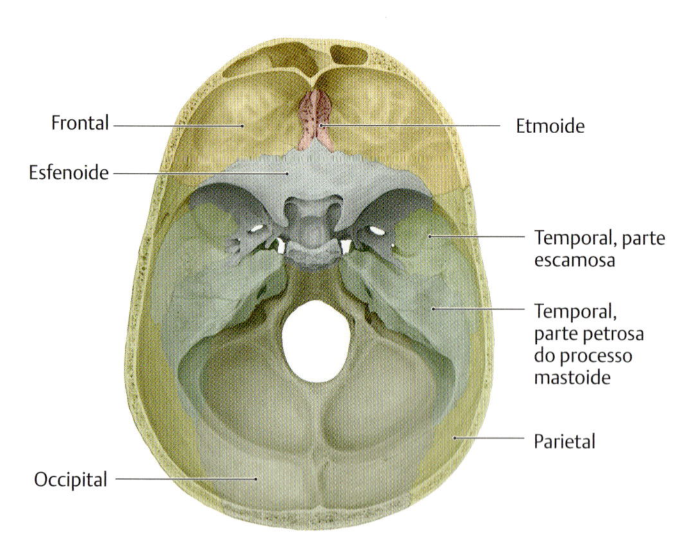

Figura 1.25 **Ossos da base do crânio, visão interna**

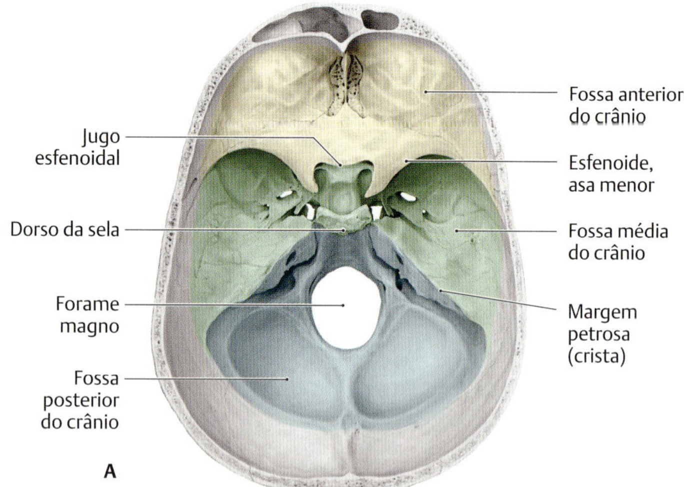

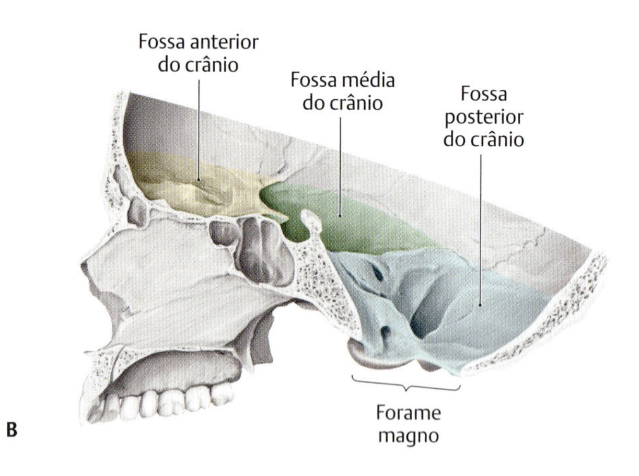

Figura 1.26 **As fossas do crânio**

A Visão interior. **B** Corte sagital mediano. O interior da base do crânio é aprofundado para formar três fossas sucessivas: as fossas anterior, média e posterior do crânio. Estas depressões se tornam progressivamente mais profundas na direção fronto-occipital, formando um arranjo em terraço que é mostrado mais claramente em **B**.

As fossas do crânio são limitadas pelas seguintes estruturas:

- Anterior para o meio: asas menores do esfenoide e jugo esfenoidal
- Meio para posterior: margem superior (crista) da parte petrosa do temporal e o dorso da sela.

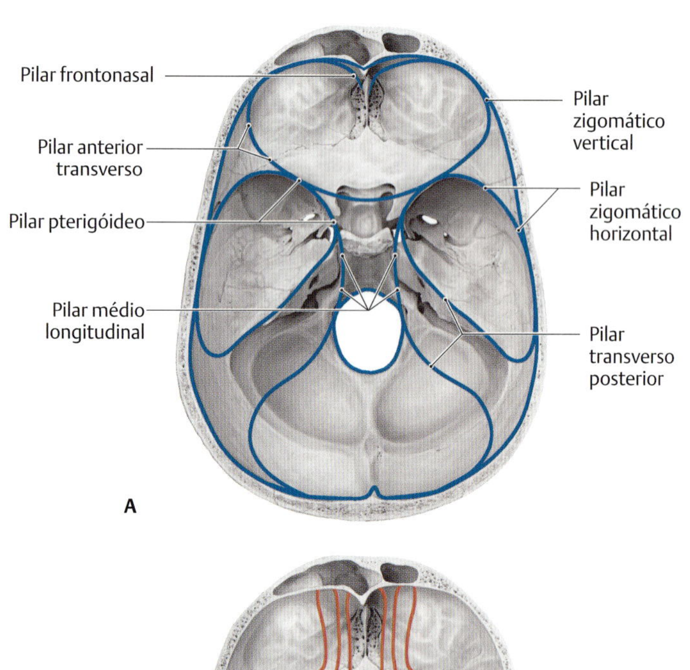

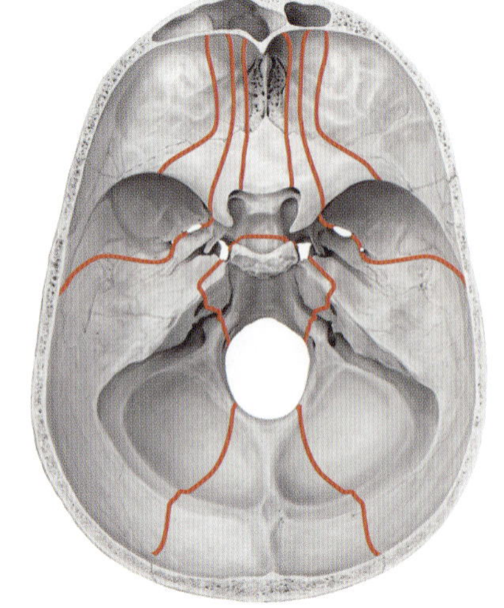

Figura 1.27 **Base do crânio: principais linhas de força e linhas comuns de fratura**

A Principais linhas de força. **B** Linhas comuns de fratura (visões interiores). Em resposta às pressões mastigatórias e outros estresses mecânicos, os ossos da base do crânio são espessados para formar "pilares" ao longo das principais linhas de força (compare a distribuição da força na visão anterior no início deste capítulo). As áreas intermediárias que não são espessadas são locais de predileção para fraturas ósseas, resultando em padrões típicos de linhas de fratura da base do crânio mostradas aqui. Um fenômeno análogo das típicas linhas de fratura é observado na região média da face (veja as visões anteriores de fraturas de Le Fort na **Figura 1.11**)

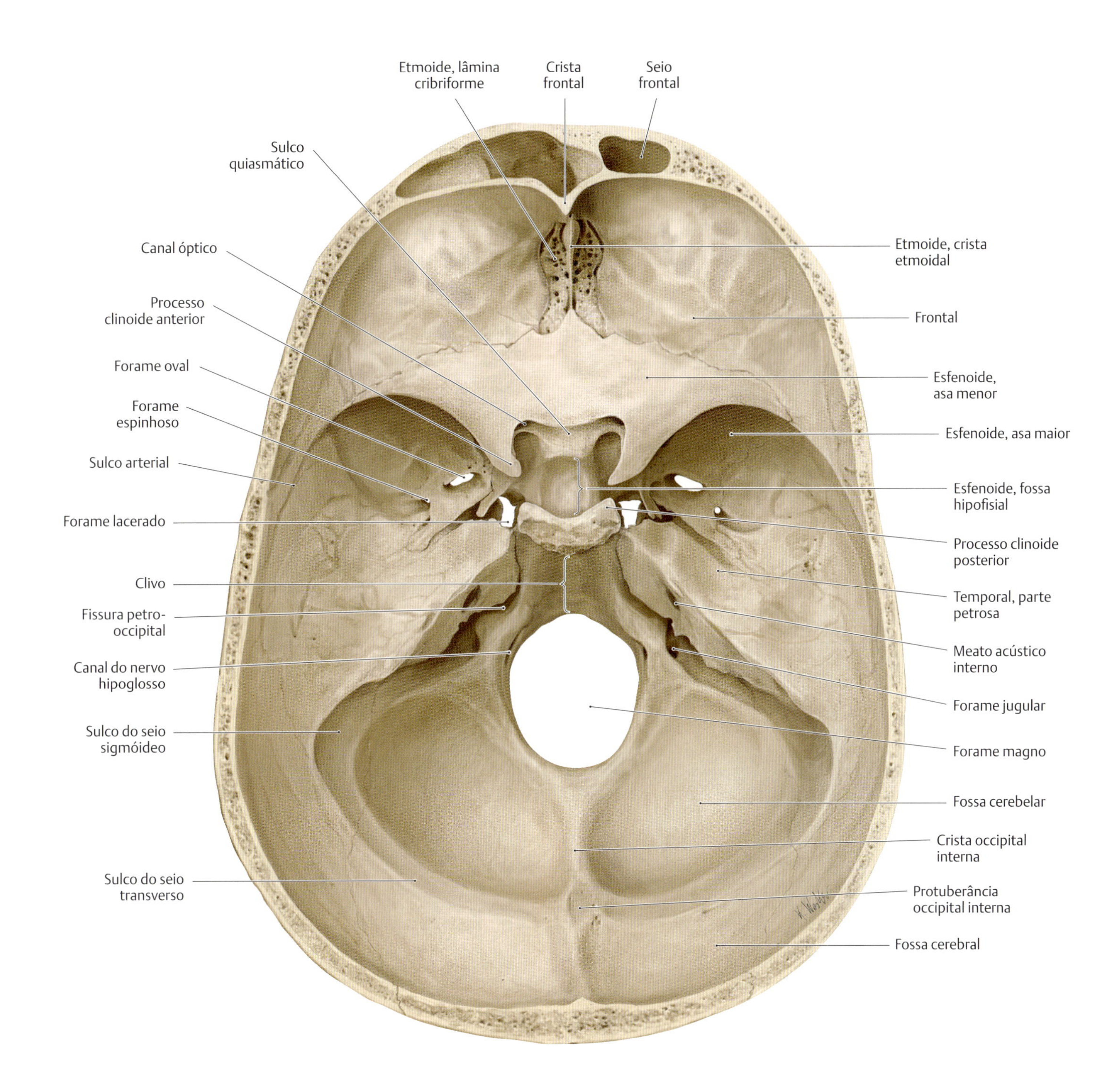

Figura 1.28 **Interior da base do crânio**

As aberturas no interior da base do crânio nem sempre coincidem com as aberturas visíveis na visão externa porque algumas estruturas neurovasculares mudam de direção quando passam através do osso ou seguem um trajeto intraósseo relativamente longo. Um exemplo disso é o meato acústico interno, através do qual o nervo facial, entre outras estruturas, passa do interior do crânio para a parte petrosa do temporal. Muitas de suas fibras deixam a parte petrosa do temporal através do forame estilomastóideo, que é visível da face externa (veja as **Figuras 4.35** e **4.53**, no Capítulo 4, para mais detalhes).

Para conhecer os locais onde as estruturas neurovasculares passam através da base do crânio é útil inicialmente observar se esses locais estão na fossa anterior, média ou posterior do crânio. A disposição das fossas do crânio é mostrada na **Figura 1.26**.

A lâmina cribriforme do etmoide conecta a cavidade nasal com a fossa anterior do crânio e é perfurada por vários forames para a passagem das fibras olfatórias (veja a **Figura 7.15**, no Capítulo 7). *Nota*: Em virtude de o osso ser muito fino nesta área, um traumatismo na região frontal da cabeça pode facilmente fraturar a lâmina cribriforme e lacerar a dura-máter, permitindo que o LCS goteje no nariz. Isso implica risco de meningite, visto que as bactérias da cavidade nasal não estéril penetram no LCS estéril.

Esfenoide

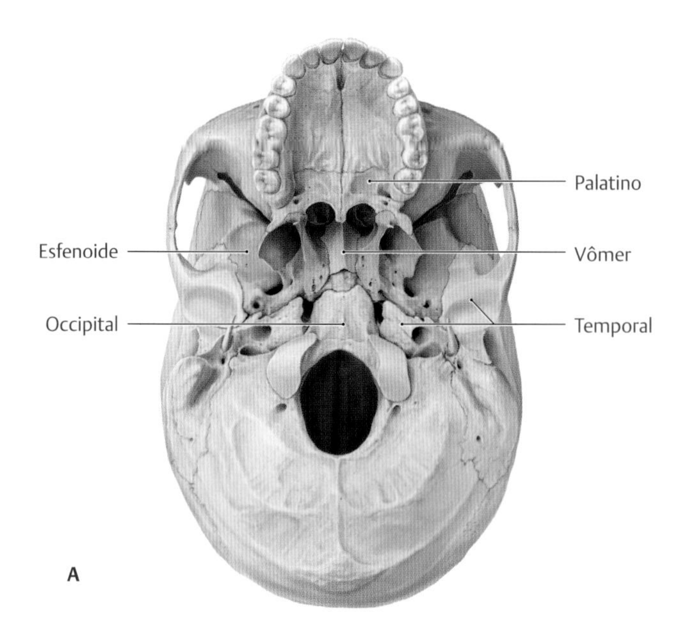

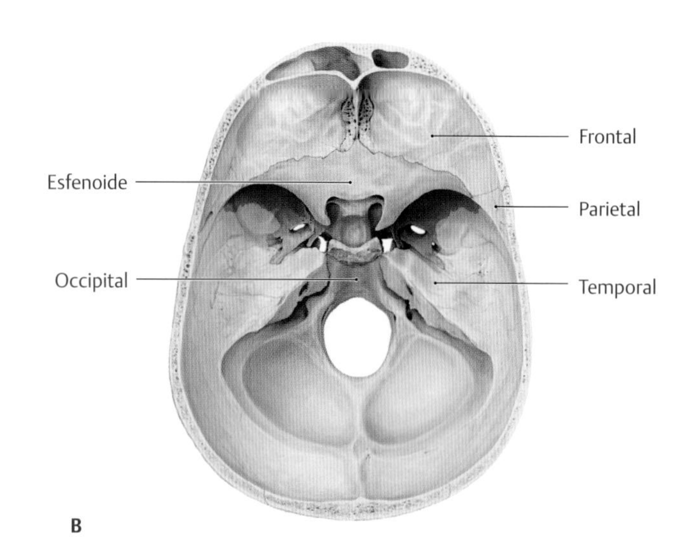

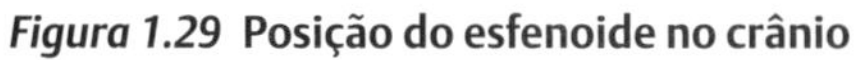

Figura 1.29 **Posição do esfenoide no crânio**

O esfenoide é o osso mais complexo estruturalmente no corpo humano. Ele precisa ser visto sob vários aspectos a fim de se apreciarem todas as suas características (veja também a **Figura 1.30**).

- **A Base do crânio, face externa.** O esfenoide se combina com o occipital para formar a estrutura de sustentação de peso na linha média da base do crânio.
- **B Base do crânio, face interna.** A asa menor do esfenoide forma o limite entre as fossas anterior e média do crânio. As aberturas para a passagem dos nervos e vasos são claramente observadas (veja o detalhe na **Figura 1.30**).
- **C Visão lateral.** As porções da asa maior do esfenoide podem ser vistas acima do arco zigomático, e as porções do processo pterigoide podem ser vistas abaixo do arco zigomático.

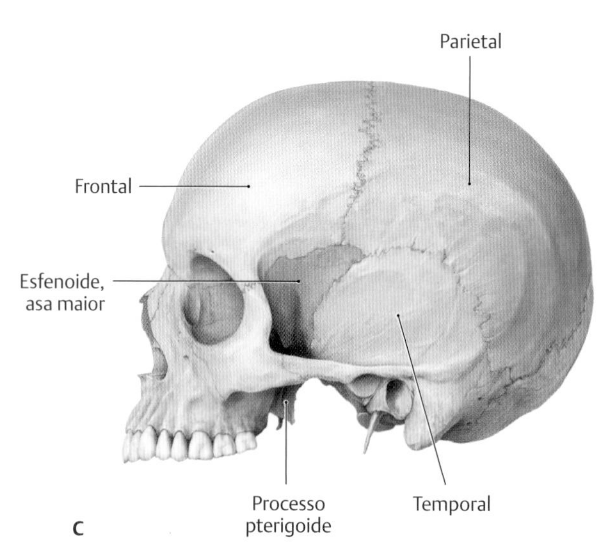

Figura 1.30 **Esfenoide isolado**

- **A Visão inferior** (sua posição *in situ* é mostrada na **Figura 1.29**). Esta vista mostra as lâminas laterais e mediais do processo pterigoide. Entre elas está a fossa pterigóidea, que é ocupada pelo músculo pterigóideo medial. O forame espinhoso e o forame oval são vias através da base do crânio (veja também em **C**).
- **B Visão anterior.** Esta visão ilustra por que o esfenoide era originalmente chamado de esfecoide ("osso em forma de vespa") até que um erro de tradução o transformou em esfenoide (em forma de cunha). A abertura do seio esfenoidal de cada lado lembra os olhos da vespa, e os processos pterigoides do esfenoide formam suas pernas pendentes, entre as quais estão as fossas pterigóideas. Esta visão também mostra a fissura orbital superior, que conecta a fossa média do crânio com a órbita de cada lado. Os dois seios esfenoidais são separados por um septo interno (veja a **Figura 7.11**, no Capítulo 7).
- **C Visão superior.** A visão superior mostra a sela turca, cuja depressão central, a fossa hipofisial, contém a hipófise. O forame espinhoso, o forame oval e o forame redondo podem ser identificados.
- **D Visão posterior.** A fissura orbital superior é observada particularmente nesta visão, enquanto o canal óptico está quase completamente encoberto pelo processo clinoide anterior. A abertura do forame redondo vai da fossa média do crânio até a fossa pterigopalatina do crânio (o forame espinhoso não é observado nesta visão; compare com **A**). Em virtude da fusão do occipital e esfenoide durante a puberdade ("osso tribasilar"), não existe mais sutura entre os dois ossos. As trabéculas esponjosas estão expostas e têm um aspecto poroso.

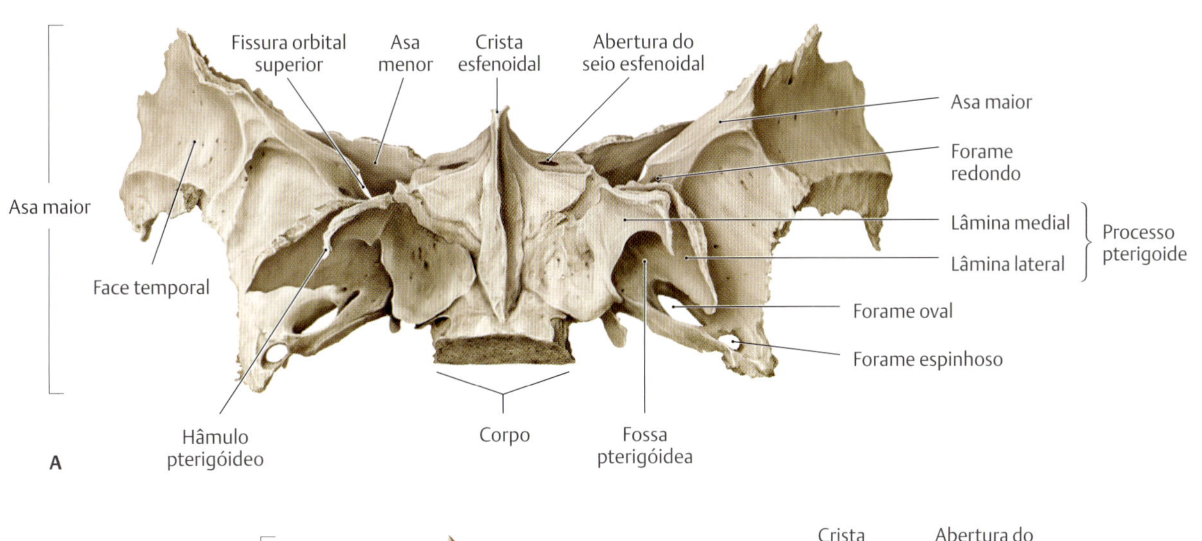
Fissura orbital superior
Asa menor
Crista esfenoidal
Abertura do seio esfenoidal
Asa maior
Forame redondo
Lâmina medial
Lâmina lateral
Processo pterigoide
Forame oval
Forame espinhoso
Asa maior
Face temporal
Hâmulo pterigóideo
Corpo
Fossa pterigóidea
A

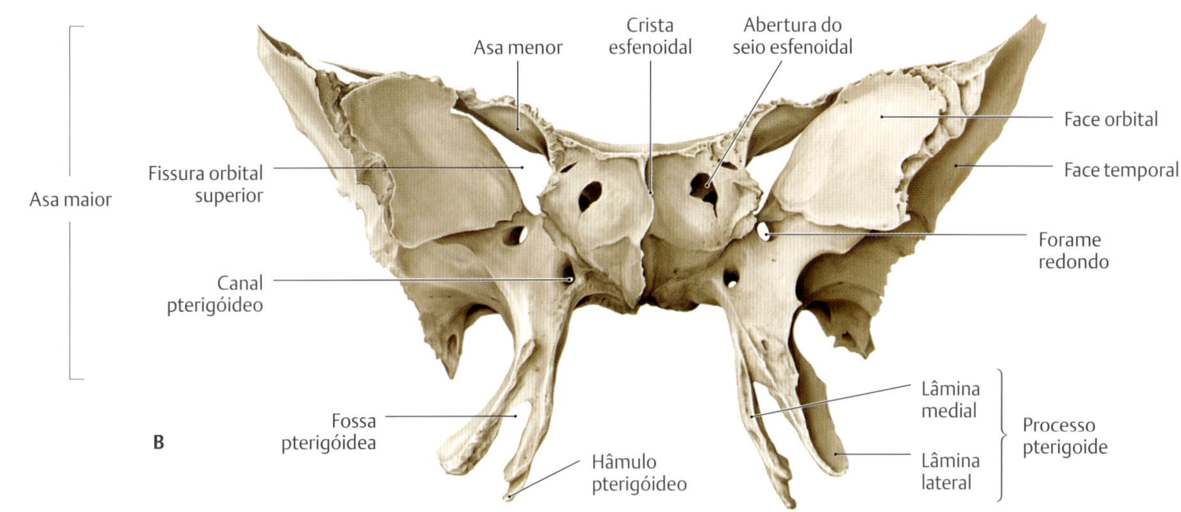
Asa menor
Crista esfenoidal
Abertura do seio esfenoidal
Face orbital
Face temporal
Forame redondo
Asa maior
Fissura orbital superior
Canal pterigóideo
Lâmina medial
Lâmina lateral
Processo pterigoide
Fossa pterigóidea
Hâmulo pterigóideo
B

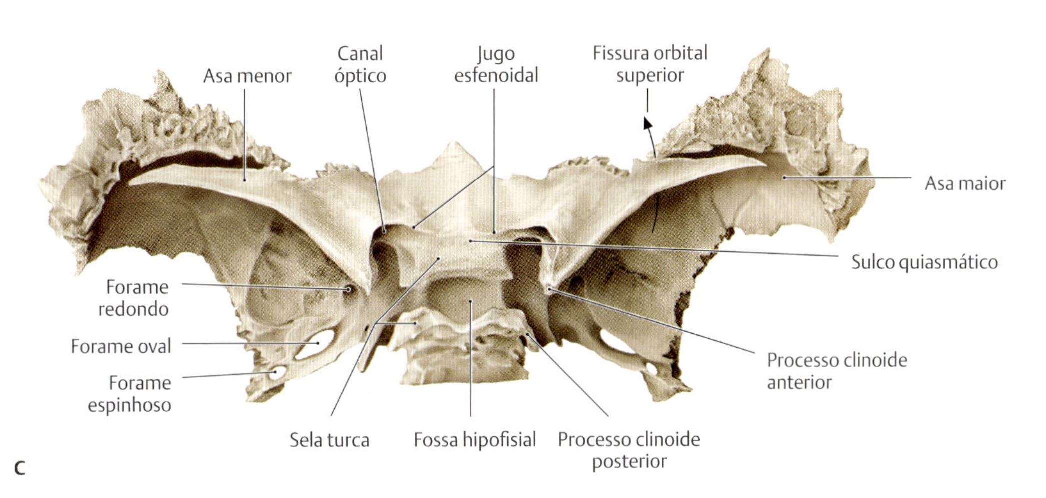
Asa menor
Canal óptico
Jugo esfenoidal
Fissura orbital superior
Asa maior
Sulco quiasmático
Forame redondo
Forame oval
Forame espinhoso
Processo clinoide anterior
Sela turca
Fossa hipofisial
Processo clinoide posterior
C

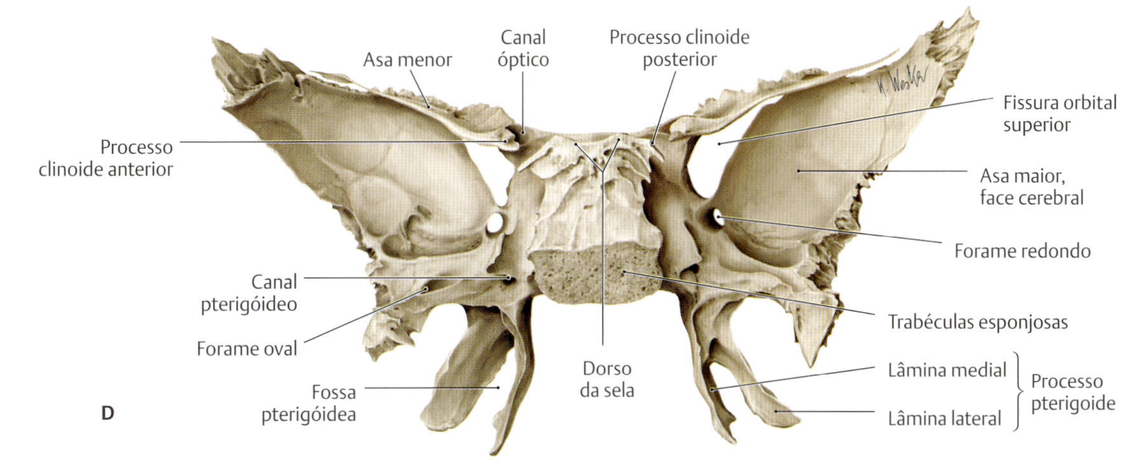
Asa menor
Canal óptico
Processo clinoide posterior
Fissura orbital superior
Processo clinoide anterior
Asa maior, face cerebral
Forame redondo
Canal pterigóideo
Trabéculas esponjosas
Forame oval
Lâmina medial
Lâmina lateral
Processo pterigoide
Dorso da sela
Fossa pterigóidea
D

Temporal

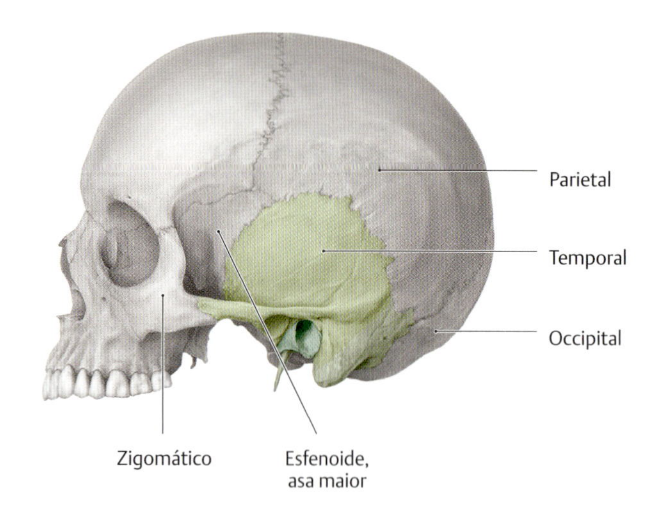

Figura 1.31 **Posição do temporal no crânio**
Visão lateral esquerda. O temporal é o principal componente da base do crânio. Ele forma a cápsula do aparelho auditivo e vestibular e sustenta a fossa articular da articulação temporomandibular (ATM).

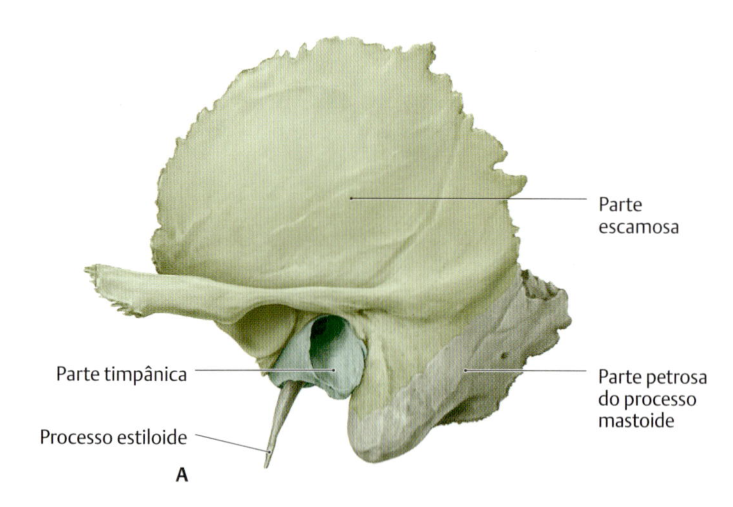

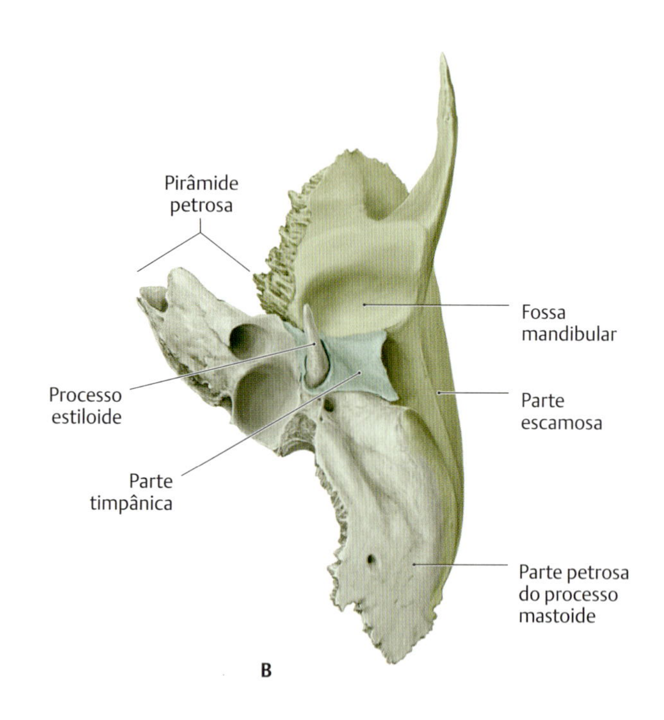

Figura 1.32 **Centros de ossificação do temporal esquerdo**
A Visão lateral esquerda. **B** Visão inferior.
O temporal se desenvolve a partir de quatro centros que se fundem para formar um único osso:

- A parte escamosa, ou escama temporal (verde-claro), sustenta a fossa articular da ATM (articulação temporomandibular)
- A parte petrosa do processo mastoide (verde pálido) contém o aparelho auditivo e vestibular.
- A parte timpânica (verde-escuro) forma grandes porções do meato acústico externo.
- A parte estiloide (processo estiloide) se desenvolve da cartilagem derivada do segundo arco branquial. É um local de inserção muscular.

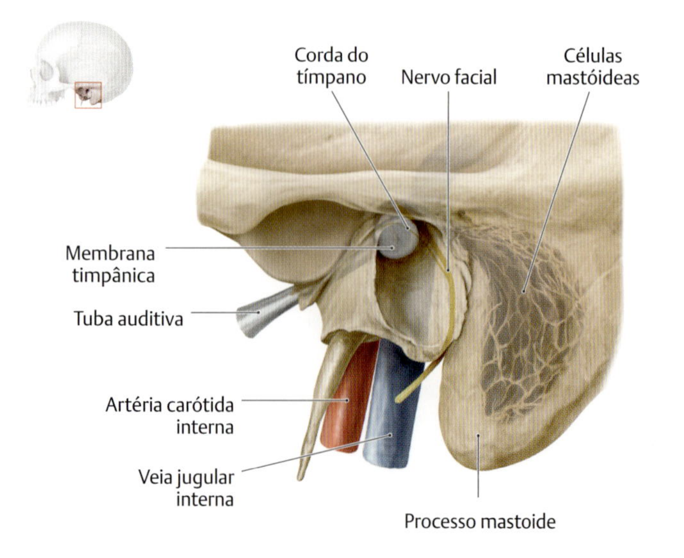

Figura 1.33 **Projeção de estruturas clinicamente importantes sobre o temporal esquerdo**
A membrana timpânica aparece translúcida nesta visão. Em virtude de a parte petrosa do temporal conter a orelha média e interna e a membrana timpânica, o conhecimento de sua anatomia é de extrema importância em cirurgia otológica. A superfície da parte petrosa possui aberturas (veja a **Figura 1.34**) para a passagem do nervo facial, artéria carótida interna e veia jugular interna. Um fino nervo, corda do tímpano, passa através da cavidade timpânica e se situa medialmente à membrana timpânica. O nervo corda do tímpano origina-se do nervo facial, que é suscetível à lesão durante procedimentos cirúrgicos (veja a **Tabela 4.22** e a **Figura 4.34**, no Capítulo 4). O processo mastoide da parte petrosa forma câmaras cheias de ar, as células mastóideas, que variam amplamente de tamanho. Pelo fato de essas câmaras se comunicarem com a orelha média, que, por sua vez, se comunica com a parte nasal da faringe por meio da tuba auditiva (faringotimpânica; também chamada tuba de Eustáquio), as bactérias na parte nasal da faringe podem transpor a tuba auditiva e ter acesso à orelha média. Daí elas podem passar para as células mastóideas e finalmente penetrar na cavidade craniana, causando meningite.

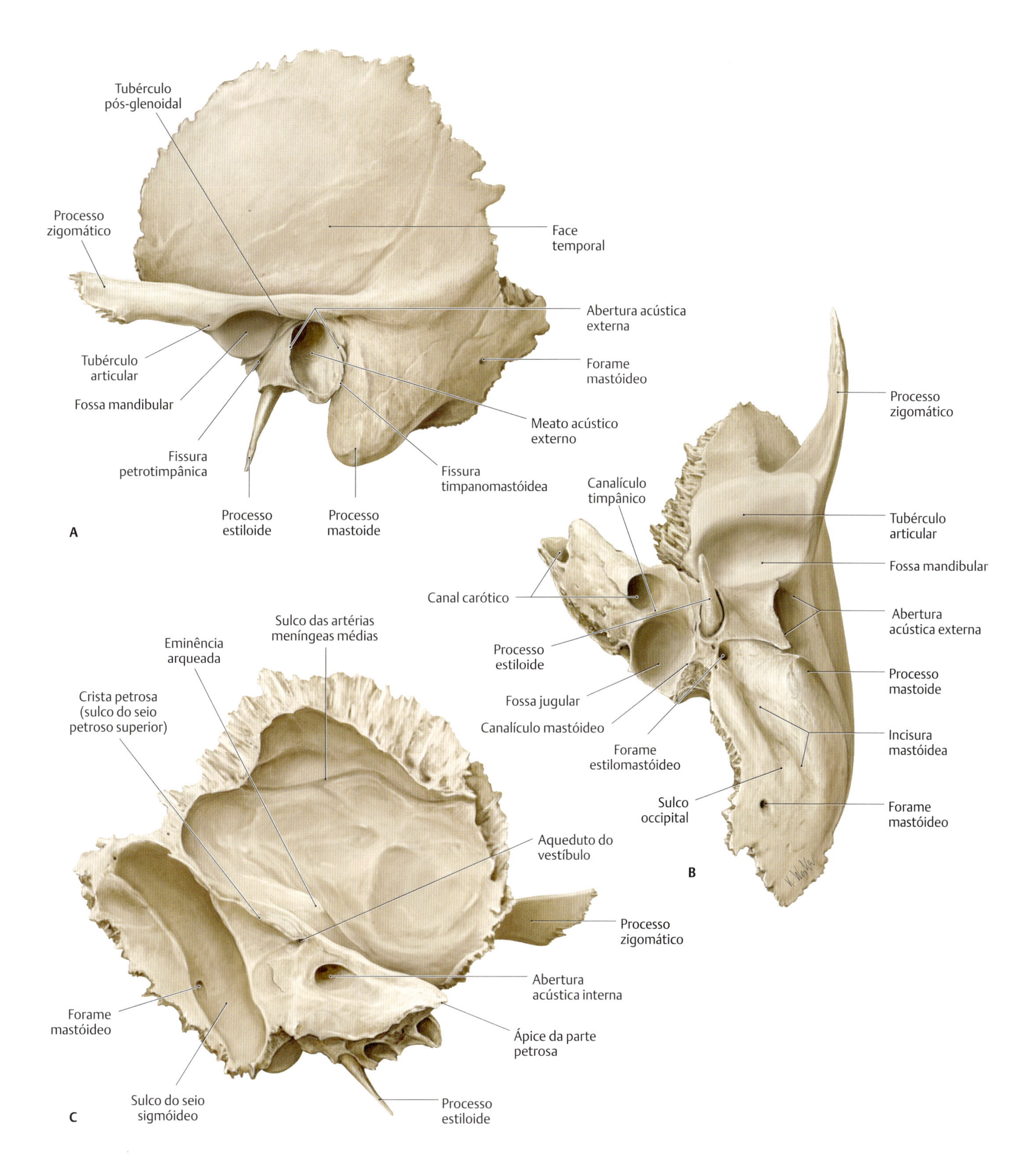

Figura 1.34 **Temporal esquerdo**

A Visão lateral. Uma veia emissária passa através do forame mastóideo (orifício externo mostrado em **A**, orifício interno em **C**), e o corda do tímpano passa através da parte medial da fissura petrotimpânica (veja a **Figura 4.35**, no Capítulo 4). O processo mastoide se desenvolve gradualmente durante a vida devido à tração do músculo esternocleidomastóideo e é pneumatizado a partir do interior (veja a **Figura 1.33**).

B Visão inferior. A fossa articular plana da articulação temporomandibular (fossa mandibular) é claramente observada na visão inferior. O nervo facial emerge da base do crânio através do forame estilomastóideo. A parte inicial do bulbo superior da veia jugular é aderente à fossa jugular, e a artéria carótida interna passa através do canal carótico para entrar no crânio.

C Visão medial. Esta visão mostra o orifício interno do forame mastóideo e do meato acústico interno. O nervo facial e o nervo vestibulococlear estão entre as estruturas que passam através do meato interno para penetrar na parte petrosa do temporal. A porção da parte petrosa mostrada aqui também é chamada de ***pirâmide petrosa***, cujo ápice (também chamado de *ápice da parte petrosa*) se situa no interior da base do crânio.

Occipital e etmoides

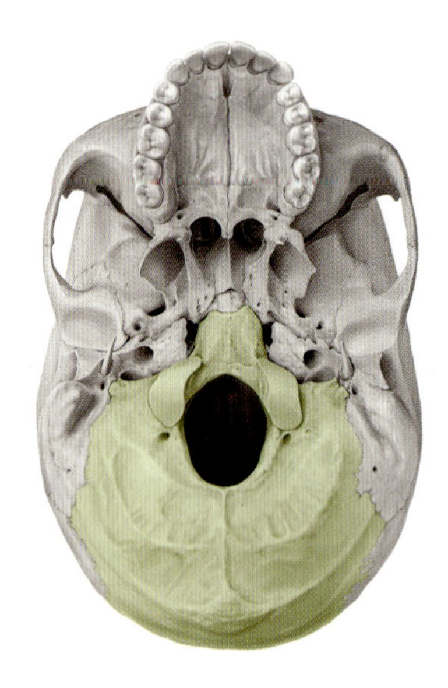

Figura 1.35 **Integração do occipital na base externa do crânio**
Visão inferior.

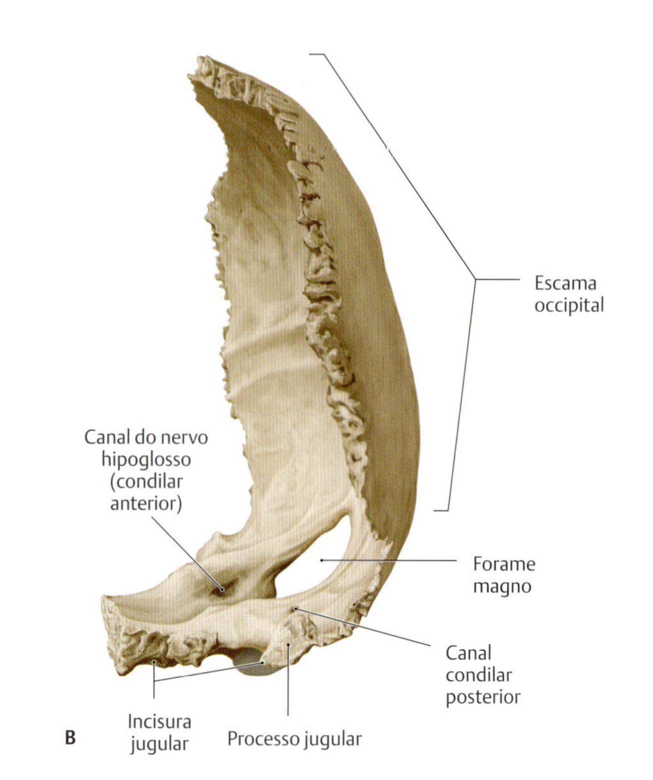

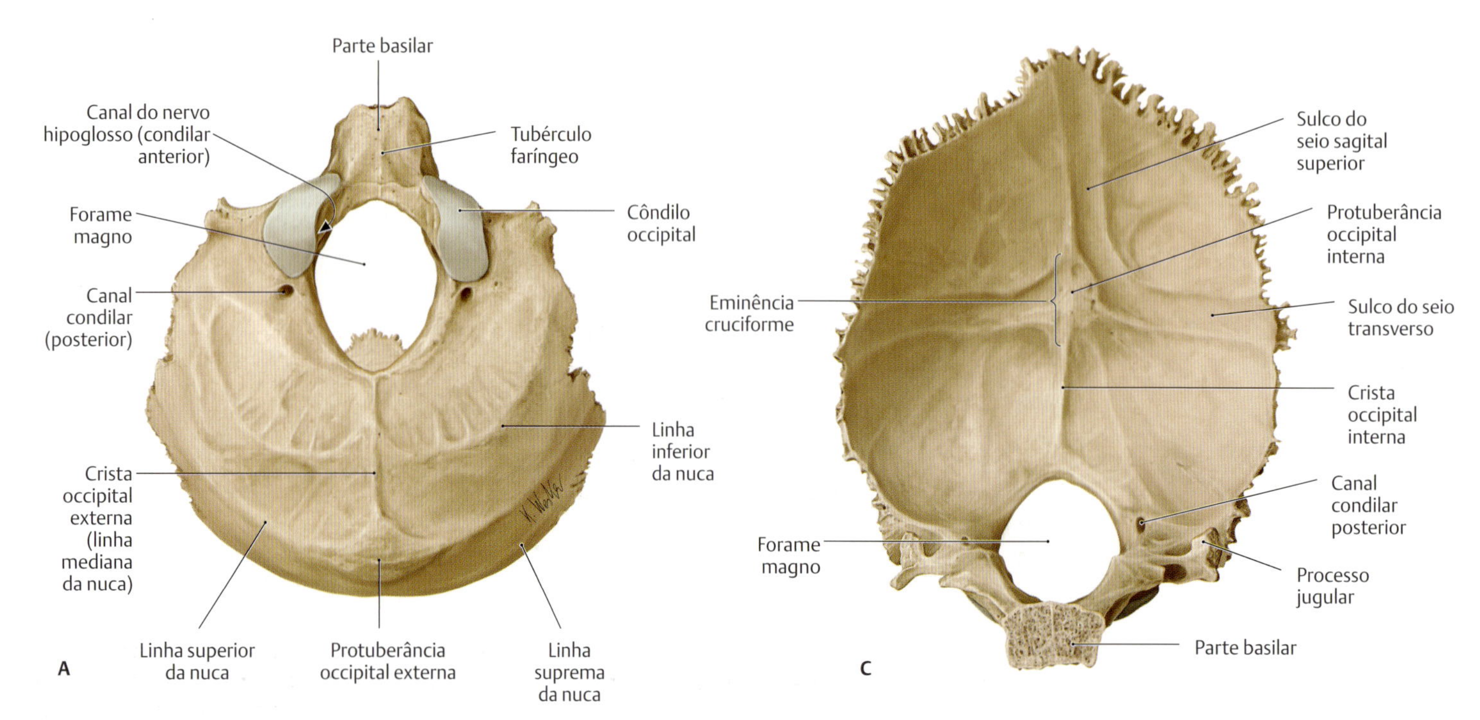

Figura 1.36 **Occipital isolado**

A Visão inferior. Esta visão mostra a parte basilar do occipital, cuja parte anterior é fusionada ao esfenoide. O canal condilar termina posteriormente aos côndilos occipitais, e o canal do nervo hipoglosso passa superiormente e se abre anteriormente aos côndilos occipitais. O canal condilar é um canal venoso que começa no seio sigmóideo e termina na veia occipital. O canal do nervo hipoglosso contém um plexo venoso além do nervo hipoglosso (NC XII). O tubérculo faríngeo dá inserção à rafe da faringe, e a protuberância occipital externa proporciona um ponto ósseo palpável no occipúcio.

B Visão lateral esquerda. A extensão da escama occipital, que se situa acima do forame magno, é claramente observada nesta visão. As aberturas internas do canal condilar e do canal do nervo hipoglosso são visíveis ao longo do processo jugular, que forma parte da parede do forame jugular (veja anteriormente).

C Face interna. Os sulcos dos seios venosos durais do encéfalo podem ser identificados nesta visão. A eminência cruciforme descansa sobre as confluências do seio sagital superior e dos seios transversos. A configuração da eminência mostra que, em alguns casos, o seio sagital drena predominantemente para o interior do seio transverso.

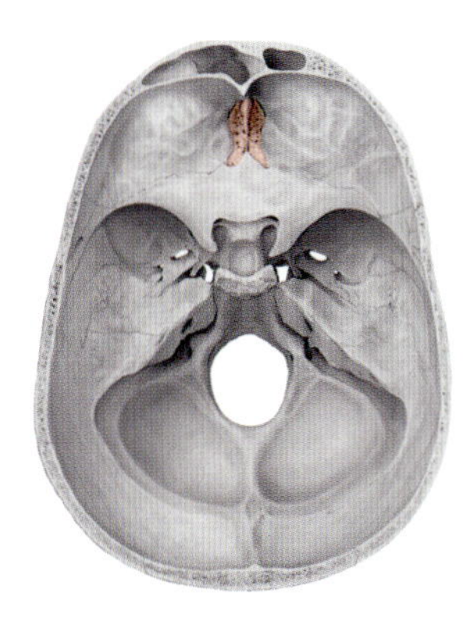

Figura 1.37 **Integração do etmoide na base interna do crânio**
Visão superior. A parte superior do etmoide forma parte da fossa anterior do crânio, e suas porções inferiores contribuem estruturalmente para a cavidade nasal e a órbita. O etmoide faz limite com o frontal e o esfenoide.

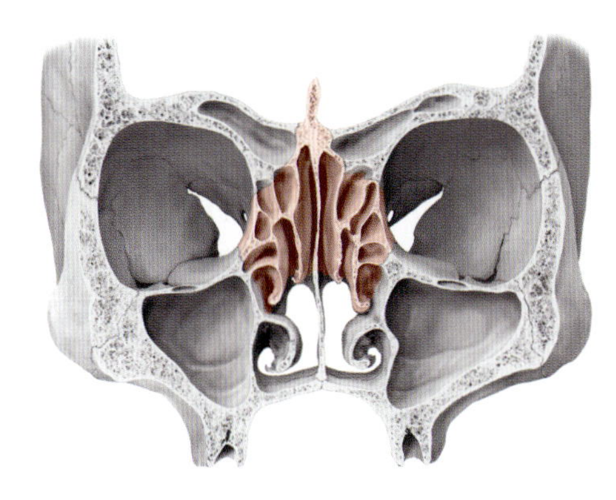

Figura 1.38 **Integração do etmoide no esqueleto facial**
Visão anterior. O etmoide é o osso central do nariz e dos seios paranasais. Ele também forma a parede medial de cada órbita.

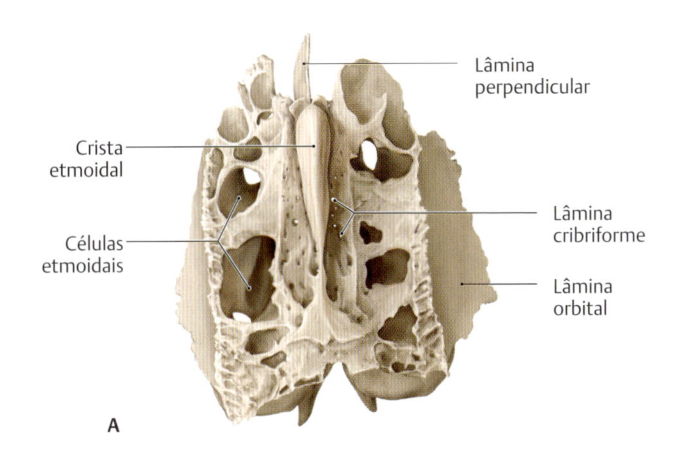

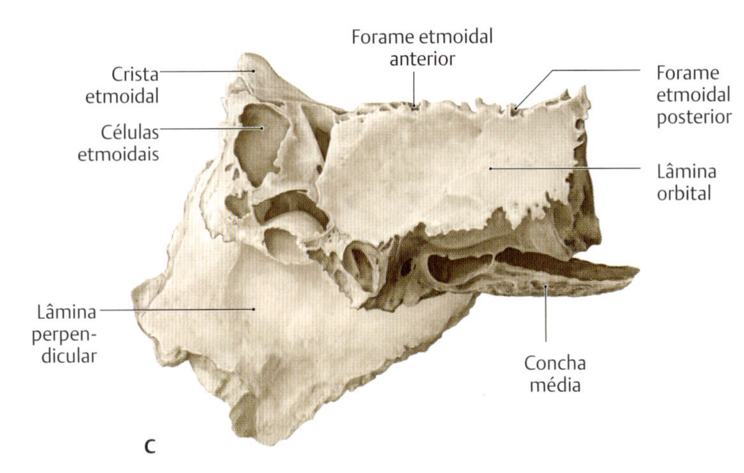

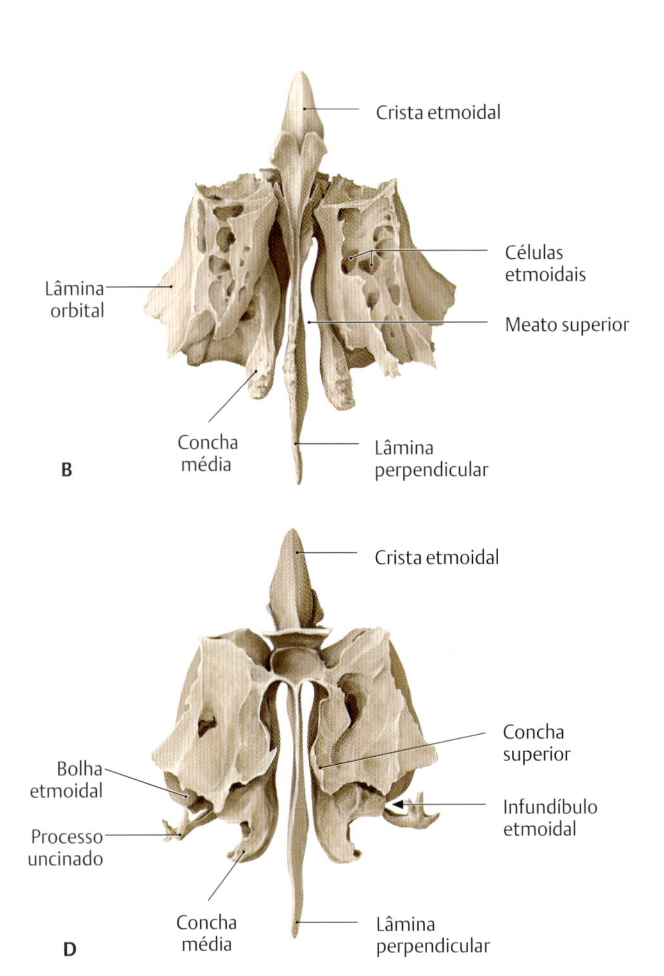

Figura 1.39 **Etmoide isolado**

A Visão superior. Esta visão mostra a crista etmoidal (*crista galli*), onde se insere a foice do cérebro e a lâmina cribriforme (direcionada horizontalmente). A lâmina cribriforme é perfurada pelos forames através dos quais passam as fibras olfatórias da cavidade nasal no interior da fossa anterior do crânio (veja a **Figura 7.15**, no Capítulo 7). Com seus numerosos forames, a lâmina cribriforme é uma estrutura mecanicamente fraca que fratura facilmente em resposta ao trauma. Este tipo de fratura se manifesta clinicamente pelo escoamento de LCS pelo nariz (liquorreia em um paciente que sofreu traumatismo cranioencefálico).

B Visão anterior. A visão anterior mostra a estrutura da linha média que separa as duas cavidades nasais: a lâmina perpendicular. Note também a concha média, que é parte do etmoide (das conchas, somente a concha inferior é um osso separado), e as células etmoidais, que estão agrupadas em ambos os lados das conchas médias.

C Visão lateral esquerda. Visualizando o osso pelo lado esquerdo, observamos a lâmina perpendicular e as células etmoidais anteriores abertas. A órbita é separada das células etmoidais por uma fina camada de osso denominada lâmina orbital.

D Visão posterior. Esta é a única visão que mostra o processo uncinado, que é quase totalmente recoberto pela concha nasal média quando *in situ*. Ele oclui parcialmente a entrada para o seio maxilar, o hiato semilunar, e é um ponto de referência importante durante a cirurgia do seio maxilar. A depressão estreita entre a concha média e o processo uncinado é chamada infundíbulo etmoidal. O seio frontal, o seio maxilar e as células etmoidais anteriores se abrem para o interior desse "funil". A concha superior está localizada na terminação posterior do etmoide.

Mandíbula e hioide

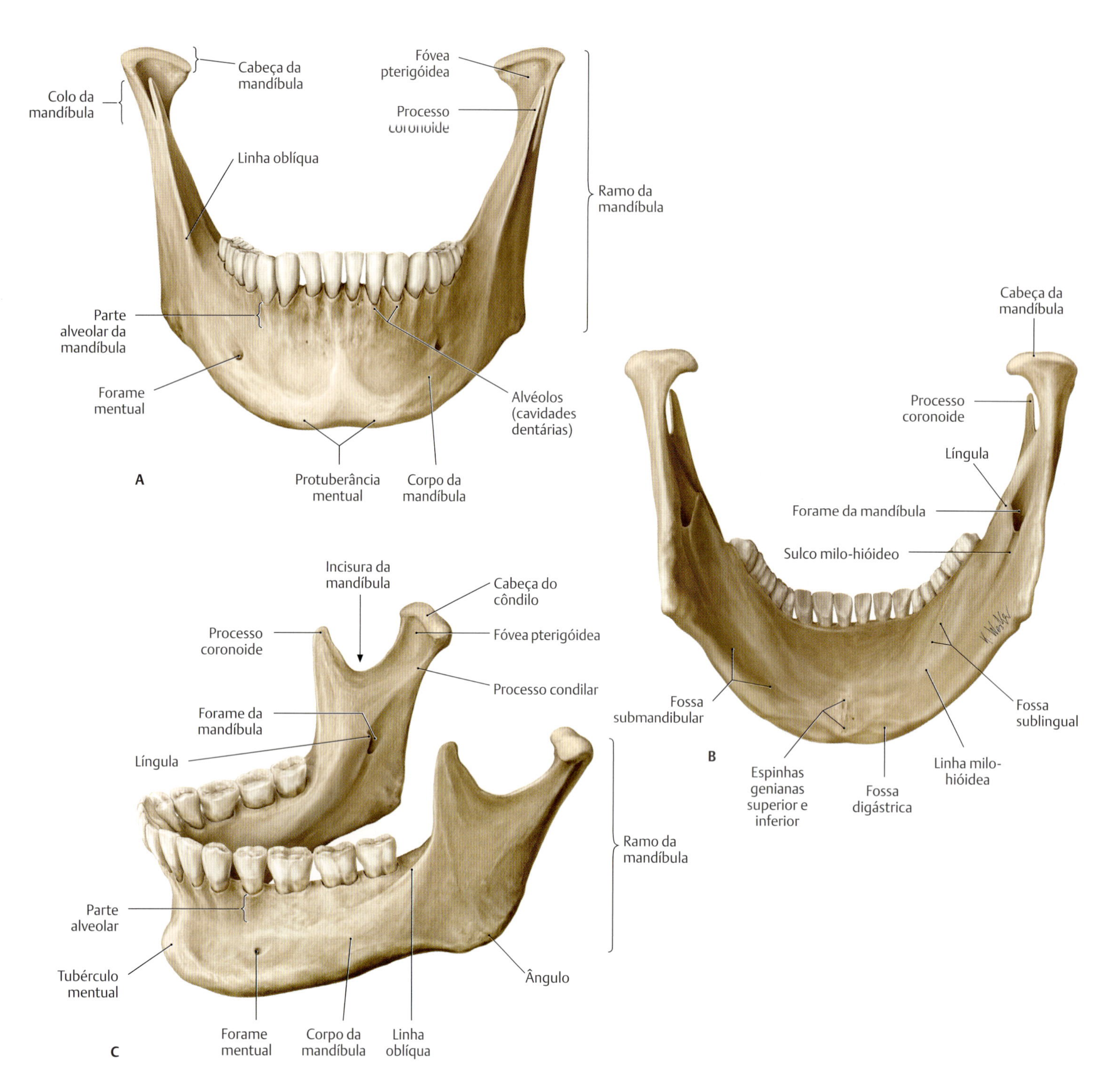

Figura 1.40 **Mandíbula**

A Visão anterior. A mandíbula está conectada ao viscerocrânio na articulação temporomandibular, cuja face côncava é a cabeça do côndilo mandibular. Esta "cabeça da mandíbula" está situada no topo do ramo vertical (ascendente) da mandíbula, que se junta com o corpo da mandíbula no ângulo da mandíbula. Os dentes estão fixados nos processos alveolares (parte alveolar) ao longo da margem superior do corpo da mandíbula. Esta parte da mandíbula está sujeita a alterações típicas da idade em consequência do desenvolvimento dentário (veja a **Figura 1.41**). O ramo mentual do nervo trigêmeo emerge através do forame mentual. A localização deste forame é importante nos exames clínicos, na medida em que a sensibilidade do nervo à pressão pode ser testada nessa localização.

B Visão posterior. O forame da mandíbula é particularmente bem evidenciado nesta visão. Ele transmite o nervo alveolar inferior, que supre a inervação sensorial aos dentes mandibulares. O forame da mandíbula e o forame mentual estão interconectados pelo canal da mandíbula.

C Visão lateral oblíqua. Esta visão mostra o processo coronoide, o processo condilar e a incisura da mandíbula entre eles. O processo coronoide sustenta a cabeça da mandíbula, que se articula com o disco articular na fossa mandibular do temporal. Uma depressão no lado medial do processo condilar, a fóvea pterigóidea, dá inserção às porções do músculo pterigóideo lateral.

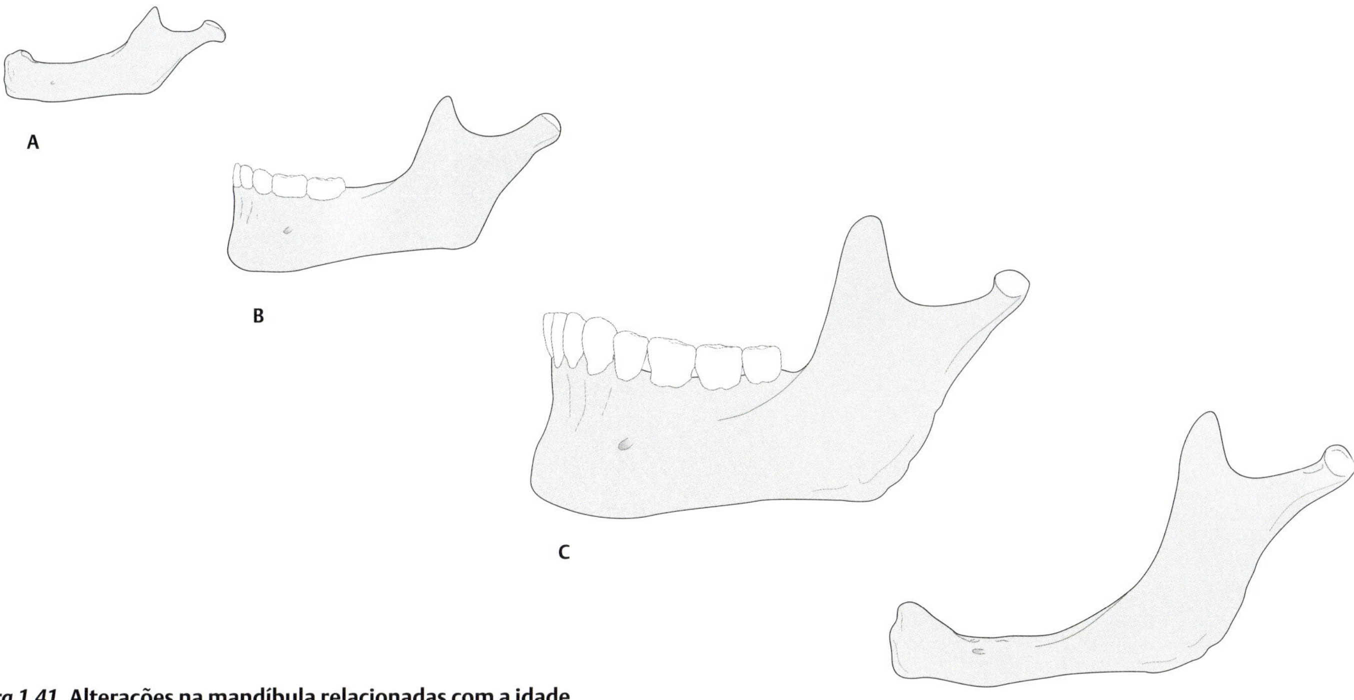

Figura 1.41 **Alterações na mandíbula relacionadas com a idade**
A estrutura da mandíbula é extremamente influenciada pelos processos alveolares dos dentes. Pelo fato de o ângulo da mandíbula se adaptar às alterações no processo alveolar, o ângulo entre o corpo e o ramo também varia com as alterações na dentição relacionadas com a idade. O ângulo mede aproximadamente 150° ao nascimento e aproximadamente 120 a 130° em adultos, diminuindo para 100° na mandíbula edêntula do idoso.

A **Ao nascimento** a mandíbula está sem dentes e a parte alveolar ainda não se formou.
B **Em crianças** a mandíbula sustenta os dentes decíduos. A parte alveolar ainda está relativamente pouco desenvolvida porque os dentes decíduos são consideravelmente menores que os dentes permanentes.
C **Em adultos** a mandíbula sustenta os dentes permanentes e a parte alveolar do osso está totalmente desenvolvida.
D **A idade avançada** é caracterizada por uma mandíbula edêntula com reabsorção do processo alveolar.

Nota: A reabsorção do processo alveolar na idade avançada leva à alteração na posição do forame mentual (que normalmente está localizado abaixo do segundo dente pré-molar, como em **C**). Esta mudança precisa ser levada em consideração em cirurgias ou dissecções envolvendo o nervo mentual.

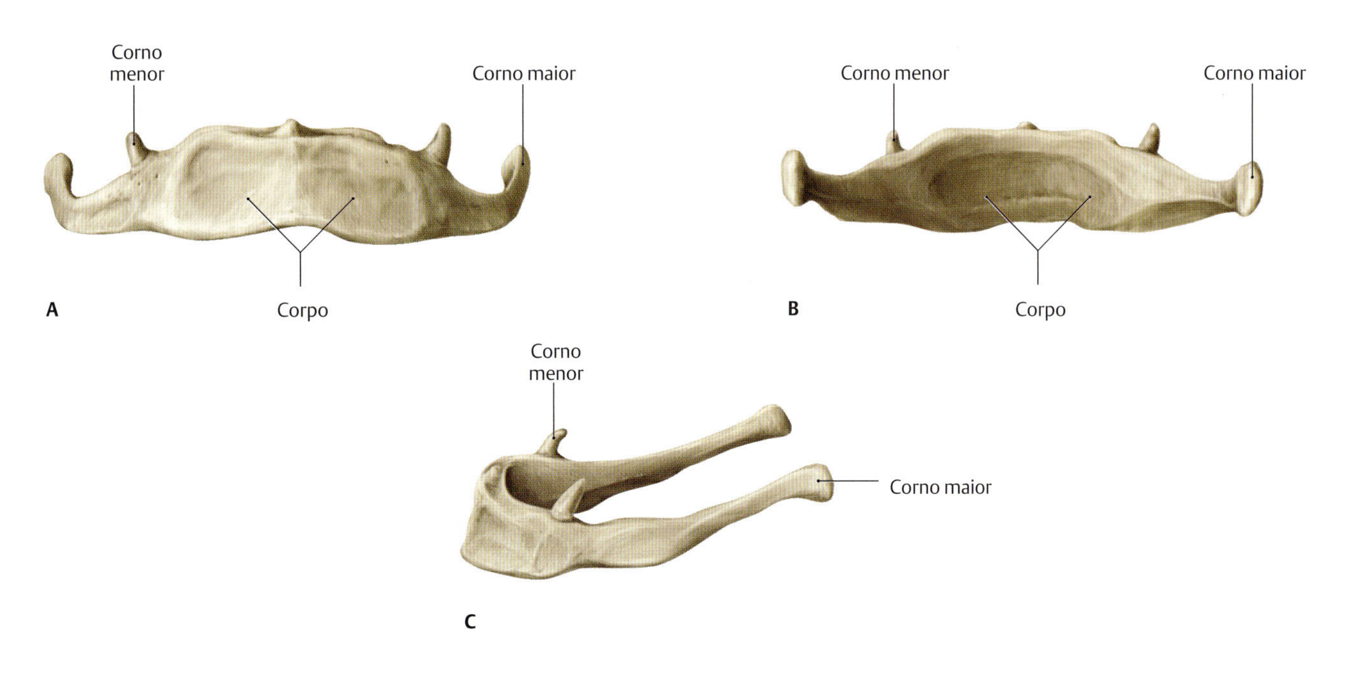

Figura 1.42 **Hioide**
A Visão anterior. **B** Visão posterior. **C** Visão lateral oblíqua. O hioide é suspenso pelos músculos entre o assoalho bucal e a laringe no pescoço. O corno maior e o corpo do hioide são palpáveis no pescoço. O movimento fisiológico do hioide durante a mastigação também é palpável.

Músculos da expressão facial

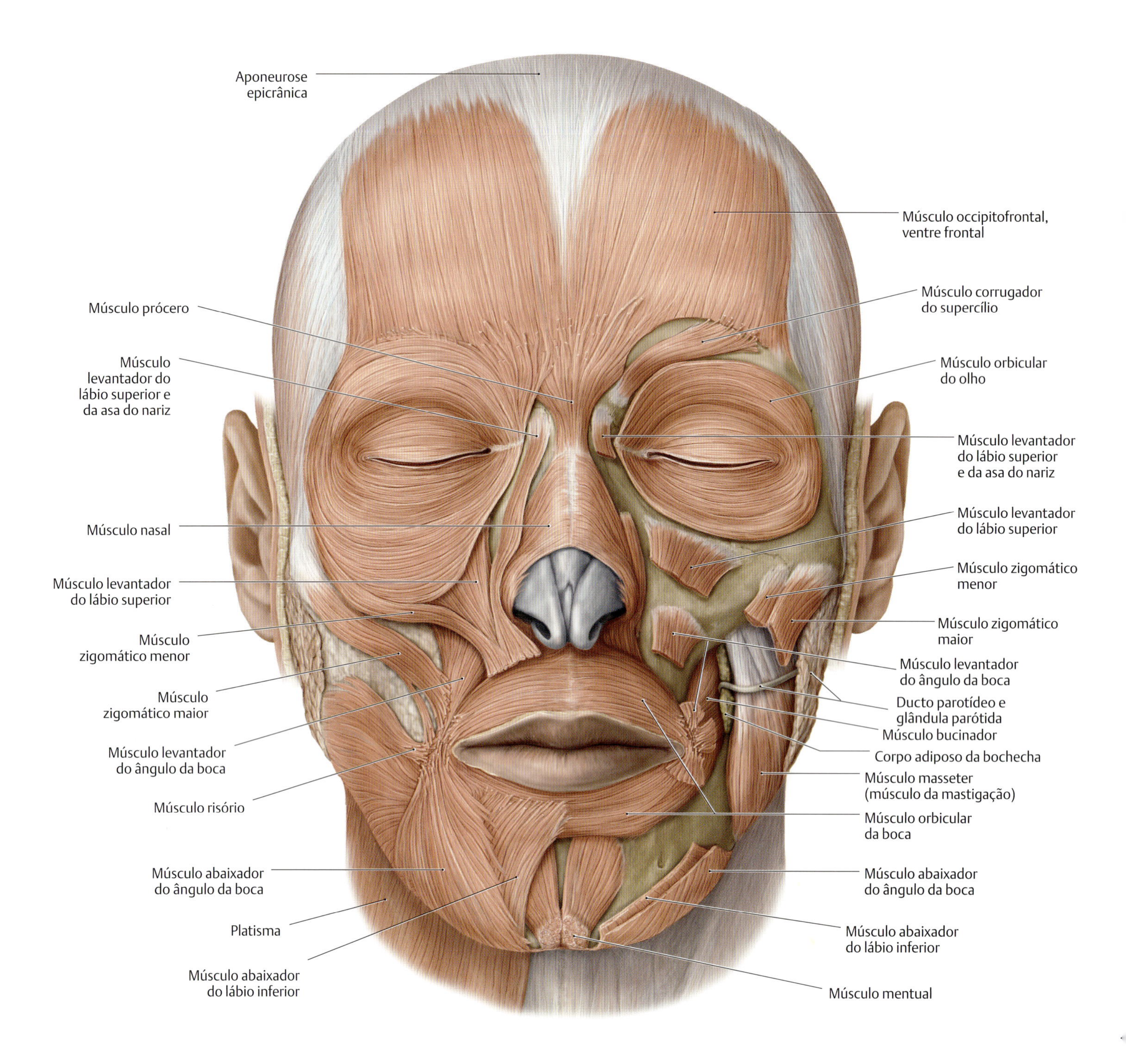

Figura 2.1 **Músculos superficiais da face: visão anterior**
Visão anterior. A camada superficial de músculos é mostrada no lado direito da face. Alguns músculos foram cortados no lado esquerdo para expor músculos mais profundos. Os músculos da expressão facial são a camada superficial de músculos que se originam diretamente do periósteo ou dos músculos adjacentes e se inserem sobre outros músculos da face ou diretamente no tecido conjuntivo da pele. Devido a sua inserção cutânea, os músculos da expressão facial são capazes de mover a pele da face (uma ação que pode ser temporariamente abolida pela injeção de toxina botulínica). Eles também desempenham uma função protetora (especialmente para os olhos) e estão ativos durante a ingestão de alimentos (fechando a boca). Os músculos da expressão facial são inervados pelos ramos do nervo facial (NC VII). Como esses músculos terminam diretamente na gordura subcutânea, e pelo fato de não existir na face a fáscia superficial do corpo, os cirurgiões precisam ser extremamente cautelosos ao dissecar esta região. Os músculos da mastigação se situam mais profundamente do que os músculos da expressão facial. Eles controlam os movimentos da mandíbula e são inervados por ramos do nervo trigêmeo (NC V).

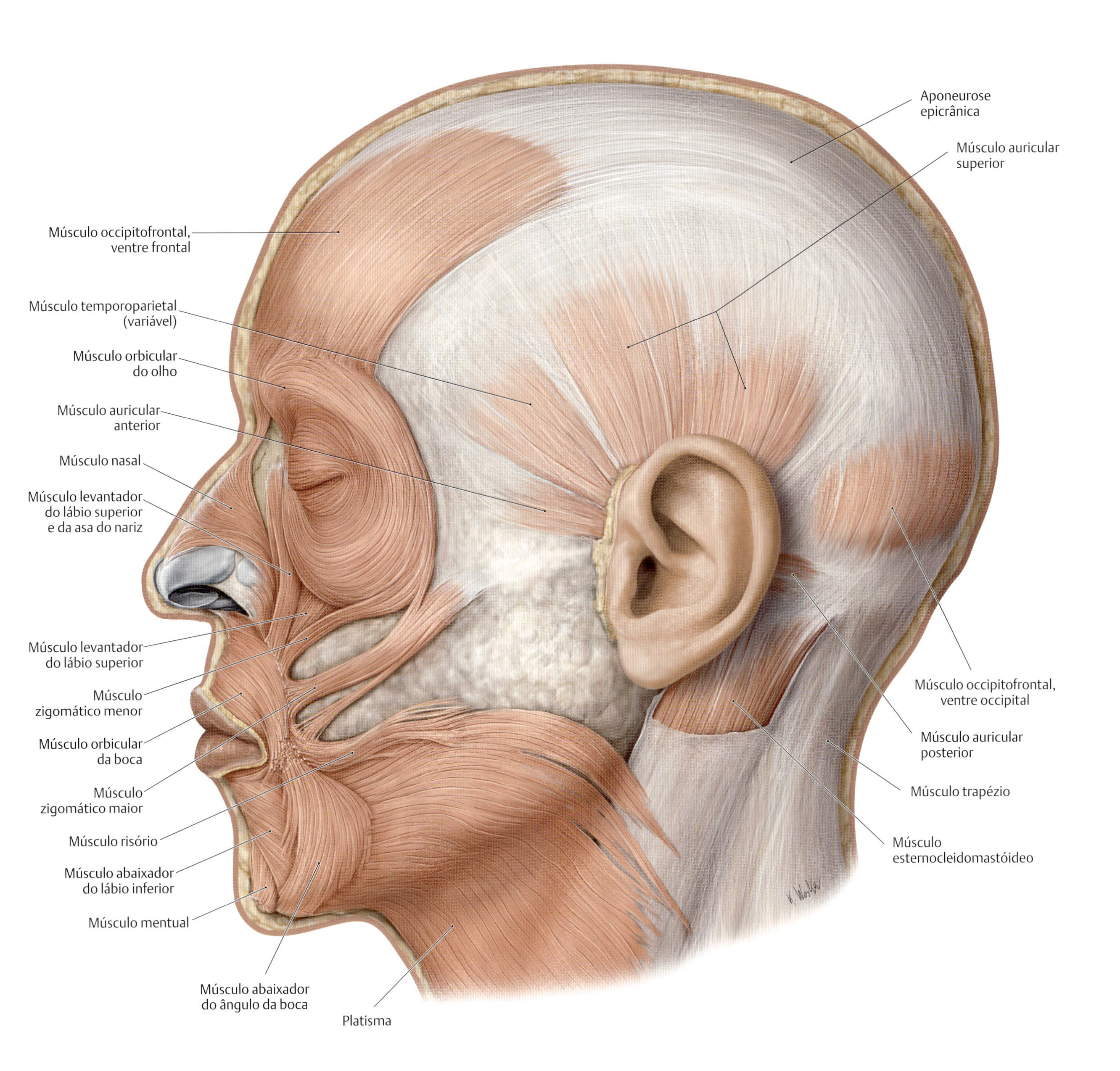

Figura 2.2 **Músculos superficiais da face: visão lateral**
Visão lateral esquerda. A aponeurose epicrânica é a lâmina tendínea firme que se estende sobre a calvária; ela é frouxamente inserida no periósteo. Os músculos da calvária que se originam da aponeurose epicrânica (temporoparietais e occipitofrontais) são coletivamente conhecidos como “músculos epicranianos”. Os músculos occipitofrontais possuem dois ventres: frontal e occipital. Os músculos trapézio e esternocleidomastóideo são músculos superficiais do pescoço.

Músculos da expressão facial: calvária, orelha e olho

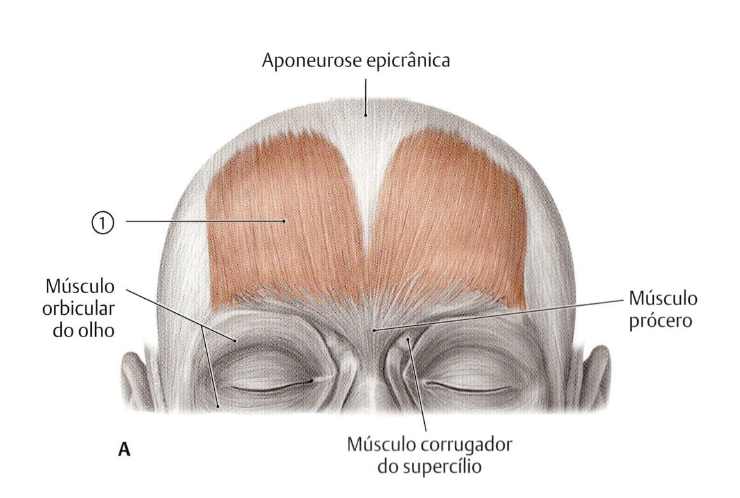

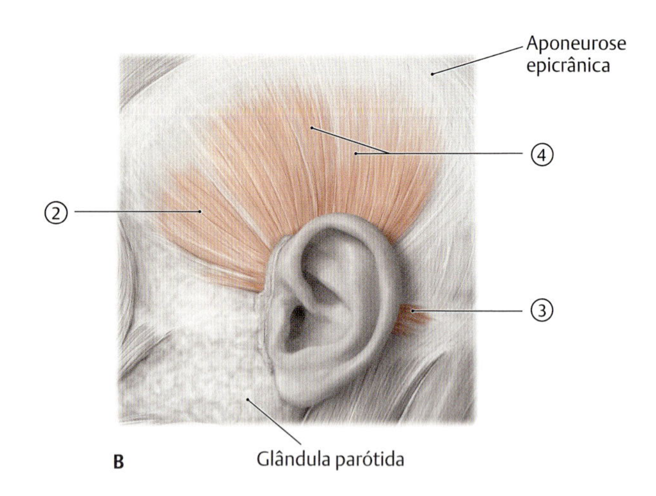

Figura 2.3 **Músculos da expressão facial: calvária e orelha**
A Visão anterior da calvária. **B** Visão lateral esquerda dos músculos auriculares.

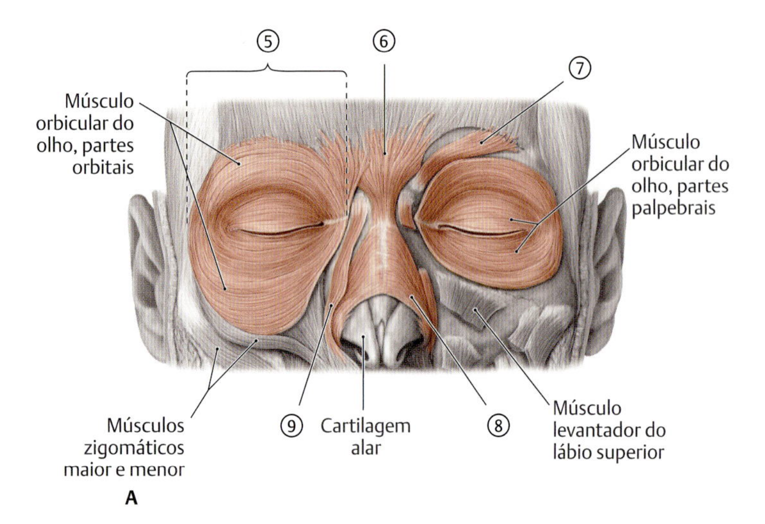

Músculo orbicular do olho, parte orbital

Músculo orbicular do olho, parte lacrimal

Crista lacrimal posterior

Crista lacrimal anterior

B

Figura 2.4 **Músculos da expressão facial: rima das pálpebras e nariz**

A Visão anterior. O músculo mais funcionalmente importante desta região é o orbicular do olho, que fecha a rima das pálpebras (um reflexo protetor contra material estranho). Quando o músculo orbicular do olho fecha a rima das pálpebras, ele faz isso da lateral para medial, espalhando secreções lacrimais por toda a córnea. Se a ação do músculo orbicular do olho for perdida devido à paralisia do nervo facial, a perda do reflexo protetor será acompanhada por ressecamento do olho pela exposição prolongada ao ar. A função do músculo orbicular do olho é testada pedindo-se ao paciente que mantenha a pálpebra bem fechada.

B O músculo orbicular do olho foi dissecado da órbita esquerda para o canto medial do olho e refletido anteriormente para mostrar sua parte profunda (denominada músculo de Horner). Esta parte do músculo orbicular do olho se origina principalmente da crista lacrimal posterior, e sua ação é assunto de debate (ela pode ter um papel funcional na drenagem do saco lacrimal).

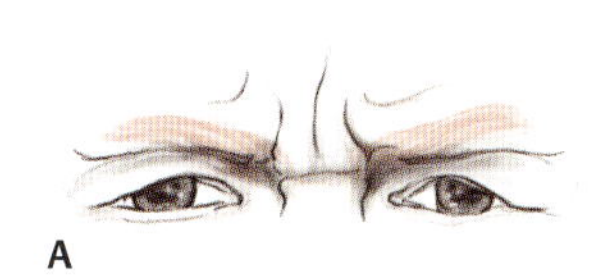

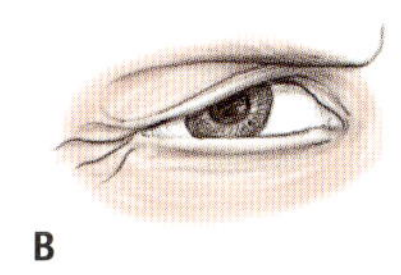

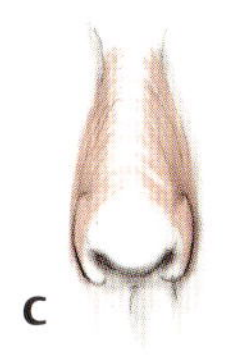

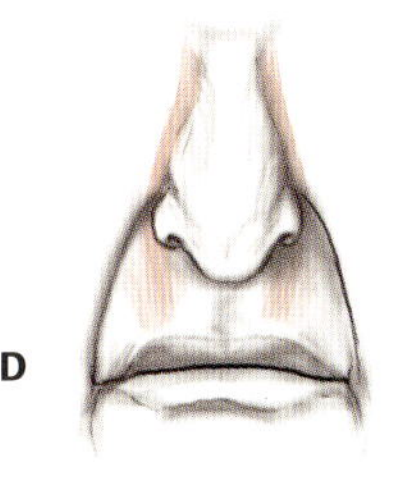

Figura 2.5 **Mudanças de expressão facial: rima das pálpebras e nariz**
Visão anterior.
A Músculo corrugador do supercílio. **B** Músculo orbicular do olho. **C** Músculo nasal. **D** Músculo levantador do lábio superior e da asa do nariz.

Tabela 2.1 **Músculos da expressão facial: calvária e orelha, rima das pálpebras e nariz.**

Músculo e partes	Origem	Inserção	I*	Ação(ões) principal(is)
Calvária e orelha				
① Occipitofrontal, ventre frontal	Aponeurose epicrânica próximo à sutura coronal	Pele e tecido subcutâneo das sobrancelhas e da fronte	T	Eleva as sobrancelhas, franze a pele da fronte
Músculos auriculares			T	Elevam a orelha
② Anterior	Fáscia temporal (porção anterior)	Hélice da orelha		• Puxa a orelha para cima e para a frente
③ Posterior	Aponeurose epicrânica do lado da cabeça	Porção superior da aurícula		• Eleva a orelha
④ Superior	Fáscia temporal	Hélice da orelha	PA	• Puxa a orelha para cima e para trás
Occipitofrontal, ventre occipital	Occipital (linha mais alta da nuca) e temporal (parte mastóidea)	Aponeurose epicrânica próximo à sutura coronal		Puxa o escalpo para trás
Rima das pálpebras e nariz				
⑤ Orbicular do olho				Cujo músculo age como esfíncter orbital (fecha as pálpebras)
• Parte orbital	Margem medial orbital (frontal e maxila) e ligamento palpebral medial	Músculos adjacentes (occipitofrontais, corrugador do supercílio, levantador do lábio etc.)	T/Z	• Fechamento voluntário das pálpebras, vinco do nariz e das sobrancelhas durante o olhar semicerrado
• Parte palpebral	Ligamento palpebral medial	Pálpebras (como rafe palpebral lateral)		• Fechamento voluntário (dormindo) e involuntário (piscando) das pálpebras
• Parte profunda	Crista lacrimal	Tarso da pálpebra		• Puxa as pálpebras medialmente
⑥ Prócero	Aponeurose fascial do osso nasal inferior	Pele entre as sobrancelhas	T/Z	Puxa as sobrancelhas medialmente e para baixo (franzindo-as)
⑦ Corrugador do supercílio	Osso do arco superciliar (terminação medial)	Pele acima da margem supraorbital	T	Age com o orbicular do olho para puxar as sobrancelhas medial e inferiormente (durante o semifechamento dos olhos)
⑧ Nasal				
• Parte transversa	Maxila	Aponeurose na ponte do nariz	B/Z	• Comprime a abertura nasal (compressor nasal)
• Parte alar		Asa do nariz		• Amplia a abertura nasal (alarga as narinas) tracionando a asa em direção ao septo nasal
⑨ Levantador do lábio superior e da asa do nariz	Processo frontal da maxila	Cartilagem alar maior e músculos orbitais (levantador do lábio superior e orbicular da boca)	B/Z	Eleva o lábio superior, aumenta a curvatura do sulco nasolabial, dilata as narinas

*Inervação: Os músculos da expressão facial são inervados por seis ramos do nervo facial (NC VII). Os músculos posteriores são inervados pelo nervo auricular posterior (PA), que se origina antes de o nervo facial penetrar na glândula parótida (veja o Capítulo 4). Os músculos anteriores são inervados por cinco ramos do plexo parotídeo do nervo facial: temporal (T), zigomático (Z), bucal (B), da mandíbula (M) e cervical (C).

Músculos da expressão facial: boca

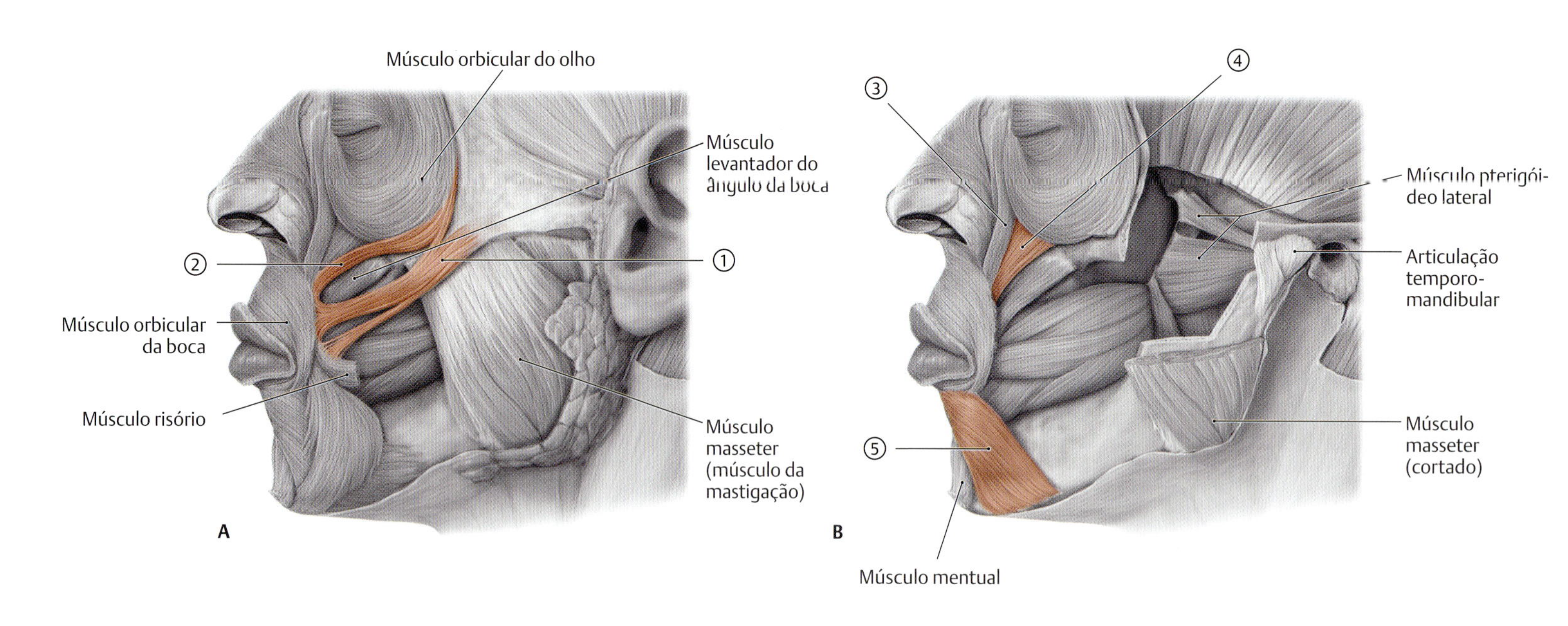

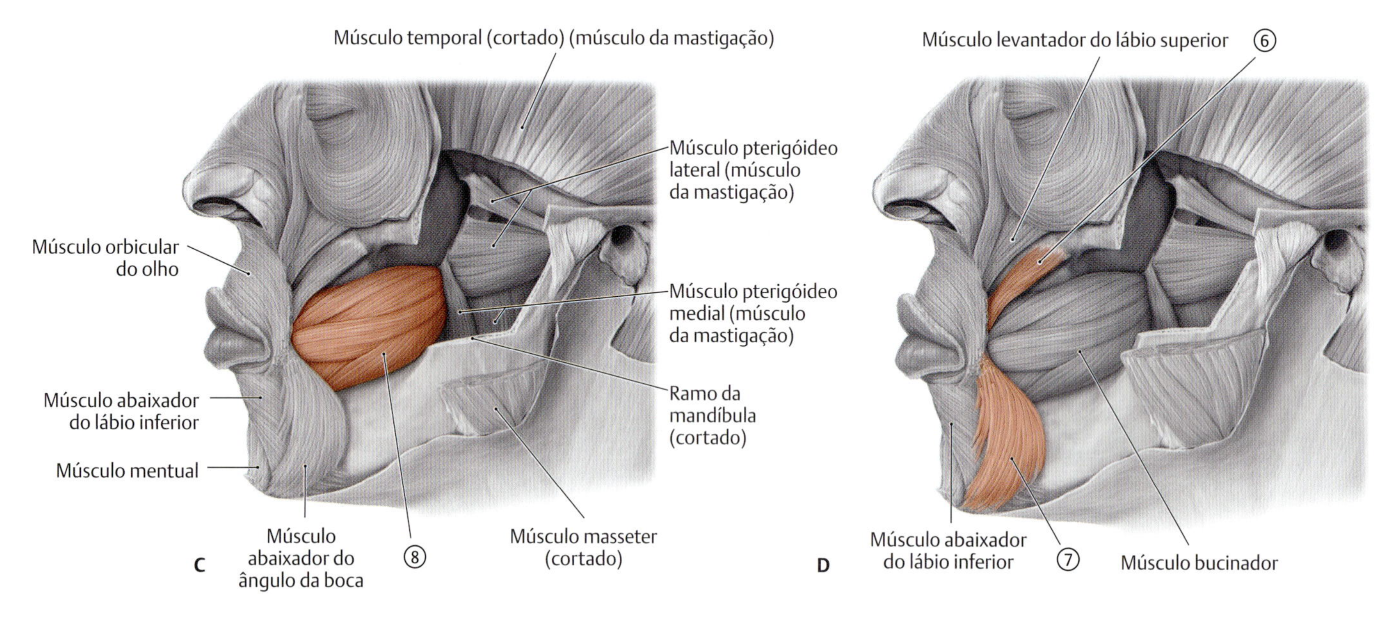

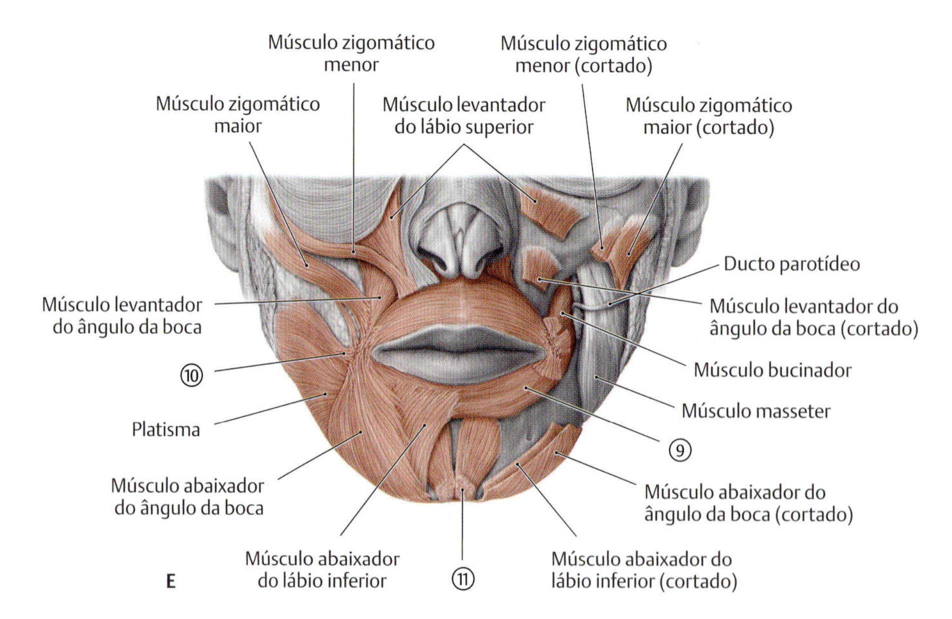

Figura 2.6 **Músculos da expressão facial: boca**
Visão lateral esquerda.
A Músculos zigomáticos maior e menor. **B** Músculos levantador do lábio superior e abaixador do lábio inferior. **C** Músculo bucinador. **D** Músculos levantador do ângulo da boca e abaixador do ângulo da boca. **E** Visão anterior.

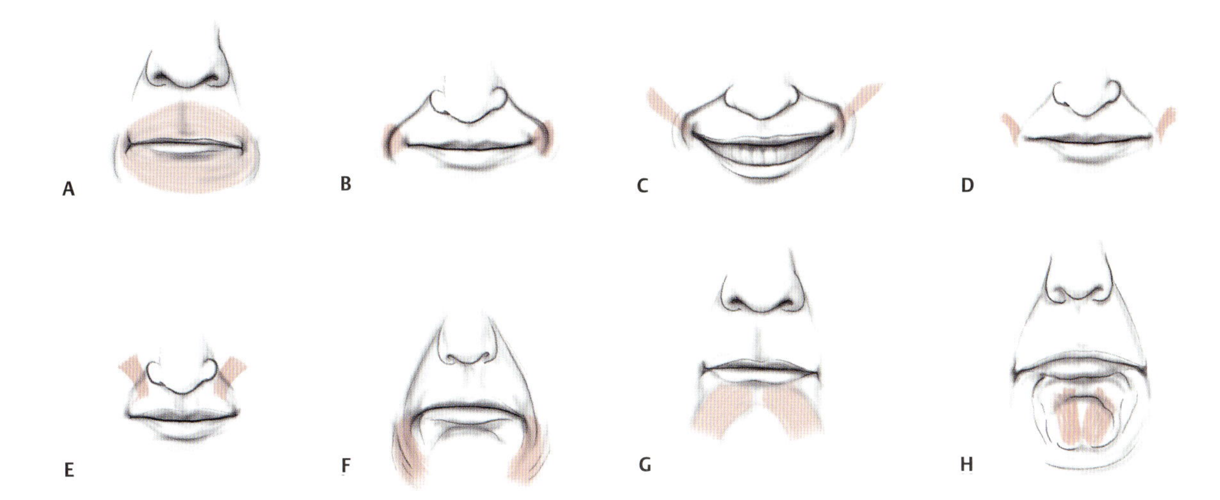

Figura 2.7 **Mudanças de expressão facial: boca**
Visão anterior.
A Músculo orbicular da boca. **B** Músculo bucinador. **C** Músculo zigomático maior. **D** Músculo risório. **E** Músculo levantador do ângulo da boca. **F** Músculo abaixador do ângulo da boca. **G** Músculo abaixador do lábio inferior. **H** Músculo mentual.

Tabela 2.2 **Músculos da expressão facial: boca.**

Músculo	Origem	Inserção	I*	Ação(ões) principal(is)
① Zigomático maior	Zigomático (face lateral, parte posterior)	Músculos no ângulo da boca	Z	Puxa o canto da boca para cima e para o lado
② Zigomático menor		Lábio superior medialmente ao canto da boca		Puxa o lábio superior para cima
③ Levantador do lábio superior e da asa do nariz (veja a **Figura 2.1**)	Maxila (processo frontal)	Lábio superior e cartilagem do nariz	B/Z	Eleva o lábio superior; dilata as narinas
④ Levantador do lábio superior	Maxila (processo frontal) e margem infraorbital	Pele do lábio superior		Eleva o lábio superior
⑤ Abaixador do lábio inferior	Mandíbula (porção anterior da linha oblíqua)	Lábio inferior na linha média; se mistura ao músculo do lado oposto	M	Puxa o lábio inferior para baixo e para o lado, também contribui para a eversão (fazer beicinho)
⑥ Levantador do ângulo da boca	Maxila (fossa canina, abaixo do forame infraorbital)	Músculos do ângulo da boca	B/Z	Levanta o ângulo da boca; ajuda a formar o sulco nasolabial
⑦ Abaixador do ângulo da boca	Mandíbula (linha oblíqua abaixo dos dentes caninos, pré-molares, e 1ºs molares)	Pele no canto da boca; se mistura com o orbicular da boca	B/M	Puxa o ângulo da boca para baixo e para o lado
⑧ Bucinador	Processos alveolares da maxila e da mandíbula (pelos dentes molares); rafe pterigomandibular	Lábios, orbicular da boca, submucosa dos lábios e da bochecha	B	• Amamentação no bebê • Pressiona a bochecha contra os dentes molares, trabalhando com a língua para manter o alimento entre as superfícies oclusais e fora do vestíbulo da boca; expele o ar da cavidade oral/resiste à distensão durante o sopro *Unilateral:* traciona a boca para um lado
⑨ Orbicular da boca	Face profunda da pele Superiormente: Maxila (plano mediano) Inferiormente: Mandíbula	Túnica mucosa dos lábios	B/M	Age como esfíncter oral • Comprime e protrui o lábio (p. ex., sugando, assobiando, beijando) • Resiste à distensão (soprando)
⑩ Risório	Fáscia e músculos superficiais sobre o masseter	Pele do canto da boca	B	Retrai o canto da boca no sorriso, na risada, na careta
⑪ Mentual	Frênulo do lábio inferior	Pele do mento	M	Eleva e protrui o lábio inferior (bebendo)
Platisma	Pele sobre a região cervical inferior e a região superior lateral do tórax	Mandíbula (margem inferior); pele sobre a região inferior da face; ângulo da boca	C	Deprime e franze a pele da região inferior da face e da boca; tensiona a pele do pescoço; ajuda na depressão forçada da mandíbula

*Inervação: Os músculos da expressão facial são inervados por seis ramos do nervo facial (NC VII). Os músculos posteriores são inervados pelo nervo auricular posterior (PA), que se origina antes de o nervo facial penetrar na glândula parótida (veja o Capítulo 4). Os músculos anteriores são inervados por cinco ramos do plexo parotídeo do nervo facial: temporal (T), zigomático (Z), bucal (B), da mandíbula (M) e cervical (C).

Músculos da mastigação: visão geral

Os músculos da mastigação estão localizados em várias profundidades nas regiões parotídeas e infratemporais da face. Eles se inserem na mandíbula e recebem sua inervação motora a partir da divisão mandibular do nervo trigêmeo (NC V_3).

Tabela 2.3 **Músculos masseter e temporal.**

Músculo		Origem	Inserção	Inervação*	Ação
Masseter	① Cabeça superficial	Zigomático (processo maxilar) e arco zigomático (face lateral dos ⅔ anteriores)	Ângulo e ramo da mandíbula (face lateral inferior)	N. massetérico (divisão anterior NC V_3)	Eleva a mandíbula; também ajuda na protração, retração e movimento de lateralidade
	Cabeça média	Arco zigomático (face medial dos ⅔ anteriores)	Ramo da mandíbula (parte central da face oclusal)		
	② Cabeça profunda	Arco zigomático (face profunda do ⅓ posterior)	Ramo da mandíbula (face laterossuperior) e processo coronoide inferior		
Temporal	③ Cabeça superficial	Fáscia temporal	Processo coronoide da mandíbula (ápice, face mesial e face anterior do ramo da mandíbula)	N. temporal profundo (divisão anterior do NC V_3)	*Fibras verticais (anteriores)*: Elevam a mandíbula *Fibras horizontais (posteriores)*: Retraem a mandíbula *Unilateral:* Movimento lateral da mandíbula (mastigação)
	④ Cabeça profunda	Fossa temporal (linha temporal inferior)			

*Os músculos da mastigação são inervados por ramos motores do nervo mandibular (NC V_3), a 3ª divisão do nervo trigêmeo (NC V).

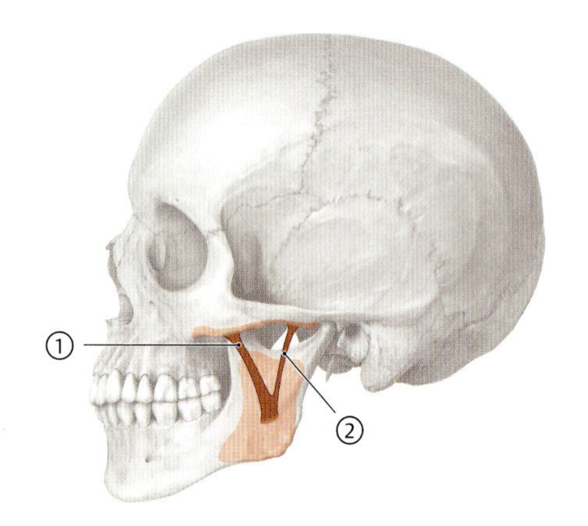

Figura 2.8 **Músculo masseter**

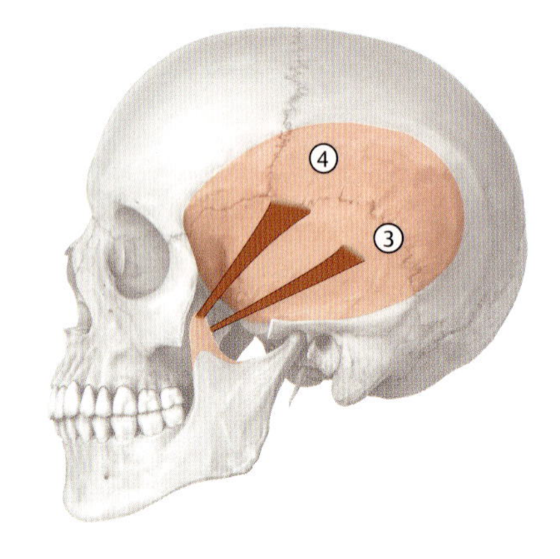

Figura 2.9 **Músculo temporal**

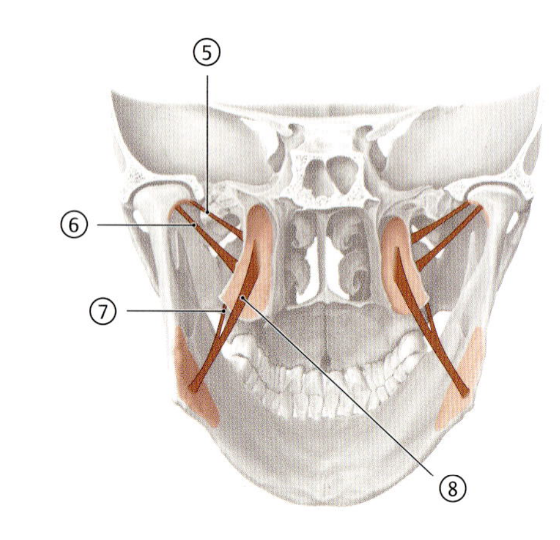

Figura 2.10 **Músculo pterigóideo**

Tabela 2.4 **Músculos pterigóideos lateral e medial.**

Músculo		Origem	Inserção	Inervação	Ação
Pterigóideo lateral	⑤ Cabeça superior	Asa maior do esfenoide (crista infratemporal)	Mandíbula (fóvea pterigóidea) e articulação temporomandibular (disco articular)	N. mandibular (divisão anterior do NC V_3) via n. pterigóideo lateral	*Bilateral*: Protrui a mandíbula (puxa o disco articular para a frente) *Unilateral*: Movimentos laterais da mandíbula (mastigação)
	⑥ Cabeça inferior	Lâmina lateral do processo pterigoide (superfície lateral)	Mandíbula (fóvea pterigóidea e processo condilar)		
Pterigóideo medial	⑦ Cabeça superficial (externa)	Maxila (túber da maxila) e palatino (processo piramidal)	Rugosidade pterigóidea na superfície medial do ângulo da mandíbula	N. mandibular (divisão anterior do NC V_3) via n. pterigóideo medial	Eleva (aduz) a mandíbula
	⑧ Cabeça profunda (interna)	Face medial da lâmina lateral do processo pterigoide e da fossa pterigóidea			

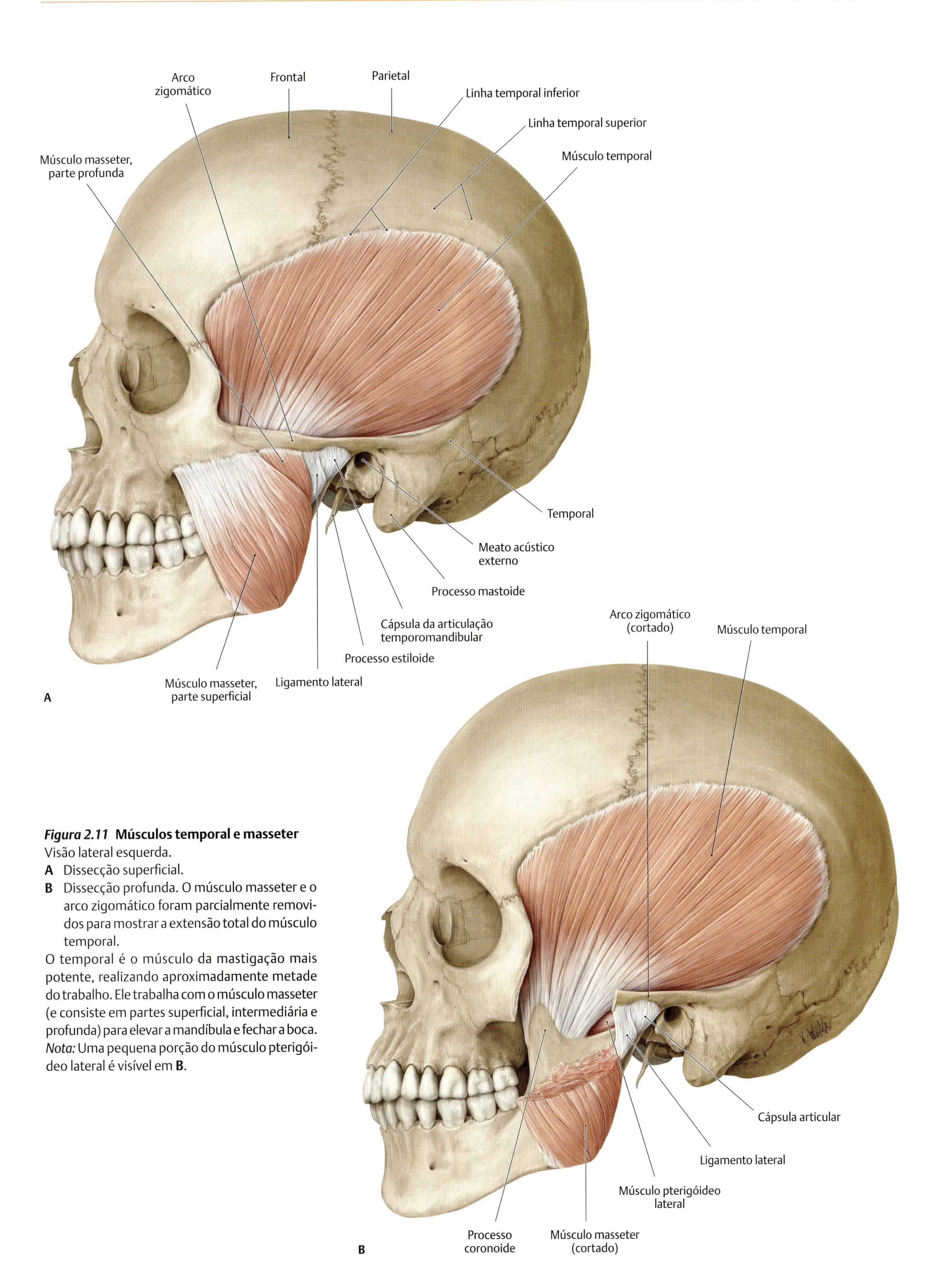

Figura 2.11 **Músculos temporal e masseter**
Visão lateral esquerda.

A Dissecção superficial.

B Dissecção profunda. O músculo masseter e o arco zigomático foram parcialmente removidos para mostrar a extensão total do músculo temporal.

O temporal é o músculo da mastigação mais potente, realizando aproximadamente metade do trabalho. Ele trabalha com o músculo masseter (e consiste em partes superficial, intermediária e profunda) para elevar a mandíbula e fechar a boca. *Nota:* Uma pequena porção do músculo pterigóideo lateral é visível em **B**.

Músculos da mastigação: músculos profundos

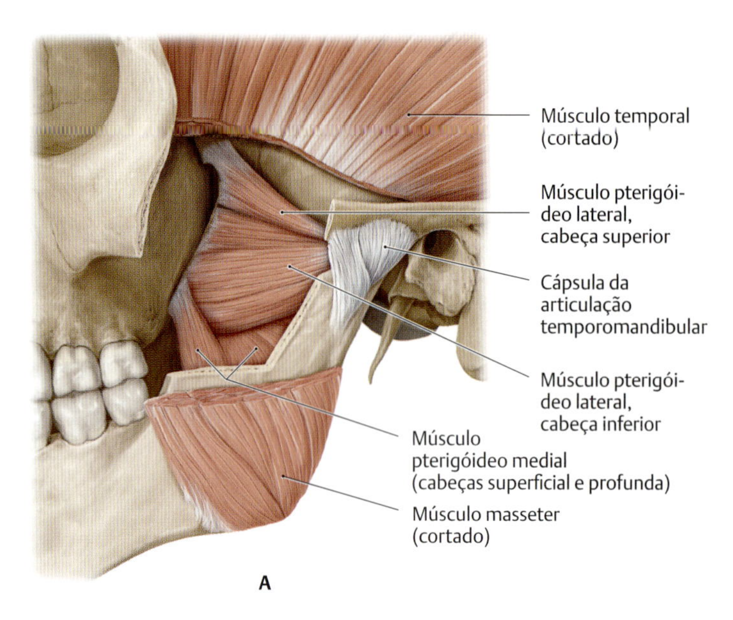

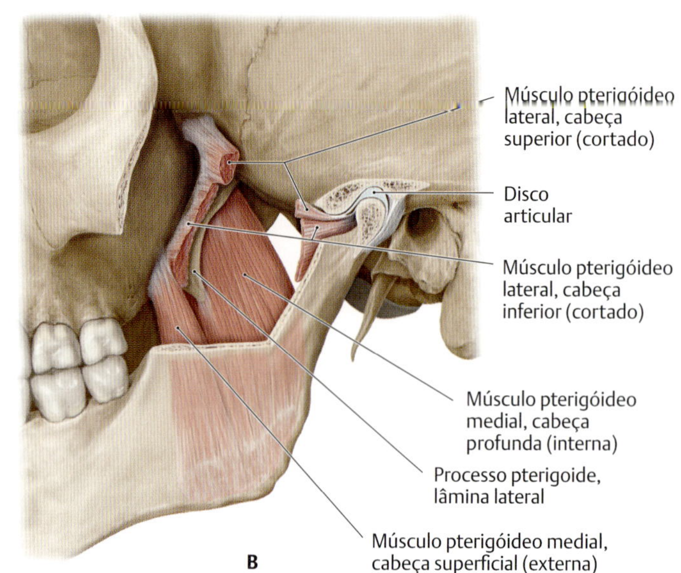

Figura 2.12 **Músculos pterigóideos lateral e medial**
Visões laterais esquerdas.

A O processo coronoide da mandíbula foi removido aqui junto com a parte inferior do músculo temporal para que ambos os músculos pterigóideos sejam observados (veja a **Figura 2.11B**).

B Aqui o músculo temporal foi completamente removido e a cabeça inferior do músculo pterigóideo lateral foi exposta. O músculo pterigóideo *lateral* inicia o abaixamento da mandíbula, que continua pela ação dos músculos supra-hióideos e infra-hióideos e pela gravidade. Com a articulação temporomandibular aberta, podemos observar que as fibras da cabeça superior do músculo pterigóideo lateral se misturam com o disco articular. O músculo pterigóideo lateral funciona como músculo guia da articulação temporomandibular. O músculo pterigóideo *medial* corre quase perpendicular ao músculo pterigóideo lateral e contribui para a formação de uma funda muscular que envolve parcialmente a mandíbula (veja a **Figura 2.13**). Note como a cabeça inferior do músculo pterigóideo lateral se origina entre as duas cabeças do músculo pterigóideo medial.

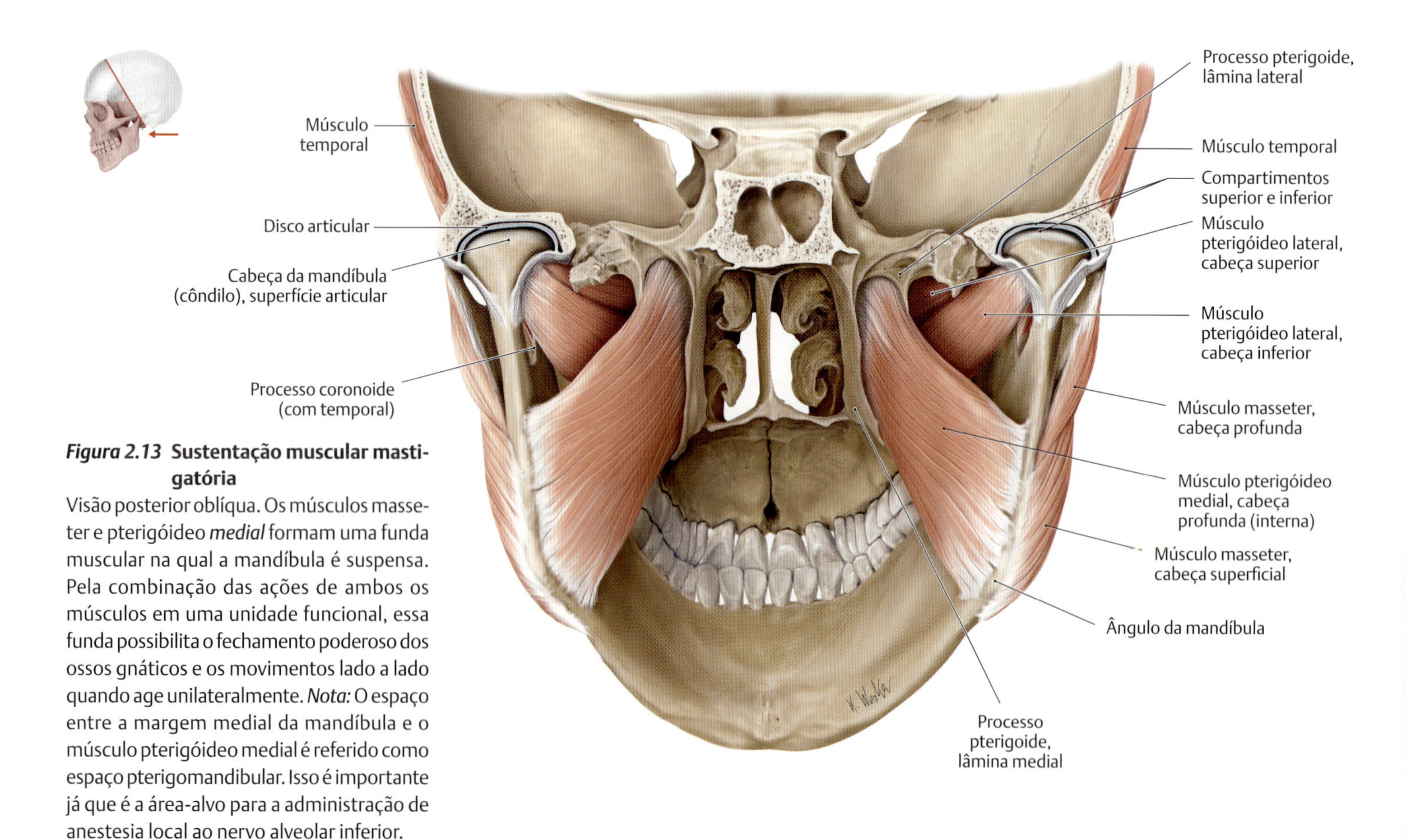

Figura 2.13 **Sustentação muscular mastigatória**
Visão posterior oblíqua. Os músculos masseter e pterigóideo *medial* formam uma funda muscular na qual a mandíbula é suspensa. Pela combinação das ações de ambos os músculos em uma unidade funcional, essa funda possibilita o fechamento poderoso dos ossos gnáticos e os movimentos lado a lado quando age unilateralmente. *Nota:* O espaço entre a margem medial da mandíbula e o músculo pterigóideo medial é referido como espaço pterigomandibular. Isso é importante já que é a área-alvo para a administração de anestesia local ao nervo alveolar inferior.

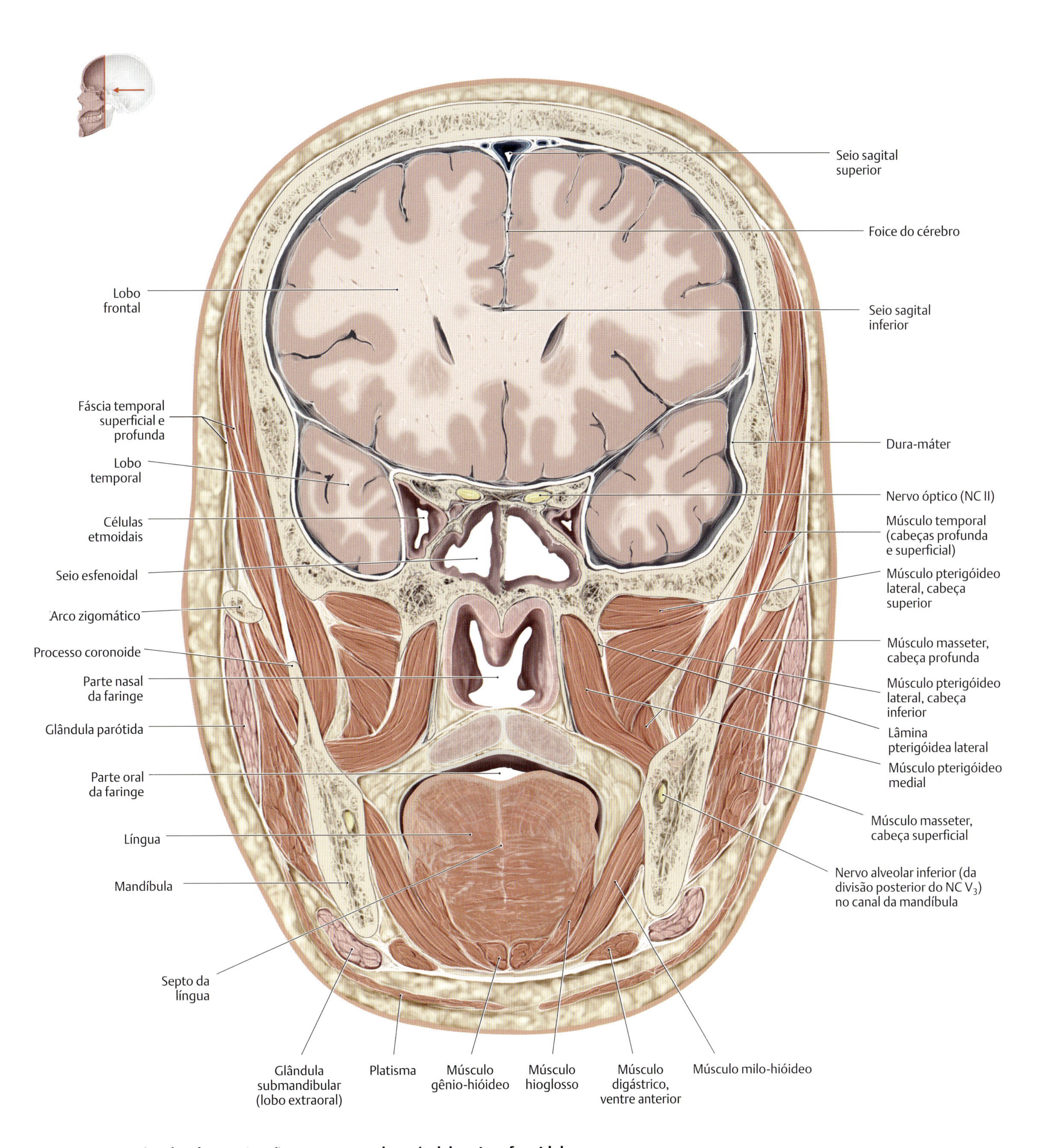

Figura 2.14 **Músculos da mastigação, corte coronal no nível do seio esfenoidal**
Visão posterior. A topografia dos músculos da mastigação e das estruturas vizinhas é particularmente bem mostrada neste corte.

Articulação temporomandibular (ATM): biomecânica

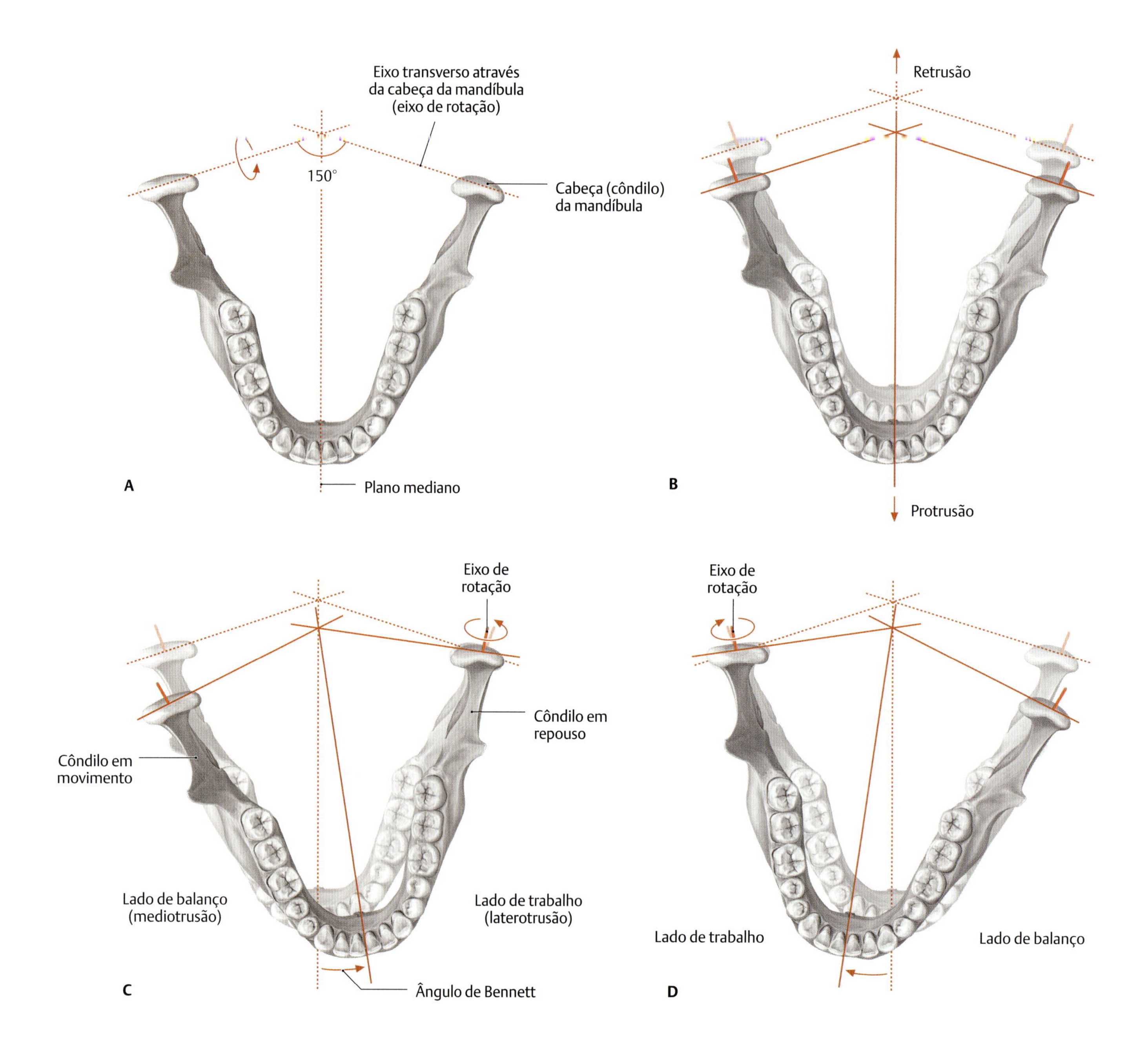

Figura 2.15 **Movimentos da mandíbula na ATM**
Visão superior. A maioria dos movimentos mandibulares na ATM são movimentos complexos que apresentam três componentes principais:

- Rotação (abertura e fechamento da boca)
- Translação (protrusão e retração da mandíbula)
- Movimentos de trituração durante a mastigação

A Rotação. O eixo para a rotação da articulação corre transversalmente através de ambas as cabeças da mandíbula. Os dois eixos se intersectam em um ângulo de aproximadamente 150° (variando de 110 a 180° entre os indivíduos). Durante esse movimento a ATM age como uma dobradiça (abdução/abaixamento e adução/elevação da mandíbula). Em humanos, a rotação pura da ATM geralmente ocorre apenas durante o sono com a boca ligeiramente aberta (ângulo de abertura de aproximadamente 15°, veja a **Figura 2.16B**). Quando a boca está aberta além de 15°, a rotação é combinada com a translação (deslizamento) da cabeça da mandíbula.

B Translação. Neste movimento a mandíbula é avançada (protraída) e retraída. Os eixos para este movimento são paralelos aos eixos medianos pelo centro das cabeças da mandíbula.

C Movimentos de trituração na ATM esquerda. Na descrição desses movimentos laterais é feita uma distinção entre "côndilo em repouso" e "côndilo em movimento". O côndilo em repouso no lado de trabalho esquerdo gira quase em um eixo vertical através da cabeça da mandíbula (também um eixo rotacional), enquanto o côndilo em movimento no lado de balanço direito se movimenta para a frente e para baixo em um movimento rotacional. A excursão lateral da mandíbula é medida em graus e é denominada ângulo de Bennett. Durante esse movimento a mandíbula se move em laterotrusão no lado de trabalho e em mediotrusão no lado de balanço.

D Movimentos de trituração na ATM direita. Aqui a ATM direita é o lado de trabalho. O côndilo direito em repouso gira quase em um eixo vertical e o côndilo esquerdo no lado de balanço se movimenta para a frente e para baixo.

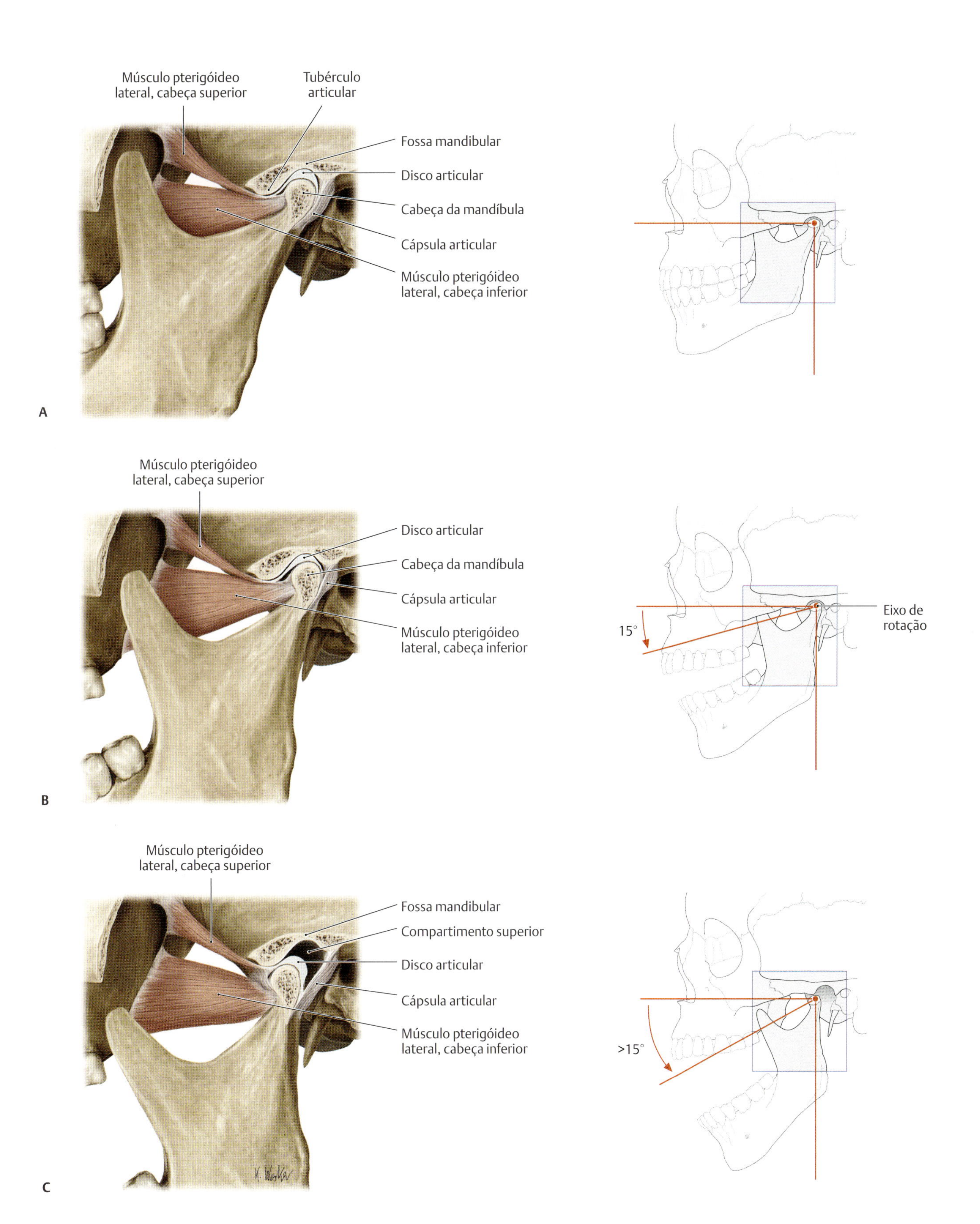

Figura 2.16 **Movimentos da ATM**
Visão lateral esquerda. Cada desenho mostra a ATM esquerda (incluindo o disco e a cápsula articular) e o músculo pterigóideo lateral. *Nota:* O espaço entre as cabeças do músculo pterigóideo lateral é exagerado. Cada diagrama esquemático mostra o eixo correspondente do movimento articular. O músculo, a cápsula e o disco formam um sistema músculo-disco-capsular coordenado funcionalmente e trabalham juntos quando a boca abre e fecha.

A **Boca fechada.** Quando a boca está em uma posição fechada, a cabeça da mandíbula repousa contra a fossa mandibular do temporal.

B **Boca aberta a 15°.** Até 15° de abdução, a cabeça da mandíbula permanece na fossa mandibular.

C **Boca aberta além de 15°.** Neste ponto a cabeça da mandíbula desliza para a frente sobre o tubérculo articular. O eixo articular que corre transversalmente através da cabeça da mandíbula é deslocado para a frente. O disco articular é puxado para frente pela parte superior do músculo pterigóideo lateral, e a cabeça (côndilo) da mandíbula é puxada para a frente pela parte inferior desse músculo.

Articulação temporomandibular (ATM)

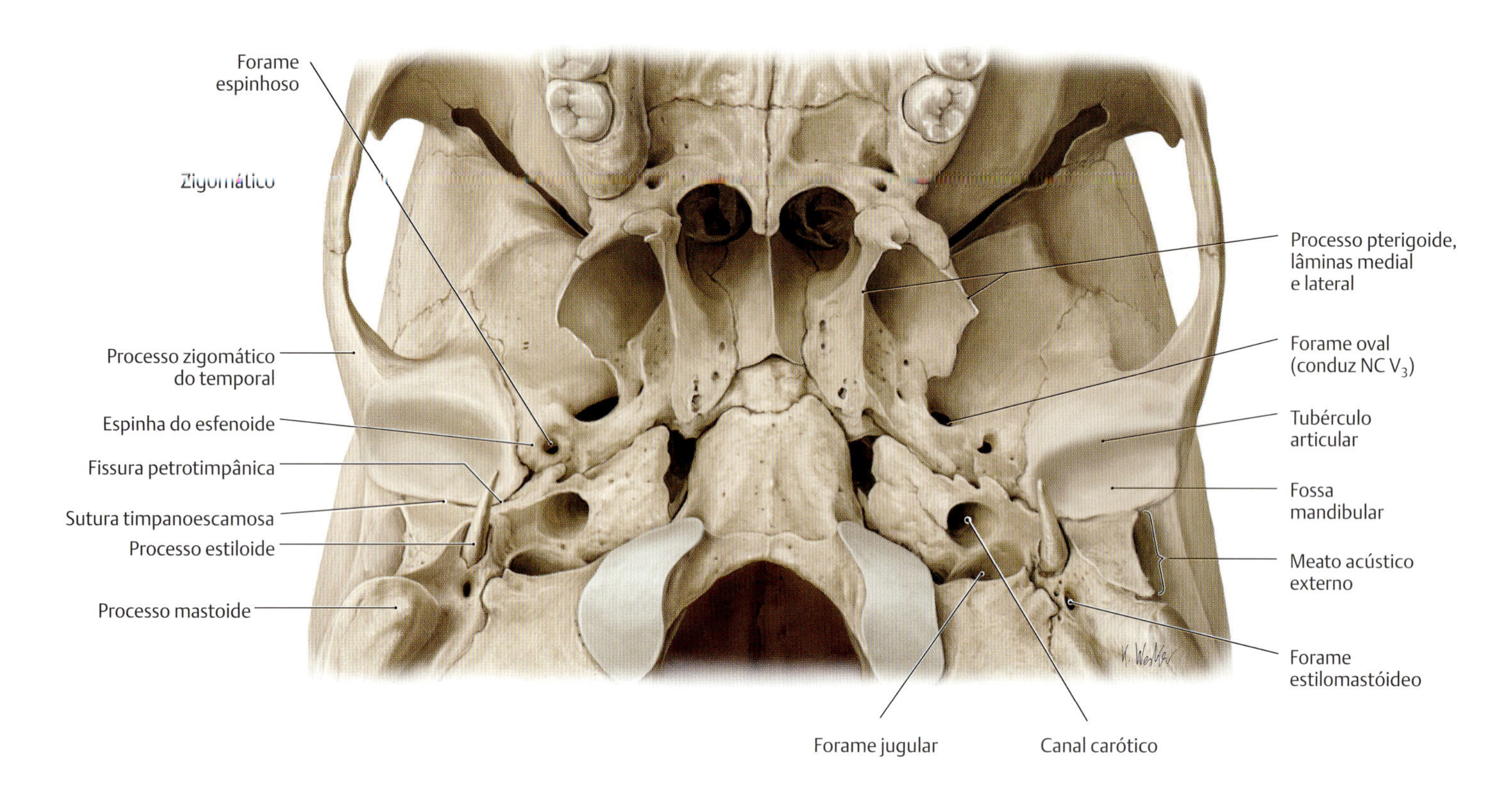

Figura 2.17 **Fossa mandibular (glenoide) da ATM**
Visão inferior. A cabeça da mandíbula se articula com o disco articular na fossa mandibular do temporal. A fossa mandibular é uma depressão na parte escamosa do temporal. O tubérculo articular está localizado no lado anterior da fossa mandibular. A cabeça da mandíbula é bem menor do que a fossa mandibular, possibilitando uma variação adequada de movimento (ver anteriormente). Ao contrário de outras faces articulares, a fossa mandibular é recoberta por fibrocartilagem em vez de cartilagem hialina. Consequentemente, não é bem delineada no crânio como outras faces articulares. O meato acústico externo se situa imediatamente posterior à fossa mandibular. Traumatismo mandibular pode danificar o meato acústico. *Nota:* A fossa mandibular é dividida em dois compartimentos (anterior e posterior), separados pelas fissuras timpanoescamosa e petrotimpânica. O compartimento posterior não é articulado, e o nervo corda do tímpano inferior e a artéria timpânica conseguem atravessar esse espaço sem serem comprimidos. O lobo glenoide da glândula parótida também pode se projetar para dentro do compartimento posterior.

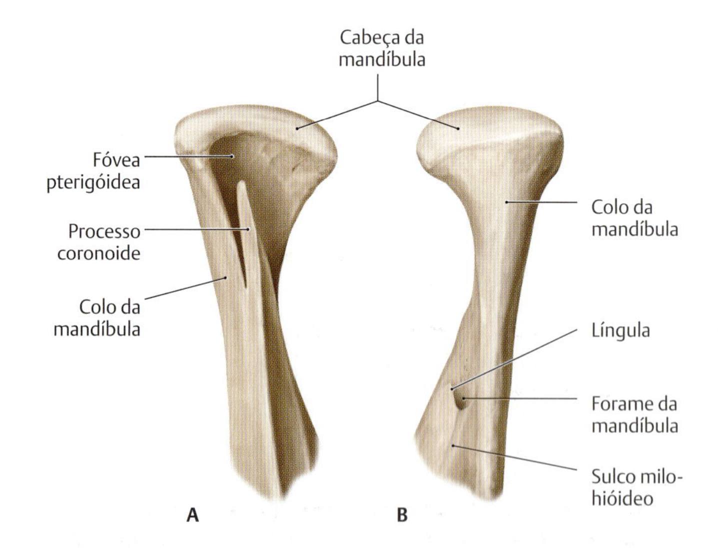

Figura 2.18 **Processos da mandíbula**
A Visão anterior. **B** Visão posterior. A cabeça da mandíbula não só é bem menor do que a fossa articular, mas também apresenta uma forma cilíndrica. Esse formato aumenta a mobilidade da cabeça da mandíbula enquanto possibilita movimentos rotacionais em torno de um eixo vertical.

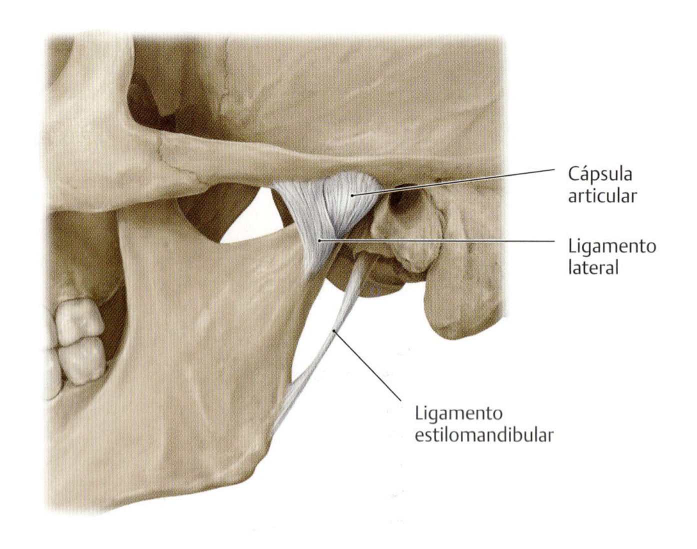

Figura 2.19 **Ligamentos da ATM esquerda**
Visão lateral. A ATM é circundada por uma cápsula relativamente frouxa que torna possível o deslocamento fisiológico durante a abertura da mandíbula. A articulação é estabilizada por três ligamentos: lateral (temporomandibular), estilomandibular e esfenomandibular. Esta visão lateral mostra o mais forte desses ligamentos, o ligamento lateral, que se estende sobre a cápsula e se mistura com ela.

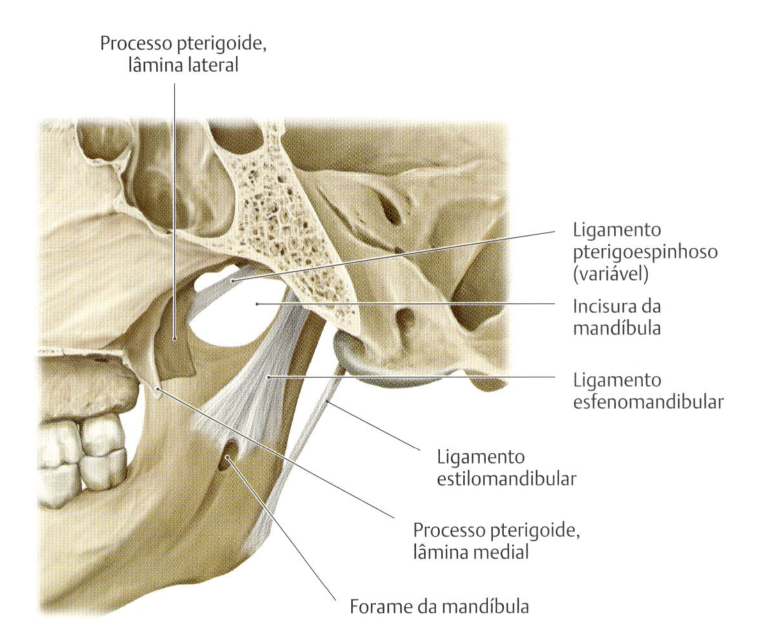

Figura 2.20 **Ligamentos da ATM direita**
Visão medial. O ligamento esfenomandibular pode ser identificado nesta visão.

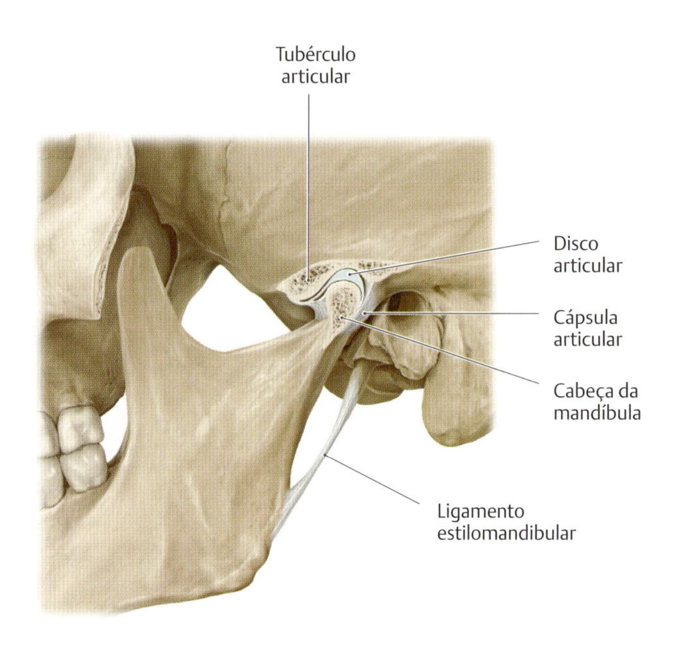

Figura 2.21 **ATM esquerda aberta**
Visão lateral. A cápsula se estende posteriormente à fissura petrotimpânica (que não é mostrada aqui). Interposto entre a cabeça mandibular e a fossa está o disco articular, que está inserido na cápsula por todos os lados. *Nota:* O disco articular (menisco) divide a ATM em compartimentos superior e inferior. O movimento de deslizamento (translacional) ocorre no compartimento superior, o movimento de dobradiça (rotacional) ocorre no compartimento inferior.

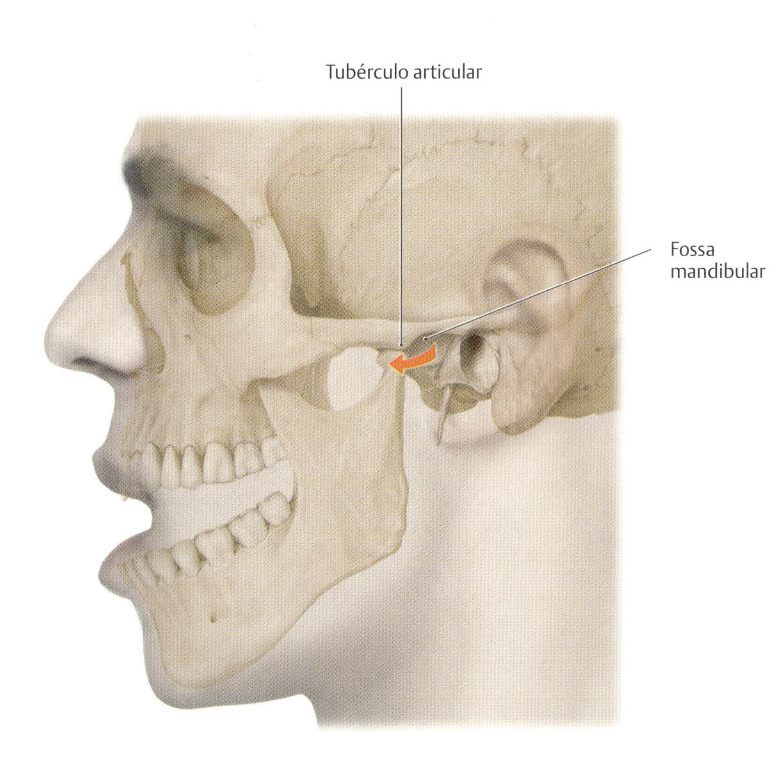

Figura 2.22 **Luxação da ATM**
A cabeça da mandíbula pode deslizar além do tubérculo articular quando a boca está aberta, com consequente luxação da ATM. Isso pode resultar de um bocejo exagerado ou de um golpe sobre a mandíbula aberta. Quando a articulação é luxada, a mandíbula “trava” em uma posição de protrusão e não pode ser fechada. Esta condição é facilmente diagnosticada clinicamente e é reduzida pela pressão sobre a fileira de dentes mandibulares.

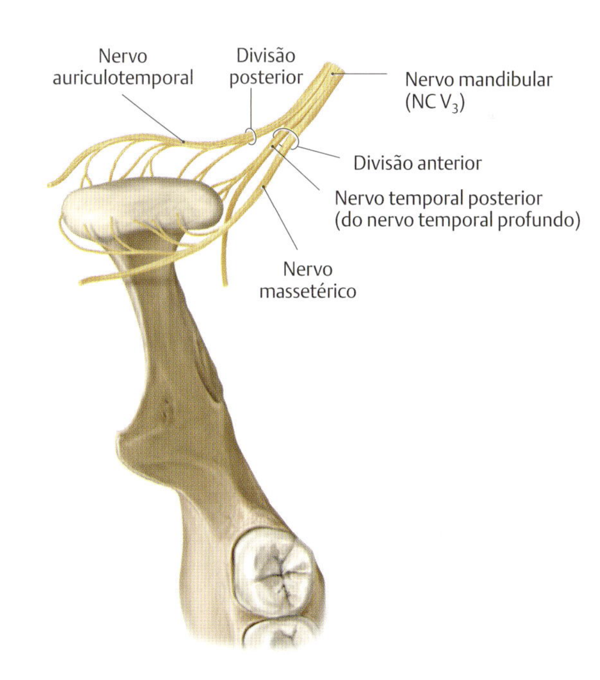

Figura 2.23 **Inervação sensorial da cápsula da ATM** (segundo Schmidt)
Visão superior. A cápsula da ATM é suprida por ramos articulares que se originam dos três ramos da divisão mandibular do nervo trigêmeo (NC V_3):

- Nervo auriculotemporal (divisão posterior do NC V_3)
- Nervo temporal posterior profundo (divisão anterior do NC V_3)
- Nervo massetérico (divisão anterior do NC V_3)

Nota: Apesar de os nervos massetérico e temporal posterior profundo geralmente serem considerados nervos motores, eles também inervam a ATM.

Músculos da cabeça: origens e inserções

As origens e inserções ósseas dos músculos estão indicadas pela tonalidade de cor: origens (vermelho) e inserções (azul).

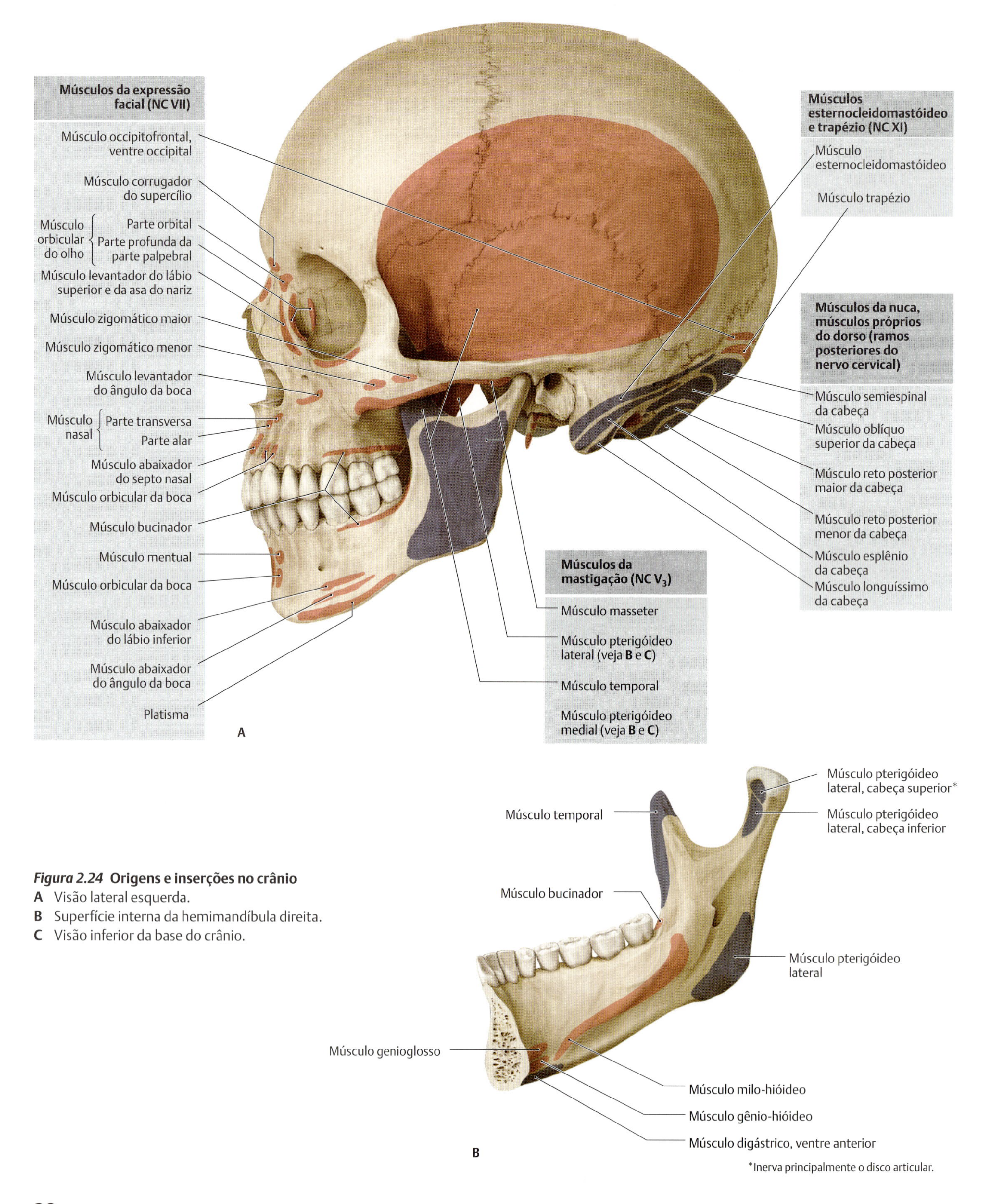

Figura 2.24 **Origens e inserções no crânio**
A Visão lateral esquerda.
B Superfície interna da hemimandíbula direita.
C Visão inferior da base do crânio.

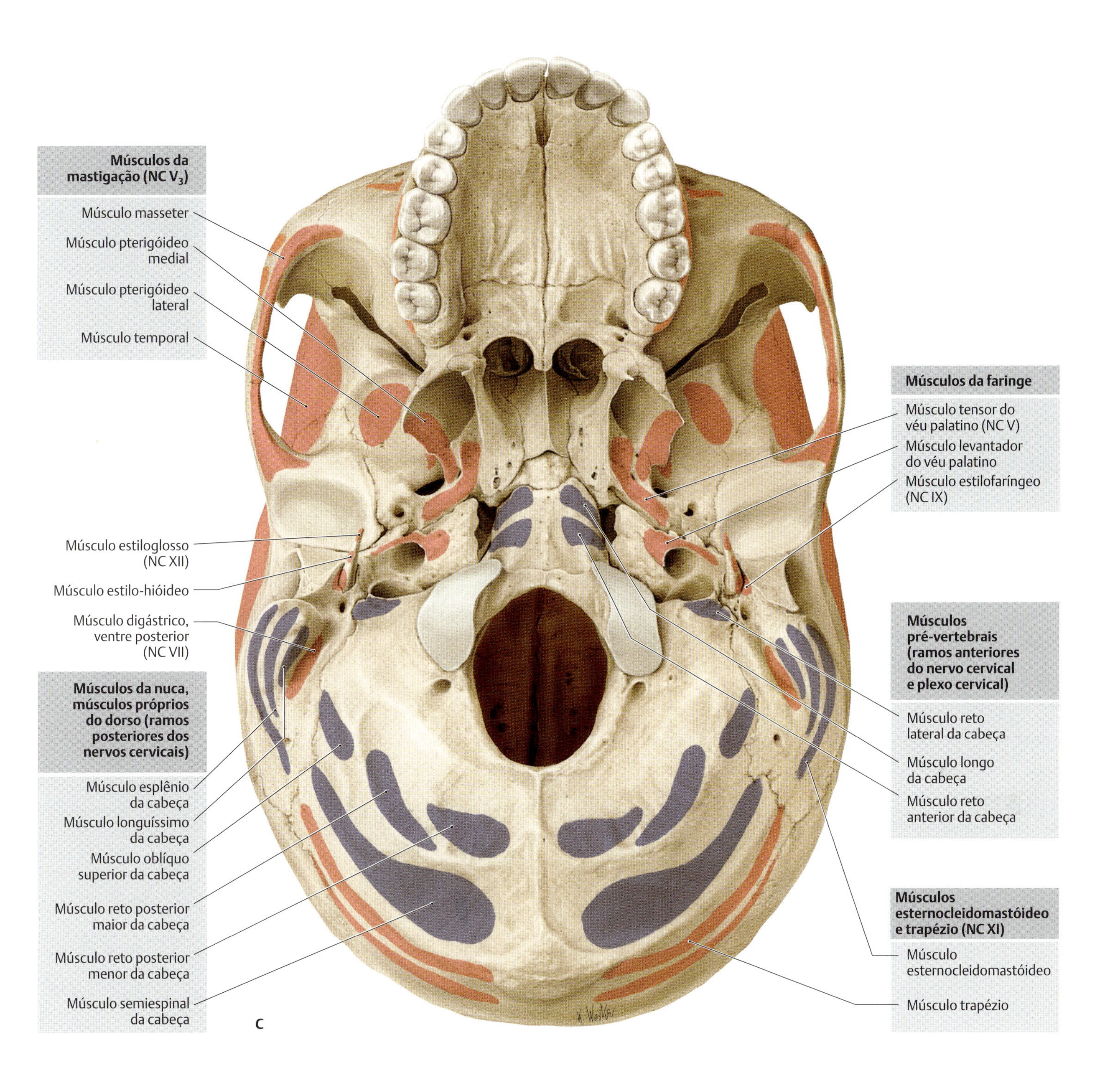
Músculos da mastigação (NC V_3)
Músculo masseter
Músculo pterigóideo medial
Músculo pterigóideo lateral
Músculo temporal
Músculo estiloglosso (NC XII)
Músculo estilo-hióideo
Músculo digástrico, ventre posterior (NC VII)
Músculos da nuca, músculos próprios do dorso (ramos posteriores dos nervos cervicais)
Músculo esplênio da cabeça
Músculo longuíssimo da cabeça
Músculo oblíquo superior da cabeça
Músculo reto posterior maior da cabeça
Músculo reto posterior menor da cabeça
Músculo semiespinal da cabeça
c
Músculos da faringe
Músculo tensor do véu palatino (NC V)
Músculo levantador do véu palatino
Músculo estilofaríngeo (NC IX)
Músculos pré-vertebrais (ramos anteriores do nervo cervical e plexo cervical)
Músculo reto lateral da cabeça
Músculo longo da cabeça
Músculo reto anterior da cabeça
Músculos esternocleidomastóideo e trapézio (NC XI)
Músculo esternocleidomastóideo
Músculo trapézio

Artérias da cabeça: visão geral

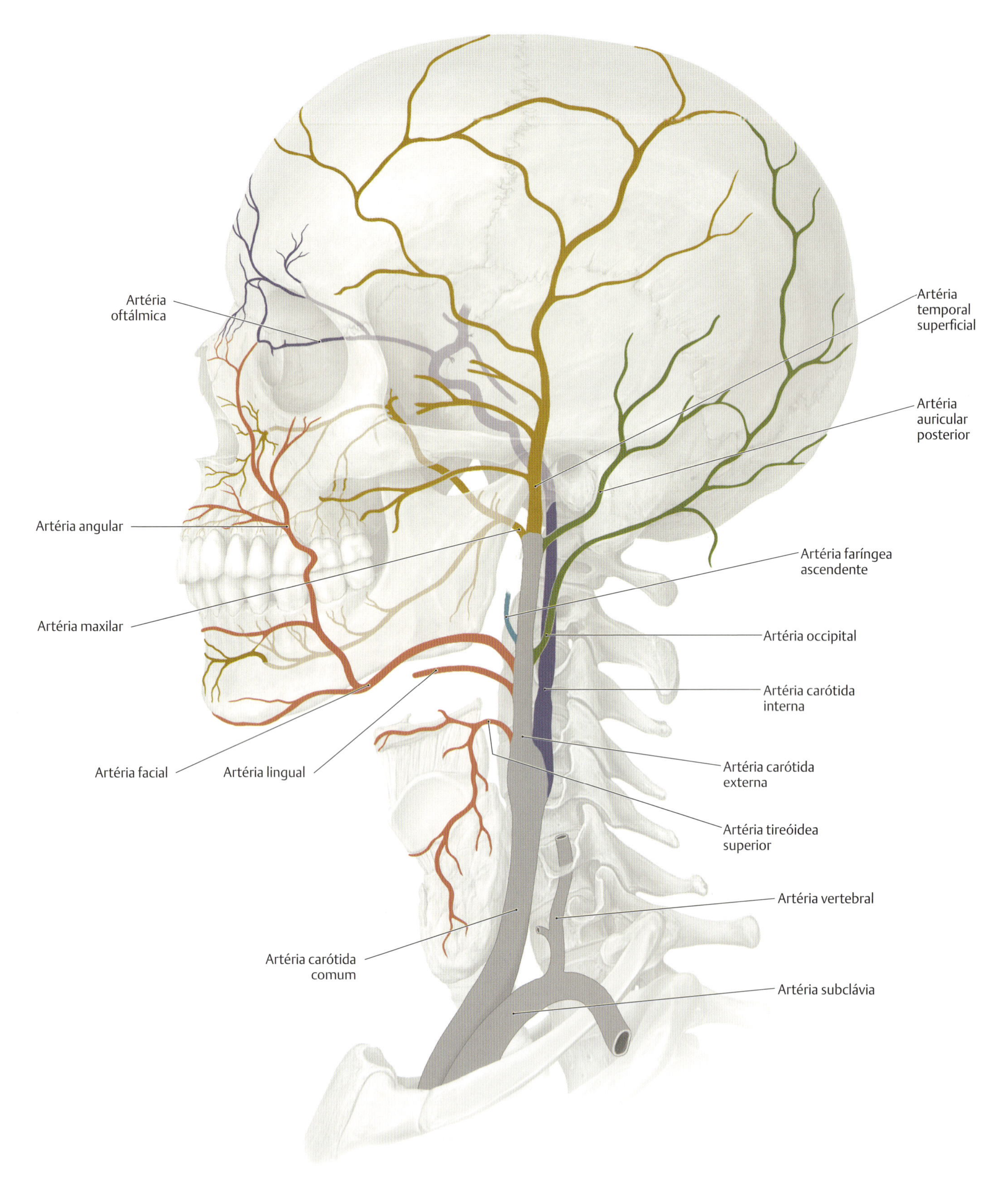

Figura 3.1 **Artérias da cabeça**

Visão lateral esquerda. A artéria carótida comum se divide em artéria carótida interna (roxo) e artéria carótida externa (cinza) na bifurcação da carótida (no nível da vértebra C4, entre a cartilagem tireóidea e o hioide). A artéria carótida externa se divide em oito ramos principais que suprem o escalpo, a face e estruturas da cabeça e do pescoço. Esses oito ramos podem ser arranjados em quatro grupos: anterior (vermelho), medial (azul), posterior (verde) e terminal (amarelo). A artéria carótida interna não se ramifica antes de penetrar no crânio. Ela se ramifica dentro da cavidade do crânio. O ramo oftálmico da artéria carótida interna emite ramos que se anastomosam com ramos da artéria facial na face (veja a **Figura 3.2**).

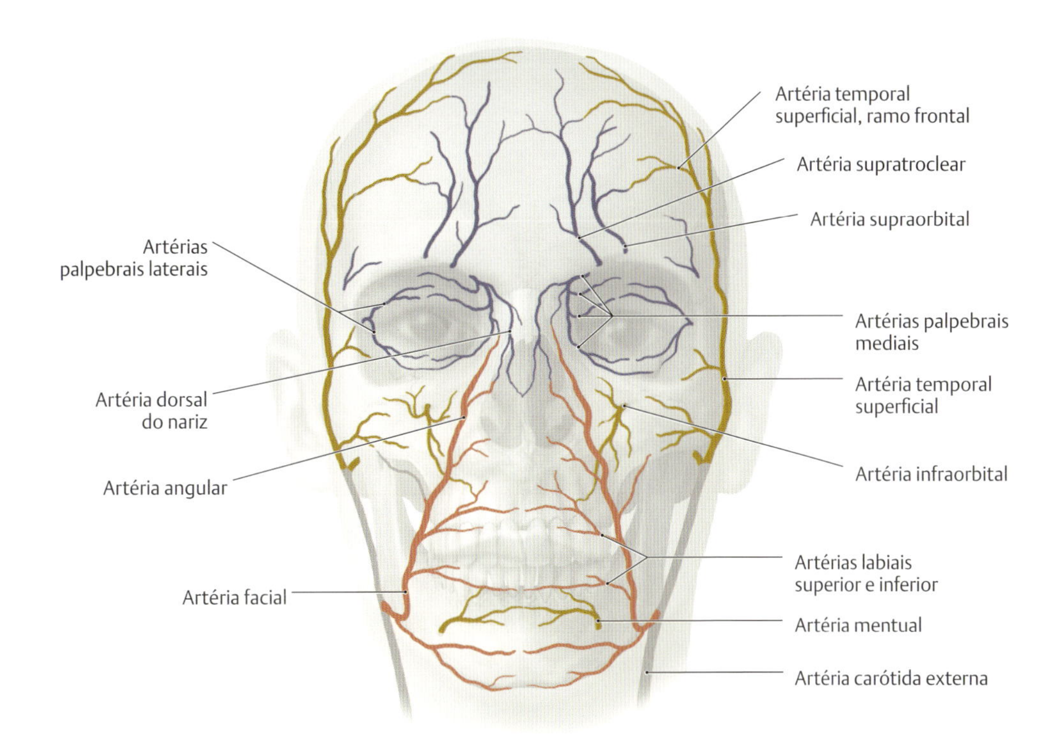

Figura 3.2 **Ramos das artérias carótidas**
A artéria carótida externa pode ser disposta em quatro grupos de ramos. A artéria facial (vermelho) se comunica com certos ramos da artéria oftálmica, que se origina da artéria carótida interna (roxo).

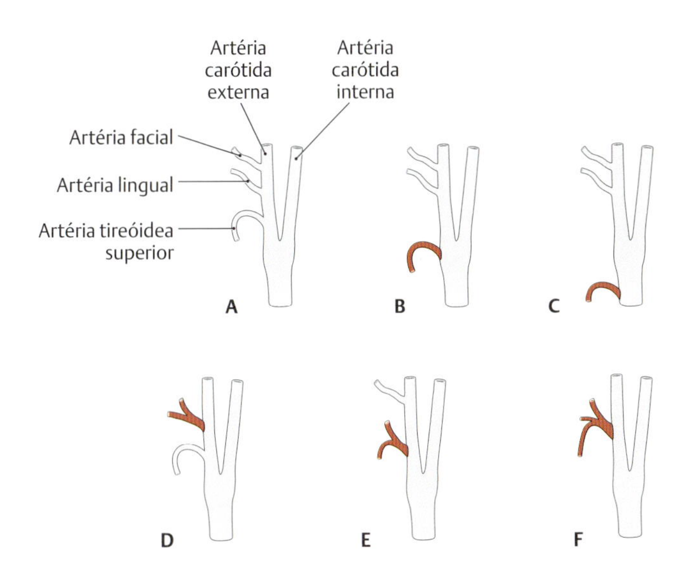

Figura 3.3 **Variantes na ramificação da artéria carótida externa**

A Tipicamente (50%), os ramos anteriores (artérias facial, lingual e tireóidea superior) se originam da artéria carótida externa acima da bifurcação da carótida.

Variantes:

B, C A artéria tireóidea superior tem origem no nível da bifurcação da carótida (20%) ou da artéria carótida comum (10%).

D-F Dois ou três ramos se combinam e formam um tronco comum: linguofacial (18%), tirolingual (2%) ou tirolinguofacial (1%).

Tabela 3.1 **Ramos da artéria carótida externa.**

Ramos anteriores (vermelho)	**Região suprida**
A. tireóidea superior	Laringe, glândula tireoide, faringe
A. lingual	Cavidade oral, língua
A. facial	Região superficial da face, glândula submandibular, pescoço
Ramo medial (azul)	**Região suprida**
A. faríngea ascendente	Faringe
Ramos posteriores (verde)	**Região suprida**
A. occipital	Região occipital
A. auricular posterior	Orelha, escalpo posterior
Ramos terminais (amarelo)	**Região suprida**
A. maxilar	Dentição mandibular (via ramo alveolar inferior) e dentição maxilar, músculos da mastigação, esqueleto facial posteromedial, meninges, cavidade nasal e face (via artérias infraorbital e mentual)
A. temporal superficial	Região temporal, orelha, glândula parótida

Artéria carótida externa: ramos anteriores, médios e posteriores

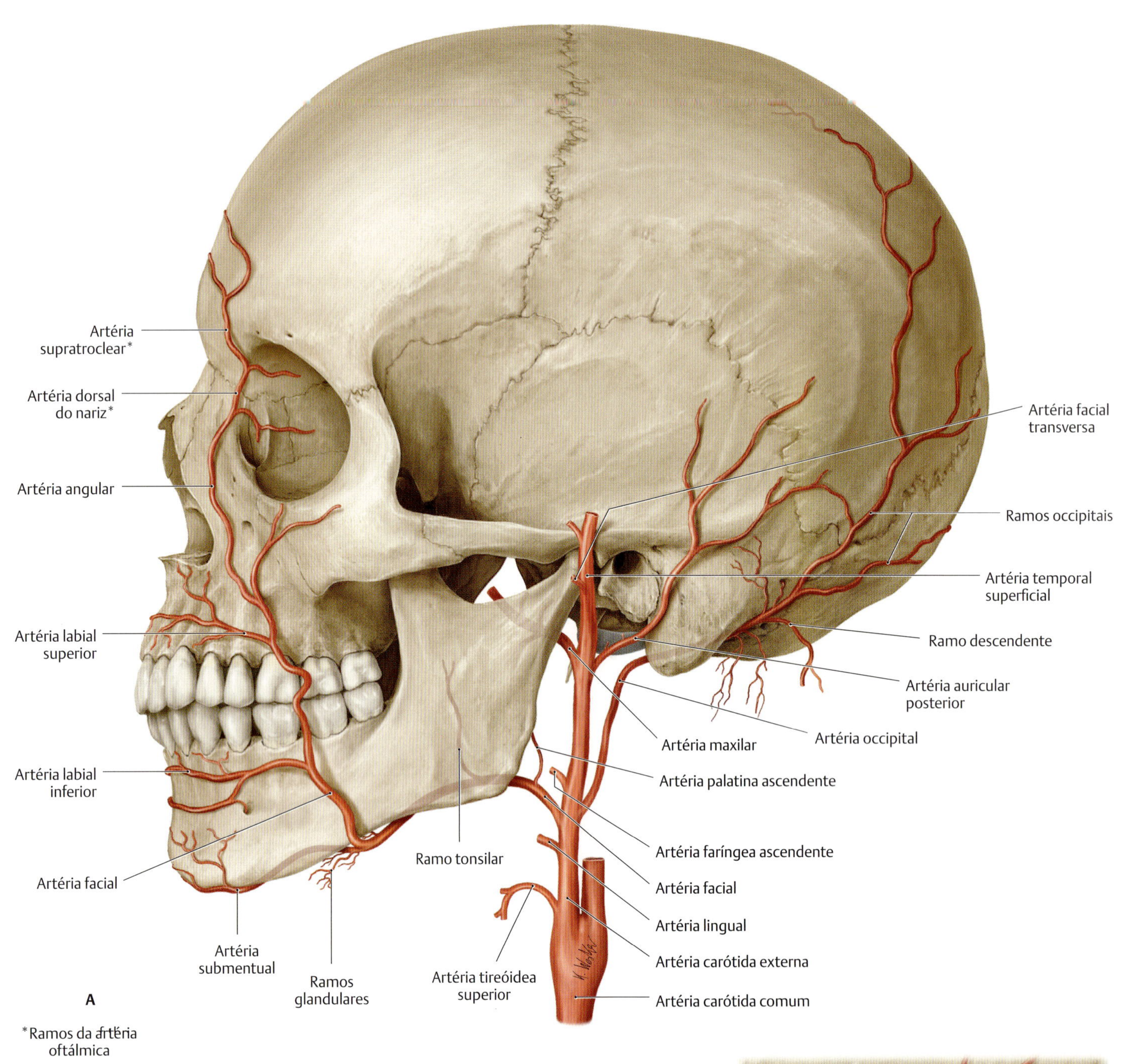

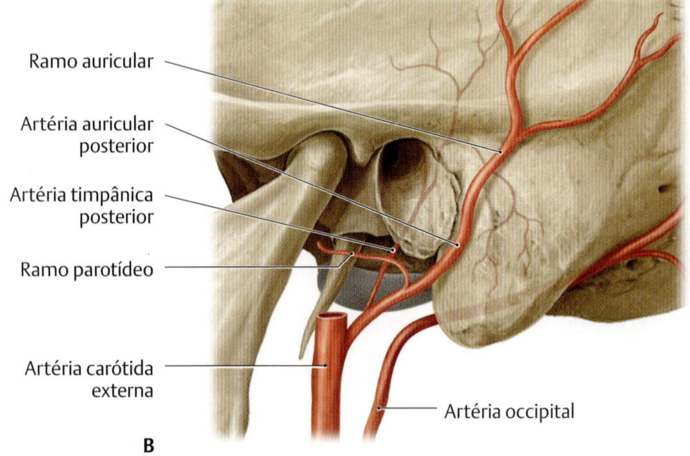

Figura 3.4 **Ramos anteriores e posteriores**
Visão lateral esquerda.
Ramos anteriores (A): A artéria facial tem quatro ramos cervicais e quatro ramos faciais. Os quatro ramos cervicais (artérias palatina ascendente, tonsilar, glandular e submentual) se originam no pescoço antes de a artéria facial cruzar a mandíbula para entrar na face. Os quatro ramos faciais (artérias labiais inferior e superior, nasal lateral e angular) suprem a região superficial da face. Os ramos faciais se anastomosam com ramos da artéria carótida interna. Devido às extensas anastomoses arteriais, as lesões faciais tendem a sangrar profusamente, mas também cicatrizam rapidamente.
Ramos posteriores (B): Os dois ramos posteriores da artéria carótida externa são a artéria occipital e a artéria auricular posterior.

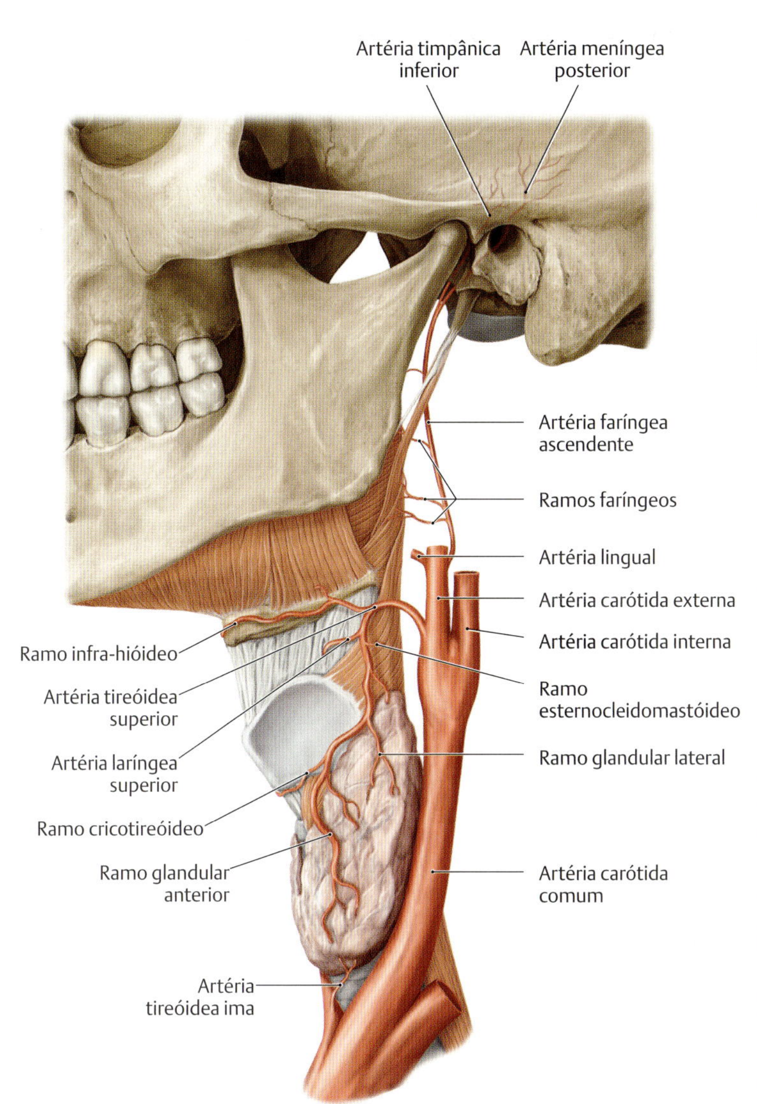

Figura 3.5 **Ramos anteriores e mediais**

Visão lateral esquerda. A artéria tireóidea superior é tipicamente o primeiro ramo que se origina da artéria carótida externa. Um dos ramos anteriores supre a laringe (via ramo laríngeo superior) e a glândula tireoide. A artéria faríngea ascendente salta do lado medial da artéria carótida externa e geralmente se origina acima do nível da artéria tireóidea superior.

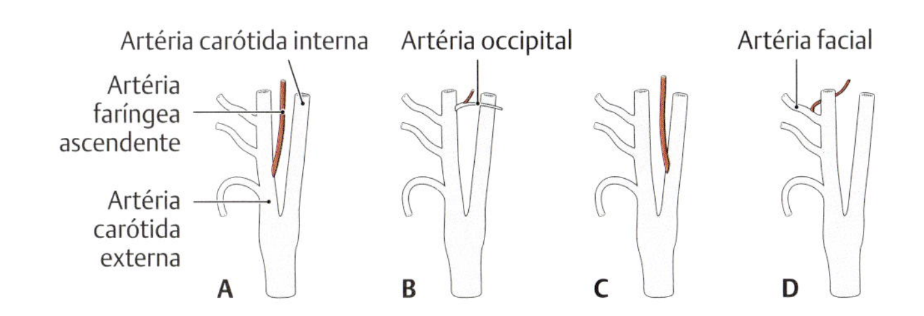

Figura 3.6 **Origem da artéria faríngea ascendente: caso típico e variantes** (segundo Lippert e Pabst)

A Nos **casos típicos** (70%) a artéria faríngea ascendente se origina da artéria carótida externa.

B-D Variantes:

A artéria faríngea ascendente se origina: **B** da artéria occipital (20%), **C** da artéria carótida interna (8%), ou **D** da artéria facial (2%).

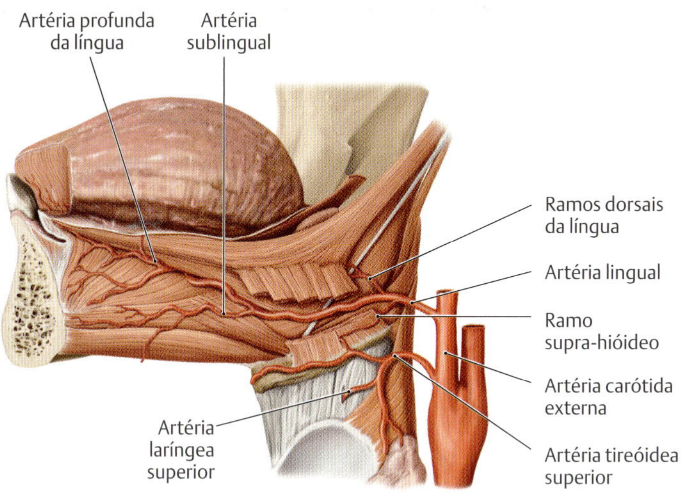

Figura 3.7 **Artéria lingual e seus ramos**

Visão lateral esquerda. A artéria lingual é o segundo ramo anterior da artéria carótida externa. Ela tem um calibre relativamente grande, que abastece a língua e a cavidade oral com seu rico suprimento sanguíneo. Ela também emite ramos para as tonsilas.

Tabela 3.2 **Ramos anteriores, mediais e posteriores.**

Ramo	Ramos e distribuição
Anterior	
A. tireóidea superior	Ramos glandulares: glândula tireoide
	A. laríngea superior: laringe
	Ramo esternocleidomastóideo: m. esternocleidomastóideo
	Ramos faríngeos: faringe
A. lingual	Ramos dorsais da língua: base da língua, epiglote
	Ramo supra-hióideo: mm. supra-hióideos
	A. sublingual: glândula sublingual, língua, assoalho da cavidade oral
	A. profunda da língua: língua
A. facial	A. palatina ascendente: parede da faringe, palato mole, tuba auditiva, tonsila palatina
	A. tonsilar: tonsilas
	Ramo glandular: glândula submandibular
	A. submentual: mm. digástrico anterior e milo-hióideo, glândula submandibular
	Aa. labiais superior e inferior: lábios
	Ramo nasal lateral: dorso do nariz
	A. angular: raiz do nariz
Medial	
A. faríngea ascendente	Ramos faríngeos: parede faríngea
	A. timpânica inferior: túnica mucosa da orelha média
	A. meníngea posterior: dura-máter, fossa posterior do crânio
Posterior	
A. occipital	Ramos occipitais: escalpo da região occipital
	Ramo descendente: músculos posteriores do pescoço
Ramo auricular posterior	A. estilomastóidea: n. facial no canal facial, cavidade timpânica
	A. timpânica posterior: cavidade timpânica
	Ramo auricular: lado posterior da aurícula
	Ramo occipital: occipúcio
	Ramo parotídeo: glândula parótida

Nota: Os dois ramos terminais estão incluídos na Tabela 3.4.

Artéria carótida externa: artéria maxilar

A artéria maxilar é a maior dos dois ramos terminais da artéria carótida externa (ver anteriormente). Ela abastece a maxila e a mandíbula (inclusive os dentes), os músculos da mastigação, o palato, o nariz e o revestimento dural do cérebro.

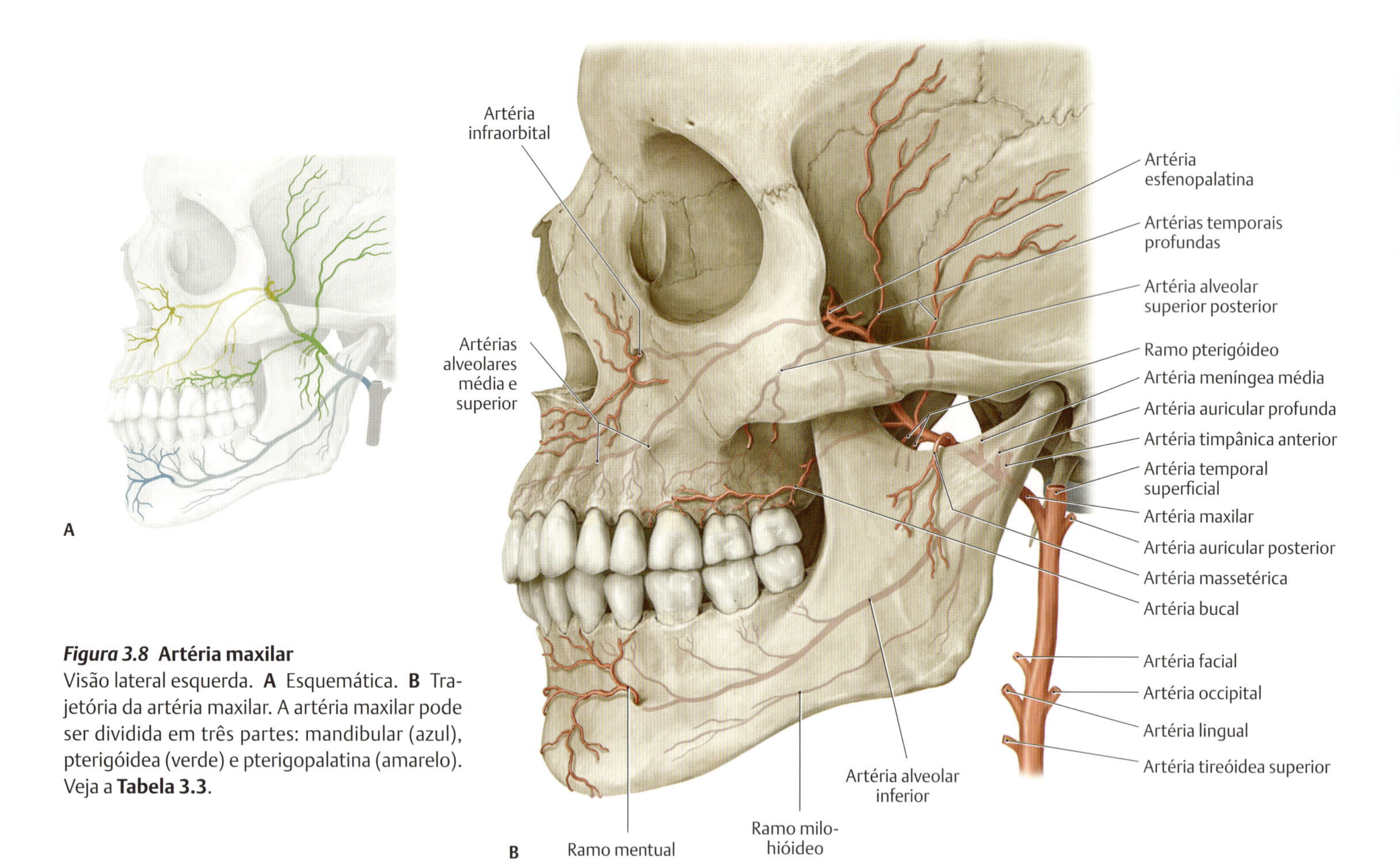

Figura 3.8 **Artéria maxilar**
Visão lateral esquerda. **A** Esquemática. **B** Trajetória da artéria maxilar. A artéria maxilar pode ser dividida em três partes: mandibular (azul), pterigóidea (verde) e pterigopalatina (amarelo). Veja a **Tabela 3.3**.

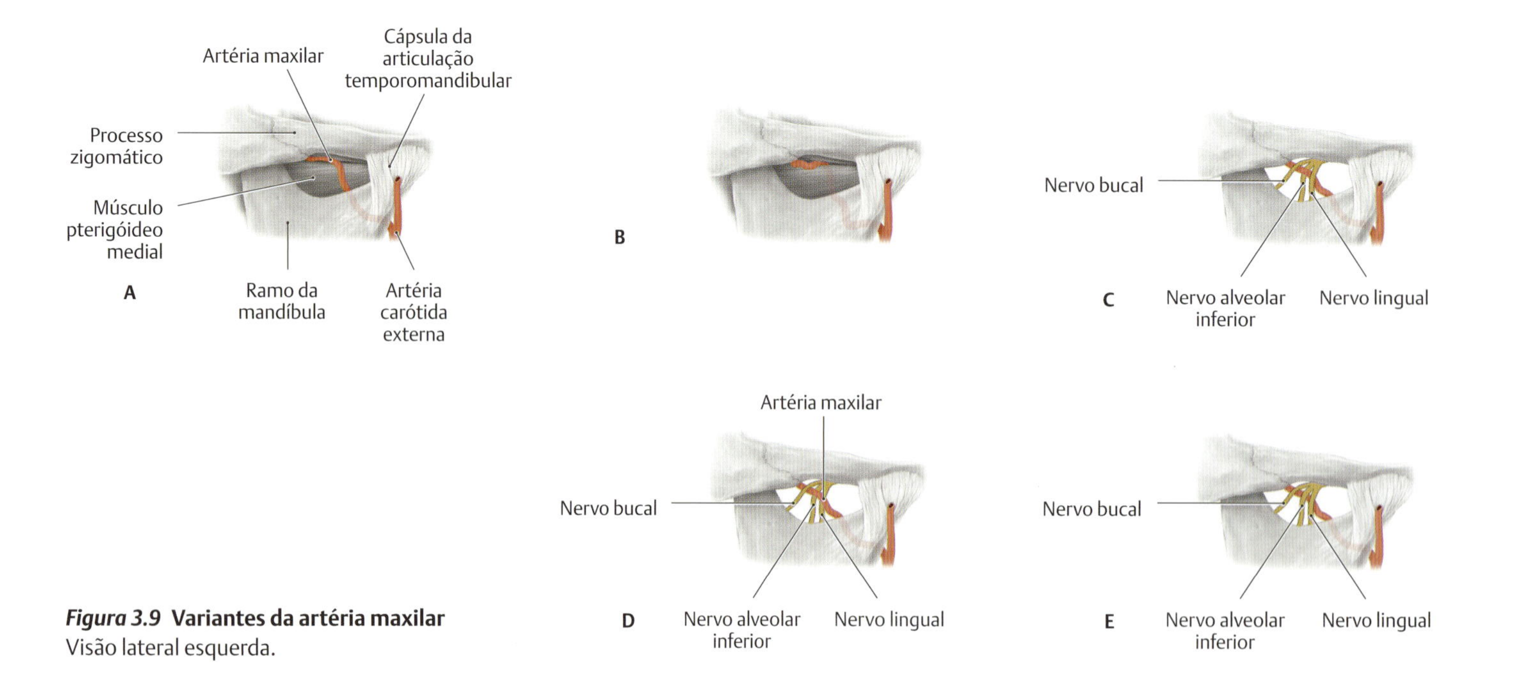

Figura 3.9 **Variantes da artéria maxilar**
Visão lateral esquerda.

Tabela 3.3 **Ramos da artéria maxilar.**

Ramo	Curso	Distribuição
Parte mandibular (azul): Também conhecida como parte óssea ou 1ª parte, esta porção corre medial ao colo da mandíbula e emite 5 importantes ramos; todos eles penetram no osso.		
A. alveolar inferior	Emite um ramo lingual e um ramo milo-hióideo antes de penetrar no forame da mandíbula para percorrer o canal da mandíbula; divide-se em 2 ramos terminais (incisivo e mentual)	Dentes molares e pré-molares mandibulares associados à gengiva, mandíbula
	• Ramo lingual	Túnica mucosa da língua
	• Ramo milo-hióideo	Músculo milo-hióideo
	• Ramo incisivo	Dentes incisivos mandibulares
	• Ramo mentual	Mento
A. timpânica anterior	Corre através da fissura pterigotimpânica ao longo do corda do tímpano	Orelha média
A. auricular profunda	Segue através da parede do meato acústico externo	Membrana timpânica lateral, pele do meato acústico externo
	• Ramo da articulação temporomandibular	Articulação temporomandibular
A. meníngea média	Corre através do forame espinhoso até a cavidade média do crânio	Ossos da abóboda craniana, dura-máter das fossas anterior e média do crânio
A. meníngea acessória	Corre através do forame oval até a fossa média do crânio	Músculos pterigóideo medial e lateral, tensor do véu palatino, esfenoide, dura-máter, gânglio trigeminal
Parte pterigóidea (verde): Também conhecida como parte muscular ou 2ª parte, esta porção corre entre os músculos temporal e pterigóideo medial. Emite 5 ramos importantes ramos; todos eles suprem músculo.		
A. massetérica	Corre através da incisura da mandíbula	Músculo masseter, articulação temporomandibular
Aa. temporais profundas	Consistem em ramos anteriores, médios e posteriores, que cursam a região posterior do músculo temporal	Músculo temporal
A. pterigóidea lateral	Corre diretamente ao músculo pterigóideo lateral	Músculo pterigóideo lateral
A. pterigóidea medial	Corre diretamente ao músculo pterigóideo medial	Músculo pterigóideo medial
A. bucal	Acompanha o n. bucal	Mucosa jugal e pele da bochecha, músculo bucinador
Parte pterigopalatina ou 3ª parte (amarelo): esta porção corre através da fissura pterigomaxilar para entrar na fossa pterigopalatina. Emite 6 ramos importantes, que acompanham os ramos do nervo maxilar (NC V_2).*		
A. alveolar superior posterior	Corre pela fissura pterigomaxilar; pode originar-se da a. infraorbital	Dentes molares e pré-molares maxilares, com a gengiva associada; seio maxilar
A. infraorbital	Corre através da fissura orbital inferior para dentro da órbita, onde percorre sulco e canal infraorbitais, saindo na face através do forame infraorbital	Bochecha, lábio superior, pálpebra inferior
	• Aa. alveolares média e superior	Dentes maxilares e seio maxilar
A. palatina descendente	A. palatina maior: corre através do canal palatino maior (anterior); no canal ela emite várias aa. palatinas menores; continua através do forame palatino maior no palato duro	Raiz do palato duro, cavidade nasal (meato inferior), gengiva maxilar
	• Aa. palatinas menores: correm através do forame palatino menor	Palato mole
	• Ramo anastomosado: corre através do canal incisivo; se junta com a a. esfenopalatina	Septo nasal
A. esfenopalatina	Corre através do forame esfenopalatino para a cavidade nasal; emite ramos nasais posteriores laterais, então vai até o septo nasal, onde termina como ramos septais posteriores	
	• Aa. nasais posteriores laterais: anastomose com as aa. etmoidais e com ramos nasais da a. palatina maior	Seios paranasais (frontal, maxilar, células etmoidais e esfenoidal)
	• Ramos septais posteriores: anastomose com as artérias etmoidais no septo nasal	Concha nasal e septo nasal
A. do canal pterigóideo	Corre através do canal pterigóideo	Tuba auditiva, cavidade timpânica, faringe superior
A. faríngea	Corre através do canal palatovaginal	Parte nasal da faringe, seio esfenoidal e tuba auditiva; túnica mucosa da cavidade nasal

*Todos os ramos são denominados de acordo com o nervo que seguem, com exceção da artéria esfenopalatina, que segue o nervo nasopalatino.

Artéria carótida externa: ramos terminais

Existem dois ramos da artéria carótida externa: a artéria maxilar e a artéria temporal superficial. A artéria carótida externa se divide em artéria maxilar e artéria temporal superficial dentro da glândula parótida. A extensão da artéria maxilar dificulta sua visualização. Três ramos clinicamente relevantes foram aqui incluídos em mais detalhes.

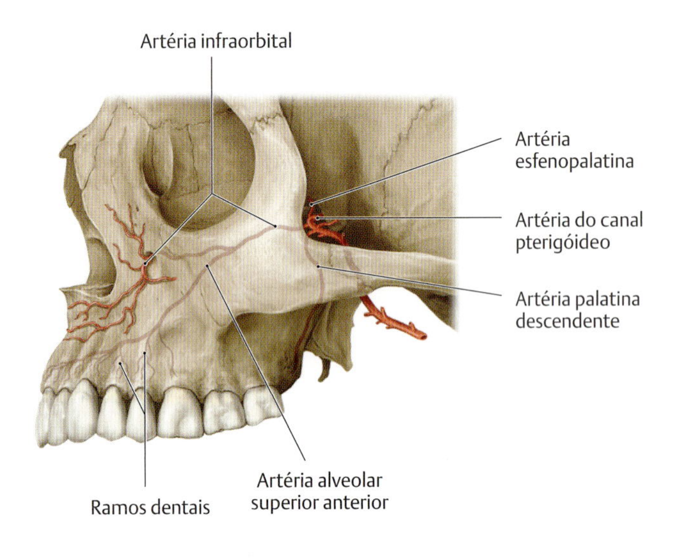

Figura 3.10 **Artéria infraorbital**
Visão lateral esquerda. A artéria infraorbital se origina da parte pterigopalatina da artéria maxilar (um ramo terminal da artéria carótida externa), e a artéria supraorbital (não mostrada) se origina da artéria carótida interna (via ramo oftálmico). Portanto, esses vasos oferecem uma via potencial para a anastomose entre as artérias carótidas interna e externa na face.

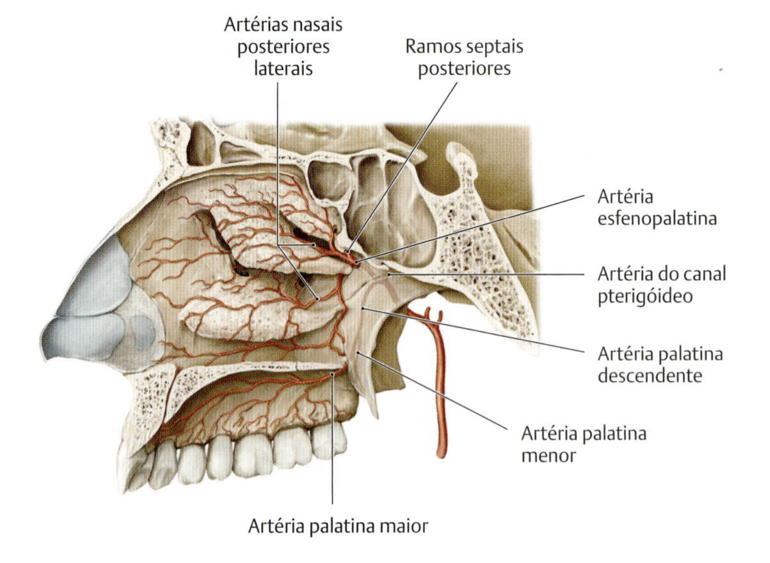

Figura 3.11 **Artéria esfenopalatina**
Visão medial da parede nasal direita e da artéria esfenopalatina direita. A artéria esfenopalatina penetra na cavidade nasal através do forame esfenopalatino. A porção anterior do septo nasal contém uma região altamente vascularizada (área de Kiesselbach), que é abastecida pelos ramos septais posteriores da artéria esfenopalatina (artéria carótida externa) e pelos ramos septais anteriores da artéria etmoidal anterior (artéria carótida interna via artéria oftálmica). Quando ocorre um sangramento intenso na parte nasal da faringe, pode ser necessário ligar a artéria maxilar na fossa pterigopalatina.

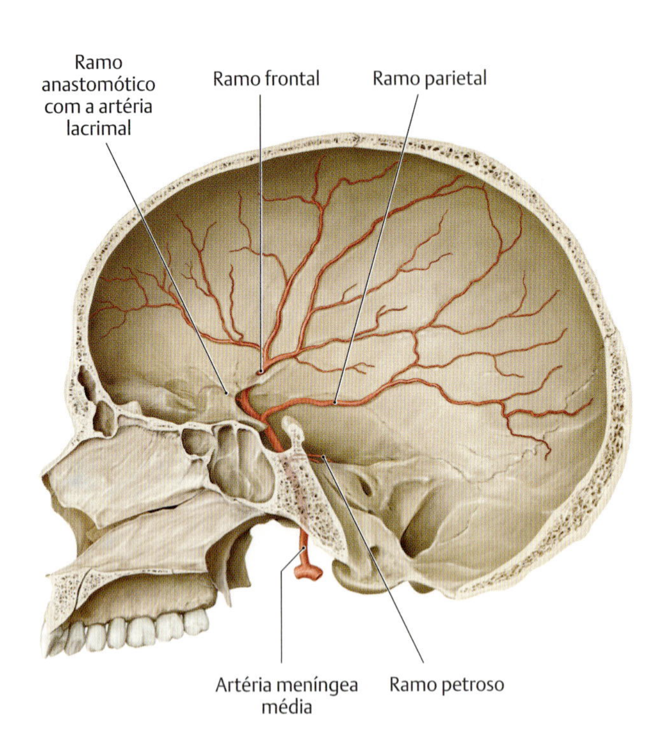

Figura 3.12 **Artéria meníngea média**
Visão medial da artéria meníngea média direita. A artéria meníngea média se origina da porção mandibular da artéria maxilar. Ela passa através do forame espinhoso para a fossa média do crânio. Apesar do seu nome, ela fornece sangue não apenas para as meninges mas, também, para a calvária sobrejacente. A ruptura da artéria meníngea média por um traumatismo na cabeça resulta em hematoma epidural.

Figura 3.13 **Artéria temporal superficial**
Visão lateral esquerda. A artéria temporal superficial é o segundo dos dois ramos terminais da artéria carótida externa. Particularmente em pacientes idosos ou caquéticos, a trajetória geralmente tortuosa do ramo frontal deste vaso pode ser facilmente observada ao longo da região temporal. A artéria temporal superficial pode estar envolvida em uma doença inflamatória autoimune (arterite temporal), que pode ser confirmada pela biopsia deste vaso. Os pacientes, geralmente homens idosos, reclamam de dores de cabeça intensas.

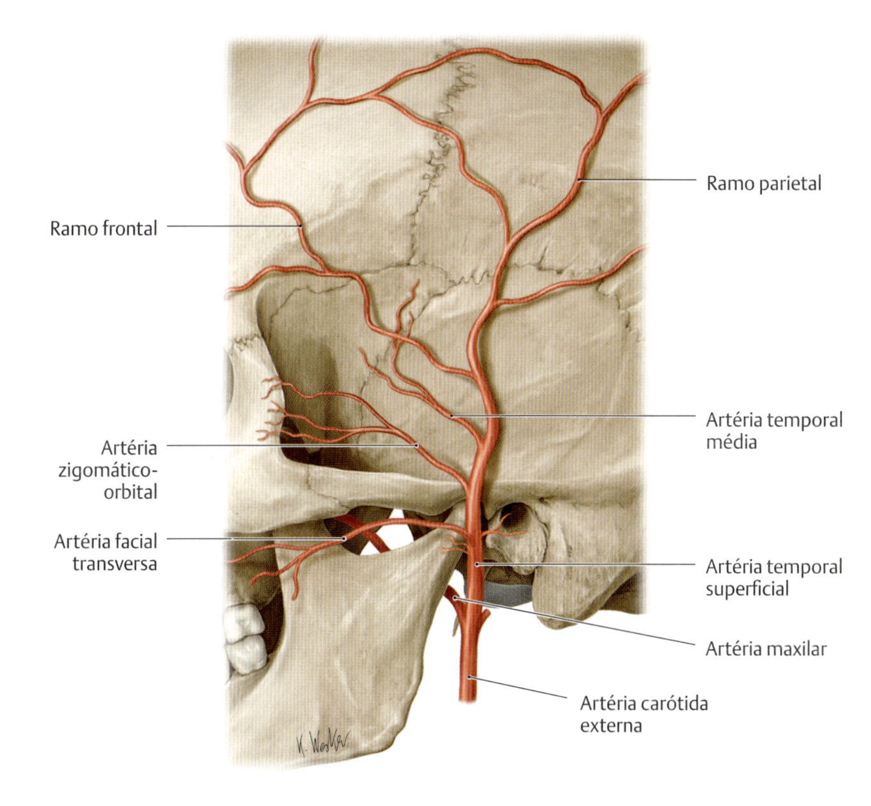

Tabela 3.4 **Ramos terminais da artéria carótida externa.**

Ramo	Partes/Ramos		Distribuição
A. maxilar (ver anteriormente)	Parte mandibular (1ª; óssea)	A. alveolar inferior	Dentes e gengiva mandibulares, mandíbula
		A. timpânica anterior	Orelha média
		A. auricular profunda	Articulação temporomandibular e meato acústico externo
		A. meníngea média	Abóboda craniana, dura-máter, fossas anterior e média do crânio
		A. meníngea acessória	Dura-máter, gânglio trigeminal
	Parte pterigóidea (2ª; muscular)	A. massetérica	Músculo masseter, articulação temporomandibular
		Ramos temporais profundos	Músculo temporal
		Ramos pterigóideos mediais	Músculo pterigóideo medial
		Ramos pterigóideos laterais	Músculo pterigóideo lateral
		A. bucal	Mucosa jugal e pele da bochecha, músculo bucinador
	Parte pterigopalatina (3ª)	A. alveolar superior posterior	Dentes molares e gengiva maxilares, seio maxilar
		A. infraorbital	Alvéolos maxilares, dentição maxilar (via artérias alveolares superiores anterior e média)
		A. palatina descendente	Cavidade nasal (meato inferior), raiz do palato duro, gengiva maxilar, palato mole, septo nasal
		A. esfenopalatina	Parede lateral da cavidade nasal, conchas nasais, septo nasal
		A. do canal pterigóideo	Tuba auditiva, cavidade timpânica, faringe superior
		A. faríngea	Parte nasal da faringe, seio esfenoidal e tuba auditiva; túnica mucosa da cavidade nasal
A. temporal superficial	A. facial transversa		Tecidos moles abaixo do arco zigomático
	Ramos frontais		Escalpo da fronte
	Ramos parietais		Escalpo do vértice
	A. zigomático-orbital		Parede lateral externa da órbita

Artéria carótida interna

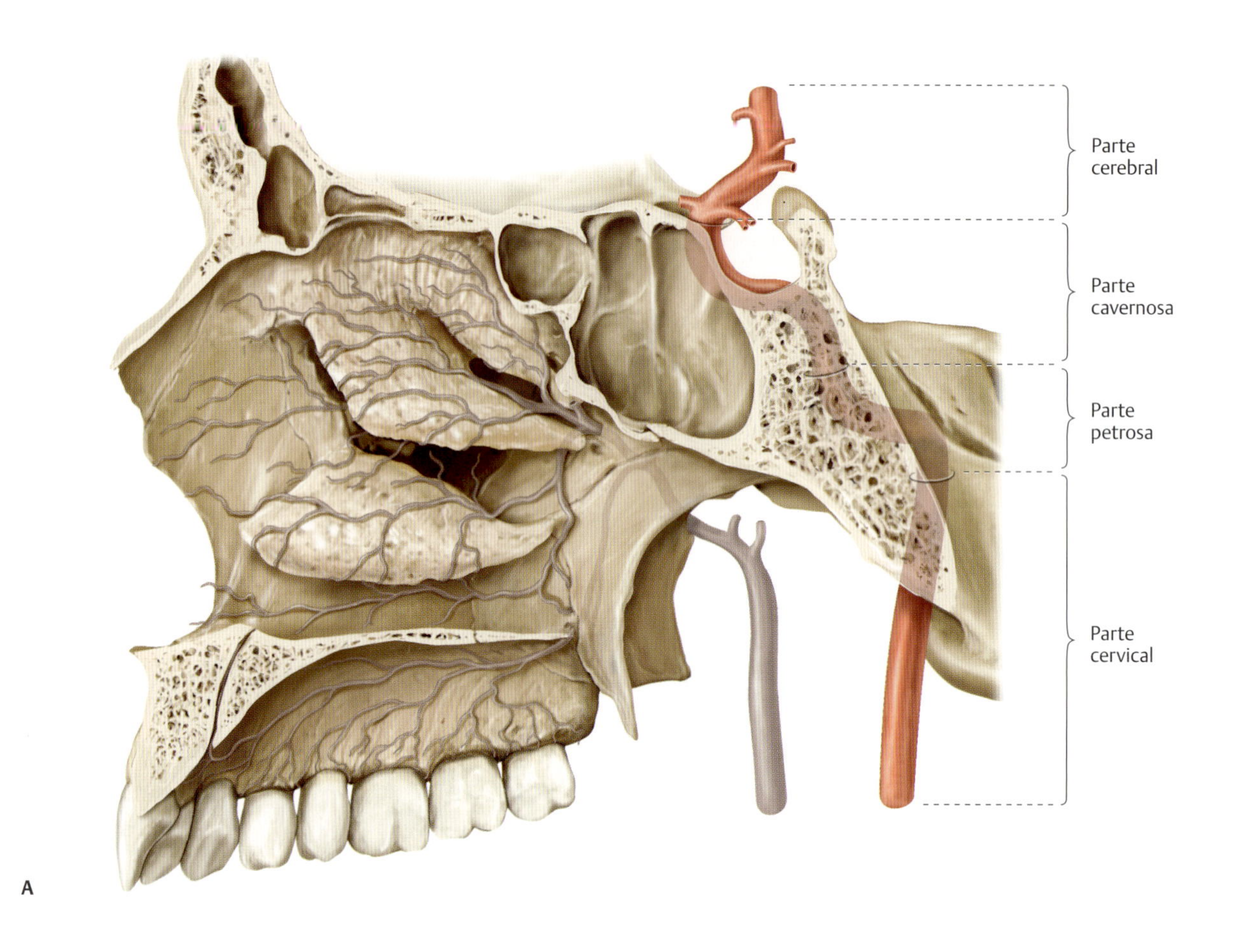

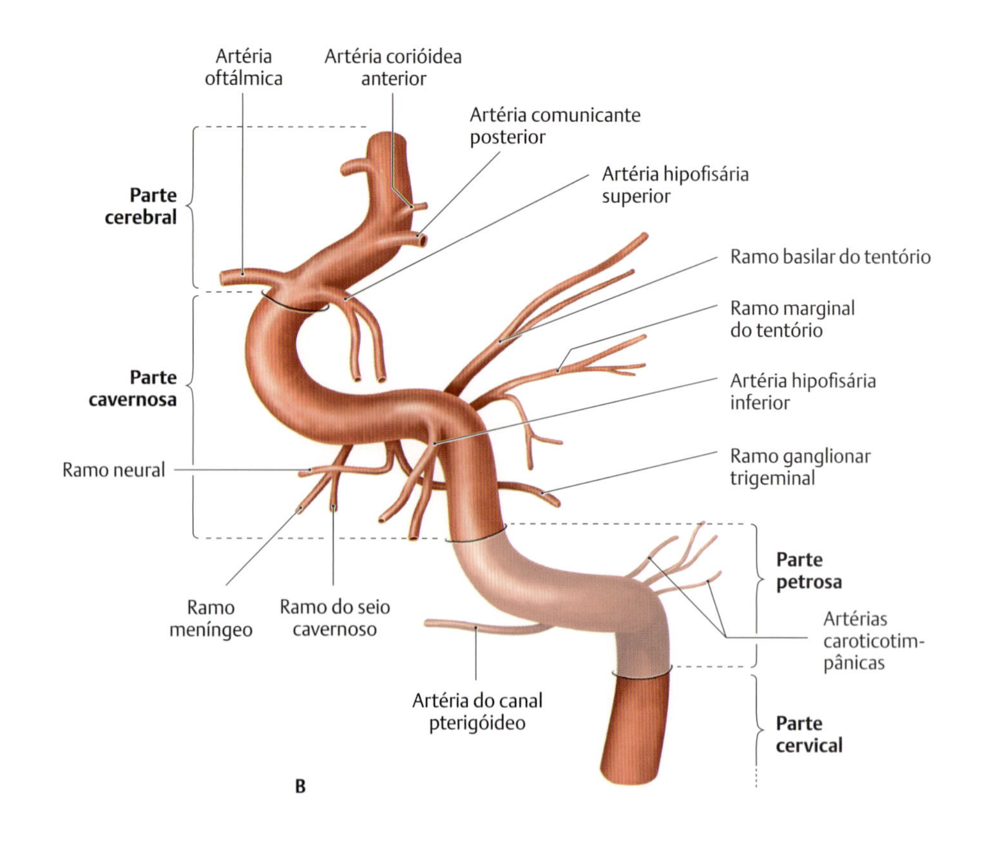

Figura 3.14 **Subdivisões da artéria carótida interna**

A Visão medial da artéria carótida interna direita em sua trajetória pelos ossos do crânio. **B** Segmentos anatômicos da artéria carótida interna e seus ramos. A artéria carótida interna é distribuída principalmente para o cérebro, mas também abastece regiões extracerebrais da cabeça. Ela consiste em quatro partes (listadas de baixo para cima).

- Parte cervical
- Parte petrosa
- Parte cavernosa
- Parte cerebral

A parte petrosa da artéria carótida interna (transversal ao canal carótico) e a parte cavernosa (transversal ao seio cavernoso) têm um papel no abastecimento das estruturas extracerebrais da cabeça. Elas emitem pequenos ramos adicionais e geralmente são denominadas de acordo com as áreas que suprem. Dos ramos que não suprem o cérebro, a artéria oftálmica é de especial importância e se origina da parte cerebral da artéria carótida interna. *Nota:* a artéria oftálmica forma uma anastomose com a artéria do canal pterigóideo derivada da artéria maxilar.

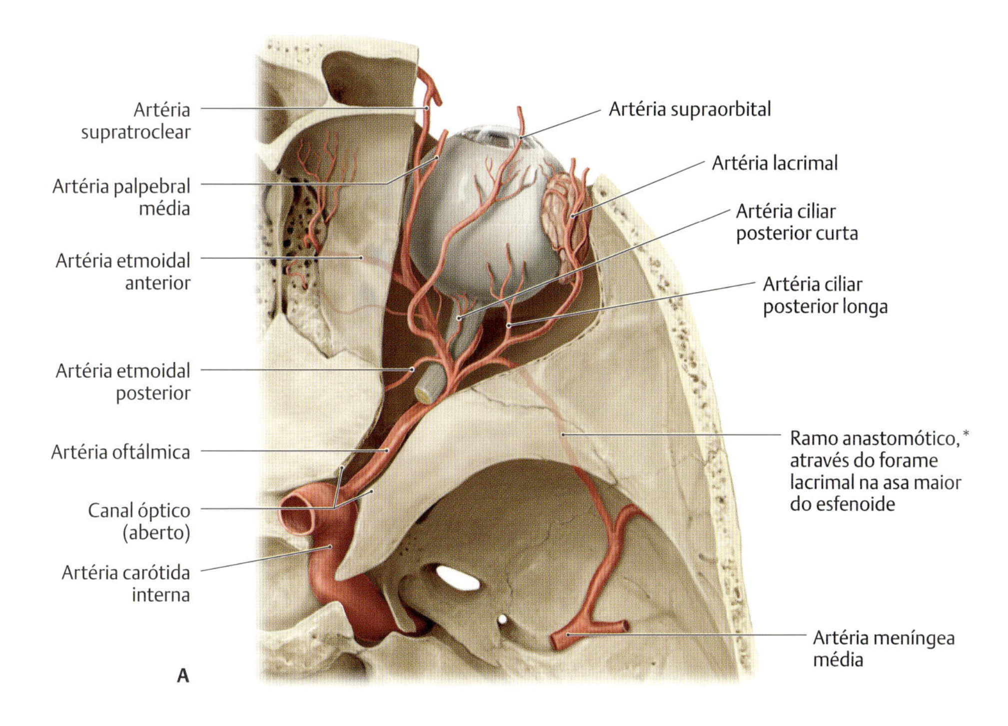

*Veja a **Figura 3.12**

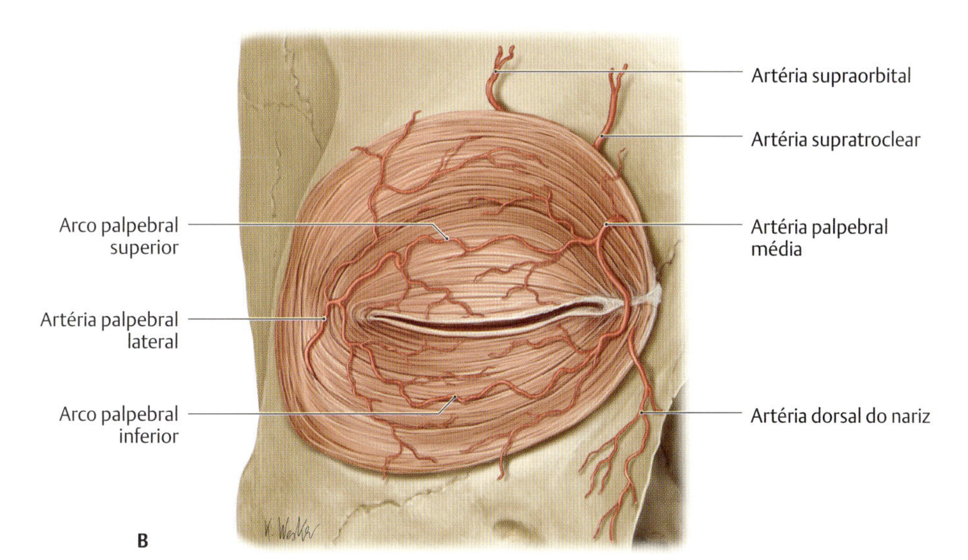

Figura 3.15 **Artéria oftálmica**

A Visão superior da órbita direita. **B** Visão anterior dos ramos faciais da artéria oftálmica direita.

A artéria oftálmica fornece suprimento sanguíneo ao bulbo do olho e às estruturas orbitais. Alguns de seus ramos terminais são distribuídos para porções da face (p. ex., fronte, pálpebras e nariz). Outros ramos terminais (artérias etmoidais anterior e posterior) contribuem para o suprimento do septo nasal (veja a **Figura 3.16**).

Nota: Os ramos da artéria palpebral lateral e da artéria supraorbital podem formar uma anastomose com o ramo frontal da artéria temporal superficial (território da artéria carótida externa). Com a aterosclerose da artéria carótida interna, essa anastomose pode tornar-se uma importante via sanguínea alternativa para o encéfalo. Além disso, existem anastomoses entre a artéria dorsal do nariz e a artéria angular.

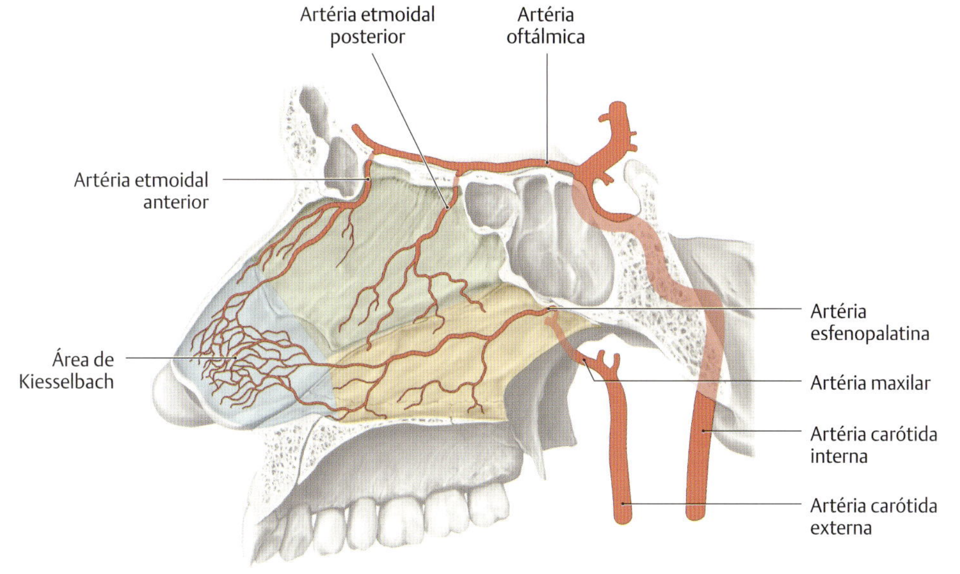

Figura 3.16 **Suprimento vascular do septo nasal**

Visão lateral esquerda. O septo nasal é outra região na qual a artéria carótida interna (artérias etmoidais anterior e posterior, verde) encontra a artéria carótida externa (artéria esfenopalatina, amarelo). Uma área ricamente vascularizada da parte anterior do septo nasal, denominada área de Kiesselbach (azul), é o local mais comum de sangramento nasal. Em virtude de a área de Kiesselbach ser uma região de anastomose, pode ser necessário ligar a artéria esfenopalatina/maxilar e/ou as artérias etmoidais por meio de uma abordagem orbital, dependendo da origem do sangramento. (Veja também **Figura 3.17**.)

Veias da cabeça: visão geral

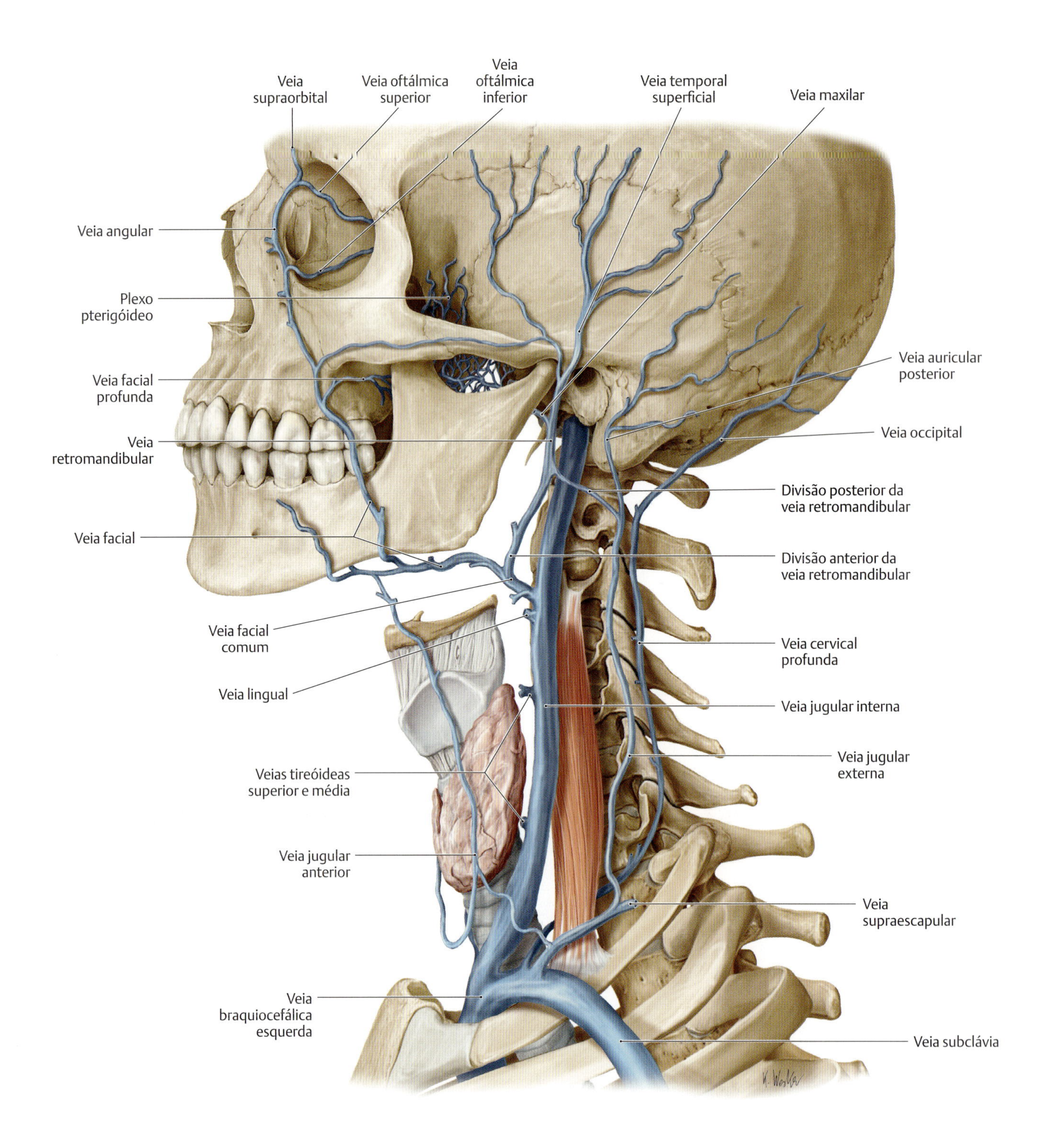

Figura 3.17 **Veias da cabeça e pescoço**

Visão lateral esquerda. A principal veia da cabeça e pescoço é a veia jugular interna. Ela drena sangue do exterior e do interior do crânio (inclusive o encéfalo) além de receber sangue venoso do pescoço. Ela recebe sangue da veia facial comum (formada pela união da veia facial e da divisão anterior da veia retromandibular), das veias lingual, tireóidea superior e tireóidea média e do seio petroso inferior. Inserida na bainha carótica, a veia jugular interna descende do forame jugular para sua união com a veia subclávia e forma a veia braquiocefálica. A veia jugular externa recebe sangue da divisão posterior da veia retromandibular e da veia auricular posterior. A veia occipital normalmente drena para as veias cervicais profundas.

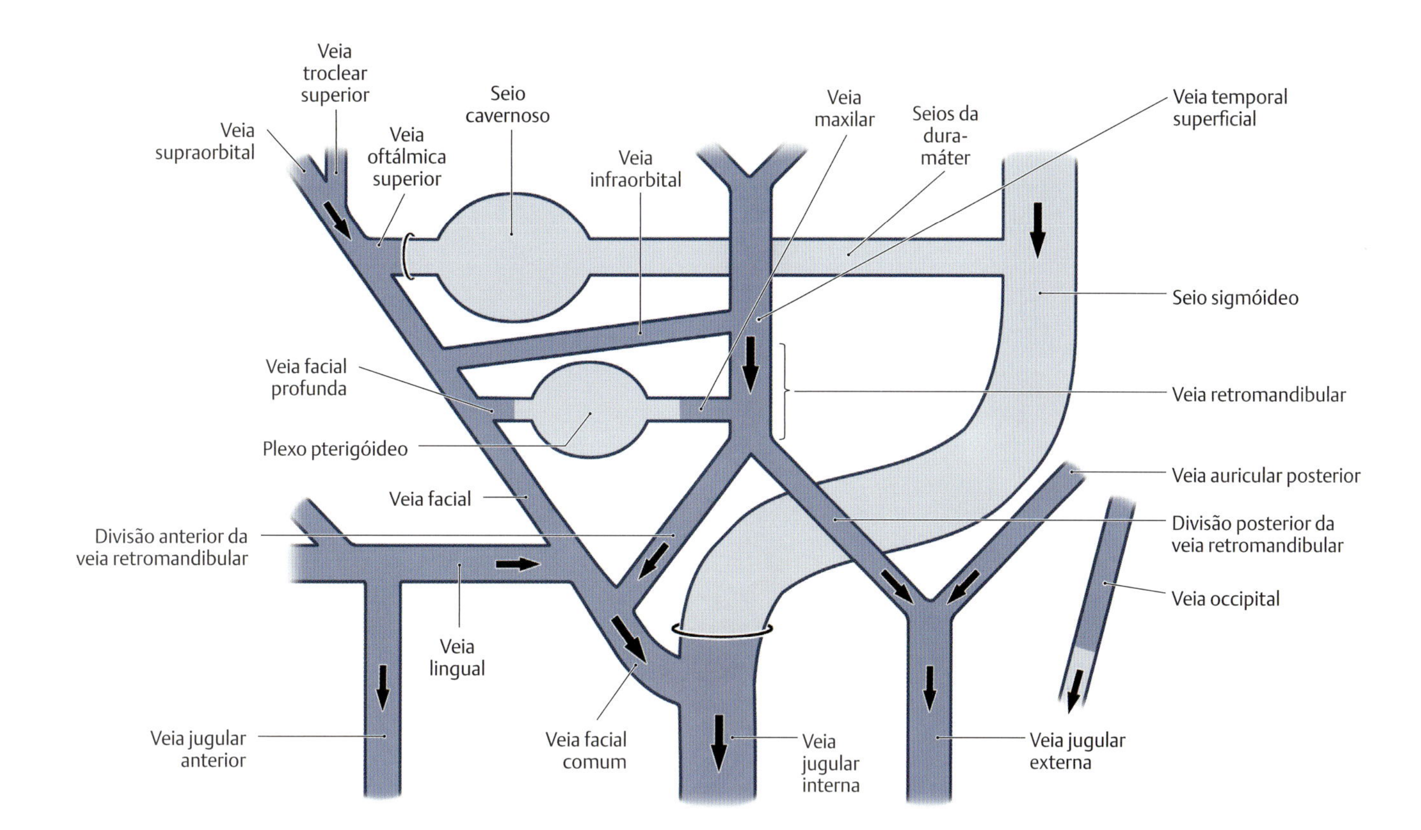

Figura 3.18 **Veias da cabeça: visão geral**
As veias superficiais da cabeça se comunicam entre si e com os seios da dura-máter por meio das veias profundas da cabeça (plexo pterigóideo e seio cavernoso). O plexo pterigóideo conecta a veia facial e a veia retromandibular (por meio da veia facial profunda e da veia maxilar, respectivamente). O seio cavernoso conecta a veia facial ao seio sigmóideo (por intermédio das veias oftálmicas e dos seios petrosos, respectivamente).

Tabela 3.5 **Drenagem venosa da cabeça e pescoço.**

Veia	Localização	Tributárias	Região drenada
V. jugular interna	Interior da bainha carótida	V. facial comum – V. facial – V. retromandibular, divisão anterior – V. lingual – Vv. tireóideas superior e média	Crânio, regiões anterior e lateral da face cavidade oral, pescoço
		Seio sigmóideo e seios petrosos inferiores	Interior do crânio (incluindo o cérebro)
V. jugular externa	Interior da fáscia cervical superficial	V. retromandibular, divisão posterior	Região lateral do crânio
		V. auricular posterior	Occipúcio
V. jugular anterior			Região cervical anterior

Veias da cabeça: veias profundas

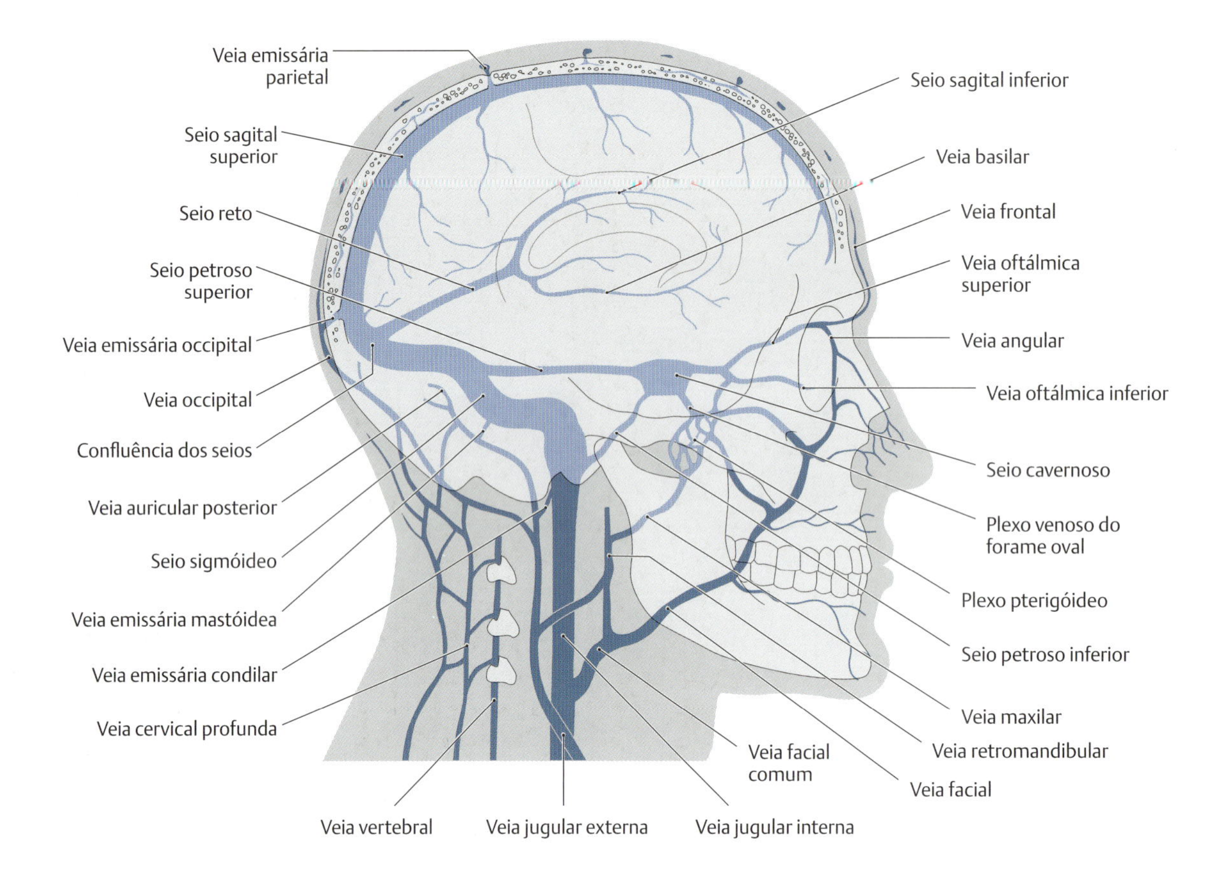

Figura 3.19 **Drenagem venosa da cabeça**
As veias superficiais da cabeça possuem conexões extensivas com as veias profundas da cabeça e com os seios da dura-máter. As meninges e o encéfalo são irrigados pelos seios da dura-máter, que se situam dentro do crânio. As veias emissárias conectam as veias do crânio diretamente aos seios da dura-máter. Além disso, as veias profundas da cabeça (p. ex., plexo pterigóideo) são intermediárias entre as veias superficiais da face e os seios venosos da dura-máter.

Tabela 3.6 **Anastomoses venosas como portais de infecção.**

As veias extracranianas da cabeça estão conectadas às veias profundas e aos seios da dura-máter. Pacientes que sofrem fraturas do terço médio da face podem sangrar profusamente devido às extensas anastomoses venosas. Em virtude de as veias geralmente não possuírem válvulas, bactérias extracranianas podem migrar para as veias profundas, causando infecções (p. ex., bactérias de furúnculos no lábio superior ou no nariz podem penetrar na veia angular e seguir até o seio cavernoso). Bactérias no seio cavernoso podem causar trombose.

Veia extracraniana	Veia de conexão	Seio venoso
V. angular	V. oftálmica superior	Seio cavernoso
Vv. da tonsila palatina	Plexo pterigóideo, v. oftálmica inferior	
V. temporal superficial	V. emissária parietal	Seio sagital superior
V. occipital	V. emissária occipital	Seio transverso, confluência dos seios
	V. emissária mastóidea	Seio sigmóideo
V. angular posterior		
Plexo venoso vertebral externo	V. emissária condilar	

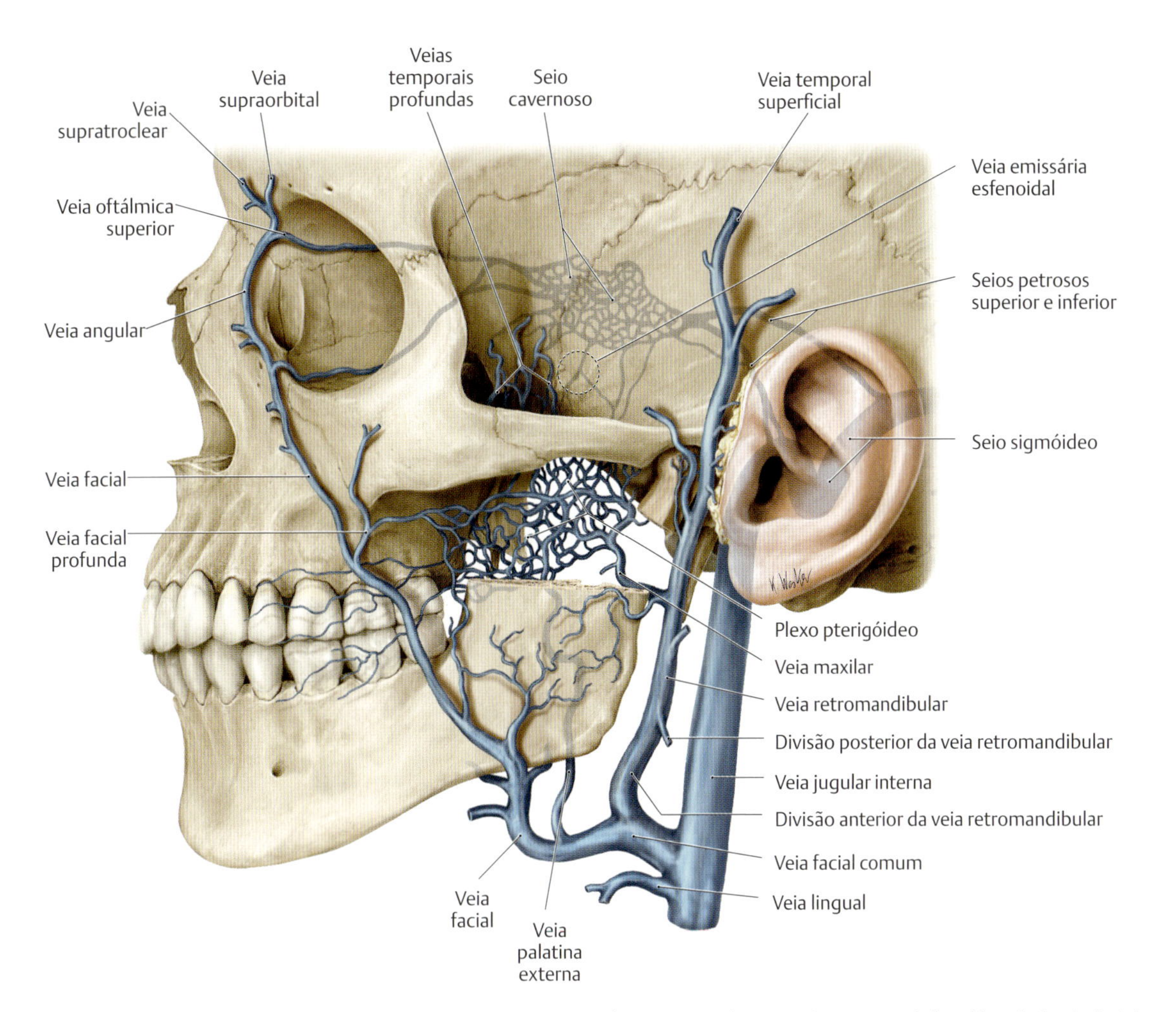

Figura 3.20 **Veias profundas da cabeça**
Visão lateral esquerda. O plexo pterigóideo é uma rede venosa situada atrás do ramo da mandíbula e implantada nos músculos pterigóideos. Em virtude de as veias da face não apresentarem válvulas (pequenas válvulas podem estar presentes, mas geralmente não são funcionais), o movimento dos músculos pterigóideos força o sangue do plexo pterigóideo para o interior das veias jugulares. O plexo pterigóideo é ligado à veia facial por intermédio da veia facial profunda e à veia retromandibular pela veia maxilar. O plexo também é ligado ao seio cavernoso por meio da veia emissária esfenoidal. O seio cavernoso recebe sangue das veias oftálmicas superior e inferior.

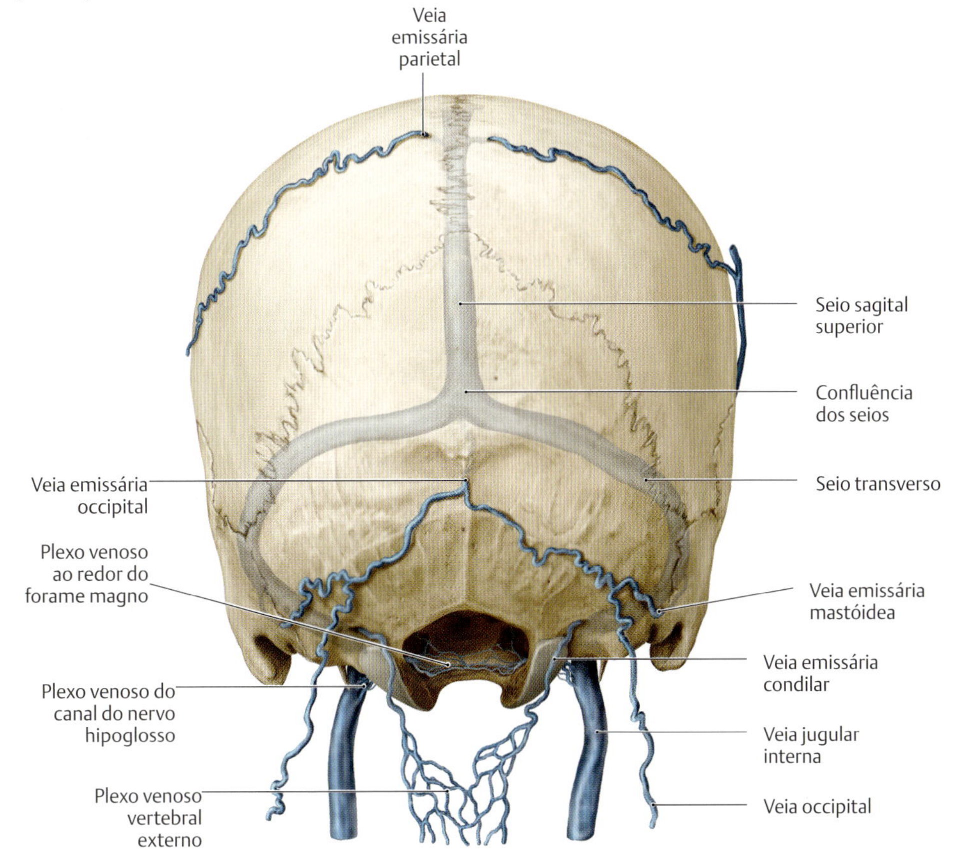

Figura 3.21 **Veias do occipúcio**
Visão posterior. Os seios da dura-máter são uma série de canais venosos que drenam o encéfalo (veja o Capítulo 13). As veias superficiais do occipúcio se comunicam com os seios da dura-máter por intermédio das veias emissárias. As veias emissárias penetram em um forame similarmente denominado para se comunicarem com os seios da dura-máter.

Organização do sistema nervoso

Figura 4.1 **Sistema nervoso**
A Visão anterior, **B** Visão posterior. O sistema nervoso é uma coleção de neurônios que podem ser divididos anatomicamente em dois grupos.

- **Parte central do sistema nervoso** (SNC, rosa): encéfalo e medula espinal.
- **Parte periférica do sistema nervoso** (SNP, amarelo): nervos que emergem do SNC. Estes são divididos em dois tipos, dependendo de seu local de emergência:
  - **Nervos cranianos:** 12 pares emergem do encéfalo (telencéfalo diencéfalo, e tronco encefálico apenas). Estes nervos podem conter fibras sensoriais e/ou motoras.
  - **Nervos espinais:** 31 pares de nervos emergem da medula espinal. Os nervos espinais contêm fibras sensoriais e motoras que emergem da medula espinal como raízes separadas e se unem para formar nervos mistos. Em determinadas regiões, os nervos espinais podem se combinar para formar plexos (p. ex., cervical, braquial ou lombossacral).

Os nervos cranianos são estudados neste capítulo. Os nervos espinais e o SNC serão estudados no Capítulo 13: Neuroanatomia. A inervação do pescoço é discutida no Capítulo 12: Topografia Neurovascular do Pescoço.

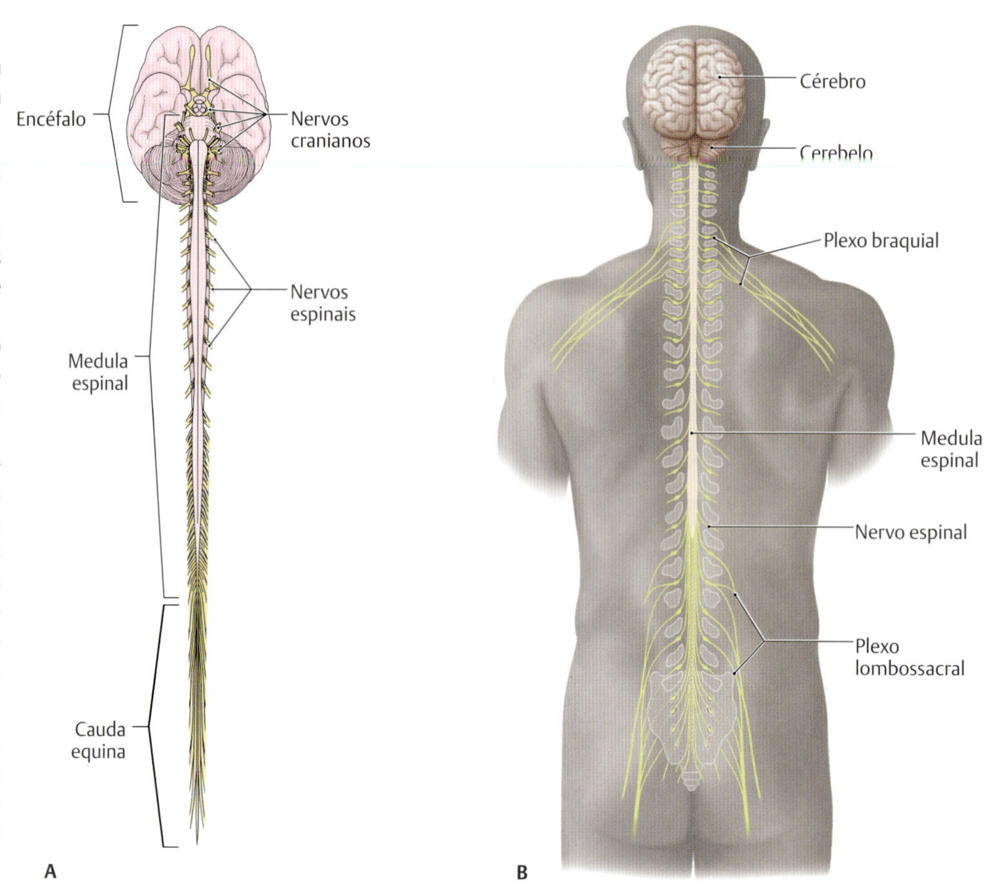

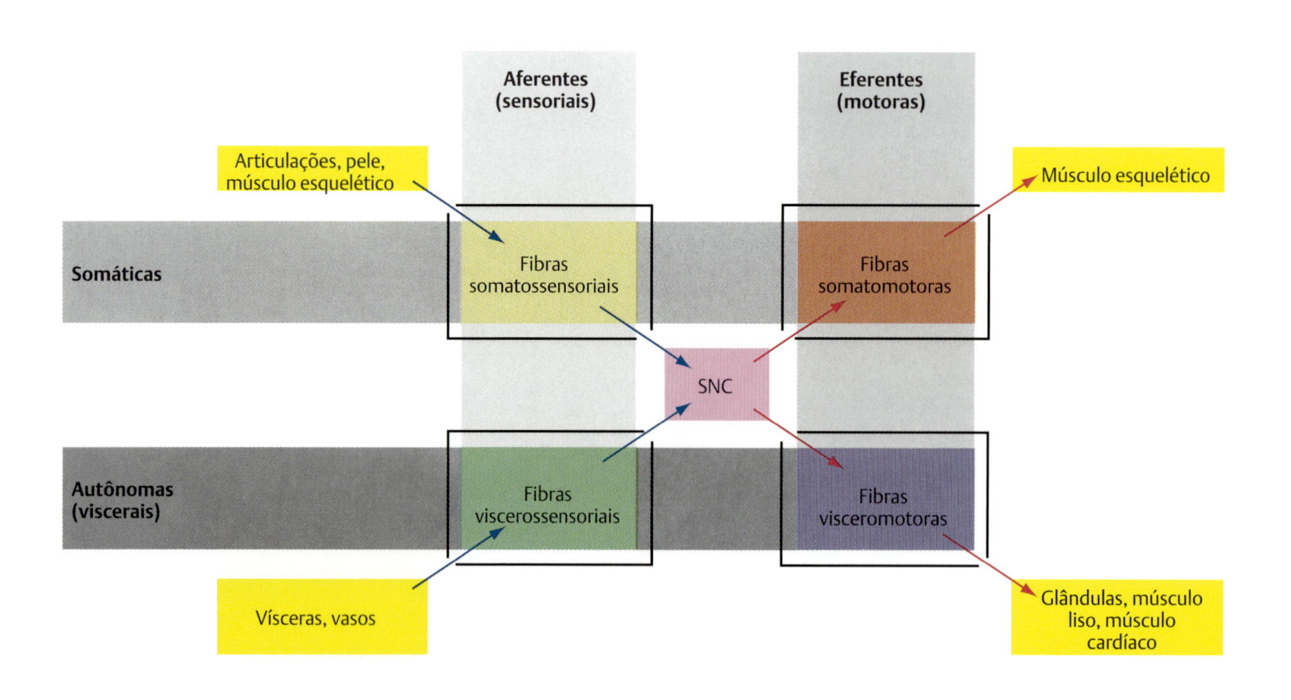

Figura 4.2 **Organização do sistema nervoso**
O sistema nervoso é uma vasta rede que pode ser dividida de acordo com dois critérios:

1. Tipo de informação. Células aferentes (sensoriais) e vias recebem informação e a transmitem para o SNC. Células e vias eferentes (motoras) transmitem informações provenientes do SNC.
2. Destino/origem: a divisão somática do sistema nervoso medeia principalmente a interação com o meio externo. Esses processos geralmente são voluntários. A divisão autônoma do sistema nervoso (visceral) medeia principalmente a regulação do meio interno. Esses processos geralmente são involuntários.

Esses dois critérios resultam em quatro tipos de fibras nervosas que conectam o SNC ao SNP.

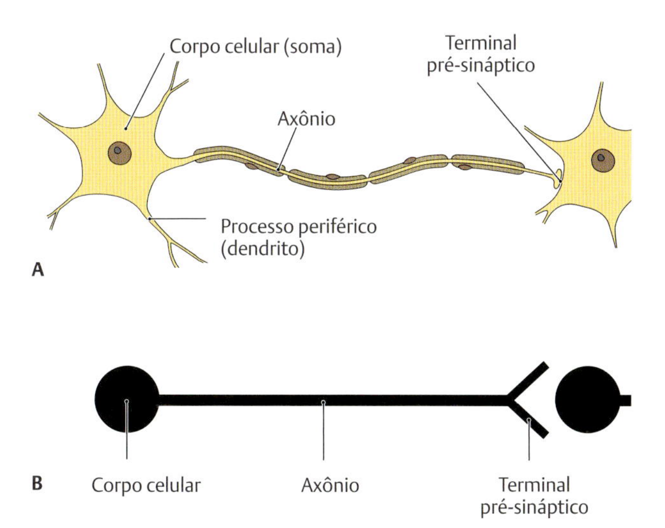

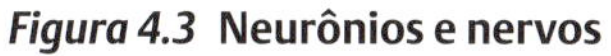

Figura 4.3 **Neurônios e nervos**

A Estrutura do neurônio. **B** Convenção do esboço dos neurônios.

Os neurônios são células especializadas do sistema nervoso que transmitem informações no SNC e SNP. Os neurônios consistem em um corpo celular (soma) com dois tipos de projeções:

- Dendritos: segmentos receptores que recebem impulsos de outros neurônios ou células.
- Axônios: segmentos projetados que transmitem impulsos a outros neurônios ou células.

O número e a organização das projeções refletem a função do neurônio (veja a **Figura 4.4**). Os neurônios transmitem impulsos entre si nas sinapses: neurotransmissores liberados do terminal pré-sináptico (botão) do axônio são ligados pelos receptores na membrana pós-sináptica do próximo dendrito neuronal. O impulso pode, então, ser transmitido ao longo do axônio.

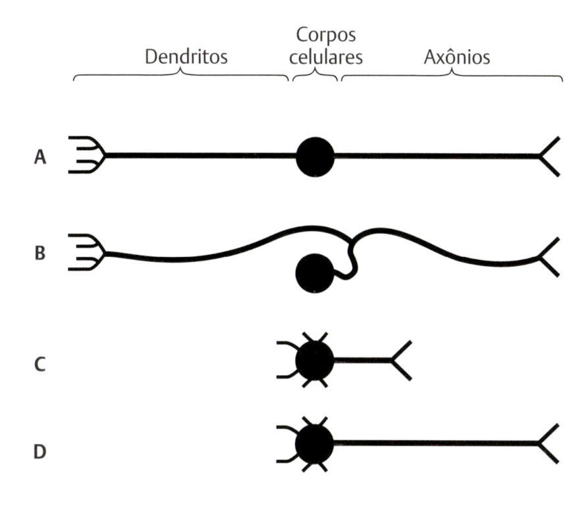

Figura 4.4 **Tipos de neurônios**

Os neurônios são divididos funcionalmente em três grupos principais: neurônios sensoriais, interneurônios e neurônios motores. A estrutura dos neurônios reflete sua função.

Neurônios sensoriais: coletam informação sensorial e transportam-na para o SNC. Estes neurônios tendem a ter longos processos periféricos (dendritos) e longos processos centrais (axônios).

- Neurônio bipolar (**A**): nome dado para os dois processos longos (periférico e central) nos lados opostos do corpo celular (p. ex., células da retina).
- Neurônio pseudounipolar (**B**): o dendrito e o axônio parecem se originar da mesma projeção do corpo celular (p. ex., neurônios aferentes primários.)

Interneurônios (**C**): transmitem informação entre os neurônios sensoriais e motores no interior do SNC. Este interneurônio multipolar apresenta inúmeros dendritos e um axônio curto.

Neurônios motores (**D**): originam impulsos motores e os transmitem do SNC. Este neurônio multipolar tem inúmeros dendritos e um axônio longo.

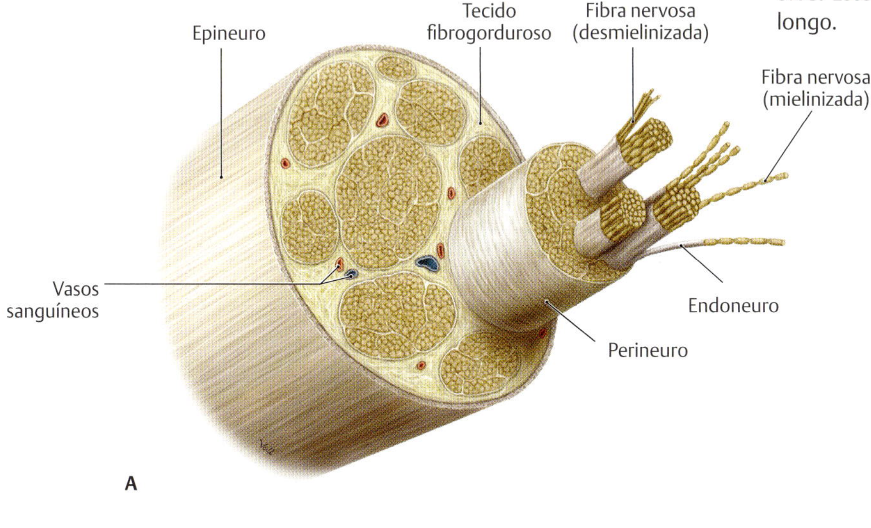

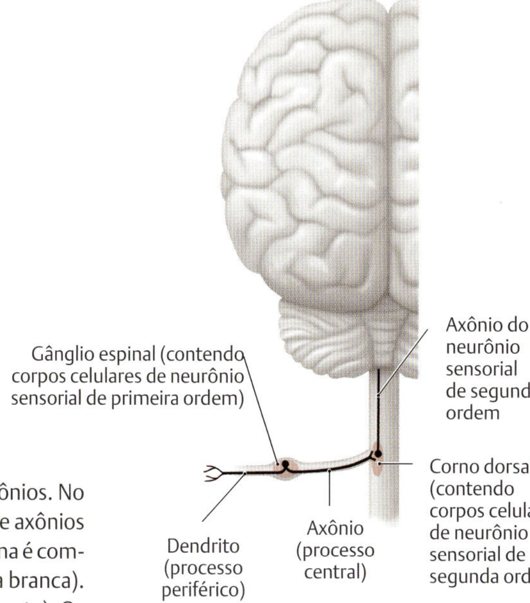

Figura 4.5 **Neurônios no SNC e no SNP**

A Fibras nervosas. **B** Nervos/tratos e gânglios/núcleos.

Feixes de axônios seguem juntos para fazerem sinapse nos corpos celulares de outros neurônios. No SNP, esses feixes de axônios são chamados nervos; no SNC, são chamados tratos. Os feixes de axônios podem ser recobertos por mielina para aumentar a velocidade de transmissão. Como a mielina é composta principalmente de ácidos graxos, as áreas mielinizadas aparecem brancas (substância branca). Os corpos celulares desmielinizados dos neurônios aparecem mais escuros (substância cinzenta). Os corpos celulares são consideravelmente maiores que os processos celulares. Portanto, grupamentos de corpos celulares resultam em protuberâncias características: no SNP estas são chamadas gânglios; no SNC são chamadas núcleos.

Vias sensoriais

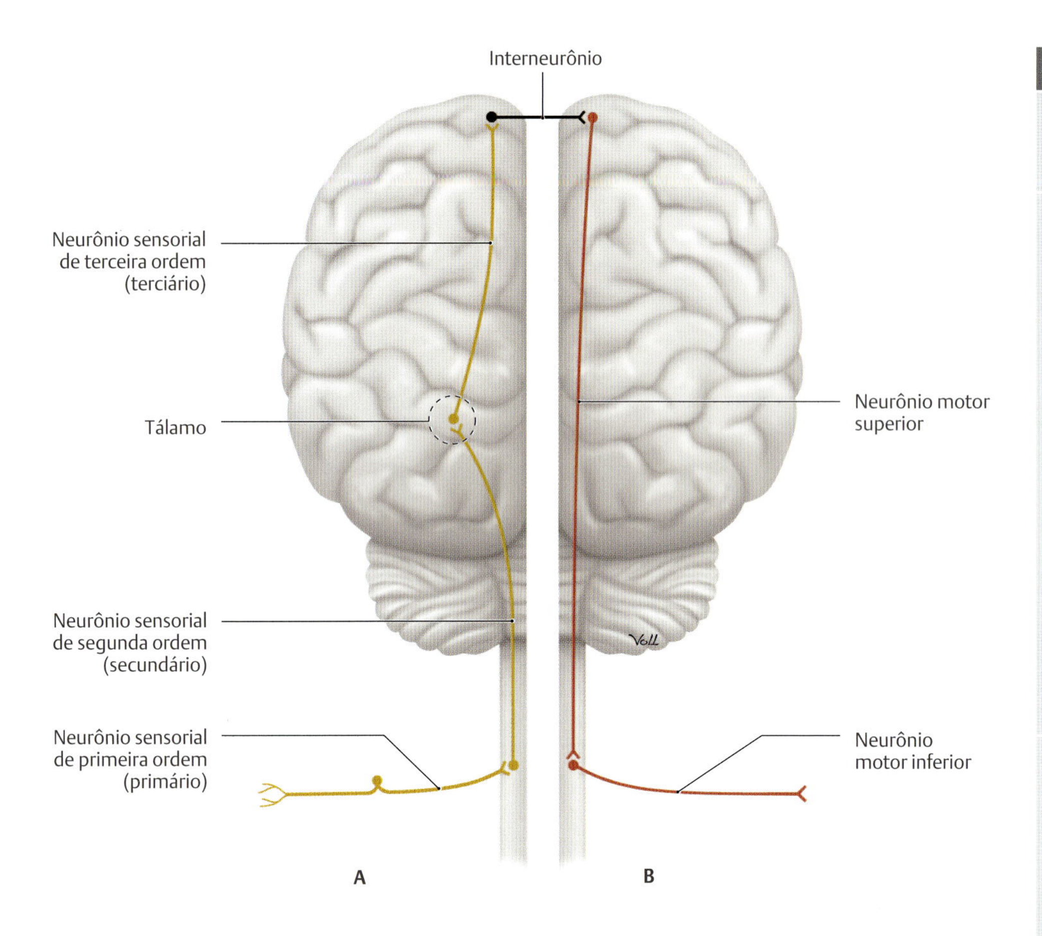

Figura 4.6 **Vias sensoriais e motoras: visão geral**
A Vias sensoriais (aferentes). **B** Vias motoras (eferentes).
As vias sensoriais (aferentes) detectam e transmitem informação dos órgãos sensoriais para o córtex cerebral, geralmente pela via trineuronal (veja a **Tabela 4.1**). As vias motoras (eferentes) produzem e transmitem impulsos do córtex por meio de uma via bineuronal (motora) ou de uma via trineuronal (autônoma) (veja a **Figura 4.8**). As vias sensoriais e motoras se conectam por meio de interneurônios.

Tabela 4.1 **Vias sensoriais (aferentes).**

A informação sensorial é tradicionalmente transmitida dos órgãos sensoriais para o córtex por uma via trineuronal:

1ª ordem	**Neurônios primários (primeira ordem):** coletam dados sensoriais do órgão sensorial e os emitem para o SNC. Frequentemente estes neurônios são pseudounipolares (com corpos celulares localizados nos gânglios sensoriais). *Nota*: embora muitos neurônios sejam ativados pela liberação de neurotransmissores, os neurônios de primeira ordem podem ser ativados por outros *inputs* (p. ex., fótons [visão], vibrações [som], estímulos olfatórios [olfato]). Os axônios dos neurônios de primeira ordem penetram no SNC para fazer sinapse com os neurônios de segunda ordem.
2ª ordem	**Neurônios secundários (segunda ordem):** localizados no SNC, estes neurônios recebem impulsos dos neurônios de primeira ordem no SNP. Os axônios dos neurônios de segunda ordem ascendem como tratos para fazer sinapse com os neurônios de terceira ordem no tálamo.
3ª ordem	**Neurônios terciários (terceira ordem):** localizados no tálamo, estes neurônios se projetam para uma área apropriada do córtex sensorial.

Tabela 4.2 **Vias sensoriais dos nervos espinais e cranianos.**

Tanto os nervos espinais quanto os cranianos usam a via sensorial trineuronal.

Neurônio	**Localização do corpo celular (soma)**	
	Nervo espinal	**Nervo craniano**
1ª ordem	**Gânglio espinal da raiz posterior:** todos os 31 pares de nervos espinais têm uma raiz sensorial posterior e uma raiz motora anterior. Somente a raiz posterior tem a protuberância característica de um gânglio sensorial (as células motoras não são pseudounipolares).	**Gânglio sensorial próximo ao tronco encefálico:** dos 12 nervos cranianos, apenas 7 são sensoriais (NC I, II, V, VII, VIII, IX e X). Estes sete nervos estão associados a oito gânglios sensoriais; dois nervos cranianos (NC V e VII) apresentam um único gânglio sensorial, enquanto três (NC VIII, IX e X) têm dois gânglios sensoriais cada.
2ª ordem	**Núcleos sensoriais no corno posterior da medula espinal:** O corno posterior é a porção posterior da substância cinzenta da medula espinal. Ele contém exclusivamente neurônios sensoriais. Os axônios ascendem através de tratos de substância branca para o tálamo.	**Núcleos sensoriais no tronco encefálico dorsolateral:** os núcleos sensoriais estão dispostos como uma coluna nuclear longitudinal na porção dorsolateral do tronco encefálico. Os axônios ascendem por meio dos tratos de substância branca para o tálamo.
3ª ordem	Tálamo	
Cortical	Córtex sensorial	

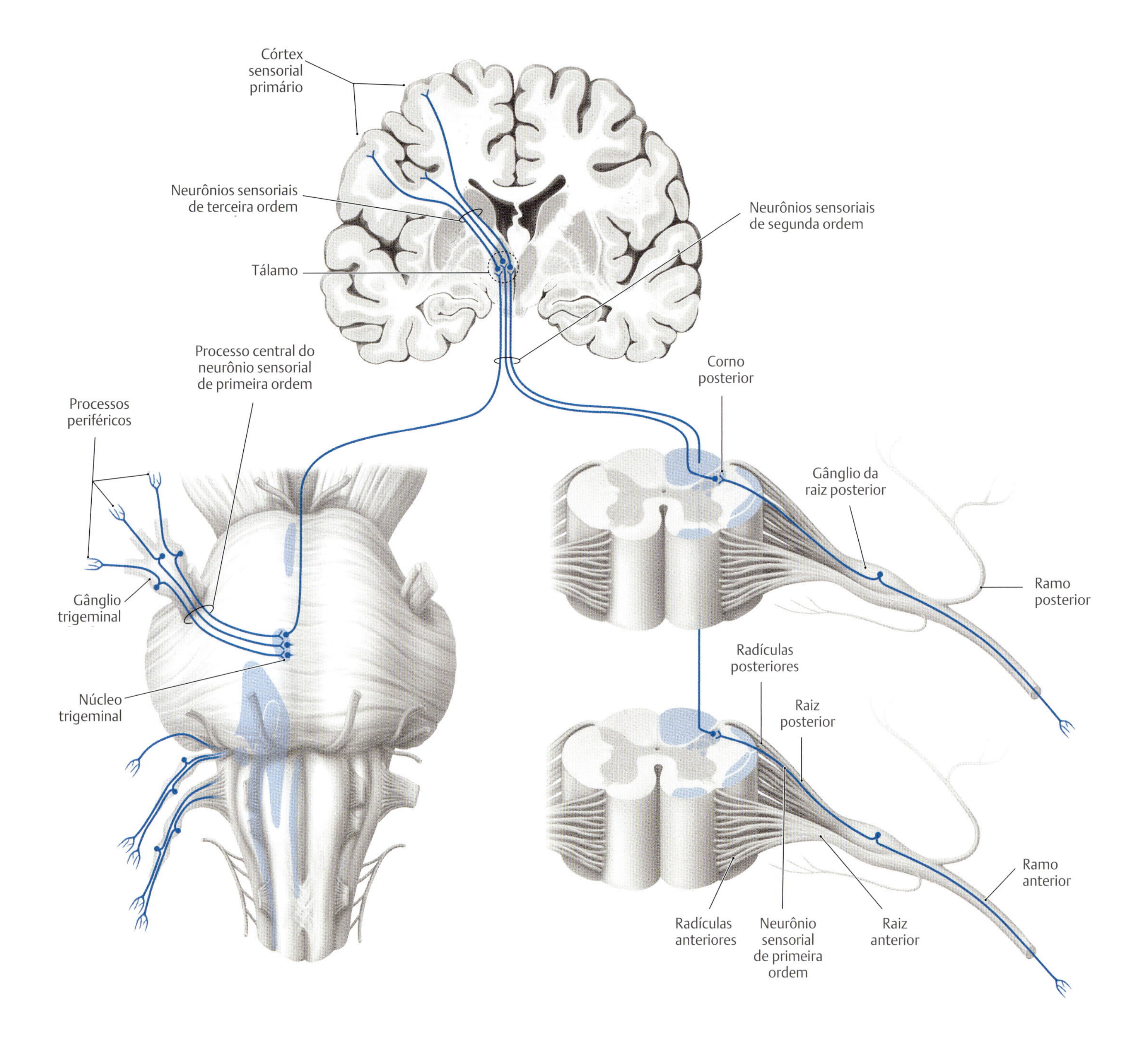

Figura 4.7 **Vias sensoriais: nervos cranianos e espinais**
Esquerda: nervos cranianos. Direita: nervos espinais.
Informações sensoriais são transmitidas ao córtex sensorial por meio de uma via de três etapas.

1. Os neurônios pseudounipolares de primeira ordem recebem impulsos da periferia. Eles transmitem impulsos ao longo de seus processos periféricos para seus processos centrais (axônios) que fazem sinapse no SNC. Os corpos celulares dos neurônios de primeira ordem estão localizados nos gânglios sensoriais.
2. Os neurônios de segunda ordem com corpos celulares na substância cinzenta do SNC recebem impulsos dos neurônios de primeira ordem. Os axônios dos neurônios de segunda ordem ascendem para o tálamo como tratos de substância branca.
3. Os neurônios de terceira ordem com os corpos celulares no tálamo recebem impulsos dos tratos ascendentes. Os axônios dos neurônios de terceira ordem ascendem para o córtex sensorial.

Vias motoras

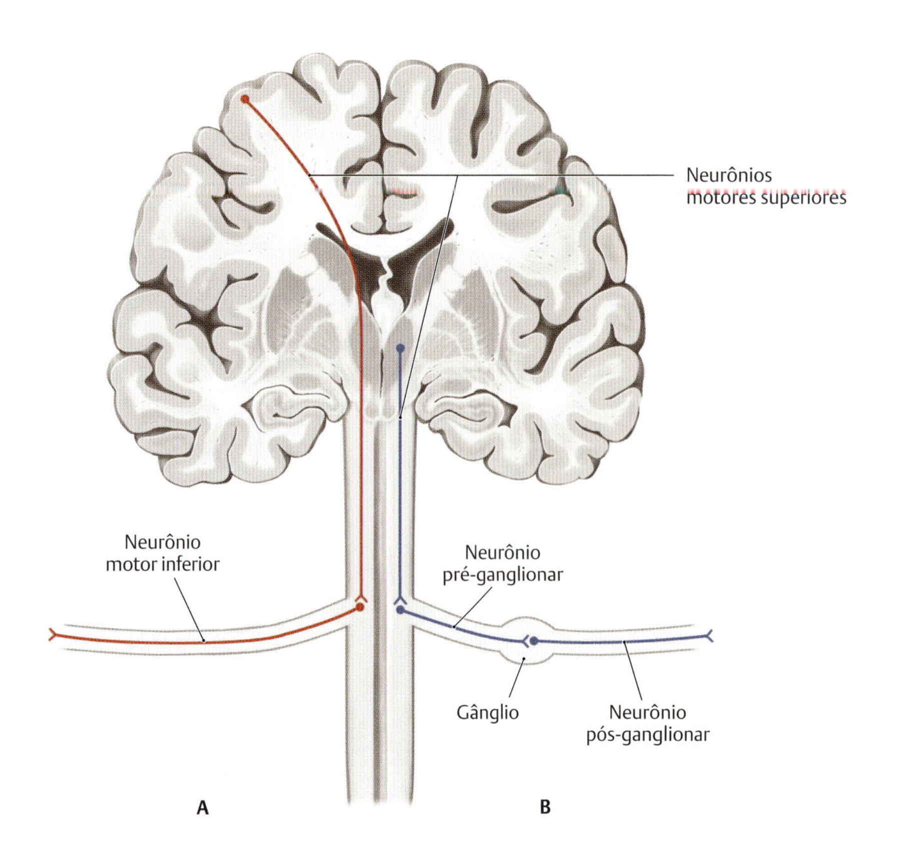

Tabela 4.3 Vias motoras (eferentes).	
O músculo esquelético é inervado por uma tradicional via motora bineuronal.	
Neurônio motor superior	Os neurônios motores superiores estão localizados no córtex motor. Seus axônios descendem através dos tratos de substância branca para os neurônios motores inferiores no tronco encefálico e na medula espinal.
Neurônio motor inferior	Os neurônios motores inferiores estão localizados no tronco encefálico (nervos cranianos) e na medula espinal (nervos espinais). Seus axônios deixam o SNC para fazer sinapse com células-alvo. Os neurônios motores inferiores autônomos fazem sinapse *antes* de alcançarem suas células-alvo (veja adiante).

Figura 4.8 **Vias motoras**
A Via motora bineuronal. **B** Via motora trineuronal (autônoma).
Os dois principais tipos de músculos esqueléticos (somáticos e branquiais, veja adiante) são inervados pela clássica via motora bineuronal (somatomotores e branquiomotores, respectivamente), com impulsos que se originam no córtex. O músculo liso, o músculo cardíaco e as glândulas são inervados por vias motoras autônomas que envolvem um terceiro neurônio, com impulsos originando-se no hipotálamo (veja adiante).
Nota: fora do SNC (medula espinal e encéfalo), o SNA envolve dois neurônios (um pré-ganglionar e um pós-ganglionar), enquanto as vias motoras somáticas e branquiais têm um único neurônio (o neurônio motor inferior).

Tabela 4.4 Vias motoras (eferentes).		
Neurônio	**Localização do corpo celular (soma)**	
	Nervo espinal	**Nervo craniano**
Neurônio motor superior	**Córtex motor:** os corpos celulares dos neurônios motores superiores do músculo esquelético estão localizados na substância cinzenta do córtex. Seus axônios descendem através dos tratos de substância branca.	
	Hipotálamo: os corpos celulares dos neurônios motores superiores estão localizados no hipotálamo. Seus axônios descendem através dos tratos de substância branca.	
Neurônio motor inferior	**Núcleos motores no corno anterior da medula espinal:** o corno anterior é a porção anterior da substância cinzenta da medula espinal. Ele contém exclusivamente neurônios motores. Os axônios desses neurônios deixam o SNC como a raiz motora dos nervos espinais. A raiz motora se combina com a raiz posterior fora da medula espinal para formar o nervo espinal misto. *Nota:* ao contrário da raiz posterior, a raiz motora não apresenta gânglio.	**Núcleos motores na margem dorsomedial do tronco encefálico:** dos 12 nervos cranianos, todos, com exceção de 3, possuem núcleos motores. Os núcleos motores estão dispostos em colunas nucleares longitudinais. Os axônios desses neurônios deixam o SNC como raízes motoras dos nervos cranianos. Ao contrário dos nervos espinais, as raízes motoras e sensoriais dos nervos cranianos se combinam antes de sair do SNC. *Nota:* o NC V é a única exceção para isso: sua raiz motora se combina com a raiz sensorial do NC V_3 enquanto esta passa através do forame oval.

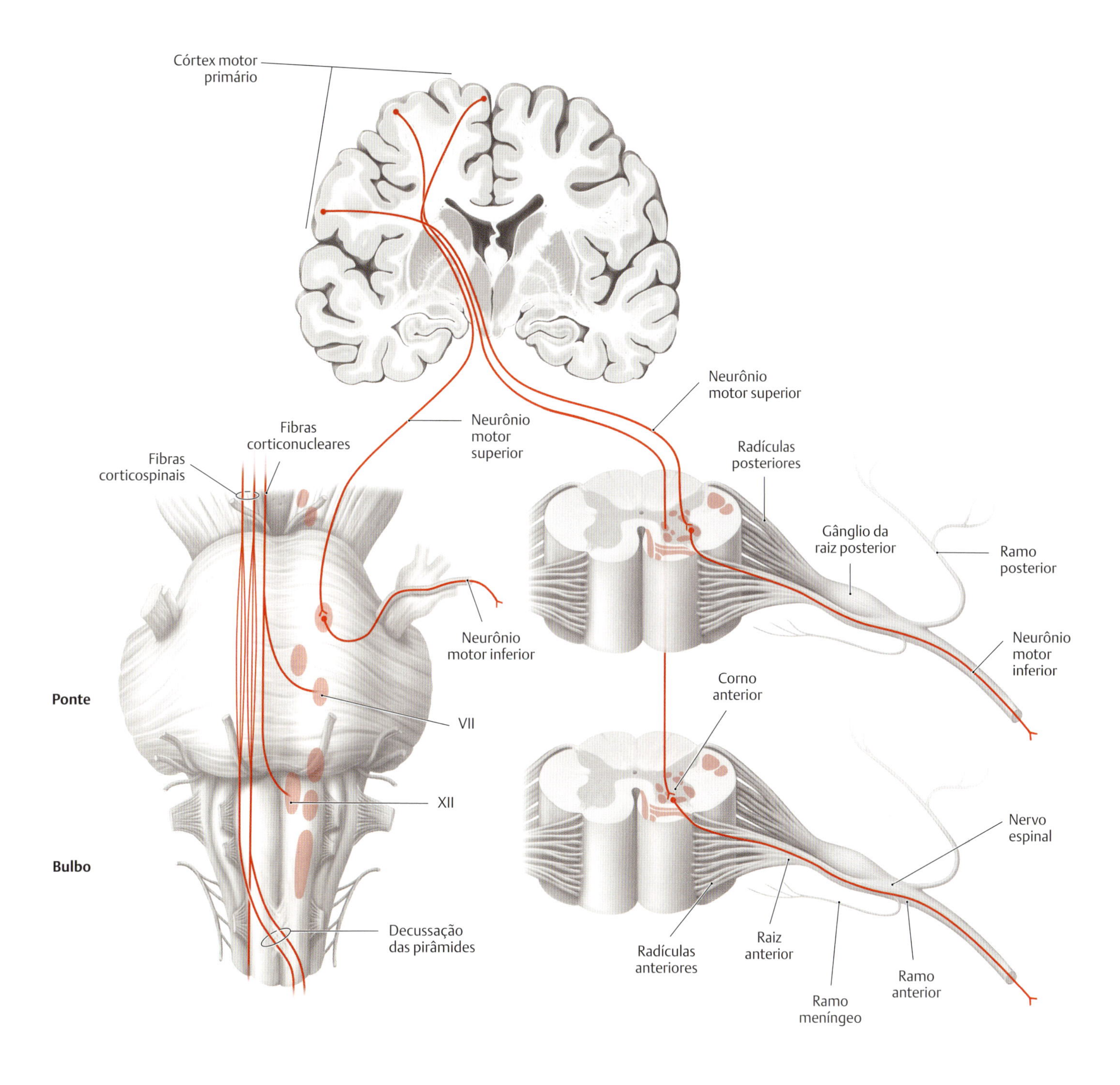

Figura 4.9 **Vias motoras: nervos cranianos e espinais**
Esquerda: nervos cranianos. Direita: nervos espinais.
A informação motora é transmitida do córtex motor por meio de uma via de duas etapas.

1. Neurônios motores superiores: os neurônios na substância cinzenta do córtex motor projetam axônios que descendem para o encéfalo e para a medula espinal por meio dos tratos da substância branca.
2. Neurônios motores inferiores: os neurônios no núcleo motor do tronco encefálico (nervos cranianos) ou no corno anterior da medula espinal (nervos espinais) projetam axônios que emergem do SNC como raízes motoras dos nervos. Esses axônios fazem sinapse com células-alvo de músculos esqueléticos. *Nota:* os neurônios motores inferiores na divisão autônoma do sistema nervoso fazem sinapse *antes* de alcançar seus alvos (músculos lisos, músculo cardíaco e glândulas).

Músculo esquelético: inervação e desenvolvimento embrionário

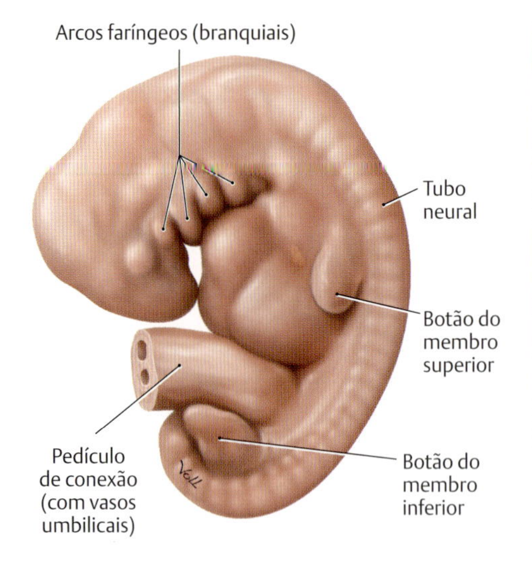

Figura 4.10 **Embrião de 5 semanas**

Tabela 4.5 **Músculo esquelético: desenvolvimento e inervação.**

A musculatura esquelética tem uma de duas origens embrionárias: somitos ou arcos branquiais (faríngeos). Os nervos migram com as células musculares durante o desenvolvimento embrionário, explicando o padrão da inervação adulta.

Músculo	Músculo somático	Músculo branquial
Derivação	Somitos	Arcos branquiais (faríngeos)
Camada germinativa	Mesoderma (mesênquima paraxial)	
Localização	Por todo o corpo (inclusive o pescoço)	Cabeça e pescoço
Fibras nervosas	Fibras somatomotoras	Fibras branquiomotoras
Nervos	Nervos espinais e cranianos	Nervos cranianos

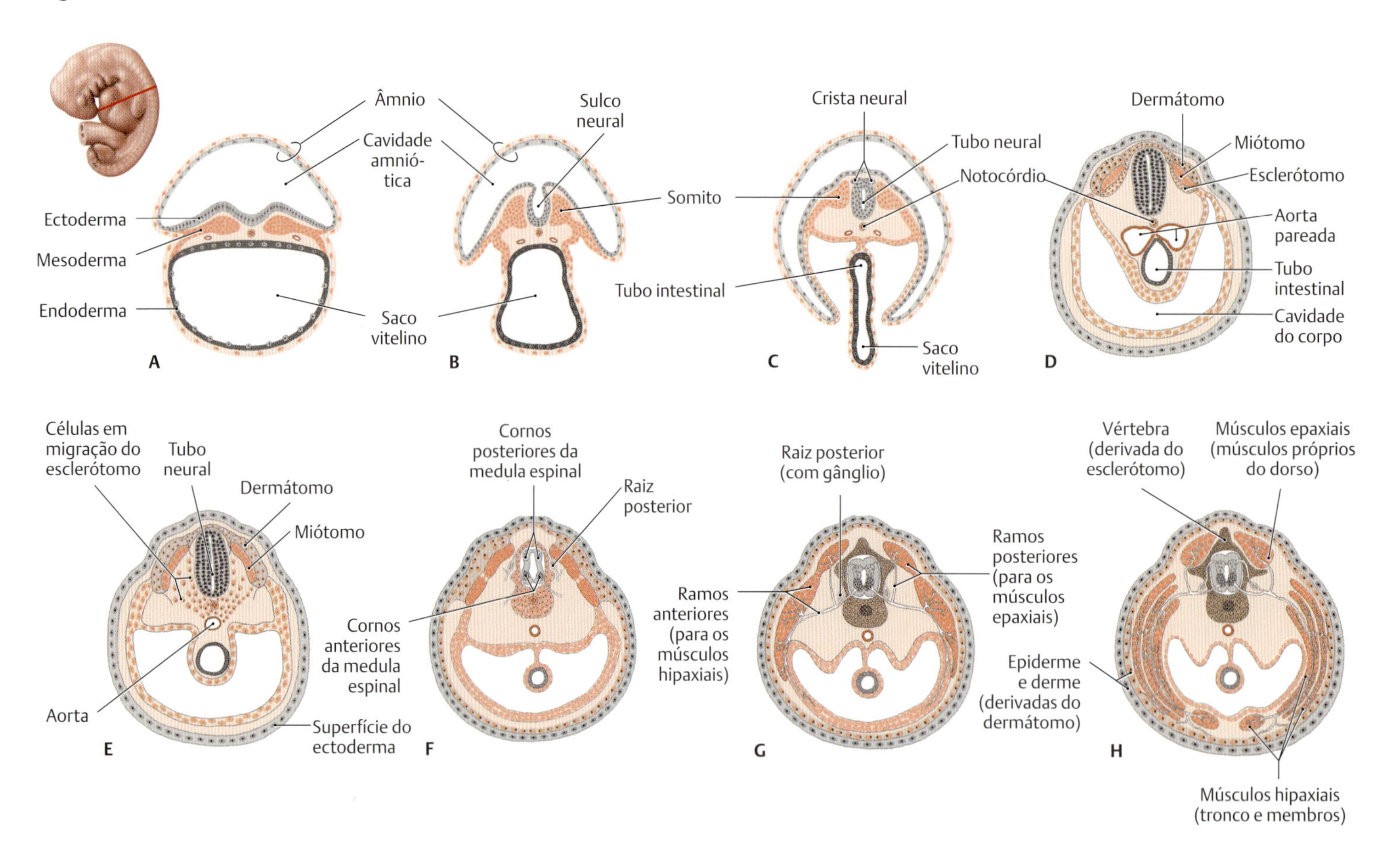

Figura 4.11 **Músculo somático: desenvolvimento embrionário**
A gastrulação ocorre na terceira semana do desenvolvimento embrionário humano. Ela produz três camadas germinativas no disco embrionário: ectoderma (cinza-claro), mesoderma (vermelho) e endoderma (cinza-escuro). O músculo somático se desenvolve a partir do mesoderma. **A** 19º dia: as três camadas estão visíveis no disco embrionário. O âmnio forma dorsalmente a cavidade amniótica, e o endoderma circunda o saco vitelino. **B** 20º dia: os somitos se formam e o sulco neural começa a se fechar. **C** 22º dia: oito pares de somitos flanqueiam o tubo neural (precursor do SNC). O saco vitelino se alonga ventralmente para formar o tubo intestinal e o saco vitelino. **D** 24º dia: cada somito se divide em um dermátomo (cutâneo), miótomo (muscular) e esclerótomo (vertebral). Este corte não atravessa o pedículo de conexão (derivado do saco vitelino). **E** 28º dia: os esclerótomos migram para formar a coluna vertebral ao redor do notocórdio (medula espinal primitiva). **F** 30º dia: todos os 34 ou 35 pares de somitos estão formados. O tubo neural se diferencia em uma medula espinal primitiva. Os neurônios motores e sensoriais se diferenciam nos cornos anteriores e posteriores da medula espinal, respectivamente. **G** Por volta do 40º dia: a raiz posterior e a raiz anterior formam o nervo espinal misto. O ramo posterior supre os músculos epaxiais (futuros músculos intrínsecos do dorso); os ramos anteriores suprem os músculos hipaxiais (músculos anteriores, incluindo todos os músculos, exceto a musculatura intrínseca do dorso). **H** 8ª semana: os músculos epaxiais e hipaxiais se diferenciaram em músculos esqueléticos do tronco. As células dos esclerótomos também migram para o interior dos membros. Durante essa migração, os nervos espinais formam plexos (cervical, braquial e lombossacral) que inervam os músculos do pescoço, membros superiores e membros inferiores, respectivamente.

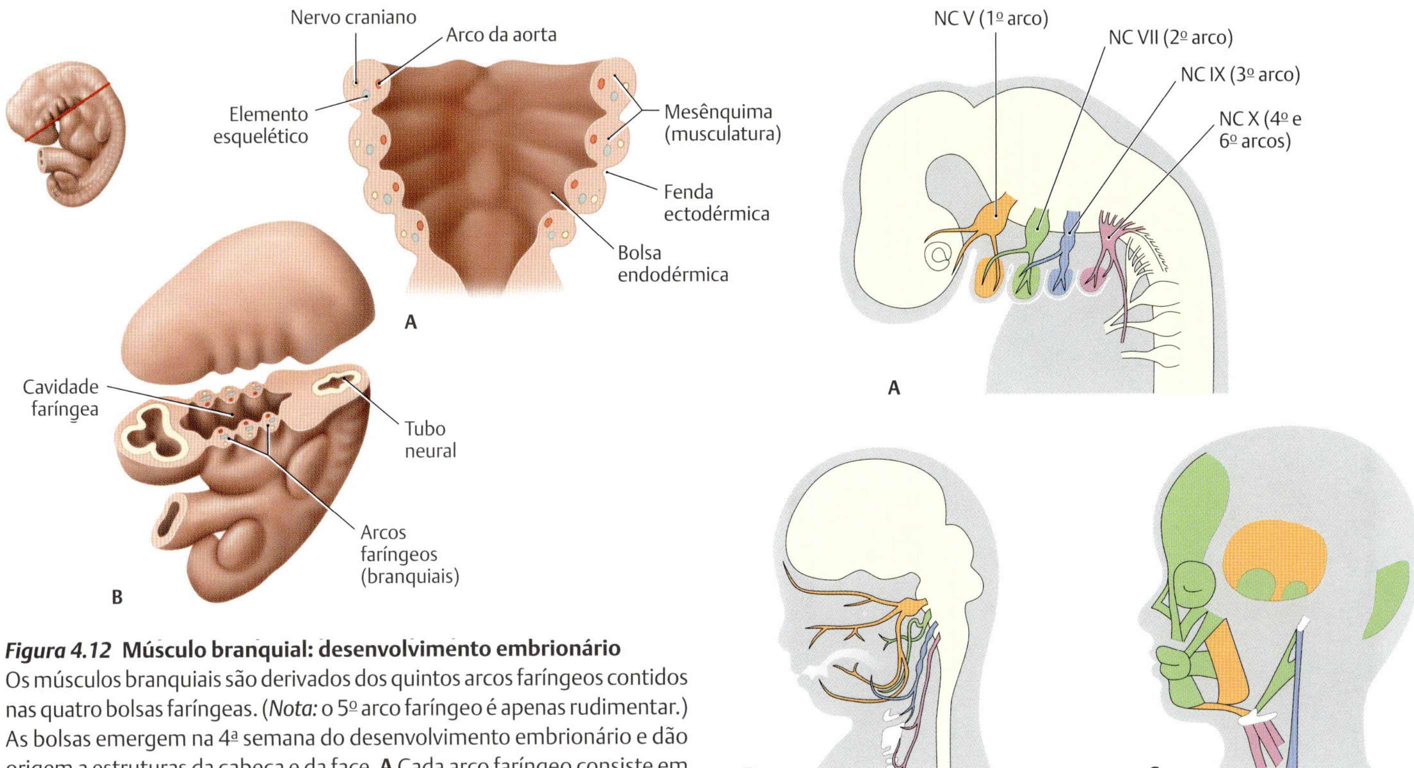

Figura 4.12 **Músculo branquial: desenvolvimento embrionário**
Os músculos branquiais são derivados dos quintos arcos faríngeos contidos nas quatro bolsas faríngeas. (*Nota:* o 5º arco faríngeo é apenas rudimentar.) As bolsas emergem na 4ª semana do desenvolvimento embrionário e dão origem a estruturas da cabeça e da face. **A** Cada arco faríngeo consiste em células mesodérmicas (futuros músculos branquiais) com um nervo, uma artéria e um elemento esquelético envolvidos. O mesênquima é rodeado por uma camada ectodérmica externa e por uma camada endodérmica interna. **B** As bolsas faríngeas pareadas circundam a cavidade faríngea.

Figura 4.13 **Derivados branquiais**
Cada uma das quatro bolsas faríngeas contém um nervo craniano (**A**) que, durante o trajeto de desenvolvimento, migra para sua posição final (**B**) com os músculos branquiais derivados daquele arco (**C**).

Tabela 4.6 **Musculatura esquelética da cabeça.**

A grande maioria dos músculos da cabeça é derivada dos arcos faríngeos (os músculos extrínsecos do bulbo do olho e os músculos extrínsecos e intrínsecos da língua são derivados dos somitos). Entretanto, dos oito nervos cranianos que inervam a musculatura esquelética da cabeça, quatro emitem fibras somatomotoras para esses derivados somáticos e quatro emitem fibras branquiomotoras para os derivados do arco branquial.

Origem muscular		Músculos		Nervo craniano
Somática	Mesênquima procordal	• Levantador da pálpebra superior • Oblíquo inferior*	• Reto superior* • Reto medial* • Reto inferior*	N. oculomotor (NC III)
	Mesênquima maxilomandibular	• Oblíquo superior*		N. troclear (NC IV)
		• Reto lateral*		N. abducente (NC VI)
	Somitos occipitais	• Músculos extrínsecos da língua (exceto o palatoglosso) • Músculos intrínsecos da língua		N. hipoglosso (NC XII)
Branquial	1º arco branquial	• Temporal** • Masseter** • Pterigóideo lateral** • Pterigóideo medial**	• Milo-hióideo • Digástrico (ventre anterior) • Tensor do tímpano • Tensor do véu palatino	N. trigêmeo, divisão mandibular ($NC\ V_3$)
	2º arco branquial	• Músculos da expressão facial • Estilo-hióideo • Digástrico (ventre posterior) e estapédio		N. facial (NC VII)
	3º arco branquial	• Estilofaríngeo		N. glossofaríngeo (NC IX)
	4º e 6º arcos branquiais	• Músculos da faringe • Levantador do véu palatino • Músculo da úvula	• Palatoglosso • Músculos da laringe	N. vago (NC X)

*Músculo extrínseco do bulbo do olho (total de seis).

**Músculo da mastigação (total de quatro).

Vias motoras autônomas

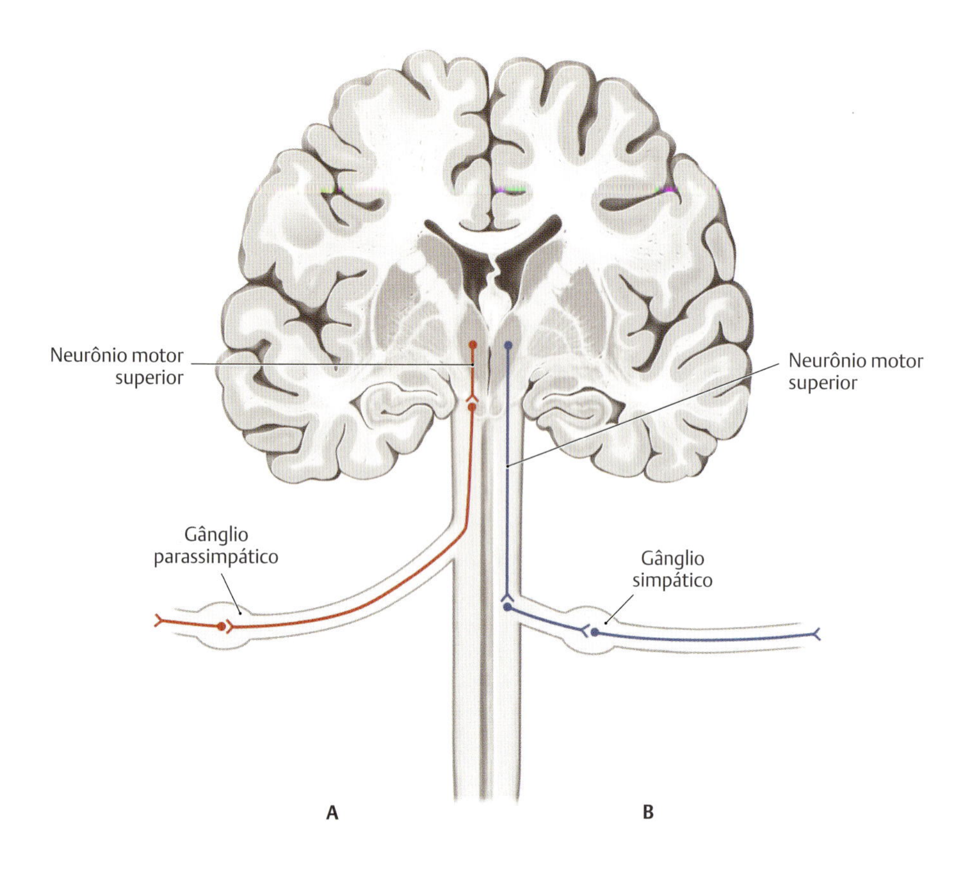

Figura 4.14 **Vias autônomas**
Ao contrário da musculatura esquelética, que é inervada por uma via motora bineuronal, as vísceras (músculo liso, músculo cardíaco e glândulas) são inervadas por uma via motora trineuronal da divisão autônoma do sistema nervoso. A divisão autônoma do sistema nervoso é dividida em duas partes: parassimpática (**A**) e simpática (**B**). Os gânglios parassimpáticos geralmente estão localizados próximo às suas estruturas-alvo (axônios pré-ganglionares longos e axônios pós-ganglionares curtos); os gânglios simpáticos geralmente estão localizados próximo ao SNC (axônios pós-ganglionares curtos e axônios pré-ganglionares longos).

Tabela 4.7 **Vias autônomas (eferentes).**

As vísceras (músculo liso, músculo cardíaco e glândulas) são inervadas por uma via motora trineuronal.

Neurônio motor superior	Na via bineuronal, o axônio de um neurônio motor superior descende do hipotálamo para fazer sinapse com um neurônio motor inferior localizado no tronco encefálico ou na medula espinal.
Neurônio pré-ganglionar	Os neurônios motores inferiores estão localizados nos núcleos do tronco encefálico (nervos cranianos) ou no corno lateral da medula espinal (nervos espinais). Os axônios desses neurônios secundários emergem do SNC e fazem sinapse *antes* de alcançar as células-alvo.
Neurônio pós-ganglionar	Os corpos celulares dos neurônios terciários (pós-ganglionares) formam os gânglios autônomos. Em geral, os gânglios simpáticos estão localizados próximo ao SNC, e os gânglios parassimpáticos estão localizados próximo aos seus órgãos-alvo.

Tabela 4.8 **Vias simpáticas.**

Neurônio	**Localização do corpo celular (soma)**	
Neurônio motor superior	**Hipotálamo:** os corpos celulares dos neurônios motores superiores autônomos estão localizados no hipotálamo. Seus axônios descendem através dos tratos de substância branca.	
Neurônio pré-ganglionar	**Corno lateral da medula espinal (T1-L2):** o corno lateral é a porção mediana da substância cinzenta da medula espinal, situado entre os cornos anteriores e posteriores. Ele contém exclusivamente neurônios autônomos (simpáticos). Os axônios desses neurônios deixam o SNC como a raiz motora dos nervos espinais e entram nos gânglios paravertebrais através dos ramos comunicantes brancos (mielinizados).	
Neurônios pré-ganglionares nos gânglios paravertebrais	Todos os neurônios simpáticos pré-ganglionares entram na cadeia simpática. Eles podem fazer sinapse na cadeia ganglionar ou ascender ou descender para fazer sinapse. Os neurônios simpáticos pré-ganglionares fazem sinapse em um ou dois lugares, produzindo dois tipos de gânglios simpáticos.	
	Sinapse *nos* gânglios paravertebrais	Passa sem fazer sinapse *através* dos gânglios parassimpáticos. Essas fibras seguem nos nervos torácico, lombar e esplâncnico sacral para fazer sinapse nos gânglios pré-vertebrais.
Neurônio pós-ganglionar	**Gânglios paravertebrais:** estes gânglios formam os troncos de nervos simpáticos que flanqueiam a medula espinal. Os axônios pós-ganglionares deixam o tronco simpático através dos ramos comunicantes cinza (desmielinizados).	**Gânglios pré-vertebrais:** associados aos plexos periféricos, que se disseminam ao longo da parte abdominal da aorta. Existem três gânglios pré-vertebrais primários: • Gânglio celíaco • Gânglio mesentérico superior • Gânglio mesentérico inferior
Distribuição das fibras pós-ganglionares	As fibras pós-ganglionares são distribuídas de duas maneiras: 1. Nervos espinais: os neurônios pós-ganglionares podem reentrar nos nervos espinais através dos ramos comunicantes cinza. Esses neurônios simpáticos induzem a constrição dos vasos sanguíneos, glândulas sudoríparas e músculos eretores dos pelos (fibras musculares ligadas aos folículos pilosos, "arrepios"). 2. Artérias e ductos: plexos nervosos podem se formar ao longo de estruturas existentes. As fibras pós-ganglionares simpáticas podem seguir com as artérias para estruturas-alvo. As vísceras são inervadas por esse método (p. ex., a inervação simpática relacionada com a vasoconstrição, dilatação dos brônquios, secreções glandulares, dilatação das pupilas, contração de músculo liso).	

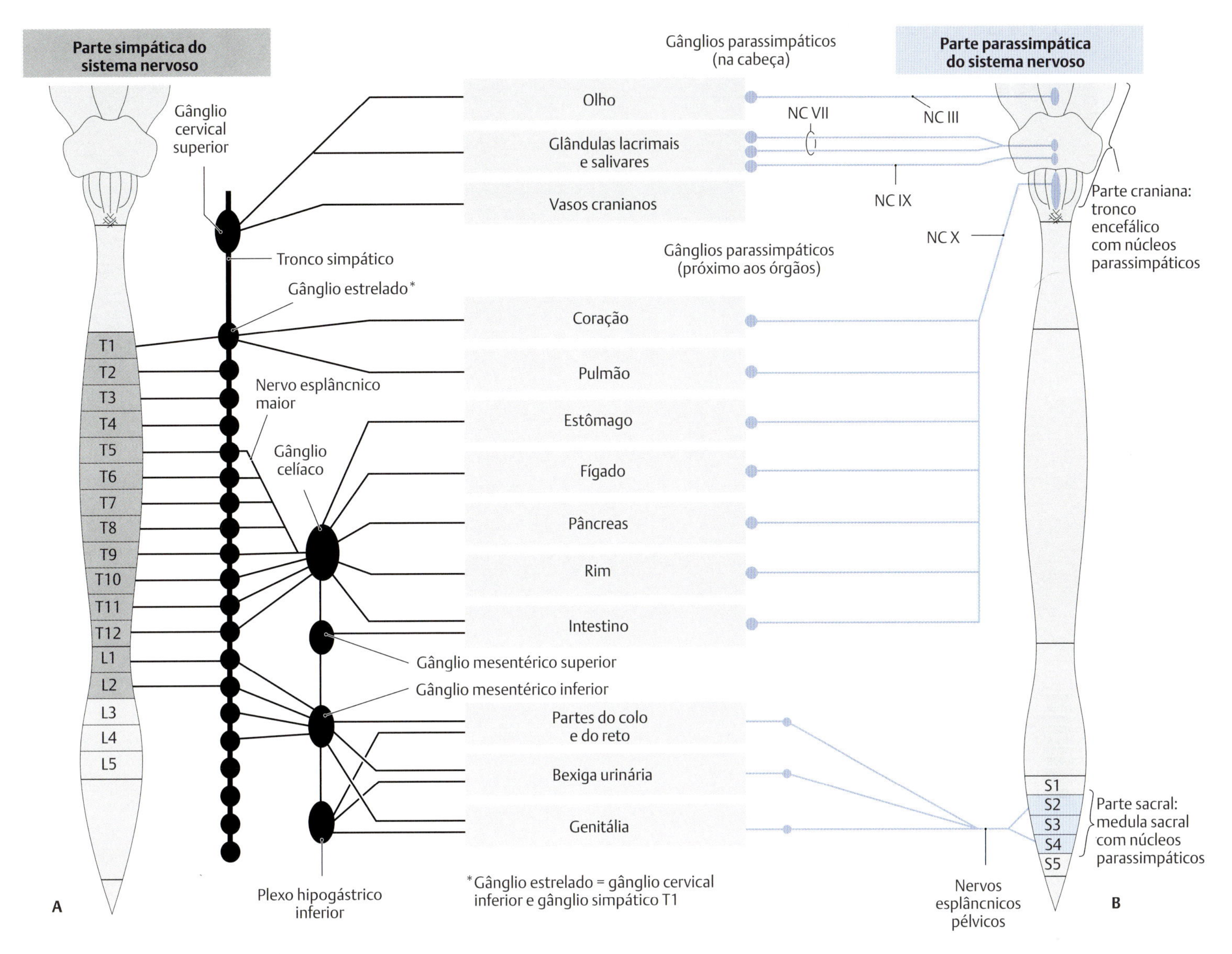

Figura 4.15 **Divisão autônoma do sistema nervoso**
A Parte simpática do sistema nervoso. **B** Parte parassimpática do sistema nervoso.

Tabela 4.9 **Vias parassimpáticas.**

Neurônio	Localização do corpo celular (soma)	
Neurônio motor superior	**Hipotálamo:** os corpos celulares dos neurônios motores estão localizados no hipotálamo. Seus axônios descendem através dos tratos de substância branca.	
Neurônio pré-ganglionar	A parte parassimpática do sistema nervoso é dividida em duas porções (craniana e sacral), com base na localização dos neurônios parassimpáticos pré-ganglionares.	
	Núcleos dos nervos cranianos do tronco encefálico: os axônios desses neurônios secundários deixam o SNC como raízes motoras dos nervos cranianos III, VII, IX e X.	**Medula espinal (S2-S4):** os axônios desses neurônios secundários deixam o SNC (S2-S4) como nervos esplâncnicos pélvicos. Esses nervos seguem nos ramos posteriores dos nervos espinais S2-S4 e são distribuídos por meio dos plexos simpáticos para as vísceras pélvicas.
Neurônio pós-ganglionar	**Gânglios parassimpáticos dos nervos cranianos:** cada nervo craniano parassimpático da cabeça apresenta, no mínimo, um gânglio: • NC III: gânglio ciliar • NC VII: gânglio pterigopalatino e gânglio submandibular • NC IX: gânglio ótico • NC X: pequeno gânglio sem nome próximo a estruturas-alvo	
Distribuição das fibras pós-ganglionares	As fibras parassimpáticas seguem com outros tipos de fibras para seus alvos. Na cabeça, as fibras pós-ganglionares do gânglio pterigopalatino (NC VII) e do gânglio ótico (NC IX) são distribuídas por meio de ramos do nervo trigêmeo (NC V). As fibras pós-ganglionares do gânglio ciliar (NC III) seguem com as fibras simpáticas e sensoriais nos nervos ciliares curtos (as fibras pré-ganglionares seguem com as fibras somatomotoras do NC III). No tórax, abdome e pelve as fibras parassimpáticas pré-ganglionares do NC X e dos nervos esplâncnicos pélvicos se combinam com as fibras simpáticas pós-ganglionares para formar plexos (p. ex., cardíaco, pulmonar, esofágico).	

Nervos periféricos e lesões nervosas

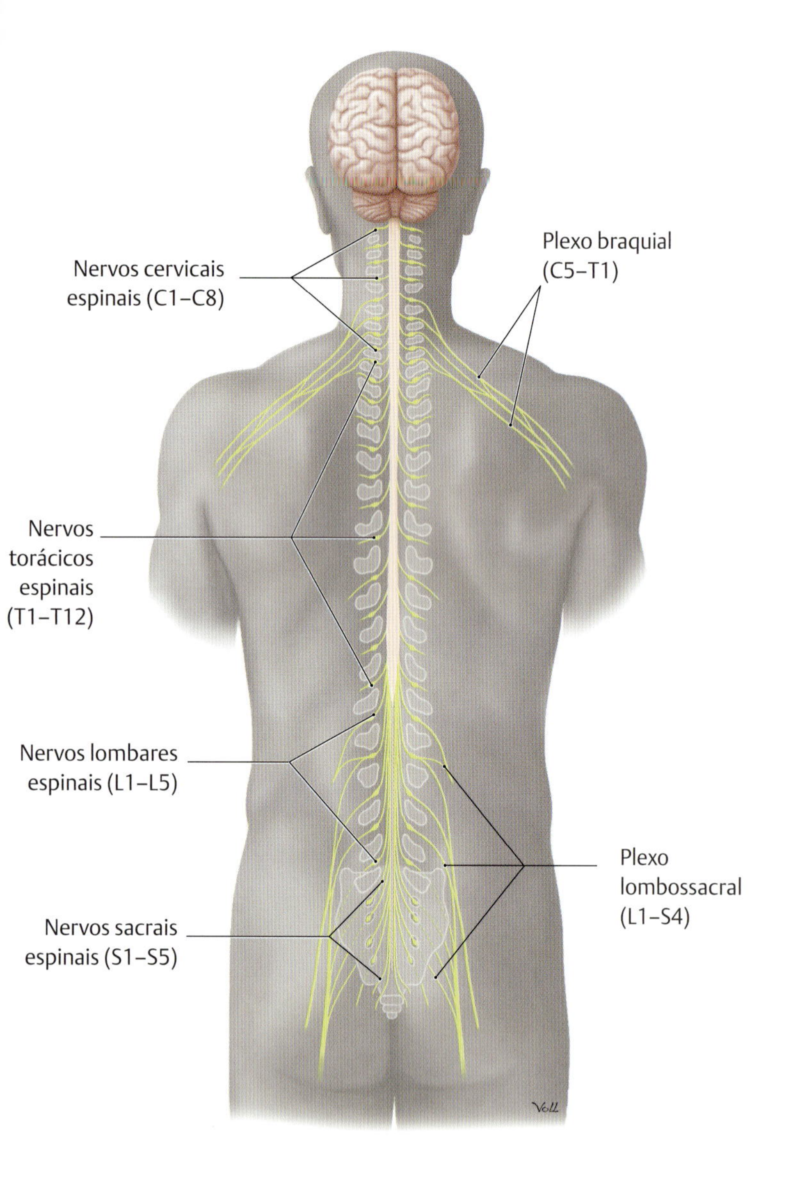

Figura 4.16 **Nervos periféricos**
Os nervos periféricos emergem do SNC (encéfalo e medula espinal) em vários níveis. Estes nervos podem transportar neurônios aferentes (sensoriais) e/ou eferentes (motores) para as regiões do corpo. Os padrões de inervação podem ser entendidos mediante a migração embrionária da população celular (veja anteriormente). A maneira menos invasiva de explorar os territórios nervosos é por intermédio do exame da inervação sensorial da pele. Os padrões de inervação sensorial cutânea podem ser usados para determinar o nível das lesões nervosas (veja a **Figura 4.18**).
Inervação sensorial cutânea: com exceção da face (veja a **Figura 4.17**), o corpo recebe inervação sensorial cutânea (toque, dor, temperatura) dos ramos dos nervos espinais. As fibras sensoriais emergem da medula espinal como a raiz posterior, que se combina com a raiz anterior (motora) no forame intervertebral para formar o nervo espinal misto.
Desenvolvimento embrionário (veja anteriormente): durante o desenvolvimento, cada nervo espinal está associado a um par de somitos de cada lado da medula espinal. Cada somito se divide em um dermátomo (cutâneo), miótomo (muscular) e esclerótomo (vertebral). Na medida em que estas células migram, os nervos espinais migram com elas. Devido aos padrões de migração, as regiões do corpo podem ser divididas em dois grupos:

- **Tronco:** no tronco, os nervos espinais seguem horizontalmente para inervar uma estreita faixa de osso, músculo e pele correspondente ao seu nível na medula espinal (p. ex., nervos intercostais). Isso se deve à migração segmentar dos músculos do tronco durante o desenvolvimento. Portanto, nessa região, os nervos periféricos são os ramos anteriores e posteriores dos nervos espinais. Eles irão emitir ramos cutâneos diretos.
- **Membros:** nos membros, a migração das células musculares faz com que os nervos espinais formem plexos (cervical, braquial e lombossacral). Estes plexos subsequentemente emitem os nervos periféricos, que inervam regiões específicas do corpo (veja a **Figura 4.18**). Os nervos periféricos nos troncos podem ser derivados de vários níveis da medula espinal.

Nota: as lesões motoras causam paralisia do músculo inervado. Dependendo do nível da lesão, esta pode ou não coincidir com a perda sensorial.

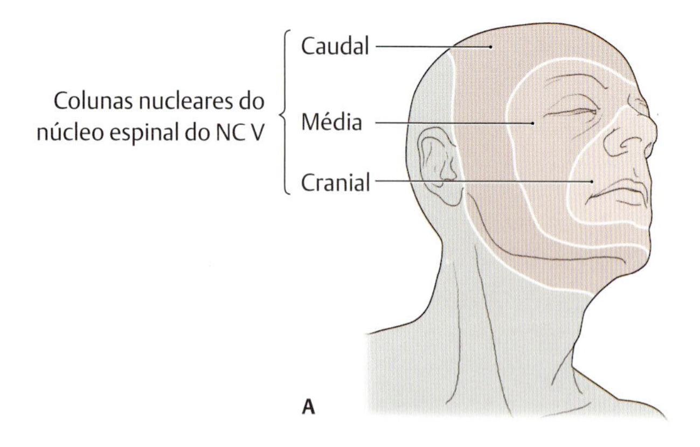

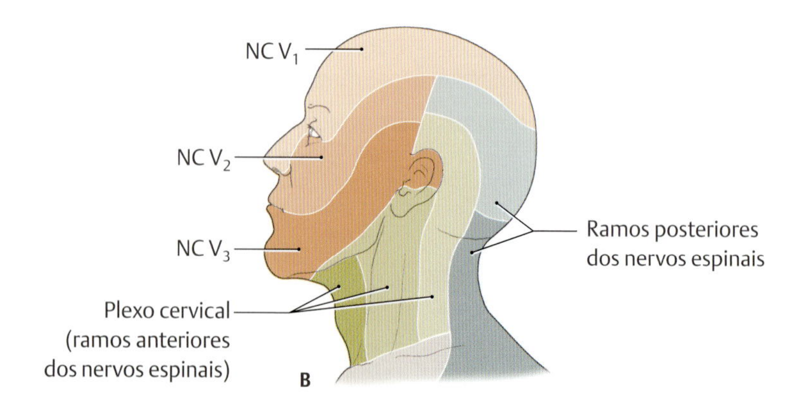

Figura 4.17 **Inervação sensorial cutânea da face**
Ao contrário do restante da pele, a face é derivada dos arcos faríngeos. Como todas as estruturas derivadas dos arcos faríngeos, ela recebe inervação dos nervos cranianos. O nervo trigêmeo (NC V) fornece inervação sensorial geral (toque, dor e temperatura) à maior parte da face. Se ocorrer uma lesão nervosa em um nervo periférico (NC V_1, NC V_2 ou NC V_3), o padrão de perda sensorial geral será semelhante a **B**. Se uma lesão nervosa ocorrer *dentro* do SNC (no núcleo espinal do nervo trigêmeo), o padrão de perda sensorial será semelhante a **A**. O padrão concêntrico corresponde à organização do núcleo espinal: a porção mais alta (mais craniana) do núcleo inerva a periferia, e a porção mais baixa (mais caudal) inerva o centro da face.

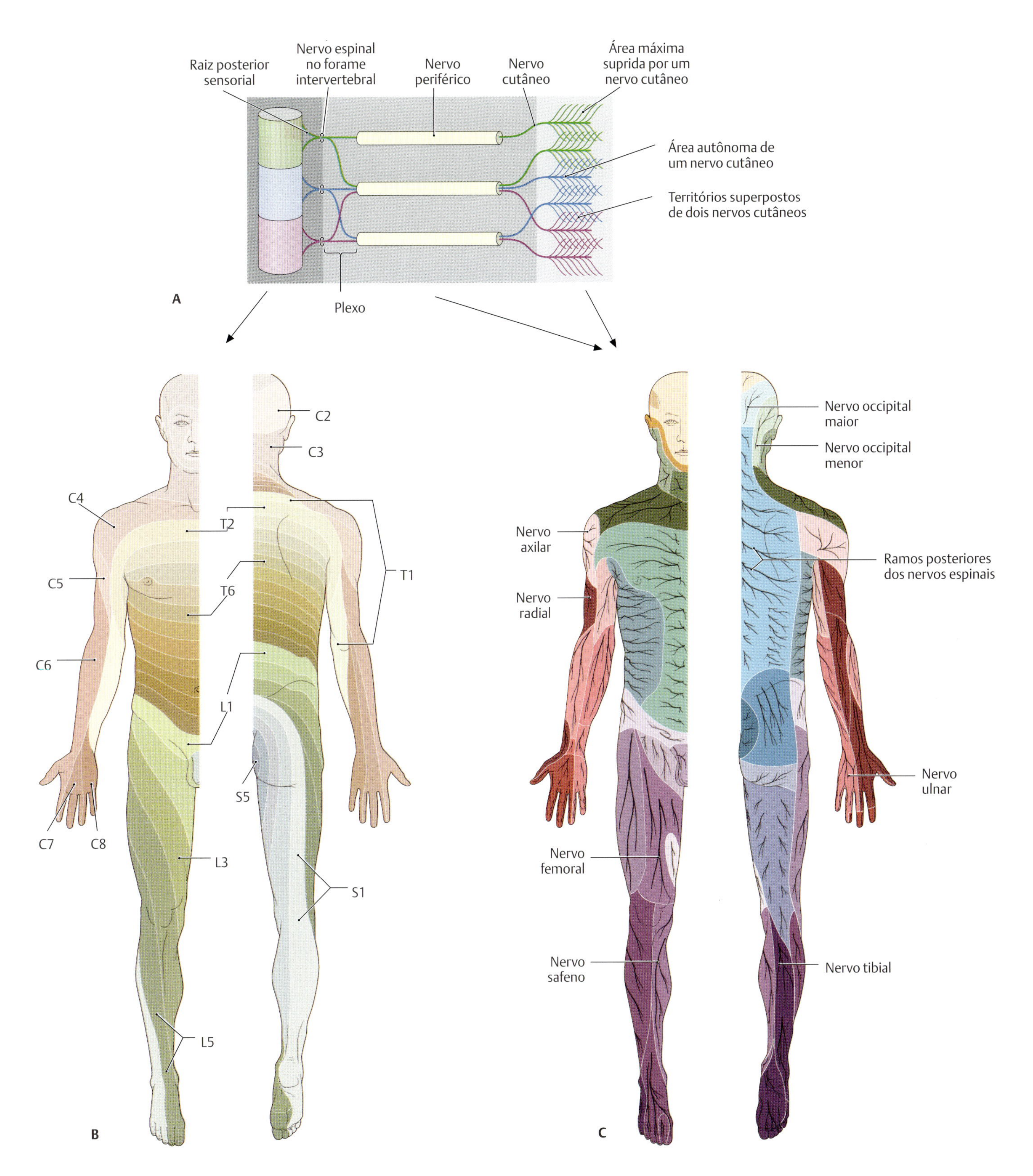

Figura 4.18 **Inervação cutânea e lesões nervosas**
A inervação sensorial cutânea ocorre por meio dos ramos cutâneos dos nervos periféricos (**A**). No tronco, os nervos periféricos são os ramos dos nervos espinais. Nos membros (pescoço, membros superiores e membros inferiores), os nervos periféricos são formados por plexos nervosos, nos quais as fibras dos ramos anteriores de vários níveis da medula espinal se combinam (p. ex., o nervo femoral contém fibras de L2-L4). Podem ocorrer lesões no nível segmentar (cinza-escuro), periférico (cinza-claro), ou cutâneo (branco).
Inervação sensorial segmentar (radicular) (**B**): a área superficial da pele correspondente a uma raiz da medula espinal específica é chamada *dermátomo*. Lesões na rais posterior de um nervo espinal ou do núcleo sensorial correspondente na medula espinal (área cinza-escura em **A**) causam esse padrão de perda sensorial. Por exemplo, um disco herniado entre as vértebras C4 e C5 pode fazer pressão contra a medula espinal no nível de C6. Isso causará perda sensorial do dermátomo de C6 (antebraço lateral e mão).
Inervação sensorial periférica (**C**): as lesões de um nervo periférico (área cinza-clara em **A**) resultarão em perda sensorial em seus territórios cutâneos. (*Nota:* estes não são necessariamente contíguos.) Por exemplo, o uso crônico de muletas pode comprimir o nervo radial (que contém fibras de C5-T1). Isso resultará em perda sensorial no território do nervo radial (*i. e.*, braço e antebraço posterior [vermelho-escuro]). Compare isso à perda sensorial dos dermátomos de C5-T1 (*i. e.*, nenhuma sensação cutânea em todo o braço).
Inervação sensorial cutânea: as lesões de um nervo cutâneo (área banca em **A**) afetarão somente o território daquele ramo (veja as linhas individuais em **C**).

Nervos cranianos: visão geral

Tabela 4.10 **Nervos cranianos.**

Nervo craniano	Inserção no cérebro	Tipo de fibra (veja a Tabela 4.11)						
		Aferente				Eferente		
NC I: n. olfatório	Telencéfalo			●				
NC II: n. óptico	Diencéfalo	●						
NC III: n. oculomotor	Mesencéfalo					●	●	
NC IV: N. troclear						●		
NC V: n. trigêmeo	Ponte		●					●
NC VI: n. abducente	Junção pontomedular					●		
NC VII: n. facial			●	●			●	●
NC VIII: n. vestibulococlear		●						
NC IX: n. glossofaríngeo	Bulbo		●	●	●		●	●
NC X: n. vago			●	●	●		●	●
NC XI: n. acessório						●		●
NC XII: n. hipoglosso						●		

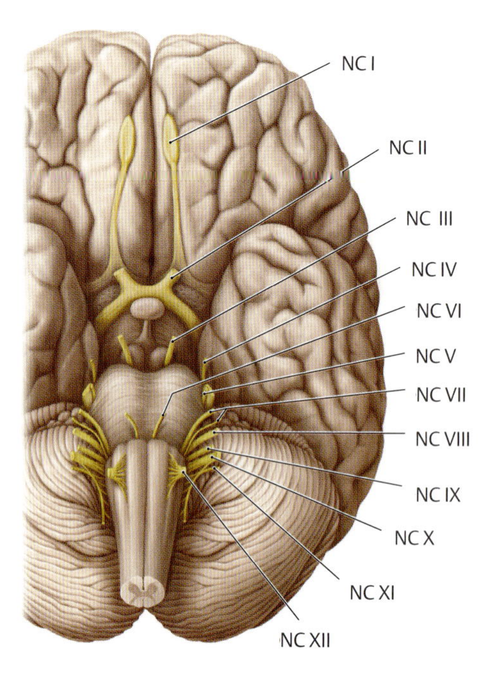

Figura 4.19 **Nervos cranianos**
Enquanto os 31 pares de nervos espinais emergem da medula espinal, os 12 pares de nervos cranianos emergem do encéfalo em vários níveis (**Tabela 4.10**). Eles são numerados de acordo com a ordem de sua emergência (*Nota:* os nervos cranianos I e II não são nervos verdadeiramente periféricos, mas sim extensões do telencéfalo [NC I] e do diencéfalo [NC II]). Ao contrário dos nervos espinais, que têm uma raiz sensitiva poterior e uma raiz motora anterior, os nervos cranianos podem conter fibras aferentes (sensoriais) e/ou eferentes (motoras). Os tipos de fibras (**Tabela 4.11**) correspondem à função do nervo (**Tabela 4.12**).

Tabela 4.11 **Tipos de fibras dos nervos cranianos.**

Os sete tipos de fibras dos nervos cranianos são classificados de acordo com três critérios (expressos em códigos de três letras): 1. Geral (G) *vs.* Especial (E), 2. Somática (S) *vs.* Visceral (V), 3. Aferente (A) *vs.* Eferente (E). Cada tipo de fibra tem uma cor associada usada por todo este capítulo.

	Fibras aferentes (sensoriais)			Fibras eferentes (motoras)		
Fibras gerais	GSA	Somatossensoriais gerais	Sensação geral (toque, dor e temperatura) derivada dos somitos (pele, músculo esquelético e túnica mucosa)	GSE	Somatomotoras	Inervação motora para músculo estriado (esquelético) derivada dos somitos
	GVA	Viscerossensoriais gerais	Sensação geral das vísceras (músculo liso, músculo cardíaco e glândulas)	GVE	Parassimpáticas	Inervação motora para vísceras (músculo liso, músculo cardíaco e glândulas)
Fibras especiais	ESA	Somatossensoriais especiais	Visão, audição e equilíbrio			
	EVA	Viscerossensoriais especiais	Paladar e olfato	SVE	Branquiomotoras	Fibras para a musculatura estriada (esquelética) derivadas dos arcos branquiais

Tabela 4.12 **Função dos nervos cranianos.**

Nervo craniano		Passagem através do crânio	Fibra		Território sensorial (aferente)/Órgão-alvo (eferente)
			A	E	
NC I: n. olfatório (p. 70)		Etmoide (lâmina cribriforme)	●		Olfato: fibras viscerossensoriais especiais da túnica mucosa olfatória da cavidade nasal
NC II: n. óptico (p. 71)		Canal óptico	●		Visão: fibras somatossensoriais especiais da retina
NC III: n. oculomotor (pp. 72-73)		Fissura orbital superior		●	Inervação somatomotora: para o m. levantador da pálpebra superior e quatro mm. extrínsecos do bulbo do olho (retos superior, medial e inferior, e oblíquo inferior)
				●	Inervação parassimpática: fibras pré-ganglionares para o gânglio ciliar: fibras pós-ganglionares para os mm. intraoculares (mm. ciliares e esfíncter da pupila)
NC IV: n. troclear (pp. 72-73)		Fissura orbital superior		●	Inervação somatomotora: para um m. extrínseco do bulbo do olho (oblíquo superior)
NC V: n. trigêmeo (pp. 74-75)	NC V_1 (pp. 76-77)	Fissura orbital superior	●		Sensação somática geral: da órbita, cavidade nasal, seios paranasais e face
	NC V_2 (pp. 78-79)	Forame redondo	●		Sensação somática geral: da cavidade nasal, seios paranasais, parte nasal superior da faringe, região superior da cavidade oral, região interna do crânio e face
	NC V_3 (pp. 80-81)	Forame oval	●		Sensação somática: da região inferior da cavidade oral, orelha, interior do crânio e face
				●	Inervação branquiomotora: para oito mm. derivados do 1º arco branquial (incluindo os mm. da mastigação)
NC VI: n. abducente (pp. 72-73)		Fissura orbital superior		●	Inervação somatomotora: para um m. extrínseco do bulbo do olho (reto lateral)
NC VII: n. facial (pp. 82-85)		Meato acústico interno	●		Sensação somática geral: para a orelha externa
			●		Paladar: fibras visceromotoras especiais da língua (2/3 anteriores) e palato mole
				●	Inervação parassimpática: fibras pré-ganglionares para os gânglios submandibular e pterigopalatino; fibras pós-ganglionares para as glândulas (p. ex., lacrimal, submandibular, sublingual, palatina) e túnica mucosa da cavidade nasal, palato e seios paranasais
				●	Inervação branquiomotora: para os mm. derivados do 2º arco branquial (incluindo os mm. da expressão facial, estilo-hióideo e estapédio)
NC VIII: n. vestibulococlear (pp. 86-87)		Meato acústico interno	●		Audição e equilíbrio: fibras somatossensoriais especiais da cóclea (audição) e do aparelho vestibular (equilíbrio)
NC IX: n. glossofaríngeo (pp. 88-89)		Forame jugular	●		Sensação somática geral: da cavidade oral, faringe, língua (1/3 posterior) e orelha média
			●		Paladar: sensação visceral especial da língua (1/3 posterior)
			●		Sensação visceral geral: do glomo e seio carótico
				●	Inervação parassimpática: fibras pré-ganglionares para o gânglio ótico; fibras pós-ganglionares para a glândula parótida e para as glândulas labiais inferiores
				●	Inervação branquiomotora: para um músculo derivado do 3º arco branquial (estilofaríngeo)
NC X: n. vago (pp. 90-91)		Forame jugular	●		Sensação somática geral: da orelha e do interior do crânio
			●		Paladar: sensação visceral especial da epiglote
			●		Sensação visceral geral: do bulbo da aorta, parte laríngea da faringe e laringe, sistema respiratório e vísceras toracoabdominais
				●	Inervação parassimpática: fibras pré-ganglionares para um gânglio pequeno e sem nome próximo aos órgãos-alvo ou envolvido nas paredes do músculo liso; fibras pós-ganglionares para as glândulas, túnica mucosa e músculo liso da faringe, laringe e vísceras torácicas e abdominais
				●	Inervação branquiomotora: para os mm. derivados do 4º e 6º arcos branquiais; também distribui fibras branquiomotoras para o NC XI
NC XI: n. acessório (p. 92)		Forame jugular		●	Inervação somatomotora: para os mm. trapézio e esternocleidomastóideo
				●	Inervação branquiomotora: para os mm. da laringe (exceto cricotireóideo) por meio do plexo faríngeo e do NC X. (*Nota:* as fibras branquiomotoras da raiz craniana do NC XI são distribuídas pelo NC X [n. vago].)
NC XII: n. hipoglosso (p. 93)		Canal do nervo hipoglosso		●	Inervação somatomotora: para todos os mm. intrínsecos e extrínsecos da língua (exceto o palatoglosso)

Núcleos dos nervos cranianos

Figura 4.20 **Núcleos dos nervos cranianos: disposição topográfica**
Cortes transversais da medula espinal e do tronco encefálico, visão superior. Amarelo = Sensação somática. Verde = Sensação visceral. Azul = Função visceromotora. Vermelho = Função somatomotora.

Os núcleos da medula espinal e dos nervos cranianos têm uma disposição topográfica baseada na migração embrionária das populações de neurônios.

A Medula espinal embrionária: inicialmente, a medula espinal em desenvolvimento mostra uma disposição posteroanterior na qual os neurônios sensoriais (aferentes) são posteriores e os neurônios motores (eferentes) são anteriores. Este padrão continua na medula espinal adulta: os corpos celulares dos neurônios aferentes (geralmente neurônios secundários) estão localizados no corno posterior, e os corpos celulares dos neurônios eferentes (neurônios motores inferiores e neurônios autônomos pré-ganglionares) estão localizados nos cornos anteriores e laterais, respectivamente.

B Tronco encefálico embrionário: neurônios sensoriais (na lâmina alar) migram lateralmente, enquanto os núcleos motores (na lâmina basal) migram medialmente. Isso produz uma disposição mediolateral de colunas nucleares (núcleos funcionalmente semelhantes empilhados longitudinalmente).

C Tronco encefálico adulto: as quatro colunas nucleares longitudinais apresentam uma disposição mediolateral (de medial para lateral): eferente somático, eferente visceral, aferente visceral e aferente somático.

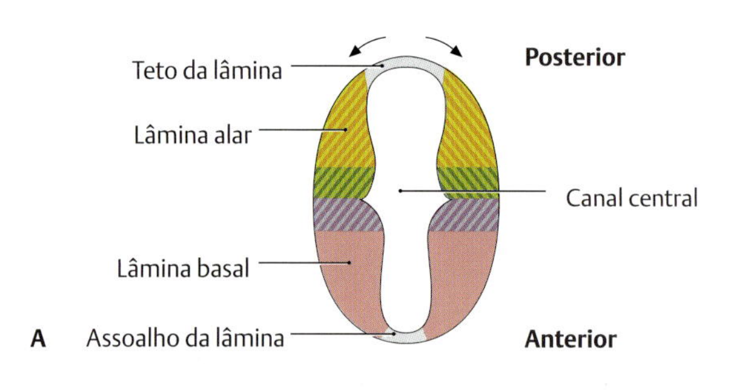

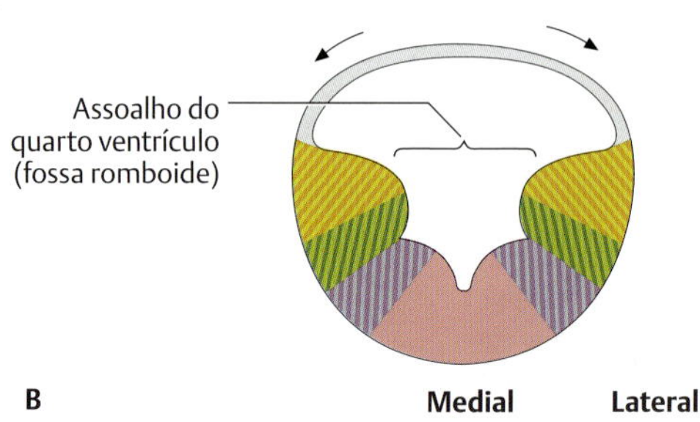

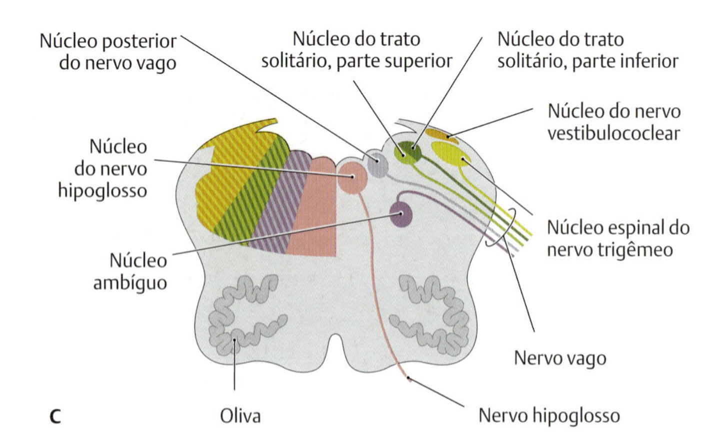

Tabela 4.13 **Núcleos dos nervos cranianos.**

Não existe uma relação 1 para 1 entre os tipos de fibras e os núcleos dos nervos cranianos. Alguns nervos derivam fibras semelhantes de vários núcleos (p. ex., NC V e NC VIII). Outros núcleos estão associados a vários nervos. *Nota:* os cinco nervos cranianos sensoriais apresentam oito gânglios sensoriais associados (corpos celulares dos neurônios sensoriais de 1ª ordem). Os três nervos cranianos parassimpáticos apresentam quatro gânglios autônomos associados (corpos celulares de neurônios pós-ganglionares).

Núcleos	Nervo craniano
Coluna nuclear aferente somática (amarelo)	
Somatossensorial geral: três núcleos estão associados principalmente ao NC V, mas recebem fibras de outros nervos.	
• Núcleo mesencefálico	NC V (via gânglio trigeminal)
• Núcleo sensorial principal	NC IX (via gânglio superior)
• Núcleo espinal	NC X (via gânglio superior)
	Possivelmente NC VII (via gânglio geniculado)
Somatossensorial especial: seis núcleos que estão associados ao NC VIII.* O nervo e os núcleos são divididos em uma parte vestibular (equilíbrio) e uma parte coclear (audição).	
• Núcleos vestibulares medial, lateral, superior e inferior	NC VIII, raiz vestibular (via gânglio vestibular)
• Núcleos cocleares anterior e posterior	NC VIII, raiz coclear (via gânglio espiral)
Coluna nuclear aferente visceral (verde)	
Viscerossensoriais geral e especial: um complexo nuclear no tronco encefálico que consiste em uma parte superior (paladar) e uma parte inferior (sensação visceral) e está associado a três nervos cranianos.**	
• Núcleo do trato solitário, parte inferior	NC IX (via gânglio inferior)
	NC X (via gânglio inferior)
• Núcleo do trato solitário, parte superior	NC VII (via gânglio geniculado)
	NC IX (via gânglio inferior)
	NC X (via gânglio inferior)
Coluna nuclear motora visceral (azul)	
Parassimpático (visceromotor geral): quatro núcleos que apresentam um nervo craniano e um ou mais gânglios associados.	
• Núcleo de Edinger-Westphal (núcleo visceral – NC III)	NC III (via gânglio ciliar)
• Núcleo salivatório superior	NC VII (via gânglios submandibular e pterigopalatino)
• Núcleo salivatório inferior	NC IX (via gânglio ótico)
• Núcleo motor dorsal	NC X (via inúmeros gânglios sem nome próximo aos órgãos-alvo)
Branquiomotor (visceromotor especial): três núcleos que inervam os músculos dos arcos faríngeos por meio de quatro nervos.	
• Núcleo motor do n. trigêmeo	NC V
• Núcleo do n. facial	NC VII
• Núcleo ambíguo	NC IX
	NC X (com fibras do NC XI)
Coluna nuclear somatomotora (vermelho)	
Cinco núcleos, cada um associado a um nervo separado.	
• Núcleo do n. oculomotor	NC III
• Núcleo do n. troclear	NC IV
• Núcleo do n. abducente	NC VI
• Núcleo do n. acessório	NC XI
• Núcleo do n. hipoglosso	NC XII

*Não existe núcleo encefálico associado ao NC II porque ele emerge do diencéfalo.

**As fibras aferentes viscerais especiais no nervo olfatório (NC I) se projetam para o telencéfalo.

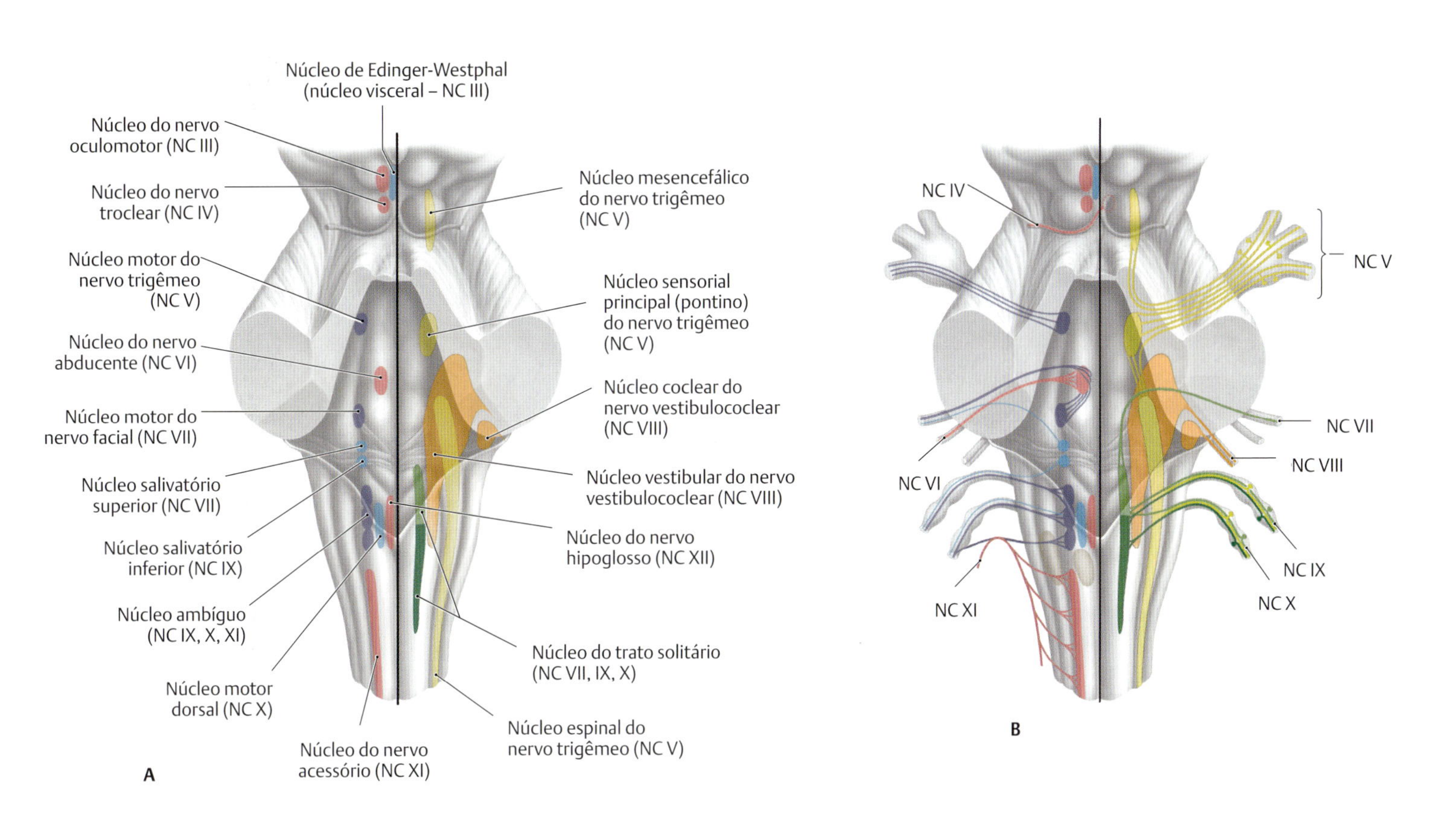

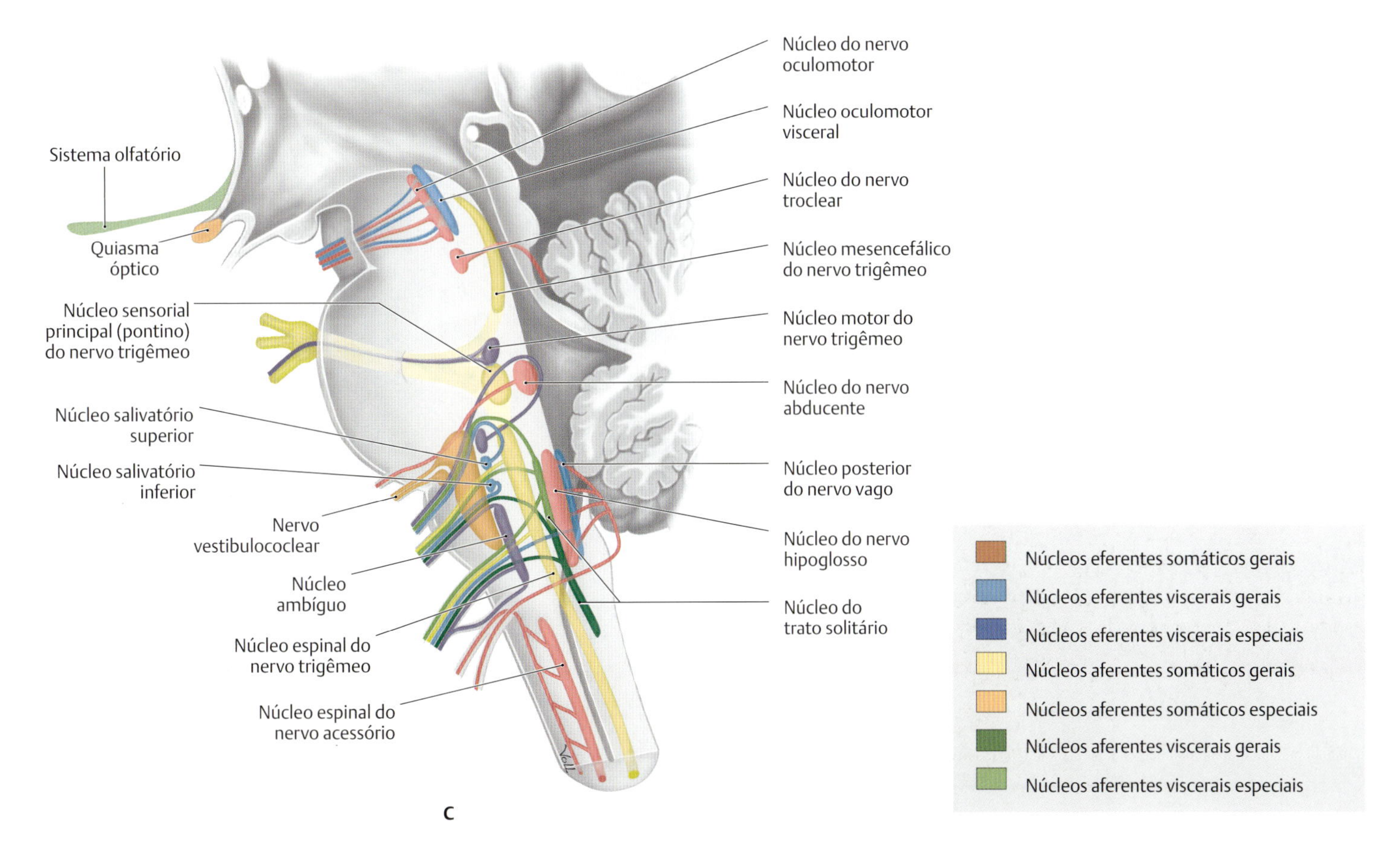

***Figura 4.21* Núcleos dos nervos cranianos: localização**

A, B Visão posterior do tronco encefálico (cerebelo removido). **C** Visão lateral de corte sagital mediano. *Nota:* os nervos cranianos são numerados e descritos de acordo com o nível de sua *emergência* do tronco encefálico. Isso não corresponde necessariamente ao nível do núcleo do nervo craniano associado ao nervo.

NC I e II: nervos olfatório e óptico

Tanto o nervo olfatório quanto o nervo óptico não são nervos periféricos verdadeiros. Eles são extensões do encéfalo (telencéfalo e diencéfalo, respectivamente). Logo, eles estão envoltos por meninges (aqui removidas) e contêm células específicas do SNC (oligodendritos e micróglia).

Figura 4.22 **Nervo olfatório (NC I)**
A Visão lateral do septo nasal esquerdo e da parede nasal lateral direita (a parte posterior do septo nasal está cortada). **B** Visão inferior do encéfalo. (*As estruturas sombreadas são mais profundas em relação à face basal.) O nervo olfatório envia informação olfatória (aferente visceral especial) para o córtex por intermédio da via trineuronal.

1. Os neurônios sensoriais de primeira ordem estão localizados na túnica mucosa do septo nasal superior e da concha nasal superior (**A**). Estes neurônios bipolares formam 20 ou mais feixes de fibras coletivamente chamadas nervos olfatórios (NC I). Enquanto a "região olfatória" é limitada pela extensão dessas fibras (2 a 4 cm²), as conchas nasais criam turbulências que asseguram que o ar (e estímulos olfatórios) passe sobre esta área. As fibras olfatórias finas e desmielinizadas penetram na fossa anterior do crânio pela lâmina cribriforme do etmoide.
2. Os neurônios sensoriais de segunda ordem estão localizados no bulbo olfatório (**B**). Seus axônios seguem no sistema olfatório para as estrias olfatórias mediais ou laterais. Esses axônios fazem sinapse na amígdala, na área pré-piriforme ou nas áreas vizinhas (veja o Capítulo 7).
3. Os neurônios de terceira ordem emitem a informação para o córtex cerebral.

Os neurônios de primeira ordem têm uma expectativa de vida limitada (alguns meses) e são continuamente reabastecidos a partir de uma coleção de células precursoras. A capacidade regenerativa da túnica mucosa olfatória diminui com a idade. As lesões à lâmina cribriforme podem danificar o revestimento meníngeo das fibras olfatórias, causando distúrbios olfatórios e vazamento do líquido cerebrospinal ("coriza" após um traumatismo). Veja o Capítulo 7 para os mecanismos do olfato.

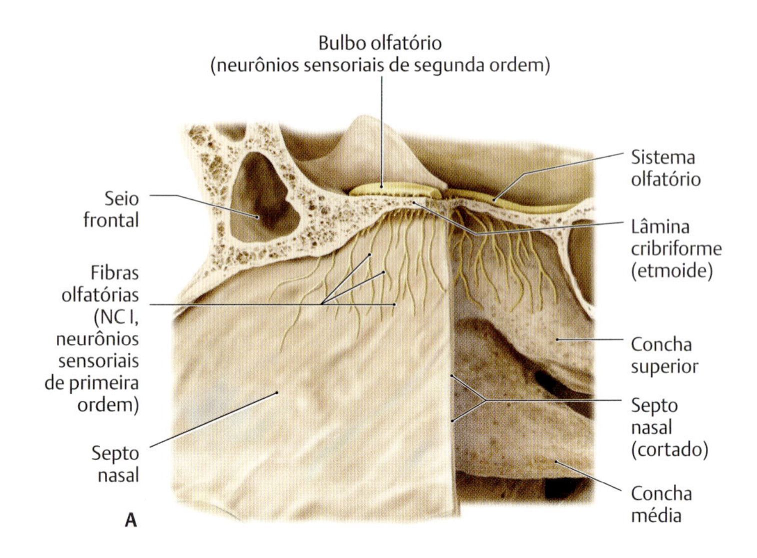

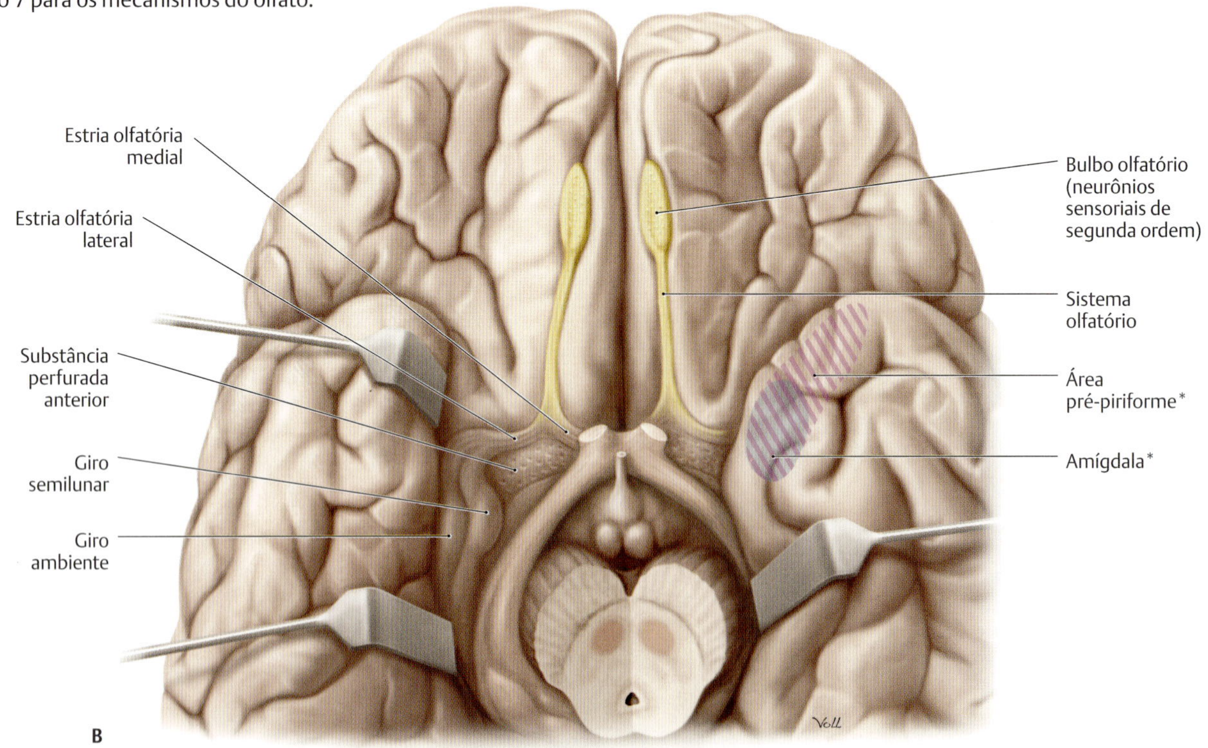

Figura 4.23 **Nervo óptico (NC II)**

A Visão anterior do encéfalo. **B** Visão lateral esquerda da órbita aberta. **C** Visão posterolateral esquerda do tronco encefálico. O nervo óptico (aferente somático especial) emite informação visual da retina para o córtex visual (área estriada) por meio de uma via de quatro neurônios (veja o Capítulo 6). Os neurônios de primeira ordem (bastonetes e cones) na retina traduzem os fótons que chegam em impulsos, que são transmitidos para os neurônios bipolares de segunda ordem e para as células ganglionares de terceira ordem. Estas células ganglionares retinais se combinam para formar o nervo óptico (NC II). O nervo óptico passa da órbita para a fossa média do crânio pelo canal óptico (este canal óptico é medial à fissura orbital superior, pela qual outros nervos cranianos entram na órbita, **B**). Noventa por cento dos neurônios de terceira ordem no nervo óptico fazem sinapse no corpo geniculado lateral (**C**), que então se projeta para a área estriada. Dez por cento dos neurônios de terceira ordem fazem sinapse no mesencéfalo. Esta parte não geniculada da via visual funciona em ação inconsciente e reflexa. Veja o Capítulo 6 para os mecanismos da visão.

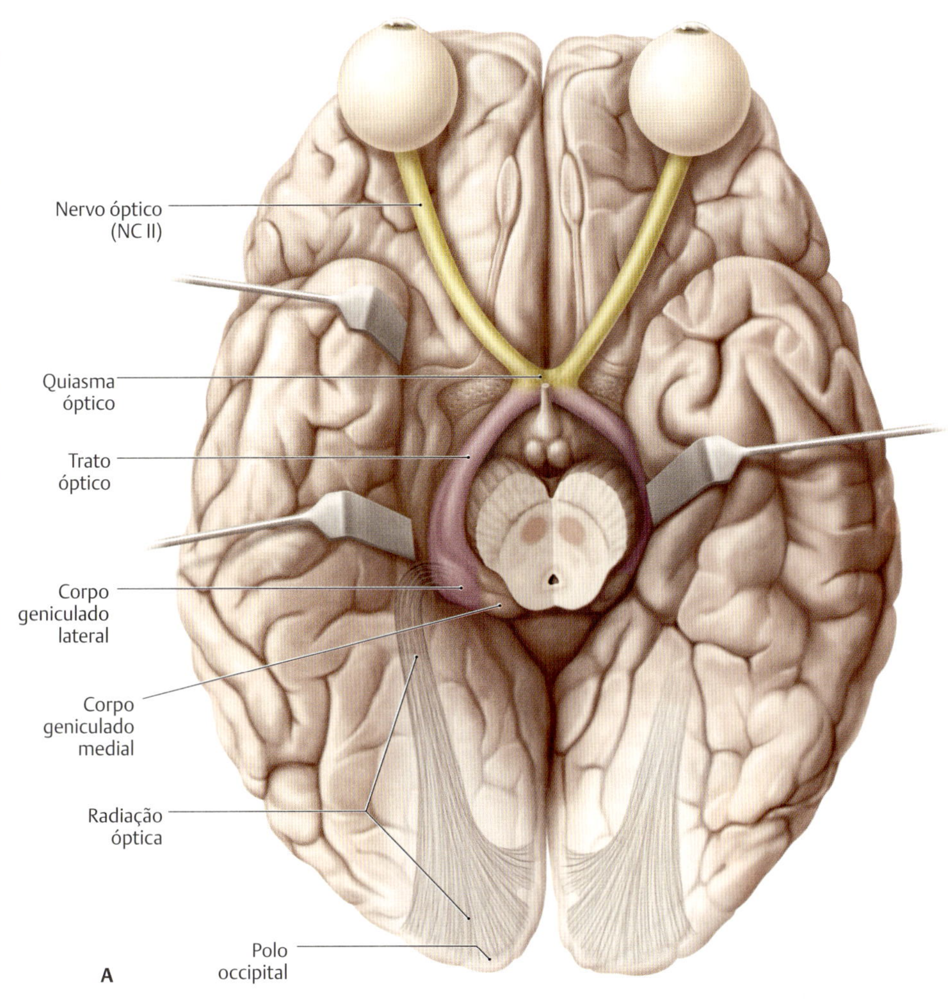

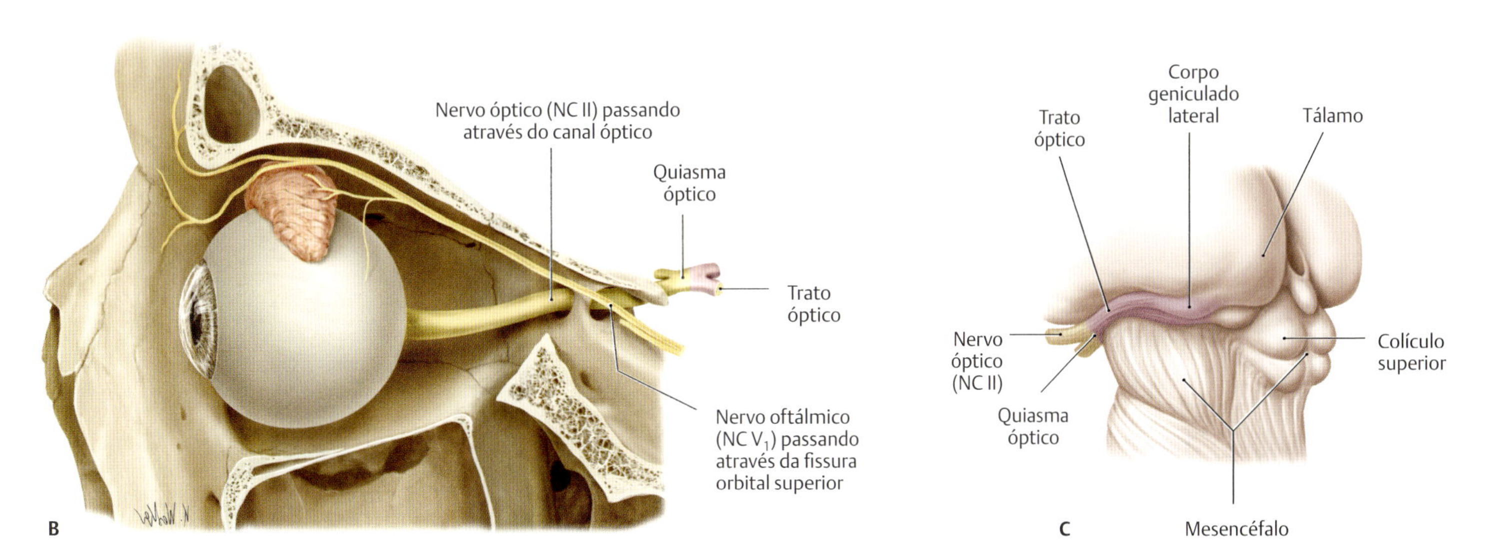

NC III, IV e VI: nervos oculomotor, troclear e abducente

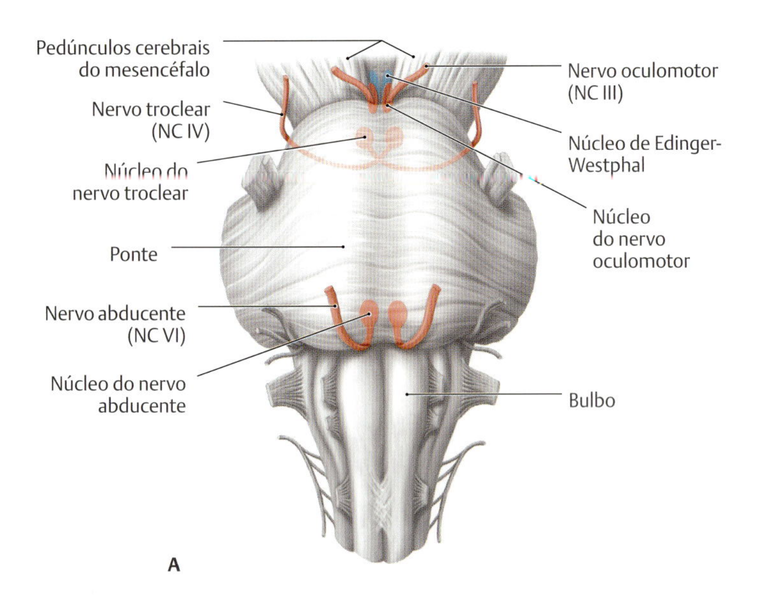

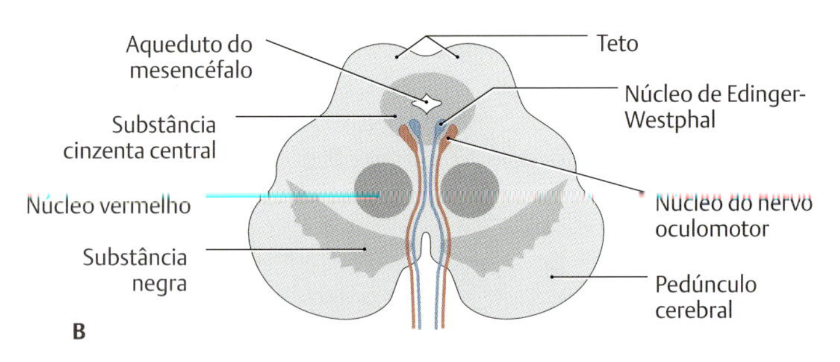

Figura 4.24 **Nervos cranianos dos músculos extrínsecos do bulbo do olho**
A Visão anterior do tronco encefálico. **B** Visão superior de corte transversal através do mesencéfalo.

NC III, IV e VI são os três nervos cranianos que inervam coletivamente os seis músculos extrínsecos do bulbo do olho. (*Nota:* NC III também está envolvido no suprimento parassimpático dos músculos intraoculares). Os NC III e IV se originam dos núcleos no mesencéfalo (o mesencéfalo representa o nível mais alto do tronco encefálico) e emergem aproximadamente no mesmo nível. O NC VI se origina dos núcleos da ponte e emerge do tronco encefálico na junção pontomedular.

Tabela 4.14 **Nervo oculomotor (NC III).**	
Distribuição de núcleos, gânglios e fibras	
Somatomotor (vermelho)	
Núcleo do nervo oculomotor (mesencéfalo)	Neurônios motores inferiores inervam: • Músculo levantador da pálpebra superior • Músculos retos superior, medial e inferior • Músculo oblíquo inferior
Parassimpático (azul)	
Núcleo de Edinger-Westphal (mesencéfalo)	Os neurônios pré-ganglionares seguem na divisão inferior do NC III
	Os neurônios pós-ganglionares no **gânglio ciliar** inervam: músculos intraoculares (músculos esfíncter da pupila e ciliar)
Trajeto	
O NC III emerge do mesencéfalo, o nível mais alto do tronco encefálico. Ele corre anteriormente através da parede lateral do seio cavernoso para entrar na órbita pela **fissura orbital superior**. Depois de passar *através* do anel tendíneo comum, o NC III se separa nas divisões superior e inferior.	
Lesões	
As lesões causam paralisia oculomotora de várias extensões. A paralisia oculomotora completa é marcada pela paralisia de todos os músculos inervados, causando: • Ptose (queda da pálpebra) = lesão do músculo levantador da pálpebra superior • Desvio inferolateral do olho afetado, causando diplopia (visão dupla) = lesão dos músculos extrínsecos do bulbo do olho • Midríase (dilatação da pupila) = lesão do músculo esfíncter da pálpebra • Dificuldades de acomodação (dificuldade de foco) = lesão do músculo ciliar	

Tabela 4.15 **Nervo troclear (NC IV).**	
Distribuição de núcleo e fibra	
Somatomotor (vermelha)	
Núcleo do nervo troclear (mesencéfalo)	Os neurônios motores inferiores inervam: • Músculo oblíquo superior
Trajeto	
O NC IV é o único nervo craniano a emergir do lado dorsal (face posterior) do tronco encefálico. Depois de emergir do mesencéfalo, ele segue anteriormente ao redor do pedúnculo cerebral. O NC IV então penetra na órbita pela **fissura orbital superior** e segue *através* do anel tendíneo comum. Ele tem o mais longo trajeto *intra*dural dos três nervos motores extraoculares.	
Lesões	
As lesões causam paralisia do nervo troclear: • Desvio superomedial do olho afetado, causando diplopia = lesão do músculo oblíquo superior *Nota:* pelo fato de o NC IV cruzar para o lado oposto, as lesões próximas do núcleo resultam em paralisia do nervo troclear no lado oposto (paralisia contralateral). As lesões que passam do local onde o nervo cruza a linha média causam paralisia do mesmo lado (paralisia ipsilateral).	

Tabela 4.16 **Nervo abducente (NC VI).**	
Distribuição de núcleo e fibra	
Somatomotor (vermelho)	
Núcleo do nervo abducente (ponte)	Os neurônios motores inferiores inervam: • Músculo reto lateral
Trajeto	
O NC VI realiza um longo percurso extradural. Ele emerge da junção pontomedular (margem inferior da ponte) e corre através do seio cavernoso em íntima proximidade à artéria carótida interna. O NC VI penetra na órbita através da **fissura orbital superior** e segue através do anel tendíneo comum.	
Lesões	
As lesões causam paralisia do nervo abducente: • Desvio medial do olho afetado, causando diplopia = lesão do músculo reto lateral *Nota:* o trajeto do NC VI através do seio cavernoso o expõe ao traumatismo. Trombose do seio cavernoso, aneurismas da artéria carótida interna, meningite e hemorragia subdural podem comprimir o nervo, resultando em paralisia do mesmo. A queda excessiva da pressão no LCS (p. ex., devido à punção lombar) pode fazer com que o tronco encefálico descenda, exercendo tração no nervo.	

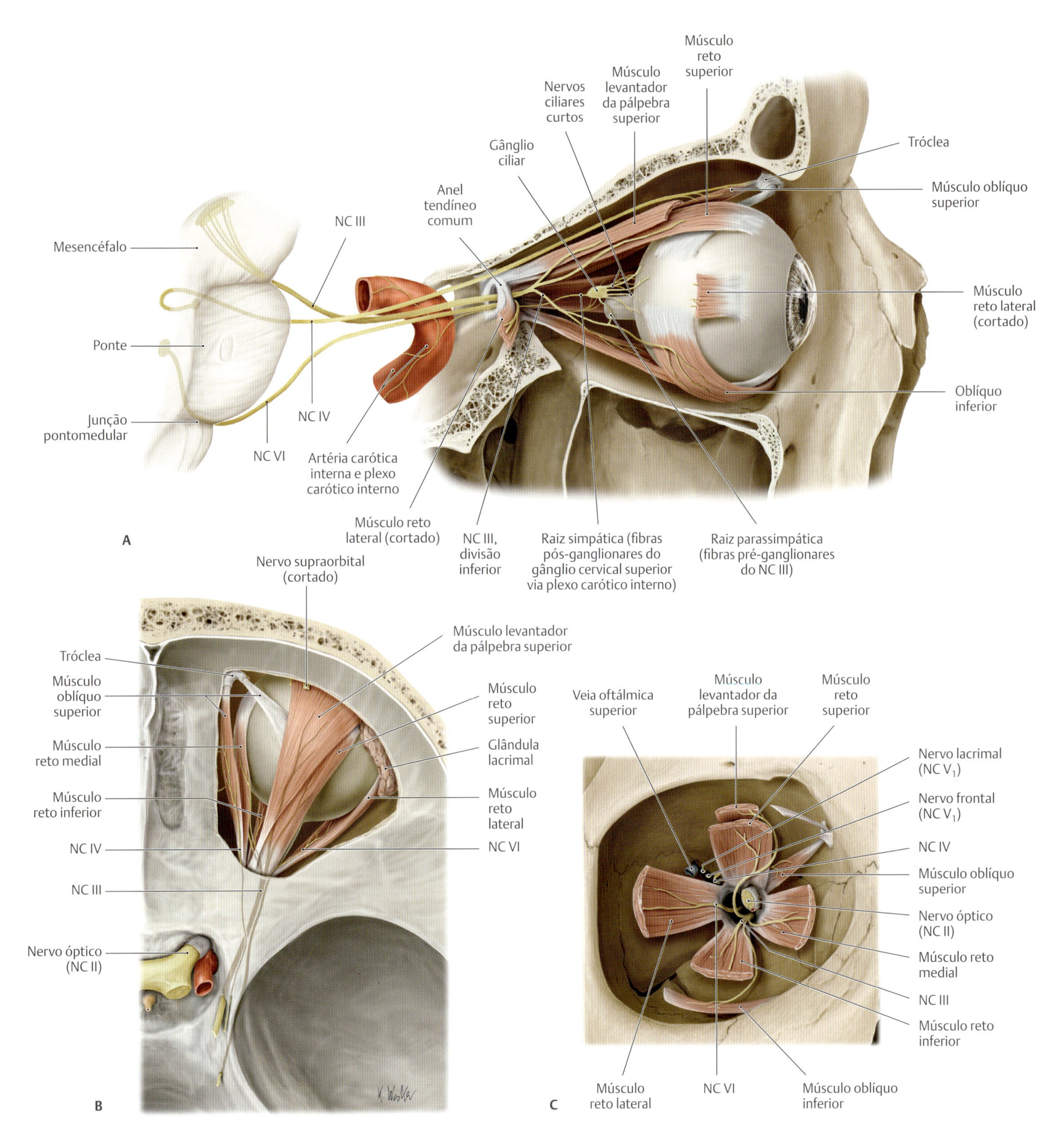

Figura 4.25 **Nervos que suprem os músculos do olho**
Órbita direita. **A** Visão lateral com a parede temporal removida. **B** Visão superior da órbita aberta. **C** Visão anterior. Os nervos cranianos III, IV e VI penetram na órbita através da fissura orbital superior, lateral ao canal óptico (o NC IV passa, então, lateralmente ao anel tendíneo comum, e os NC III e VI passam através dele). Todos os três nervos suprem a inervação somatomotora para os músculos extrínsecos do bulbo do olho. O gânglio ciliar comunica três tipos de fibras (parassimpáticas, simpáticas e sensoriais) para e a partir dos músculos intraoculares pelos nervos ciliares curtos. (Somente as parassimpáticas fazem sinapse no gânglio ciliar. Todas as outras fibras passam sem fazer sinapse.) Os gânglios ciliares têm três raízes:

- Raiz parassimpática (motora): as fibras parassimpáticas pré-ganglionares seguem com a divisão inferior do NC III para o gânglio ciliar. Somente as fibras parassimpáticas fazem sinapse no gânglio ciliar (os dois outros tipos de fibras passam através do gânglio sem fazer sinapse).
- Raiz simpática: as fibras simpáticas pós-ganglionares do gânglio cervical superior seguem na artéria carótida interna para entrar na fissura orbital superior, onde podem cursar ao longo da artéria oftálmica para entrar nos nervos ciliares curtos pelo gânglio ciliar.
- Raiz sensitiva: as fibras sensoriais (do bulbo do olho) seguem para o nervo nasociliar (NC V_1) e alcançam os músculos intraoculares pelos nervos ciliares longos.

Portanto, os nervos ciliares curtos contêm fibras sensoriais do bulbo do olho e fibras pós-ganglionares simpáticas e parassimpáticas do gânglio cervical superior e do gânglio ciliar, respectivamente. *Nota:* as fibras simpáticas do gânglio cervical superior também podem seguir com o nervo nasociliar (NC V_1) e chegar aos músculos intraoculares pelos nervos ciliares longos.

NC V: nervo trigêmeo, núcleos e divisões

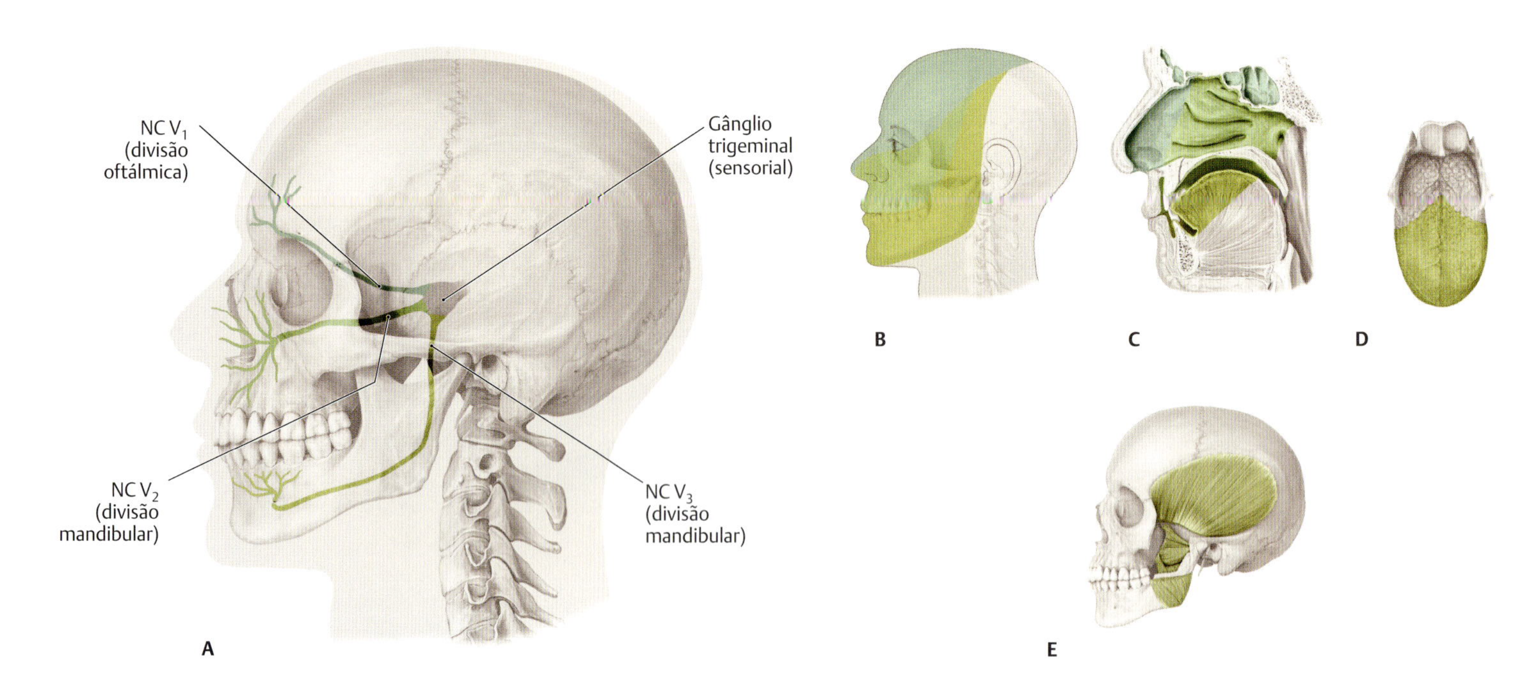

Figura 4.26 **Divisões e distribuição do nervo trigêmeo**
A Visão lateral esquerda das divisões do trigêmeo. **B-D** Territórios nervosos somatossensoriais. **E** Territórios nervosos branquiomotores.
O nervo trigêmeo é o maior nervo sensorial da face. Ele tem três principais divisões (**A**) que transmitem a sensação somática geral (toque, dor e propriocepção) da face (**B**) e da túnica mucosa selecionada (**C** e **D**). O nervo trigêmeo também contém fibras branquiomotoras que inervam os oito músculos derivados do primeiro arco branquial (**E**).

Tabela 4.17 **Nervo trigêmeo (NC V) – divisões e distribuição.**

NC V consiste em uma grande raiz sensorial e uma pequena raiz motora, que emerge do tronco encefálico separadamente na fossa média do crânio no nível da ponte.			
Raiz sensorial			
Fibras	**Somatossensorial geral** (amarelo): transmite a sensação geral (toque, dor e temperatura) dos territórios sensoriais do NC V (veja a **Figura 4.26**). Os corpos celulares desses neurônios pseudounipolares de primeira ordem estão localizados principalmente no gânglio trigeminal.		
Trajeto	A raiz sensorial é formada por três divisões que se unem como o **gânglio trigeminal** na fossa média do crânio.	**Divisão**	**Distribuição**
		NC V_1 (divisão oftálmica)	Da órbita através da fissura orbital superior (veja a p. 76)
		NC V_2 (divisão maxilar)	Da fossa pterigopalatina através do forame redondo (veja a p. 94)
		NC V_3 (divisão mandibular)	Da base inferior do crânio através do forame oval (veja as pp. 80, 94)
Núcleos	Os axônios aferentes de todas as três divisões fazem sinapse nos três núcleos do tronco encefálico localizados no mesencéfalo, ponte e bulbo da medula espinal.	**Núcleos**	**Sensação**
		Núcleo mesencefálico	Propriocepção (veja a **Figura 4.18**)
		Núcleo sensorial principal (pontino)	Toque
		Núcleo espinal	Dor e temperatura
Raiz motora			
Fibras	**Branquiomotoras** (roxo): Emitem fibras motoras para os oito músculos derivados do 1º arco branquial (faríngeo):	• M. masseter • M. temporal • M. pterigóideo lateral • M. pterigóideo medial	• M. tensor do véu palatino • M. tensor do tímpano • M. milo-hióideo • M. digástrico (ventre anterior)
Trajeto	A raiz motora emerge separadamente da ponte e se une ao NC V_3 no forame oval.		
Neurônios	Núcleo motor (localizado na ponte)		
"Andaime": O NC V é usado como andaime para a distribuição das fibras autônomas e gustativas (simpáticas e parassimpáticas) dos outros nervos cranianos.			
Parassimpáticas	Todos os três ramos do NC V são usados para emitir fibras parassimpáticas pós-ganglionares dos gânglios parassimpáticos. • NC VII: as fibras pré-ganglionares do NC VII fazem sinapse no gânglio pterigopalatino ou submandibular, associadas ao NC V_2 e NC V_3, respectivamente. As fibras parassimpáticas pós-ganglionares então seguem com os ramos sensoriais do NC V para alcançar seus alvos. • NC IX: as fibras pré-ganglionares fazem sinapse no gânglio ótico; as fibras pós-ganglionares são distribuídas ao longo dos ramos do NC V_3.		
Simpáticas	As fibras simpáticas pós-ganglionares do gânglio cervical superior também podem ser distribuídas pelos ramos sensoriais do NC V.		
Paladar	As fibras gustativas da região pré-sulcal da língua seguem através do nervo lingual (NC V_3) para o corda do tímpano (NC VII) e para os núcleos do NC VII.		

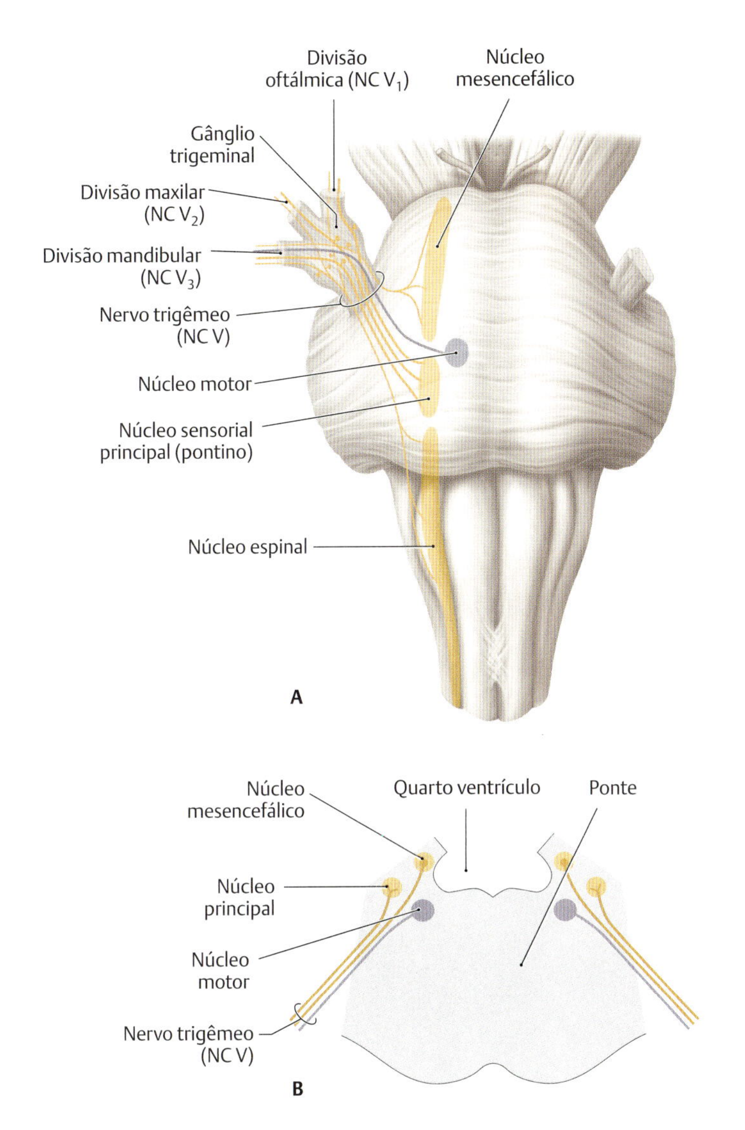

Figura 4.27 **Núcleos do nervo trigêmeo**
A Visão anterior do tronco encefálico. **B** Visão superior de corte transversal por meio ponte.

Os neurônios aferentes nas divisões do nervo trigêmeo transmitem sensação somática geral (toque, dor e temperatura) ao SNC. Os neurônios de todas as três divisões fazem sinapse em três núcleos do tronco encefálico denominados por suas localizações (veja a **Tabela 4.18**).

- **Núcleo mesencefálico**
- **Núcleo sensorial principal (pontino)**
- **Núcleo espinal**

As fibras eferentes se originam dos neurônios motores inferiores no **núcleo motor**. Estas fibras saem na raiz motora do nervo trigêmeo e se unem à divisão mandibular (NC V_3) no forame oval. As fibras branquiomotoras inervam os músculos do primeiro arco branquial.

Figura 4.28 **Lesões do nervo trigêmeo**
As lesões das divisões do nervo trigêmeo (nervos periféricos) produzirão perda sensorial seguindo o padrão na **Figura 4.26B** e potencialmente paralisia motora. As lesões do núcleo espinal da corda trigeminal produzirão perda sensorial (dor e temperatura) no padrão mostrado aqui (linhas de Sölder). Esses círculos concêntricos correspondem à organização somatotópica dos núcleos da medula espinal: as porções mais cranianas recebem axônios do centro da face e as porções mais caudais recebem axônios da periferia.

Tabela 4.18 **Núcleos e lesões do nervo trigêmeo.**

Núcleos		
Somatossensoriais (amarelo)		
Os neurônios aferentes dos territórios sensoriais das três divisões trigeminais fazem sinapse nos três núcleos encefálicos denominados de acordo com sua localização.		
Núcleo	**Localização**	**Sensação**
Núcleo mesencefálico	Mesencéfalo	Propriocepção (*Nota:* os corpos celulares sensoriais de primeira ordem das fibras proprioceptivas associadas ao NC V têm seus corpos celulares localizados no núcleo mesencefálico.)
Núcleo sensorial principal (pontino)	Ponte	Toque
Núcleo espinal	Bulbo	Dor e temperatura
Nota: esses núcleos sensoriais contêm os corpos celulares dos neurônios de segunda ordem. O núcleo mesencefálico é uma exceção – ele contém corpos celulares dos neurônios pseudounipolares de primeira ordem, que migraram para o interior do cérebro.		
Branquiomotor (roxo)		
Os neurônios motores inferiores estão localizados no núcleo motor do nervo trigêmeo. Eles inervam os oito músculos derivados do 1º arco branquial:		
• M. masseter • M. temporal • M. pterigóideo lateral • M. pterigóideo medial		• M. tensor do véu palatino • M. tensor do tímpano • M. milo-hióideo • M. digástrico (ventre anterior)
Lesões		
As lesões traumáticas do nervo trigêmeo podem causar perda sensorial nos territórios correspondentes ou paralisia dos músculos-alvo. *Nota:* as fibras aferentes do nervo trigêmeo compõem o limbo aferente do reflexo corneal (reflexo de fechamento da pálpebra). • A neuralgia do trigêmeo é uma desordem do NC V que causa dor intensa e incapacitante nos territórios sensoriais.		

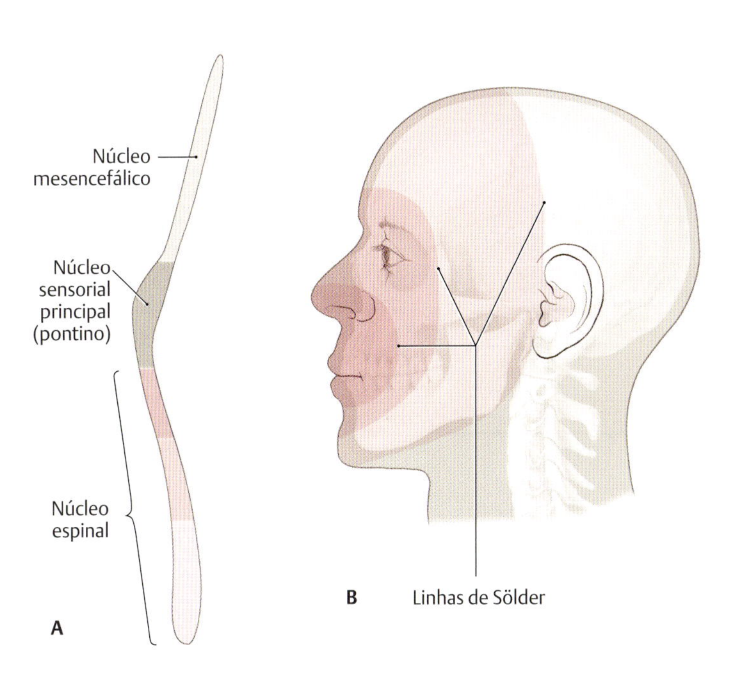

NC V_1: nervo trigêmeo, divisão oftálmica

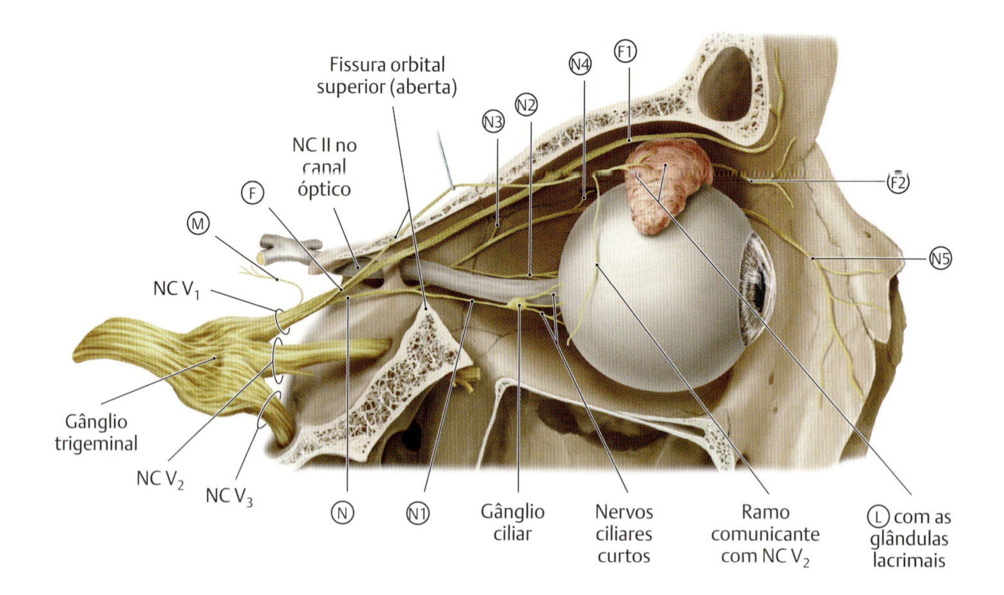

Figura 4.29 **Divisão oftálmica (NC V_1) do nervo trigêmeo**
Visão lateral da órbita parcialmente aberta. O nervo oftálmico se divide em três ramos principais *antes* de alcançar a fissura orbital superior: os nervos lacrimal (L), frontal (F) e nasociliar (N). Estes nervos correm aproximadamente nas porções lateral, média e medial da órbita superior, respectivamente. Os nervos lacrimal e frontal penetram na órbita acima do anel tendíneo comum, e o nervo nasociliar entra por meio deste. Veja a **Tabela 4.19** para os dísticos.

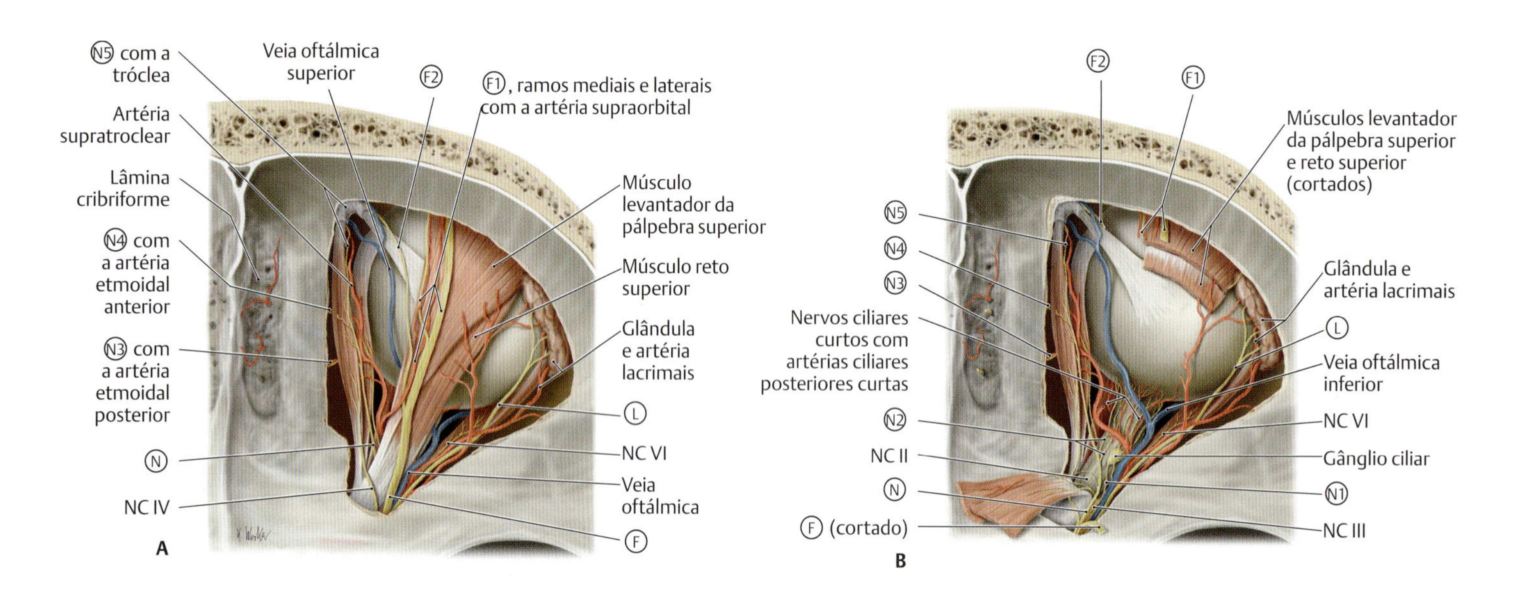

Figura 4.30 **Divisões do nervo oftálmico na órbita**
Visão superior da órbita. (*Removidos*: Teto ósseo, periórbita e gordura periorbital.) Veja a **Tabela 4.19** para os dísticos. **A** Divisões lacrimal, frontal e nasociliar. **B** Nervo nasociliar e gânglio ciliar. (*Removidos:* músculos reto superior e levantador da pálpebra superior.)

Os músculos *extrínsecos* do bulbo do olho recebem inervação somatomotora dos nervos oculomotor (NC III) troclear (NC IV), e abducente (NC VI). Os músculos *intraoculares* recebem inervação autônoma (simpática e parassimpática) pelos nervos ciliares curtos e longos. As fibras simpáticas do gânglio cervical superior ascendem sobre a artéria carótida interna e seguem de duas maneiras: elas podem se juntar ao nervo nasociliar (NC V_1), que as distribui como nervos ciliares longos, ou podem seguir ao longo da artéria oftálmica para entrar no gânglio ciliar como a *raiz simpática*. O gânglio ciliar também recebe fibras parassimpáticas do NC III (por meio da *raiz parassimpática*). O gânglio distribui essas fibras simpáticas e parassimpáticas através dos nervos ciliares curtos. Os nevos ciliares curtos contêm fibras sensoriais, que penetram no nervo nasociliar pela *raiz sensitiva* do gânglio ciliar.

Tabela 4.19 Nervo oftálmico (NC V_1).

O nervo oftálmico (NC V_1) é um nervo sensorial* que emite fibras das estruturas do esqueleto facial superior para o gânglio trigeminal. O NC V_1 emite um ramo na fossa média do crânio antes de se dividir em três ramos principais, que passam pela fissura orbital superior para o interior da órbita. Os nervos lacrimal, frontal e nasociliar seguem nas porções laterais, média e medial da órbita superior, respectivamente.

Ⓜ N. meníngeo		Sensorial: dura-máter da fossa média do crânio.
Ⓛ N. lacrimal		O menor dos três ramos principais, o nervo lacrimal corre na região lateral superior da órbita.
Abertura		Fissura orbital superior (acima do anel tendíneo comum).
Trajeto		Corre (com a artéria lacrimal) ao longo da face superior do músculo reto lateral, através da glândula lacrimal e do septo orbital para a pele da pálpebra superior.
Inervação		Sensorial: pálpebra superior (pele e túnica conjuntiva) e glândula lacrimal.
		Sensorial e parassimpática: glândula lacrimal. As fibras secretomotoras parassimpáticas pós-ganglionares do gânglio pterigopalatino do nervo facial (NC VII) seguem com os nervos zigomático e zigomaticotemporal (NC V_2). Elas penetram no nervo sensorial lacrimal (NC V_1) por meio de um ramo comunicante e são distribuídas para a glândula. As fibras simpáticas pós-ganglionares seguem um caminho semelhante.
Ⓕ N. frontal		O maior dos três ramos principais, o nervo frontal corre no meio da região superior da órbita.
Abertura		Fissura orbital superior (acima do anel tendíneo comum).
Trajeto e ramos		Corre ao longo da face superior do músculo levantador da pálpebra superior, abaixo do periósteo. Aproximadamente no nível posterior do bulbo do olho, o nervo frontal se divide em dois ramos terminais:
	(F1) N. supraorbital	Continua na face superior do músculo levantador da pálpebra superior e passa através do forame supraorbital (incisura).
	(F2) N. supratroclear	Segue anteromedialmente com a artéria supratroclear em direção à tróclea (tendão do músculo oblíquo superior) e passa através da incisura frontal.
Inervação		Sensorial: pálpebra superior (pele e túnica conjuntiva) e pele da fronte (ambos os ramos). O n. supraorbital também recebe fibras da túnica mucosa do seio frontal; o n. supratroclear se comunica com o nervo infratroclear.
Ⓝ N. nasociliar		O nervo nasociliar corre nas partes média e medial da região superior da órbita.
Abertura		Fissura orbital superior (através do anel tendíneo comum).
Trajeto e ramos		Corre medial (ao longo do nervo óptico [NC II]) e anteriormente entre os músculos oblíquo superior e reto medial. Emite três ramos (dois sensoriais e um simpático) antes de se dividir em dois ramos terminais (nervos etmoidal anterior e infratroclear).
	(N1) Raiz sensorial do gânglio ciliar	Sensorial: as fibras dos **nervos ciliares curtos** passam sem fazer sinapse através do gânglio ciliar e penetram no nervo nasociliar através da raiz sensorial.
	(N2) Nn. ciliares longos	Sensorial: olho (p. ex., córnea e esclera).
	(N3) N. etmoidal posterior	Sensorial: células etmoidais e seio esfenoidal. As fibras correm no etmoide (forame etmoidal posterior) para o nervo nasociliar.
	(N4) N. etmoidal anterior	Sensorial: superfície do nariz e cavidade nasal anterior. • **N. nasal interno**: túnica mucosa das porções anteriores do septo nasal (n. nasal interno medial) e parede nasal lateral (n. nasal interno lateral). • **N. nasal externo:** pele do nariz (segue sob o músculo nasal). As fibras desses dois ramos terminais ascendem através do osso nasal, cursam posteriormente na cavidade craniana sobre a lâmina cribriforme e entram na órbita via forame etmoidal anterior.
	(N5) N. infratroclear	Sensorial: superfície medial da pálpebra superior (pele e túnica conjuntiva) e saco lacrimal. As fibras penetram na órbita próximo à tróclea (tendão do músculo oblíquo superior) e seguem posteriormente ao nervo nasociliar.
Inervação		Sensorial: células etmoidais, seio esfenoidal, cavidade nasal anterior, superfície do nariz, pálpebra superior, saco lacrimal e olho.

**Nota:* os trajetos dos nervos são tradicionalmente descritos de proximal para distal (SNC para a periferia). Entretanto, para os nervos sensoriais, a transmissão sensorial ocorre na direção oposta. É mais apropriado falar dos nervos sensoriais como uma coleção de fibras do que como ramificações que suprem uma região.

NC V_2: nervo trigêmeo, divisão maxilar

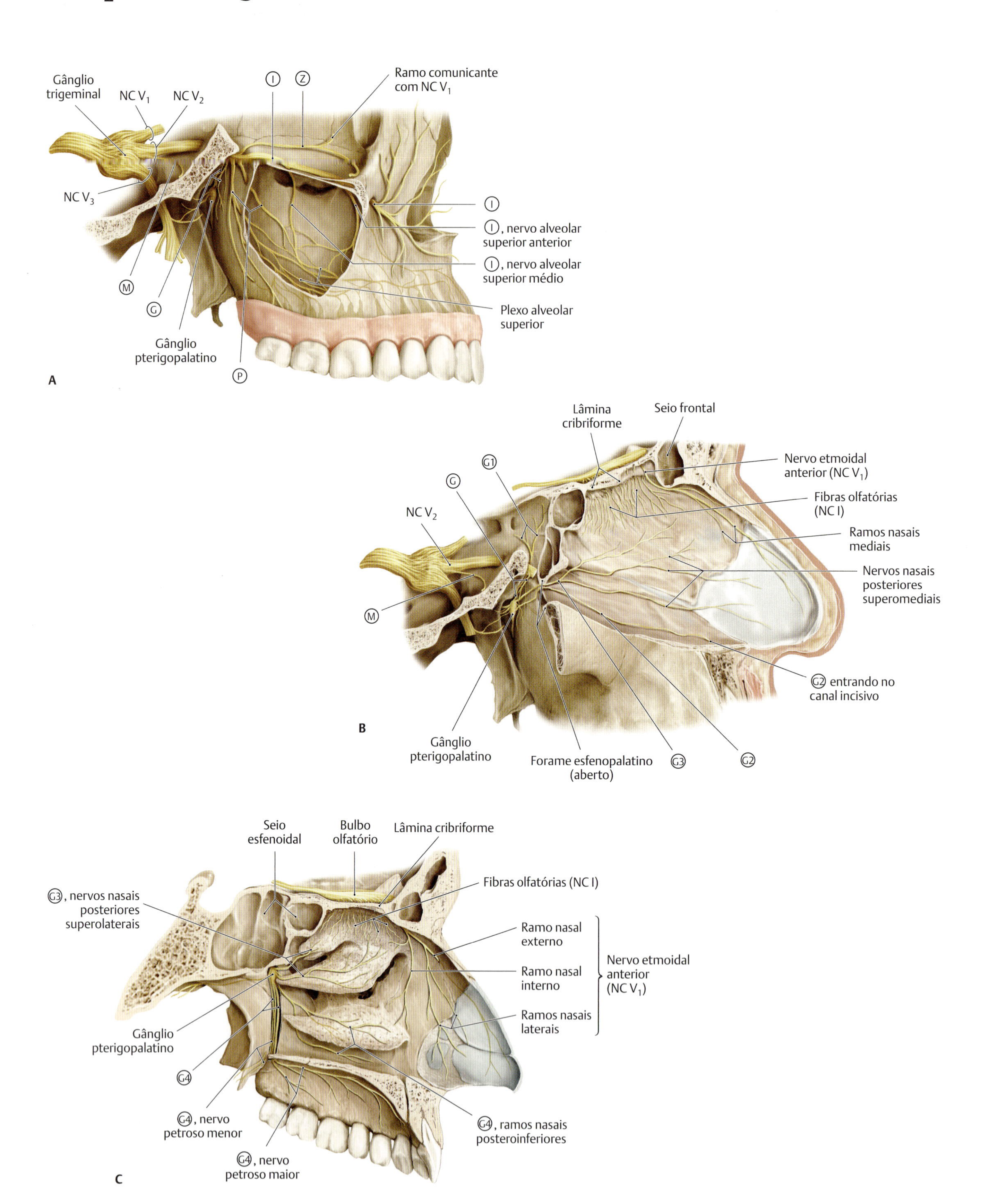

Figura 4.31 **Divisão maxilar (NC V_2) do nervo trigêmeo**
Visão lateral direita. Veja a **Tabela 4.20** para os dísticos. **A** Seio maxilar direito aberto. **B** Septo nasal na cavidade nasal direita. **C** Parede nasal lateral.

Tabela 4.20 Nervo maxilar (NC V_2).	
Como o nervo oftálmico (NC V_1), o nervo maxilar (NC V_2) é um nervo sensorial* que emite fibras das estruturas do esqueleto da face para o gânglio trigeminal. O NC V_2 emite um ramo na fossa média do crânio antes de entrar no forame redondo para a fossa pterigopalatina. Na fossa pterigopalatina, o nervo maxilar se divide em ramos (p. ex., nervos zigomático, alveolar superior posterior e infraorbital) e recebe ramos ganglionares do gânglio pterigopalatino. Este gânglio possui cinco ramos importantes, que distribuem fibras do NC V_2. Essas fibras sensoriais do NC V_2 emitem fibras autônomas do gânglio pterigopalatino.	
Ramos diretos do n. maxilar (NC V_2)	
Ⓜ **N. meníngeo médio**	Sensorial: meninges da fossa média do crânio.
Ⓖ **Ramos ganglionares**	Geralmente dois ramos ganglionares suspendem (passam através de) o **gânglio pterigopalatino** do NC V_2 (veja adiante).
Ⓩ **N. zigomático**	Sensorial: pele da têmpora (**nervo zigomaticotemporal**) e da face (**nervo zigomaticofacial**). As fibras penetram na órbita através de canais no zigomático e seguem na parede lateral da órbita para o NC V_2 através da fissura orbital inferior.
Ⓟ **N. alveolar superior posterior**	Sensorial: dentes molares superiores (associado à gengiva e à túnica mucosa vestibular) e seio maxilar. As fibras seguem sobre a superfície infratemporal da maxila. O nervo alveolar superior posterior contribui para o **plexo alveolar superior** (nn. alveolares anterior, médio e superior).
Ⓘ **N. infraorbital**	Sensorial: pálpebra inferior (pele e túnica conjuntiva), seio maxilar e dentes maxilares (através dos ramos alveolares superiores anterior e médio). • **Nervo alveolar superior médio:** fibras sensoriais dos dentes pré-molares maxilares (associado à gengiva, túnica mucosa vestibular e seio maxilar). • **Nervo alveolar superior anterior:** fibras sensoriais dos dentes incisivos e caninos maxilares (associado à gengiva, túnica mucosa da língua e seio maxilar). Ramo nasal: fibras sensoriais das porções anteriores da parede, assoalho e septo nasal. Essas fibras penetram no canal infraorbital e emergem do sulco infraorbital.
Ramos que passam através do gânglio pterigopalatino: o gânglio pterigopalatino é um gânglio parassimpático do nervo facial (NC VII). Ele emite fibras sensoriais de primeira ordem para o NC V_2 dos cinco ramos principais suprindo a órbita, cavidade nasal, palatos duro e mole e parte nasal da faringe.	
(G1) **Ramos orbitais**	Sensorial: periósteo orbital (através da fissura orbital inferior) e seios paranasais (células etmoidais e seio esfenoidal, através do forame etmoidal posterior.)
(G2) **N. nasopalatino**	Sensorial: palato duro anterior e septo nasal inferior. Os nervos nasopalatinos esquerdo e direito ascendem (nos forames incisivos anterior e posterior, respectivamente) e convergem na fossa incisiva. Eles seguem posterossuperiormente sobre o septo nasal (vômer) através do forame esfenopalatino.
(G3) **Nn. nasais posteriores superiores**	Sensorial: cavidade nasal posterossuperior. (*Nota:* o nervo etmoidal anterior [NC V_1] emite fibras da porção anterossuperior.) • **Nn. nasais posteriores superolaterais:** células etmoidais posteriores e túnica mucosa na região posterior das conchas nasais superior e média. • **Nn. nasais posteriores superomediais:** túnica mucosa da região posterior do teto e do septo nasal.
(G4) **Nn. palatinos (descendente, maior)**	Sensorial: palatos duro e mole. • **N. palatino maior:** palato duro (gengiva, túnica mucosa e glândulas) e palato mole através do canal palatino maior. Recebe fibras da concha nasal inferior e das paredes dos meatos nasais médio e inferior através da lâmina perpendicular do etmoide (ramos nasais posteroinferiores). • **N. palatino menor:** palato mole, tonsilas palatinas e úvula através do canal palatino menor. Os nervos palatinos maior e menor convergem no canal palatino maior.
(G5) **N. faríngeo**	Sensorial: túnica mucosa da parte nasal superior da faringe através do canal palatovaginal (faríngeo).
Andaime autônomo: o gânglio pterigopalatino é afiliado ao NC V_2 sensorial. As fibras autônomas pós-ganglionares são distribuídas pelas fibras sensoriais do NC V_2.	
Gânglio pterigopalatino (NC VII)	**Raiz motora:** fibras parassimpáticas pré-ganglionares do nervo facial (NC VII) seguem no **nervo petroso maior** (junta-se ao nervo petroso profundo para formar o nervo do canal pterigóideo).
	Raiz simpática: as fibras simpáticas pós-ganglionares do gânglio cervical superior ascendem (através do plexo carótico interno) e seguem no **nervo petroso profundo** (junta-se ao nervo petroso maior para formar o canal pterigóideo).
	Raiz sensorial: fibras sensoriais passam através do gânglio de cinco ramos sensoriais (veja anteriormente).
• **Glândula lacrimal:** as fibras secretomotoras parassimpáticas pós-ganglionares para a glândula lacrimal deixam o gânglio pterigopalatino no nervo zigomático (NC V_2). Elas seguem com o nervo zigomaticotemporal para o nervo lacrimal (NC V_1) através de um ramo comunicante. • **Glândulas da cavidade oral:** as fibras parassimpáticas pós-ganglionares para as glândulas das túnicas mucosas palatina, faríngea e nasal alcançam seus alvos por meio de ramos sensoriais correspondentes do NC V_2. • **Vasos sanguíneos:** as fibras simpáticas pós-ganglionares são distribuídas pelo NC V_2. • **Paladar** (NC VII): as fibras gustativas (aferentes viscerais especiais) associadas ao NC VII ascendem do palato para o nervo petroso maior e para o gânglio geniculado do NC VII através dos nervos palatinos.	
**Nota:* os trajetos dos nervos são tradicionalmente descritos de proximal para distal (SNC para a periferia). Entretanto, para os nervos sensoriais, a transmissão sensorial ocorre na direção oposta. É mais apropriado falar dos nervos sensoriais como uma coleção de fibras do que como ramificações que suprem uma região.	

NC V_3: nervo trigêmeo, divisão nandibular

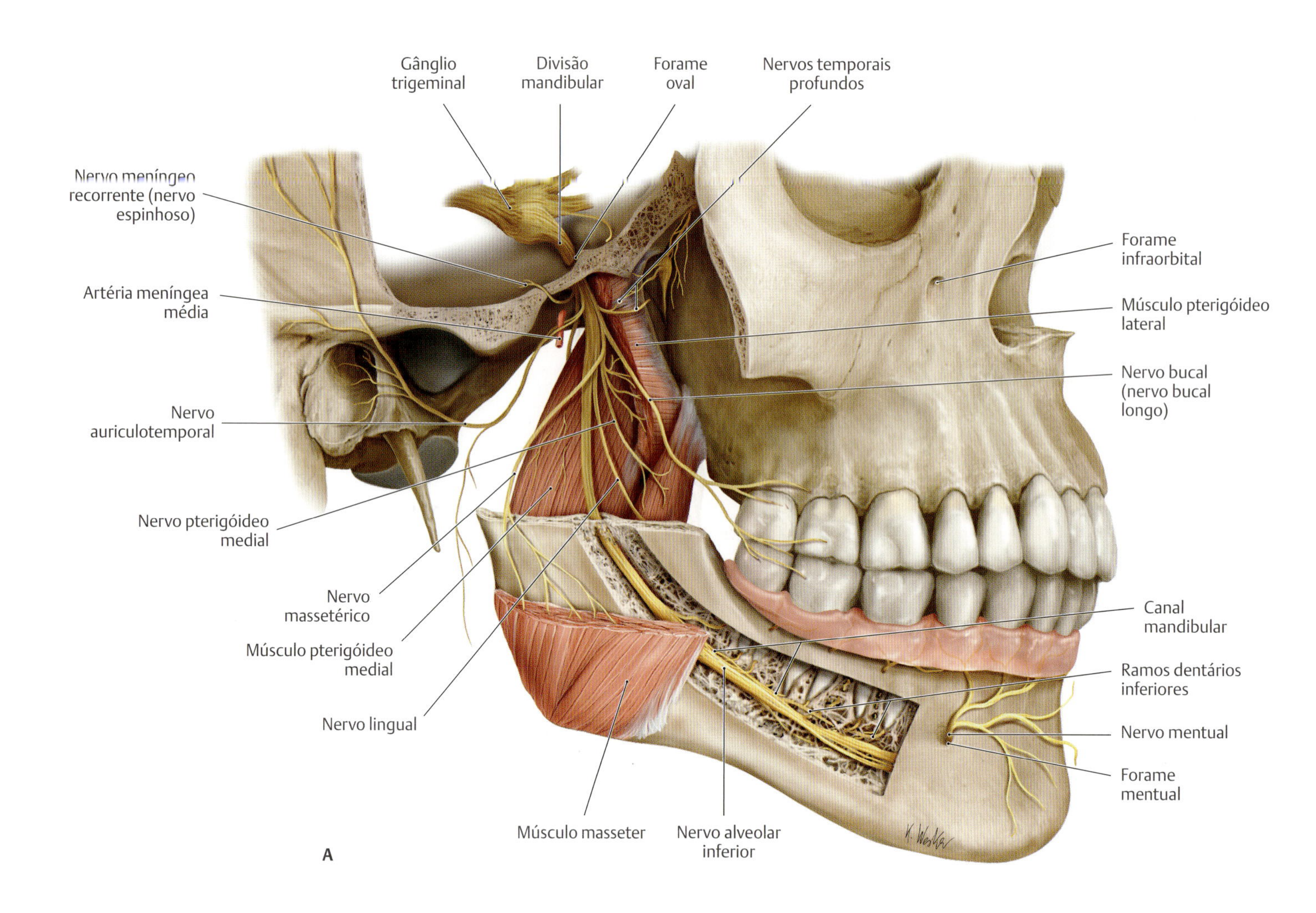

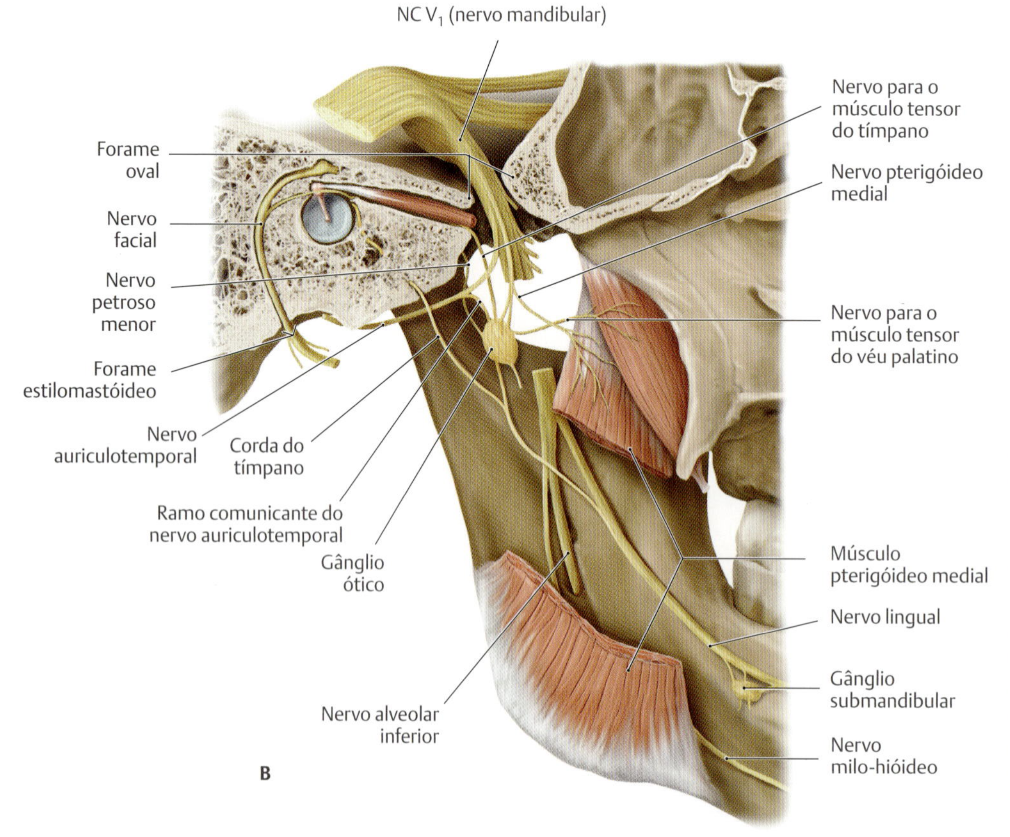

Figura 4.32 **Divisão mandibular (NC V_3) do nervo trigêmeo**

Visão lateral direita. **A** Mandíbula parcialmente aberta com exposição da fossa média do crânio. **B** Cavidade oral aberta (metade direita da mandíbula removida).

O tronco do NC V_3 emite dois ramos (nervos meníngeo recorrente e pterigóideo medial) antes de se dividir em anterior e posterior (veja a **Tabela 4.21**). O nervo para o músculo pterigóideo medial emite fibras branquiomotoras para o gânglio ótico; estas fibras passam sem fazer sinapse para inervar os músculos tensores do tímpano e do véu palatino. O gânglio ótico é o gânglio parassimpático do nervo glossofaríngeo (NC IX). As fibras pré-ganglionares entram pelo nervo petroso menor (reconstituído a partir do plexo timpânico; veja o Capítulo 8). As fibras pós-ganglionares saem com o nervo auriculotemporal (NC V_3) para inervar a glândula jugal. As fibras gustativas do NC VII atravessam o nervo lingual (NC V_3) para o corda do tímpano (onde entram direta ou indiretamente pelo gânglio ótico). Essas fibras ascendem no corda do tímpano através da cavidade timpânica para o nervo facial (NC VII; adiante).

Tabela 4.21 Nervo mandibular (NC V_3).

O nervo mandibular (NC V_3) é o ramo aferente-eferente misto do NC V, contendo fibras sensoriais gerais e fibras branquiomotoras para os oito músculos derivados do 1º arco faríngeo. As raízes sensoriais grandes e as raízes motoras pequenas do NC V deixam a fossa média do crânio via forame oval. Na fossa infratemporal, elas se unem para formar o tronco do NC V_3. O tronco emite dois ramos antes de se separar em divisões anterior e posterior. Dos oito músculos do arco branquial, três são supridos pelo tronco, três pela divisão anterior e dois pala divisão posterior.

Tronco: o tronco do NC V_3 emite um ramo sensorial e um ramo motor. O ramo motor emite fibras branquiomotoras para três dos oito músculos do 1º arco faríngeo.

(R) **Ramo meníngeo recorrente** (nervo espinhoso)	Sensorial: dura-máter da fossa média do crânio (também da fossa anterior do crânio e calvária). O nervo espinhoso se origina na fossa infratemporal e entra novamente na fossa média do crânio através do forame espinhoso.
(MP) **N. pterigóideo medial**	Branquiomotor: diretamente para o músculo pterigóideo medial. Certas fibras penetram no gânglio ótico através da raiz motora e passam sem fazer sinapse para: • N. para o músculo tensor do véu palatino: **músculo tensor do véu palatino**. • N. para o músculo tensor do tímpano: **músculo tensor do tímpano**.

Divisão anterior: a divisão anterior do NC V_3 contém predominantemente fibras eferentes (com um ramo sensorial, o nervo bucal). As fibras motoras branquiomotoras inervam três dos oito músculos do 1º arco faríngeo.

(M) **N. masseter**	Branquiomotor: **músculo masseter**.
	Sensorial: articulação temporomandibular (ramos articulares).
(T) **N. temporal profundo**	Branquiomotor: **músculo temporal** através de dois ramos: • N. temporal profundo anterior • N. temporal profundo posterior
(LP) **N. pterigóideo lateral**	Branquiomotor: **músculo pterigóideo lateral**.
(B) **N. bucal (bucal longo)**	Sensorial: face (pele e túnica mucosa) e gengiva vestibular dos dentes molares

Divisão posterior: a maior divisão posterior do NC V_3 contém predominantemente fibras aferentes (com um ramo motor, o nervo milo-hióideo). O nervo milo-hióideo se origina do nervo alveolar inferior e supre os dois músculos restantes do 1º arco faríngeo.

(A) **N. auriculotemporal**	Sensorial: pele da orelha e da têmpora. As fibras passam através da glândula parótida, atrás da articulação temporomandibular, e no interior da fossa infratemporal. O nervo tipicamente se divide ao redor da artéria meníngea média (um ramo da artéria maxilar) antes de se juntar à divisão posterior. Distribui fibras parassimpáticas pós-ganglionares do gânglio ótico.
(L) **N. lingual**	Sensorial: túnica mucosa da cavidade oral (região pré-sulcal da língua, assoalho bucal e gengiva de recobrimento da superfície dos dentes inferiores). Na fossa infratemporal, o nervo lingual se combina com corda do tímpano (NC VII).
(I) **N. alveolar inferior**	Sensorial: dentes inferiores e mento: • **Ramo incisivo:** dentes incisivos, caninos e 1os pré-molares (associado à gengiva vestibular). • **N. mentual:** gengiva vestibular dos dentes incisivos e pele do lábio inferior e do mento. O nervo mentual penetra no forame mentual e se combina com o ramo incisivo no canal da mandíbula. O nervo alveolar inferior sai da mandíbula através do forame da mandíbula e se combina para formar a divisão posterior do NC V_3. *Nota*: os 2os dentes pré-molares e os dentes molares inferiores são supridos pelo nervo alveolar inferior antes que este se divida em seus ramos terminais.
	Branquiomotor: ramo de fibras justaproximais ao forame da mandíbula: • **N. milo-hióideo: Músculo milo-hióideo** e ramo anterior do **músculo digástrico**.

Andaime autônomo: o gânglio parassimpático do NC VII (gânglio submandibular) e do NC IX (gânglio ótico) estão funcionalmente associados ao NC V_3.

Gânglio submandibular (NC VII)	Raiz parassimpática	Fibras parassimpáticas pré-ganglionares do nervo facial (NC VII) seguem para o gânglio no **corda do tímpano**, nervo facial e nervo lingual (NC V_3).
	Raiz parassimpática	Fibras simpáticas do **gânglio cervical superior** ascendem (através do plexo carótico interno) e seguem em um plexo na artéria facial.
Gânglio ótico (NC IX)	Raiz parassimpática	Fibras parassimpaticas pré-ganglionares entram do NC IX através do **nervo petroso menor**.
	Raiz simpática	Fibras simpáticas pós-ganglionares do **gânglio cervical superior** entram através de um plexo na artéria meníngea média.

- **Glândula parótida:** fibras parassimpáticas pós-ganglionares do gânglio ótico seguem para a glândula parótida através do n. auriculotemporal (NC V_3).
- **Glândulas submandibulares e sublinguais:** fibras autônomas pós-ganglionares para as glândulas submandibulares e sublinguais seguem do gânglio submandibular através dos ramos glandulares.

- **Paladar** (NC VII): fibras gustativas (fibras viscerossensoriais especiais) para o NC VII podem seguir através do nervo lingual (NC V_3) para o corda do tímpano (NC VII).

Nota: os trajetos dos nervos são tradicionalmente descritos de proximal para distal (SNC para a periferia). Entretanto, para os nervos sensoriais, a transmissão sensorial ocorre na direção oposta. É mais apropriado falar dos nervos sensoriais como uma coleção de fibras do que como ramificações que suprem uma região.

NC VII: nervo facial, núcleos e ramos internos

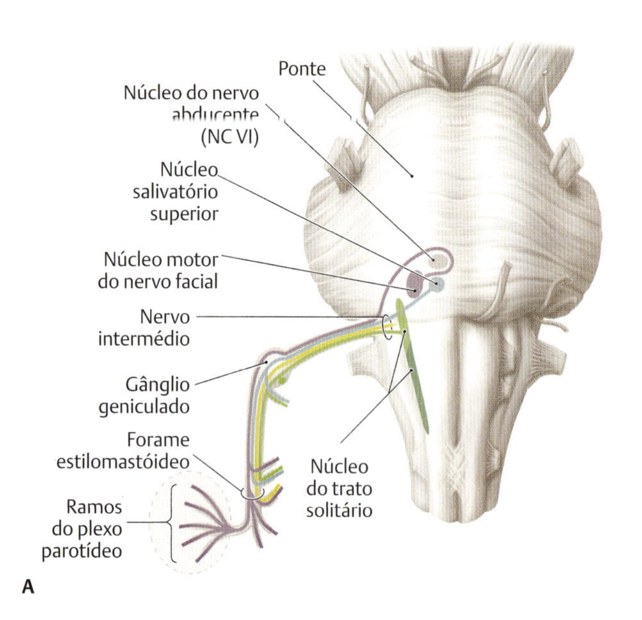

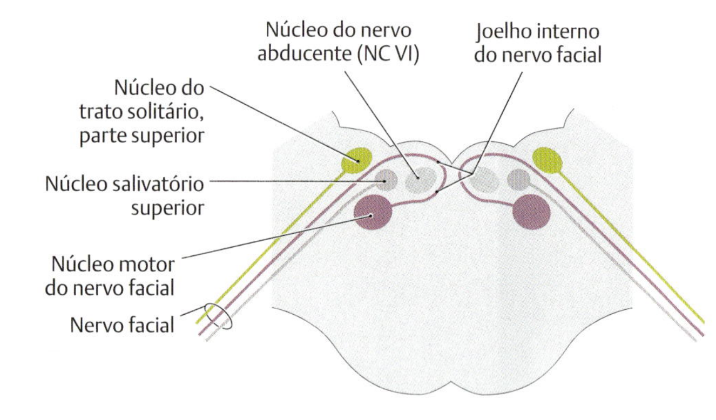

Figura 4.33 **Nervo facial (NC VII)**
A Visão anterior do tronco encefálico. B Visão superior de corte transversal através da ponte.
Fibras: o nervo facial fornece a inervação branquiomotora aos músculos do segundo arco branquial e a inervação motora parassimpática à maioria das glândulas salivares (por meio dos gânglios pterigopalatino e submandibular). As fibras gustativas são transmitidas por intermédio dos neurônios sensoriais pseudounipolares com os corpos celulares no gânglio geniculado. O nervo facial também recebe sensação geral da orelha externa.
Ramos: os ramos superficiais do NC VII são principalmente branquiomotores (somente o nervo auricular posterior pode conter tanto fibras sensoriais quanto motoras). As fibras gustativas e pós-ganglionares parassimpáticas cursam nos nervos corda do tímpano e petroso maior. Essas fibras convergem para o joelho externo e penetram no tronco encefálico junto com o nervo intermédio.

Tabela 4.22 **Nervo facial (NC VII).**

Distribuição de núcleos, gânglios e fibras	
Branquiomotor (roxo)	
Núcleo motor facial	Neurônios motores inferiores inervam todos os músculos do 2º arco branquial (faríngeo): • Músculos da expressão facial • Músculo estilo-hióideo • Músculo digástrico, ventre posterior • Músculo estapédio
Parassimpático (azul)	
Núcleo salivatório superior	Os neurônios pós-ganglionares fazem sinapse no **gânglio pterigopalatino** ou no **gânglio submandibular**.
	Neurônios pós-ganglionares inervam: • Glândula lacrimal • Glândulas submandibulares e sublinguais • Glândulas menores das cavidades oral e nasal
Aferente visceral especial (verde-claro)	
Núcleo do trato solitário, parte superior	As células pseudounipolares de primeira ordem no **gânglio geniculado** transmitem a sensação gustativa da região pré-sulcal da língua e do palato mole (através do corda do tímpano e do nervo petroso maior).
Aferente somático geral (não foi mostrado)	
As células pseudounipolares de primeira ordem no **gânglio geniculado** transmitem sensações gerais da orelha externa (aurícula e pele do meato acústico) e membrana timpânica lateral.	
Trajeto	
Emergência: os axônios do núcleo salivatório superior e do núcleo do trato solitário formam o **nervo intermédio**. Eles se combinam com as fibras branquiomotoras e somatomotoras para emergir do tronco encefálico como NC VII. **Ramos internos:** o NC VII penetra na parte petrosa do temporal através do meato acústico interno. No interior do canal do nervo facial, ele emite um ramo branquiomotor (nervo para o músculo estapédio) e dois nervos (nervo petroso maior e corda do tímpano) contendo fibras parassimpáticas e gustativas. **Ramos externos:** as fibras remanescentes emergem através do forame estilomastóideo. Três ramos diretos se originam antes que as fibras penetrem na glândula parótida (nervo para o músculo digástrico posterior, nervo para o músculo estilo-hióideo e nervo auricular posterior). Na glândula, as fibras branquiomotoras se ramificam para formar o plexo parotídeo, que inerva os músculos do 2º arco branquial.	
Lesões	
O NC VII é mais facilmente lesado em suas porções distais (após emergir da glândula parótida). As lesões do nervo no plexo carótico causam paralisia muscular. As fraturas do temporal podem lesar o nervo dentro do canal do nervo facial, causando distúrbios de paladar, lacrimação, salivação etc. (veja a **Figura 4.34**).	

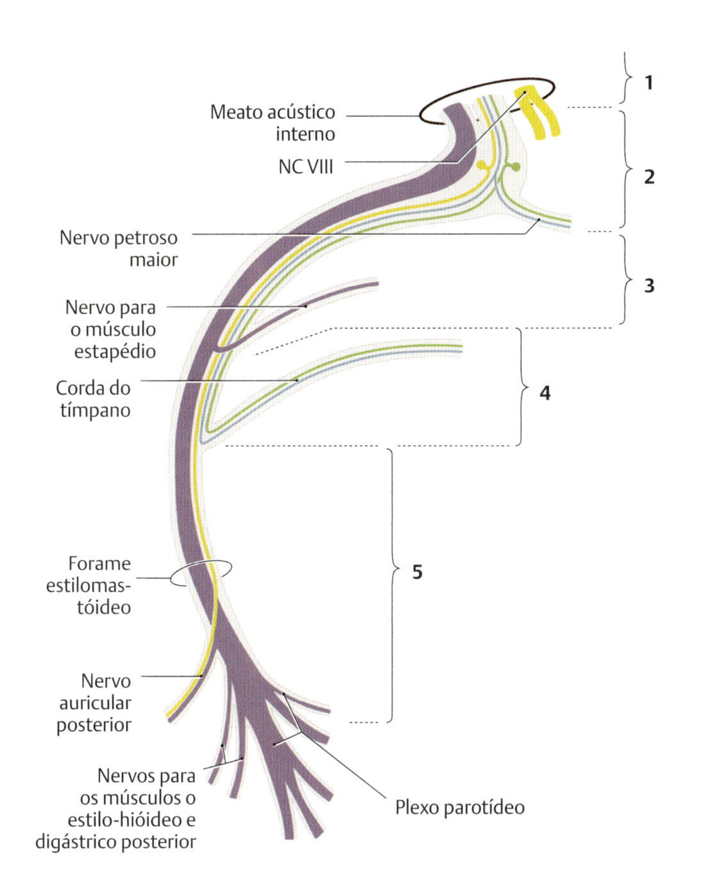

Figura 4.34 **Ramos do nervo facial**
O nervo facial penetra no canal do nervo facial da parte petrosa do temporal por meio do meato acústico interno. Muitas fibras branquiomotoras e todas as fibras somatossensoriais emergem através do forame estilomastóideo. Dentro do canal do nervo facial, o NC VII emite o ramo branquiomotor e dois nervos que contêm tanto fibras parassimpáticas como fibras gustativas (nervo petroso maior e corda do tímpano). As fraturas do temporal podem lesar o nervo facial em vários níveis:

1 Meato acústico interno: as lesões afetam o NC VII e o nervo vestibulococlear (NC VIII). A paralisia facial motora periférica é acompanhada por perda da audição e tontura.
2 Joelho externo do nervo facial: a paralisia facial motora periférica é acompanhada por distúrbios da sensação gustativa, lacrimação e salivação (nervo petroso maior).
3 A paralisia motora é acompanhada por distúrbios de salivação e paladar (corda do tímpano). A paralisia do músculo estapédio causa hiperacusia (hipersensibilidade aos sons normais).
4 A paralisia facial é acompanhada por distúrbios do paladar e salivação (corda do tímpano).
5 A paralisia facial é a única manifestação de uma lesão neste nível.

Figura 4.35 **Trajeto do nervo facial**
Visão lateral direita do temporal direito (parte petrosa). Tanto o nervo facial como o nervo vestibulococlear (NC VIII, não mostrado) passam através do meato acústico interno na superfície posterior da parte petrosa do temporal. O nervo facial corre lateralmente no osso para o joelho externo, que contém o **gânglio geniculado** (corpos celulares e neurônios sensoriais pseudounipolares de primeira ordem). No joelho, o NC VII pende e descende no canal do nervo facial. Ele emite três ramos entre o gânglio geniculado e o forame estilomastóideo:

- **Nervo petroso maior:** fibras gustativas e parassimpáticas (aferentes viscerais especiais) se ramificam a partir do gânglio geniculado no canal do nervo petroso maior. Elas emergem na superfície anterior da pirâmide petrosa e continuam ao longo da superfície do forame lacerado. O nervo petroso maior se combina com o nervo petroso profundo no canal pterigóideo (nervo do canal pterigóideo, vidiano). O nervo petroso maior contém fibras que formam a raiz motora do gânglio pterigopalatino (o gânglio parassimpático do NC VII). O gânglio pterigopalatino distribui fibras autônomas por meio do nervo trigêmeo (principalmente a divisão maxilar, NC V_2).
- **Nervo estapédio:** fibras branquiomotoras inervam o músculo estapédio.
- **Corda do tímpano:** as fibras parassimpáticas e gustativas remanescentes deixam o nervo facial como corda do tímpano. Este nervo corre através da cavidade timpânica e da fissura petrotimpânica para a fossa infratemporal, onde se une com o nervo lingual (NC V_3).

As fibras remanescentes (branquiomotoras com algumas sensoriais gerais) emergem do forame estilomastóideo.

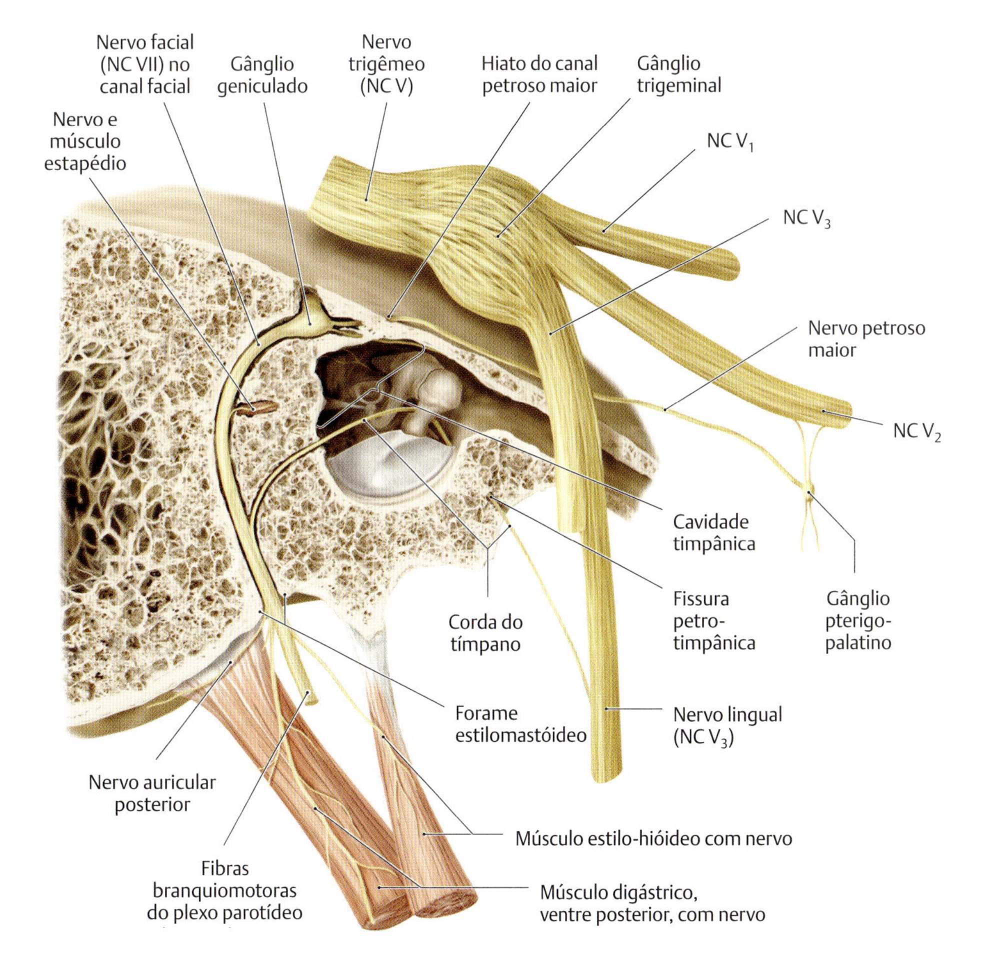

NC VII: nervo facial, ramos externos e gânglios

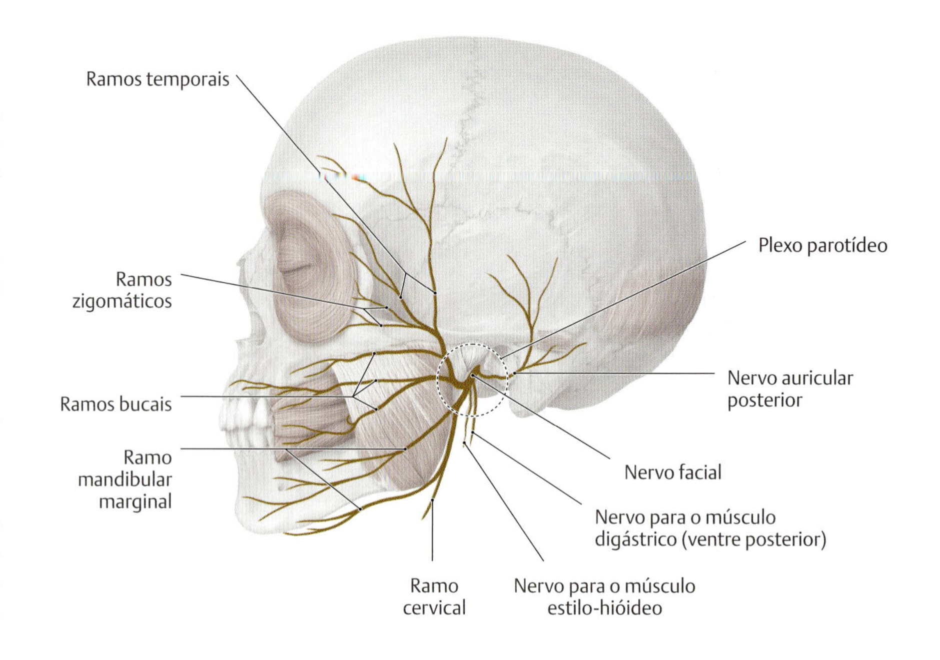

Figura 4.36 **Inervação dos músculos do segundo arco branquial**
Visão lateral esquerda. As fibras branquiomotoras do NC VII inervam todos os músculos derivados do segundo arco branquial. Com exceção do nervo estapédio (para o músculo estapédio), todas as fibras branquiomotoras no nervo facial emergem do canal do nervo facial pelo forame estilomastóideo. Três ramos se originam *antes* do plexo parotídeo:

- Nervo auricular posterior (*Nota:* este também pode conter fibras somatossensoriais gerais.)
- Nervo para o músculo digástrico (ventre posterior)
- Nervo para o músculo estiloide

As fibras branquiomotoras remanescentes penetram, então, na glândula parótida, onde se dividem em dois troncos (temporofacial e cervicofacial) e em cinco ramos principais, que inervam os músculos da expressão facial:

- Temporal
- Zigomático
- Bucal
- Mandibular (mandibular marginal)
- Cervical

A ramificação do plexo é variável.

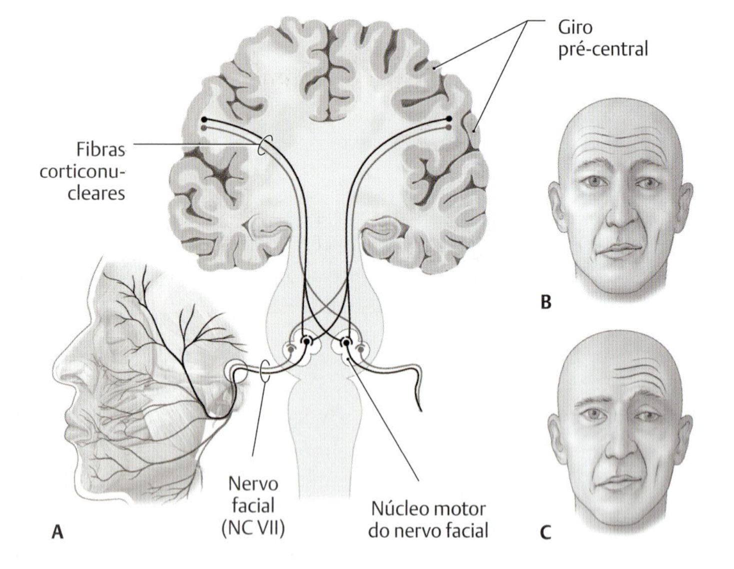

Figura 4.37 **Paralisia facial**

A Neurônios motores superiores no córtex somatomotor primário (giro pré-central) descendem para os corpos celulares dos neurônios motores inferiores no núcleo motor facial. Os axônios desses neurônios motores inferiores inervam os músculos derivados do segundo arco branquial. O núcleo motor facial apresenta uma estrutura "bipartida": sua parte craniana (superior) supre os músculos da calvária e da fissura palpebral, e sua parte caudal (inferior) supre os músculos da região inferior da face. A parte craniana do núcleo recebe inervação bilateral (dos neurônios motores superiores nos dois hemisférios). A parte caudal recebe inervação contralateral (dos neurônios corticais do outro lado).

B Paralisia central (supranuclear): a perda dos neurônios motores superiores (mostrados aqui para o hemisfério esquerdo) causa paralisia contralateral na metade inferior da face, mas não causa paralisia na metade superior. Por exemplo, a boca do paciente ficará arqueada no lado direito (paralisia contralateral dos músculos inferiores), mas a capacidade de franzir a testa e fechar os olhos está intacta.

C Paralisia periférica (infranuclear): a perda dos neurônios motores inferiores (mostrada aqui para o tronco encefálico direito) causa paralisia ipsilateral completa. Por exemplo, todo o lado direito da face está paralisado. Dependendo do local da lesão, déficits adicionais podem estar presentes (lacrimação ou salivação diminuída, perda da sensação do paladar na região anterior da língua).

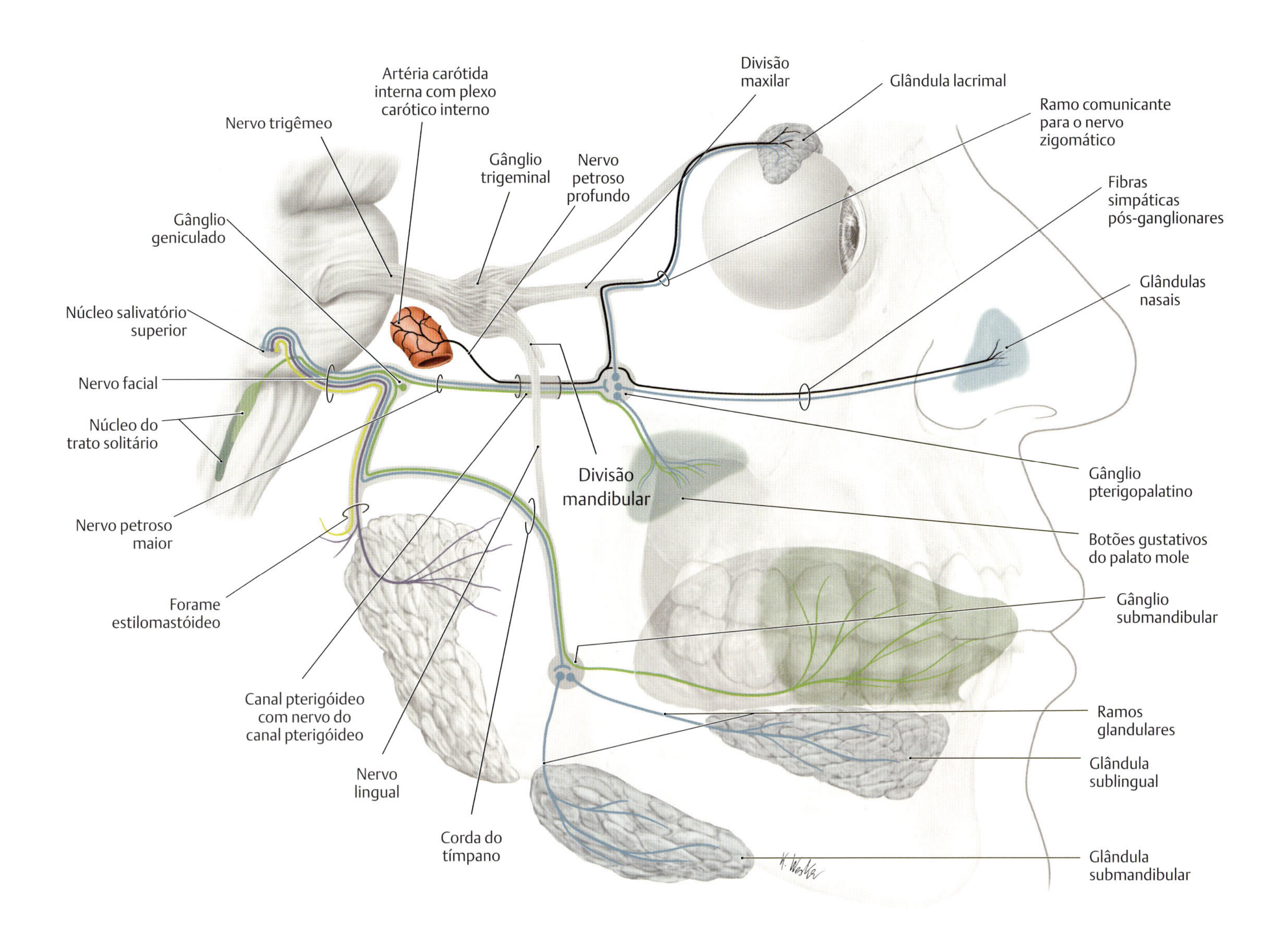

Figura 4.38 **Gânglios do nervo facial**

As fibras autônomas e gustativas geralmente seguem com as fibras sensoriais de outros nervos para alcançar seus alvos. As fibras parassimpáticas e gustativas deixam o nervo facial por meio de dois ramos: o nervo petroso maior e o corda do tímpano.

- **Nervo petroso maior:** as fibras pré-ganglionares parassimpáticas e gustativas do gânglio geniculado seguem no canal do nervo petroso maior. Elas se juntam pelo nervo petroso profundo, que emite fibras simpáticas pós-ganglionares do gânglio cervical superior (por meio do plexo carático interno). Os nervos petrosos maior e profundo se combinam para formar o nervo do canal pterigóideo (vidiano), que emite fibras gustativas, parassimpáticas e simpáticas para o gânglio pterigopalatino (apenas as parassimpáticas farão sinapse no gânglio; todas as outras fibras passam sem fazer sinapse). Os ramos do NC V_2 então distribuem as fibras para seus alvos.
  - **Glândula lacrimal:** as fibras autônomas (simpáticas e parassimpáticas) correm com os ramos do NC V_2 (nervos zigomático e zigomaticotemporal) para um ramo comunicante, que os emite para o nervo lacrimal (NC V_1) e, consequentemente, para a glândula lacrimal.
  - **Glândulas menores das cavidades nasais e da cavidade oral:** as fibras autônomas correm com os ramos do NC V_2 para as glândulas menores na túnica mucosa da cavidade nasal, seios maxilares e tonsilas palatinas.
  - **Paladar:** as fibras gustativas correm com os ramos do NC V_2 para o palato mole.
- **Corda do tímpano:** as fibras pré-ganglionares parassimpáticas e gustativas seguem através do corda do tímpano. Elas emergem da fissura timpânica e se combinam com o nervo lingual (NC V_3) na fossa infratemporal. Elas são emitidas para as glândulas submandibulares pelo nervo lingual e, daí, os ramos pós-ganglionares seguem para seus alvos por meio dos ramos do NC V_3.
  - **Glândulas submandibulares e sublinguais:** as fibras pós-ganglionares parassimpáticas correm com os ramos do NC V_3 para as glândulas.
  - **Botões gustativos da língua:** os botões gustativos na porção anterior da língua recebem fibras gustativas do corda do tímpano por meio do nervo lingual (NC V_3). *Nota:* a porção pós-sulcal da língua e a parte oral da faringe recebem fibras gustativas do NC IX. A raiz da língua e a epiglote recebem fibras gustativas do NC X.

Nota: o **nervo petroso menor** corre no canal do nervo petroso menor quase paralelamente ao nervo petroso maior. O nervo petroso menor emite fibras pré-ganglionares parassimpáticas do plexo timpânico (NC IX) para o gânglio ótico. Estas fibras inervam as glândulas parótidas, jugais e labiais inferiores, com fibras pós-ganglionares distribuídas por meio de ramos do NC V_3.

NC VIII: nervo vestibulococlear

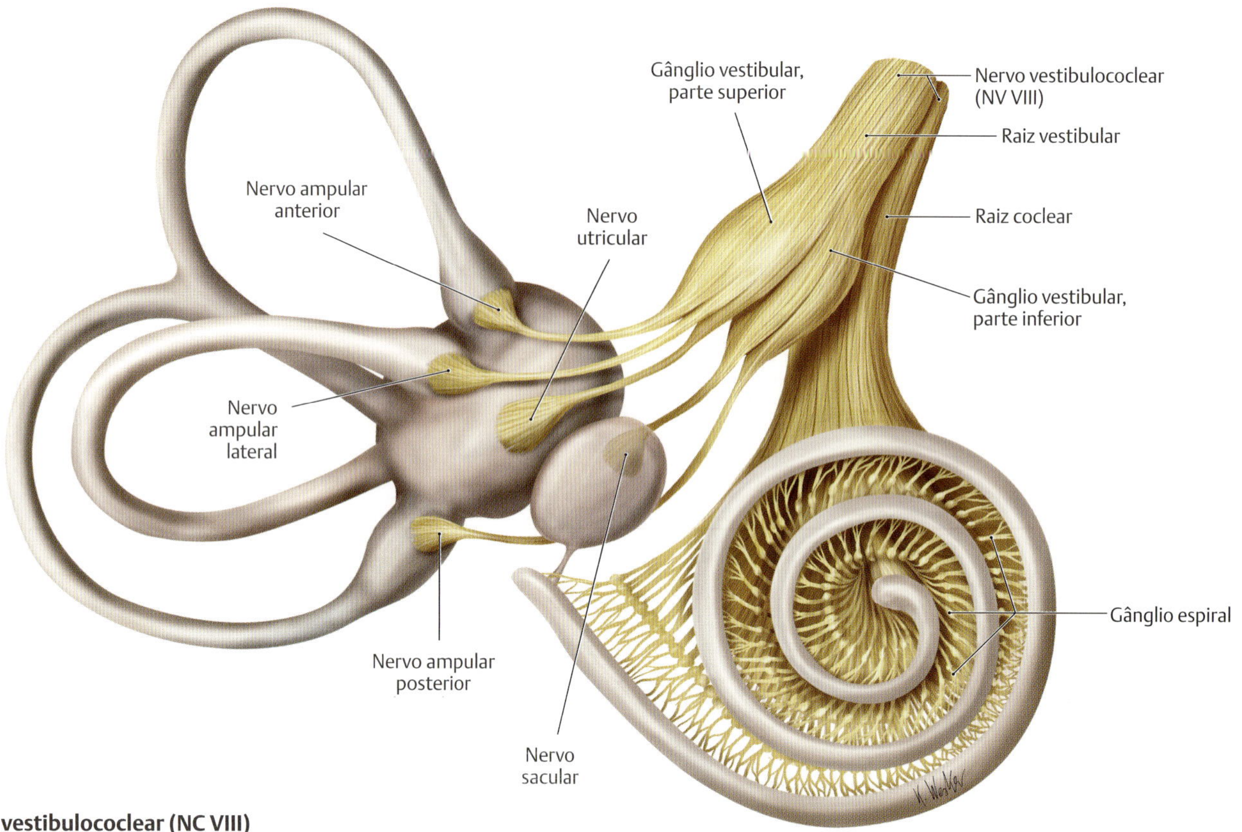

Figura 4.39 **Nervo vestibulococlear (NC VIII)**
O nervo vestibulococlear consiste em duas partes. A raiz vestibular emite impulsos aferentes do aparelho vestibular (equilíbrio). A raiz coclear emite impulsos aferentes do aparelho auditivo (audição).

Tabela 4.23 Nervo vestibulococlear (NC VIII).		
Distribuição de núcleos, gânglios e fibras		
Aferentes somáticos especiais (laranja): os neurônios sensoriais somáticos especiais emitem fibras sensoriais do aparelho vestibular (equilíbrio) e do aparelho auditivo (audição). Ambas as partes do nervo contêm neurônios sensoriais bipolares de primeira ordem.		
Neurônios	**Raiz vestibular**	**Raiz coclear**
Processos periféricos	Nas células sensoriais dos canais semicirculares, do sáculo e do utrículo.	Nas células pilosas do órgão espiral (de Corti).
Corpos celulares	**Gânglio vestibular** • Parte inferior: processos periféricos do sáculo e do canal semicircular posterior. • Parte superior: processos periféricos dos canais semicirculares anterior e lateral e do utrículo.	**Gânglio espiral.** Os processos periféricos dos neurônios nessa miríade de gânglios irradiam-se externamente para receber informações sensoriais do modíolo da cóclea.
Processos centrais (axônios)	Para quatro **núcleos vestibulares** no bulbo (assoalho da fossa romboide). Alguns passam diretamente para o cerebelo através do pedúnculo cerebelar inferior.	Para dois **núcleos cocleares** laterais ao núcleo vestibular.
Núcleos	Núcleos superior, lateral, medial e inferior.	Núcleos cocleares anterior e posterior.
Lesões	Tontura.	Perda da audição (variando para surdez).
Trajeto		
As raízes vestibular e coclear se unem no meato acústico interno para formar o nervo vestibulococlear, que é recoberto por uma bainha de tecido conjuntivo comum. O nervo emerge do meato acústico interno na superfície medial da parte petrosa do temporal e entra no tronco encefálico no nível da junção pontomedular, em particular no ângulo pontocerebelar.		

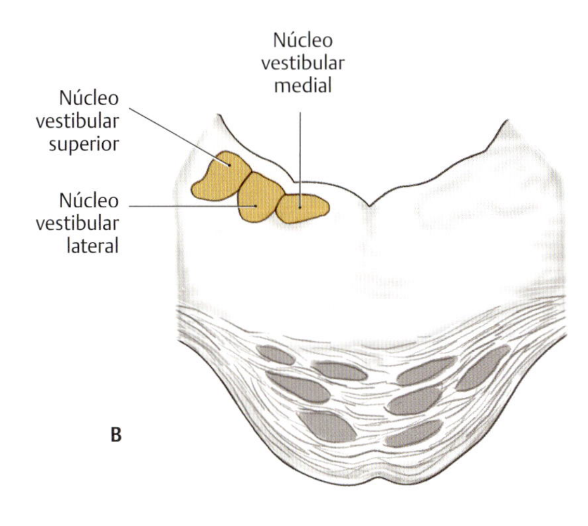

Figura 4.40 **Raiz e núcleos vestibulares**
A Visão anterior do bulbo e da ponte. **B** Corte transversal através do bulbo superior.

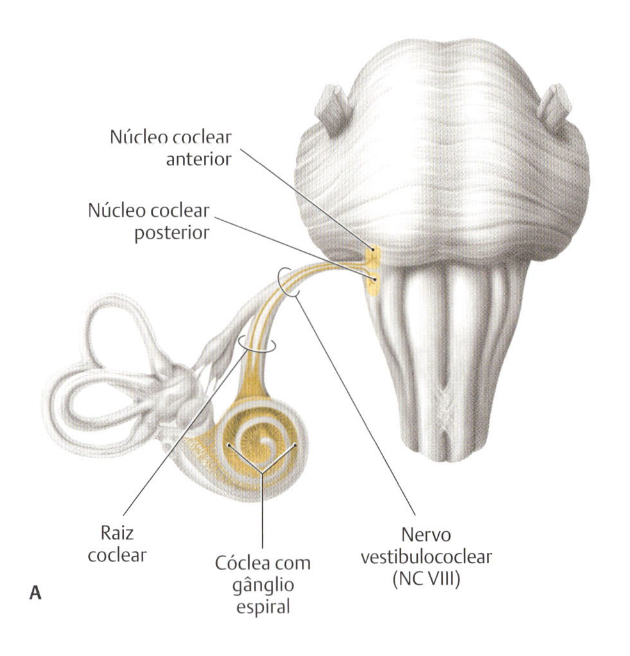

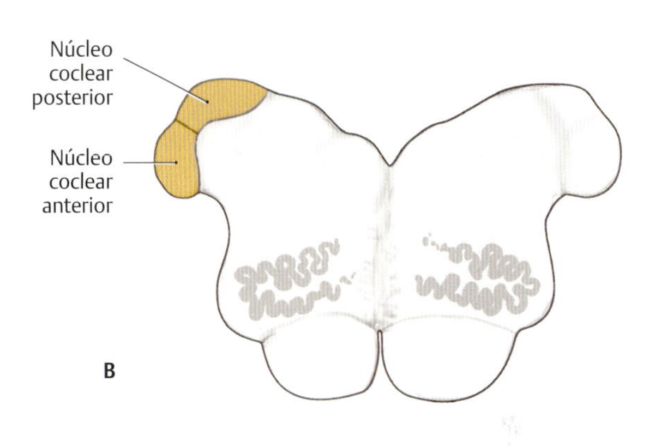

Figura 4.41 **Raiz e núcleos cocleares**
A Visão anterior do bulbo e da ponte. **B** Corte transversal através do bulbo superior.

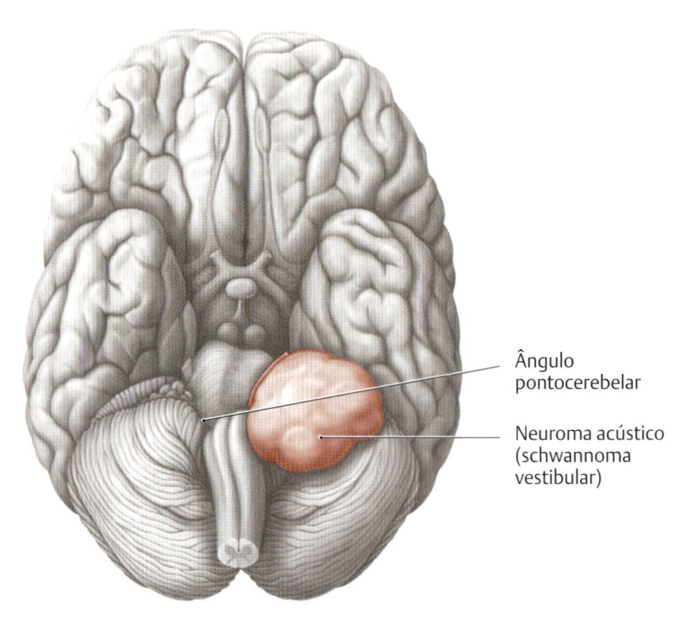

Figura 4.42 **Neuroma acústico no ângulo pontocerebelar**
Os neuromas acústicos (mais precisamente schwannomas vestibulares) são tumores benignos do ângulo pontocerebelar que se originam das células de Schwann da raiz vestibular do NC VIII. Na medida em que crescem, comprimem e deslocam as estruturas adjacentes, o que acarreta a perda da audição progressiva e lenta, e marcha atáxica. Os tumores grandes podem prejudicar a saída de LCS do 4º ventrículo, causando hidrocefalia e hipertensão intracraniana sintomática (vômito e prejuízos à consciência).

NC IX: nervo glossofaríngeo

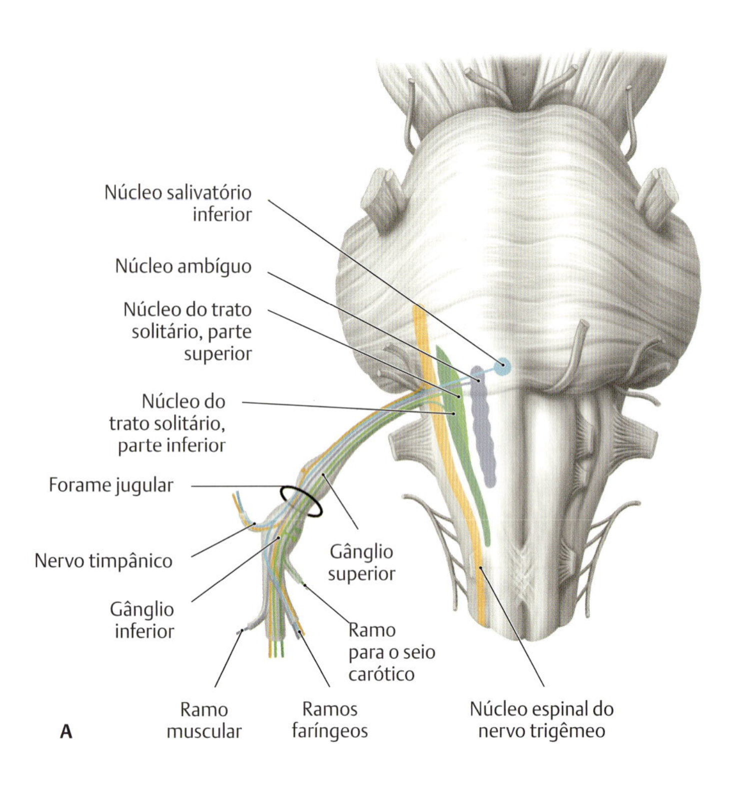

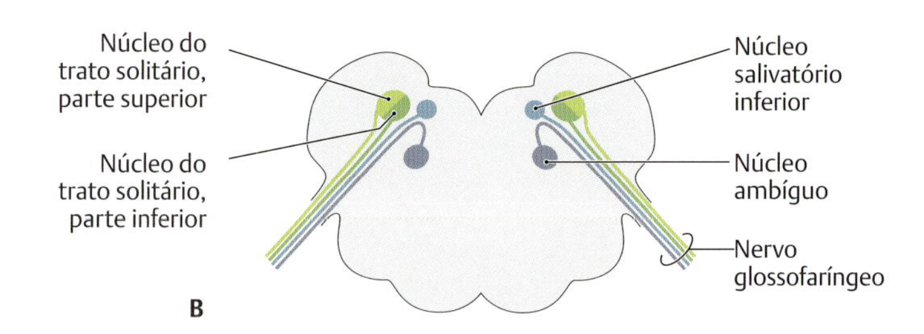

Figura 4.43 **Núcleos do nervo glossofaríngeo**
A Visão anterior do tronco encefálico. **B** Corte transversal através do bulbo.

Tabela 4.24 Nervo glossofaríngeo (NC IX).	
Distribuição de núcleos, gânglios e fibras	
Branquiomotor (roxo)	
Núcleo ambíguo	Os neurônios motores inferiores inervam os músculos derivados do 3º, 4º e 6º arcos branquiais via NC IX, X e XI. • NC IX inerva o derivado do 3º arco branquial (estilofaríngeo)
Parassimpático (azul)	
Núcleo salivatório inferior	Os neurônios pré-ganglionares fazem sinapse no **gânglio ótico**.
	Os neurônios pós-ganglionares inervam: • Glândula parótida (**Figura 4.44A**) • Glândulas jugais • Glândulas labiais inferiores
Aferente somático geral (amarelo)	
Núcleo espinal do NC V	As células pseudounipolares de primeira ordem no **gânglio superior** do NC IX inervam: • Parte nasal e oral da faringe, região pós-sulcal da língua, tonsilas palatinas e úvula (**Figura 4.44B,C**). Essas fibras incluem o limbo aferente do reflexo da náusea. • Cavidade timpânica e tuba auditiva (**Figura 4.44D**).
Viscerossensoriais (verde)	
As células pseudounipolares de primeira ordem do **gânglio inferior** transmitem sensação de paladar e visceral para o **núcleo do trato solitário**. Este complexo nuclear consiste em uma parte superior (paladar) e uma parte inferior (sensação visceral geral).	
Núcleo do trato solitário	Paladar (**Figura 4.44E**): as fibras viscerossensoriais especiais da região pós-sulcal da língua fazem sinapse na **parte superior**.
	Sensação visceral (**Figura 4.44F**): as fibras viscerossensoriais gerais do glomo carótico (quimiorreceptores) e do seio carótico (receptores de pressão) fazem sinapse na **parte inferior**.
Trajeto	
O nervo glossofaríngeo se origina do bulbo e sai do crânio passando pelo forame jugular. Ele apresenta dois gânglios sensoriais com células sensoriais pseudounipolares de primeira ordem: o gânglio superior (somatossensorial) dentro da cavidade craniana e o gânglio inferior (viscerossensorial) distal ao forame jugular.	
Lesões	
As lesões isoladas do NC IX são raras. As lesões tendem a ocorrer durante fraturas que rompem o forame jugular. Tais lesões afetariam os NC IX, X e XI.	

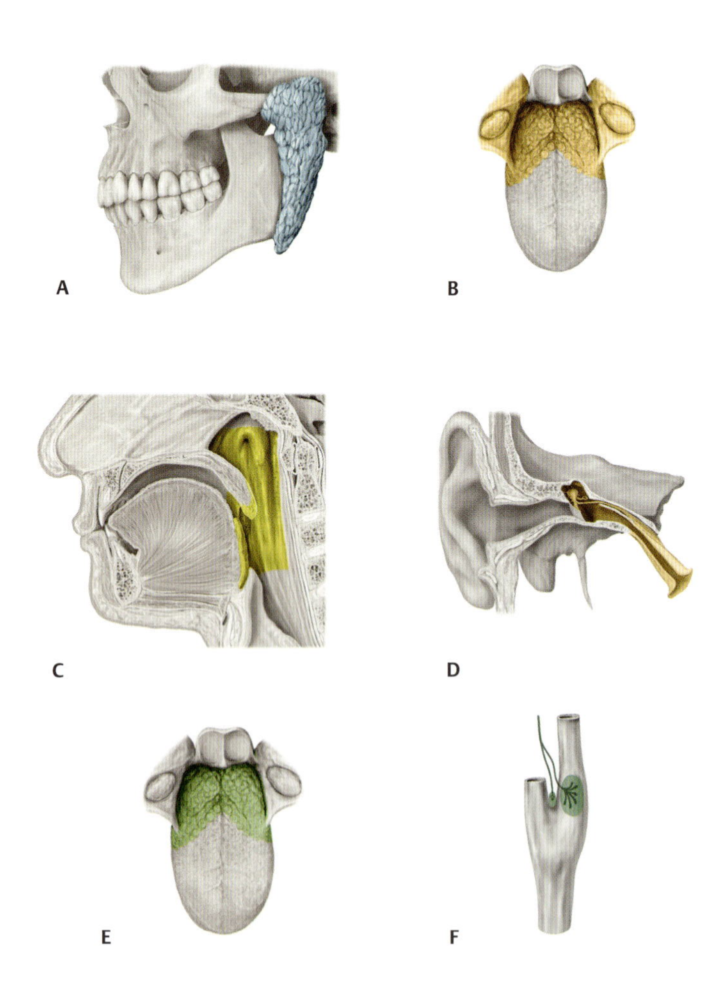

Figura 4.44 **Distribuição das fibras do NC IX**

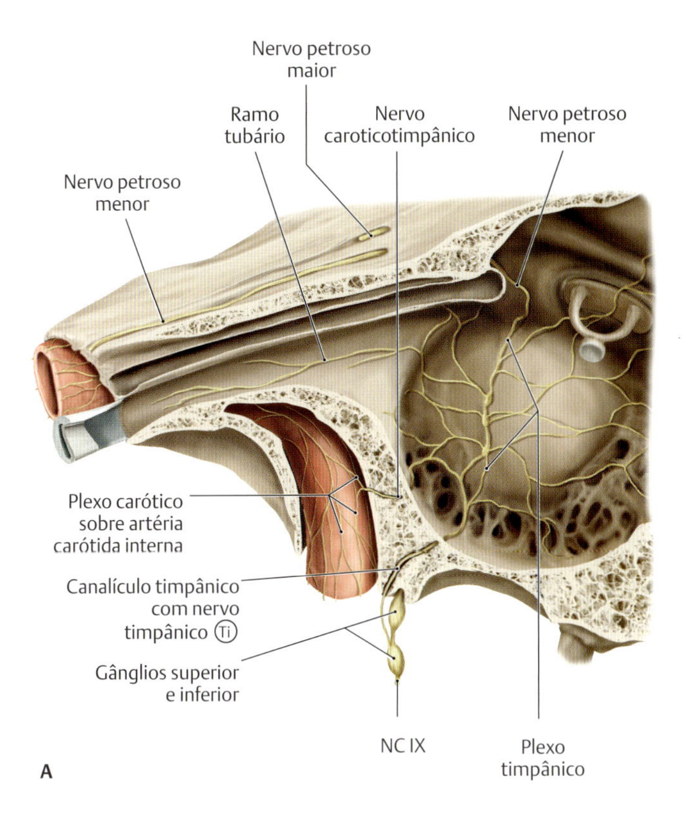

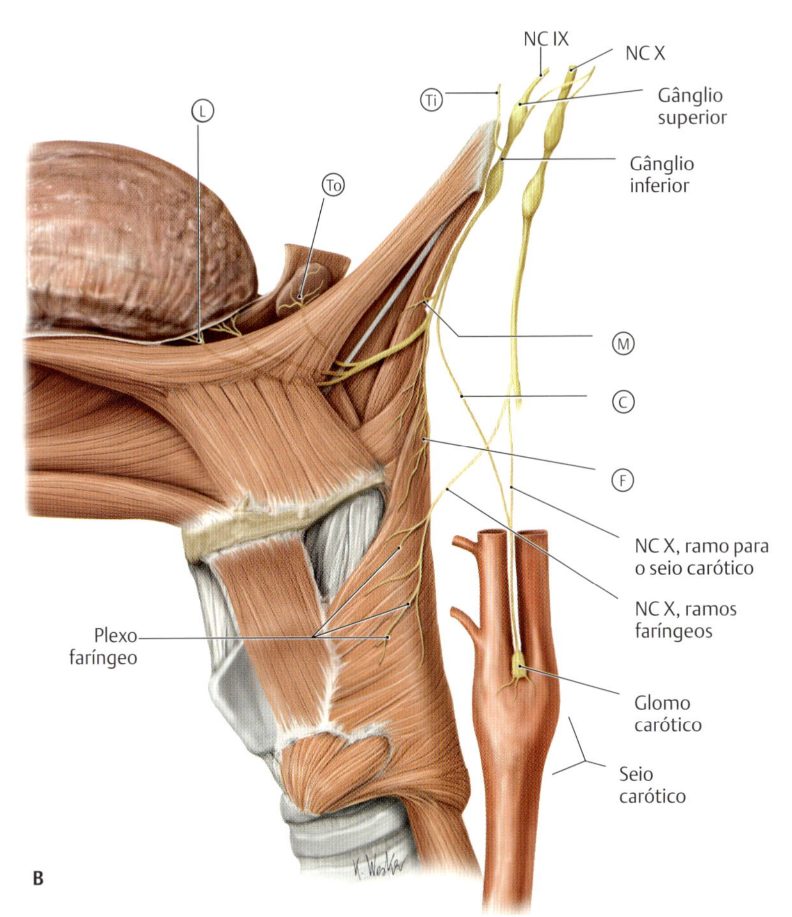

Figura 4.45 **Ramos do nervo glossofaríngeo**
A Visão anterolateral esquerda da cavidade timpânica aberta. **B** Visão lateral esquerda.

Tabela 4.25 **Ramos do nervo glossofaríngeo.**

(Ti) N. timpânico

As fibras parassimpáticas somatossensoriais e pré-ganglionares se ramificam no gânglio inferior e seguem através do canalículo timpânico com o nervo timpânico.

- **Plexo timpânico:** o nervo timpânico se combina com as fibras simpáticas pós-ganglionares do gânglio cervical superior (via plexo carótico e nervo caroticotimpânico) e se ramifica para formar o plexo timpânico. Este plexo fornece inervação somatossensorial geral para a cavidade timpânica, tuba auditiva e células mastóideas.
- **N. petroso menor:** as fibras parassimpáticas pré-ganglionares no plexo timpânico são reconstituídas como nervo petroso menor, que segue no canal do nervo petroso menor para fazer sinapse no gânglio ótico.
- **Gânglio ótico:** as fibras parassimpáticas pós-ganglionares inervam as glândulas parótidas e as glândulas labiais inferiores seguindo com os ramos do NC V_3.

(C) Ramo carótico

As fibras viscerossensoriais do seio carótico (receptores de pressão) e do glomo carótico (quimiorreceptores) ascendem na artéria carótida interna para se juntar ao NC IX ou X em seu trajeto para a parte inferior do núcleo do trato solitário.

(F) Ramos faríngeos

O **plexo faríngeo** consiste em fibras somatossensoriais gerais (do NC IX), fibras somáticas (do tronco simpático) e fibras motoras (do NC X).

- O NC IX recebe fibras sensoriais da túnica mucosa das partes nasal e oral da faringe por meio do plexo faríngeo.

(M) Ramo muscular

As fibras branquiomotoras no NC IX inervam o derivado do 3º arco branquial, o **músculo estilofaríngeo**.

(To) Ramos tonsilares

Fibras somatossensoriais gerais das tonsilas palatinas e da túnica mucosa da parte oral da faringe.

(L) Ramos linguais

Fibras somatossensoriais gerais e viscerossensoriais especiais (paladar) da região pós-sulcal da língua.

NC X: nervo vago

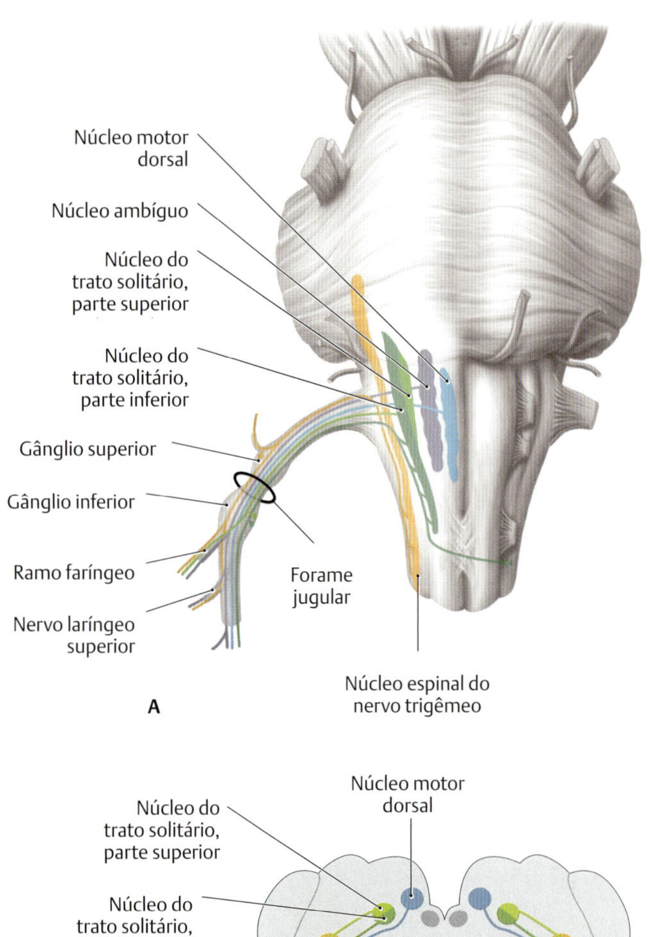

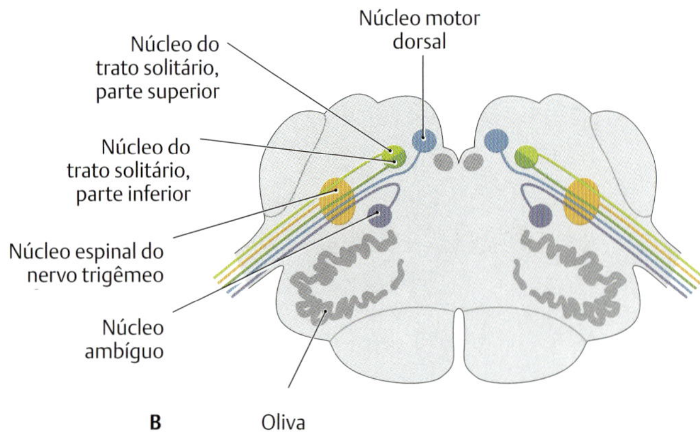

***Figura 4.46* Núcleos do nervo vago**
A Visão anterior do bulbo. **B** Corte transversal através do bulbo.
O nervo vago tem a distribuição mais extensa de todos os nervos cranianos (L. *vagus* = vagabundo). As fibras parassimpáticas descendem para o tórax e abdome. Essas fibras formam plexos autônomos com fibras simpáticas pós-ganglionares (a partir do tronco simpático e do gânglio abdominal). Os plexos se estendem ao longo dos órgãos e vasos sanguíneos, fornecendo inervação motora torácica e abdominal. As fibras viscerossensoriais gerais ascendem por meio do NC X para a parte inferior do núcleo do trato solitário.

Tabela 4.26 Nervo vago (NV X).	
Distribuição de núcleos, gânglios e fibras	
Branquiomotor (roxo)	
Núcleo ambíguo	Os neurônios motores inferiores inervam os músculos derivados do 3º, 4º e 6º arcos branquiais via NC IX, X e XI. O NC X inerva os derivados do 4º e 6º arcos branquiais: • Músculos da faringe (constritores da faringe) • Músculos do palato mole (músculos levantador do véu palatino, da úvula, palatoglosso, palatofaríngeo) • Músculos intrínsecos da laringe
Parassimpático (azul)	
Núcleo motor dorsal	Os neurônios pré-ganglionares fazem sinapse em um pequeno gânglio sem nome próximo às estruturas-alvo.
	Os neurônios pós-ganglionares inervam: • Músculos lisos e glândulas das vísceras abdominais e torácicas (**Figura 4.48G**)
Aferente somático geral (amarelo)	
Núcleo espinal do NC V	As células pseudounipolares de primeira ordem no **gânglio superior (jugular)** inervam: • Dura-máter da fossa posterior do crânio (**Figura 4.48F**) • Aurícula, meato acústico externo e membrana timpânica lateral (**Figura 4.48B,C**) • Túnica mucosa das partes oral e laríngea da faringe
Viscerossensoriais (verde)	
As células pseudounipolares de primeira ordem no **gânglio inferior (nodoso)** transmitem as sensações gustativa e visceral para o **núcleo do trato solitário**. Este complexo nuclear consiste em uma parte superior (paladar) e uma parte inferior (sensação visceral geral).	
Núcleo do trato solitário	Paladar (**Figura 4.48D**): as fibras da epiglote e da raiz da língua são emitidas para a **parte superior** do núcleo do trato solitário:
	Sensação visceral (**Figura 4.48G**): as fibras são emitidas para a **parte inferior** do núcleo do trato solitário a partir: • Da túnica mucosa da parte laríngea da faringe e da laringe (**Figura 4.48A**) • Do arco da aorta (receptores da pressão) e glomo para-aórtico (quimiorreceptores) (**Figura 4.48E**) • Das vísceras torácicas e abdominais (**Figura 4.48G**)
Trajeto	
O nervo vago se origina do bulbo e emerge do crânio via forame jugular. Ele tem dois gânglios sensoriais com células pseudounipolares de primeira ordem: o gânglio superior (jugular) (somatossensorial) dentro da cavidade craniana e o gânglio inferior (nodoso) (viscerossensorial) distal ao forame jugular.	
Lesões	
O nervo laríngeo recorrente supre a inervação parassimpática dos músculos intrínsecos da laringe (exceto o cricotireóideo). Isso inclui o músculo cricoaritenóideo posterior, o único músculo que abduz as pregas vocais. As lesões unilaterais desse nervo causam rouquidão; a destruição bilateral leva à dificuldade respiratória (dispneia).	

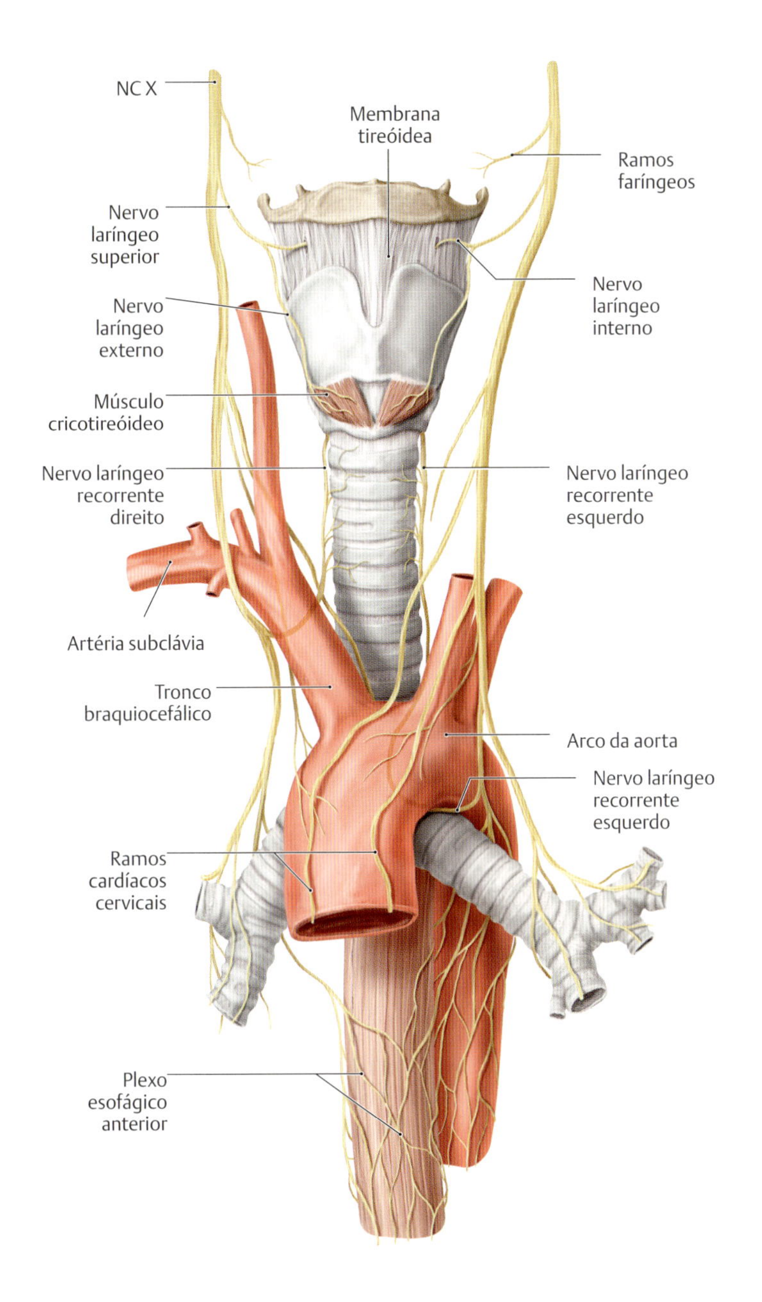

Figura 4.47 **Ramos do nervo vago no pescoço**
Visão anterior.

Tabela 4.27 Ramos do nervo vago.
Ramos meníngeos
Fibras somatossensoriais da dura-máter da fossa posterior do crânio
Ramo auricular
Fibras somatossensoriais da orelha externa (aurícula, meato acústico externo e parte da região lateral da membrana timpânica)
Ramos faríngeos
O **plexo faríngeo** consiste em fibras sensoriais gerais (do NC IX), fibras simpáticas (do tronco simpático) e fibras motoras (do NC X). • O NC X emite fibras branquiomotoras para os músculos da faringe.
Ramo carotídeo
Fibras viscerossensoriais do glomo carótico (quimiorreceptores) ascendem na artéria carótida interna para se juntar ao NC IX ou X em seu trajeto para a parte inferior do núcleo do trato solitário.
N. laríngeo superior
Combina-se com o ramo simpático do gânglio cervical superior e se divide em: • **N. laríngeo interno:** fibras sensoriais da túnica mucosa da parte laríngea da faringe e da laringe. • **N. laríngeo externo:** inervação motora parassimpática para o músculo cricotireóideo.
N. laríngeo recorrente
O nervo laríngeo recorrente é assimétrico: • N. laríngeo recorrente direito: recorre atrás da artéria subclávia direita. • N. laríngeo recorrente esquerdo: recorre atrás do arco da aorta. Ascende entre a traqueia e o esôfago. O nervo laríngeo recorrente supre: • A inervação motora dos músculos da laringe (exceto o cricotireóideo). • A inervação visceromotora da túnica mucosa da laringe.
Ramos para o tórax e abdome
O nervo vago também emite fibras parassimpáticas e viscerossensoriais gerais dos plexos cardíaco, pulmonar, esofágico, celíaco, renal, hepático e gástrico (**Figura 4.48G**).

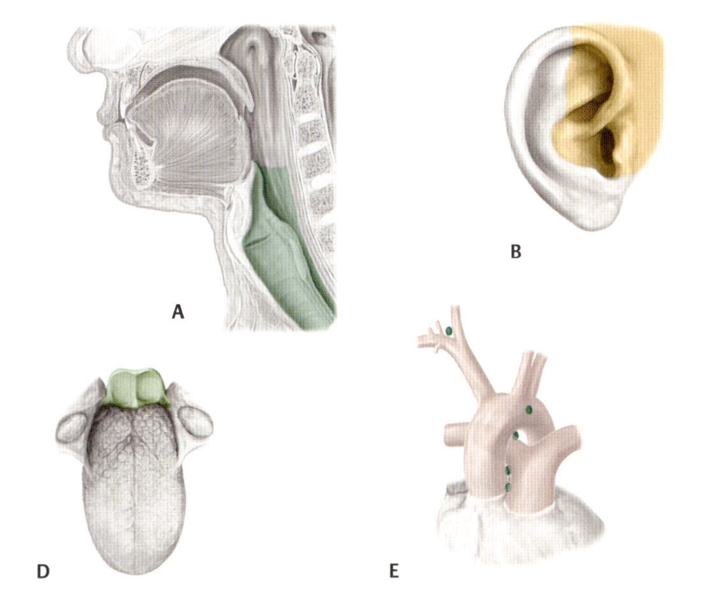

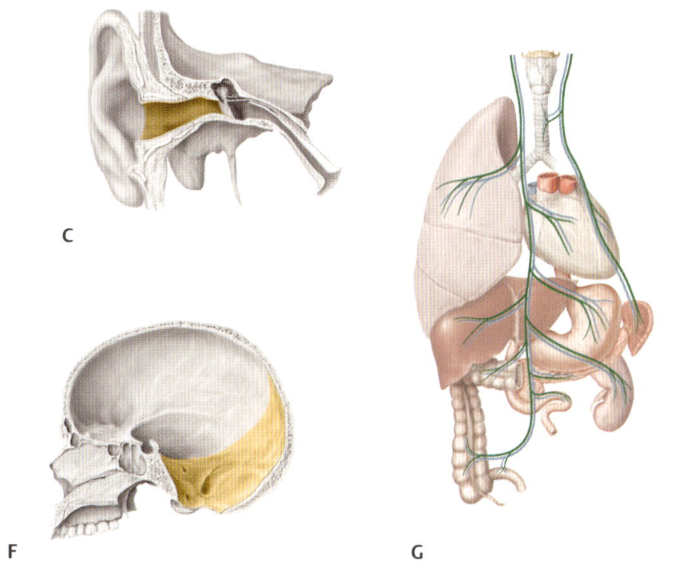

Figura 4.48 **Distribuição do nervo vago (NC X)**

NC XI e XII: nervos acessório espinal e hipoglosso

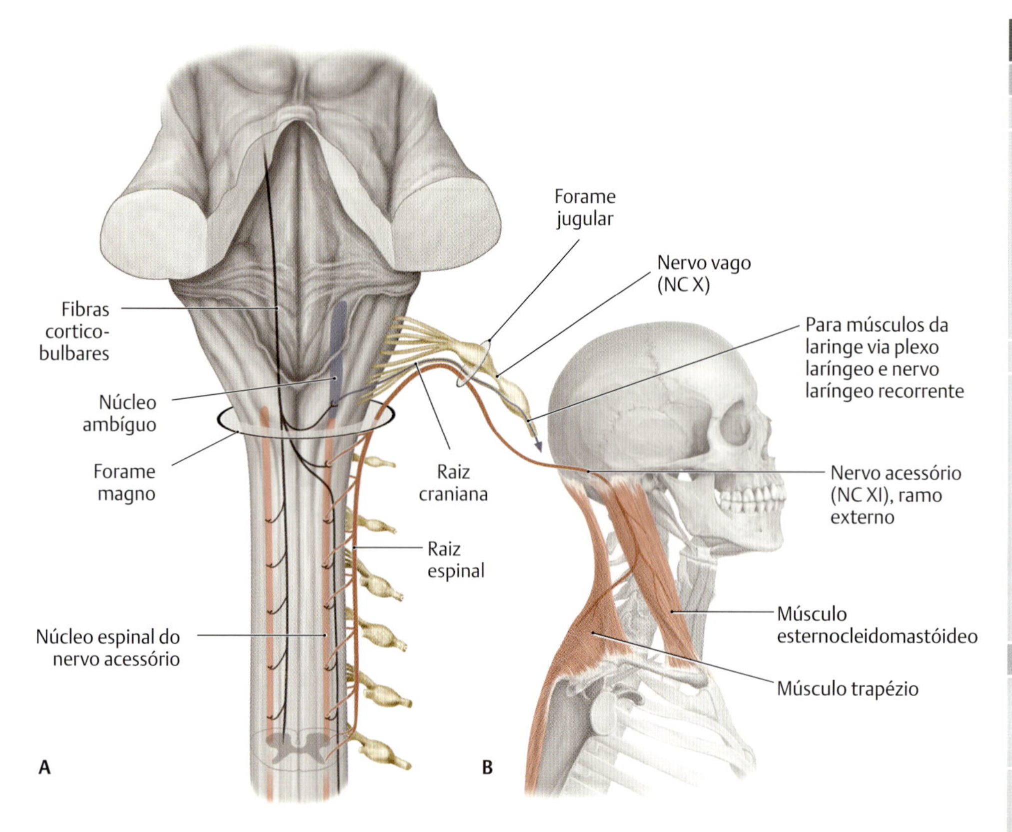

Figura 4.49 **Nervo acessório**
A Visão posterior do tronco encefálico. **B** Visão lateral direita dos músculos esternocleidomastóideo e trapézio. (*Nota:* por motivos didáticos, os músculos da direita são mostrados, embora eles sejam inervados pelos núcleos dos nervos cranianos direitos.)

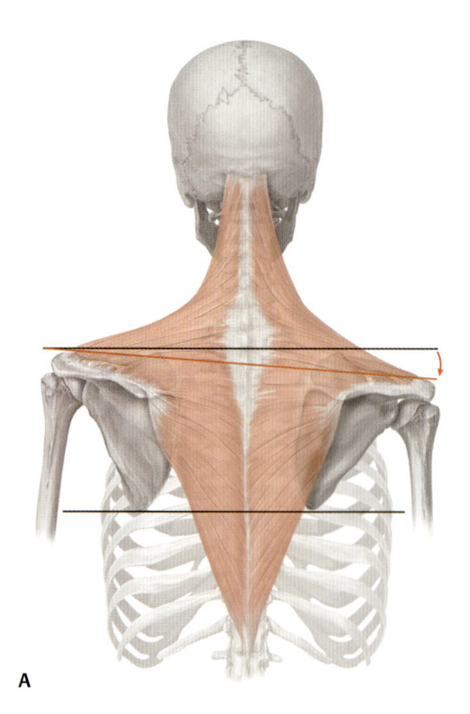

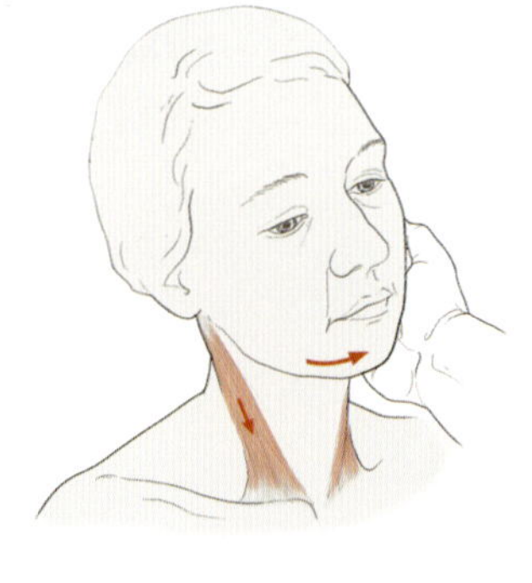

Figura 4.50 **Lesões do nervo acessório**
As lesões do nervo acessório causam paralisia parcial do músculo trapézio e paralisia completa (flácida) do músculo esternocleidomastóideo (veja a **Tabela 4.28**). Ambas as lesões mostradas aqui são unilaterais (lado direito). **A** Visão posterior. A paralisia parcial do músculo trapézio causa o abaixamento do ombro no lado afetado. **B** Visão anterolateral direita. A paralisia flácida do músculo esternocleidomastóideo causa torcicolo (pescoço torto).

Tabela 4.28 **Nervo acessório (NC XI).**

Distribuição de núcleos, gânglios e fibras	
Branquiomotor (roxo)	
Núcleo ambíguo	Os neurônios motores inferiores inervam os músculos derivados do 3º, 4º e 6º arcos branquiais via NC IX, X e XI. • O NC XI inerva os músculos da laringe (exceto o cricoaritenóideo).
Somatomotor geral (vermelho)	
Núcleo espinal do NC XI	Os neurônios motores inferiores na parte lateral do corno anterior dos segmentos C2-C6 da medula espinal inervam: • Músculo trapézio (parte superior). • Músculo esternocleidomastóideo.
Trajeto	
O NC XI se origina e cursa em duas partes que se unem brevemente distais ao forame jugular.	
Raiz craniana: as fibras branquiomotoras emergem do bulbo e passam pelo forame jugular. Elas se unem brevemente com a raiz espinal antes de se juntarem ao NC X no gânglio inferior. O NC X distribui as fibras branquiomotoras através do plexo faríngeo e dos nervos laríngeos externo e recorrente.	
Raiz espinal: as fibras somatomotoras gerais emergem como radículas da medula espinal. Elas se unem e ascendem através do forame magno. A raiz espinal então passa pelo forame jugular, segue brevemente com a raiz craniana e descende para inervar os músculos esternocleidomastóideo e trapézio.	
Lesões	
O músculo esternocleidomastóideo é exclusivamente inervado pelo NC XI, e as porções inferiores do músculo trapézio são inervadas por C3-C5. Portanto, as lesões do nervo acessório causam paralisia completa (flácida) do músculo esternocleidomastóideo, mas somente paralisia parcial do músculo trapézio.	
Paralisia do músculo trapézio: as lesões unilaterais podem ocorrer durante cirurgias no pescoço (p. ex., biopsia de linfonodos), causando: • Queda do ombro do lado afetado. • Dificuldade de levantar o braço acima da horizontal.	
Paralisia do músculo esternocleidomastóideo: • Lesões unilaterais: a paralisia flácida causa torcicolo (pescoço rígido, ou seja, dificuldade de virar a cabeça para o lado oposto). • Lesões bilaterais: dificuldade de manter a cabeça vertical.	

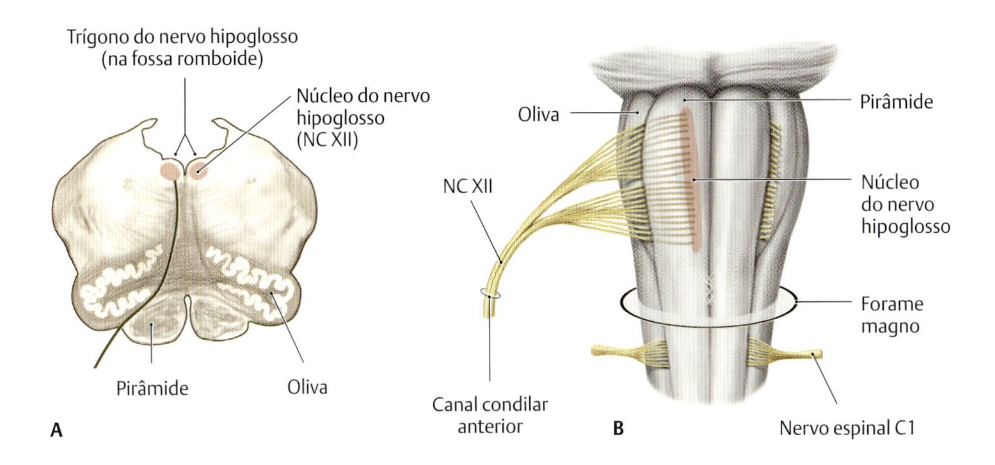

Figura 4.51 **Núcleos do nervo hipoglosso**
O núcleo do nervo hipoglosso está localizado no assoalho da fossa romboide. Pequenas raízes emergem entre a pirâmide e a oliva. **A** Corte transversal através do bulbo. A proximidade dos núcleos da linha média faz com que lesões extensas envolvam ambos os núcleos. **B** Visão anterior do bulbo.

Tabela 4.29 Nervo hipoglosso (NC XII).	
Distribuição de núcleos, gânglios e fibras	
Somatomotor geral (vermelho)	
Núcleo do NC XII	Os neurônios motores inferiores inervam: • Músculos extrínsecos da língua (exceto o palatoglosso). • Músculos intrínsecos da língua.
Trajeto	
O nervo hipoglosso emerge do bulbo como radículas entre a oliva e a pirâmide. Essas radículas se combinam no NC XII, que segue através do canal do nervo hipoglosso (condilar anterior). O NC XII penetra na raiz da língua superiormente ao hioide e lateralmente ao músculo hioglosso. • As fibras motoras C1 do plexo cervical seguem com o nervo hipoglosso: algumas se ramificam para formar a raiz superior da alça cervical (não mostrada), enquanto outras continuam com o NC XII para suprir os músculos gênio-hióideo e tireo-hióideo.	
Lesões	
Os neurônios motores superiores inervam os neurônios motores inferiores no núcleo contralateral do nervo hipoglosso. As lesões supranucleares (paralisia hipoglossal central) farão com que a língua desvie em oposição ao lado afetado. As lesões nucleares ou periféricas farão com que a língua desvie na direção do lado afetado (**Figura 4.52C**).	

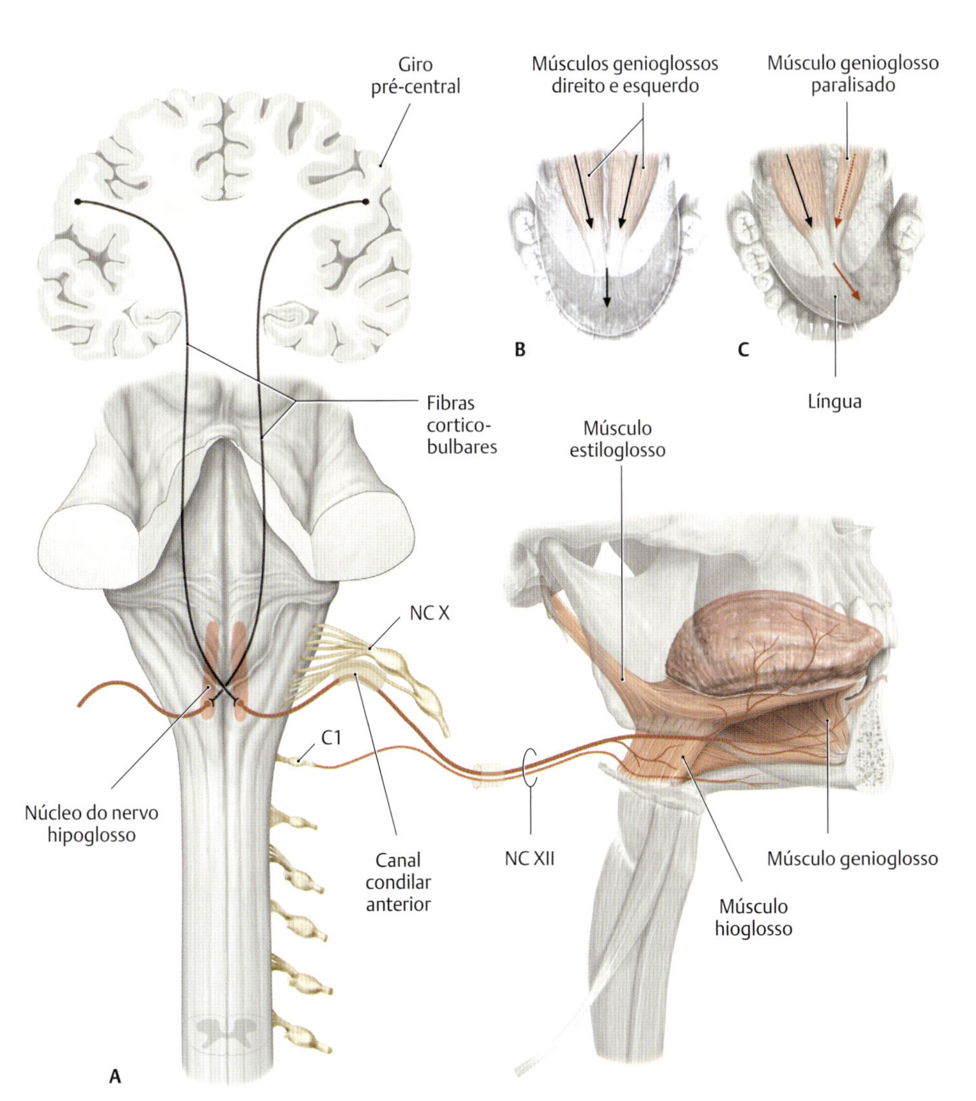

Figura 4.52 **Nervo hipoglosso**
A Trajeto do nervo hipoglosso. Os neurônios motores superiores fazem sinapse sobre os neurônios motores inferiores no núcleo contralateral do nervo hipoglosso. Portanto, as lesões supranucleares causarão paralisia contralateral: as lesões periféricas causarão paralisia ipsilateral (no mesmo lado). **B** O músculo genioglosso funcional estende a língua anteriormente. **C** A paralisia unilateral devida à lesão periférica causa desvio da língua *em direção* ao lado afetado (predomínio do músculo genioglosso intacto).

Vias neurovasculares através da base do crânio

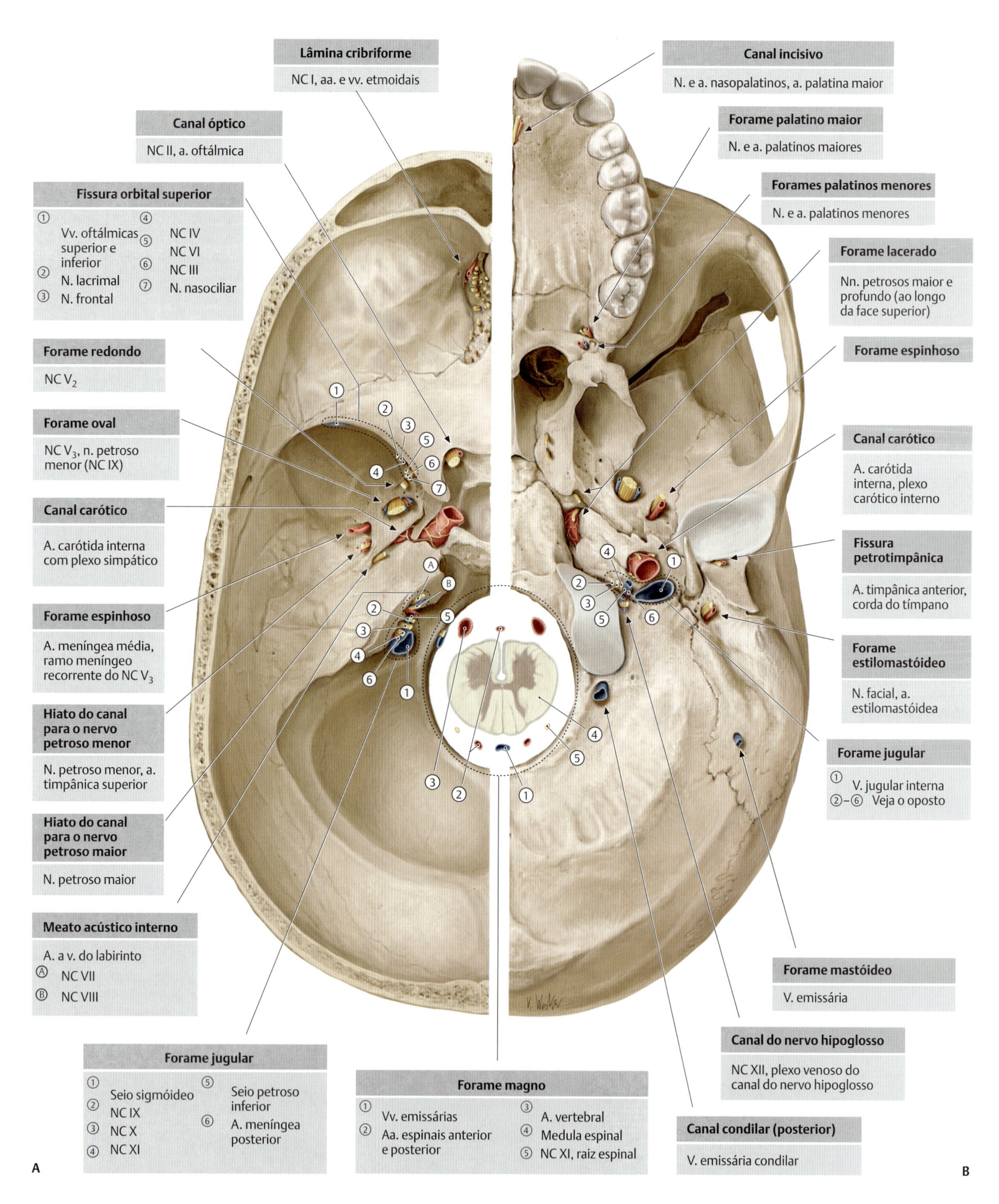

Figura 4.53 **Passagem de estruturas neurovasculares através da base do crânio**

A Visão superior da cavidade craniana. **B** Visão inferior da base do crânio. Esta imagem e o quadro correspondente apenas localizam as estruturas que entram e saem do crânio. Muitas estruturas neurovasculares passam pelos canais ósseos no interior do crânio (para a fossa pterigopalatina, fossa infratemporal etc.).

Tabela 4.30 Aberturas na base do crânio.

Cavidade craniana	Abertura	Estruturas transmitidas	
		Nervos	Artérias e veias
Visão interna, base do crânio			
Fossa anterior do crânio	Lâmina cribriforme	• NC I (fibras olfatórias coletadas para formar o n. olfatório)	• Aa. etmoidais anterior e posterior (da a. oftálmica) • Vv. etmoidais (para a v. oftálmica superior)
Fossa média do crânio	Canal óptico	• NC II (n. óptico)	• A. oftálmica (da a. carótida interna)
	Fissura orbital superior	• NC III (n. oculomotor) • NC IV (n. troclear) • NC VI (n. abducente) • NC V_1 (n. oftálmico), divisões (nn. lacrimal, frontal e nasociliar)	• Vv. oftálmicas superior e inferior (para o seio cavernoso) (*Nota:* a v. oftálmica inferior também drena através da fissura orbital inferior para o plexo pterigóideo.)
	Forame redondo*	• NC V_2 (n. maxilar)	
	Forame oval	• NC V_3 (n. mandibular) • N. petroso menor (NC IX)	• A. meníngea acessória (da parte mandibular da a. maxilar)
	Forame espinhoso	• NC V_3, ramo meníngeo recorrente	• A. meníngea média (da parte mandibular da a. maxilar)
	Canal carótico	• Plexo carótico (simpático pós-ganglionar do gânglio cervical superior)	• A. carótida interna
	Hiato do canal para o n. petroso maior	• N. petroso maior (NC VII)	
	Hiato do canal para o n. petroso menor	• N. petroso menor (NC IX)	• A. timpânica superior (da a. meníngea média)
Fossa posterior do crânio	Meato acústico interno	• NC VII (n. facial) • NC VIII (n. vestibulococlear)	• A. do labirinto (da a. vertebral) • Vv. do labirinto (para o seio petroso superior ou transverso)
	Forame jugular	• NC IX (n. glossofaríngeo) • NC X (n. vago) • NC XI (n. acessório, raiz craniana)	• V. jugular interna (bulbo) • Seio sigmóideo (para o bulbo da v. jugular interna) • A. meníngea posterior (da a. faríngea ascendente)
	Canal do nervo hipoglosso	• NC XII (n. hipoglosso)	• Plexo venoso do canal do nervo hipoglosso
	Forame magno	• Bulbo com revestimentos meníngeos • NC XI (n. acessório)	• Aa. vertebrais • Aa. espinais anterior e posterior (da a. vertebral) • V. emissária
Face externa, base do crânio (diferente da face interna)			
	Canal incisivo	• N. nasopalatino (do NC V_2)	• Ramo da a. palatina maior
	Forame palatino maior	• N. palatino maior (do NC V_2)	• A. palatina maior (da parte pterigopalatina da a. maxilar)
	Forame palatino menor	• N. palatino menor (do NC V_2)	• Aa. palatinas menores (da parte pterigopalatina da a. maxilar ou como ramo da a. palatina maior ou da a. palatina descendente)
	Forame lacerado**	• N. petroso profundo (do gânglio cervical superior via plexo carótico) • N. petroso maior (do NC VII)	
	Fissura petrotimpânica	• Corda do tímpano (do NC VII)	• A. timpânica anterior (da parte mandibular da a. maxilar)
	Forame estilomastóideo	• N. facial (NC VII)	• A. estilomastóidea (da a. auricular posterior)
	Canal condilar (posterior)		• V. emissária condilar (para o seio sigmóideo)
	Forame mastóideo		• V. emissária mastóidea (para o seio sigmóideo)

*A abertura externa do forame redondo está localizada na fossa pterigopalatina, que está localizada profundamente na superfície lateral da base do crânio e não é visível aqui.

**As estruturas seguem sobre a face superior do forame lacerado, e não através dele (com a possível exceção dos vasos linfáticos e das veias emissárias).

Região anterior da face

Os ossos e os músculos do crânio são mostrados isoladamente no **Capítulo 1** e no **Capítulo 2**, respectivamente. As artérias e veias são discutidas no **Capítulo 3**; os nervos são encontrados no **Capítulo 4**.

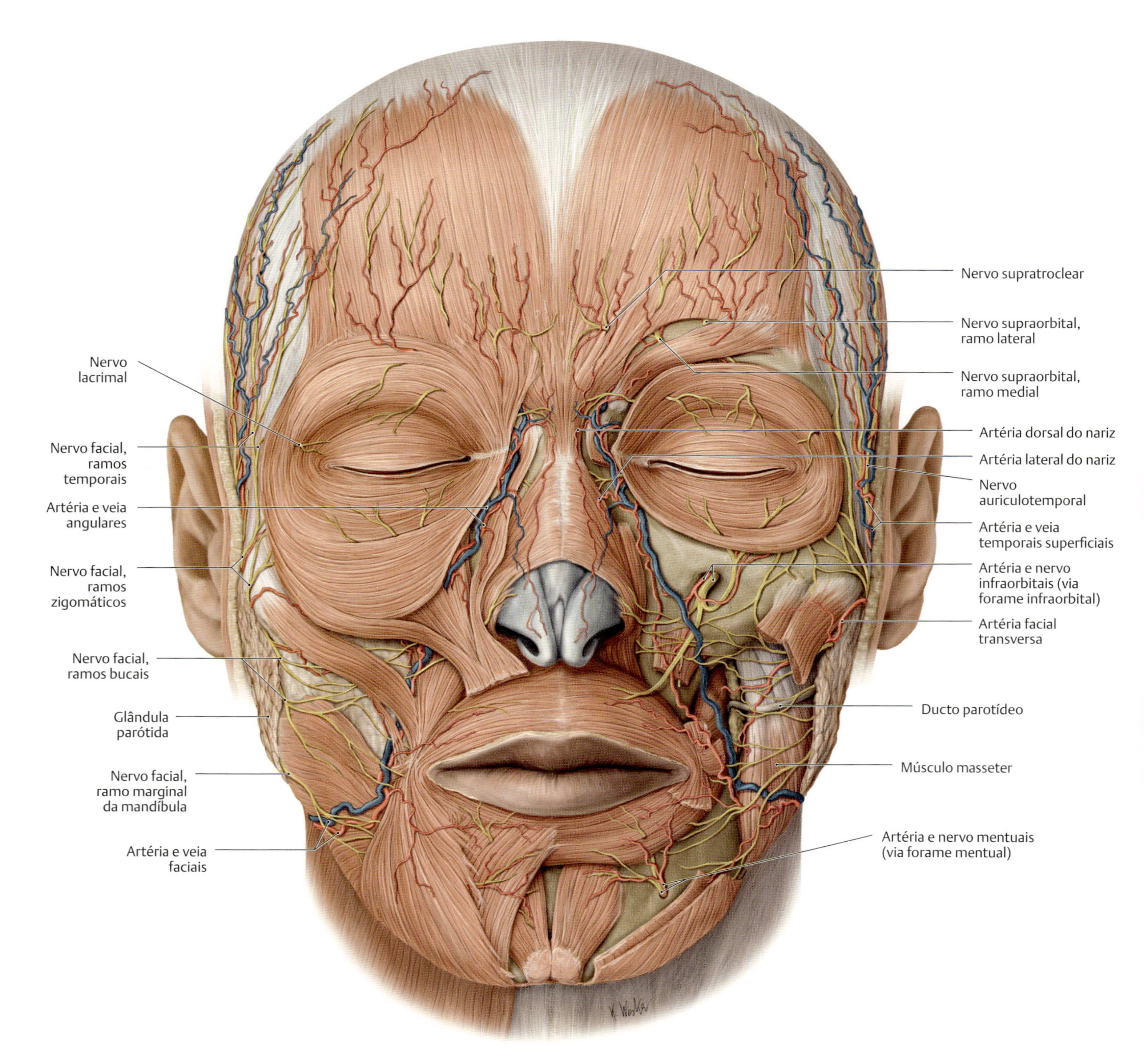

***Figura 5.1* Vasos e nervos superficiais da região anterior da face**
Removidos: pele e tecido adiposo. Os músculos da expressão facial do lado esquerdo foram parcialmente removidos, evidenciando a musculatura subjacente e as estruturas neurovasculares. Os músculos da expressão facial recebem inervação motora do nervo facial (NC VII), que emerge lateralmente da glândula parótida. Os músculos da mastigação recebem inervação motora da divisão mandibular do nervo trigêmeo (NC V_3). A face recebe inervação sensorial principalmente dos ramos terminais das três divisões do nervo trigêmeo (NC V), mas também do nervo auricular magno, que se origina do plexo cervical (veja a **Figura 5.10**). A face recebe seu suprimento sanguíneo principalmente dos ramos da artéria carótida externa, embora estes se anastomosem na face com ramos faciais da artéria carótida interna (veja a **Figura 5.2**).

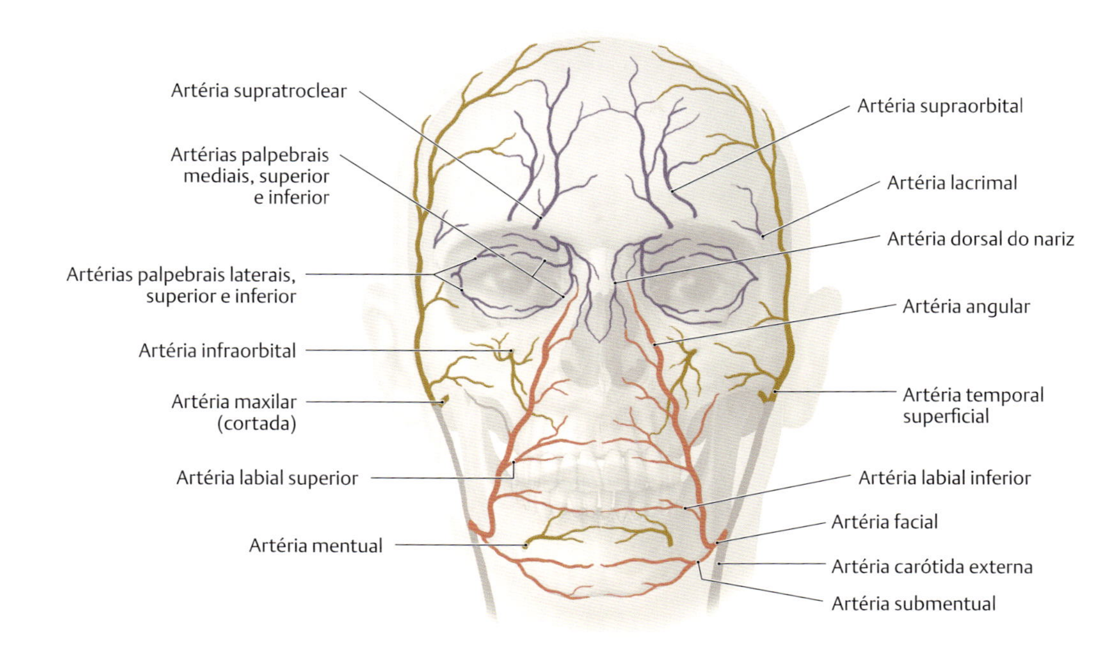

Figura 5.2 **Anastomoses arteriais na face**
Ramos da artéria carótida externa (p. ex., artérias facial, temporal superficial e maxilar) e da artéria carótida interna (p. ex., artérias dorsal do nariz, supraorbital e lacrimal) se anastomosam em determinadas regiões da face para garantir o fluxo de sangue na face e na cabeça. Ocorrem anastomoses entre a artéria angular e a artéria dorsal do nariz, bem como entre a artéria temporal superficial e artéria supraorbital. Esse extenso suprimento vascular para a face faz com que lesões na cabeça sangrem profusamente, mas também possibilita que cicatrizem rapidamente. As anastomoses são também importantes nos casos de redução do fluxo sanguíneo (p. ex., aterosclerose). Isquemia cerebral que pode resultar da aterosclerose da artéria carótida interna pode ser evitada se houver fluxo sanguíneo suficiente através das artérias temporal superficial e facial.

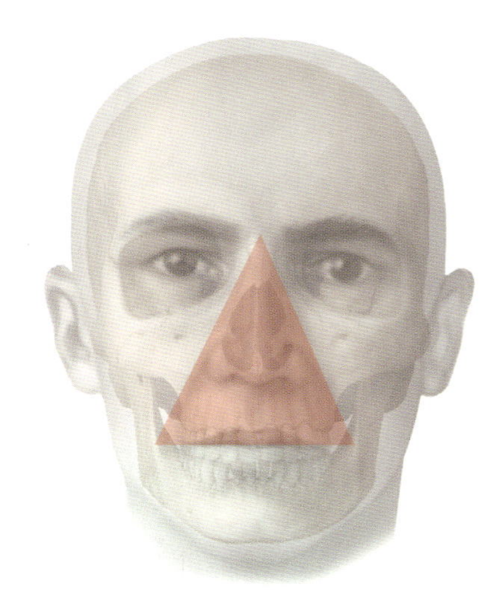

Figura 5.3 **"Zona perigosa" venosa na face**
As veias superficiais da face têm amplas conexões com as veias profundas da cabeça (p. ex., o plexo pterigóideo) e com os seios da dura-máter (p. ex., o seio cavernoso) (veja o Capítulo 3). Veias na zona perigosa triangular, em geral, não têm válvulas. Há, portanto, um risco particularmente elevado de disseminação bacteriana para o interior da cavidade craniana. Por exemplo, as bactérias provenientes de um furúnculo no lábio podem penetrar na veia facial e causar meningite pela passagem através de comunicações venosas com o seio cavernoso.

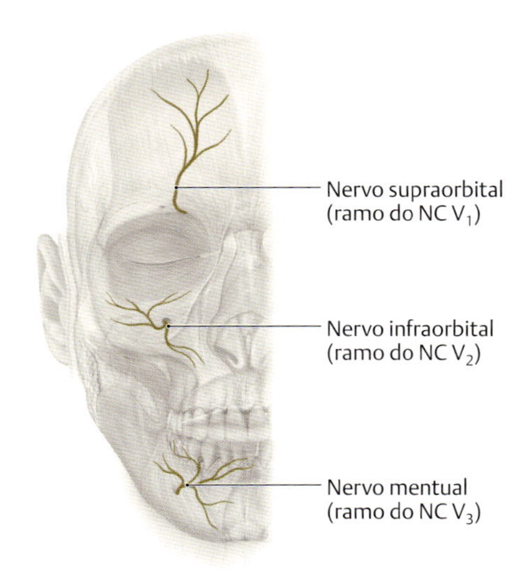

Figura 5.4 **Emergências do nervo trigêmeo**
O nervo trigêmeo (NC V) é o principal nervo sensorial somático da cabeça. Seus três grandes ramos sensoriais emergem de três forames:

- NC V_1: nervo supraorbital (através do forame supraorbital)
- NC V_2: nervo infraorbital (através do forame infraorbital)
- NC V_3: nervo mentual (através do forame mentual)

Região lateral da cabeça: camada superficial

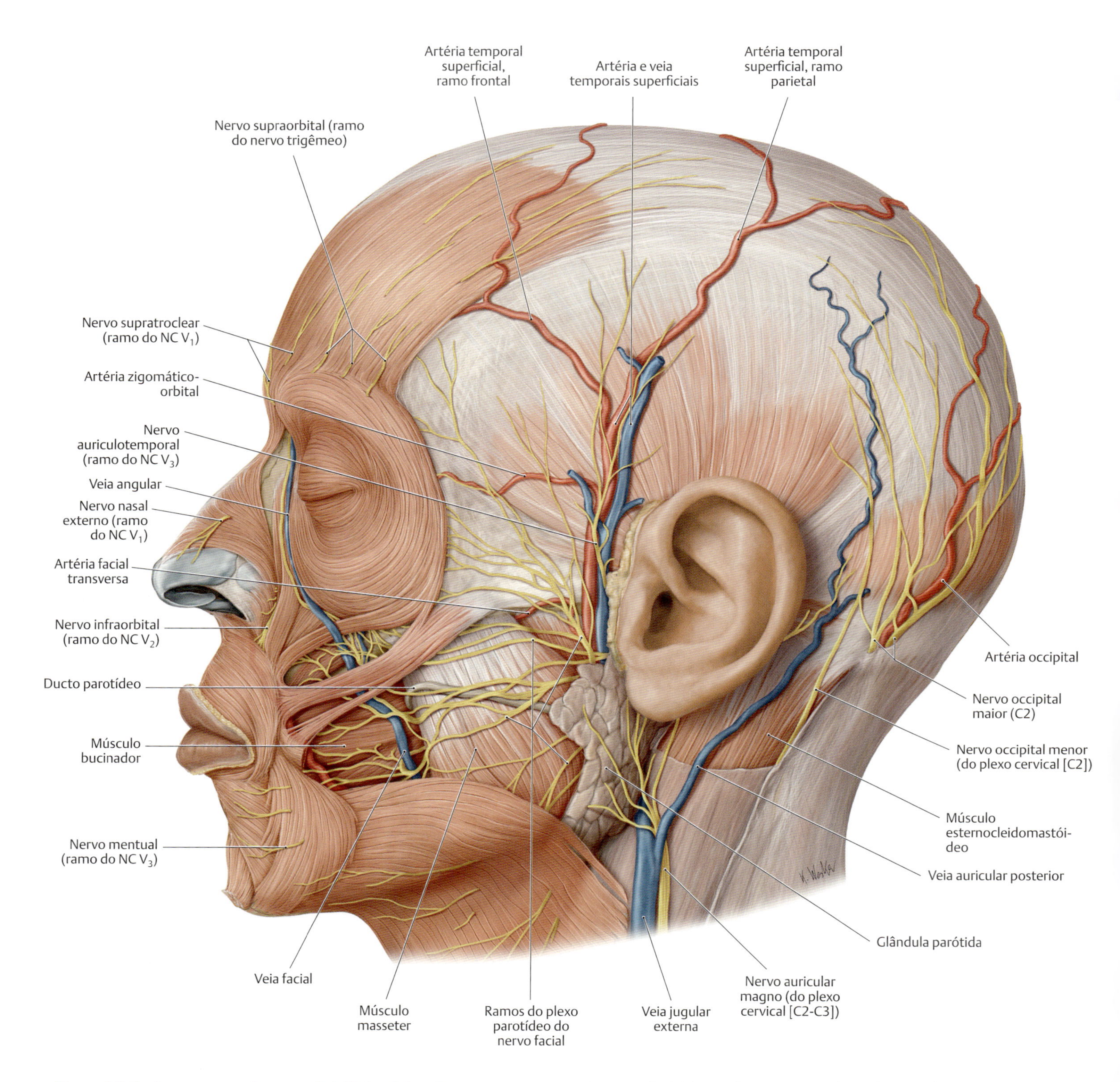

Figura 5.5 **Rede neurovascular superficial lateral da cabeça**
Visão lateral esquerda. As artérias que suprem a porção lateral cabeça se originam de ramos da artéria carótida externa (veja a **Figura 5.6**). O sangue drena principalmente nas veias jugulares interna, externa e anterior (veja o Capítulo 3). Os músculos da expressão facial recebem inervação motora do nervo facial (NC VII), que emerge lateralmente da glândula parótida (veja o Capítulo 4). Os músculos da mastigação recebem inervação motora da divisão mandibular do nervo trigêmeo (NC V_3, veja o Capítulo 4). A inervação sensorial da face é mostrada na **Figura 5.7**.

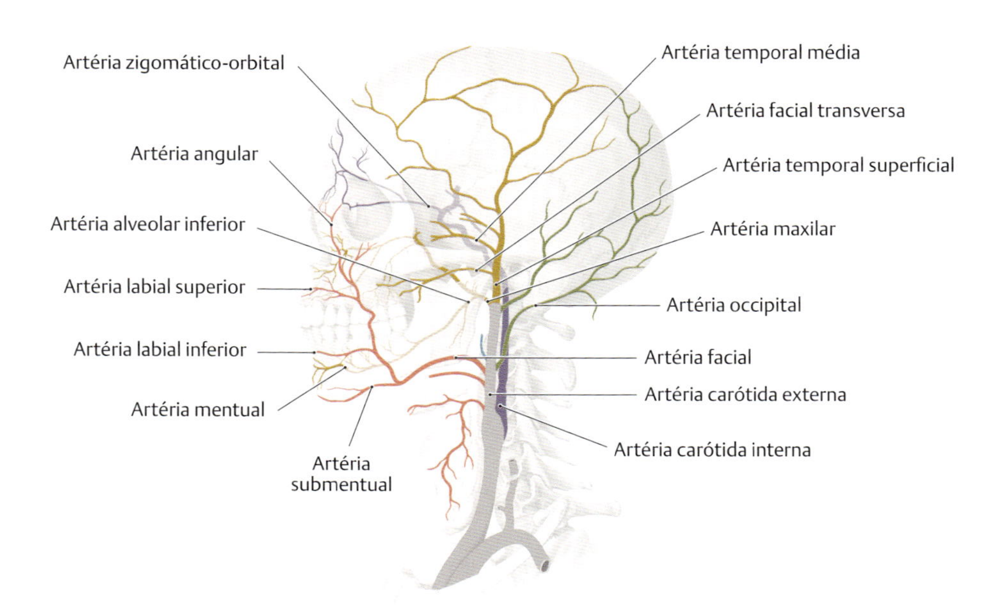

***Figura 5.6* Artérias superficiais da cabeça**
Visão lateral esquerda. As camadas superficiais da face são supridas principalmente pelos ramos da artéria carótida externa (p. ex., artérias facial, temporal superficial e maxilar). No entanto, há também uma pequena contribuição de ramos derivados da artéria carótida interna na região da margem orbital.

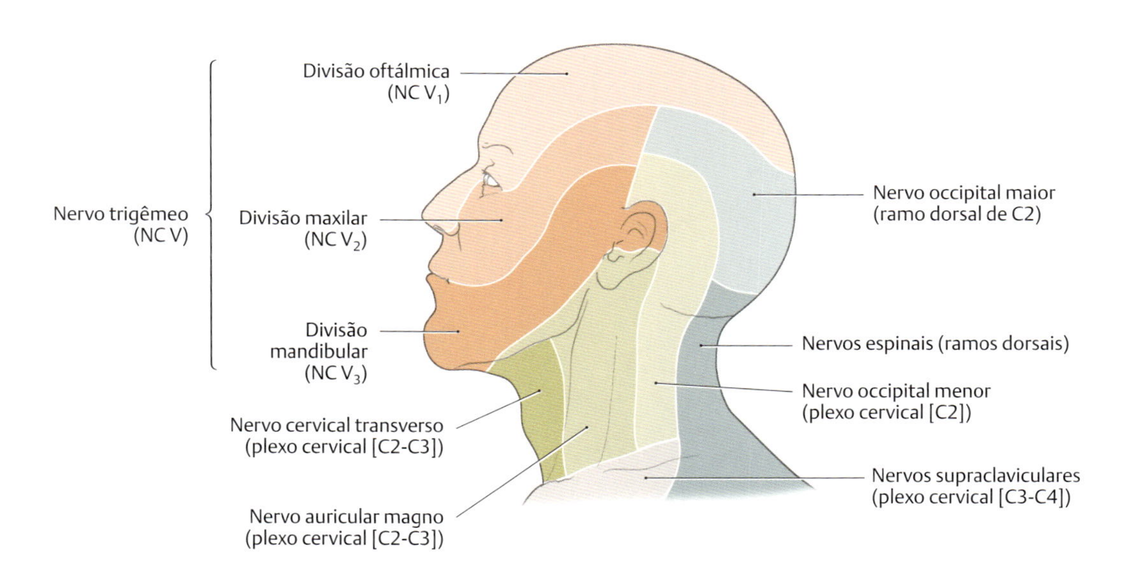

***Figura 5.7* Inervação sensorial lateral da cabeça e do pescoço**
Visão lateral esquerda. A cabeça recebe inervação sensorial principalmente do nervo trigêmeo (laranja), do plexo cervical (verde e cinza), e dos ramos dorsais dos nervos espinais (azul). A inervação sensorial da face se dá principalmente a partir dos ramos terminais das três divisões do nervo trigêmeo. O occipúcio e a região cervical posterior são inervados principalmente por ramos dorsais dos nervos espinais. Os ramos ventrais dos quatro primeiros nervos espinais se combinam e formam o plexo cervical. O plexo cervical emite quatro ramos cutâneos que inervam a parte lateral da cabeça e do pescoço (nervos listados com as suas fibras do nervo espinal associadas): nervos occipital menor (C2, ocasionalmente C3), auricular magno (C2-C3), cervical transverso (C2-C3) e supraclavicular (C3-C4).

Região lateral da cabeça: camada intermediária

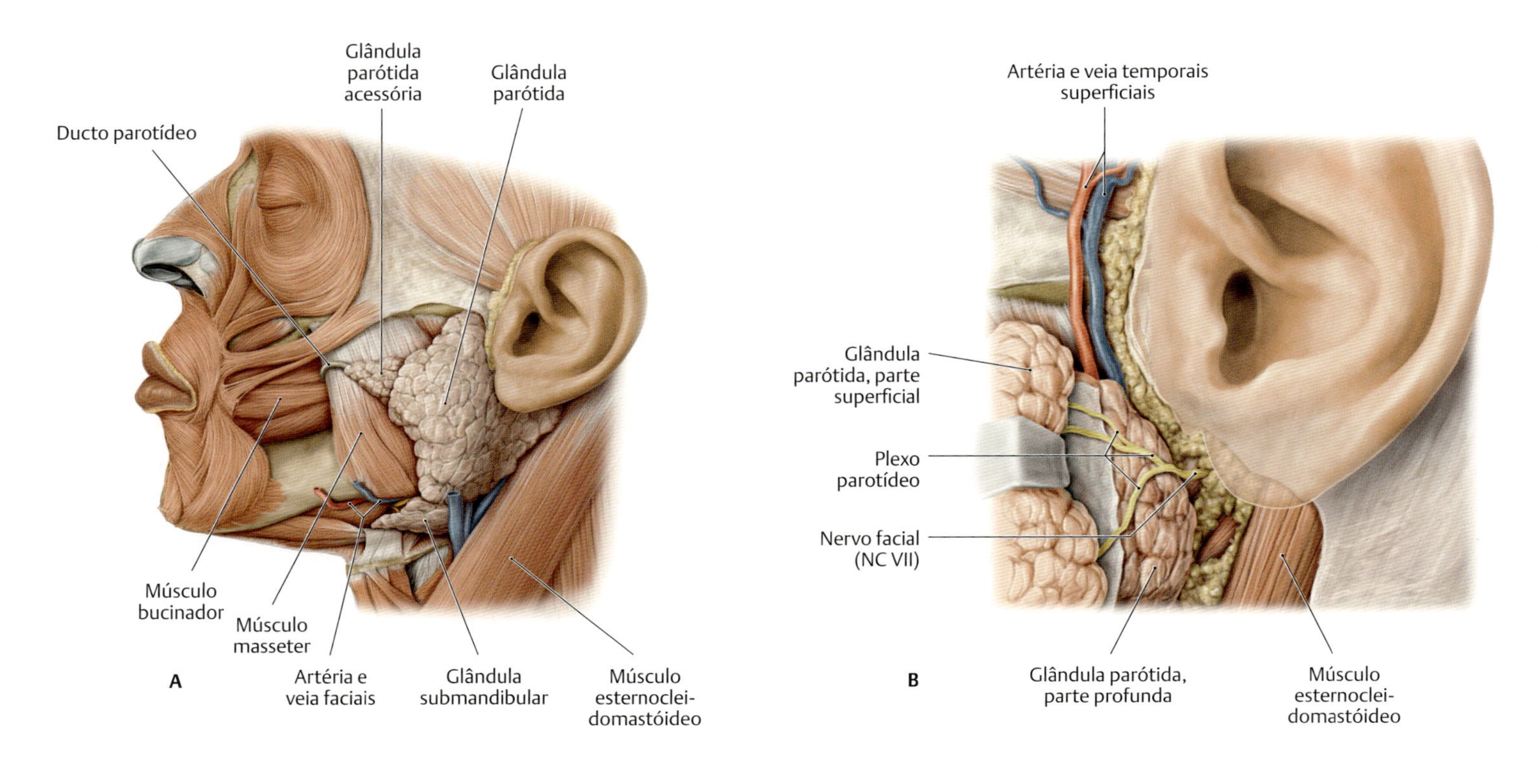

Figura 5.8 **Leito parotídeo**
Visão lateral esquerda. **A** Dissecção superficial. **B** Dissecção profunda. A maior das glândulas salivares, a glândula parótida, secreta saliva na cavidade oral por meio do ducto parotídeo. O nervo facial divide-se em ramos no interior da glândula parótida e é vulnerável durante a remoção cirúrgica dos tumores da glândula parótida. A melhor referência para a localização do tronco do nervo é a ponta cartilagínea do meato acústico.

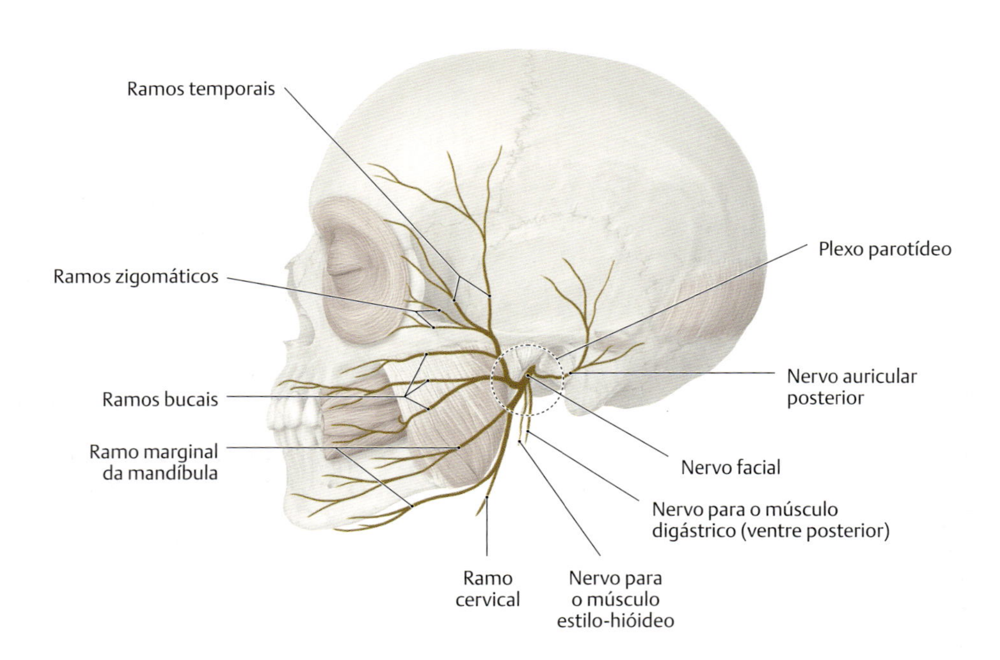

Figura 5.9 **Ramificação do nervo facial (NC VII)**
Visão lateral esquerda. O grande ramo branquiomotor do nervo facial (NC VII) sai do crânio através do forame estilomastóideo. Ele emite logo três ramos: o nervo auricular posterior e os nervos para os músculos digástrico (ventre posterior) e estilo-hióideo. Em seguida, ele entra na glândula parótida, onde se divide em dois troncos: temporofacial e cervicofacial. Esses troncos emitem cinco ramos principais que cursam anteriormente: temporal, zigomático, bucal, mandibular e cervical.

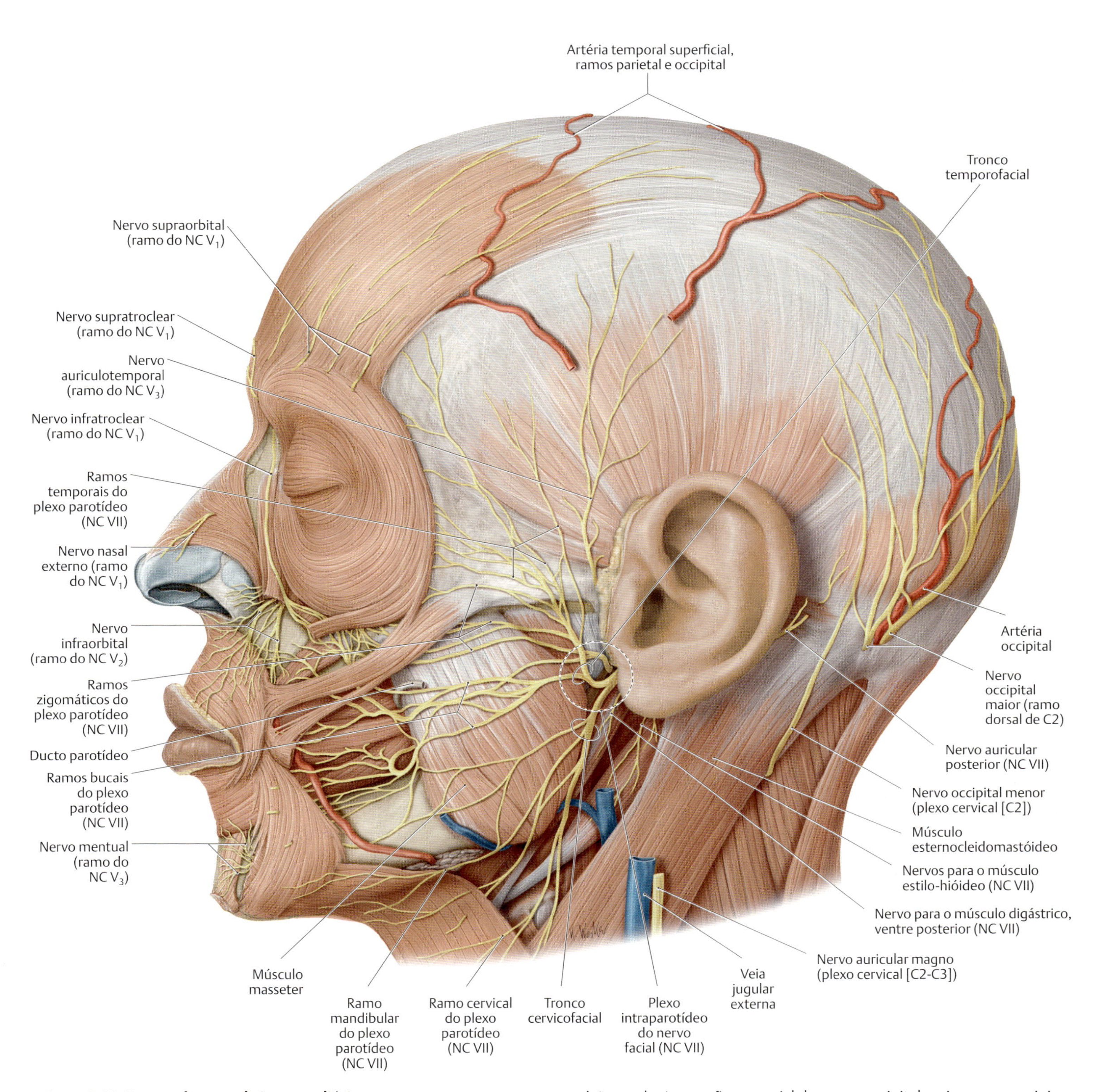

Figura 5.10 **Nervos da camada intermediária**
Visão lateral esquerda. A glândula parótida foi removida para demonstrar a estrutura do plexo parotídeo do nervo facial (veja a **Figura 5.9**). O occipúcio recebe inervação sensorial do nervo occipital maior, que se origina do ramo dorsal primário de C2, e do nervo occipital menor, que se origina do plexo cervical (ramos ventrais de C2).

Fossa infratemporal: conteúdo

A fossa infratemporal está localizada lateralmente à lâmina lateral do processo pterigoide do esfenoide, medial ao ramo da mandíbula, posterior à maxila, anterior ao processo estiloide (e à bainha carótica e seu conteúdo), e inferior à asa maior do esfenoide e a uma pequena parte do temporal. Ela se continua com a fossa pterigopalatina (através da fissura pterigomaxilar).

Na fossa infratemporal a artéria maxilar dá origem aos seus ramos mandibulares (ósseos, primeira parte) e pterigóideos (musculares, segunda parte). A divisão mandibular do nervo trigêmeo (NC V_3) divide-se em seus ramos terminais na fossa infratemporal.

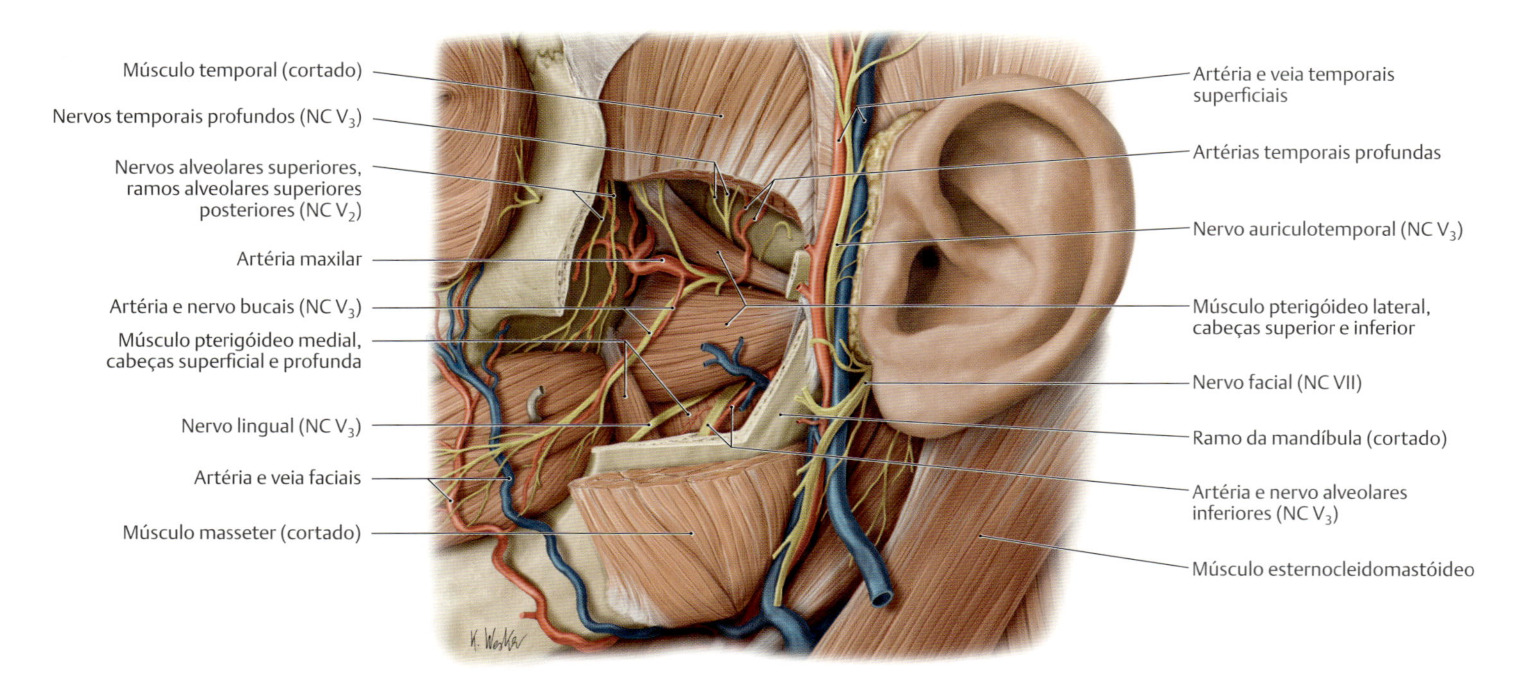

Figura 5.11 **Fossa infratemporal, dissecção superficial**
Visão lateral esquerda. *Removidos:* músculo masseter, porção anterior do ramo da mandíbula e arco zigomático. O plexo pterigóideo normalmente se localiza entre os músculos pterigóideos medial e lateral. Ele drena para a veia maxilar, uma tributária da veia retromandibular. A artéria e o nervo alveolares inferiores podem ser vistos entrando no canal da mandíbula (a veia que acompanha foi removida).

Tabela 5.1 **Músculos e vasos da fossa infratemporal.**

Músculo	Artéria	Veia
Pterigóideos lateral e medial	Artéria maxilar • Ramos mandibulares • Ramos pterigóideos	Plexo pterigóideo
Tendão do temporal		Veia maxilar
		Veia facial profunda (porção profunda)
		Veias emissárias

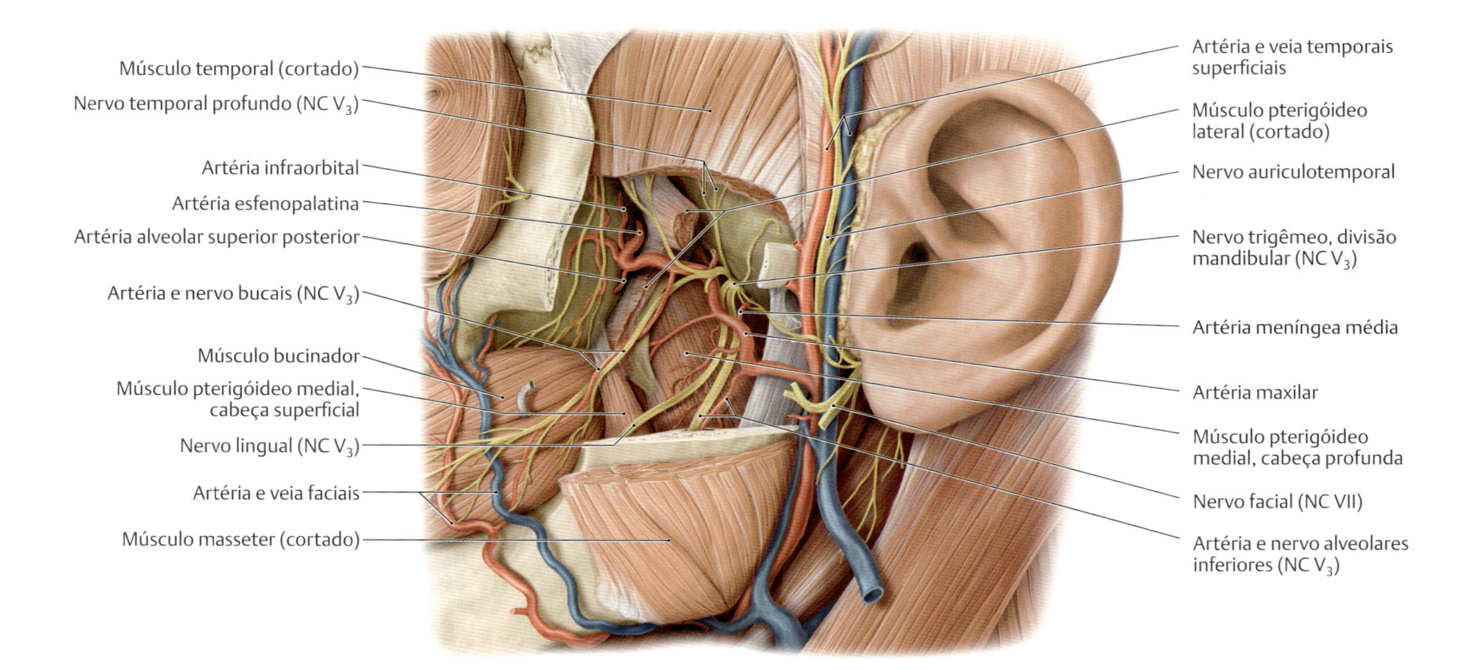

Figura 5.12 **Fossa infratemporal, dissecção profunda**
Visão lateral esquerda. *Removidas:* ambas as cabeças do músculo pterigóideo lateral. Os ramos da artéria maxilar e da divisão mandibular do nervo trigêmeo (NC V_3) podem ser identificados. *Nota:* por dissecção cuidadosa, é possível definir o local onde o nervo auriculotemporal (ramo da divisão mandibular) se divide ao redor da artéria meníngea média antes de esta artéria entrar na fossa média do crânio através do forame espinhoso (veja o Capítulo 3). Ramos da terceira parte da artéria maxilar podem ser observados na fossa pterigopalatina, que é medial à fossa infratemporal.

Tabela 5.2 **Nervos na fossa infratemporal.**

NC V_3	Tronco de NC V_3 e ramos diretos: • Ramo meníngeo recorrente • N. pterigóideo medial	Divisão anterior: • N. massetérico • Nn. temporal profundo • N. bucal • N. pterigóideo lateral	Divisão posterior: • N. auriculotemporal • N. lingual • N. alveolar inferior • N. milo-hióideo
NC V_2	N. alveolar superior posterior		
Outros	Gânglio ótico	N. petroso menor	Corda do tímpano (NC VII)

Fossa pterigopalatina

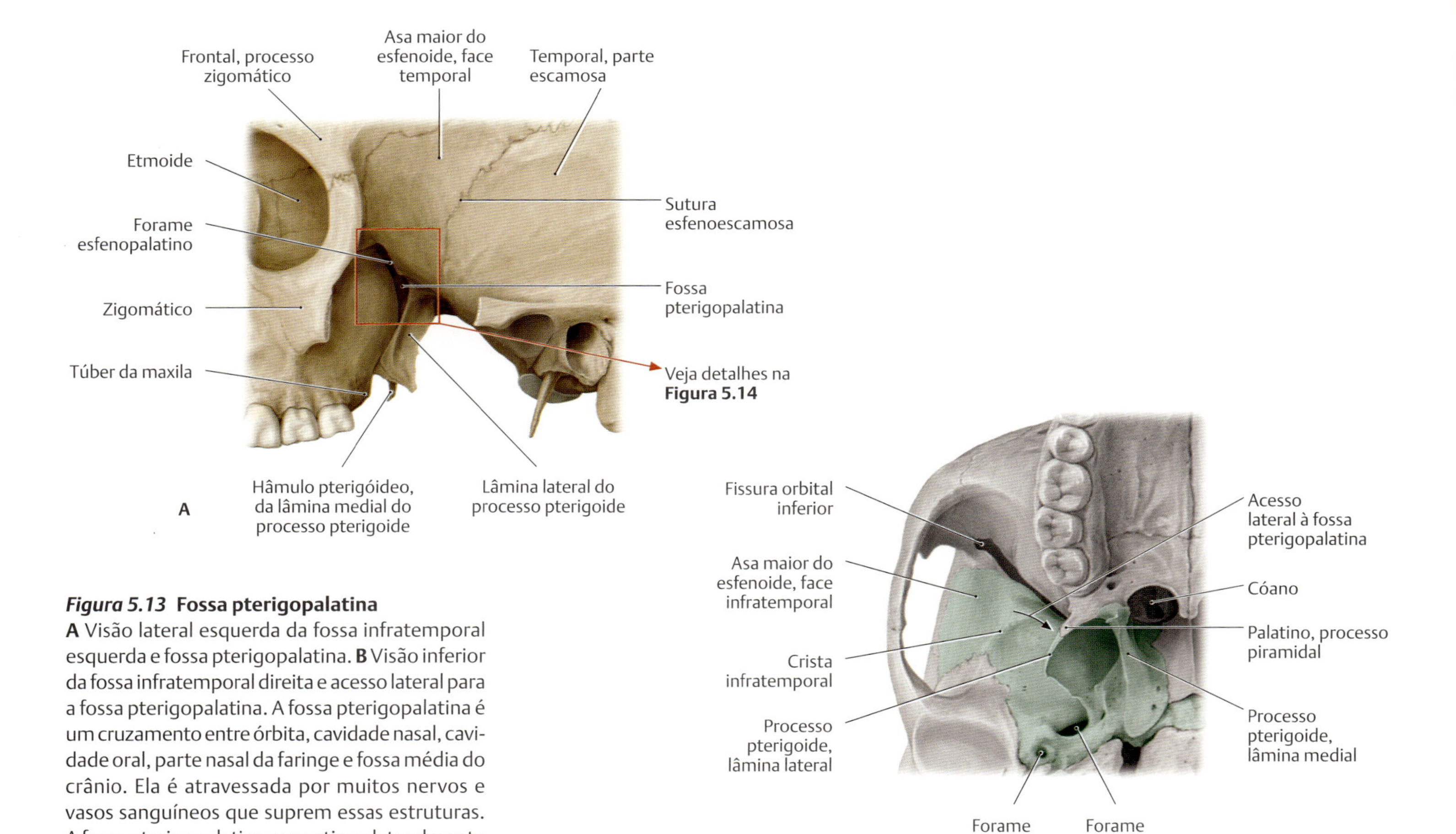

Figura 5.13 **Fossa pterigopalatina**
A Visão lateral esquerda da fossa infratemporal esquerda e fossa pterigopalatina. **B** Visão inferior da fossa infratemporal direita e acesso lateral para a fossa pterigopalatina. A fossa pterigopalatina é um cruzamento entre órbita, cavidade nasal, cavidade oral, parte nasal da faringe e fossa média do crânio. Ela é atravessada por muitos nervos e vasos sanguíneos que suprem essas estruturas. A fossa pterigopalatina se continua lateralmente com a fossa infratemporal por meio da fissura pterigopalatina. A abordagem lateral através da fossa infratemporal é usada em procedimentos cirúrgicos de tumores da fossa pterigopalatina (p. ex., fibroma da parte nasal da faringe).

Tabela 5.3 **Limites da fossa pterigopalatina.**

Limite	Estrutura	Limite	Estrutura
Superior	Esfenoide (asa maior) e junção com a fissura orbital inferior	Inferior	Canal palatino maior
Anterior	Maxila	Posterior	Esfenoide, raiz do processo pterigoide
Medial	Palatino (lâmina perpendicular)	Lateral	Fissura pterigomaxilar

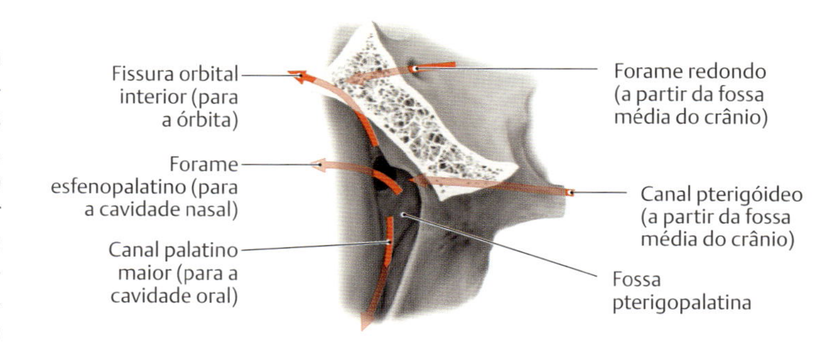

Figura 5.14 **Comunicações da fossa pterigopalatina**
Visão lateral esquerda da fossa esquerda (detalhe da **Figura 5.13A**). A fossa pterigopalatina contém o gânglio pterigopalatino, o gânglio parassimpático do NC VII que está associado ao nervo maxilar (NC V_2, sensorial). Fibras sensoriais da face, da dentição maxilar, da cavidade nasal, da cavidade oral, da parte nasal da faringe e dos seios paranasais passam através do gânglio sem fazer sinapse e entram na fossa média do crânio como nervo maxilar (NC V_2). Essas fibras sensoriais também servem como um "andaime" para a distribuição periférica das fibras parassimpáticas autônomas pós-ganglionares a partir do gânglio pterigopalatino e fibras simpáticas pós-ganglionares derivadas do plexo carótico interno. Veja a **Tabela 4.20** para uma análise completa do nervo maxilar e do gânglio pterigopalatino.

Tabela 5.4 **Comunicações da fossa pterigopalatina.**

Comunicação	Direção	Via	Estruturas transmitidas
Fossa média do crânio	Posterossuperiormente	Forame redondo	• N. maxilar (NC V_2)
Fossa média do crânio	Posteriormente na parede anterior do forame lacerado	Canal pterigóideo	• N. do canal pterigóideo, formado a partir de: ◦ N. petroso maior (fibras parassimpáticas pré-ganglionares a partir do NC VII) ◦ N. petroso profundo (fibras simpáticas pós-ganglionares a partir do plexo carótico interno) • A. do canal pterigóideo • Vv. do canal pterigóideo
Órbita	Anterossuperiormente	Fissura orbital inferior	• Ramos do n. maxilar (NC V_2): ◦ N. infraorbital ◦ N. zigomático • A. e vv. infraorbitais • Vv. comunicantes entre a v. oftálmica inferior e o plexo pterigóideo venoso
Cavidade nasal	Medialmente	Forame esfenopalatino	• N. nasopalatino (NC V_2), ramos nasais posteriores superolaterais e superomediais • A. e vv. esfenopalatina
Cavidade oral	Inferiormente	Canal palatino maior (forame)	• A. e n. palatinos maiores (descendentes) (NC V_2) • Ramos que emergem por meio dos canais palatinos menores: ◦ Aa. e nn. palatinos menores (NC V_2)
Parte nasal da faringe	Inferoposteriormente	Canal palatovaginal (faríngeo)	• NC V_2, ramos faríngeos e a. faríngea
Fossa infratemporal	Lateralmente	Fissura pterigomaxilar	• A. maxilar, parte pterigóidea (terceira) • A., v. e n. alveolares superiores posteriores

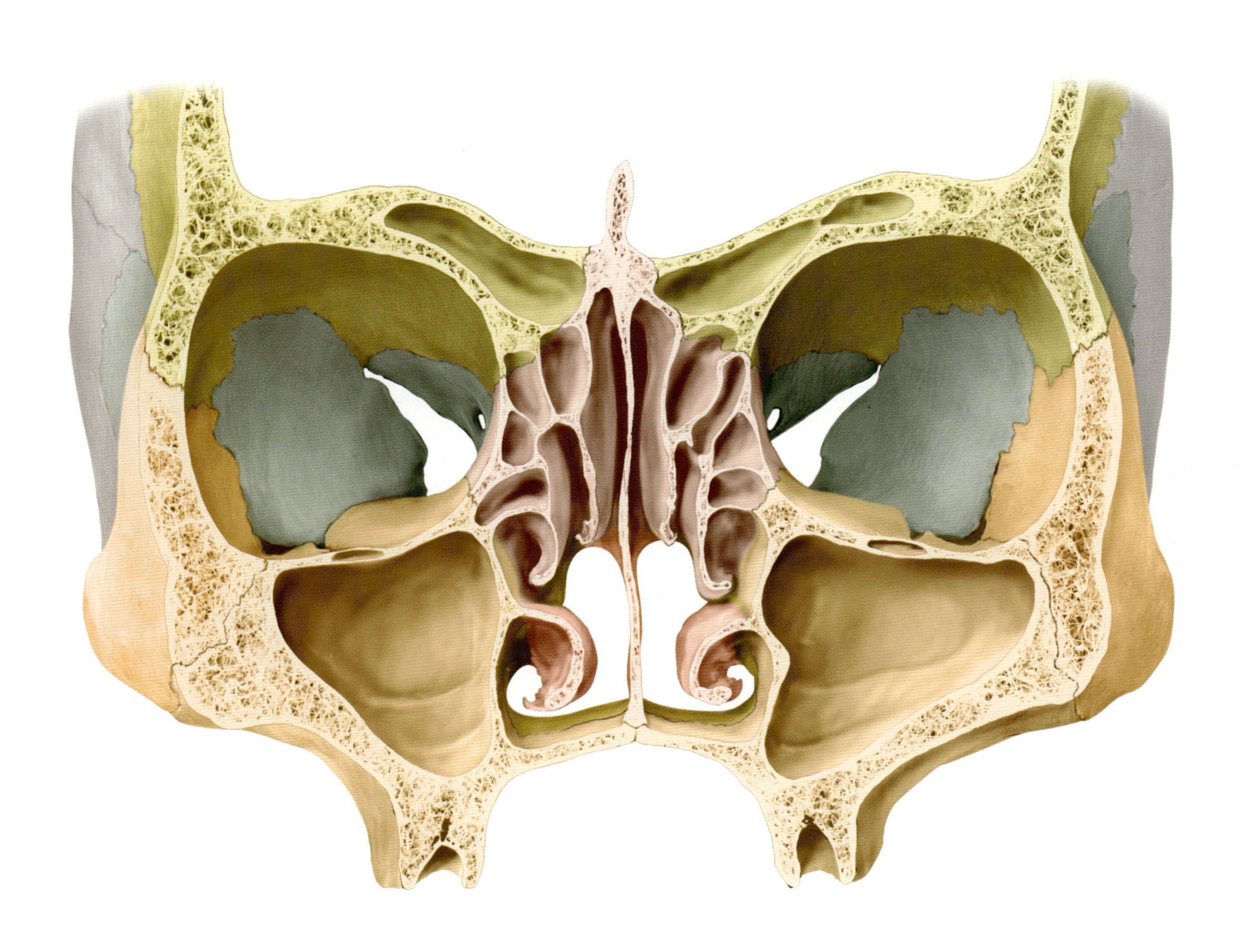

Regiões da Cabeça

6 Órbita e Olho

7 Nariz e Cavidade Nasal

8 Temporal e Orelha

9 Cavidade Oral e Regiões Periorais

Ossos da órbita

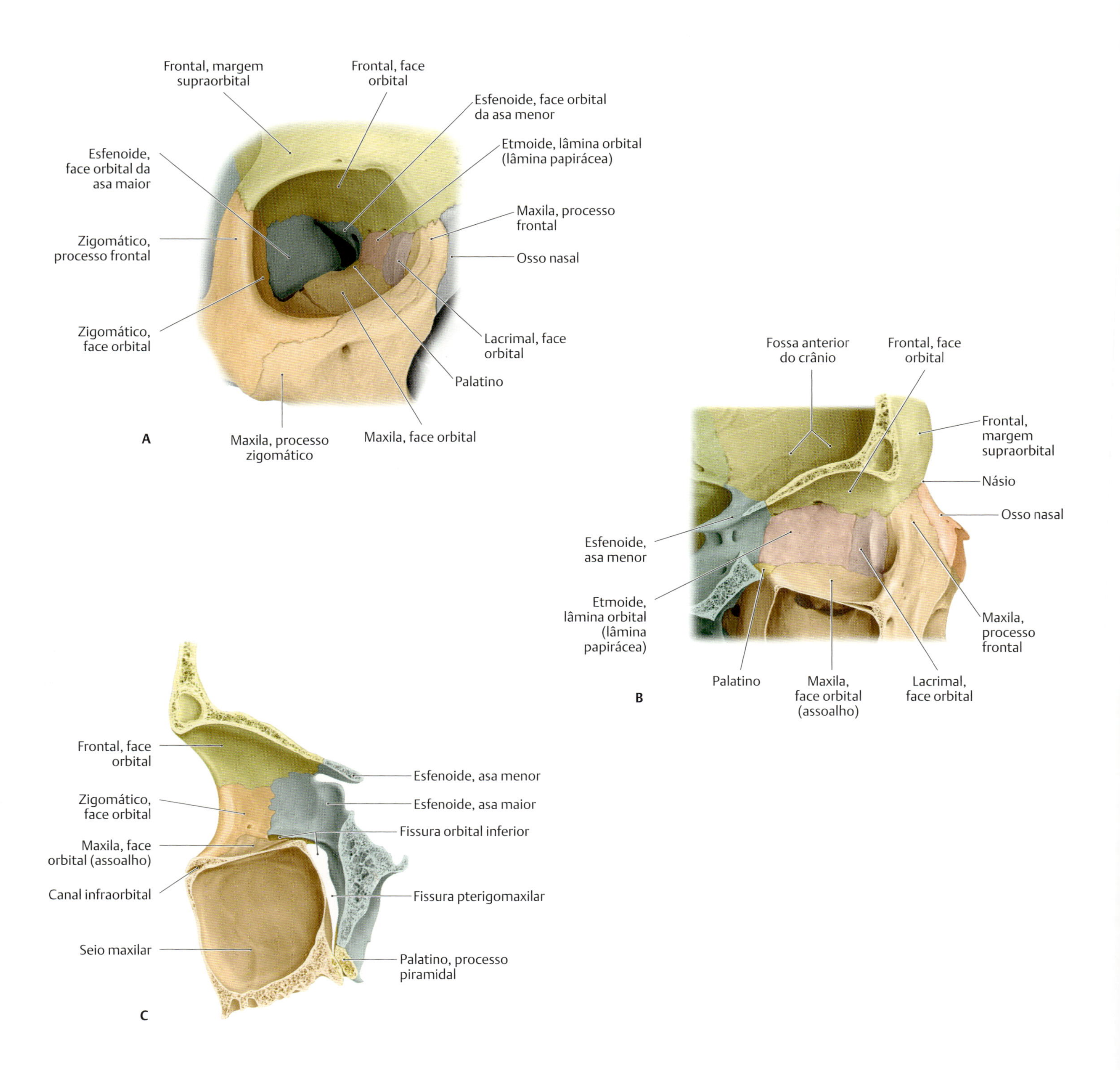

***Figura 6.1* Ossos da órbita**
Órbita direita. **A,D** Visão anterior. **B,E** Visão lateral com a parede lateral da órbita removida. **C,F** Visão medial com a parede medial da órbita removida. A órbita é formada por sete ossos: frontal, zigomático, etmoide, esfenoide, lacrimal, palatino e maxila. As estruturas neurovasculares da órbita se comunicam com os espaços circunjacentes por meio de passagens importantes (veja a **Tabela 6.1**): as fissuras orbitais superior e inferior, o canal óptico, os forames etmoidais anterior e posterior, o canal infraorbital e o ducto lacrimonasal. As estruturas neurovasculares da órbita também se comunicam com a região superficial da face passando pela margem orbital. *Nota*: o seio maxilar exposto pode ser visto em **E**. O hiato maxilar contém o óstio por meio do qual o seio maxilar se abre para o interior da cavidade nasal acima da concha nasal inferior.

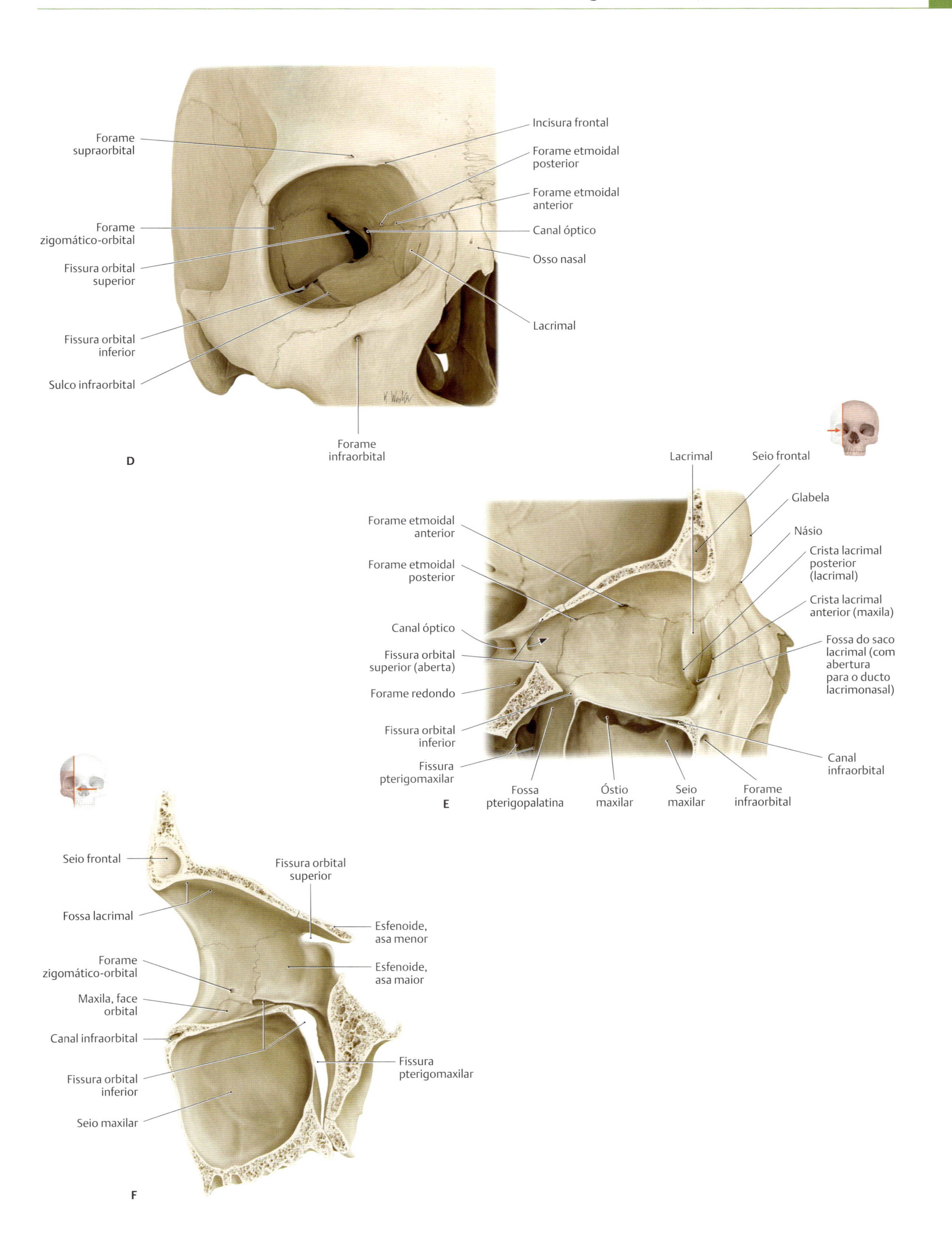
Forame supraorbital
Incisura frontal
Forame etmoidal posterior
Forame etmoidal anterior
Forame zigomático-orbital
Canal óptico
Fissura orbital superior
Osso nasal
Fissura orbital inferior
Lacrimal
Sulco infraorbital
Forame infraorbital
D
Lacrimal
Seio frontal
Glabela
Násio
Forame etmoidal anterior
Forame etmoidal posterior
Crista lacrimal posterior (lacrimal)
Crista lacrimal anterior (maxila)
Canal óptico
Fissura orbital superior (aberta)
Fossa do saco lacrimal (com abertura para o ducto lacrimonasal)
Forame redondo
Fissura orbital inferior
Fissura pterigomaxilar
Canal infraorbital
Fossa pterigopalatina
Óstio maxilar
Seio maxilar
Forame infraorbital
E
Seio frontal
Fissura orbital superior
Fossa lacrimal
Esfenoide, asa menor
Forame zigomático-orbital
Esfenoide, asa maior
Maxila, face orbital
Canal infraorbital
Fissura pterigomaxilar
Fissura orbital inferior
Seio maxilar
F

Comunicações da órbita

Figura 6.2 **Ossos das órbitas e das cavidades adjacentes**

Os ossos da órbita também formam porções das paredes das cavidades vizinhas. As seguintes estruturas adjacentes são visíveis no diagrama:

- Fossa anterior do crânio
- Seio frontal
- Fossa média do crânio
- Células etmoidais
- Seio maxilar

Os processos patológicos podem se originar na órbita e se disseminar para essas cavidades ou se originar nessas cavidades e se disseminar para a órbita.

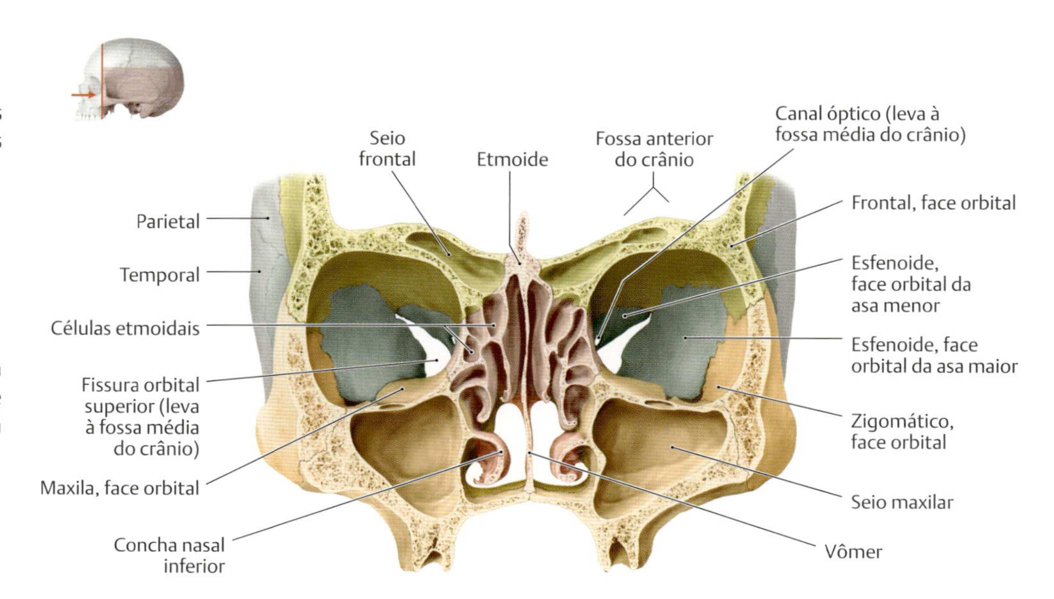

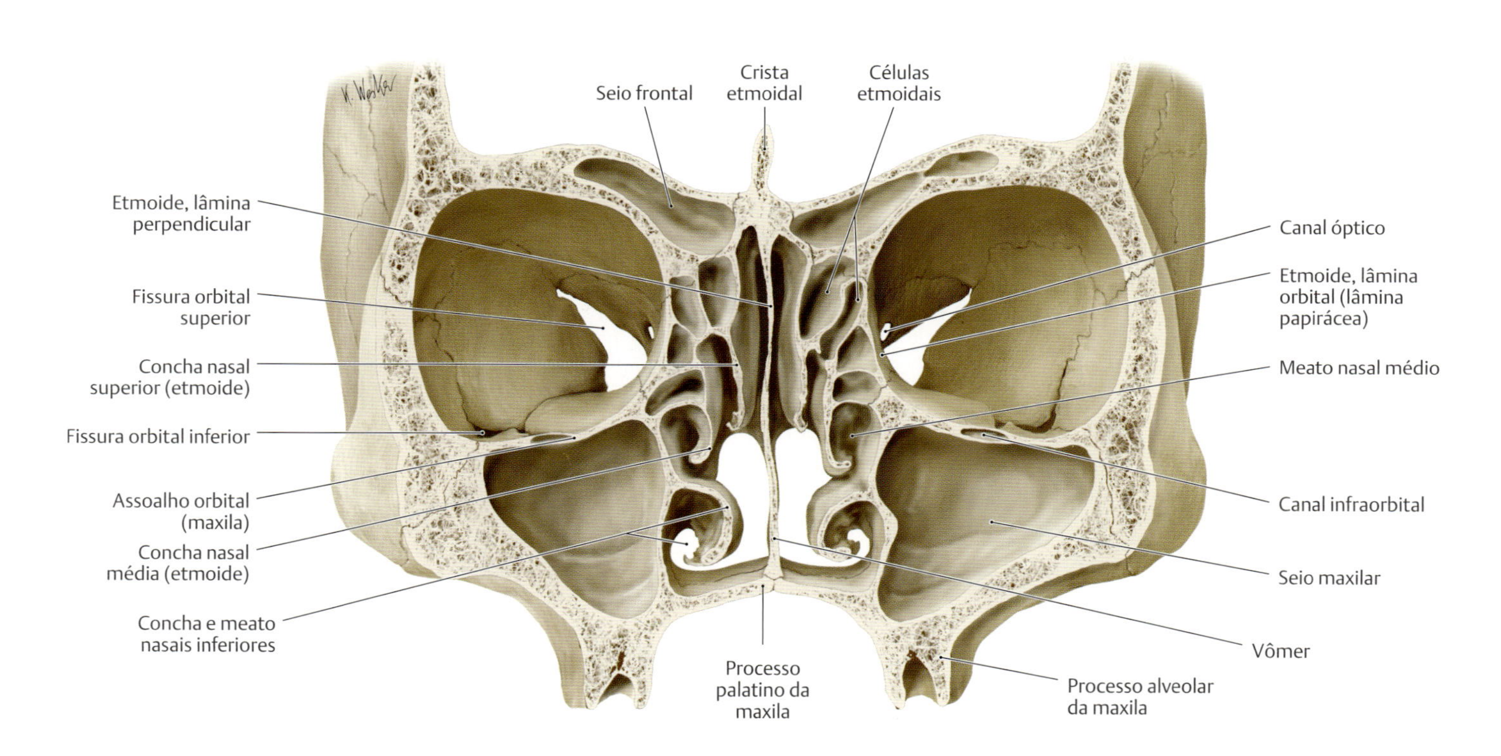

Figura 6.3 **Órbitas e estruturas vizinhas**

Corte coronal através de ambas as órbitas, visto de frente. As paredes que separam a órbita das células etmoidais (0,3 mm, lâmina papirácea) e do seio maxilar (0,5 mm, assoalho orbital) são muito finas. Logo, essas duas paredes são suscetíveis a fraturas e constituem vias de disseminação de tumores e processos inflamatórios para dentro ou para fora da órbita. A fissura orbital superior se comunica com a fossa média do crânio, então, outras estruturas que não estão retratadas aqui – seio esfenoidal, hipófise e quiasma óptico – estão intimamente relacionadas com a órbita.

Tabela 6.1 **Comunicações da órbita.**

Estrutura	Comunica-se	Via	Estruturas neurovasculares em canal/fissura
Seio frontal e células etmoidais anteriores	Superiormente	Canalículo sem nome	• Filamentos sensoriais
	Medialmente	Forame etmoidal anterior	• A. etmoidal anterior (da a. oftálmica) • V. etmoidal anterior (para a v. oftálmica superior) • N. etmoidal anterior (NC V_1)
Seio esfenoidal e células etmoidais posteriores	Medialmente	Forame etmoidal superior	• A. etmoidal posterior (da a. oftálmica) • V. etmoidal posterior (para a v. oftálmica superior) • N. etmoidal posterior (NC V_1)
Fossa média do crânio	Posteriormente	Fissura orbital superior	• Nervos cranianos para os músculos extrínsecos do bulbo do olho (n. oculomotor [NC III] e n. troclear [NC IV]. e n. abducente [NC VI]) • N. oftálmico (NC V_1) e ramos: ◦ N. lacrimal ◦ N. frontal (ramos nos nn. supraorbital e supratroclear) ◦ N. nasociliar • V. oftálmica superior (e ocasionalmente inferior) (para o seio cavernoso) • Ramo meníngeo recorrente da a. lacrimal (faz anastomose com a a. meníngea média)
	Posteriormente	Canal óptico	• N. óptico (NC II) • A. oftálmica (da a. carótida interna)
Fossa pterigopalatina	Posteroinferiormente (medialmente)	*Fissura orbital inferior	• A. infraorbital (da a. maxilar) • V. infraorbital (para o plexo pterigóideo)* • N. infraorbital (NC V_2) • N. zigomático (NC V_2) • V. oftálmica inferior (variável, para o seio cavernoso)
Fossa infratemporal	Posteroinferiormente (lateralmente)		
Cavidade nasal	Inferomedialmente	Canal lacrimonasal	• Ducto lacrimonasal
Seio maxilar	Inferiormente	Canalículo sem nome	• Filamentos sensoriais
Face e fossa infratemporal	Anteriormente	Forame zigomaticofacial	• N. zigomaticofacial (NC V_2) • Ramo anastomótico da a. lacrimal (para aa. facial transversa e zigomático-orbital)
		Forame zigomaticotemporal	• N. zigomaticotemporal (NC V_2) • Ramo anastomótico da a. lacrimal (para aa. temporais profundas)
Face	Anteriormente	Forame supraorbital (incisura)	• N. supraorbital, ramo lateral (NC V_1) • N. supraorbital (da a. oftálmica) • V. supraorbital (para v. angular)
		Incisura frontal	• A. supratroclear (da a. oftálmica) • N. supratroclear (NC V_1) • N. supraorbital, ramo medial (NC V_1)
		Margem orbital, face medial	• N. infratroclear (NC V_1) • A. dorsal do nariz (da a. oftálmica) • V. dorsal do nariz (para v. angular)
		Margem orbital, face lateral	• N. lacrimal (NC V_1) • A. lacrimal (da a. oftálmica) • V. lacrimal (para v. oftálmica superior)

*a., v. e n. infraorbitais seguem no canal infraorbital no assoalho lateral da órbita e emergem na fissura orbital inferior. A fissura orbital inferior continua inferiormente com a fissura pterigomaxilar, que é o limite entre a fossa infratemporal e a fossa pterigopalatina. A fossa infratemporal se localiza na parte lateral da fissura pterigomaxilar; a fossa pterigopalatina se localiza no lado medial.

Músculos extrínsecos do bulbo do olho

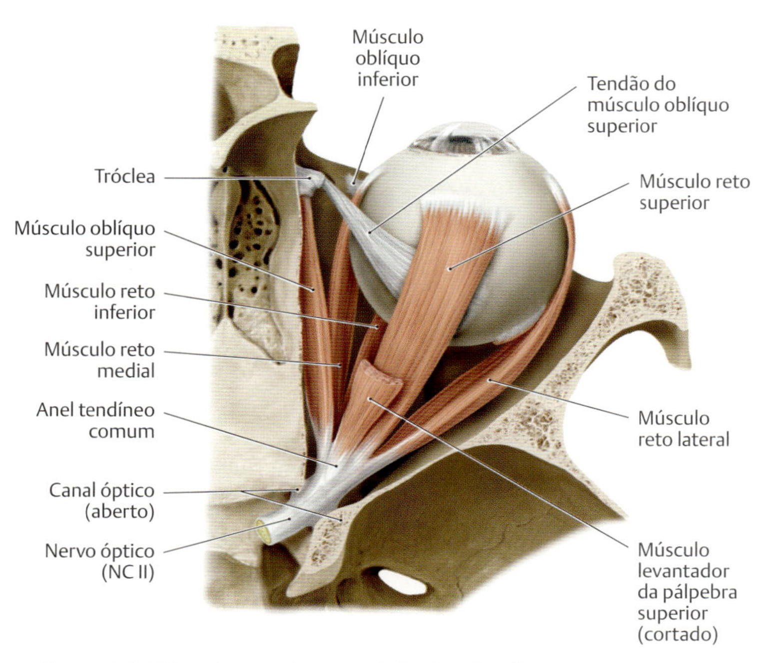

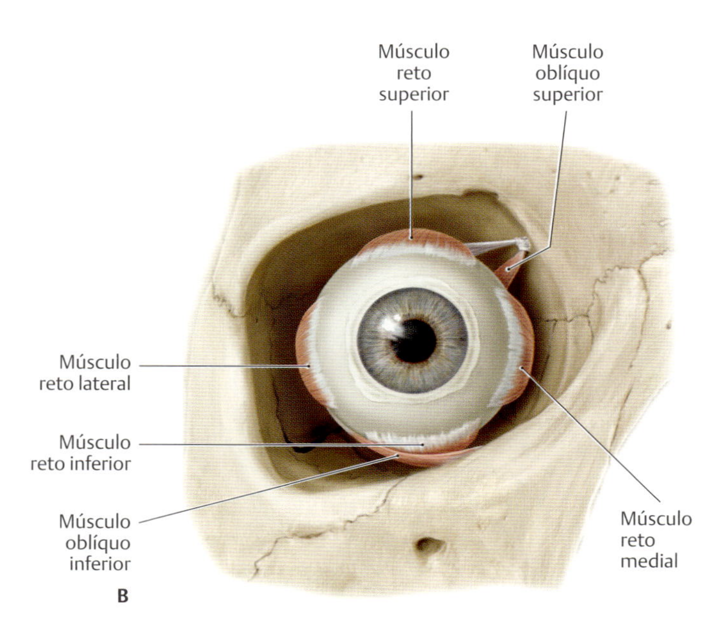

Figura 6.4 **Músculos extrínsecos do bulbo do olho**
Olho direito. **A** Visão superior. **B** Visão anterior. O bulbo do olho é movido na órbita por quatro músculos retos (superior, medial, inferior, lateral) e por dois músculos oblíquos (superior e inferior). Os quatro músculos retos se originam de um anel tendíneo ao redor do canal óptico (anel tendíneo comum, tendão anular comum) e se inserem na esclera do bulbo do olho. Os músculos oblíquos superior e inferior se originam, respectivamente, do corpo do esfenoide e da margem orbital medial da maxila. O músculo oblíquo superior passa através de um anel tendíneo (tróclea) inserido na margem orbital supramedial (frontal); isso o direciona em um ângulo agudo para sua inserção na face superior do bulbo do olho. A interação coordenada de todos os seis músculos extrínsecos do bulbo do olho funcionalmente competentes é necessária para direcionar ambos os olhos para o alvo visual. O encéfalo então processa as duas imagens retinais percebidas de maneira a proporcionar uma percepção visual binocular. O dano funcional de um ou mais músculos extrínsecos do bulbo do olho causa desvio do olho de sua posição normal, que resulta em diplopia (visão dupla).

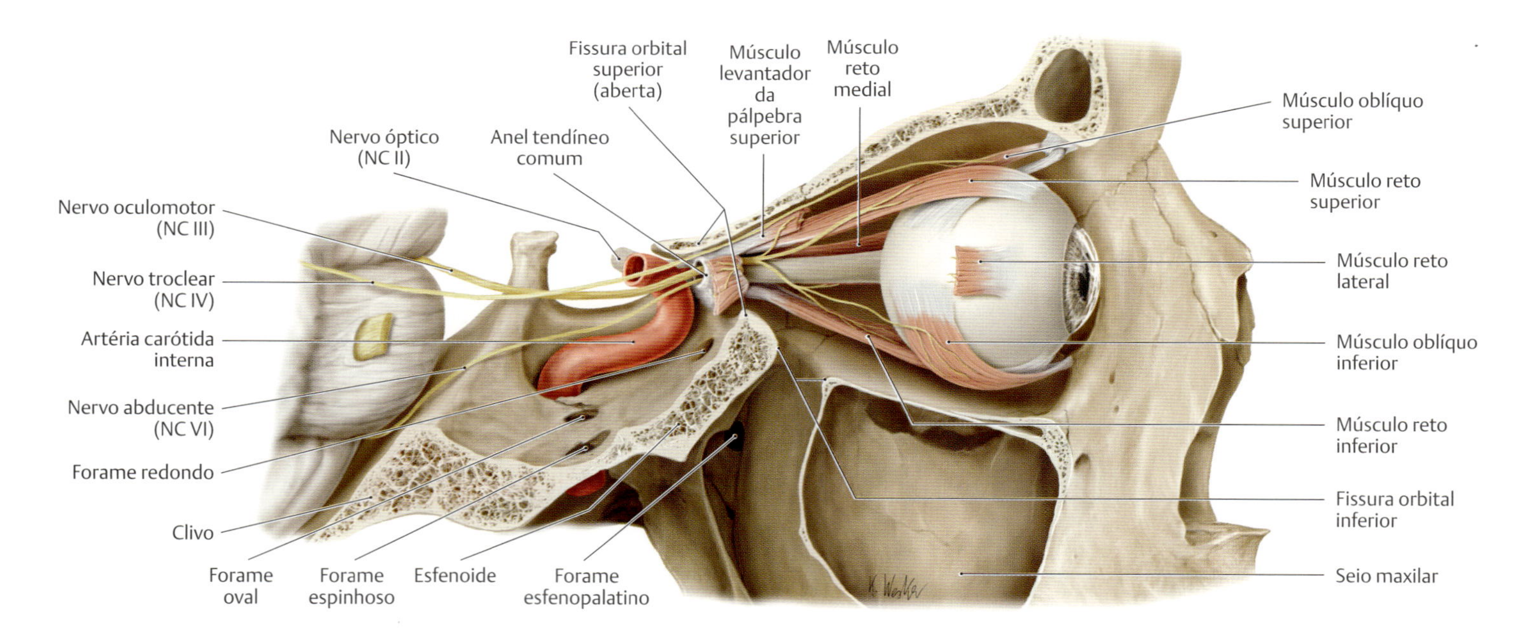

Figura 6.5 **Inervação dos músculos extrínsecos do bulbo do olho**
Olho direito, visão lateral com a parede lateral da órbita removida. Os músculos extrínsecos do bulbo do olho são supridos pelos nervos cranianos III, IV e VI (veja a **Tabela 6.2**). *Nota*: o músculo levantador da pálpebra superior também é suprido pelo NC III. Após emergir do tronco encefálico, esses nervos cranianos atravessam primeiro o seio cavernoso, onde estão bem próximos à artéria carótida interna. De lá, eles passam através da fissura orbital superior para entrar na órbita e suprir seus respectivos músculos. O nervo óptico (NC II) entra na órbita através do canal óptico localizado mais medialmente (veja a **Figura 6.1E**).

Figura 6.6 **Ações dos músculos extrínsecos do bulbo do olho**
Olho direito, visão superior com teto orbital removido. Ações primárias (vermelho), ações secundárias (azul).

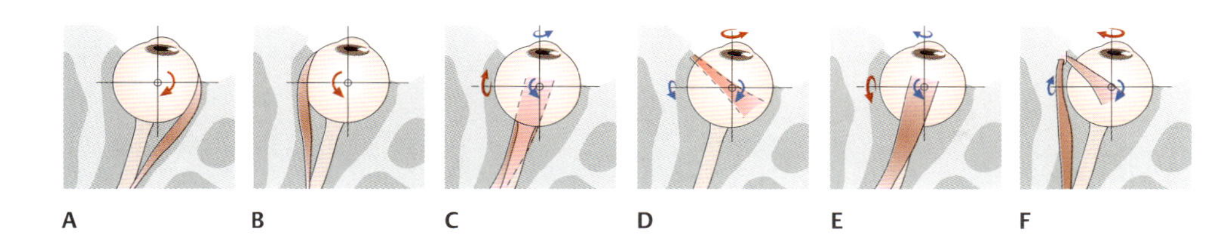

Tabela 6.2 **Ações e inervação dos músculos extrínsecos do bulbo do olho.**

Músculo	Ação primária	Ação secundária	Inervação
A Reto lateral	Abdução	–	N. abducente (NC VI)
B Reto medial	Adução	–	N. oculomotor (NC III), ramo inferior
C Reto inferior	Abaixamento	Adução e rotação lateral	
D Oblíquo inferior	Elevação e abdução	Rotação lateral	
E Reto superior	Elevação	Adução e rotação medial	N. oculomotor (NC III), ramo superior
F Oblíquo superior	Abaixamento e abdução	Rotação medial	N. troclear (NC IV)

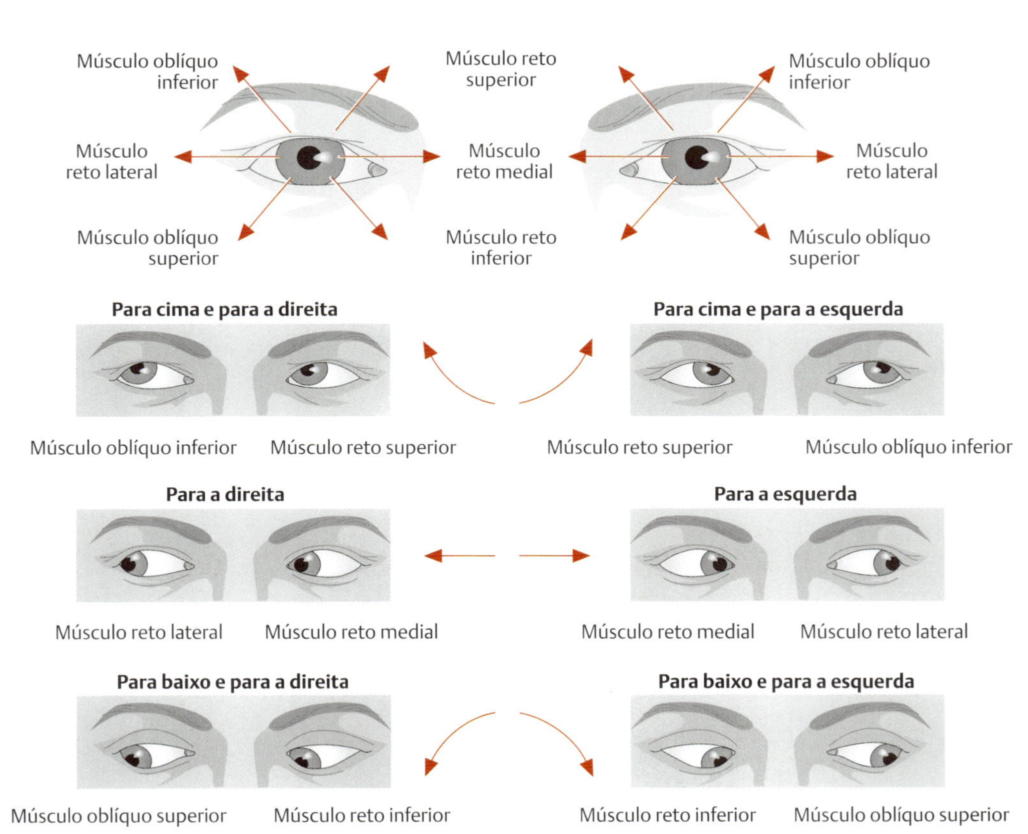

Figura 6.7 **As seis direções cardinais do olhar**
Na avaliação clínica da motilidade ocular para diagnosticar *paralisia oculomotora*, são testadas seis direções cardinais do olhar (veja as setas). Observe que diferentes músculos podem ser ativados em cada olho para qualquer direção específica do olhar. Por exemplo, o olhar para a direita é efetuado pelas ações combinadas dos músculos reto lateral do olho direito e reto medial do olho esquerdo. Além disso, esses dois músculos são supridos por diferentes nervos cranianos (VI e III, respectivamente).
Se um músculo está fraco ou paralisado, o desvio do olho será observado durante determinados movimentos oculares (veja a **Figura 6.8**).

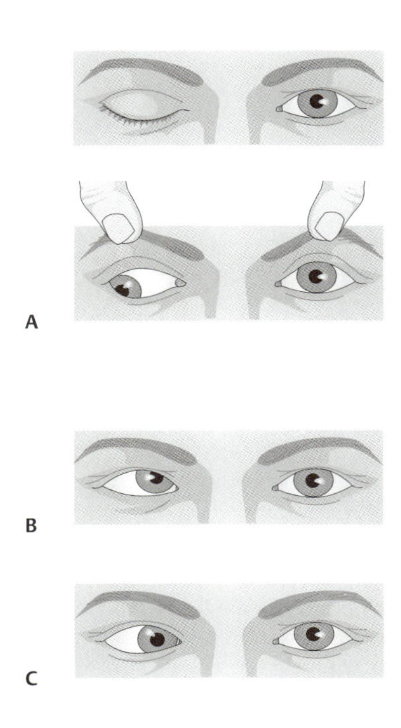

Figura 6.8 **Paralisias oculomotoras**
Paralisia do lado direito mostrada durante a tentativa de olhar para a frente. **A** Paralisia oculomotora completa. **B** Paralisia troclear. **C** Paralisia abducente. As paralisias oculomotoras podem resultar de lesões que envolvam o núcleo do nervo craniano, o trajeto do nervo ou o músculo ocular por si só. Dependendo do músculo envolvido, as manifestações inflamatórias podem incluir desvio de posição do olho afetado e diplopia. O paciente tenta compensar isso ajustando a posição da cabeça.

A **Paralisia oculomotora completa (NC III):** afeta quatro músculos extrínsecos do bulbo do olho, dois músculos intraoculares (veja adiante) e o músculo levantador da pálpebra superior. Manifestações inflamatórias e músculo(s) afetado(s): o bulbo do olho desvia em direção ao quadrante inferior externo = lesão dos músculos retos superior, inferior, e medial e oblíquo inferior. Midríase (dilatação da pupila) = lesão do músculo esfíncter da pupila. Perda da acomodação de proximidade = lesão do músculo ciliar. Ptose (queda da pálpebra) = lesão do músculo levantador da pálpebra superior. A rima das pálpebras não pode ser aberta durante a ptose completa na qual tanto o músculo levantador da pálpebra superior (NC III) como o tarso superior (simpático) estão paralisados. Por isso, a diplopia não será observada.

B **Paralisia do nervo troclear (NC IV):** o olho desvia ligeiramente supramedialmente, causando diplopia = lesão do músculo oblíquo superior.

C **Paralisia do nervo abducente (NC VI):** o olho desvia medialmente, causando diplopia = lesão do músculo reto lateral.

Nervos cranianos dos músculos extrínsecos do bulbo do olho: oculomotor (NC III), troclear (NC IV) e abducente (NC VI)

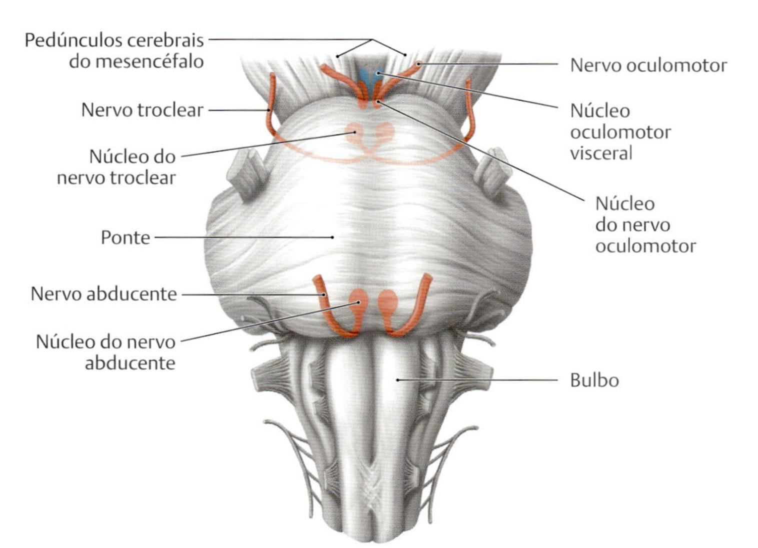

Figura 6.9 **Emergência dos nervos do tronco encefálico**
Visão anterior. Todos os três nervos que suprem os músculos extrínsecos do bulbo do olho emergem do tronco encefálico. Os núcleos do nervo oculomotor e do nervo troclear estão localizados na região medial do encéfalo (mesencéfalo), e o núcleo do nervo abducente está localizado na ponte.
Nota: o nervo oculomotor (NC III) é o único dos três que contém fibras somáticas eferentes e viscerais eferentes e supre vários músculos extrínsecos do bulbo do olho.

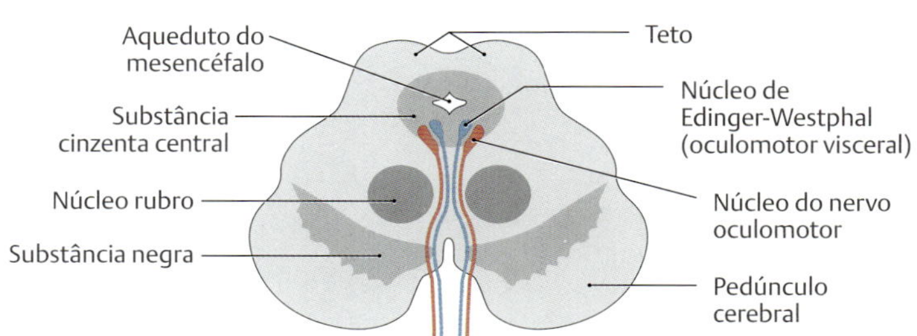

Figura 6.10 **Topografia do núcleo oculomotor**
Corte transversal através do tronco encefálico no nível do núcleo oculomotor, visão superior. *Nota*: o complexo nuclear parassimpático, visceral eferente (núcleo de Edinger-Westphal [oculomotor visceral]) pode ser distinguido do complexo nuclear eferente somático (núcleo do nervo oculomotor).

Tabela 6.3 Nervo oculomotor (NC III): visão geral.
Fibras: eferentes somáticas (vermelho) e eferentes viscerais (azul)
Curso: o NC III corre anteriormente do mesencéfalo (meio do encéfalo, nível mais alto do tronco encefálico) e segue pela parede lateral do seio cavernoso para entrar na órbita pela fissura orbital superior. Depois de passar pelo anel tendíneo comum, o NC III se divide em superior e inferior.
Núcleos e distribuição: • Eferentes somáticos (vermelho): eferentes do núcleo do nervo oculomotor no mesencéfalo suprem o músculo levantador da pálpebra superior e quatro músculos extrínsecos do bulbo do olho (os músculos retos superior, medial e inferior, e oblíquo inferior) • Eferentes viscerais (azul): eferentes pré-ganglionares parassimpáticos do núcleo de Edinger-Westphal (oculomotor visceral) seguem com a divisão inferior do NC III para fazer sinapse com neurônios no gânglio ciliar. Os neurônios pós-ganglionares inervam os músculos intraoculares (músculos esfíncter da pupila e ciliar).
Lesões: paralisia do oculomotor em várias extensões. A paralisia oculomotora completa é marcada pela paralisia de todos os músculos inervados, causando: • Ptose (queda da pálpebra) = lesão do músculo levantador da pálpebra superior • Desvio inferolateral do olho afetado causando diplopia (visão dupla) = lesão dos músculos extrínsecos do bulbo do olho • Midríase (dilatação pupilar) = lesão do músculo esfíncter da pupila • Dificuldades de acomodação = lesão do músculo ciliar

Tabela 6.4 Nervo troclear (NC IV): visão geral.
Fibras: fibras eferentes somáticas (vermelho)
Curso: o NC IV é o único nervo craniano que emerge do lado dorsal (face posterior) do tronco encefálico. Ele também é o único nervo craniano no qual todas as fibras cruzam para o lado oposto. Ele entra na órbita pela fissura orbital superior, passando lateralmente ao anel tendíneo comum. Ele apresenta o mais longo curso *intra*dural dos três nervos motores para os músculos extrínsecos do bulbo do olho.
Núcleos e distribuição: • As fibras eferentes somáticas do núcleo do nervo troclear emergem do mesencéfalo e suprem a inervação motora do músculo oblíquo superior.
Lesões: paralisia do nervo troclear: • Desvio superomedial do olho afetado, causando diplopia = lesão do músculo oblíquo superior *Nota:* pelo fato de o NC IV cruzar para o lado oposto, as lesões próximo ao núcleo resultam em paralisia do nervo troclear no lado oposto (paralisia contralateral). As lesões além do local onde o nervo cruza a linha média causam paralisia no mesmo lado (paralisia ipsilateral).

Tabela 6.5 Nervo abducente (NC VI): visão geral.
Fibras: fibras eferentes somáticas (vermelho)
Curso: o NC VI segue um longo trajeto *extra*dural. Ele emerge da ponte (nível médio do tronco encefálico) e corre pelo seio cavernoso bem próximo à artéria carótida interna e entra na órbita pela fissura orbital superior.
Núcleos e distribuição: • As fibras eferentes somáticas do núcleo do nervo abducente emergem da margem inferior da ponte (nível médio do tronco encefálico) e suprem a inervação motora do músculo reto lateral.
Lesões: paralisia do nervo abducente: • Desvio medial do olho afetado, causando diplopia = lesão do músculo reto lateral *Nota:* o longo trajeto extradural do NC VI o expõe à lesão. Trombose do seio cavernoso, aneurismas da artéria carótida interna, meningite ou hemorragia subdural podem comprimir o nervo, paralisando-o. A queda excessiva na pressão do líquido cerebrospinal (LCS) (p. ex., devido à punção lombar) pode fazer com que o tronco encefálico descenda, exercendo tração sobre o nervo.

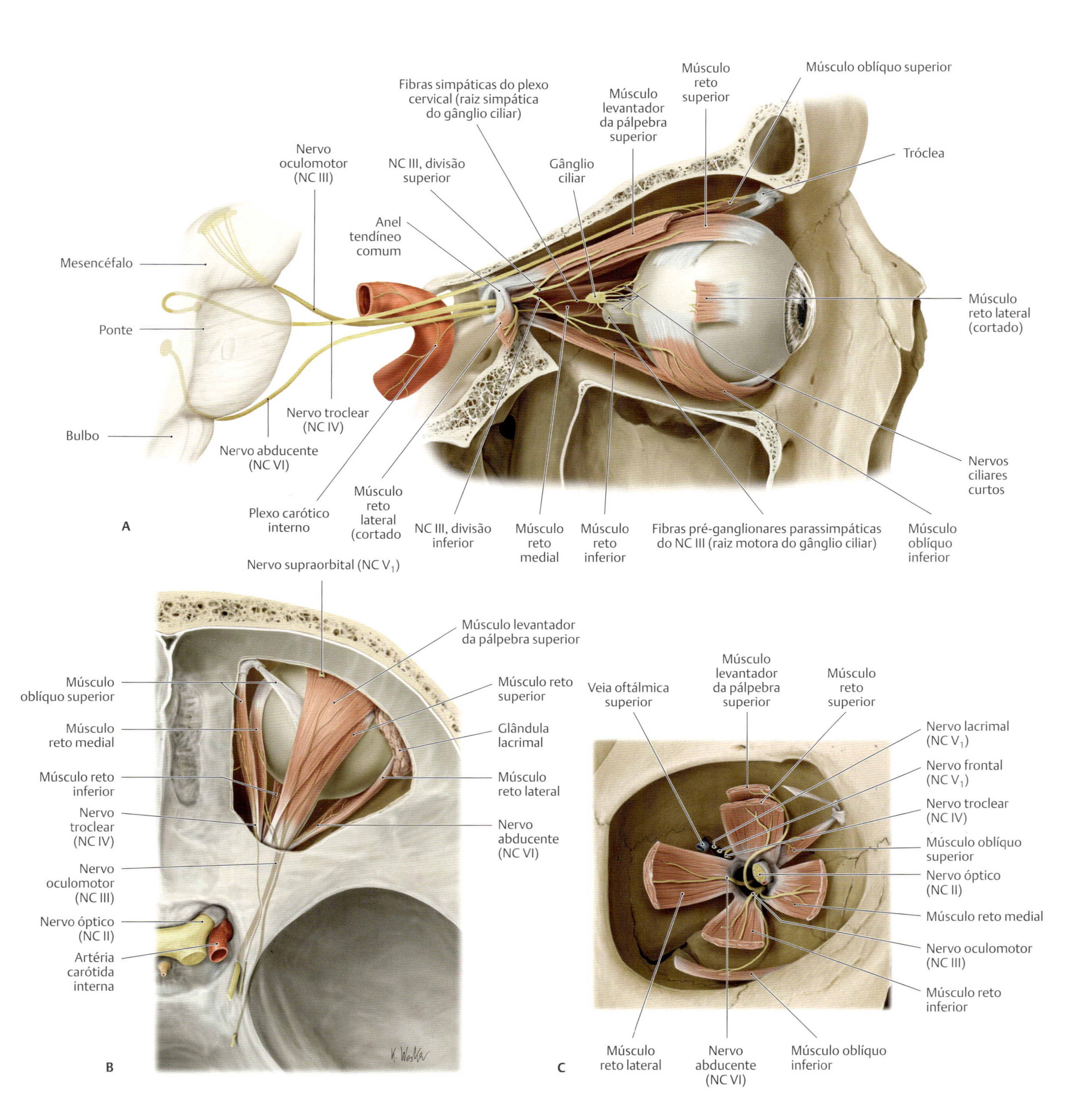

Figura 6.11 **Nervos que suprem os músculos oculares**
Órbita direita. **A** Visão lateral com a parede lateral removida. **B** Visão superior da órbita aberta. **C** Visão anterior. Os nervos cranianos III, IV e VI entram na órbita pela fissura orbital superior, lateral ao canal óptico (o NC IV então passa lateralmente ao anel tendíneo comum, e o NC III e o NC VI passam através dele). Todos os três nervos suprem as fibras eferentes somáticas (inervação somatomotora) para os músculos extrínsecos do bulbo do olho. Além disso, o NC III carrega inervação motora parassimpática para os músculos intraoculares. As fibras pré-ganglionares parassimpáticas seguem com a divisão inferior do NC III, e formam a raiz parassimpática (motora) do gânglio ciliar. Dois outros tipos de fibras passam através do gânglio ciliar sem fazer sinapse: simpáticas e sensoriais. As fibras simpáticas (pós-ganglionares) do gânglio cervical superior seguem sobre a artéria carótida interna para entrar na fissura orbital superior, onde correm com o nervo nasociliar (NC V_1) ou penetram no gânglio ciliar seguindo ao longo da artéria oftálmica. As fibras sensoriais do bulbo do olho seguem para o nervo nasociliar (NC V_1) pela raiz sensitiva do gânglio ciliar. As fibras sensoriais, simpáticas e parassimpáticas no gânglio ciliar são emitidas nos nervos ciliares curtos. *Nota*: as fibras simpáticas também alcançam os músculos intraoculares por meio dos nervos ciliares longos.

Rede neurovascular da órbita

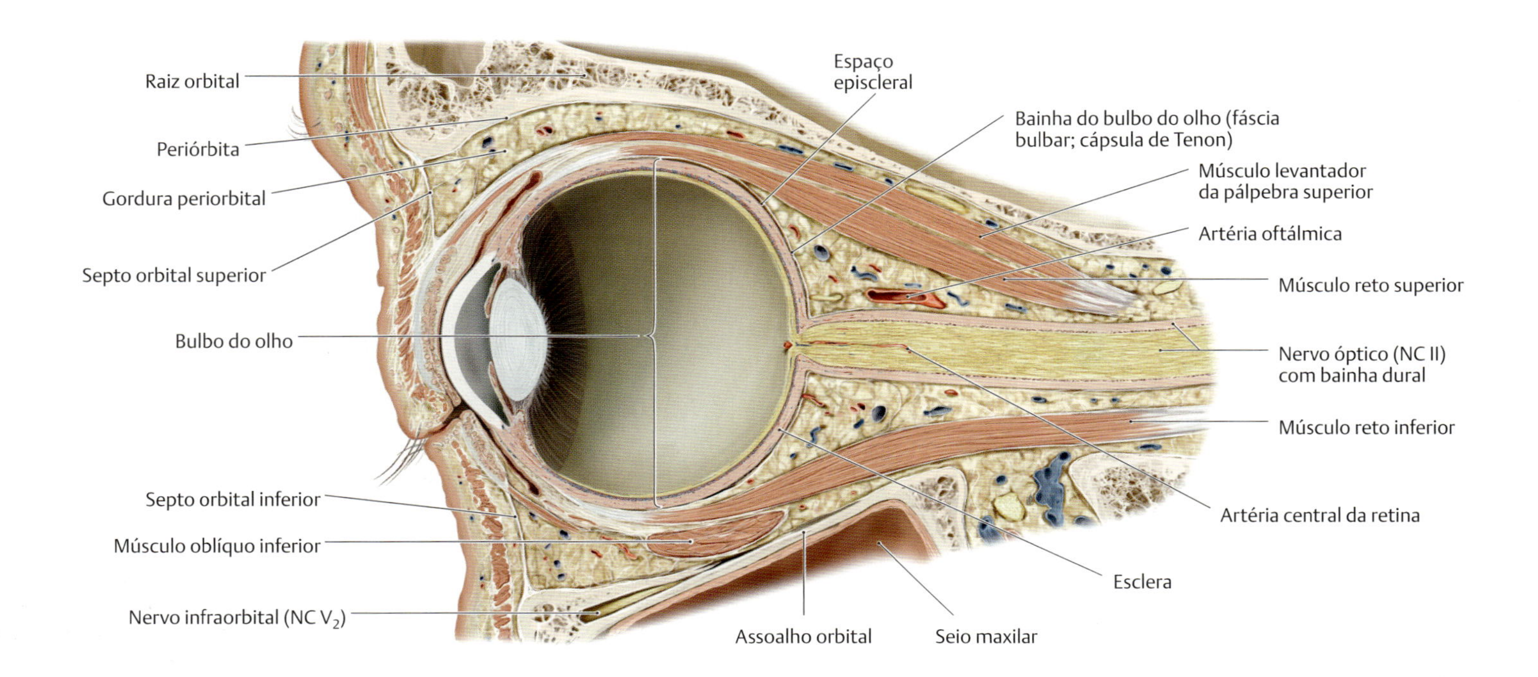

Figura 6.12 **Níveis superior, médio e inferior da órbita**
Órbita direita. Corte sagital visto do lado medial. A órbita é revestida por periósteo (periórbita) e preenchida por gordura periorbital, que é delimitada anteriormente pelos septos orbitais e na direção do bulbo do olho por uma bainha móvel de tecido conjuntivo (bainha do bulbo do olho, cápsula de Tenon). O espaço estreito entre a bainha do bulbo do olho e a esclera é chamado de espaço episcleral. Envoltos na gordura periorbital estão o bulbo do olho, o nervo óptico, a glândula lacrimal, os músculos extrínsecos do bulbo do olho e estruturas neurovasculares associadas. Topograficamente, a órbita é dividida em três níveis:

- Nível superior: raiz orbital do músculo levantador da pálpebra superior
- Nível médio: músculo reto superior para o nervo óptico
- Nível inferior: nervo óptico para o assoalho orbital

Tabela 6.6 **Conteúdos neurovasculares da órbita.**

Nível orbital	Artérias e veias	Nervos
Nível superior	• A. lacrimal (da a. oftálmica) • V. lacrimal (para v. oftálmica superior) • A. supraorbital (ramo terminal da a. oftálmica) • V. supraorbital (forma a v. angular com as vv. supratrocleares)	• N. lacrimal (NC V_1) • N. frontal (NC V_1) e ramos terminais: ◦ N. supraorbital ◦ N. supratroclear • N. troclear (NC IV)
Nível médio	• A. oftálmica (da a. carótida interna) e ramos: ◦ A. central da retina ◦ Aa. ciliares posteriores • V. oftálmica superior (para o seio cavernoso)	• N. nasociliar (NC V_1) • N. abducente (NC VI) • N. oculomotor (NC III), ramo superior e fibras do ramo inferior (para o gânglio ciliar) • N. óptico (NC II) • Gânglio ciliar e raízes: ◦ Raiz parassimpática (fibras autônomas pré-sinápticas do NC III) ◦ Raiz simpática (fibras pós-sinápticas do gânglio cervical superior) ◦ Raiz sensorial (fibras sensoriais do bulbo do olho para o n. nasociliar) • Nn. ciliares curtos (fibras do/para o gânglio ciliar)
Nível inferior	• A. infraorbital (ramo terminal da a. maxilar) • V. oftálmica inferior (para o seio cavernoso)	• N. infraorbital (NC V_2) • N. oculomotor (NC III), ramo inferior

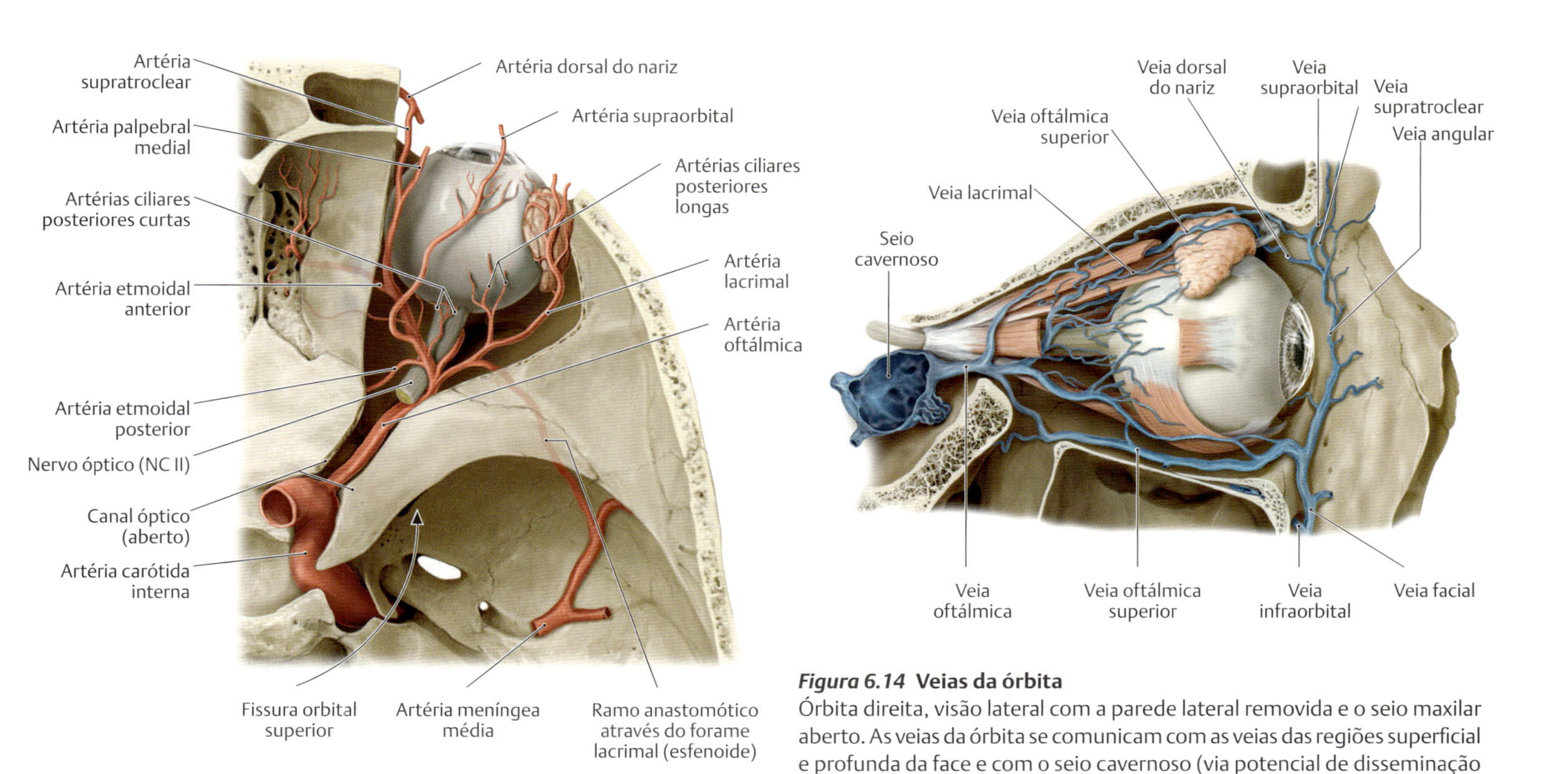

Figura 6.13 **Ramos da artéria oftálmica**
Visão superior da órbita direita aberta. Enquanto corre abaixo do NC II no canal óptico, a artéria oftálmica emite a artéria central da retina, que perfura e corre com o NC II. A artéria oftálmica sai do canal e se ramifica para suprir as estruturas infraorbitais (incluindo o bulbo do olho).

Figura 6.14 **Veias da órbita**
Órbita direita, visão lateral com a parede lateral removida e o seio maxilar aberto. As veias da órbita se comunicam com as veias das regiões superficial e profunda da face e com o seio cavernoso (via potencial de disseminação de patógenos infecciosos, veja a **Figura 3.20**).

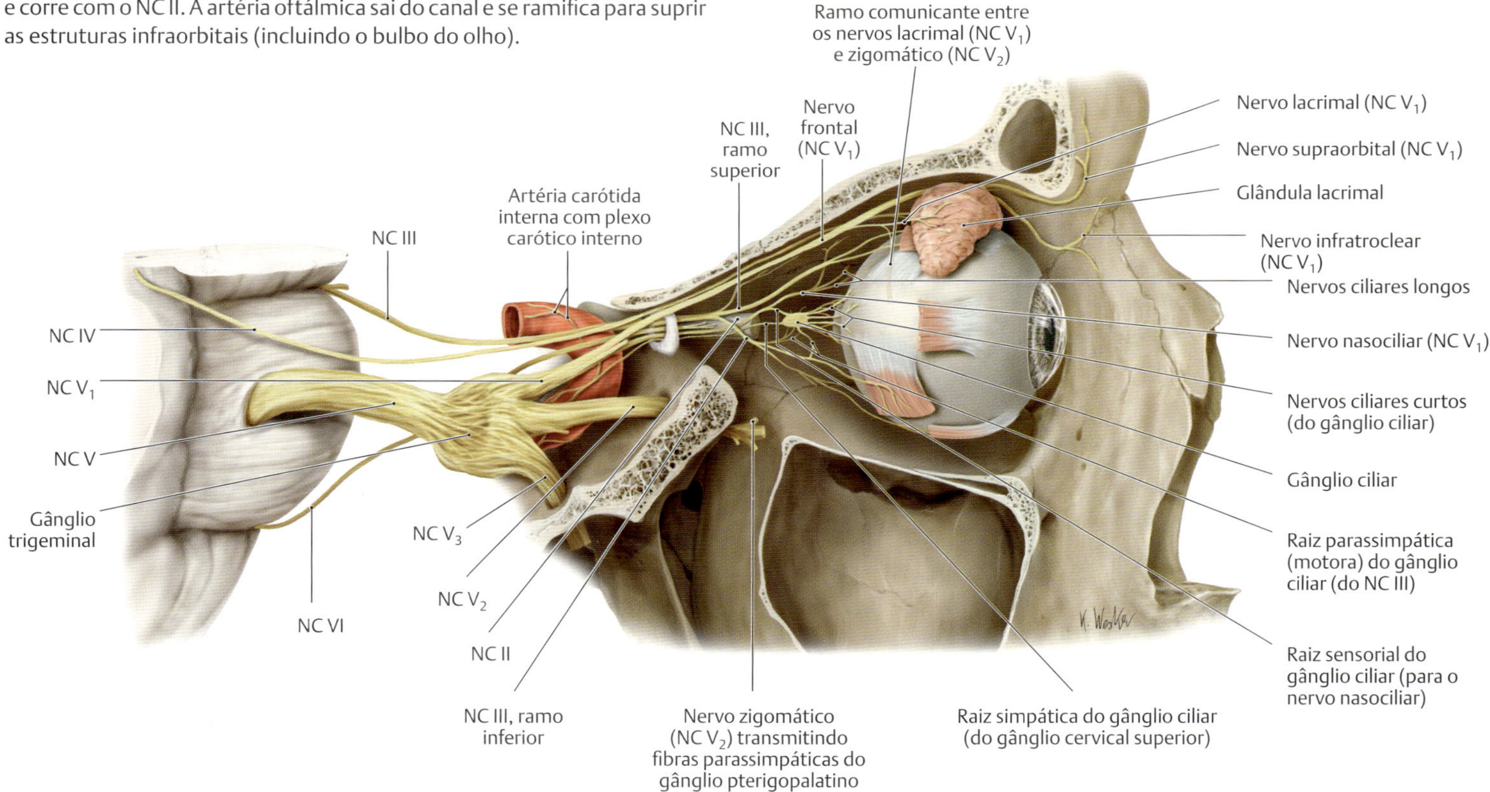

Figura 6.15 **Inervação da órbita**
Visão lateral da órbita direita aberta. Os músculos extrínsecos do bulbo do olho recebem inervação motora de três nervos cranianos: oculomotor (NC III), troclear (NC IV) e abducente (NC VI). O gânglio ciliar distribui fibras parassimpáticas para os músculos intraoculares através dos nervos ciliares curtos. As fibras parassimpáticas alcançam o gânglio pelo ramo inferior do NC III. As fibras simpáticas do gânglio cervical superior seguem ao longo da artéria carótida interna para a fissura orbital superior. Na órbita, as fibras simpáticas correm com o nervo nasociliar (NC V_1) e/ou com a artéria oftálmica e passam através do gânglio ciliar (o nervo nasociliar também emite ramos sensoriais diretos, os nervos ciliares longos, que podem carregar fibras simpáticas pós-ganglionares). As fibras sensoriais do bulbo do olho passam através do gânglio ciliar para o nervo nasociliar (NC V_1). *Nota*: as fibras parassimpáticas para a glândula lacrimal são distribuídas pelo nervo lacrimal (NC V_1), que se comunica com o nervo zigomático (NC V_2) por meio de um ramo comunicante do nervo zigomaticotemporal. O nervo zigomático emite as fibras pós-ganglionares do gânglio pterigopalatino (as fibras pré-ganglionares se originam do NC VII).

Topografia da órbita (I)

Figura 6.16 **Trajeto intracavernoso dos nervos cranianos que entram na órbita**

Fossas anterior e média do crânio do lado direito. Visão superior. As paredes laterais e superior do seio cavernoso foram abertas. O gânglio trigeminal foi ligeiramente retraído lateralmente, o teto orbital foi removido e a periórbita foi fenestrada. Os três nervos cranianos que suprem os músculos oculares (nervo oculomotor, nervo troclear e nervo abducente) entram no seio cavernoso, onde mantêm íntima relação com a primeira e com a segunda divisão do nervo trigêmeo e com a artéria carótida interna. Enquanto o terceiro e quarto nervos cranianos seguem na parede lateral do seio cavernoso com as divisões oftálmica e maxilar do nervo trigêmeo, o nervo abducente corre diretamente pelo seio cavernoso em proximidade com a artéria carótida interna. Devido a essa relação, o nervo abducente pode ser lesado em consequência de uma trombose do seio ou de um aneurisma intracavernoso da artéria carótida interna.

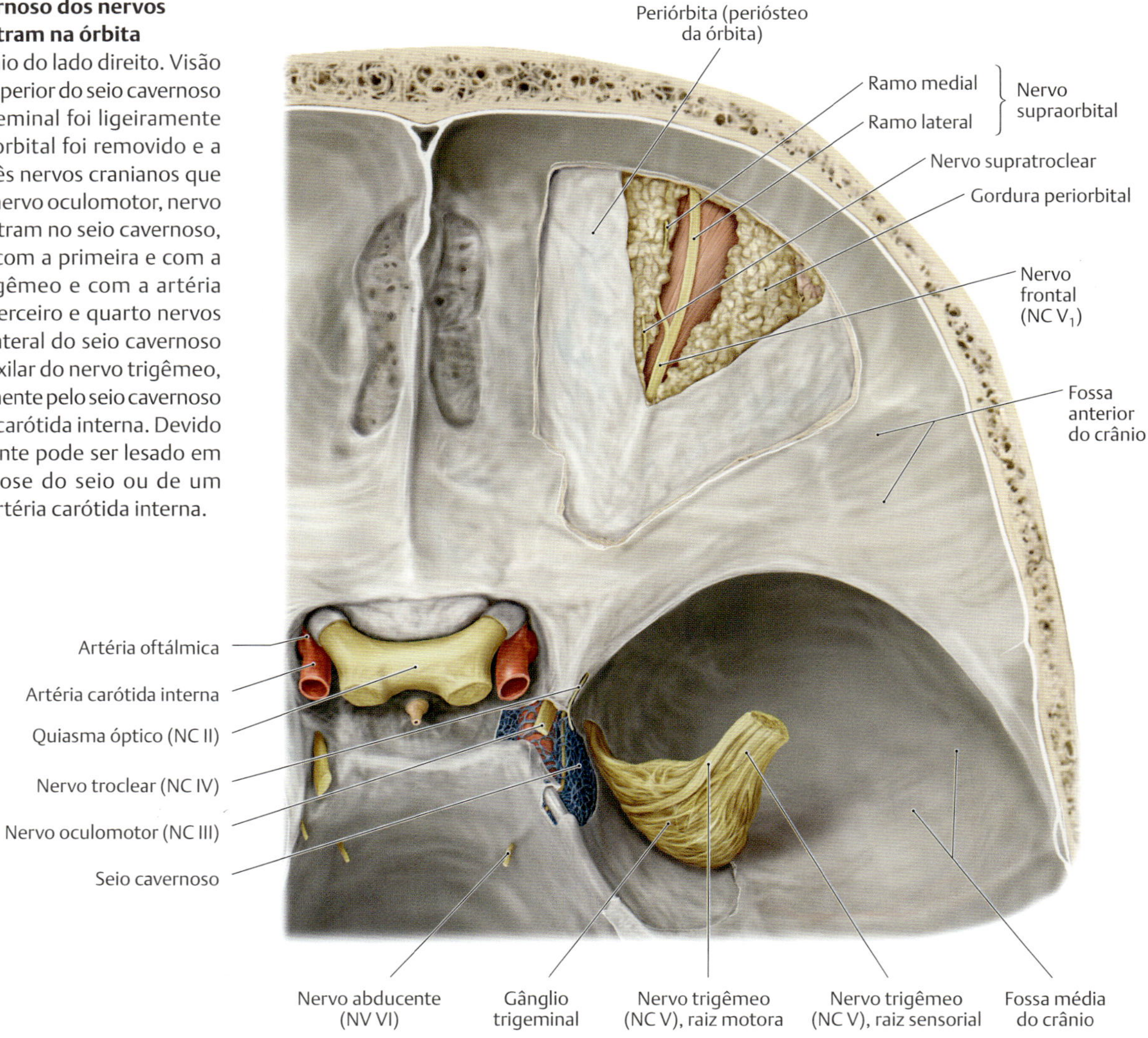

Figura 6.17 **Rede neurovascular no canal óptico e na fissura orbital superior**

Órbita direita, visão anterior com a maioria dos conteúdos orbitais removida.

Canal óptico: nervo óptico (NC II) e artéria oftálmica.

Fissura orbital superior (dentro do anel tendíneo comum): nervos abducente (NC VI), nasociliar (NC V_1) e oculomotor (NC III).

Fissura orbital superior (fora do anel tendíneo comum): veias oftálmicas superior e inferior, nervos frontal (NC V_1), lacrimal (NC V_1) e troclear (NC IV).

Fissura orbital inferior (conteúdos não mostrados): nervo zigomático (NC V_2) e ramos do NC V_2, artéria, veia e nervo infraorbitais no canal infraorbital.

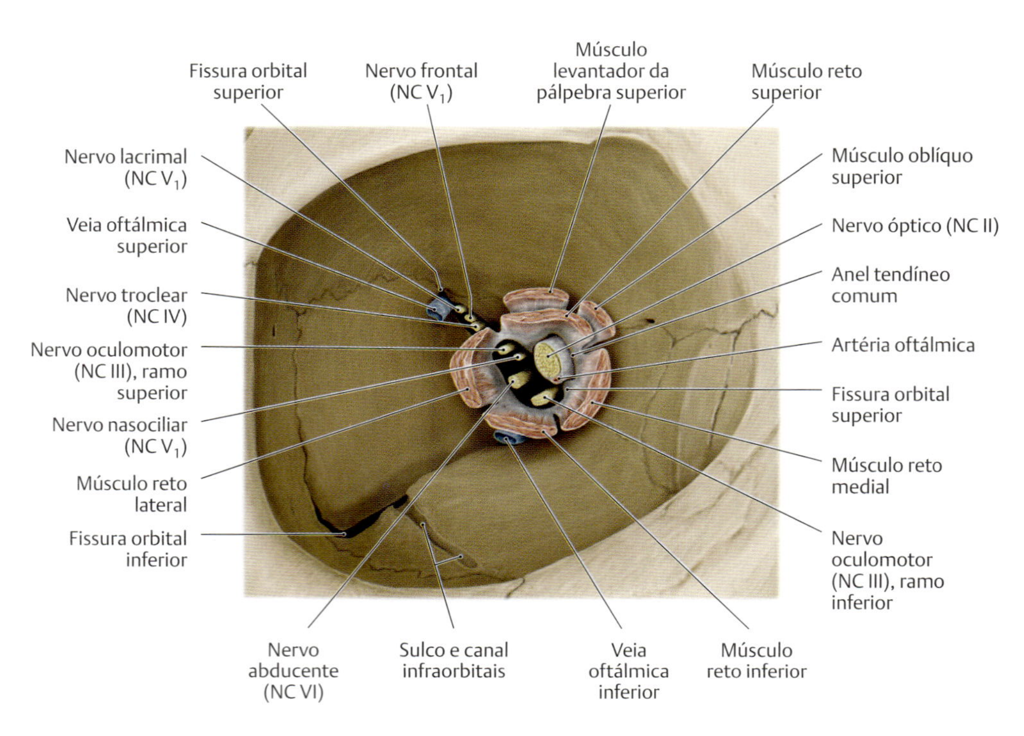

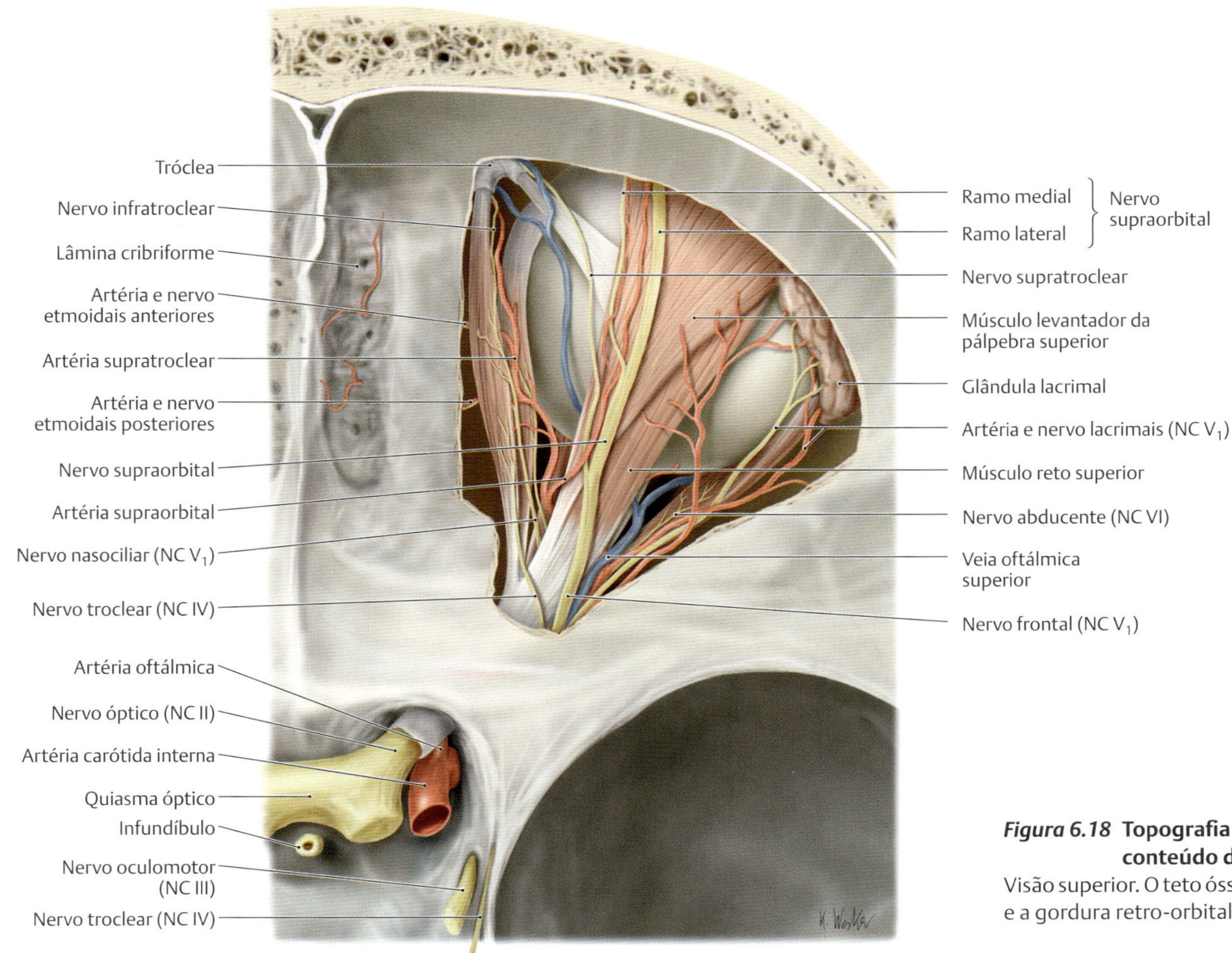

Figura 6.18 **Topografia da órbita direita: conteúdo do nível superior**
Visão superior. O teto ósseo da órbita, a periórbita e a gordura retro-orbital foram removidos.

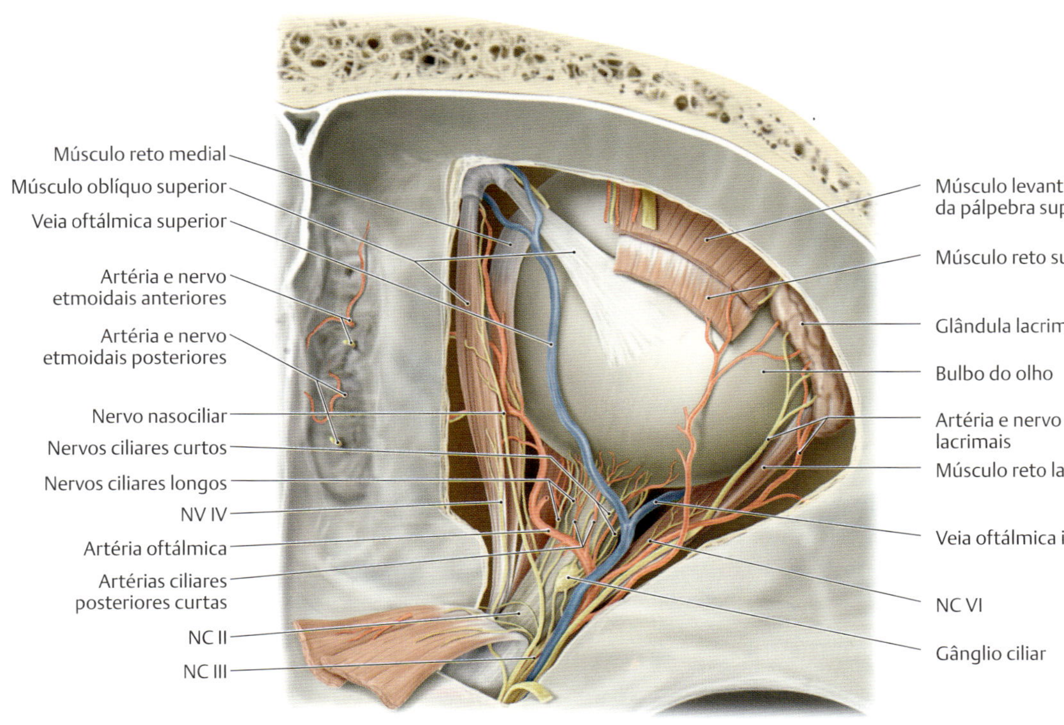

Figura 6.19 **Topografia da órbita direita: conteúdo do nível médio**
Visão superior. Os músculos levantador da pálpebra superior e reto superior médio foram divididos e refletidos para trás, e todo o tecido adiposo foi removido para expor melhor o nervo óptico.
Nota: o gânglio ciliar tem cerca de 2 mm de diâmetro e se posiciona lateralmente ao nervo óptico, aproximadamente 2 cm atrás do bulbo do olho. O gânglio ciliar emite fibras parassimpáticas para o olho e para os músculos intraoculares por meio dos nervos ciliares curtos. Os nervos ciliares curtos também contêm fibras sensoriais e simpáticas (veja a **Figura 6.15**).

Topografia da órbita (II)

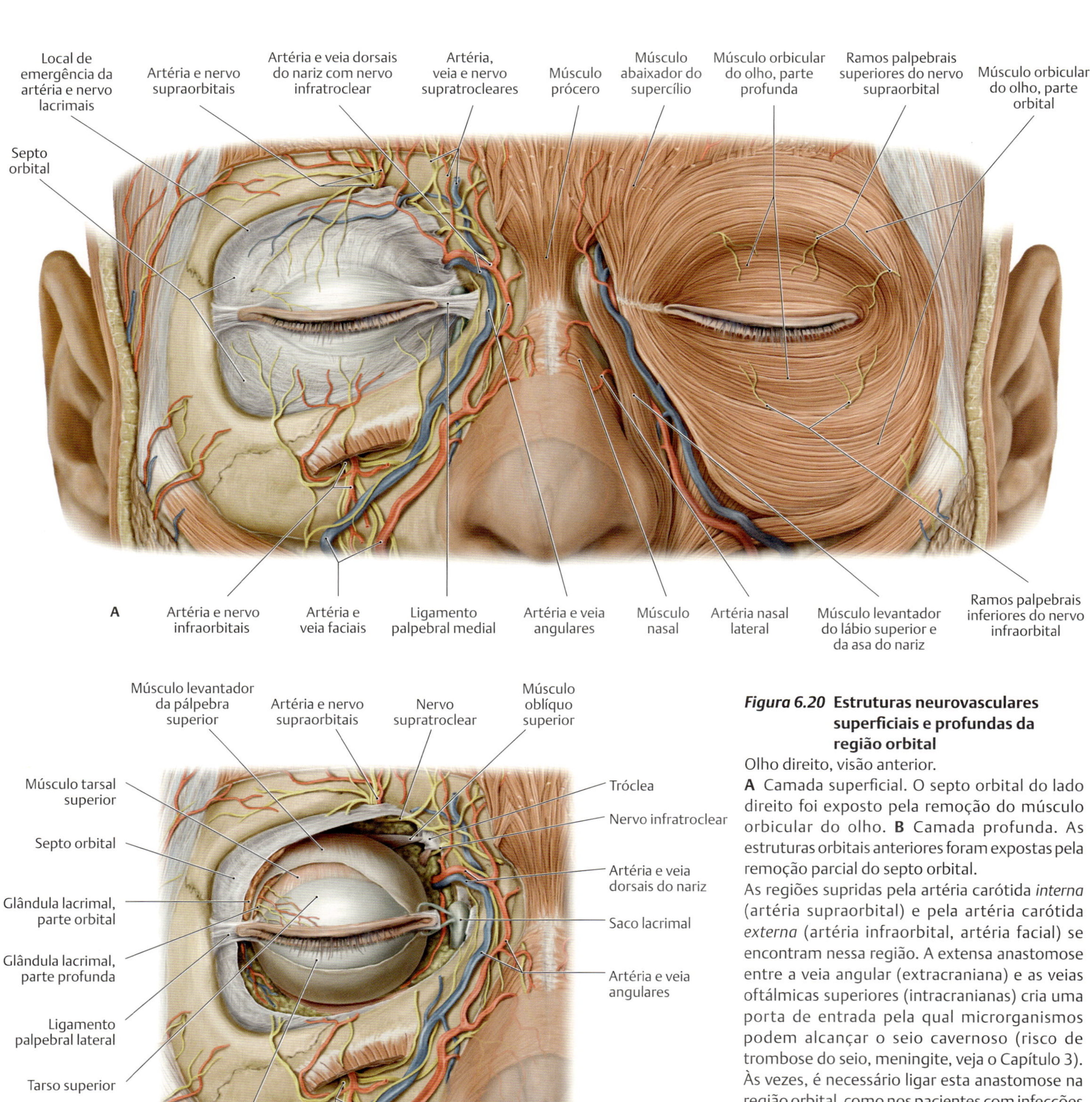

Figura 6.20 **Estruturas neurovasculares superficiais e profundas da região orbital**

Olho direito, visão anterior.

A Camada superficial. O septo orbital do lado direito foi exposto pela remoção do músculo orbicular do olho. **B** Camada profunda. As estruturas orbitais anteriores foram expostas pela remoção parcial do septo orbital.

As regiões supridas pela artéria carótida *interna* (artéria supraorbital) e pela artéria carótida *externa* (artéria infraorbital, artéria facial) se encontram nessa região. A extensa anastomose entre a veia angular (extracraniana) e as veias oftálmicas superiores (intracranianas) cria uma porta de entrada pela qual microrganismos podem alcançar o seio cavernoso (risco de trombose do seio, meningite, veja o Capítulo 3). Às vezes, é necessário ligar esta anastomose na região orbital, como nos pacientes com infecções extensas da região externa da face.

Observe a passagem dos nervos supra- e infraorbital (ramos do NC V_1 e NC V_2) pelos forames de mesmo nome. A função sensorial dessas duas divisões do nervo trigêmeo pode ser testada nos pontos de saída desses nervos.

Figura 6.21 **Anatomia superficial do olho**
Olho direito, visão anterior. As medidas indicam a largura da rima das pálpebras normal. É importante saber essas medidas porque existem várias condições nas quais elas estão alteradas. Por exemplo, a rima das pálpebras pode estar mais larga na paralisia facial periférica ou mais estreita na ptose (= queda da pálpebra) devido à paralisia oculomotora.

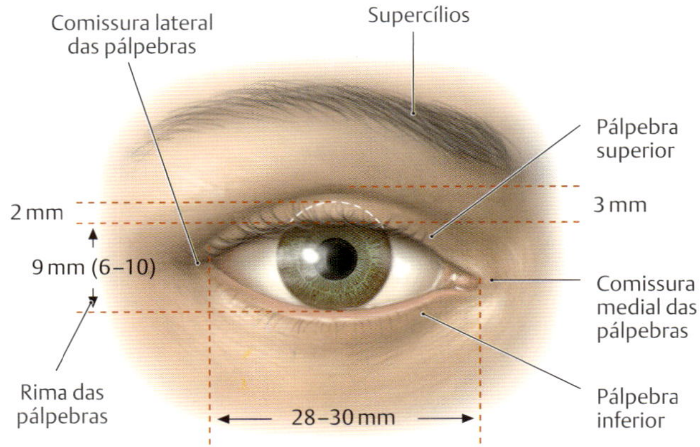

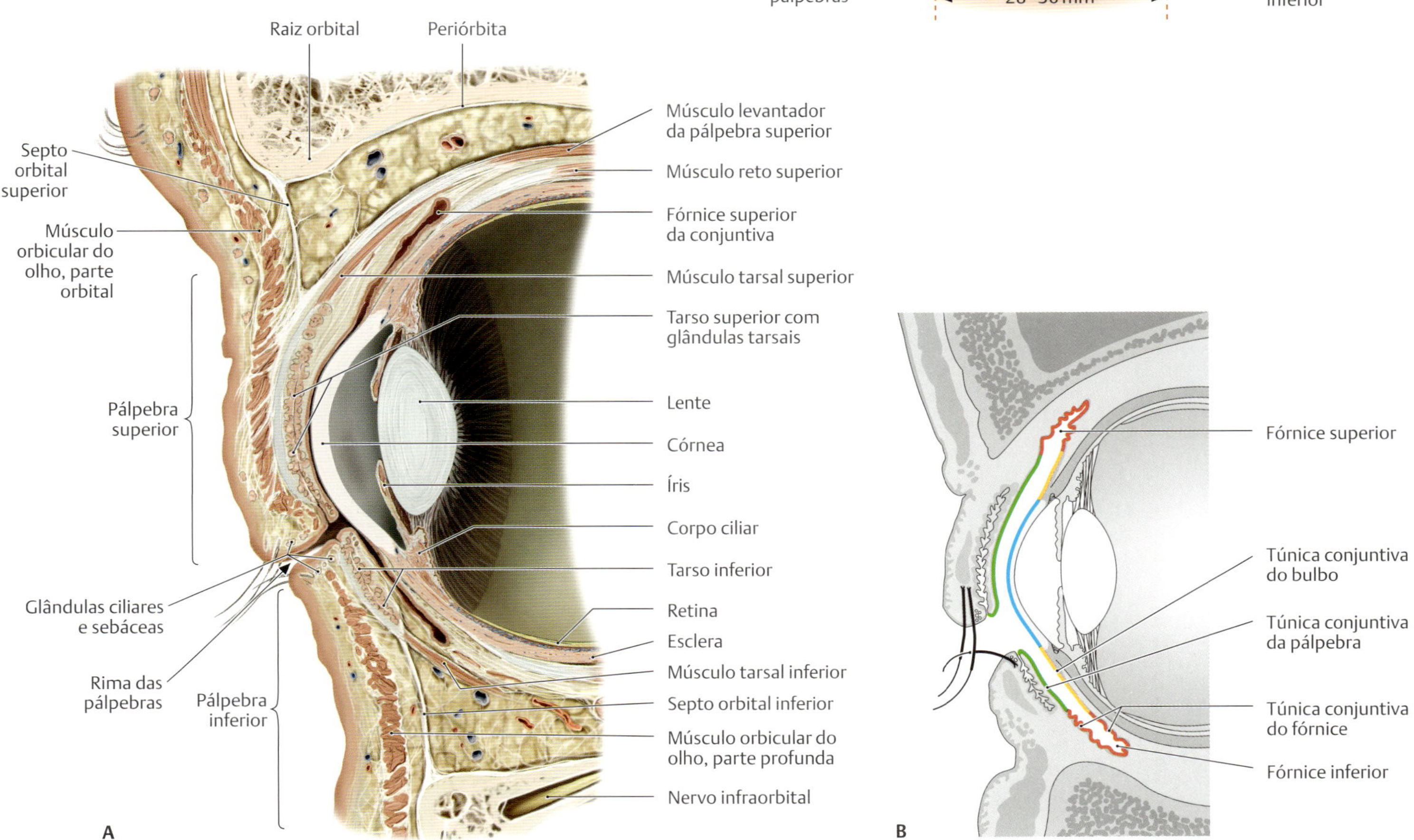

Figura 6.22 **Estrutura das pálpebras e da túnica conjuntiva**
A Corte sagital através da cavidade orbital anterior. **B** Anatomia da túnica conjuntiva.
A pálpebra consiste clinicamente em uma camada externa e outra interna com os seguintes componentes:

- Camada externa: pele palpebral, glândulas sudoríparas, glândulas ciliares (= glândulas sudoríparas modificadas), glândulas sebáceas (glândulas de Zeis) e dois músculos estriados, orbicular do olho e levantador da pálpebra (somente pálpebra superior), inervados pelo nervo facial e pelo nervo oculomotor, respectivamente.
- Camada interna: o tarso (lâmina de tecido fibroso), os músculos tarsais superior e inferior (de Müller, músculo *liso* inervado pelas fibras simpáticas), o tarso ou túnica conjuntiva da pálpebra e as glândulas tarsais (glândulas de Meibômio).

O ato de piscar regularmente (20 a 30 vezes por minuto) mantém os olhos úmidos tanto pela distribuição do fluido lacrimal como das secreções glandulares. Irritantes mecânicos (p. ex., grãos de areia) evocam o *reflexo de piscar*, que também serve para proteger a córnea e a **túnica conjuntiva**. A túnica conjuntiva é uma membrana mucosa vascularizada, delgada, brilhante, que é subdividida em *conjuntiva da pálpebra* (verde), *conjuntiva do fórnice* (vermelho) e *conjuntiva do bulbo do olho* (amarelo). A conjuntiva do bulbo do olho faz limite diretamente sobre a superfície corneal, se combina a esta e forma o **saco da conjuntiva**, cujas funções incluem:

- Facilitar os movimentos oculares;
- Capacitar os movimentos de modo indolor das túnicas conjuntivas da pálpebra e do bulbo do olho relacionados entre si (lubrificado pelo fluido lacrimal); e
- Proteger contra patógenos infecciosos (coleções de linfócitos ao longo dos fórnices).

Os fórnices superior e inferior são os locais em que a túnica conjuntiva é refletida da pálpebra superior e inferior, respectivamente, para o bulbo do olho. Eles são locais convenientes para a instilação de medicamentos oftálmicos. A *inflamação da túnica conjuntiva* é comum e causa a dilatação dos vasos conjuntivais que resulta em “conjuntivite”. Reciprocamente, a deficiência de hemácias (anemia) pode diminuir a proeminência das marcações vasculares na túnica conjuntiva. É por isso que a túnica conjuntiva deve ser rotineiramente inspecionada em todo exame clínico.

Aparelho lacrimal

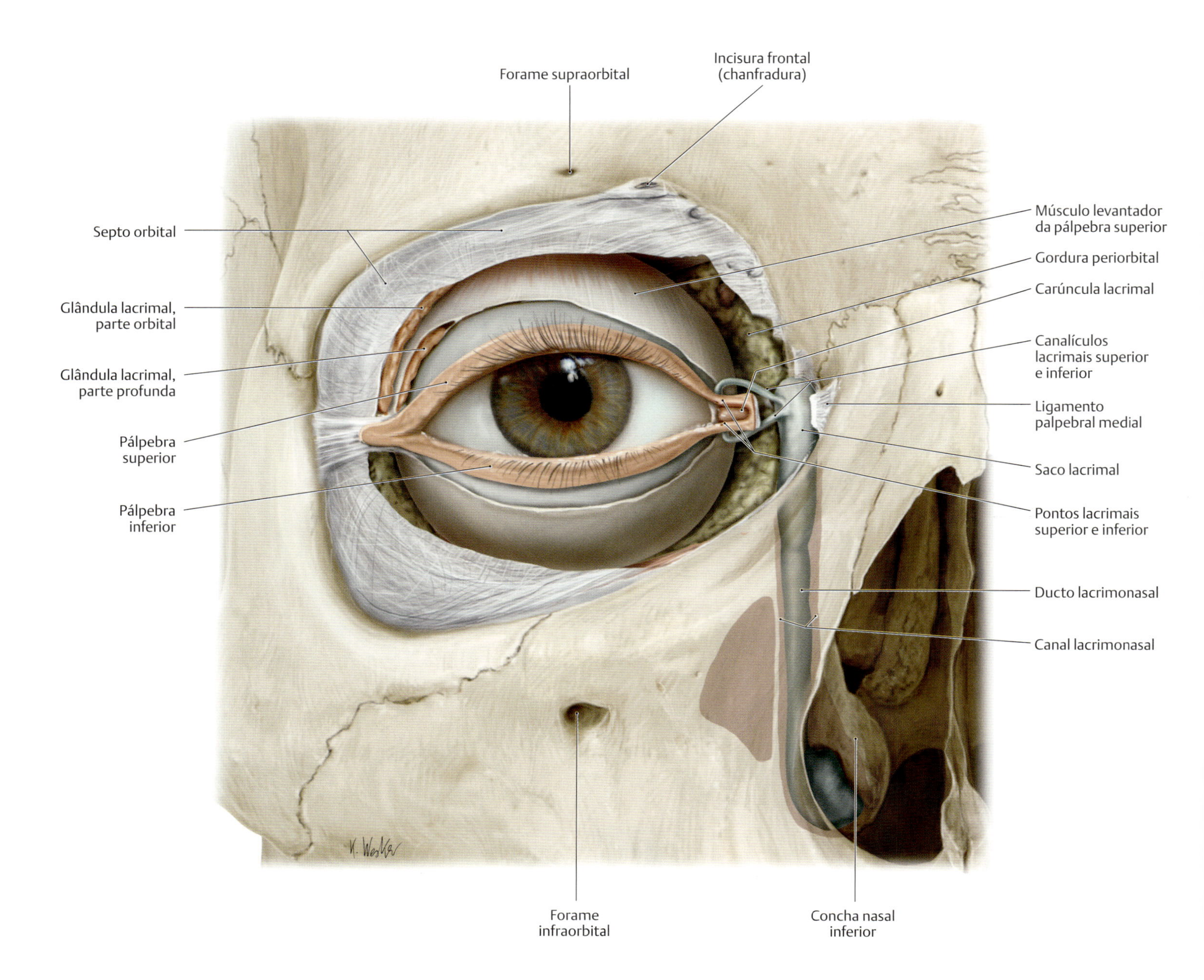

Figura 6.23 **Aparelho lacrimal**
Olho direito, visão anterior. O septo orbital foi parcialmente removido, e o tendão de inserção do músculo levantador da pálpebra superior foi dividido. A **glândula lacrimal** do tamanho de uma avelã está localizada na fossa lacrimal do frontal e resulta na maior parte do fluido lacrimal. As *glândulas lacrimais acessórias* menores (glândulas de Krause e Wolfring) também estão presentes. O tendão do músculo levantador da pálpebra superior subdivide a glândula lacrimal, que normalmente não é visível nem palpável, em uma *parte orbital* (dois terços da glândula) e em uma *parte profunda* (um terço). As fibras simpáticas que inervam a glândula lacrimal se originam do gânglio cervical superior e seguem ao longo das artérias para alcançar a glândula lacrimal. As fibras parassimpáticas alcançam a glândula lacrimal pelo nervo lacrimal (NC V_1). O nervo lacrimal se comunica com o nervo zigomático (NC V_2), que emite fibras parassimpáticas pós-ganglionares do gânglio pterigopalatino. As fibras parassimpáticas pré-ganglionares que fazem sinapse no gânglio pterigopalatino seguem como nervo petroso maior, que se origina do joelho do nervo facial (NC VII) (veja a **Figura 4.38**). O **aparelho lacrimal** pode ser entendido pelo traçado do fluido lacrimal obliquamente para baixo a partir da margem superolateral da órbita (pela glândula lacrimal) para a margem inferomedial (veja a *Figura 6.25*). A partir dos pontos lacrimais superior e inferior, o fluido lacrimal penetra nos *canalículos lacrimais* superior e inferior, que direcionam o fluido para o interior do *saco lacrimal*. Finalmente ele drena, através do *ducto lacrimonasal*, para uma saída na concha nasal inferior. Lacrimejamento é um sinal típico de resfriado causado pela obstrução da abertura inferior do ducto lacrimonasal.

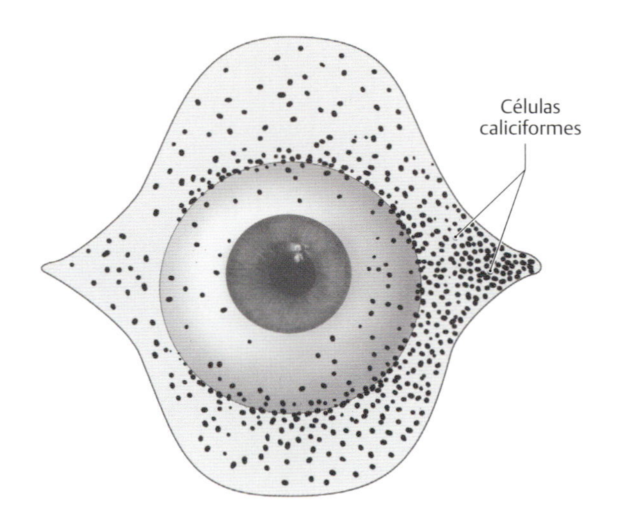

Figura 6.24 **Distribuição das células caliciformes na conjuntiva**
As células de caliciformes são células mucossecretoras com um revestimento epitelial. Suas secreções (mucinas) são um importante constituinte do fluido lacrimal. As mucinas também são secretadas pela glândula lacrimal principal.

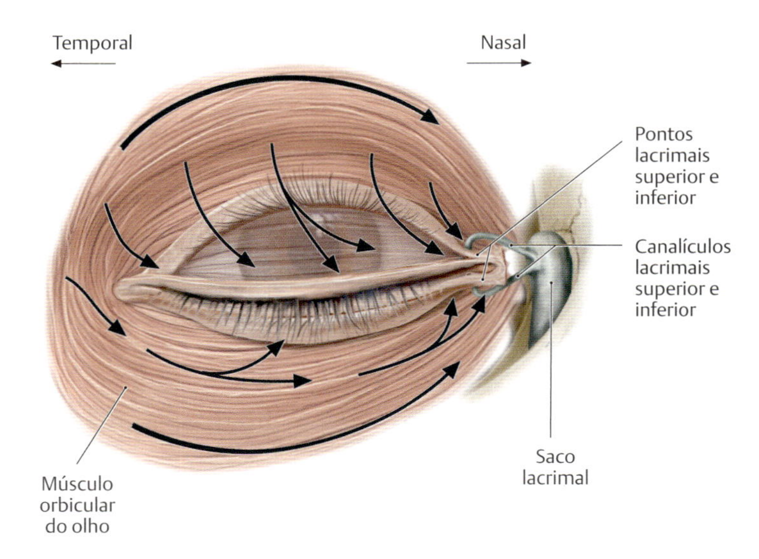

Figura 6.25 **Propulsão mecânica do fluido lacrimal**
Durante o fechamento das pálpebras, a contração do músculo orbicular do olho prossegue em uma direção temporonasal. A contração sucessiva dessas fibras musculares impulsiona o fluido lacrimal em direção às passagens lacrimais. *Nota*: a paralisia facial impede o fechamento das pálpebras, o que causa o ressecamento do olho.

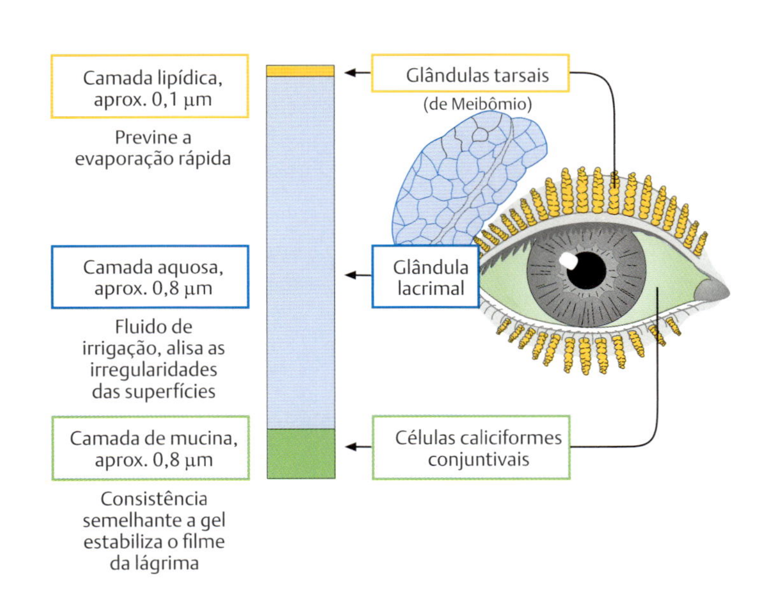

Figura 6.26 **Estrutura do filme lacrimal**
O filme lacrimal é um fluido complexo com várias camadas morfologicamente distintas, cujos componentes são produzidos por glândulas individuais. A camada lipídica externa, produzida pelas glândulas tarsais, protege a evaporação da camada média aquosa do filme lacrimal.

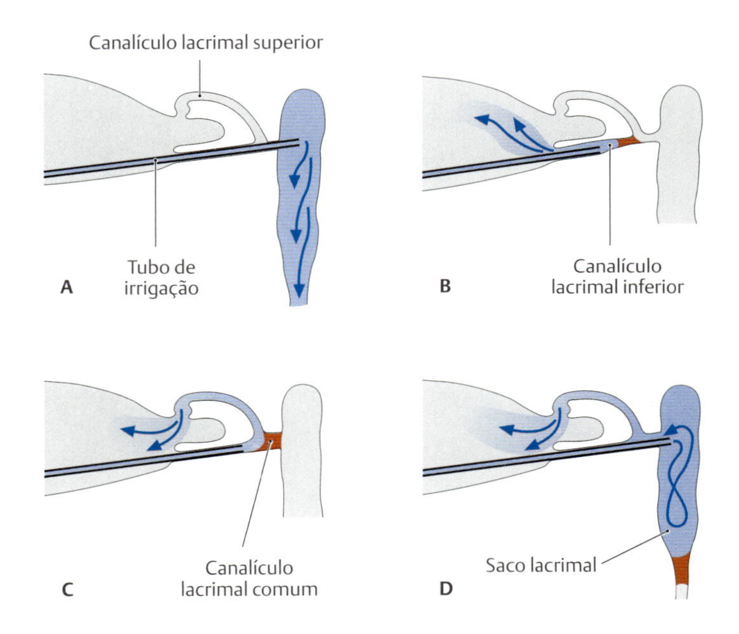

Figura 6.27 **Obstrução da drenagem lacrimal**
Os locais de obstrução no sistema de drenagem lacrimal podem ser localizados por meio da irrigação do sistema com um fluido especial.

A Nenhuma obstrução à drenagem lacrimal.
B,C Estenose no canalículo lacrimal inferior ou comum. A estenose causa o retorno do fluido lacrimal atrás do local obstruído. Em **B**, o fluido reflui através do canalículo lacrimal inferior, e em **C** ele flui pelo canalículo lacrimal superior.
D Estenose abaixo do nível do saco lacrimal. Quando todo o saco lacrimal foi preenchido por fluido, este começa a refluir para o interior do canalículo lacrimal superior. Nesses casos, o fluido lacrimal frequentemente tem um aspecto purulento, gelatinoso.

Bulbo do olho

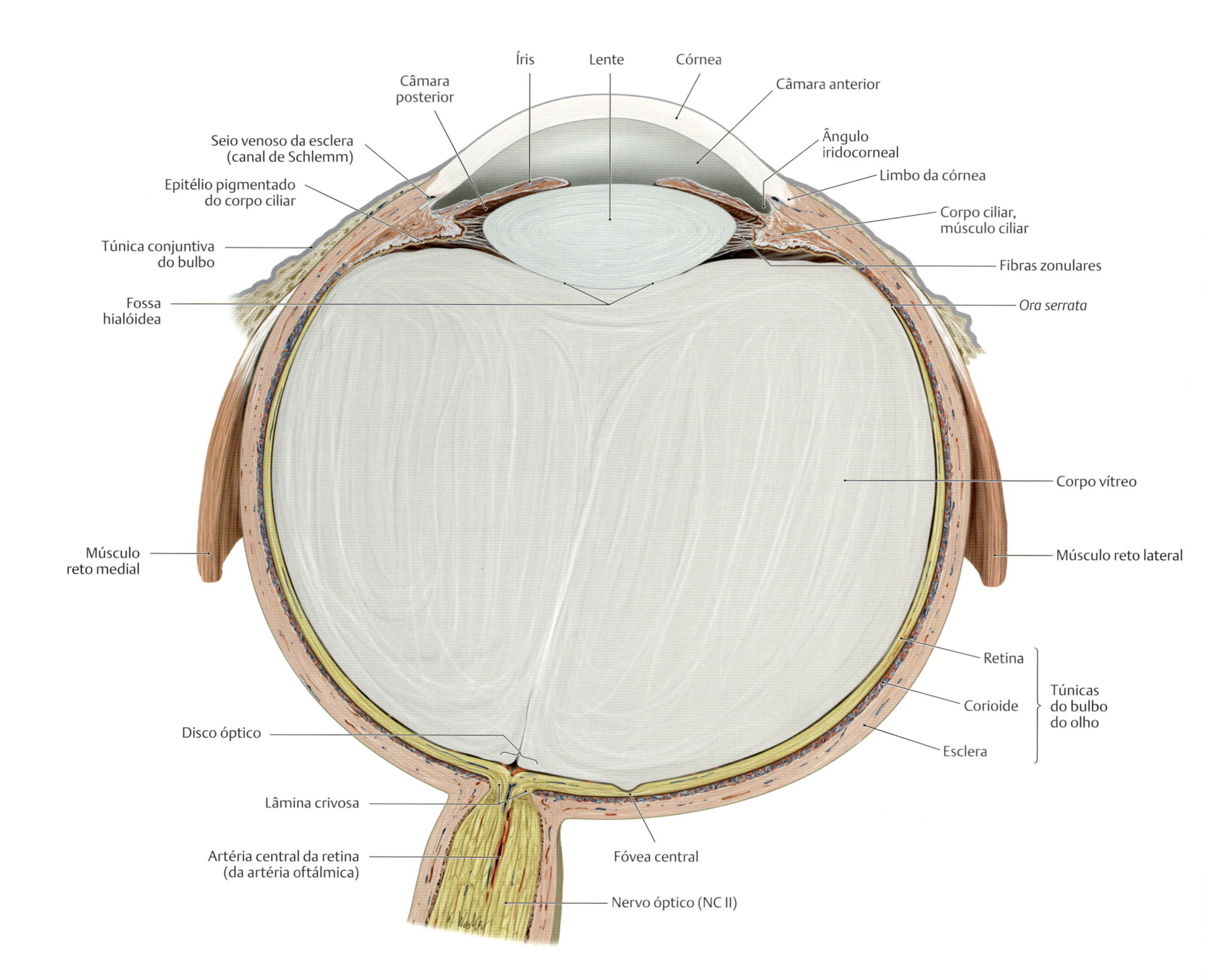

Figura 6.28 **Bulbo do olho**
Olho direito, visão superior de corte transversal. A maior parte do bulbo do olho é composta por três túnicas concêntricas circundadas por humor vítreo: a esclera, a corioide e a retina.
Porção posterior do bulbo do olho: a **esclera** é a porção posterior do revestimento externo do bulbo do olho. Trata-se de uma túnica firme de tecido conjuntivo que dá inserção aos tendões de todos os músculos extrínsecos do bulbo do olho. A túnica média do olho, a **corioide**, é a região mais altamente vascularizada do corpo e serve para regular a temperatura do olho e para suprir sangue às túnicas externas da retina. A túnica interna do olho, a **retina**, inclui uma camada interna de células fotossensíveis (retina sensorial) e uma camada externa de epitélio pigmentado retinal. Os axônios do nervo óptico (NC II) perfuram a lâmina crivosa da esclera no disco óptico. A *fóvea central* é uma área de depressão na retina central aproximadamente 4 mm temporal ao disco óptico. A luz incidente normalmente é focada sobre a fóvea central, o local de maior acuidade visual.
Porção anterior: a porção anterior do bulbo do olho apresenta uma estrutura diferente, contínua à porção posterior. O revestimento fibroso externo é a córnea, "a janela dos olhos", que se arqueia para a frente. No limbo da córnea, a córnea é contínua com a esclera menos convexa. No ângulo iridocorneal, a esclera forma a malha trabecular que está conectada ao seio venoso da esclera (canal de Schlemm). Abaixo da esclera está o revestimento vascular do olho, também chamado de sistema uveal. Ele consiste em três partes: íris, corpo ciliar e corioide. A íris protege o olho da luz excessiva e recobre a lente. Sua raiz é contínua ao corpo ciliar, que contém o músculo ciliar para a acomodação visual (altera o poder refrativo da lente). O epitélio do corpo ciliar produz o humor aquoso. O corpo ciliar é contínuo à corioide na *ora serrata*. A camada externa da retina (epitélio pigmentado) continua para a frente como o epitélio pigmentado do corpo ciliar e o epitélio da íris.

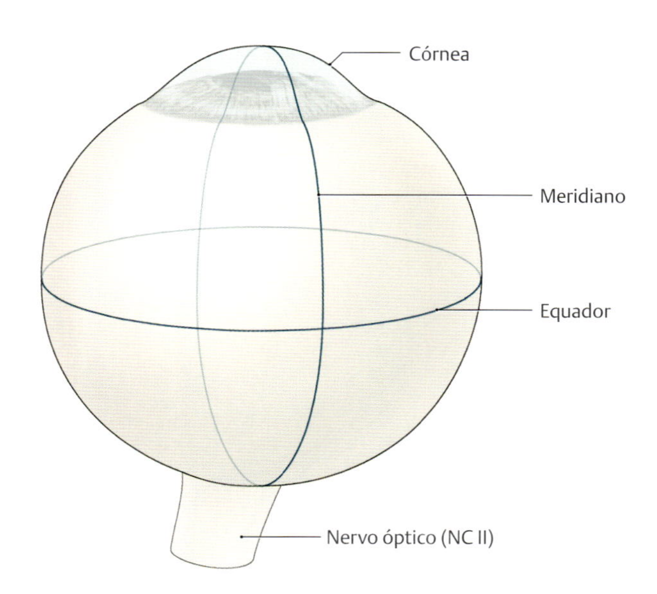

Figura 6.29 **Linhas e pontos de referência do olho**
A linha que marca a maior circunferência do bulbo do olho é o *equador*. As linhas perpendiculares ao equador são chamadas *meridianos*.

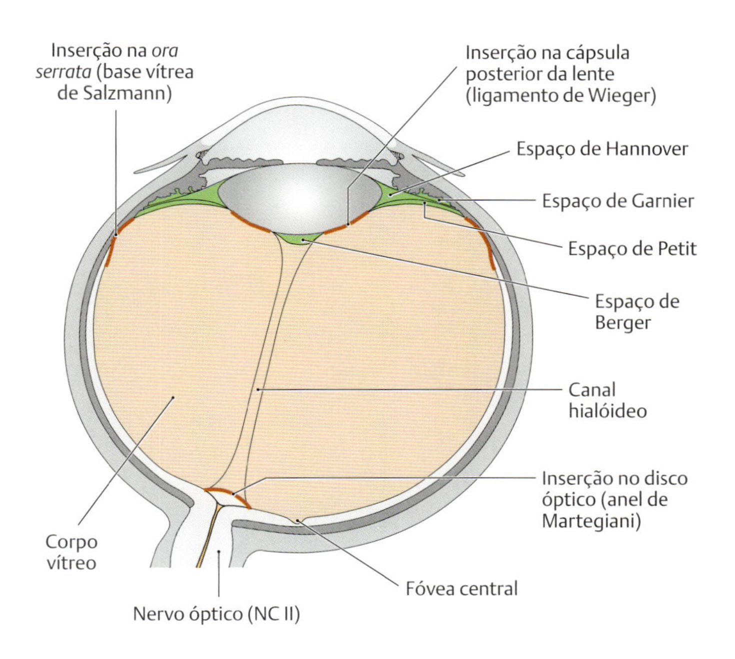

Figura 6.30 **Corpo vítreo (humor vítreo)**
Olho direito, corte transverso visto de cima. Os locais em que o corpo vítreo está inserido a outras estruturas oculares estão em vermelho, e os espaços adjacentes em verde. O corpo vítreo estabiliza o bulbo do olho e protege contra o descolamento da retina. Desprovido de nervos e vasos, ele consiste em 98% de água e 2% de ácido hialurônico e colágeno. O "canal hialóideo" é um remanescente embriológico da artéria hialóidea. Para o tratamento de algumas doenças, o corpo vítreo pode ser cirurgicamente removido (vitrectomia) e a cavidade resultante pode ser preenchida com solução salina fisiológica.

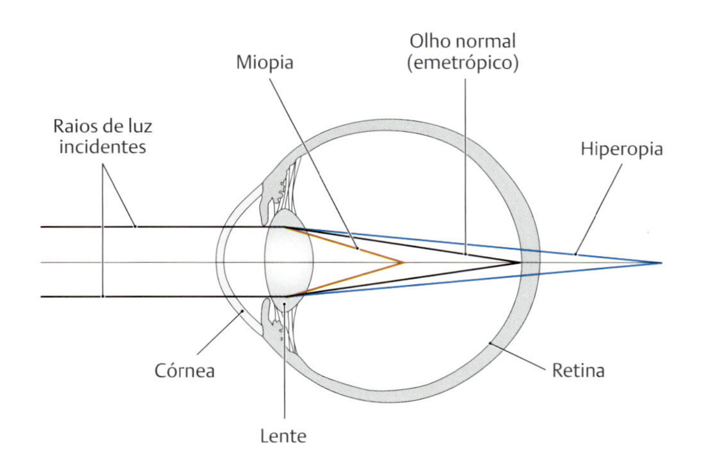

Figura 6.31 **Refração da luz**
Em um olho normal (emetrópico), raios paralelos de uma fonte luminosa distante são refratados pela córnea e pela lente para um ponto focal na superfície retinal.

- Na miopia, os raios são focados em um ponto *à frente* da retina.
- Na hipermetropia, os raios são focados *atrás* da retina.

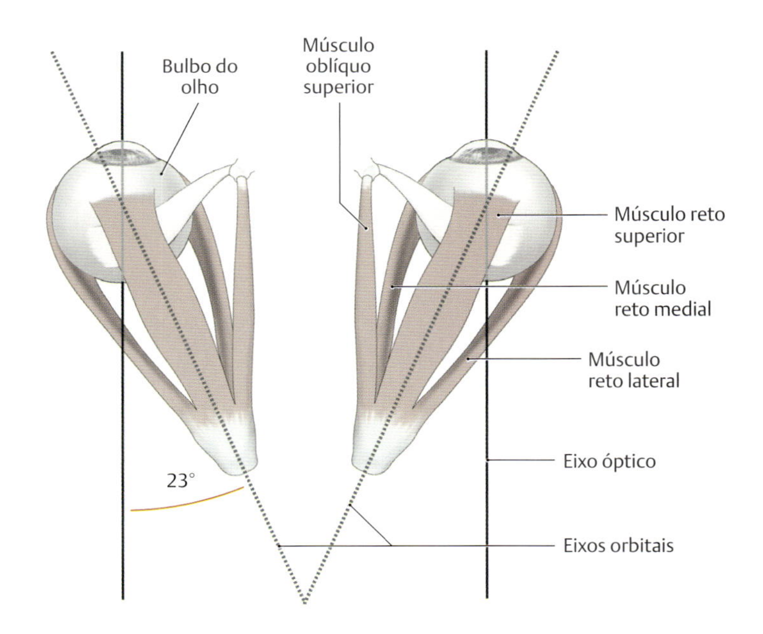

Figura 6.32 **Eixo óptico e eixo orbital**
Visão superior de ambos os olhos mostrando os músculos retos superior, médio e lateral e o oblíquo superior. O eixo óptico desvia do eixo orbital em 23°. Em virtude desta disparidade, o ponto de acuidade visual máxima, a fóvea central, é lateral ao "ponto cego" do disco óptico.

Olho: suprimento sanguíneo

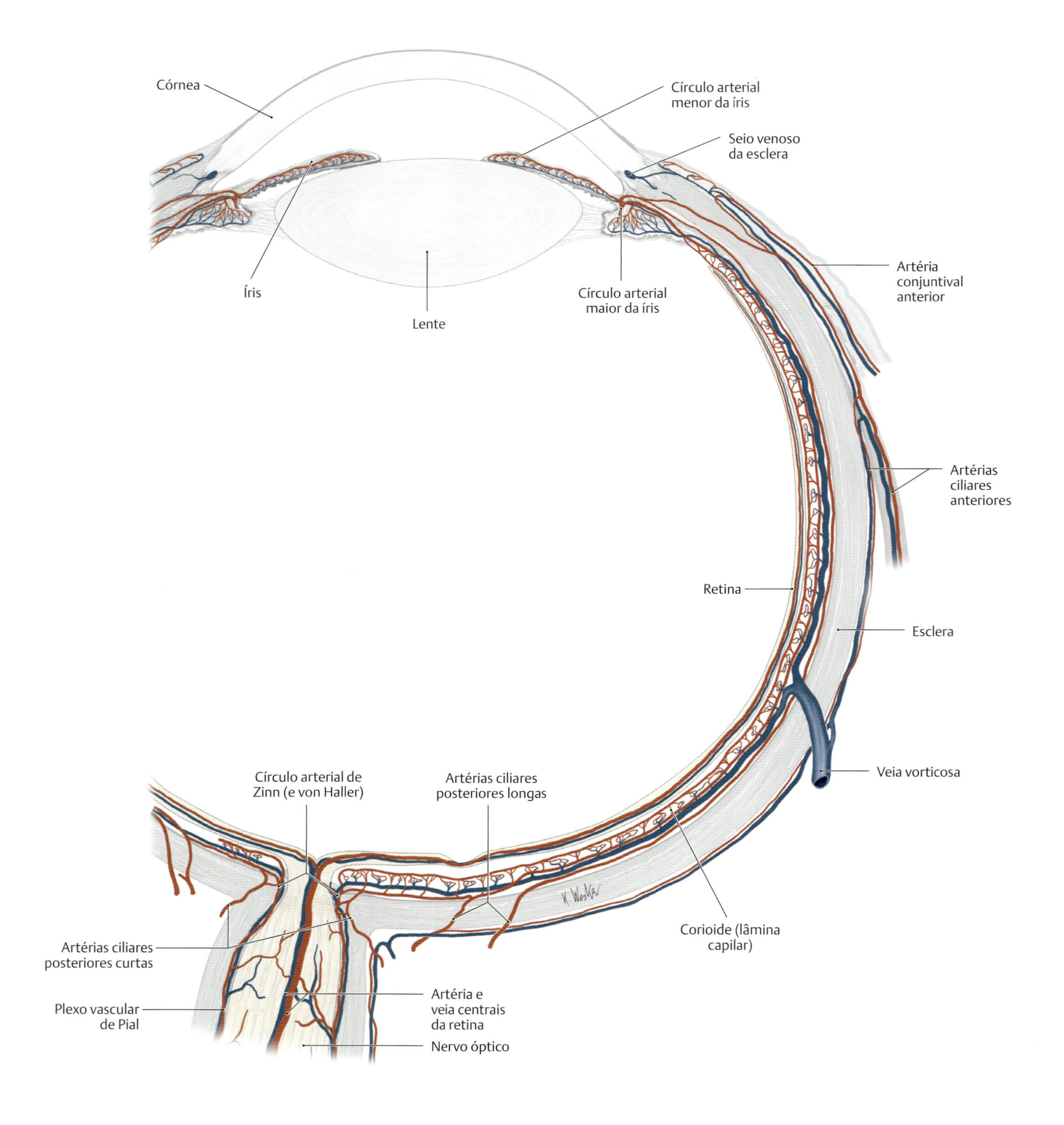

Figura 6.33 **Suprimento sanguíneo do olho**
Corte horizontal através do olho direito no nível do nervo óptico, visto de cima. Todas as artérias que suprem o olho se originam da *artéria oftálmica*, um ramo da artéria carótida interna. Seus ramos oculares são:

- Artéria central da retina para a retina
- Artérias ciliares posteriores curtas para a corioide
- Artérias ciliares posteriores longas para o corpo ciliar e íris, onde suprem os círculos arteriais maiores e menores da íris (veja a **Figura 6.43**)
- Artérias ciliares anteriores, que se originam dos vasos dos músculos retos do olho e se anastomosam com os vasos ciliares posteriores.

O sangue é drenado do bulbo do olho por meio de quatro a oito veias vorticosas, que atravessam a esclera atrás do equador e se abrem no interior da veia oftálmica superior ou inferior.

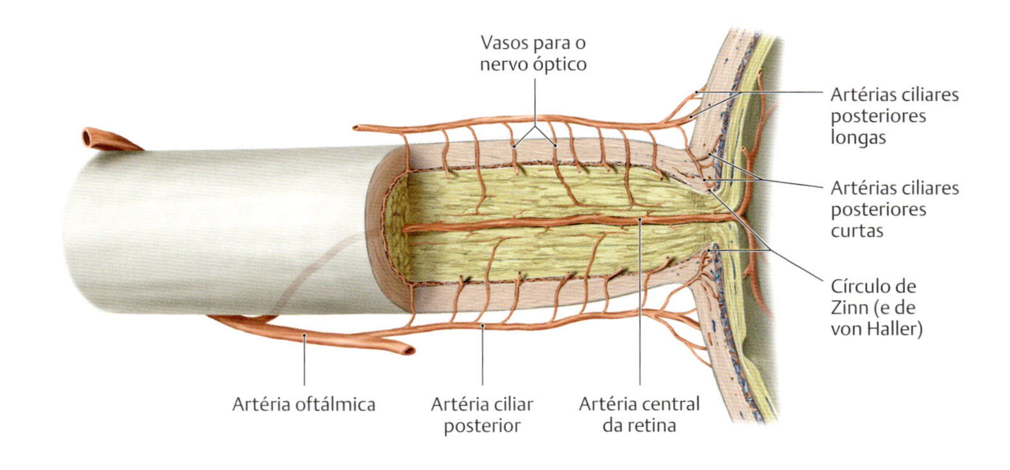

Figura 6.34 **Artérias do nervo óptico (NC II)**
Visão lateral. A artéria central da retina, o primeiro ramo da artéria oftálmica, entra no nervo óptico por baixo, aproximadamente 1 cm atrás do bulbo do olho, e segue com esta para a retina enquanto emite vários ramos pequenos. A artéria ciliar posterior também emite vários ramos pequenos que suprem o nervo óptico. A parte distal do nervo óptico recebe seu suprimento de sangue arterial de um anel arterial (círculo de Zinn e von Haller) formado por anastomoses entre ramos laterais das artérias ciliares posteriores curtas e central da retina.

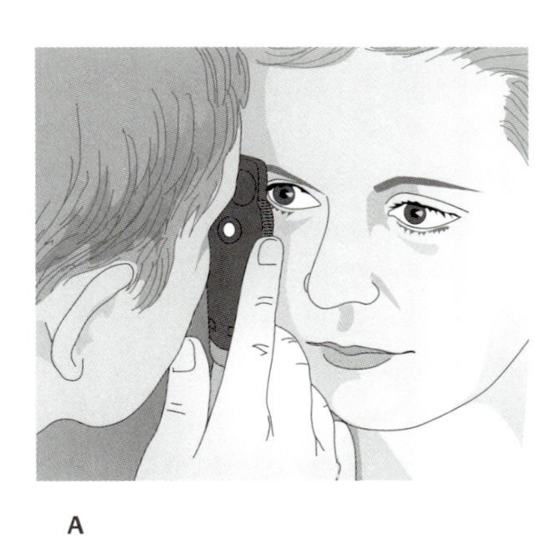

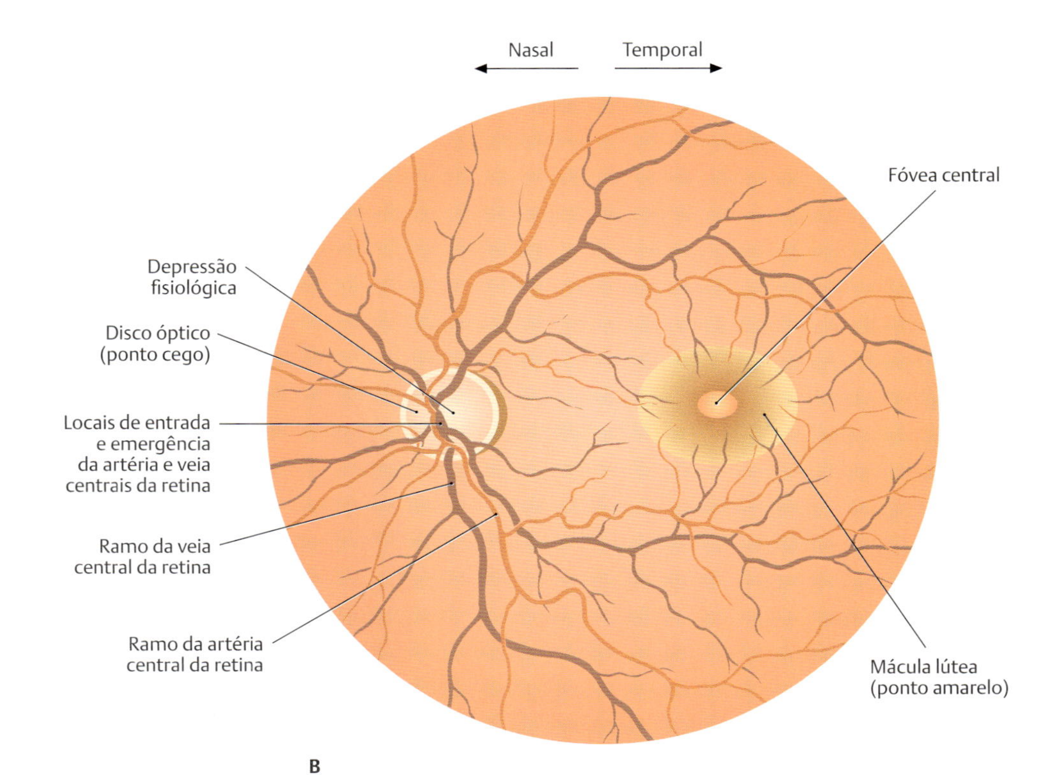

Figura 6.35 **Exame oftalmoscópico do fundo do olho**
A Técnica de exame (oftalmoscopia direta). **B** Aspecto normal do fundo do olho.
Na oftalmoscopia direta, as seguintes estruturas do fundo do olho podem ser diretamente avaliadas em um aumento de aproximadamente 16×:

- A condição da retina
- Os vasos sanguíneos (particularmente a artéria central da retina)
- O disco óptico (onde o nervo óptico emerge do bulbo do olho)
- A mácula lútea e a fóvea central

Em virtude de a retina ser transparente, a cor do fundo do olho é determinada principalmente pelo epitélio pigmentado e pelos vasos sanguíneos da corioide. Ele é uniformemente vermelho-pálido em pessoas de pele clara e é consideravelmente mais acastanhado em pessoas de pele escura. O descolamento anormal da retina frequentemente está associado à perda da transparência retinal, e a retina assume uma cor branco-amarelada. A artéria e a veia centrais da retina podem ser distinguidas entre si pela cor e pelo calibre: as artérias têm coloração vermelho-brilhante e menor calibre do que as veias. Isso serve como meio de detecção precoce de alterações vasculares (p. ex., estenose, espessamento da parede, microaneurismas), como as que ocorrem no diabetes melito (retinopatia diabética) ou na hipertensão. O *disco óptico* normalmente apresenta margens afiadas, de cor amarelo-alaranjada, e uma depressão central, uma depressão fisiológica. O disco está sujeito a alterações em condições patológicas tais como aumento da pressão intracraniana (papiledema com margens mal definidas do disco). Ao exame da *mácula lútea*, que se encontra 3 a 4 mm temporal ao disco óptico, pode-se observar que vários ramos da artéria central da retina se irradiam em direção à mácula, mas não alcançam seu centro, a fóvea central (a fóvea recebe seu suprimento sanguíneo da corioide). Uma doença da mácula lútea comum relacionada com a idade é a degeneração macular, que pode resultar gradualmente em cegueira.

Olho: lente e córnea

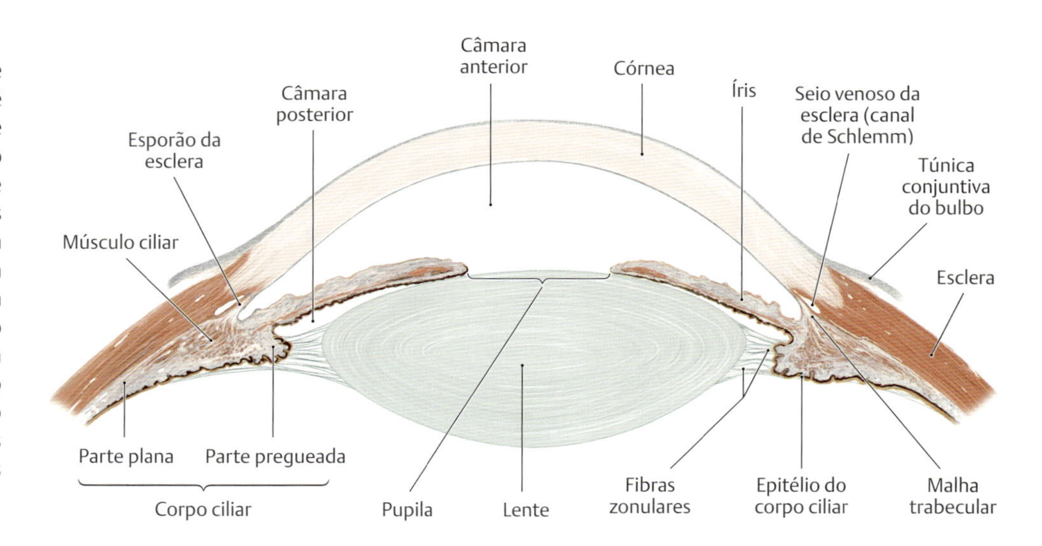

Figura 6.36 **Posição da lente e da córnea**
Corte histopatológico através da córnea, lente, e aparelho suspensor da lente. A lente normal é clara, transparente, e tem apenas 4 mm de espessura. Ela é suspensa na fossa hialóidea do corpo vítreo. A lente é inserida por linhas de fibrilas (fibras zonulares) ao músculo ciliar, cujas contrações alteram a forma e a distância focal da lente. Dessa maneira, a lente é uma estrutura dinâmica que pode mudar sua forma em resposta a necessidades visuais. A câmara anterior do bulbo do olho está situada na frente da lente, e a câmara posterior está localizada entre a íris e o epitélio anterior da lente. A lente, como o corpo vítreo, é desprovida de nervos e vasos sanguíneos e é composta de células epiteliais alongadas (fibras da lente).

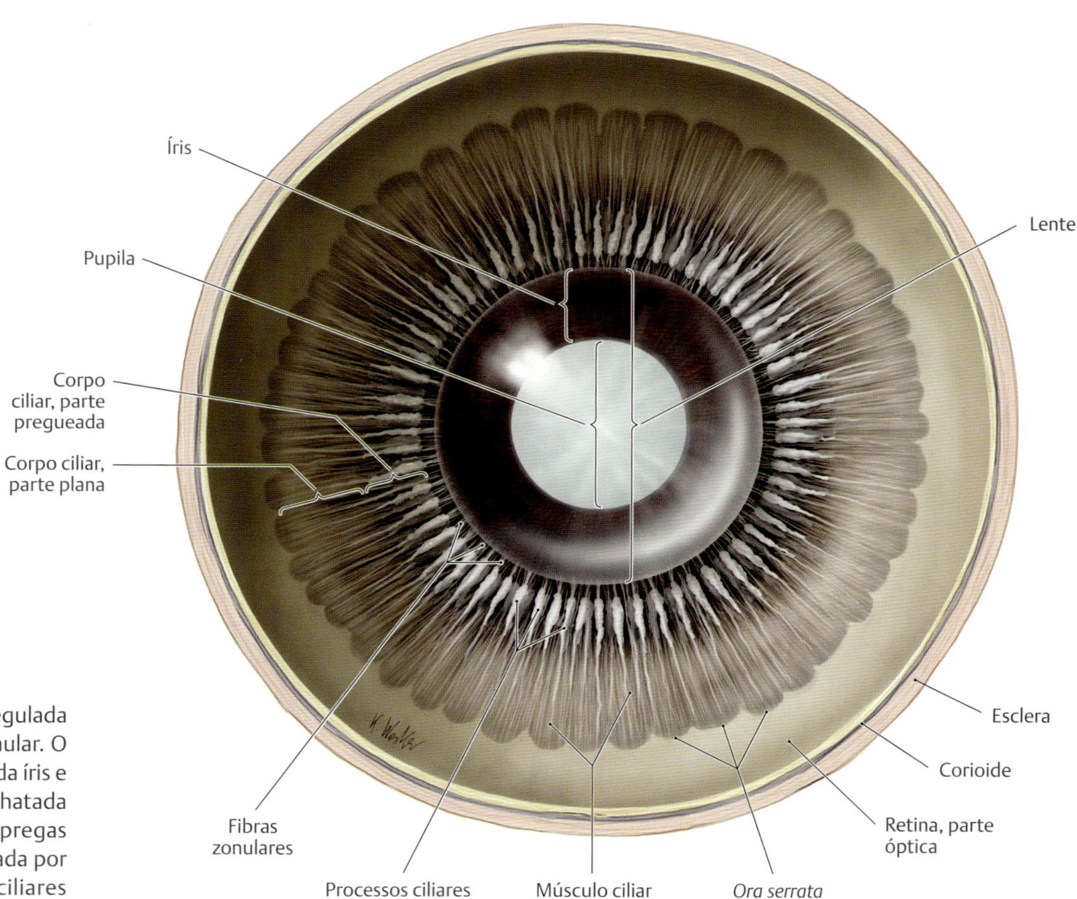

Figura 6.37 **Lente e corpo ciliar**
Visão posterior. A curvatura da lente é regulada pelas fibras musculares do corpo ciliar anular. O *corpo ciliar* fica entre a *ora serrata* e a raiz da íris e consiste em uma parte relativamente achatada (parte plana) e uma parte elevada em pregas (parte pregueada). A última parte é sulcada por aproximadamente 70 a 80 processos ciliares orientados radialmente, que cercam a lente como um halo quando vista por trás. Os processos ciliares contêm grandes capilares, e seu epitélio secreta o humor aquoso. *Fibras zonulares* muito finas se estendem da camada basal dos processos ciliares até o equador da lente. Essas fibras e os espaços entre elas constituem o aparelho suspensor da lente, denominado *zônula ciliar*. A maior parte do corpo ciliar é ocupada pelo músculo ciliar, um músculo liso composto por fibras meridionais, radiais e circulares. Ele se origina principalmente do esporão da esclera (um anel reforçado da esclera logo abaixo do seio venoso), e se insere em estruturas que incluem a lâmina basilar (membrana de Bruch) da corioide e a face interna da esclera. Quando o músculo ciliar se contrai, ele empurra a corioide para a frente e relaxa as fibras zonulares. Na medida em que as fibras relaxam, a elasticidade intrínseca da lente faz com que ela assuma a forma mais relaxada e convexa que é necessária para a visão de perto. Este é o mecanismo básico de acomodação visual.

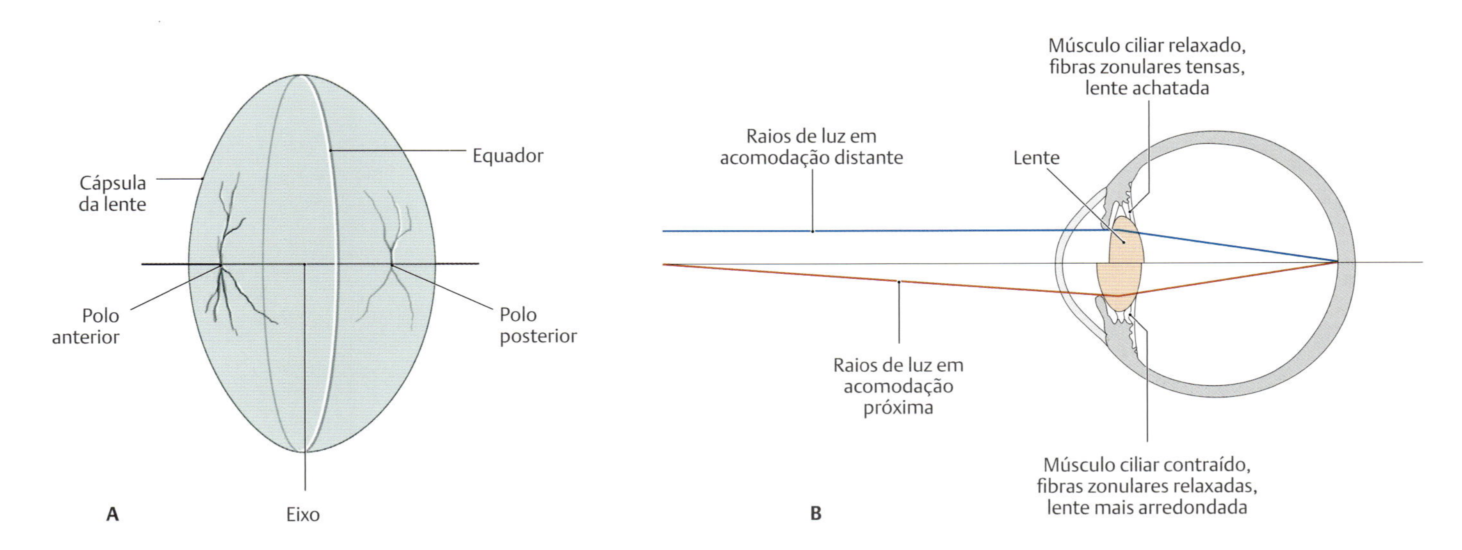

Figura 6.38 **Linhas de referência e dinâmica da lente**

A Principais linhas de referência da lente: a lente tem um *polo anterior* e um *polo posterior*, um eixo que passa entre os polos e um *equador*. A lente tem formato biconvexo com um raio de curvatura maior posteriormente (16 mm) do que anteriormente (10 mm). Sua função é transmitir raios de luz e fazer ajustes precisos na refração. Seu poder refrativo varia de 10 a 20 dióptros, dependendo do estado de acomodação. A córnea tem um poder refrativo consideravelmente mais alto de 43 dióptros.

B Refração da luz e dinâmica da lente:

- Metade superior do diafragma: ajuste preciso do olho para a *visão de longe*. Os raios de luz paralelos chegam de uma fonte distante, e a lente é achatada.
- Metade inferior do diafragma: para a *visão de perto* (acomodação para objetos a menos de 5 m do olho), a lente assume um formato mais arredondado. Isso ocorre pela contração do músculo ciliar (inervação parassimpática do nervo oculomotor), que faz com que as fibras zonulares relaxem e possibilita que a lente assuma um formato mais arredondado devido à sua elasticidade intrínseca.

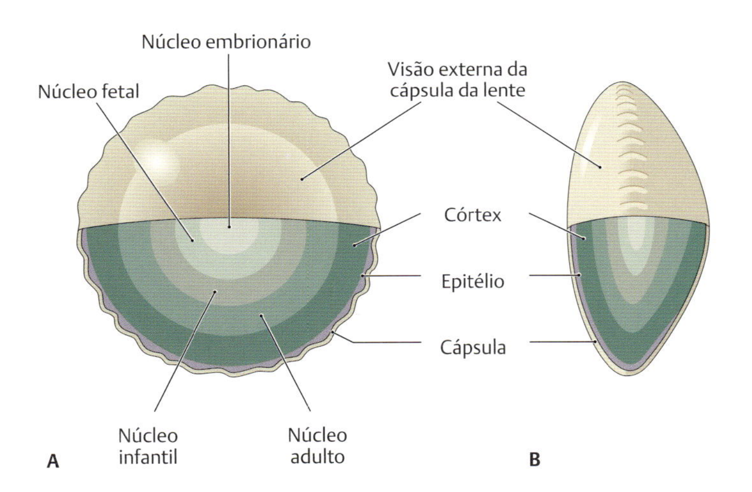

Figura 6.39 **Crescimento da lente e zonas de descontinuidade**

A Visão anterior. **B** Visão lateral.

A lente continua a crescer por toda a vida, fazendo isso de maneira oposta a das outras estruturas epiteliais (i. e., as células mais jovens estão na superfície da lente, enquanto as células mais velhas são mais profundas). Em virtude da constante proliferação de células epiteliais, que estão todas firmemente incorporadas à cápsula da lente, o tecido da lente se torna altamente denso com a idade. Um exame com lâmpada de fenda mostrará zonas de densidade celular variável (zonas de descontinuidade). A zona de densidade celular mais alta, o *núcleo embrionário*, está no centro da lente. Com a continuidade do crescimento, ele é rodeado pelo *núcleo fetal*. O *núcleo infantil* se desenvolve após o nascimento, e finalmente o *núcleo adulto* começa a se formar durante a terceira década de vida. Essas zonas são a base para a classificação morfológica da catarata, uma alteração estrutural na lente, que causa opacidade, e que é mais ou menos normal na idade avançada (presente em 10% das pessoas a partir dos 80 anos).

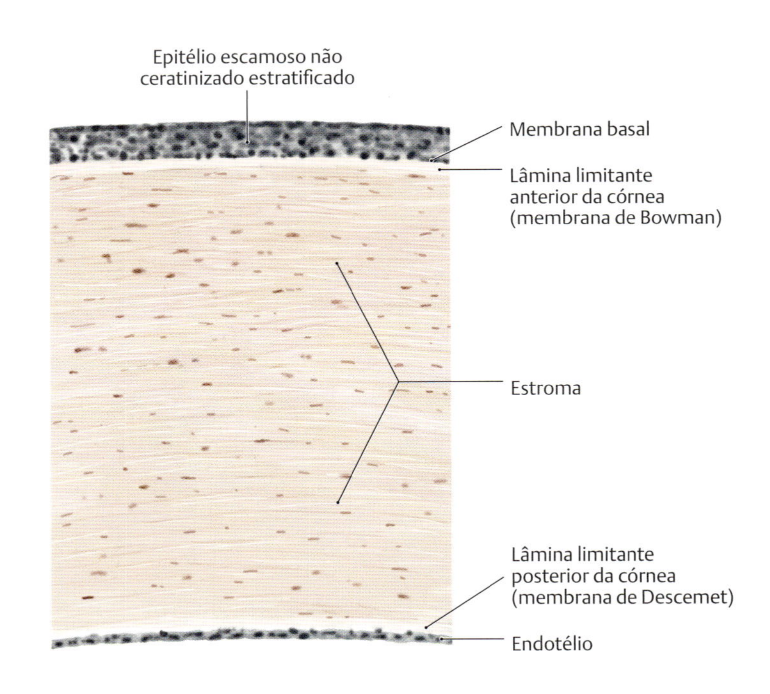

Figura 6.40 **Estrutura da córnea**

A córnea é revestida externamente por epitélio escamoso não ceratinizado estratificado cuja lâmina basal faz fronteira com a lâmina limitante anterior (membrana de Bowman). O estroma (substância própria) compõe aproximadamente 90% da espessura corneal e é limitado em sua face profunda pela lâmina limitante posterior (membrana de Descemet). Abaixo, há uma única camada de endotélio corneal. A córnea tem um suprimento nervoso (para os reflexos corneais), mas não é vascularizada e, portanto, possui um *status* imunologicamente privilegiado: normalmente, um transplante de córnea pode ser realizado sem medo de uma resposta de rejeição do hospedeiro.

Olho: íris e câmaras do bulbo do olho

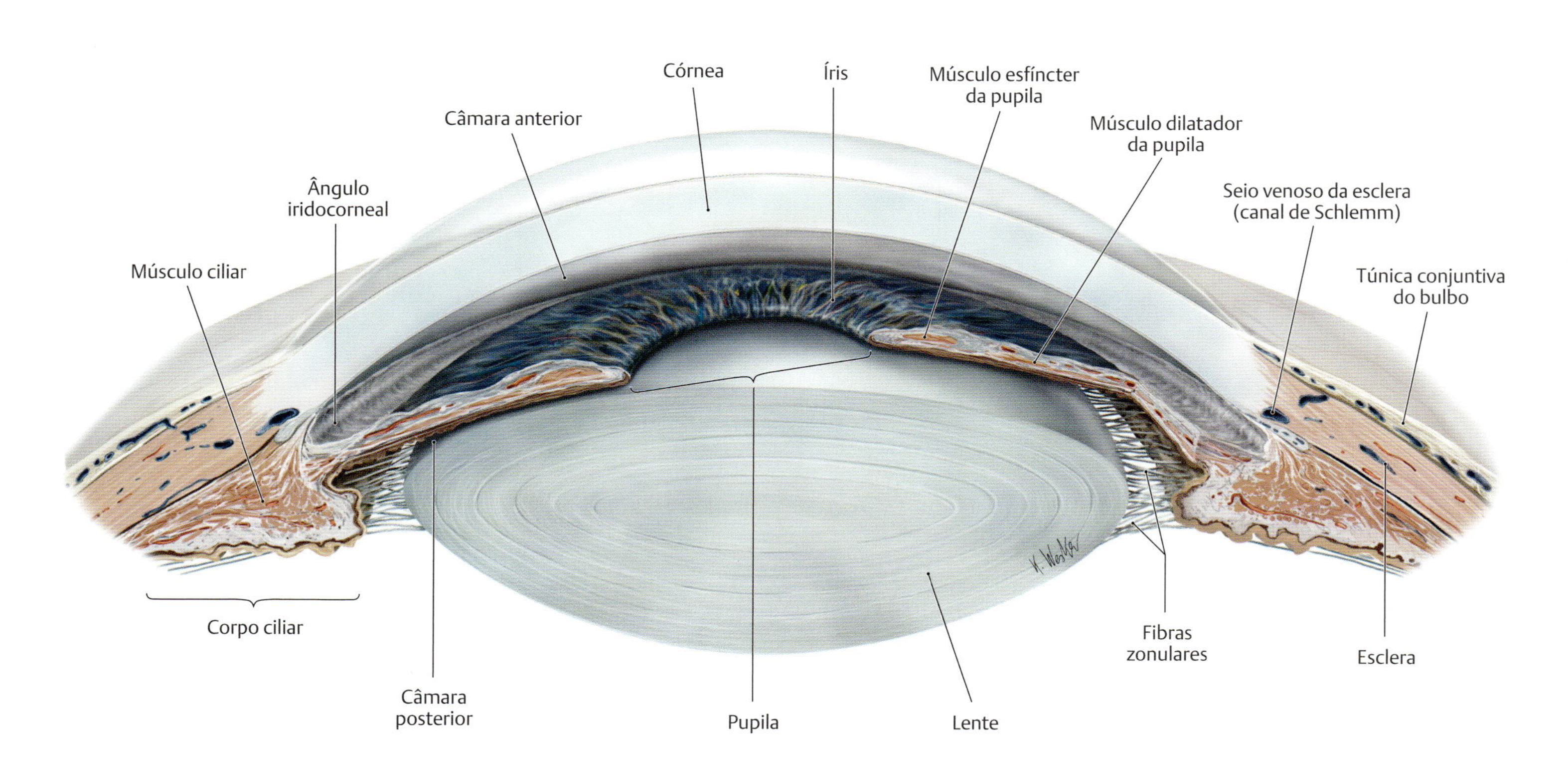

Figura 6.41 **Íris e câmaras do bulbo do olho**
Corte transversal através do segmento anterior do olho, visão superior. A íris, a corioide e o corpo ciliar na periferia da íris são parte do sistema uveal. Na íris, os pigmentos são formados para determinar a cor do olho. A íris é um diafragma óptico com uma abertura central, a pupila, situada à frente da lente. A pupila tem 1 a 8 mm de diâmetro; ela se contrai com a contração do músculo esfíncter da pupila (inervação *parassimpática* via nervo oculomotor e gânglio ciliar) e dilata com a contração do músculo dilatador da pupila (inervação *simpática* do gânglio cervical superior via plexo carótico interno). Juntas, a íris e a lente separam a câmara anterior do bulbo do olho da câmara posterior. A câmara posterior atrás da íris é limitada posteriormente pelo corpo vítreo, centralmente pela lente e lateralmente pelo corpo ciliar. A câmara anterior é limitada anteriormente pela córnea e posteriormente pela íris e pela lente.

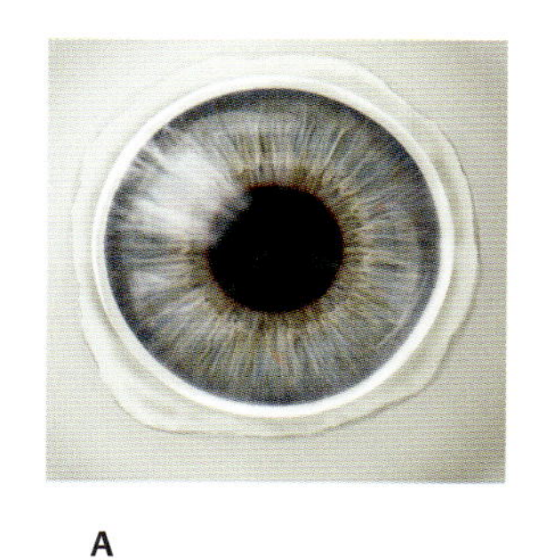
A

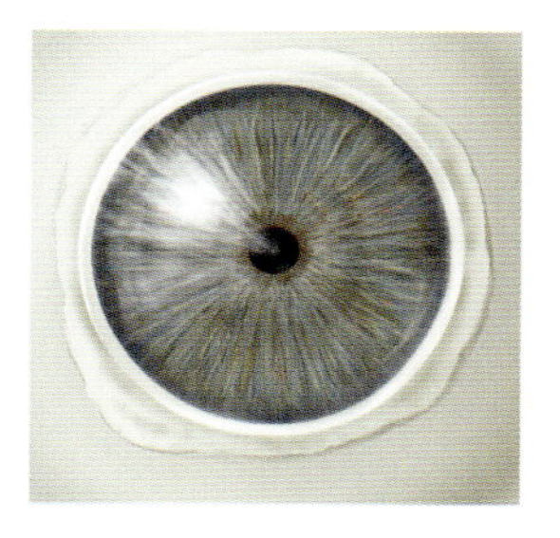
B

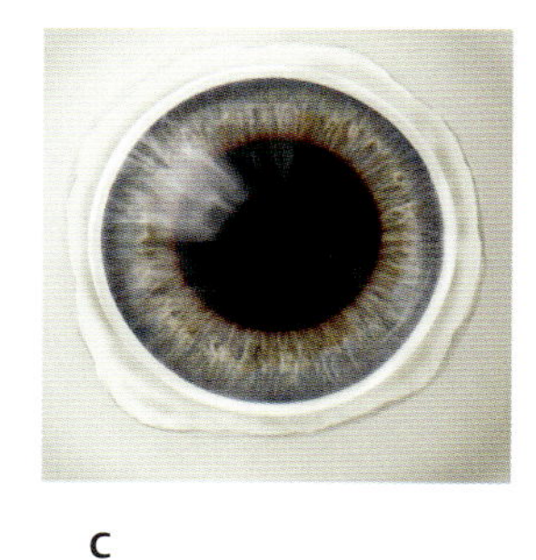
C

Figura 6.42 **Tamanho da pupila**
A Tamanho normal da pupila. **B** Constrição máxima (miose). **C** Dilatação máxima (midríase). A regulação do tamanho da pupila é assistida por dois músculos intraoculares, os músculos esfíncter da pupila e dilatador da pupila. O músculo esfíncter da pupila (inervação parassimpática) diminui a pupila, e o músculo dilatador da pupila (inervação simpática) aumenta a pupila. O tamanho da pupila normalmente é ajustado em resposta à luz incidente e serve principalmente para aperfeiçoar a acuidade visual. Normalmente, as pupilas são circulares em forma e iguais em tamanho (3 a 5 mm). Várias influências podem fazer com que o tamanho da pupila varie de 1,5 mm (miose) a 8 mm (midríase). Uma discrepância maior que 1 mm no tamanho da pupila entre o olho direito e o olho esquerdo é chamada *anisocoria*. Uma discreta anisocoria é fisiológica em alguns indivíduos. Os reflexos pupilares, tais como convergência e resposta à luz consensual, são descritos mais adiante.

Tabela 6.7 **Mudanças no tamanho da pupila: causas.**

Constrição da pupila (parassimpática)	Dilatação da pupila (simpática)
Luz	Escuridão
Sono, fadiga	Dor, excitação
Agentes mióticos: • Parassimpatomiméticos (p. ex., gases lacrimogênio, Sarin e VX, fármacos para Alzheimer como rivastigmina) • Simpatolíticos (p. ex., anti-hipertensivos)	Agentes midriáticos: • Parassimpatolíticos (p. ex., atropina) • Simpatomiméticos (p. ex., epinefrina)
Síndrome de Horner (também causa ptose e estreitamento da rima das pálpebras)	Paralisia oculomotora
Anestesia geral, morfina	Surto de enxaqueca, surto de glaucoma

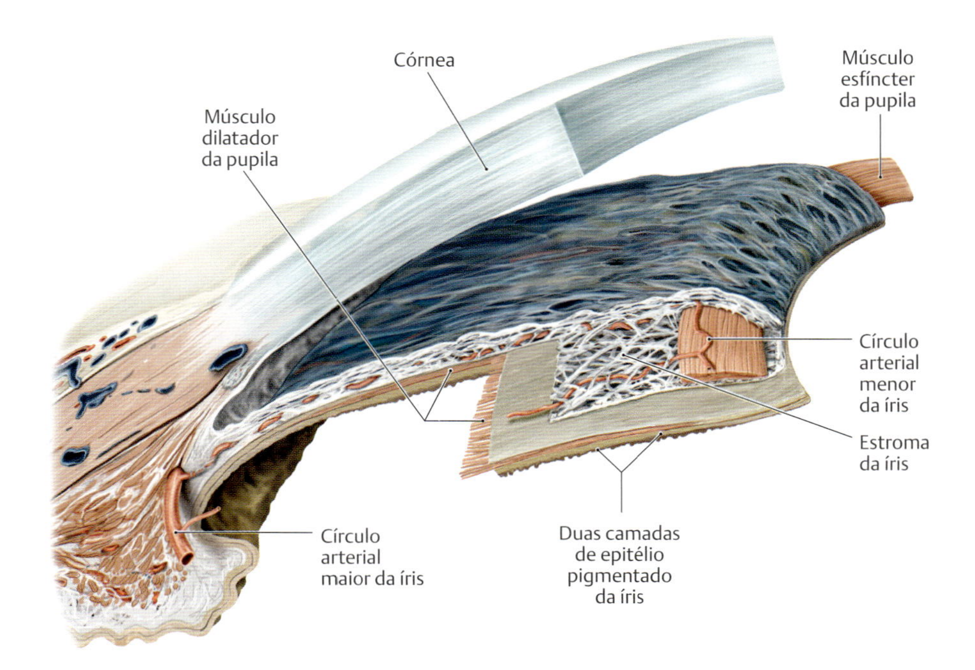

Figura 6.43 **Estrutura da íris**
A armação estrutural básica da íris é o estroma vascularizado, que é limitado em sua face mais profunda por duas camadas de epitélio pigmentado da íris. O estroma frouxo da íris, contendo colágeno, possui círculos vasculares externos e internos (círculos arteriais maiores e menores), que são interconectados por pequenas artérias anastomosadas. O músculo esfíncter da pupila é um músculo anular localizado no estroma que limita a pupila. O músculo dilatador da pupila disposto radialmente não está localizado no estroma; ele é composto por várias miofibrilas no epitélio da íris (mioepitélio). O estroma da íris é permeado por células de tecido conjuntivo pigmentado (melanócitos). Quando intensamente pigmentados, os melanócitos da região anterior do estroma processam a íris marrom ou "preta". Por outro lado, as características do estroma e do epitélio subjacentes determinam a cor da íris de uma maneira que não é totalmente compreendida.

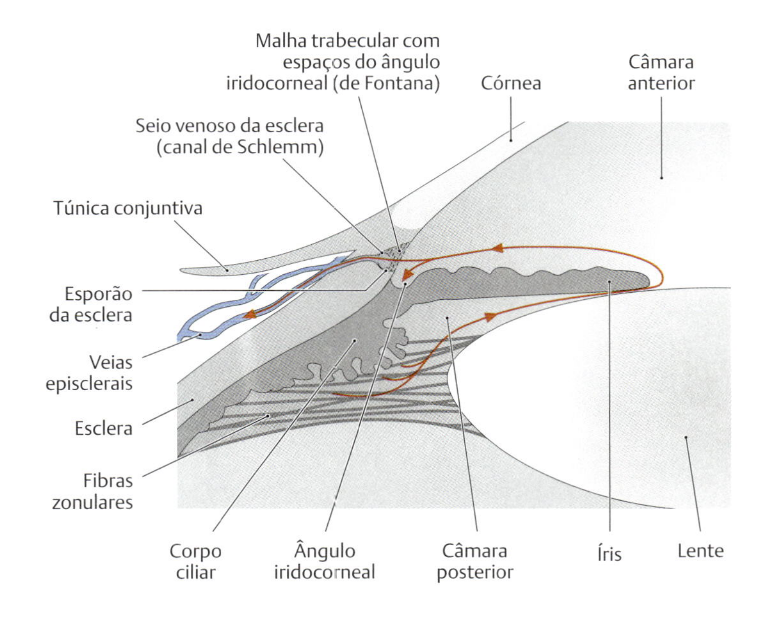

Figura 6.44 **Drenagem normal do humor aquoso**
O humor aquoso (aproximadamente 0,3 mℓ por olho) é um importante determinante da pressão intraocular. Ele é produzido pelo epitélio ciliar não pigmentado dos processos ciliares na câmara *posterior* (aproximadamente 0,15 mℓ/h) e passa pela pupila no interior da câmara *anterior* do olho. O humor aquoso escoa através dos espaços da malha trabecular (espaços de Fontana) no ângulo da câmara e entra no canal de Schlemm (seio venoso da esclera), pelo qual drena para as veias episclerais. O humor aquoso drenado flui em direção ao ângulo da câmara em um gradiente de pressão (pressão intraocular = 15 mmHg, pressão nas veias episclerais = 9 mmHg) e deve superar uma resistência fisiológica em dois locais:

- *Resistência pupilar* (entre a íris e a lente)
- *Resistência trabecular* (espaços estreitos na malha trabecular)

Aproximadamente 85% do humor aquoso flui através da malha trabecular para o interior do canal de Schlemm. Somente 15% drenam pelo sistema vascular uveoscleral para o interior das veias vorticosas (via de drenagem uveoscleral).

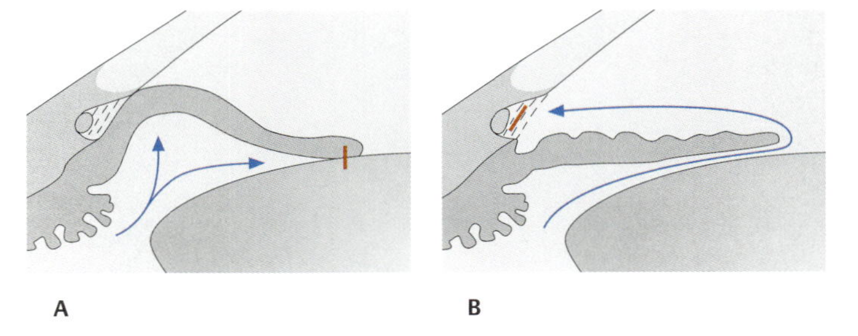

Figura 6.45 **Obstrução da drenagem aquosa e glaucoma**
A função normal do sistema óptico requer uma pressão intraocular normal (15 mmHg em adultos). Isso mantém uma curvatura regular da superfície corneal e ajuda a manter as células fotorreceptoras em contato com o epitélio pigmentado. A obstrução da drenagem normal do humor aquoso provoca aumento na pressão intraocular. Isso constringe o nervo óptico na lâmina crivosa, onde ele emerge do bulbo do olho através da esclera. Tal constrição eventualmente resulta em cegueira. Existem dois tipos de glaucoma:

A Glaucoma agudo (ângulo fechado): o ângulo da câmara é obstruído pelo tecido da íris. O fluido aquoso não pode drenar para a câmara anterior e empurra porções da íris para cima, bloqueando o ângulo da câmara. Este tipo de glaucoma frequentemente se desenvolve rapidamente.

B Glaucoma crônico (ângulo aberto): o ângulo da câmara está aberto, mas a drenagem através da malha trabecular é deficiente. Noventa por cento de todos os glaucomas são crônicos primários de ângulo aberto. Este é bastante prevalente depois de 40 anos de idade. As opções de tratamento incluem parassimpatomiméticos (para induzir a contração constante dos músculos ciliar e esfíncter da pupila), análogos da prostaglandina (para melhorar a drenagem aquosa) e agonistas beta-adrenérgicos (para diminuir a produção de humor aquoso).

Olho: retina

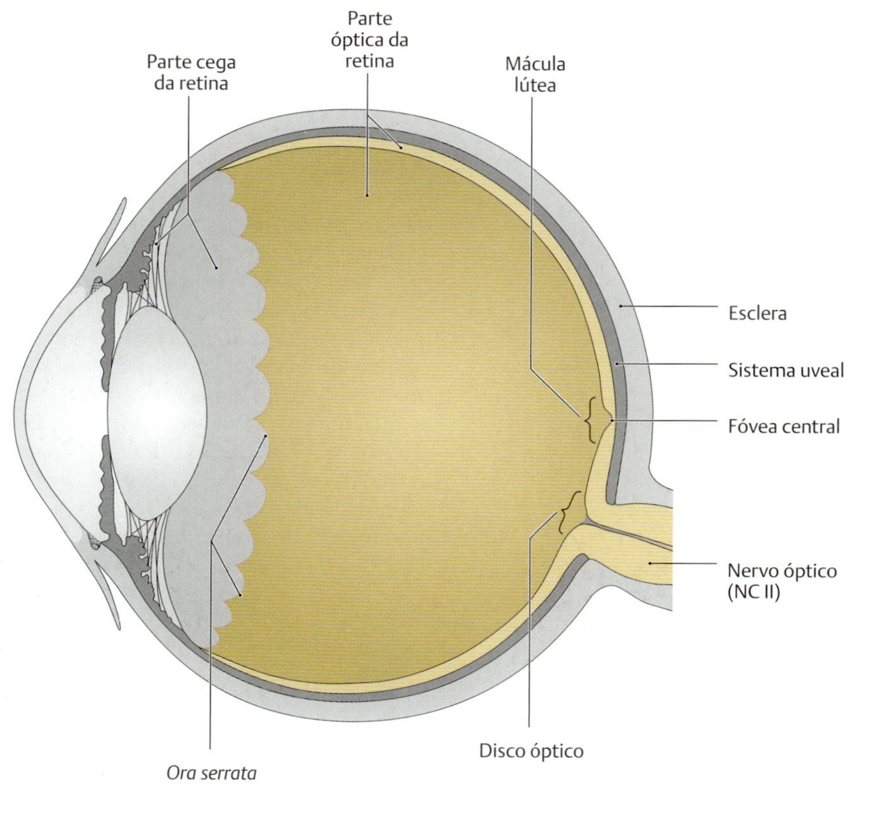

Figura 6.46 **Visão geral da retina**
A retina é a terceira túnica mais profunda do bulbo do olho. Ela consiste principalmente em uma *parte óptica* fotossensível e em um prolongamento anterior não fotossensível chamado *parte cega da retina*. A parte óptica da retina (amarelo) varia em espessura. Ela recobre o epitélio pigmentado do sistema uveal e é pressionada contra este pela pressão intraocular. A parte óptica da retina termina como uma margem denteada, a *ora serrata*, onde começa a parte cega da retina. O local de maior acuidade visual na retina é a *fóvea central*, uma pequena depressão no centro da área amarela, a *mácula lútea*. A parte óptica da retina é particularmente fina neste local; ela é mais espessa no ponto em que o nervo óptico emerge do bulbo do olho na lâmina crivosa.

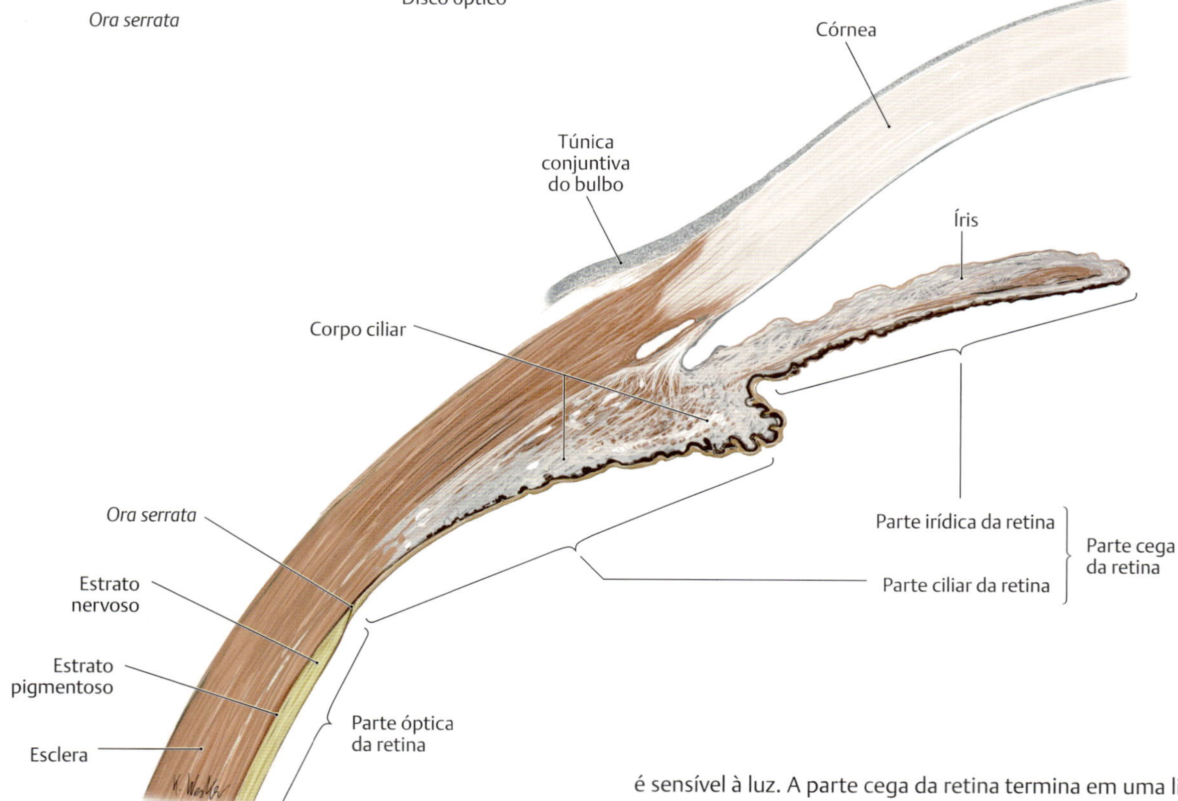

Figura 6.47 **Partes da retina**
A face posterior da íris sustenta uma camada dupla de epitélio pigmentado, a *parte irídica* da retina. Exatamente em sua periferia está a *parte ciliar* da retina, também formada por uma camada *dupla* de epitélio (uma das quais é pigmentada) e recobre a face posterior do corpo ciliar. As partes irídica e ciliar da retina constituem a *parte cega da retina* – porção da retina que não é sensível à luz. A parte cega da retina termina em uma linha denteada, a *ora serrata*, onde começa a *parte óptica* da retina sensível à luz. De acordo com o desenvolvimento da retina a partir do cálice óptico embrionário, duas camadas podem ser distinguidas na parte óptica:

- Uma camada externa mais próxima da esclera: o *estrato pigmentoso*, que consiste em uma camada única de epitélio pigmentado retinal.
- Uma camada interna mais próxima do corpo vítreo: o *estrato nervoso*, que compreende um sistema de células receptoras, interneurônios e células ganglionares.

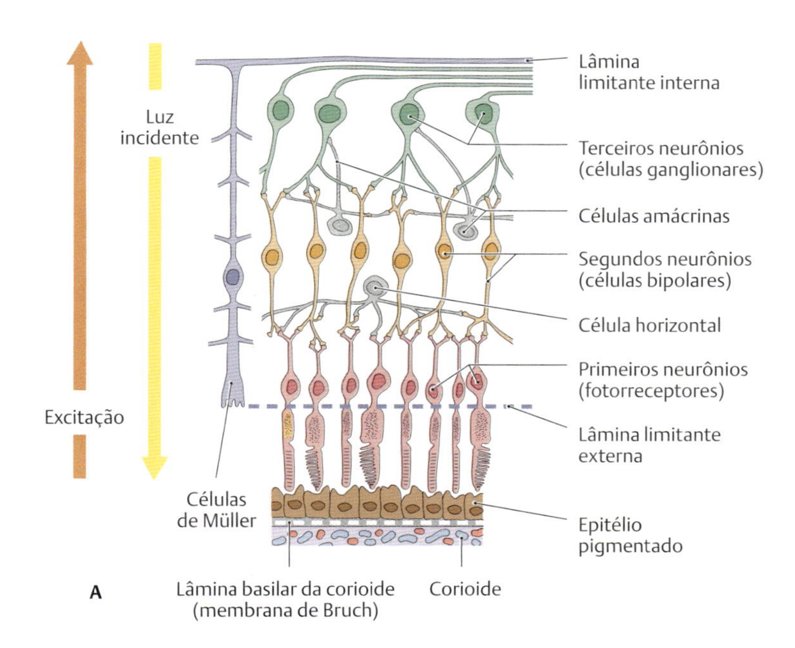

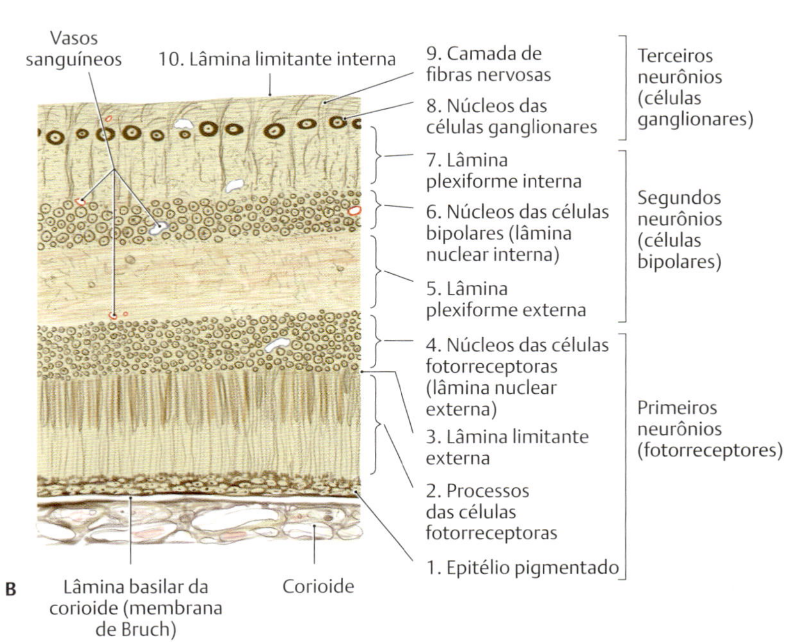

Figura 6.48 **Estrutura da retina**

A Neurônios retinais da via visual. **B** Camadas anatômicas da retina. A luz passa através das camadas da retina para ser recebida pelos fotorreceptores da face mais externa da retina. A informação sensorial é então transmitida através de três neurônios retinais da via visual para o disco óptico:

- Primeiros neurônios (rosa): células fotorreceptoras (células sensoriais sensíveis à luz) que transformam os estímulos luminosos em sinais eletroquímicos. Os dois tipos de fotorreceptores são bastonetes e cones, denominados de acordo com a forma de seu segmento receptor. A retina contém de 100 a 125 milhões de bastonetes, responsáveis pela visão crepuscular e noturna, mas somente 6 milhões a 7 milhões de cones. Os diferentes cones são especializados para a percepção do vermelho, verde e azul. Os processos e núcleos dos primeiros neurônios compõem as camadas anatômicas 2 a 4 (**B**).
- Segundos neurônios (amarelo): células bipolares que recebem impulsos dos fotorreceptores e emitem-nos para as células ganglionares. Esses neurônios compõem as camadas anatômicas 5 a 7.
- Terceiros neurônios (verde): as células ganglionares retinais cujos axônios convergem no disco óptico e formam o nervo óptico (NC II) e alcançam o corpo geniculado lateral e o colículo superior. Esses neurônios compõem as camadas anatômicas 8 a 10. Existem aproximadamente 1 milhão de axônios ganglionares retinais por olho.

Células de sustentação: as células de Müller (azul) são células gliais que cruzam o estrato nervoso radialmente das lâminas limitantes internas para as externas, criando uma armação de sustentação para os neurônios. Além das conexões verticais, células horizontais e amácrinas (cinza) funcionam como interneurônios que estabelecem conexões laterais. Os impulsos transmitidos pelas células receptoras são assim processados e organizados no interior da retina (convergência do sinal).

Epitélio pigmentado: a camada externa da retina (o epitélio pigmentado, marrom) está inserida à lâmina basilar da corioide (membrana de Bruch), que contém fibras elásticas e colágenas e medeia a troca de substâncias entre a corioide adjacente (coriocapilar) e as células fotorreceptoras. *Nota*: os fotorreceptores estão em contato com o epitélio pigmentado, mas não inseridos neste. A retina pode descolar-se (quando não for tratada, essa condição resulta em cegueira).

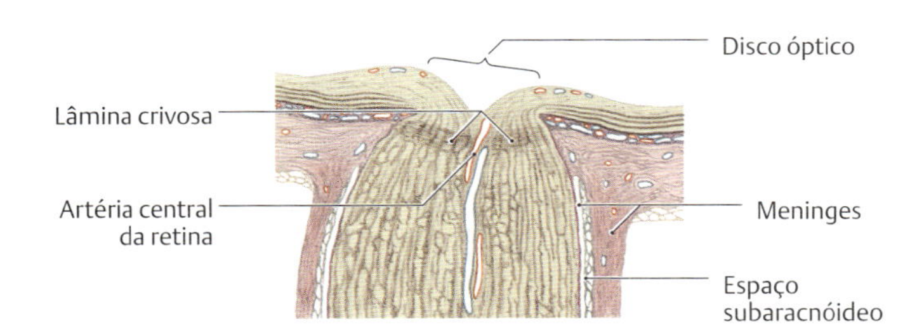

Figura 6.49 **Disco óptico ("ponto cego") e lâmina crivosa**

Os axônios não mielinizados dos terceiros neurônios (células ganglionares retinais) passam para um ponto de coleta no polo posterior do olho. Lá, eles se unem e formam o nervo óptico e deixam a retina por meio de numerosas perfurações na esclera (lâmina crivosa). (*Nota*: o disco óptico não tem fotorreceptores, sendo, portanto, o ponto cego fisiológico.) No nervo óptico, esses axônios são mielinizados por oligodendritos. O nervo óptico (NC II) é uma extensão do diencéfalo, e, portanto, possui todos os revestimentos do encéfalo (dura-máter, aracnoide-máter e pia-máter). Ele é rodeado por um espaço subaracnóideo que contém líquido cerebrospinal (LCS) e se comunica com os espaços subaracnóideos do encéfalo e com a medula espinal.

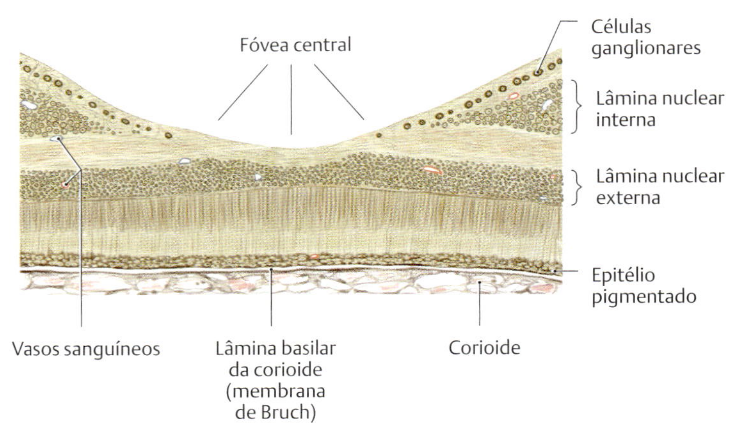

Figura 6.50 **Mácula lútea e fóvea central**

Temporal ao disco óptico está a mácula lútea. No seu centro está uma depressão afunilada de aproximadamente 1,5 mm de diâmetro, a fóvea central, que é o local de máxima acuidade visual. Neste local as camadas retinais internas são empilhadas em direção à margem da depressão, de modo que as células dos fotorreceptores (somente os cones, não os bastonetes) sejam expostas diretamente à luz incidente. Essa disposição reduz significativamente a dispersão dos raios de luz.

Sistema visual (I): visão geral e parte geniculada

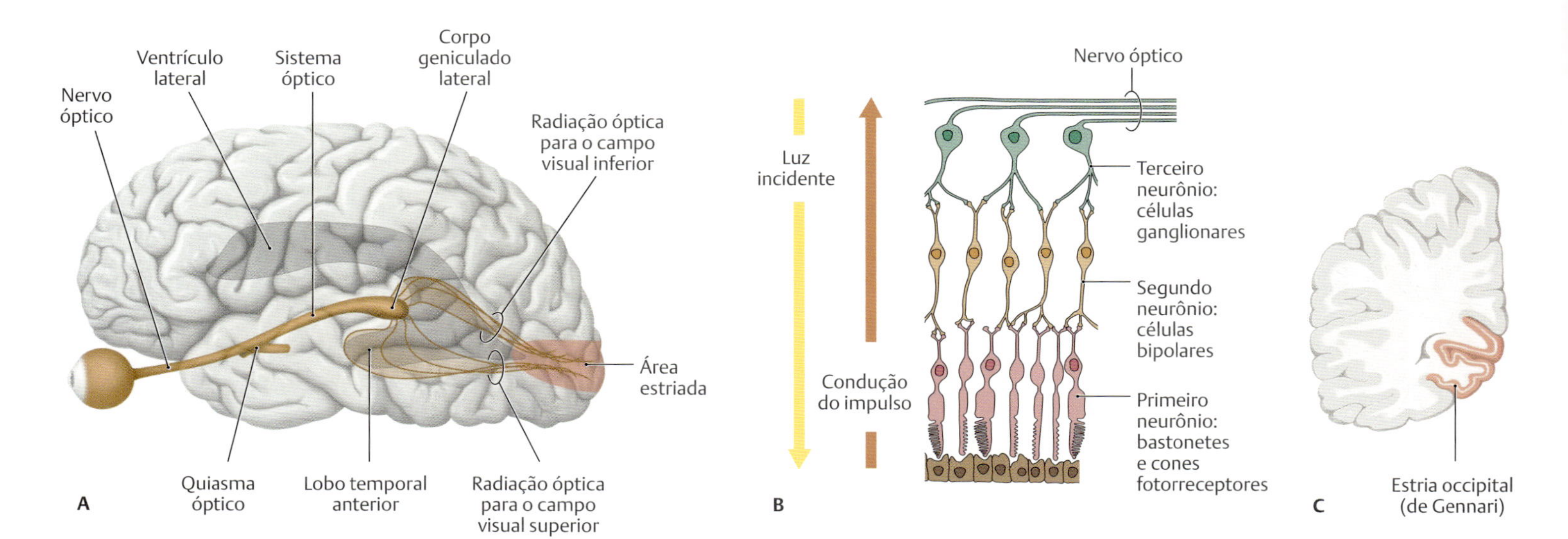

Figura 6.51 **Visão geral da via visual**

Visão lateral esquerda. A via visual se estende do olho, um prolongamento anterior do diencéfalo, de volta ao polo occipital. Assim, ela engloba quase todo o eixo longitudinal do encéfalo. As principais estações são as seguintes:

Retina: os primeiros três neurônios da via visual (**B**):

- Primeiro neurônio: bastonetes e cones fotorreceptores, localizados na face profunda da retina na direção oposta à entrada da luz ("inversão da retina").
- Segundo neurônio: células bipolares.
- Terceiro neurônio: células ganglionares cujos axônios são coletados e formam o nervo óptico.

Nervo óptico (NC II), quiasma óptico e sistema óptico: esta porção neural da via visual integra a parte central do sistema nervoso e é cercada por meninges. Assim, o nervo óptico é, na verdade, mais um sistema do que um nervo verdadeiro. Os nervos ópticos se juntam abaixo da base do diencéfalo e formam o quiasma óptico, que então se divide em dois sistemas ópticos. Cada um desses sistemas se divide e se transforma em uma raiz lateral e medial.

Corpo geniculado lateral: noventa por cento dos axônios do terceiro neurônio (= 90% das fibras do nervo óptico) terminam no corpo geniculado lateral nos neurônios que se projetam para a área estriada (córtex visual, ver adiante). Esta é a *parte geniculada da via visual*. Ela está relacionada com a percepção visual *consciente* e é transmitida pela raiz lateral do sistema óptico. Os 10% restantes dos axônios do terceiro neurônio na via visual não terminam no corpo geniculado lateral. Esta é a parte *não geniculada da via visual* (raiz medial, veja a **Figura 6.56**), e seus sinais não são percebidos conscientemente.

Radiação óptica e córtex visual (área estriada): a radiação óptica começa no corpo geniculado lateral, forma uma banda que contorna os cornos inferior e posterior dos ventrículos laterais e termina no córtex visual ou na área estriada (= área 17 de Brodmann). Localizada no lobo occipital, o córtex visual pode ser totalmente identificado por uma faixa proeminente de substância branca no córtex cerebral cinzento oposto (a estria occipital [de Gennari], **C**). Essas faixas brancas correm paralelas à superfície encefálica e são mostradas na gravura, em que a substância cinzenta do córtex visual está sombreada de vermelho-claro.

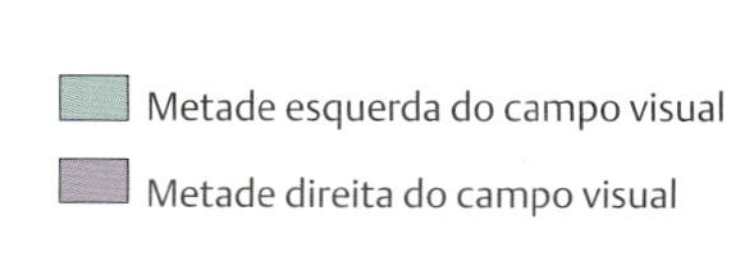

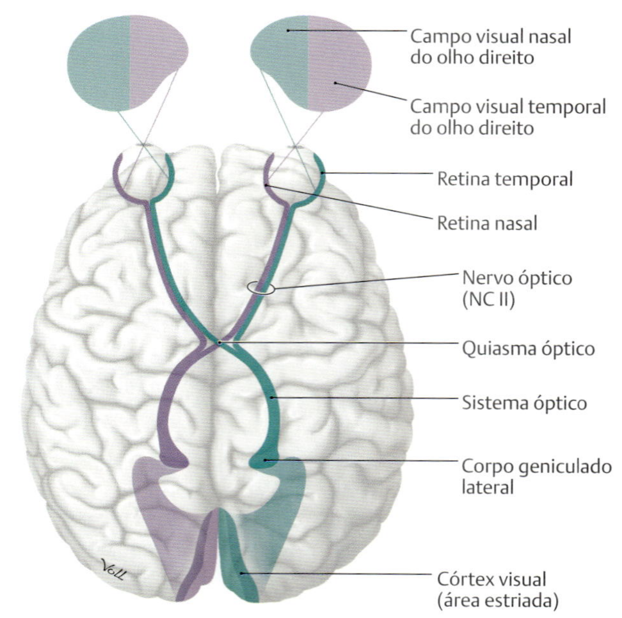

Figura 6.52 **Representação de cada campo visual no córtex visual contralateral**

Visão superior. Os raios de luz na parte *nasal* de cada campo visual são projetados para a metade *temporal* da retina, e os da parte *temporal* são projetados para a metade nasal. Em virtude desse arranjo, a metade esquerda do campo visual se projeta para o córtex visual do polo occipital direito, e a metade direita do campo visual se projeta para o córtex visual do polo occipital esquerdo. Para esclarecer, cada campo visual no diagrama é dividido em duas metades. *Nota*: as fibras axonais da metade nasal de cada retina cruzam para o lado oposto no quiasma óptico e então seguem com as fibras não cruzadas da metade temporal de cada retina.

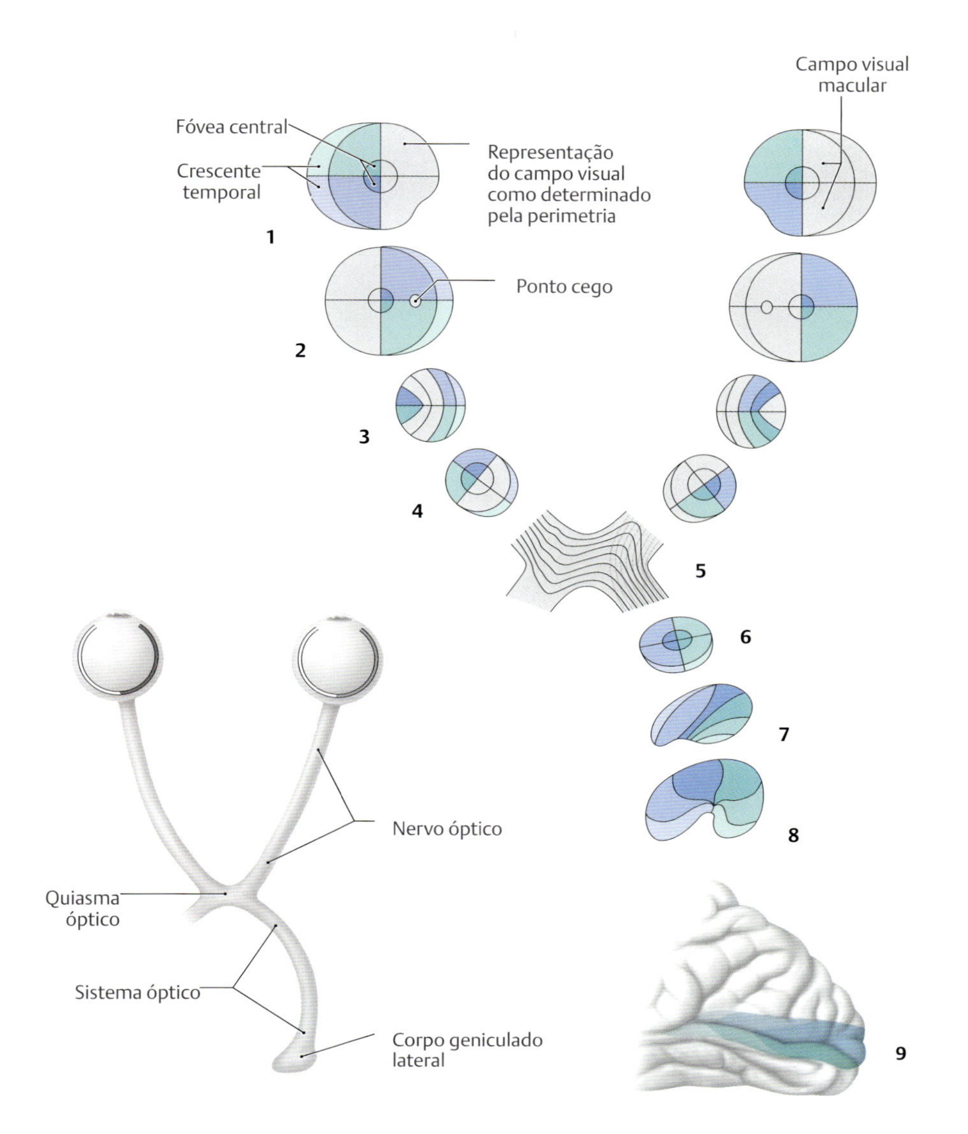

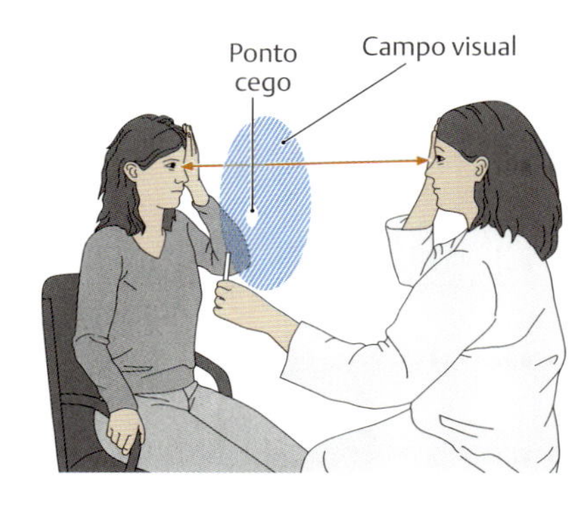

Figura 6.54 **Exame informal do campo visual com o teste de confronto**

O exame do campo visual é um passo essencial no exame de lesões da via visual (veja a **Figura 6.55**). O **teste de confronto** é um teste *informal* no qual o examinador (com um campo visual intacto) e o paciente sentam-se face a face, cobrem um olho, e cada um fixa seu olhar sobre o olho aberto do outro, criando eixos visuais idênticos. O examinador então move seu dedo indicador da margem externa do campo visual em direção ao centro até que o paciente sinalize que pode ver seu dedo. Com este teste o examinador pode realizar uma avaliação grosseira quanto à presença e à localização aproximada de um possível defeito no campo visual. A localização *precisa* e a extensão de um defeito no campo visual podem ser determinadas pela **perimetria**, na qual pontos de luz substituem o dedo do examinador. Os resultados do teste são colocados em gráficos que lembram os pequenos diagramas da **Figura 6.53**.

Figura 6.53 **Parte geniculada da via visual: organização topográfica**

O campo visual é dividido em quatro quadrantes: temporal superior, nasal superior, nasal inferior e temporal inferior. O quadrante nasal inferior é dividido pelo nariz. A representação dessa subdivisão continua no córtex visual. *Nota*: somente o hemicampo visual esquerdo (azul) é mostrado aqui (comparar à **Figura 6.52**).

1 **Hemicampo visual:** cada hemicampo visual é dividido em três zonas (indicadas pelas cores sombreadas):
   - Fóvea central: a zona menor e mais escura está no centro do campo visual. Ela corresponde à fóvea central, o ponto de máxima acuidade visual na retina. A fóvea central possui uma alta densidade receptora; consequentemente, um grande número de axônios passa centralmente a partir de seus receptores. Portanto, ela é representada por uma área desproporcionalmente grande no córtex visual.
   - Campo visual macular: a zona mais ampla no hemisfério visual; ela também contém o ponto cego.
   - Crescente temporal: a parte temporal, monocular do campo visual. Corresponde às porções mais periféricas da retina que contêm menos receptores e, portanto, menos axônios, que resulta em menor área representacional no córtex visual.

2 **Projeção retinal:** toda luz que alcança a retina deve passar através da pupila estreita, que funciona como o obturador de uma câmera. Em cima/embaixo e nasal/temporal são, portanto, revertidos quando a imagem é projetada na retina.

3,4 **Nervo óptico:** na parte distal do nervo óptico, as fibras que representam o campo visual macular ocupam inicialmente a posição lateral (**3**) e, então, se movem cada vez mais em direção ao centro do nervo (**4**).

5 **Quiasma óptico:** enquanto atravessam o quiasma óptico, as fibras da retina nasal do nervo óptico cruzam a linha média para o lado oposto.

6 **Início do sistema óptico:** as fibras das metades correspondentes da retina se unem (p. ex., as metades direitas das retinas direita e esquerda no sistema óptico direito). Portanto, os impulsos do campo visual esquerdo (metade direita da retina) terminarão na área estriada direita.

7 **Fim do sistema óptico:** as fibras são coletadas e formam uma cunha antes de entrarem no corpo geniculado lateral.

8 **Corpo geniculado lateral:** as fibras maculares ocupam quase a metade da cunha. Depois que as fibras são emitidas para o quarto neurônio, elas se projetam para a terminação posterior do polo occipital (= córtex visual).

9 **Córtex visual:** existe uma correlação ponto a ponto (retinotópica) entre o número de axônios na retina e o número de axônios no córtex visual (p. ex., a parte central do campo visual é representada pela maior área no córtex visual, devido ao grande número de axônios concentrados na fóvea central). A metade inferior central do campo visual é representada por uma grande área no polo occipital acima do sulco calcarino; a metade superior central do campo visual é representada abaixo do sulco.

Sistema visual (II): lesões e parte não geniculada

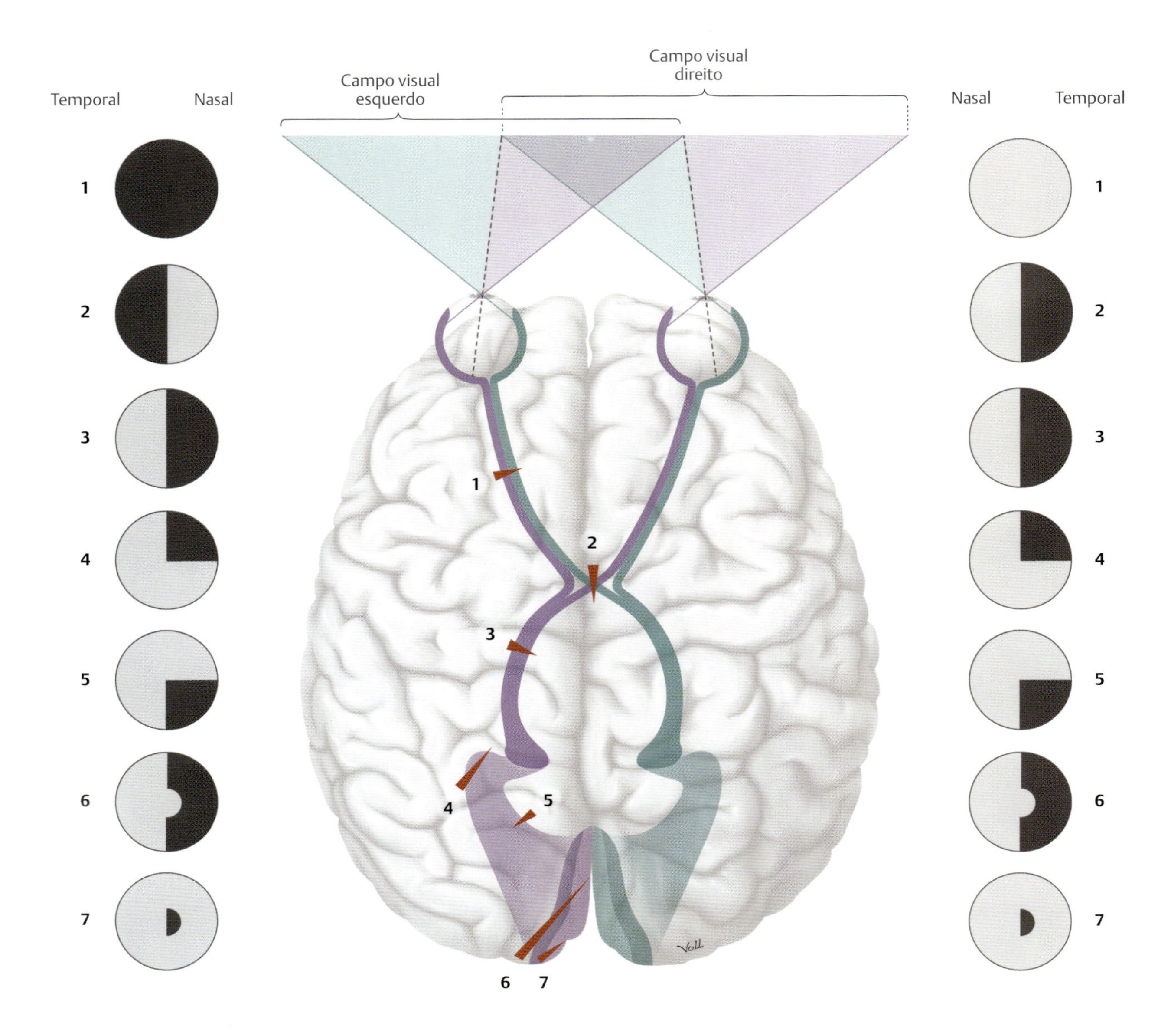

Figura 6.55 **Defeitos do campo visual e lesões da via visual**
Os círculos representam os distúrbios visuais percebidos (escotomas ou áreas de escuridão) nos olhos esquerdo e direito. Esses defeitos característicos do campo visual (anopsias) resultam de lesões em locais específicos ao longo da via visual. Os locais das lesões estão ilustrados na via visual esquerda como pontas de seta vermelhas. A natureza do defeito do campo visual frequentemente aponta para a localização da lesão. *Nota*: as lesões além do quiasma óptico serão todas homônimas (mesmo campo visual em ambos os olhos).

1 Lesão unilateral do nervo óptico: cegueira (amaurose) no olho afetado.
2 Lesão do quiasma óptico: hemianopsia bitemporal (pense em um cavalo usando antolhos). Somente as fibras das partes nasais da retina (representando o campo visual temporal) cruzam no quiasma óptico.
3 Lesão unilateral do sistema óptico: hemianopsia homônima contralateral. A lesão interrompe as fibras da parte temporal da retina no lado ipsilateral e nas partes nasais da retina no lado contralateral. Por isso, o paciente tem uma deficiência visual do mesmo hemisfério visual em ambos os olhos.
4 Lesão unilateral da radiação óptica no lobo temporal anterior: quadrantanopsia superior contralateral (déficit "*pie in the sky*"). Lesões no lobo temporal anterior afetam apenas aquelas fibras que ficam sob o corno inferior do ventrículo lateral (veja a **Figura 6.51**). Essas fibras representam apenas a metade superior do campo visual (nesse caso a parte nasal).
5 Lesão unilateral da radiação óptica no lobo parietal: quadrantanopsia inferior lateral. As fibras da metade inferior do campo visual seguem superiormente ao ventrículo lateral no lobo parietal.
6 Lesão do lobo occipital: hemianopsia homônima. A lesão afeta as radiações ópticas dos campos visuais superiores e inferiores. Entretanto, na medida em que a radiação óptica se difunde amplamente antes de entrar no córtex visual, a visão foveal é sempre poupada. Essas lesões se devem mais comumente à hemorragia intracerebral; os defeitos do campo visual variam consideravelmente com a dimensão da hemorragia.
7 Lesão do polo occipital (confinada à área cortical): escotoma central hemianópico homônimo. As áreas corticais do polo occipital representam a mácula.

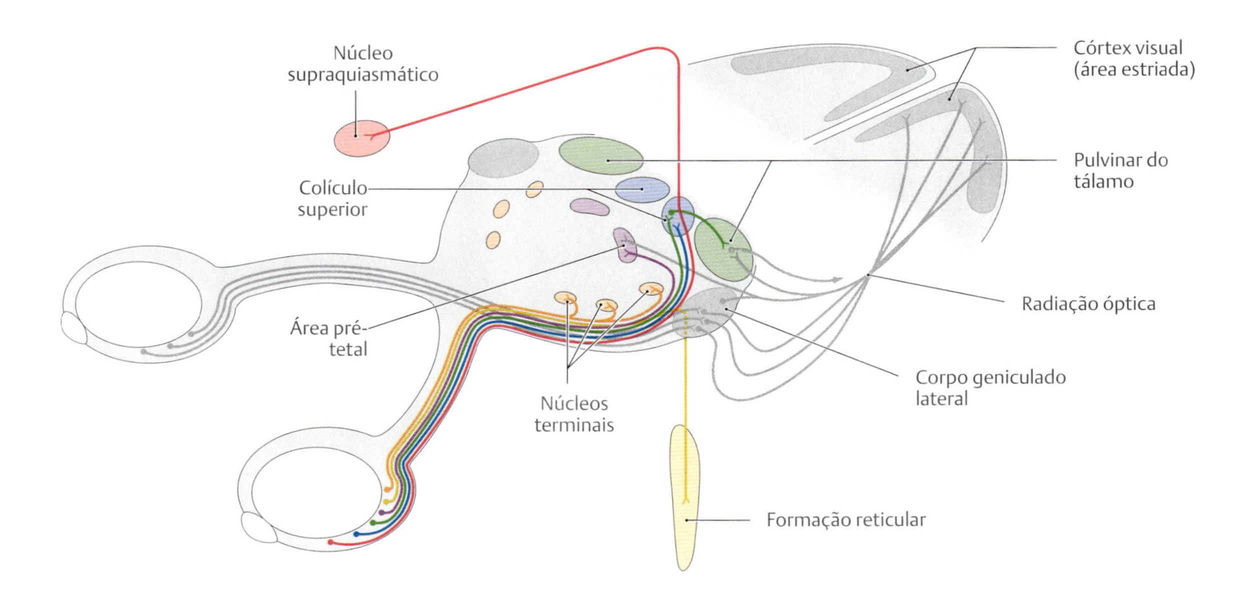

Figura 6.56 **Parte não geniculada da via visual**

Aproximadamente 10% dos axônios do nervo óptico não terminam nos neurônios no corpo geniculado lateral para a projeção do córtex visual. Eles continuam ao longo da raiz medial do sistema óptico, formando a parte *não geniculada* da via visual. A informação a partir dessas fibras não é processada em um nível consciente, mas tem um papel importante na regulação inconsciente de vários processos relacionados com a visão e nos reflexos visualmente mediados (p. ex., o limbo aferente do reflexo pupilar à luz). Os axônios da parte não geniculada da via visual terminam nas seguintes regiões:

- Os axônios do colículo superior transmitem informação cinética necessária para localizar objetos em movimento pelo olho inconsciente e pelos movimentos da cabeça (sistema retinotetal).
- Os axônios da área pré-tetal transmitem aferentes para as respostas pupilares e para a acomodação dos reflexos (sistema retinopré-tetal). A subdivisão em núcleos específicos ainda não foi realizada em humanos, então é usado o termo “área”.
- Os axônios dos núcleos supraquiasmáticos do hipotálamo influenciam os ritmos circadianos.
- Os axônios para os núcleos talâmicos (trato óptico) no tegmento do mesencéfalo e para os núcleos vestibulares transmitem fibras aferentes para o nistagmo optocinético (= espasmódico, movimentos fisiológicos do olho durante a localização de objetos que se movem rapidamente). Isso também é chamado de “sistema visual acessório”.
- Os axônios para o pulvinar do tálamo do córtex de associação visual formam a função oculomotora (os neurônios são emitidos no colículo superior).
- Os axônios do núcleo parvocelular da formação reticular funcionam durante a excitação.

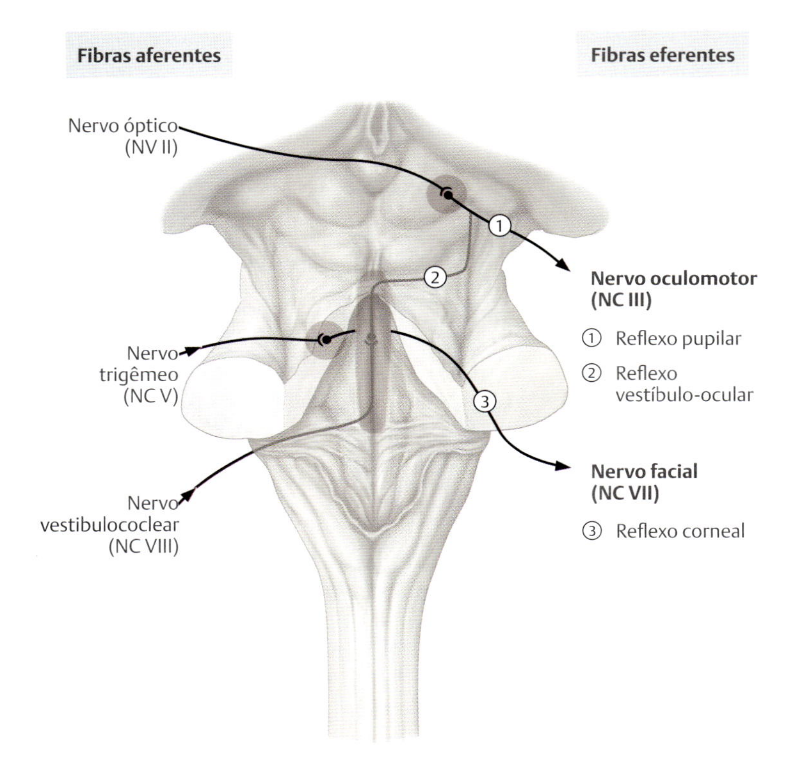

Figura 6.57 **Reflexos encefálicos**

Os reflexos do tronco encefálico são importantes no exame de pacientes comatosos. A perda de todos os reflexos do tronco encefálico é considerada uma evidência de morte cerebral. Três desses reflexos são descritos a seguir:

Reflexo pupilar: o reflexo pupilar se baseia nas partes não geniculadas da via visual (veja a **Figura 6.59**). As fibras aferentes para este reflexo vêm do nervo óptico, que é uma extensão do diencéfalo. As eferentes para o reflexo pupilar vêm do núcleo acessório do nervo oculomotor (NC III), que está localizado no tronco encefálico. A perda do reflexo pupilar pode significar uma lesão do diencéfalo (intercerebral) ou do mesencéfalo (mediocerebral).

Reflexo vestíbulo-ocular: a irrigação do meato acústico com água fria em um indivíduo normal evoca o nistagmo que bate em direção ao lado oposto (as fibras aferentes são transmitidas no nervo vestibulococlear [NC VIII], as fibras eferentes no nervo oculomotor [NC III]). Quando o reflexo vestíbulo-ocular está ausente em um paciente comatoso, isso é considerado um mau sinal porque este reflexo é o teste clínico de função do tronco encefálico mais confiável.

Reflexo corneal: este reflexo não é mediado pela via visual. As fibras aferentes para o reflexo (evocadas pelo estímulo da córnea, quando tocada com um tufo de algodão estéril) são transmitidas no nervo trigêmeo (NC V) e as fibras eferentes (contração do músculo orbicular do olho em resposta à irritação corneal) no nervo facial (NC VII). O centro de emissão para o reflexo corneal está localizado na região da pontina do tronco encefálico.

Sistema visual (III): reflexos

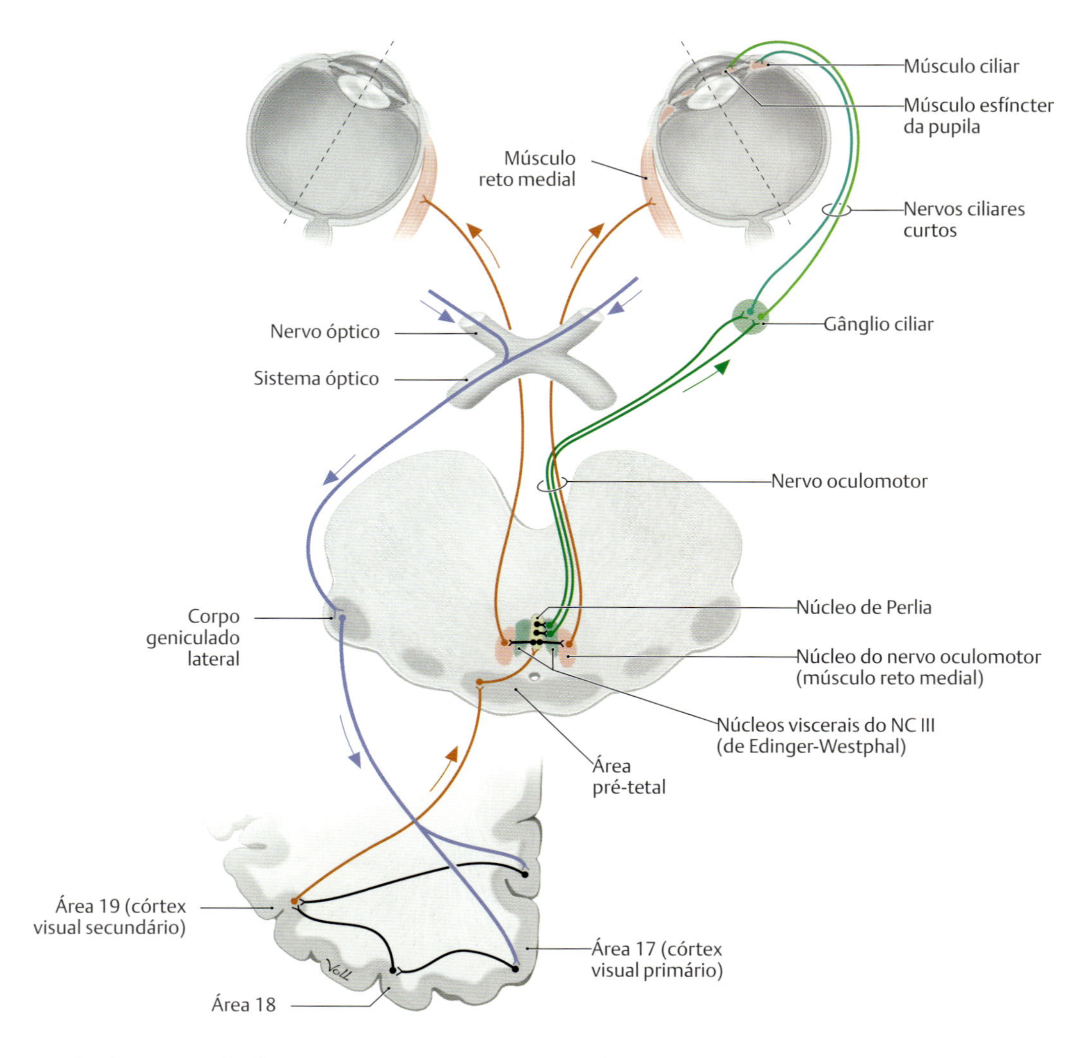

Figura 6.58 **Vias de convergência e acomodação**

Quando a distância entre os olhos e um objeto diminui, três processos devem ocorrer a fim de produzir uma impressão visual nítida, tridimensional (as duas primeiras são simultâneas):

1. Convergência (vermelho): os eixos visuais dos olhos se movem juntos. Os dois músculos retos mediais se contraem para mover o eixo ocular medialmente. Isso mantém a imagem do objeto em aproximação na fóvea central.
2. Acomodação: as lentes ajustam sua distância focal. A curvatura da lente aumenta para manter a imagem do objeto nitidamente focada na retina. O músculo ciliar se contrai, o que relaxa a tensão nas fibras lenticulares. A pressão intrínseca da lente faz com que esta assuma um formato mais arredondado. (*Nota*: a lente é achatada pela contração das fibras lenticulares, que estão inseridas no músculo ciliar.)
3. Constrição pupilar: a pupila é contraída pelo músculo esfíncter da pupila para aumentar a acuidade visual.

A convergência e a acomodação podem ser conscientes (fixando o olhar em um objeto próximo) ou inconscientes (fixando o olhar em um automóvel se aproximando).

Vias: as vias podem ser divididas em três componentes:

1. Via visual geniculada (roxo): os axônios dos primeiros neurônios (fotorreceptores) e dos segundos neurônios (células bipolares) transmitem informação sensorial para os terceiros neurônios (células ganglionares retinais), que seguem no nervo óptico (NC II) para o corpo geniculado lateral. Eles então fazem sinapse com os quartos neurônios, cujos axônios se projetam para o córtex visual primário (área 17).
2. Córtices visuais para os núcleos dos nervos cranianos: os interneurônios (preto) conectam os córtices visuais das áreas primária (área 17) e secundária (área 19). As transmissões sinápticas (vermelho) conectam a área 19 à área pré-tetal e, por fim, ao núcleo de Perlia (amarelo), localizado entre dois núcleos Edinger-Westphal (oculomotor visceral) (verde).
3. Nervos cranianos: no núcleo de Perlia, a via para convergência difere das vias para acomodação e constrição pupilar:
   - Convergência: os neurônios transmitem impulsos para o núcleo somatomotor do nervo oculomotor, cujos axônios passam diretamente para o músculo reto medial por meio do nervo oculomotor (NC III).
   - Acomodação e constrição pupilar: os neurônios transmitem impulsos para os núcleos de Edinger-Westphal, cujos axônios parassimpáticos pré-ganglionares se projetam para o gânglio ciliar. Após fazerem sinapse no gânglio ciliar, os axônios pós-ganglionares passam pelo músculo ciliar (acomodação) ou pelo músculo esfíncter da pupila (constrição pupilar) pelos nervos ciliares curtos.

Nota: a resposta à luz do músculo esfíncter da pupila é abolida na sífilis terciária, enquanto a acomodação (músculo ciliar) e a convergência (reto medial) são preservadas. O fenômeno, denominado pupila de Argyll Robertson, indica que as conexões com os músculos ciliares e esfíncter da pupila são mediadas por diferentes sistemas, embora a sua anatomia ainda não seja totalmente compreendida.

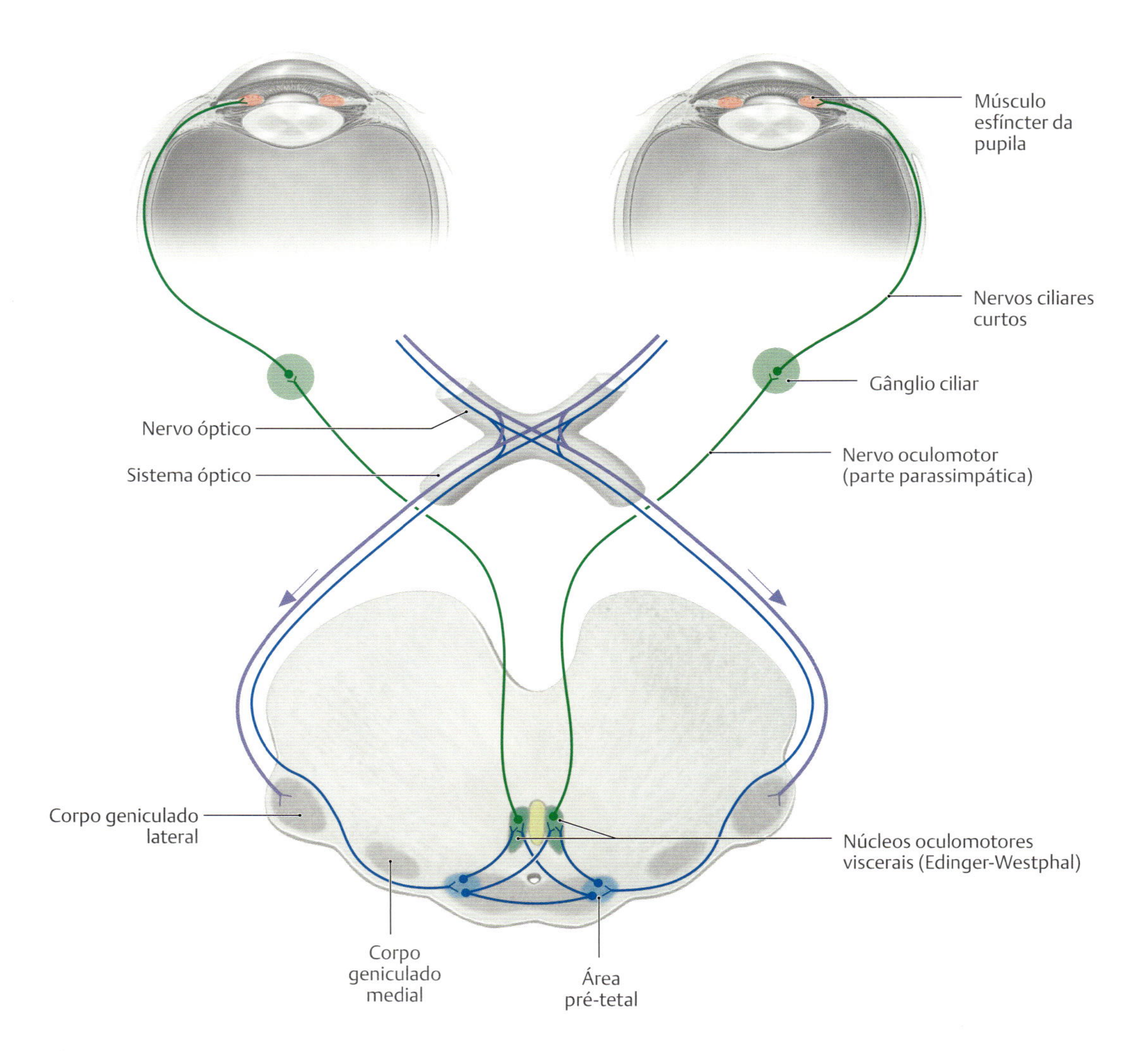

Figura 6.59 **Reflexo pupilar à luz**

O reflexo pupilar à luz capacita o olho a se adaptar a níveis variados de brilho. Quando uma grande quantidade de luz entra no olho (p. ex., o feixe de um farol), a pupila se contrai para proteger os fotorreceptores na retina; quando a luz diminui, a pupila dilata. Esta via reflexiva ocorre sem *input* consciente através da parte não geniculada da via visual. O reflexo pode ser dividido em componentes:

1. Limbo aferente: os primeiros (fotorreceptores) e os segundos (bipolares) neurônios transmitem informações sensoriais para os terceiros (gânglio retinal) neurônios, que se combinam e formam o nervo óptico (NC II). A maior parte dos terceiros neurônios (roxo) faz sinapse no corpo geniculado lateral (parte geniculada da via visual). Os terceiros neurônios, responsáveis pelo reflexo à luz (azul), fazem sinapse na área pré-tetal na raiz medial do sistema óptico (parte não geniculada da via visual). Os quartos neurônios da área pré-tetal passam para os núcleos parassimpáticos de Edinger-Westphal. *Nota*: pelo fato de ambos os núcleos serem inervados, pode ocorrer uma resposta consensual à luz (a contração de uma pupila irá causar a contração da outra).
2. Limbo eferente: os quintos neurônios dos núcleos de Edinger-Westphal (neurônios parassimpáticos pré-ganglionares) fazem sinapse no gânglio ciliar. Os sextos neurônios (neurônios parassimpáticos pós-ganglionares) passam para o músculo esfíncter da pupila através dos nervos ciliares curtos.

Perda da resposta à luz: pelo fato de os quartos neurônios da área pré-tetal passarem por ambos os núcleos de Edinger-Westphal, pode ocorrer uma resposta consensual à luz (a contração de uma pupila causa a contração da outra). Portanto, a resposta à luz deve ser testada direta e indiretamente:

- Resposta direta à luz: testada mediante a cobertura de ambos os olhos de um paciente consciente, cooperativo, com o posterior descobrimento de um olho. Após um curto período de latência, a pupila do olho exposto à luz irá contrair-se.
- Resposta indireta à luz: testada pela colocação da mão do examinador na ponte nasal do paciente, fazendo sombra em um olho para o feixe de uma lanterna enquanto a sua luz brilhante incide no outro olho. O objetivo é testar se a luz brilhante em um olho fará com que a pupila do outro olho se contraia também (resposta consensual à luz).

Podem ocorrer lesões ao longo da via para o reflexo pupilar à luz. As respostas direta e indireta à luz podem ser usadas para determinar o nível:

- Lesão unilateral do nervo óptico: causa cegueira no lado afetado. Se o paciente estiver inconsciente ou não for cooperativo, as respostas à luz podem determinar a lesão, na medida em que não existe reflexo pupilar à luz no limbo aferente. Lado afetado: nenhuma resposta direta à luz e nenhuma resposta consensual à luz no lado oposto. Lado não afetado: resposta direta à luz e resposta consensual à luz no lado oposto (afetado). Pelo fato de o limbo eferente do reflexo não ser mediado pelo nervo óptico, o limbo aferente funcional pode ignorar o limbo aferente deficiente.
- Lesão do núcleo parassimpático de Edinger-Westphal ou do gânglio ciliar: o limbo eferente do reflexo pupilar à luz é perdido. Lado afetado: nenhuma resposta pupilar direta ou indireta à luz no lado oposto. Lado não afetado: resposta direta, nenhuma resposta indireta à luz no lado oposto (afetado).
- Lesão da radiação óptica ou do córtex visual (parte geniculada da via visual): reflexo pupilar intacto (respostas direta e indireta à luz em ambos os lados).

Sistema visual (IV): coordenação do movimento do olho

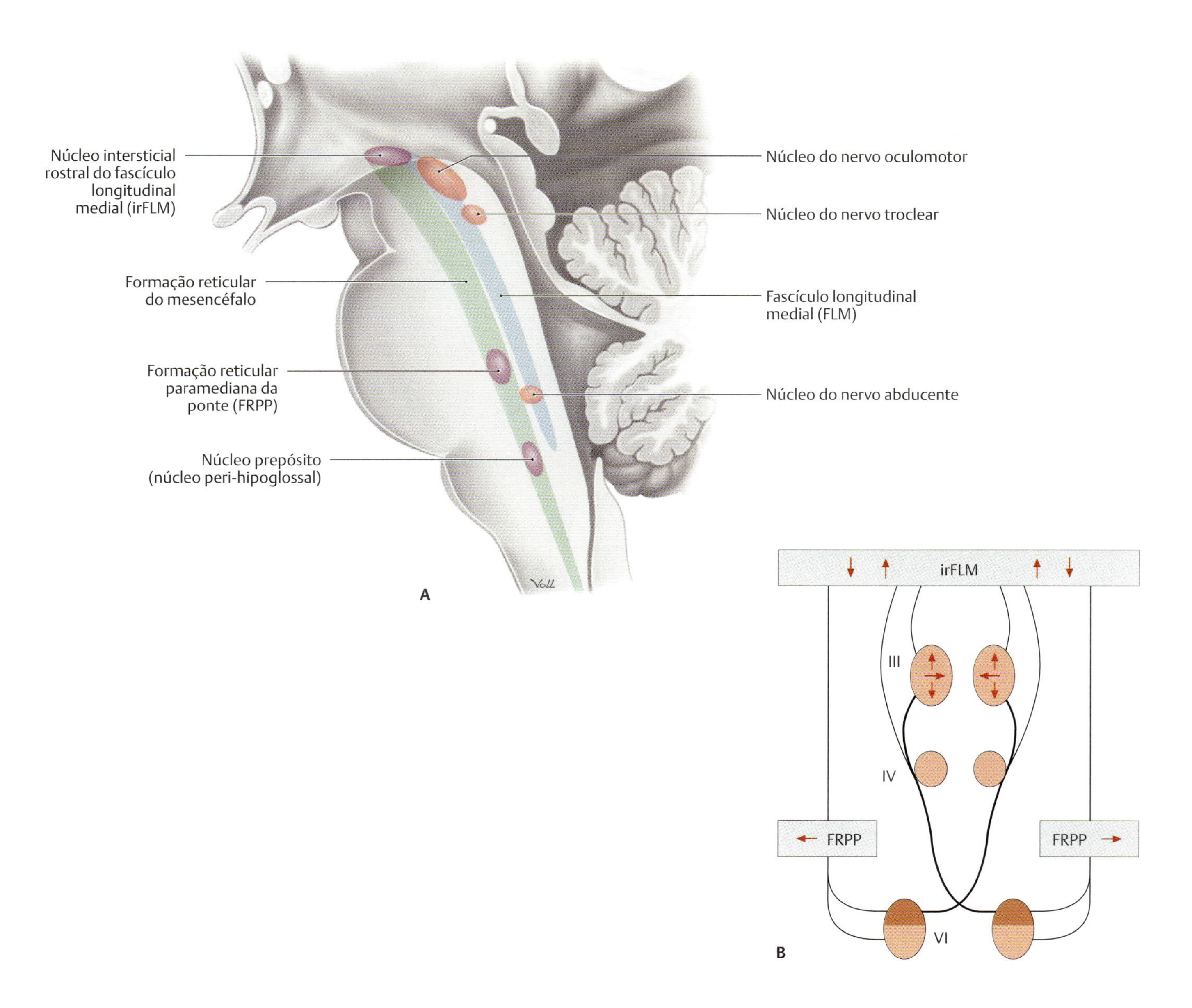

Figura 6.60 **Núcleos oculomotores e conexões no tronco encefálico**
A Corte sagital mediano visto do lado esquerdo. **B** Diagrama de circuito mostrando a organização supranuclear dos movimentos do olho.

Os músculos extrínsecos do bulbo do olho recebem inervação motora dos nervos oculomotor (NC III) troclear (NC IV) e abducente (NC VI). O movimento harmonizado dos músculos extrínsecos do bulbo do olho possibilita o deslocamento do olhar, o movimento repentino do eixo visual em direção a um determinado alvo. Esses movimentos rápidos, precisos, "balísticos" do olho são chamados *sacádicos*. Eles são pré-programados e, uma vez iniciados, não podem ser alterados até o fim do movimento sacádico. Os núcleos de NC III, IV e VI (vermelho) estão envolvidos nesses movimentos sacádicos. Eles são interconectados para este propósito pelo fascículo longitudinal medial (FLM, azul). Pelo fato de esses movimentos complexos envolverem todos os músculos extrínsecos do bulbo do olho e seus nervos associados, a atividade dos núcleos deve ser coordenada em um nível mais alto, ou supranuclear. Por exemplo, olhar fixamente para a direita requer quatro movimentos harmonizados:

- Contrair o músculo reto lateral direito (núcleo do NC VI ativado)
- Relaxar o músculo reto medial direito (núcleo do NC III inibido)
- Relaxar o músculo reto lateral esquerdo (núcleo do NC VI inibido)
- Contrair o músculo reto medial esquerdo (núcleo do NC III ativado)

Esses movimentos conjugados do olho são coordenados por núcleos pré-motores (roxo) na formação reticular do mesencéfalo (verde). Os movimentos horizontais do olhar são programados na região da formação reticular paramediana da ponte (FRPP). Os movimentos verticais do olhar são programados no núcleo intersticial rostral do fascículo longitudinal medial (irFLM). Os dois olhares estabelecem conexões bilaterais com os núcleos do NC III, IV e VI. Os sinais tônicos para a manutenção de uma nova posição do olho se originam do núcleo prepósito do núcleo pré-hipoglossal.

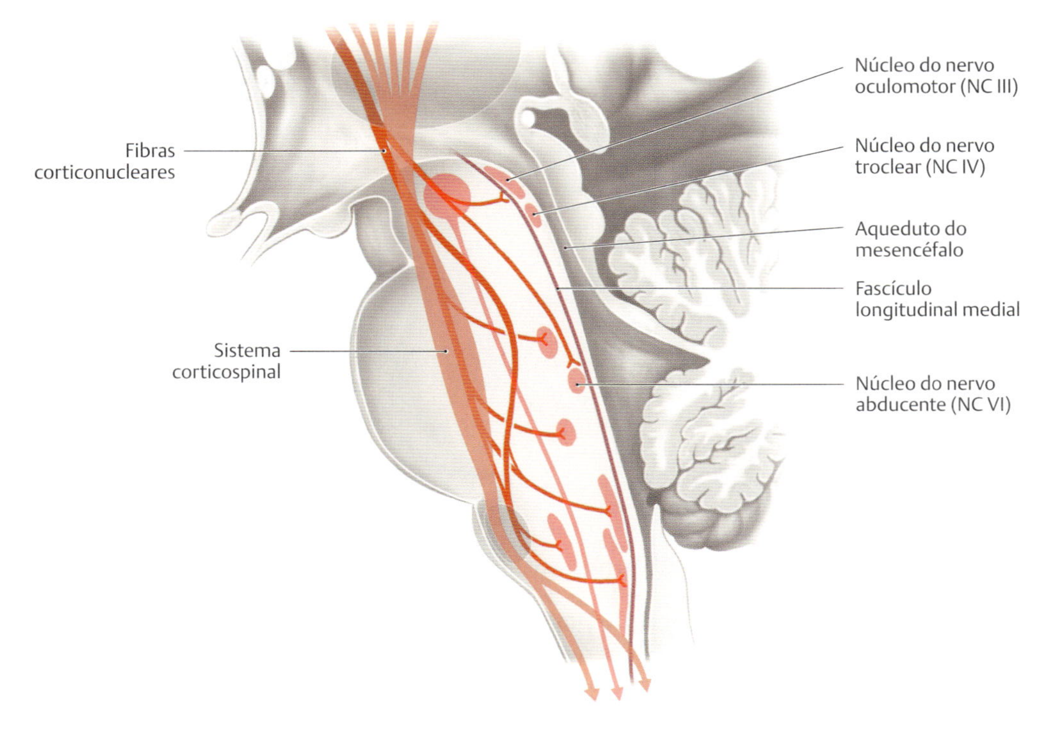

Figura 6.61 **Trajeto do FLM no tronco encefálico**

Corte sagital mediano visto do lado direito. O FLM corre anterior ao aqueduto do mesencéfalo em ambos os lados e continua do mesencéfalo até a medula espinal cervical. Ele transmite fibras para a coordenação dos movimentos conjugados do olho. Uma lesão do FLM resulta em oftalmomegalia internuclear (veja a **Figura 6.62**).

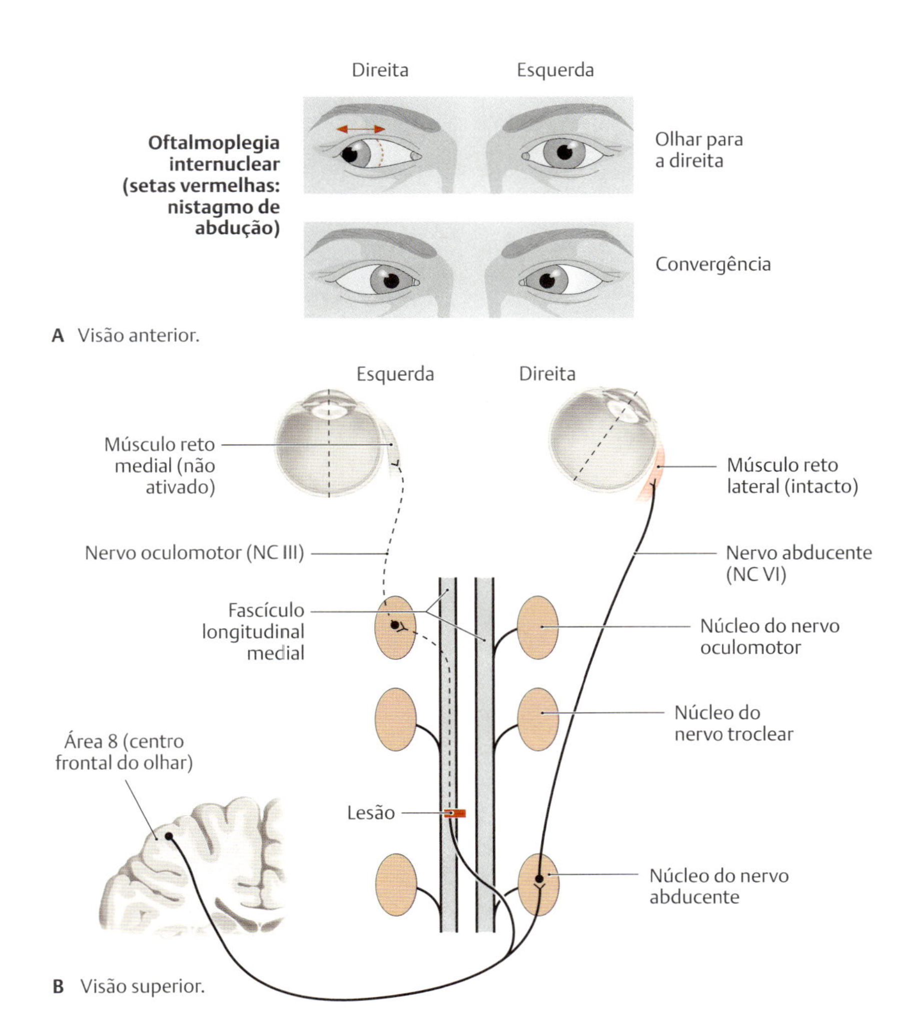

Figura 6.62 **Oftalmoplegia internuclear**

O FLM se interconecta com os núcleos oculomotores e também os conecta com o lado oposto. Quando essa "rodovia de informação" é interrompida, a oftalmoplegia internuclear se desenvolve. Este tipo de lesão ocorre mais comumente entre o núcleo dos nervos abducente e oculomotor. Ela pode ser unilateral ou bilateral. As causas típicas são esclerose múltipla e diminuição do fluxo sanguíneo. A lesão se manifesta pela perda dos movimentos conjugados do olho. Com a lesão do FLM, como é mostrado aqui, o músculo reto medial esquerdo não é mais ativado durante o olhar para a direita. O olho não pode ser movido para *dentro* no lado da lesão (perda do músculo reto medial), e o olho oposto entra em nistagmo de abdução (o músculo reto lateral está intacto e é inervado pelo nervo abducente). Os movimentos reflexos, tais como a convergência, não estão prejudicados, na medida em que não há lesão nuclear ou periférica, e esta reação não é mediada pelo FLM.

Nariz: esqueleto nasal

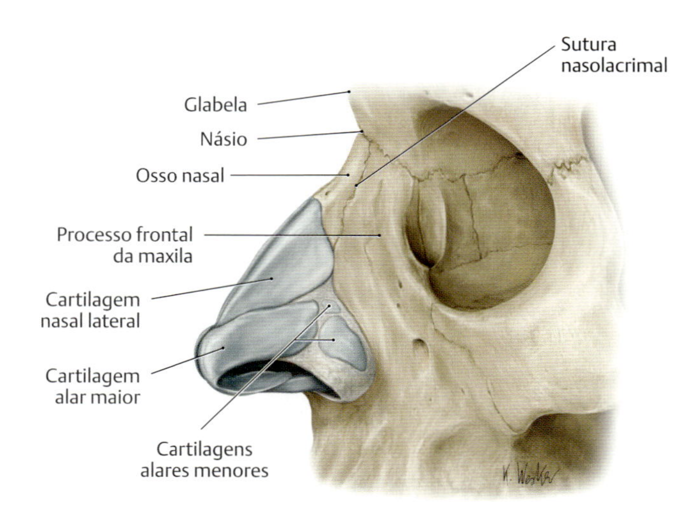

Figura 7.1 **Esqueleto do nariz externo**
Visão lateral esquerda. O esqueleto do nariz é composto por osso, cartilagem e tecido conjuntivo. Sua porção superior é óssea e, frequentemente, está envolvida em fraturas do terço médio da face, enquanto sua porção distal inferior é cartilagínea e, por conseguinte, mais elástica e menos suscetível a lesão. A porção proximal inferior das narinas (asas) é composta por tecido conjuntivo com pequenas partes de cartilagem. A cartilagem nasal lateral é uma expansão alar lateral da parte cartilagínea do septo nasal, em vez de uma parte separada de cartilagem.

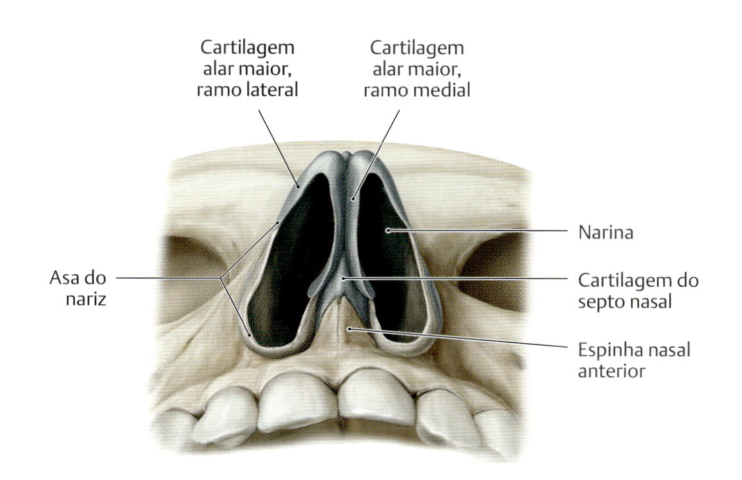

Figura 7.2 **Cartilagem do nariz**
Visão inferior. Vista de baixo, cada uma das cartilagens alares maiores é composta por um ramo medial e lateral. Esta visão também demonstra as duas narinas que se abrem na cavidade nasal. As cavidades nasais direita e esquerda são separadas pelo septo nasal, cuja parte cartilagínea inferior é visível apenas no diagrama.

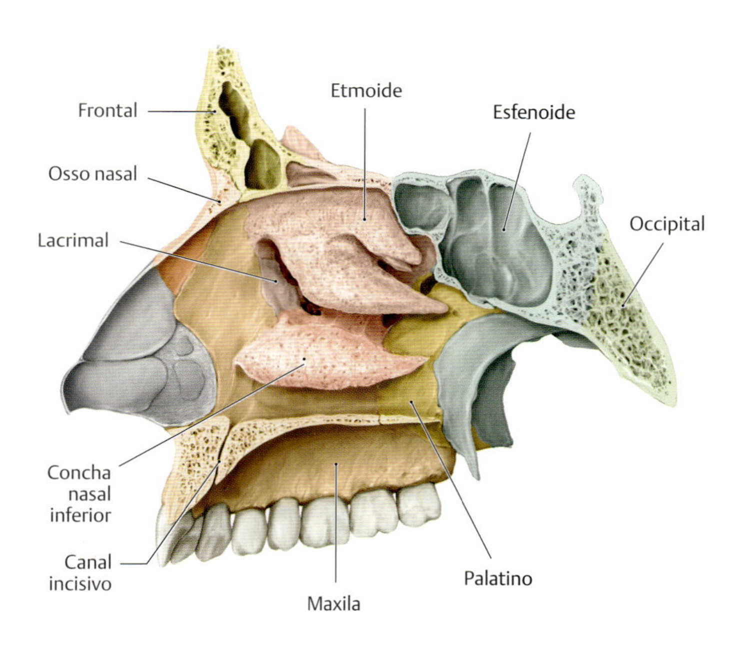

Figura 7.3 **Ossos da parede lateral da cavidade nasal direita**
Visão lateral esquerda. A parede lateral da cavidade nasal direita é formada por seis ossos: maxila, nasal, etmoide, concha nasal inferior, palatino e esfenoide. Das conchas nasais, somente a inferior é um osso separado; as conchas média e superior fazem parte do etmoide.

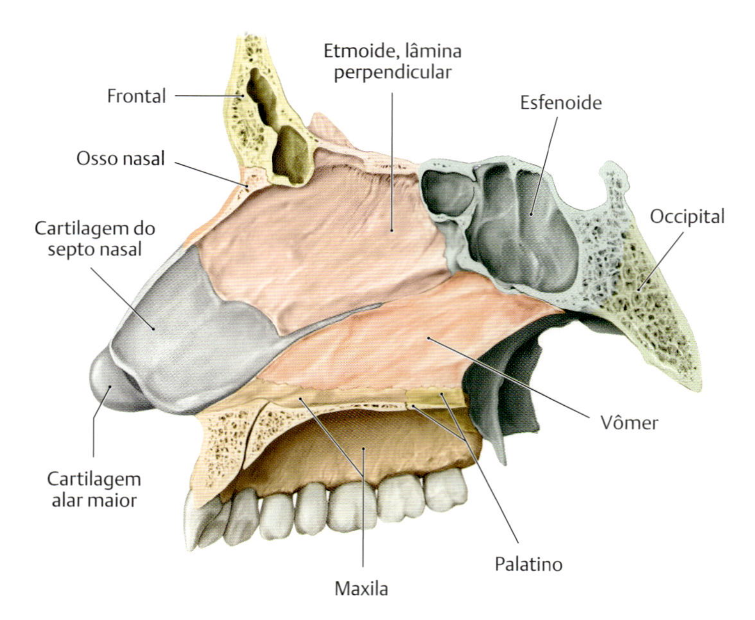

Figura 7.4 **Ossos do septo nasal**
Corte parassagital. O septo nasal é formado por seis ossos. O etmoide e o vômer são os maiores componentes do septo. Esfenoide, palatino, maxila e nasal (teto do septo) contribuem somente com pequenas projeções ósseas do septo nasal.

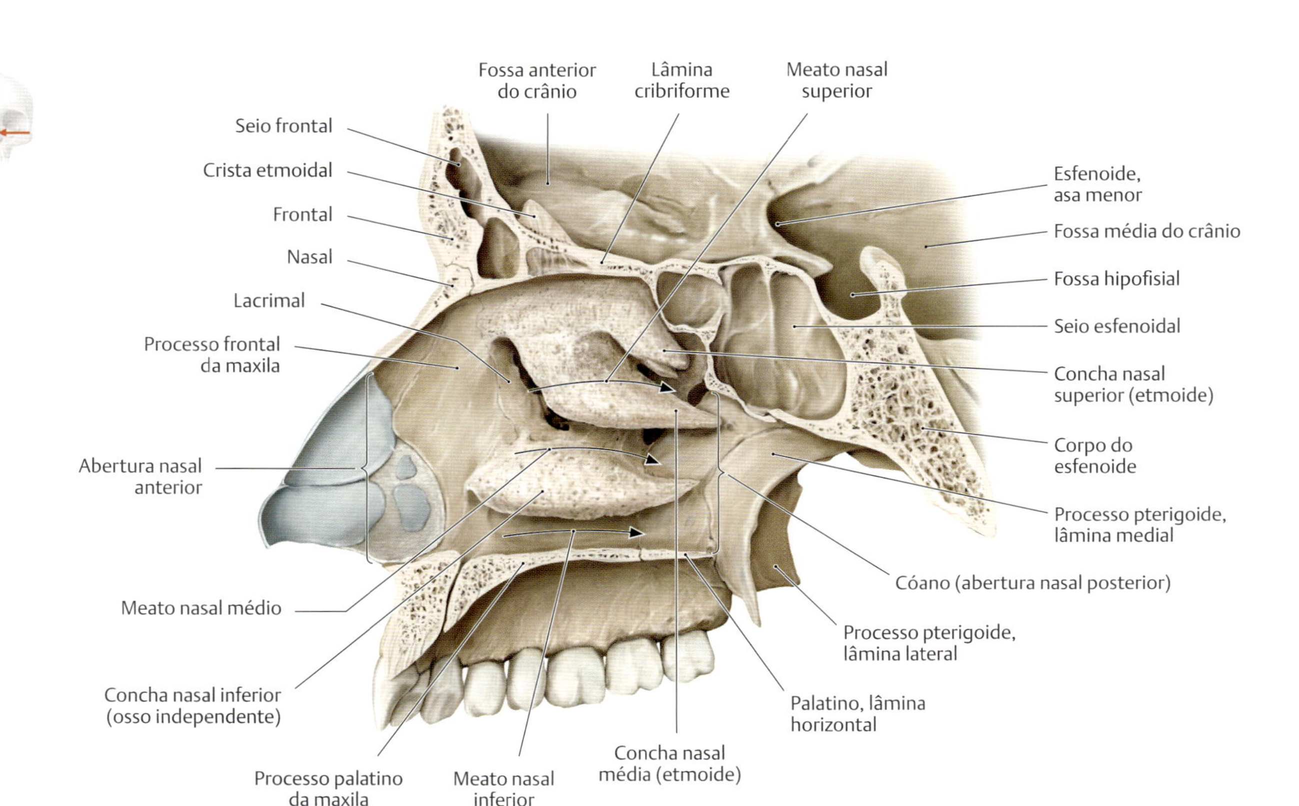

Figura 7.5 **Parede lateral da cavidade nasal direita**
Visão medial. O ar entra na cavidade nasal óssea pela abertura nasal anterior e segue por três vias nasais: o meato superior, o meato médio e o meato inferior, que são os espaços inferolaterais das conchas superior, média e inferior, respectivamente. O ar deixa o nariz pelos cóanos (aberturas nasais posteriores), entrando na parte nasal da faringe.

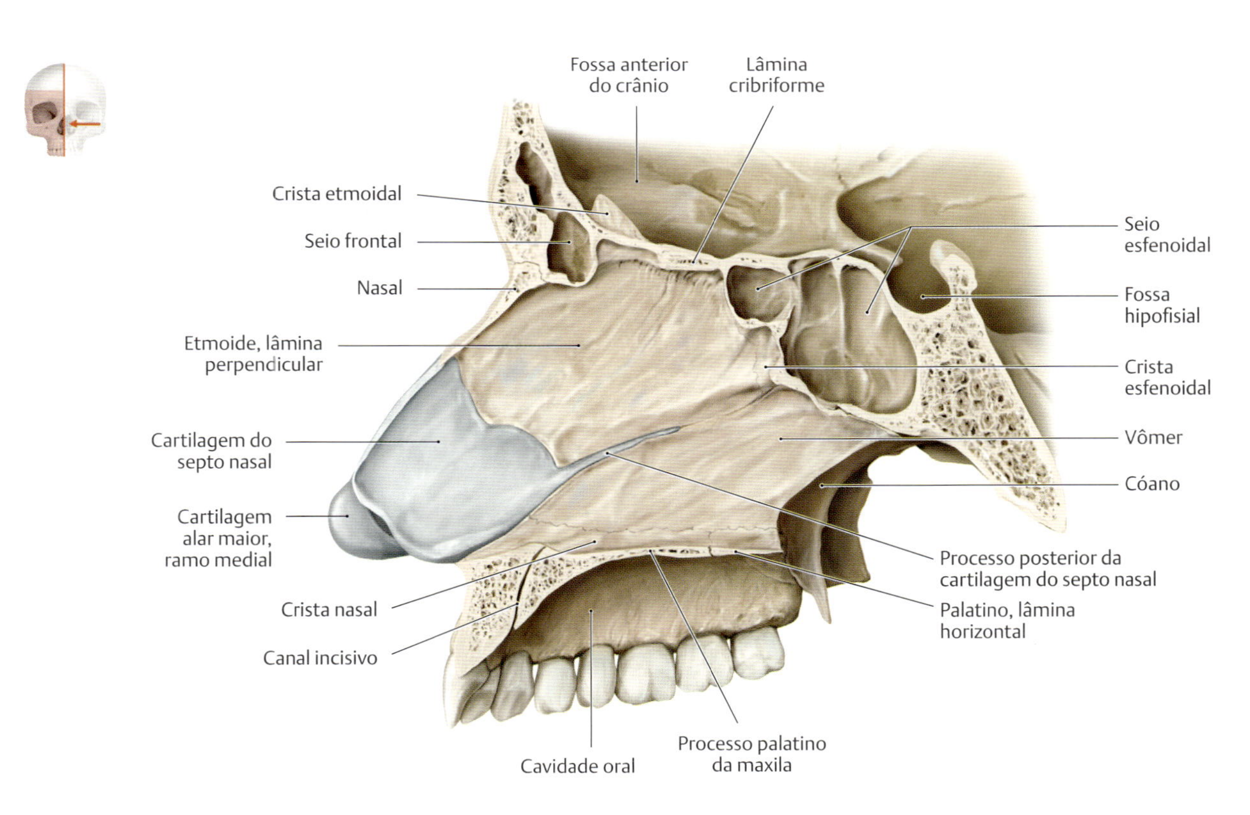

Figura 7.6 **Septo nasal**
Visão do lado esquerdo do corte parassagital. A parede lateral esquerda da cavidade nasal foi removida com os ossos adjacentes. O septo nasal é composto por uma cartilagem septal anterior e uma parte óssea posterior composta por vários ossos. O processo posterior da cartilagem do septo nasal se estende para dentro do septo ósseo. Desvios do septo nasal são comuns e podem envolver a parte cartilagínea do septo, a parte óssea ou ambas. Casos em que o desvio do septo é suficiente para comprometer a respiração nasal podem ser cirurgicamente corrigidos.

Nariz: seios paranasais

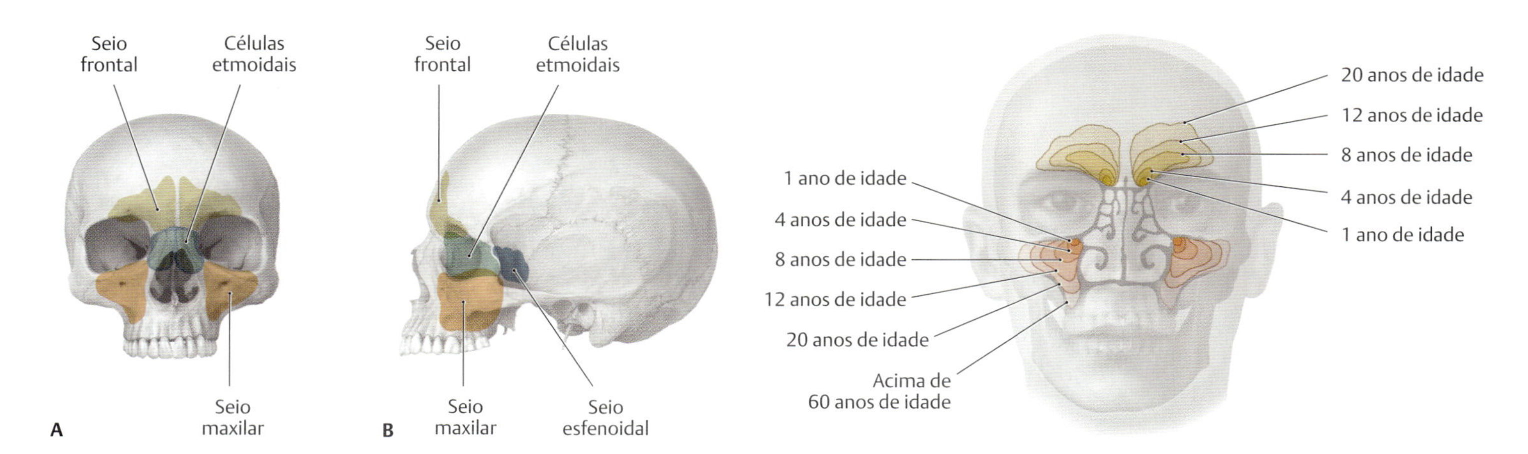

Figura 7.7 **Projeções dos seios paranasais no crânio**
A Visão anterior. **B** Visão lateral.
Os seios paranasais são cavidades cheias de ar que reduzem o peso do crânio. Eles estão sujeitos a inflamação que pode causar dor sobre o seio afetado (p. ex., cefaleia frontal devido à sinusite frontal). Conhecer a localização e o suprimento sensorial dos seios paranasais é útil na realização do diagnóstico correto.

Figura 7.8 **Pneumatização dos seios maxilares e frontais**
Visão anterior. Os seios frontais e maxilares desenvolvem-se gradualmente durante o crescimento craniano (pneumatização), ao contrário das células etmoidais que já estão pneumatizadas no nascimento. Como resultado, é mais provável que a sinusite em crianças comprometa as células etmoidais (com risco de penetração da órbita: congestão conjuntival).

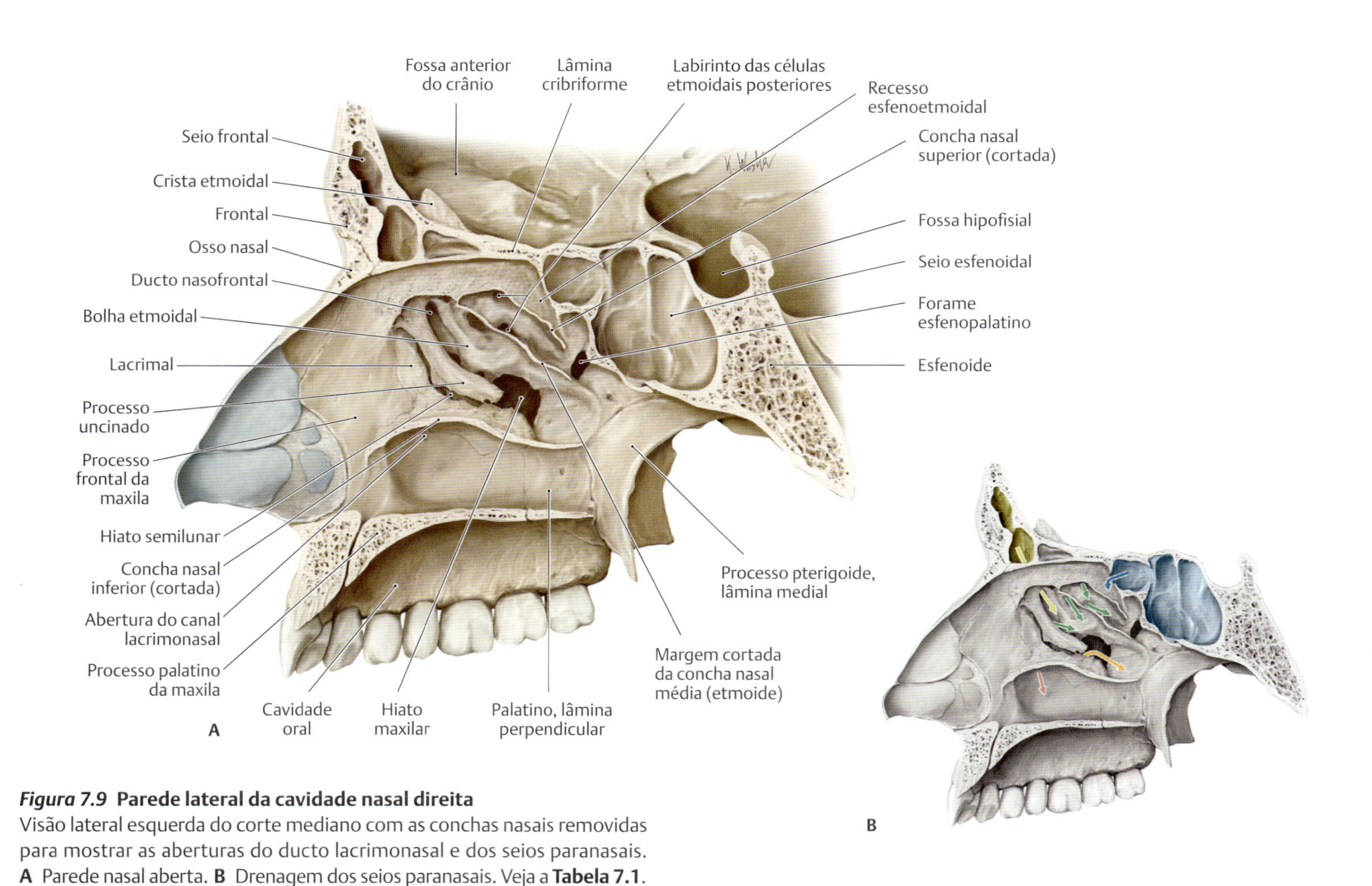

Figura 7.9 **Parede lateral da cavidade nasal direita**
Visão lateral esquerda do corte mediano com as conchas nasais removidas para mostrar as aberturas do ducto lacrimonasal e dos seios paranasais. **A** Parede nasal aberta. **B** Drenagem dos seios paranasais. Veja a **Tabela 7.1**.

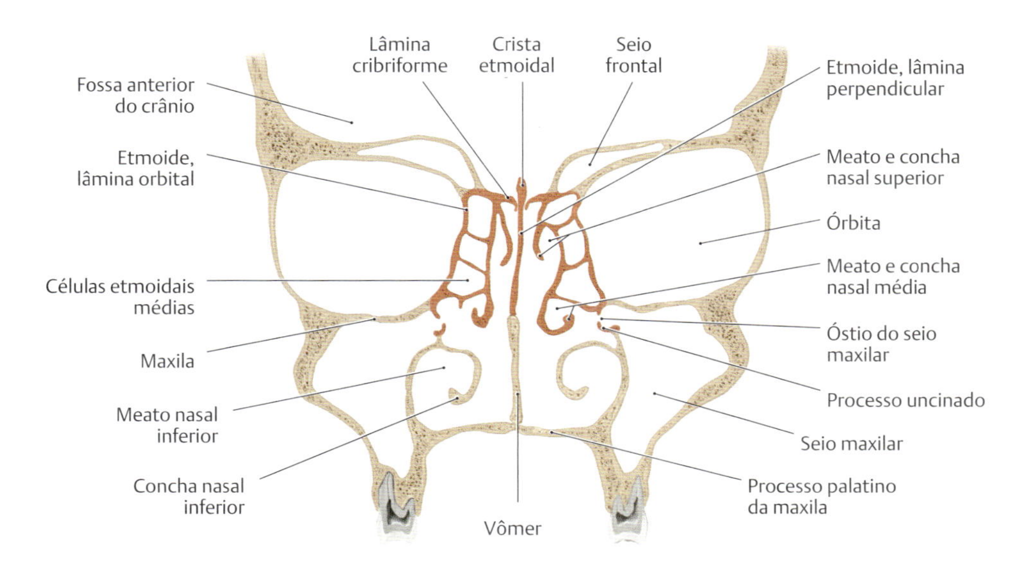

Figura 7.10 Estruturas ósseas dos seios paranasais

Visão anterior. A estrutura central dos *seios paranasais* é o etmoide (vermelho). Sua lâmina cribriforme forma a porção anterior da base do crânio. Os seios frontais e maxilares estão agrupados ao redor do etmoide. Os meatos inferior, médio e superior da cavidade nasal são delimitados pelas conchas igualmente denominadas. O óstio ósseo do seio maxilar se abre no meato médio, lateralmente à concha média. Abaixo da concha média e acima do óstio do seio maxilar está a bolha etmoidal, que contém as células etmoidais médias. Em sua margem anterior existe o processo uncinado, que limita anteriormente o óstio do seio maxilar. A concha média é um ponto de referência útil em procedimentos cirúrgicos nos seios maxilares e etmoidais anteriores. A parede lateral que separa o etmoide da órbita é a extremamente fina lâmina orbital (= lâmina papirácea). Processos inflamatórios e tumores podem penetrar nessa fina lâmina em ambas as direções. *Nota:* a maxila forma a parede inferior da órbita e a parede superior do seio maxilar. Além disso, raízes dos dentes maxilares podem se projetar no seio maxilar.

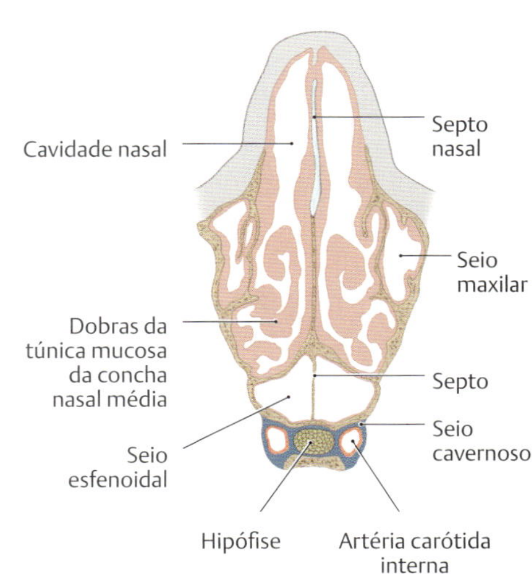

Figura 7.11 Cavidade nasal e seios paranasais

Corte transversal visto de cima. A anatomia da túnica mucosa superficial foi deixada intacta para mostrar o estreitamento das vias nasais. Mesmo com edema relativamente leve da túnica mucosa pode ocorrer a obstrução da cavidade nasal, impedindo a ventilação dos seios paranasais.
A hipófise, localizada atrás do seio esfenoidal na fossa hipofisial, é acessível pelos procedimentos cirúrgicos transnasais.

***Tabela 7.1* Drenagem dos seios paranasais e do ducto lacrimonasal.**

Estrutura	Via nasal
Ducto lacrimonasal (vermelho) via canal lacrimonasal	Meato inferior
Seio frontal (amarelo) via ducto nasofrontal	Meato médio
Seio maxilar (laranja)	
Células etmoidais anteriores e médias (verde)	
Células etmoidais posteriores (verde)	Meato superior
Seio esfenoidal (azul)	Recesso esfenoetmoidal

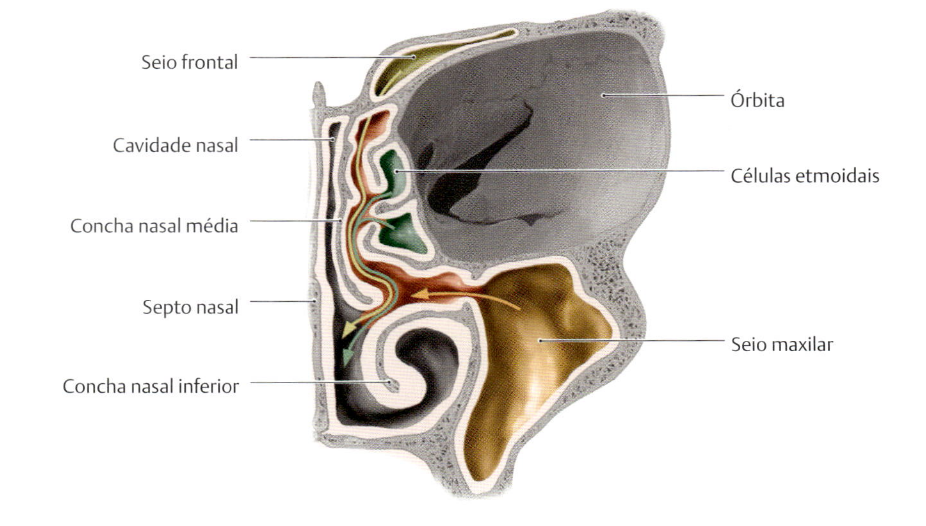

Figura 7.12 Unidade ostiomeatal (complexo)

Corte coronal. A unidade ostiomeatal (complexo) é a parte do meato médio por onde os seios frontais e maxilares drenam, juntamente com as células etmoidais anteriores e médias. Quando a túnica mucosa (epitélio respiratório ciliado) nas células etmoidais (verde) se torna aumentada devido à inflamação (sinusite), ela bloqueia o fluxo de secreções do seio frontal (amarelo) e do seio maxilar (laranja) na unidade ostiomeatal (vermelho). Devido a esse bloqueio, os microrganismos também ficam retidos nos outros seios, o que pode causar inflamação. Assim, embora o foco anatômico da doença esteja nas células etmoidais, as manifestações inflamatórias também envolvem os seios frontais e maxilares. Em pacientes com *sinusite crônica*, os locais estreitos podem ser cirurgicamente ampliados para estabelecer uma via de drenagem efetiva.

Cavidade nasal

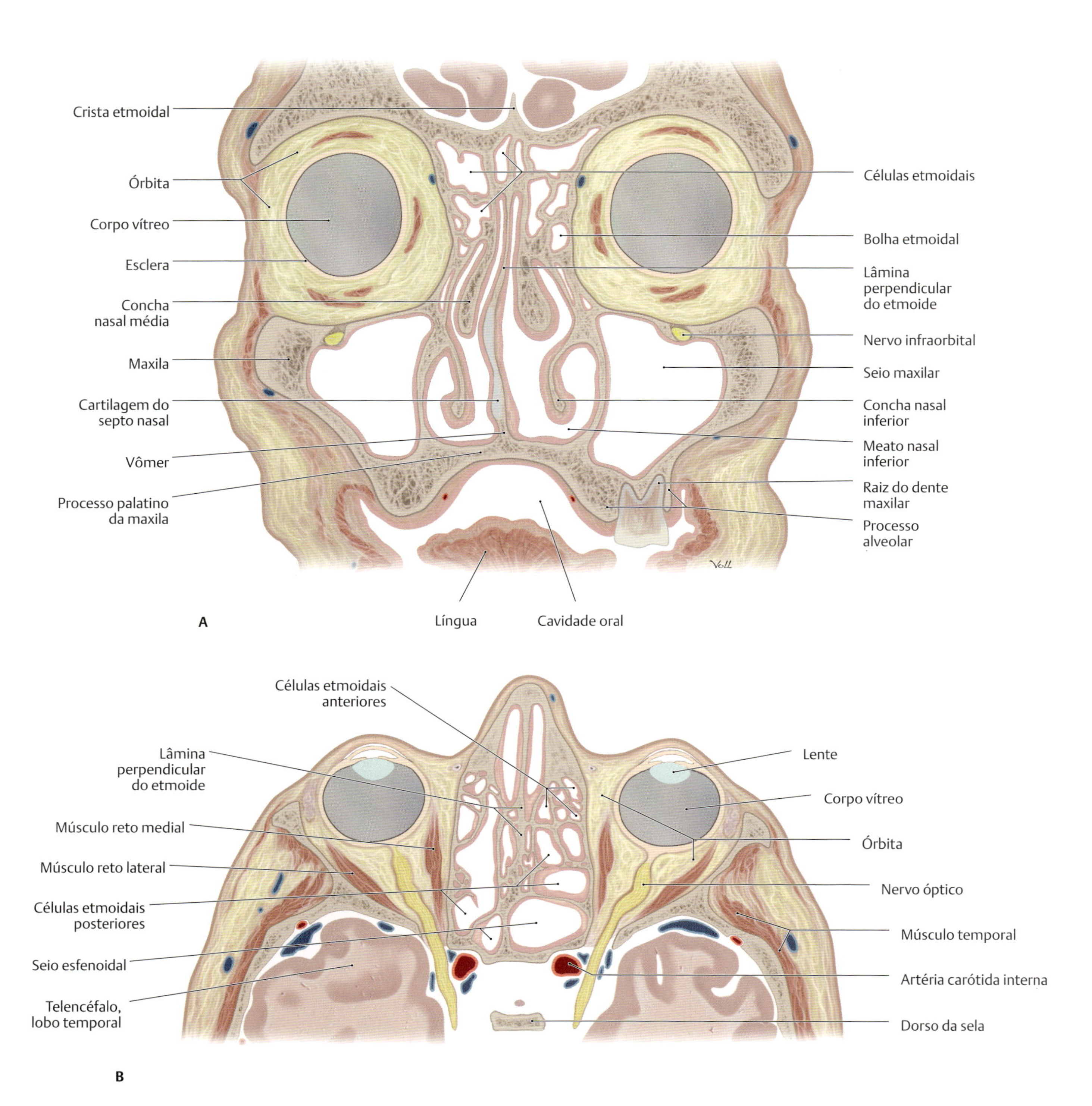

Figura 7.13 **Visão geral do nariz e dos seios paranasais**
A Corte coronal, visão anterior. **B** Corte transversal, visão superior. As cavidades nasais e os seios paranasais são dispostos em pares. As cavidades nasais direita e esquerda são separadas pelo septo nasal e têm formato quase triangular. Abaixo da base do triângulo está a cavidade oral. Note a relação entre o nervo infraorbital e os dentes maxilares com o seio maxilar. Os seguintes pares de seios paranasais são mostrados nas figuras:

- Seio frontal
- Células etmoidais (seio etmoidal*)
- Seio maxilar
- Seio esfenoidal

O interior de cada seio é revestido por epitélio respiratório ciliado (veja mais adiante).

*O termo *seio etmoidal* foi retirado da nomenclatura anatômica mais recente, embora ainda seja amplamente utilizado pelos médicos.

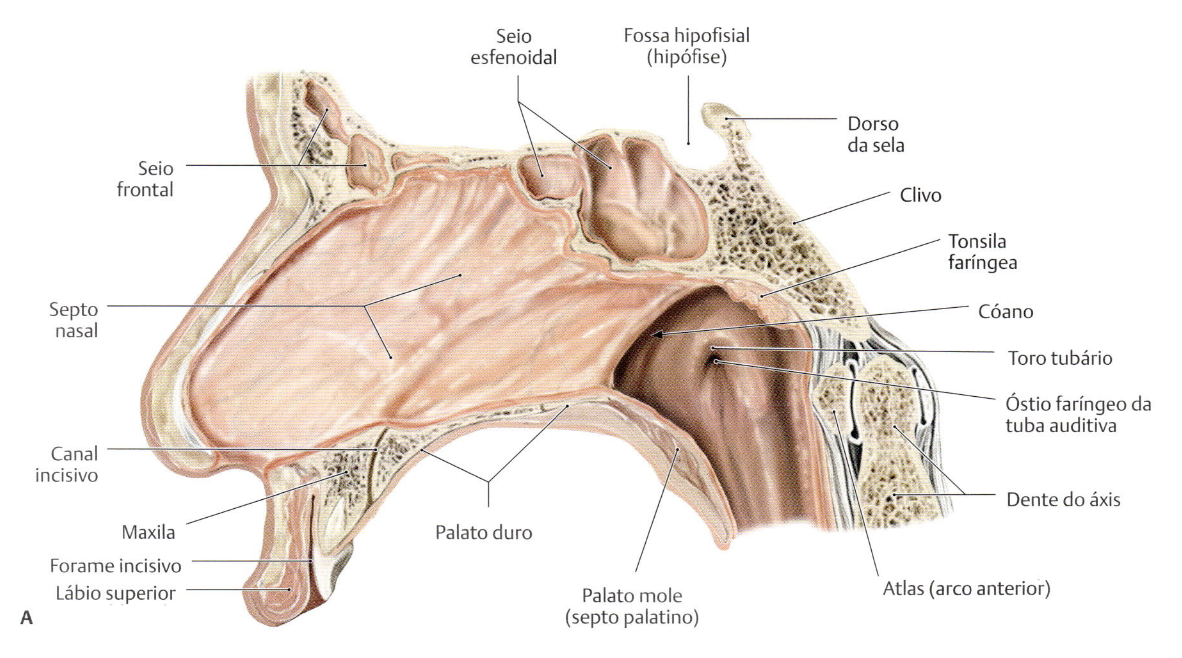

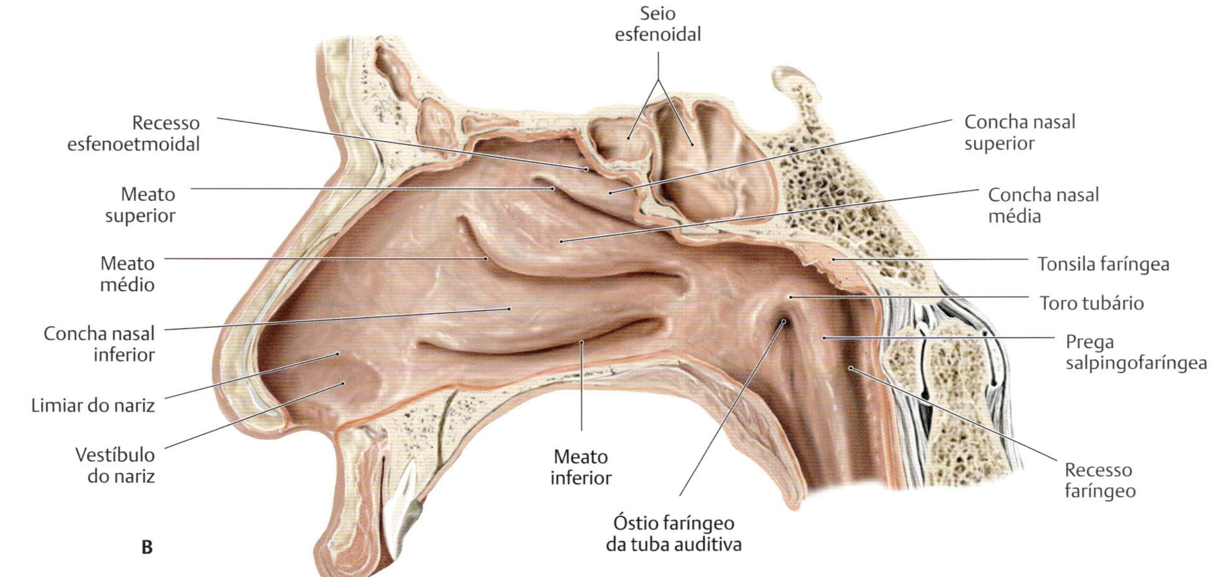

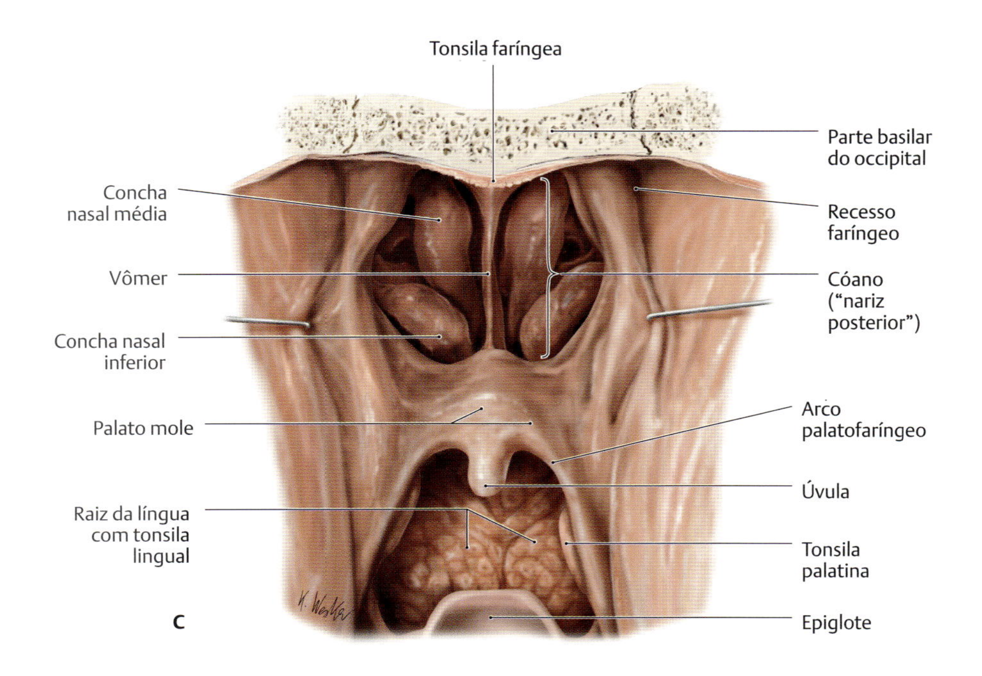

Figura 7.14 **Túnica mucosa da cavidade nasal**
A Túnica mucosa do septo nasal, corte parassagital visto do lado esquerdo. **B** Túnica mucosa da parede lateral direita do nariz, vista do lado esquerdo. **C** Visão posterior, através dos cóanos, da cavidade nasal.
Apesar de a parede medial da cavidade nasal ser lisa, sua parede lateral é disposta em dobras pelas três conchas (conchas superior, média e inferior), que aumentam a área de superfície da cavidade nasal, possibilitando o aquecimento e a umidificação mais eficiente do ar inspirado. Elas também criam uma turbulência, misturando estimulantes olfatórios (ver adiante para nervo olfatório). Os cóanos (aberturas nasais posteriores) (**C**) são aberturas posteriores por onde a cavidade nasal se comunica com a parte nasal da faringe. Note a proximidade do cóano à tuba auditiva e à tonsila faríngea.

Cavidade nasal: suprimento neurovascular

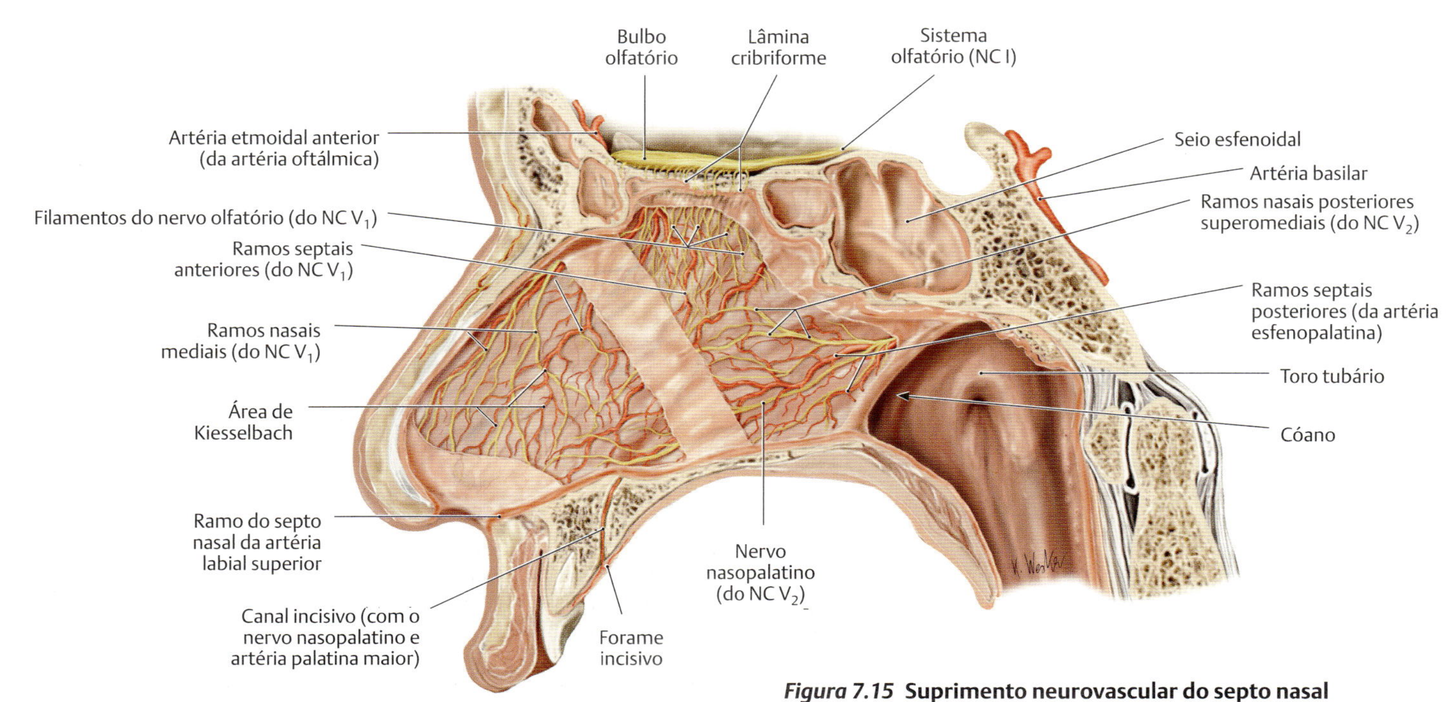

Figura 7.15 **Suprimento neurovascular do septo nasal**
Corte parassagital, visão lateral esquerda. O septo nasal é inervado anterossuperiormente pelo NC V_1 e posteroinferiormente pelo NC V_2. Ele recebe suprimento sanguíneo principalmente dos ramos das artérias oftálmicas e maxilares, com contribuição da artéria facial (ramo do septo nasal da artéria labial superior).

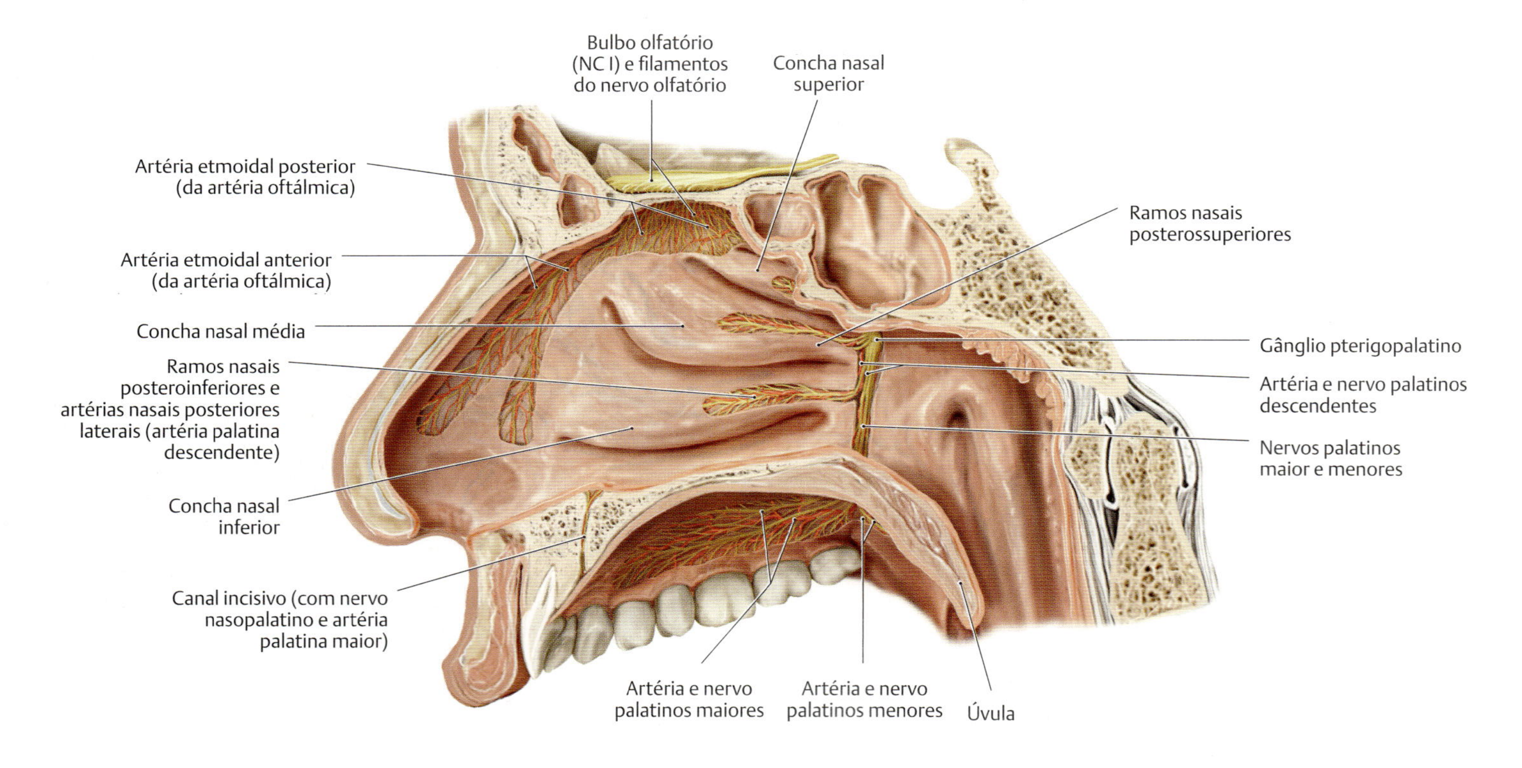

Figura 7.16 **Suprimento neurovascular da parede lateral do nariz**
Visão medial esquerda da parede lateral direita do nariz. O gânglio pterigopalatino (localizado na fossa pterigopalatina, mas exposto aqui) é um importante retransmissor na parte parassimpática do sistema nervoso. As fibras nervosas do NC V_2 que o atravessam passam pelas pequenas glândulas nasais da concha nasal, juntamente com as glândulas palatinas. A porção anterossuperior da parede lateral do nariz é irrigada por ramos da artéria oftálmica e pelo NC V_1. *Nota*: os filamentos do nervo olfatório (NC I) passam através da lâmina cribriforme para a túnica mucosa olfatória, no nível da concha superior.

Nota: a artéria oftálmica surge da artéria carótida interna e segue com o nervo óptico (NC II), entrando na órbita via canal óptico. Dentro da órbita, ela emite os ramos etmoidais, que entram na cavidade nasal via etmoide.

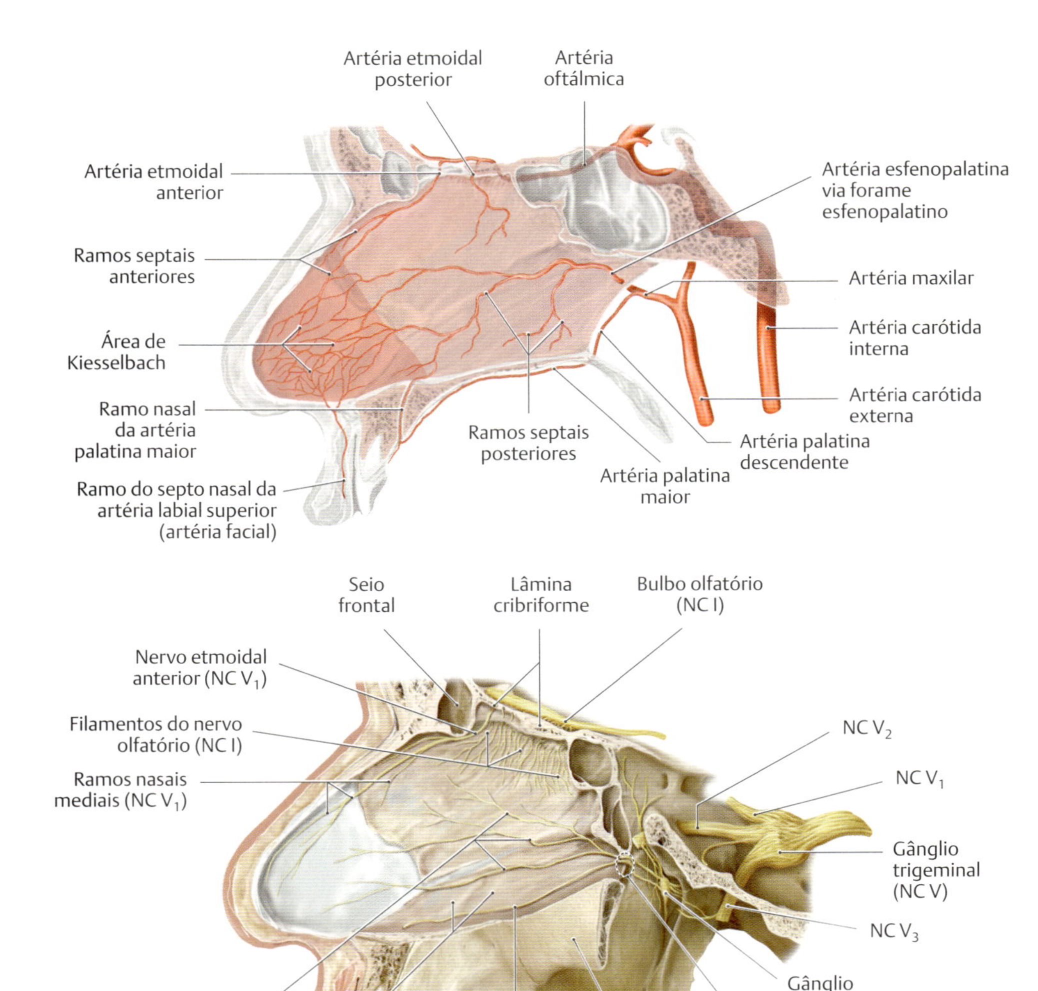

Figura 7.17 **Artérias do septo nasal**
Visão lateral esquerda. Os vasos do septo nasal surgem de ramos das artérias carótidas interna e externa. A parte anterior do septo contém uma área altamente vascularizada denominada área de Kiesselbach, que é irrigada por vasos de ambas as artérias principais. Esta área, devido às anastomoses, é o local mais comum de sangramento nasal significativo.

Figura 7.18 **Nervos do septo nasal**
Visão medial esquerda do septo lateral. O septo nasal recebe sua inervação sensorial geral de ramos do nervo trigêmeo (NC V). A parte anterossuperior do septo é irrigada por ramos da divisão oftálmica (NC V_1) e as outras, por ramos da divisão maxilar (NC V_2). Feixes de filamentos do nervo olfatório (NC I) surgem de receptores na túnica mucosa olfatória na parte superior do septo, atravessam a lâmina cribriforme e entram no bulbo olfatório.

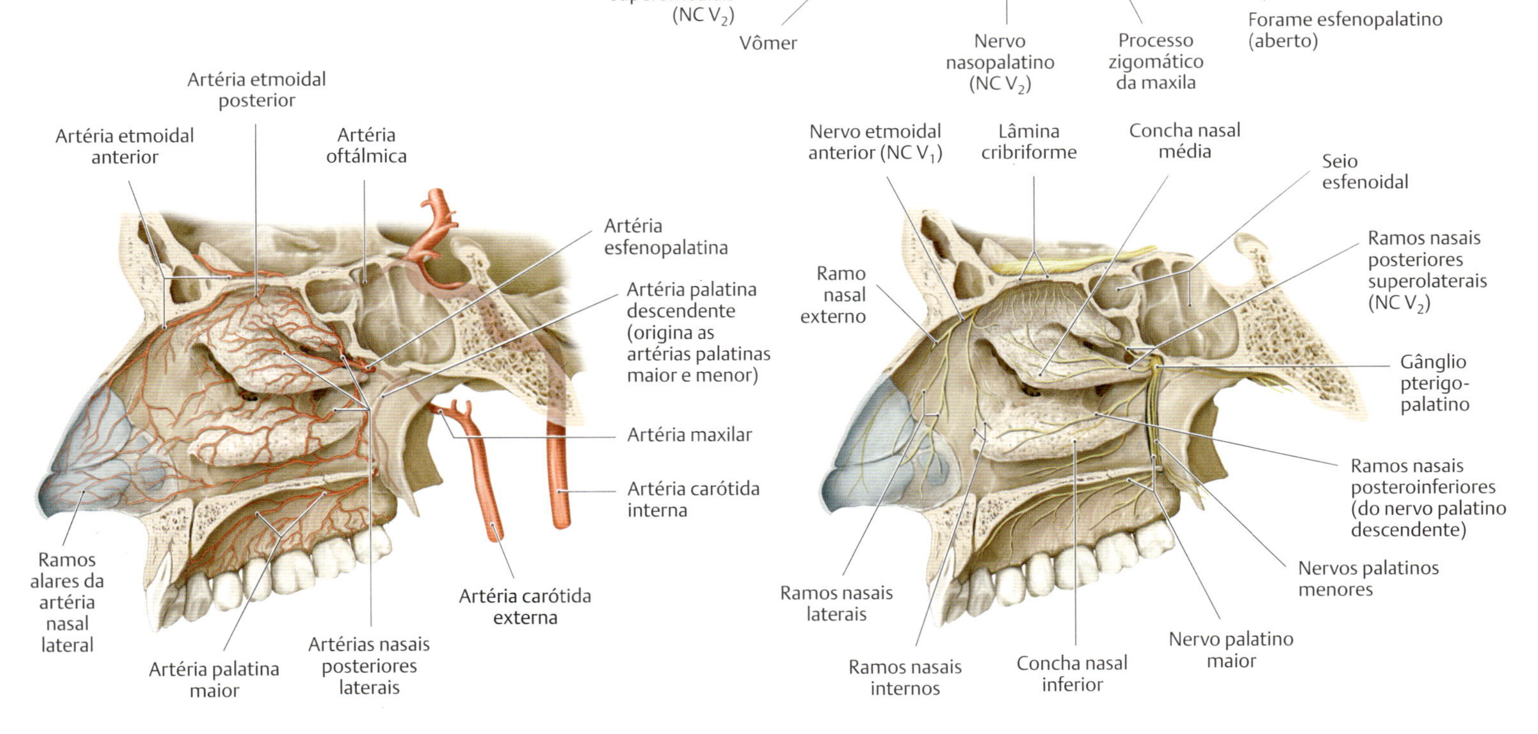

Figura 7.19 **Artérias da parede lateral direita do nariz**
Visão medial esquerda da parede lateral do nariz. A parede do nariz é irrigada principalmente por ramos da artéria oftálmica (anterossuperiormente) e da artéria maxilar (posteroinferiormente), com contribuição da artéria facial (ramos alares da artéria nasal lateral).

Figura 7.20 **Nervos da parede lateral direita do nariz**
Visão medial esquerda da parede lateral do nariz. A parede do nariz deriva sua inervação sensorial de ramos da divisão oftálmica (NC V_1) e da divisão maxilar (NC V_2). Neurônios receptores na túnica mucosa olfatória emitem seus axônios no nervo olfatório (NC I) para o bulbo olfatório.

Nariz e seios paranasais: histologia e anatomia clínica

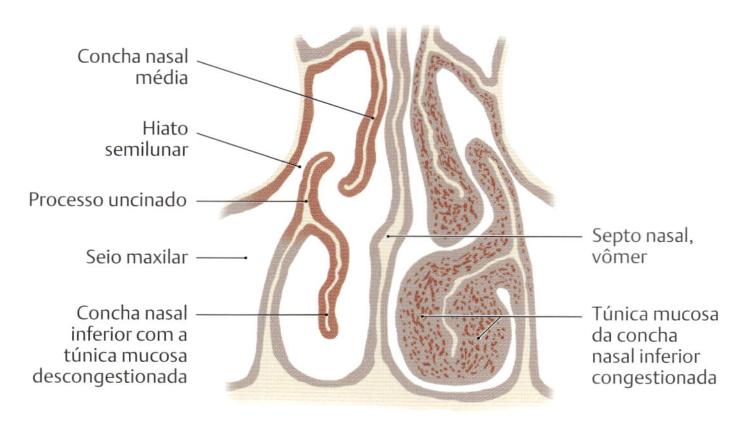

Figura 7.21 **Estado funcional da túnica mucosa do nariz**
Corte coronal, visão anterior. A função da túnica mucosa do nariz é aquecer e umedecer o ar inspirado e misturar os estimulantes olfatórios. Isto é realizado pelo aumento do fluxo sanguíneo pela túnica mucosa, tornando-a congestionada (inchada). As túnicas mucosas não ficam simultaneamente congestionadas em ambos os lados, mas passam por um ciclo normal de congestão e descongestão que dura aproximadamente seis horas (o lado direito está descongestionado na figura). O exame da cavidade nasal pode ser facilitado primeiramente pela administração de um descongestionante para contração da túnica mucosa.

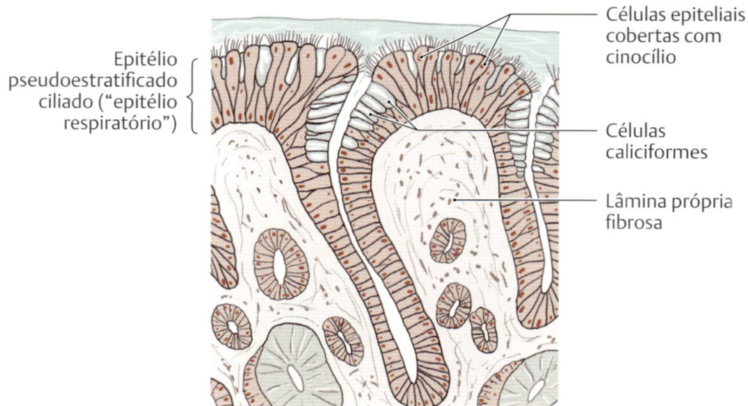

Figura 7.22 **Histologia da túnica mucosa do nariz**
A superfície do epitélio respiratório pseudoestratificado da túnica mucosa do nariz consiste em células contendo cinocílios e células caliciformes, que secretam seu muco em um filme aquoso na superfície epitelial. Glândulas serosas e seromucosas estão localizadas no tecido conjuntivo e também liberam secreções no filme fluido superficial. A direção do fluxo do fluido produzido pelos cílios é um componente importante da resposta imune inespecífica. Se o batimento coordenado dos cílios estiver comprometido, o paciente sofrerá infecções crônicas recorrentes do sistema respiratório.

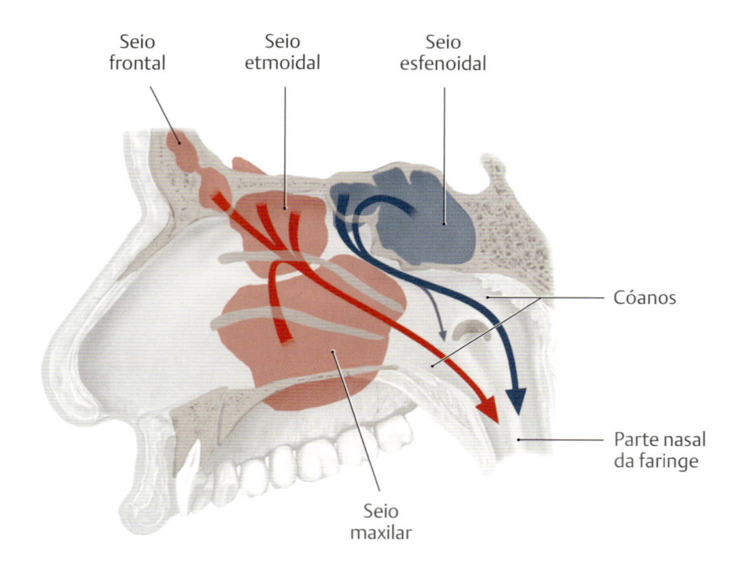

Figura 7.23 **Drenagem normal de secreção do seio paranasal**
Visão lateral esquerda. Os batimentos ciliares impulsionam o muco por cima dos cílios e através do cóano para dentro da parte nasal da faringe, onde são deglutidos.

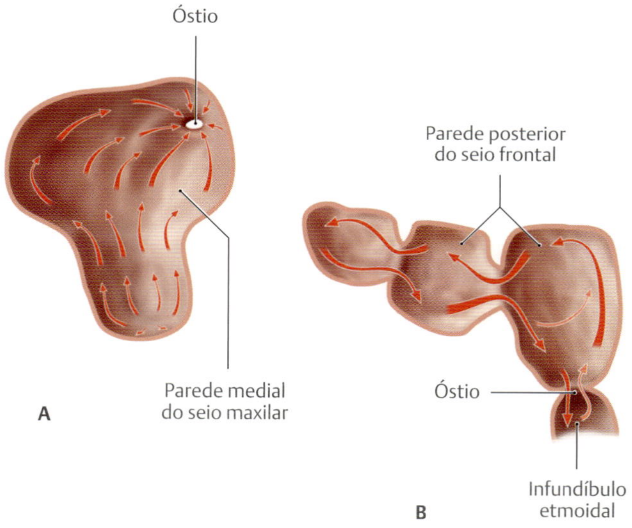

Figura 7.24 **Movimentos ciliares e fluxo do fluido dos seios maxilar direito e frontal**
Corte coronal esquemático do seio maxilar direito (**A**) e do seio frontal (**B**), visão anterior.
Os batimentos dos cílios produzem um fluxo de fluido nos seios paranasais sempre direcionado ao óstio sinusal. Isso limpa o seio de partículas e microrganismos que estejam presos na camada de muco. Se o óstio estiver obstruído em decorrência de edema da túnica mucosa, uma inflamação pode se desenvolver no seio afetado (*sinusite*). Isso ocorre mais comumente no complexo ostiomeatal do meato médio.

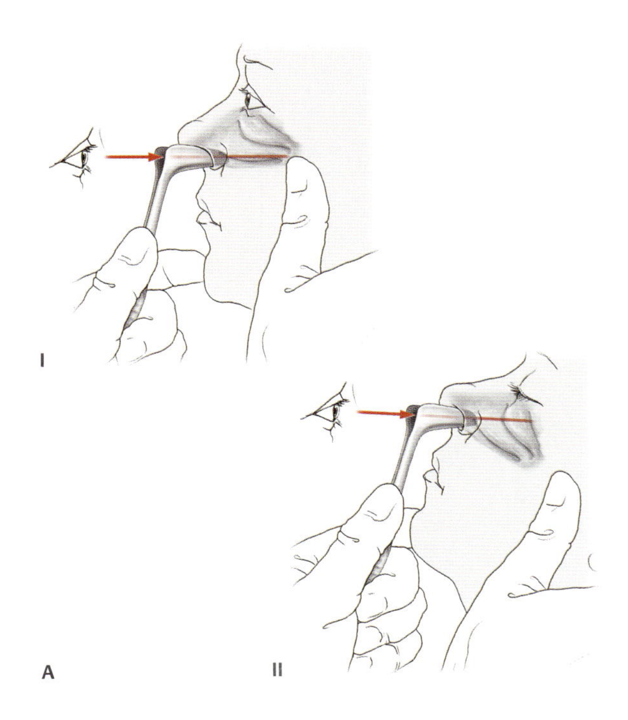

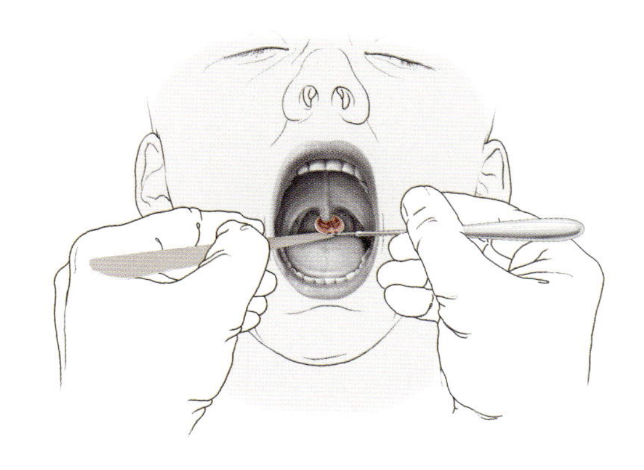

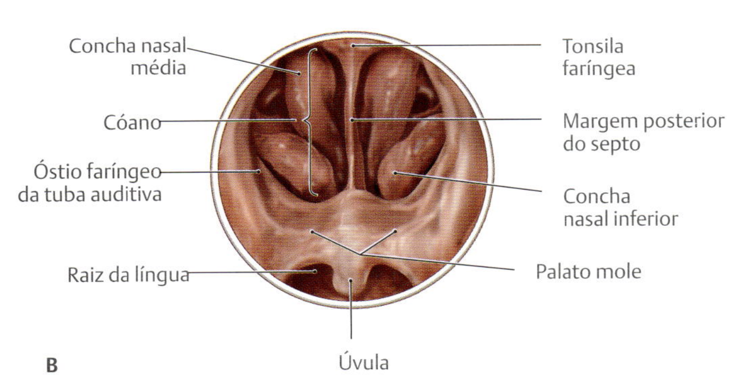

Figura 7.25 **Rinoscopias anterior e posterior**

A **Rinoscopia anterior** é um procedimento para inspeção da cavidade nasal. Duas posições diferentes (I, II) são utilizadas para garantir que toda a cavidade nasal anterior seja examinada.

B Na **rinoscopia posterior**, os cóanos e as tonsilas faríngeas são acessíveis ao exame clínico. O rinoscópio pode ser inclinado e rotacionado para demonstrar as estruturas observadas na imagem composta. Atualmente, o rinoscópio é frequentemente substituído pelo endoscópio.

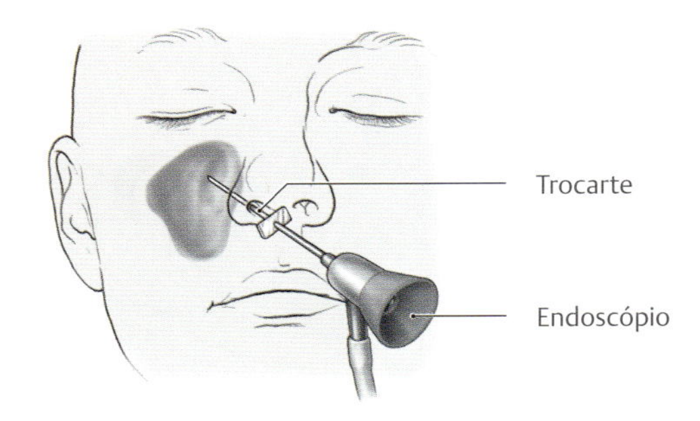

Figura 7.26 **Endoscopia do seio maxilar**

Visão anterior. O seio maxilar não é acessível à inspeção direta e deve ser examinado com um endoscópio. Para acessar o seio maxilar, o examinador perfura a fina parede óssea abaixo da concha inferior com um trocarte e avança o endoscópio pela abertura. O endoscópio pode então ser inclinado e rotacionado para inspecionar todas as superfícies mucosas.

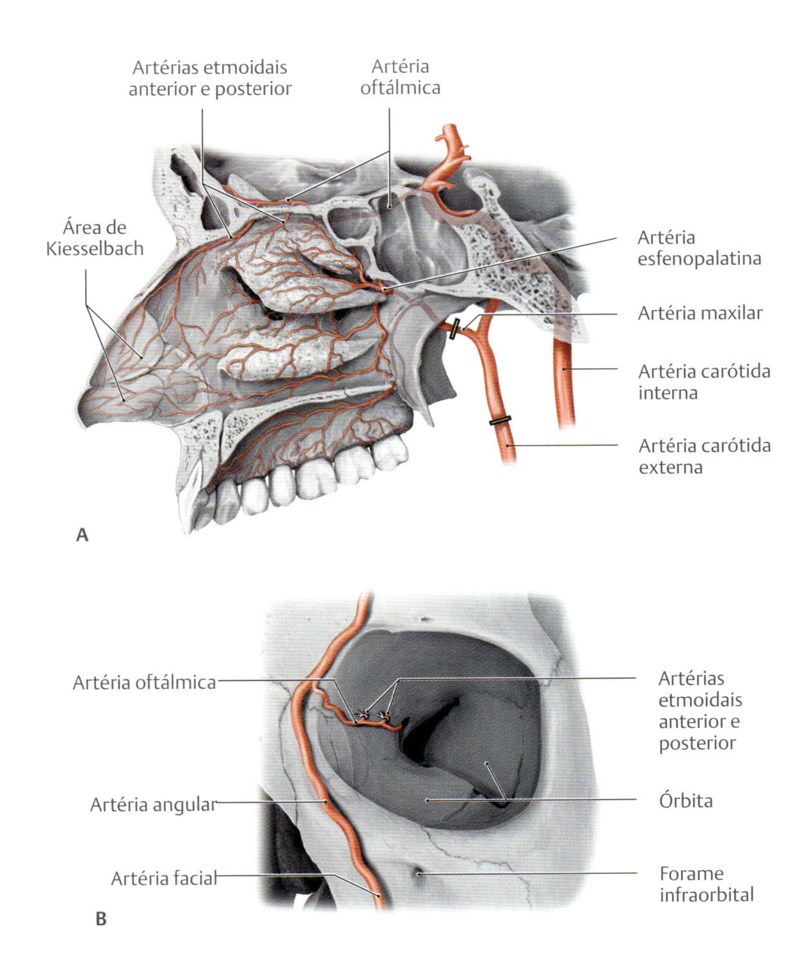

Figura 7.27 **Locais de potencial ligadura arterial para tratamento de sangramento nasal grave**

Se um sangramento nasal grave não puder ser controlado pelo tamponamento intranasal comum, pode ser necessário realizar a ligadura de grandes vasos arteriais. As seguintes artérias podem ser ligadas devido à rica anastomose arterial do suprimento sanguíneo da cavidade nasal:

- Artéria maxilar ou artéria esfenopalatina (**A**)
- Ambas as artérias etmoidais na órbita (**B**)

Sistema olfatório (olfato)

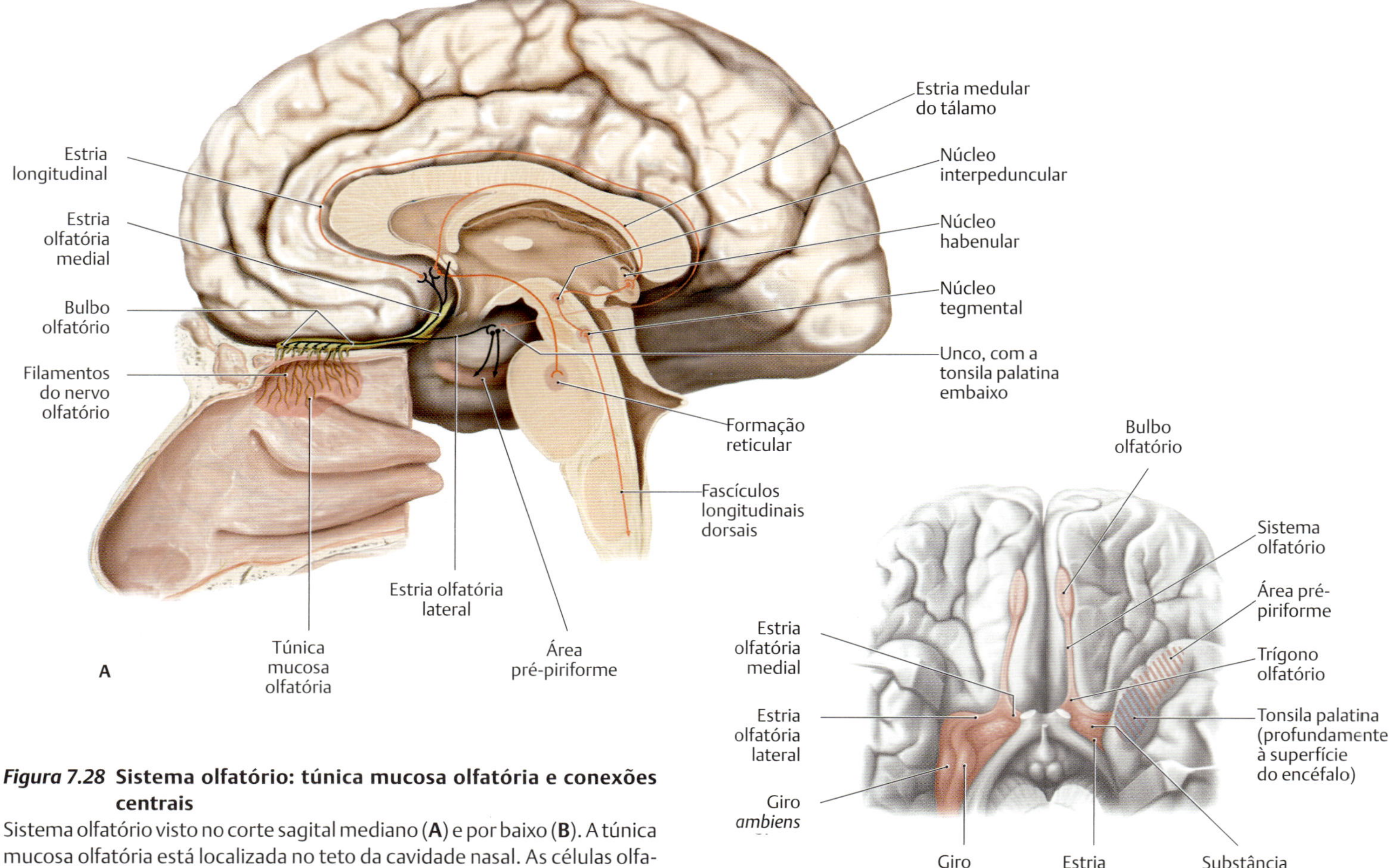

Figura 7.28 **Sistema olfatório: túnica mucosa olfatória e conexões centrais**

Sistema olfatório visto no corte sagital mediano (**A**) e por baixo (**B**). A túnica mucosa olfatória está localizada no teto da cavidade nasal. As células olfatórias (= células sensoriais primárias) são neurônios bipolares. Os processos periféricos dos receptores terminam no epitélio da túnica mucosa do nariz, e seus processos centrais passam para o bulbo olfatório. O bulbo olfatório, local em que os neurônios secundários da via olfatória (células mitrais e em tufos) estão localizados, é considerado uma extensão do telencéfalo. Os axônios desses neurônios secundários passam centralmente como *sistema olfatório*. Em frente à substância perfurada anterior, o sistema olfatório se alarga para formar o trígono olfatório e se divide em estrias olfatórias lateral e medial:

- Alguns dos axônios do sistema olfatório passam pela **estria olfatória lateral** para os centros olfatórios: a tonsila palatina, o giro semilunar e giro *ambiens*. A área pré-piriforme (área de Brodmann 28) é considerada o córtex olfatório primário. Ela contém o terceiro neurônio da via olfatória. *Nota:* a área pré-piriforme está sombreada em **B**, situada na junção do lado basal do lobo frontal e no lado medial do lobo temporal.
- Outros axônios do sistema olfatório passam pela **estria olfatória medial** para os núcleos da área septal (subcalosa), que faz parte do sistema límbico, e para o tubérculo olfatório, uma pequena elevação na substância perfurada anterior.
- Já os outros axônios do sistema olfatório terminam no **núcleo olfatório anterior**, onde as fibras que cruzam para o lado oposto se ramificam e são retransmitidas. Este núcleo está localizado no trígono olfatório que se situa entre as duas estrias olfatórias e na frente da substância perfurada anterior.

Nota: nenhum desses três sistemas passa através do tálamo. Portanto, o sistema olfatório é o único sistema sensorial que não é retransmitido no tálamo antes de alcançar o córtex. Existe, no entanto, uma via indireta do córtex olfatório primário para o neocórtex, passando pelo tálamo e terminando no prosencéfalo basal. Os sinais olfatórios são analisados nessas porções basais do prosencéfalo (não mostrado).

O sistema olfatório está ligado a outras áreas encefálicas bem além das áreas corticais olfatórias primárias, o que, em consequência de estímulos olfatórios, pode provocar respostas emocionais e comportamentais complexas. Odores nauseabundos induzem náuseas e odores apetitosos provocam salivação. Presumivelmente, essas sensações são processadas pelo hipotálamo, tálamo e sistema límbico via conexões estabelecidas principalmente pelo feixe prosencefálico medial e pela estria medular do tálamo. O feixe prosencefálico medial distribui axônios para as seguintes estruturas:

- Núcleos hipotalâmicos
- Formação reticular
- Núcleos salivatórios
- Núcleo dorsal do nervo vago

Os axônios que seguem na estria medular do tálamo terminam nos núcleos habenulares. Esse sistema também continua para o tronco encefálico, onde estimula a salivação em resposta ao cheiro.

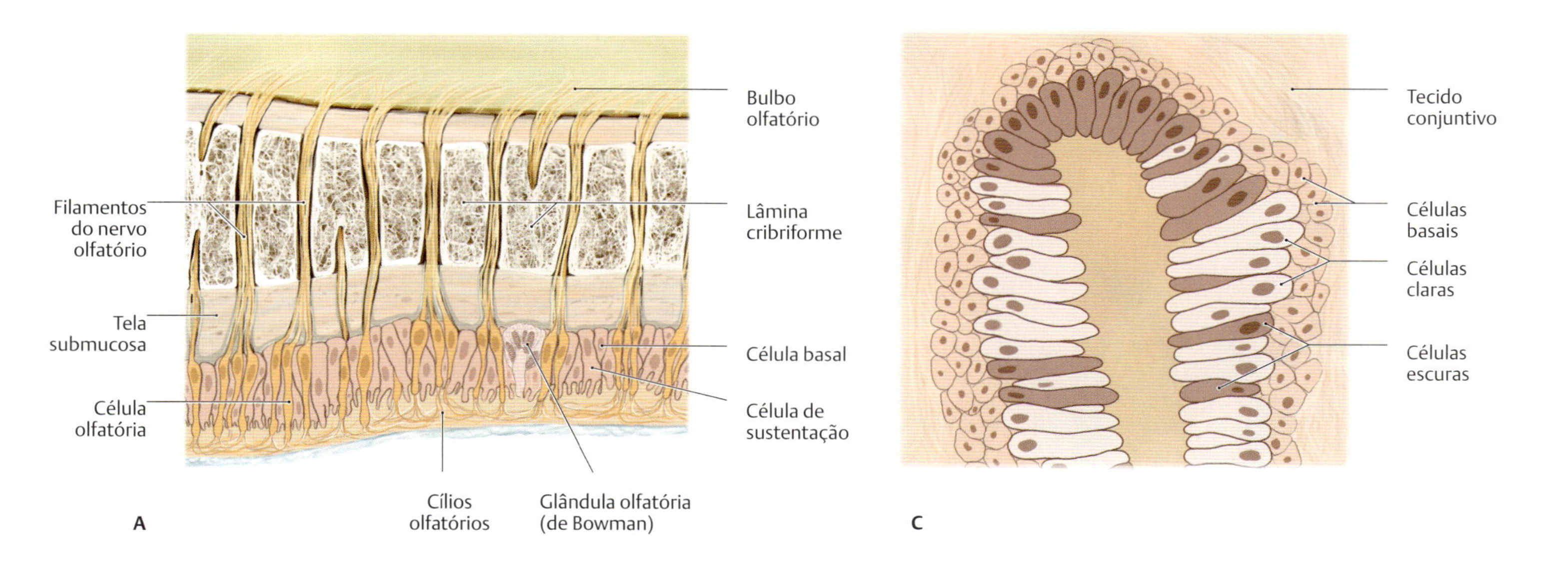

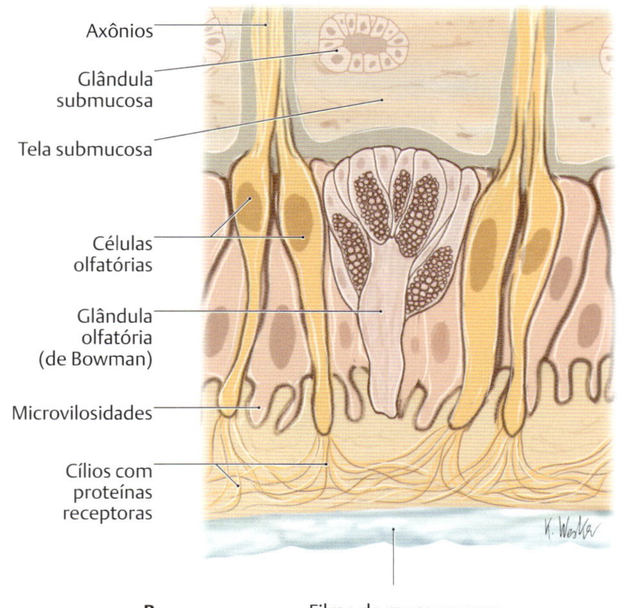

Figura 7.29 **Túnica mucosa olfatória e órgão vomeronasal (de Jacobson) (OVN)**

A **túnica mucosa olfatória** ocupa uma área de aproximadamente 2 cm² do teto de cada cavidade nasal, e 10^7 células sensoriais primárias estão concentradas em cada uma dessas áreas (**A**). No nível molecular, as proteínas receptoras olfatórias estão localizadas nos cílios das células sensoriais (**B**). Cada célula sensorial tem somente uma proteína receptora especializada que medeia a transdução do sinal quando uma molécula odorífera se liga a ela. Apesar de os humanos serem microsmáticos, por apresentarem olfato que é fraco quando comparado ao de outros mamíferos, as proteínas receptoras olfatórias ainda constituem 2% do genoma humano. Isso ressalta a importância do olfato em humanos. As células sensoriais olfatórias primárias duram cerca de 60 dias e se regeneram a partir de células basais (divisão de neurônios de longo tempo de duração). Os prolongamentos de feixes centrais (axônios) de centenas de células olfatórias formam os filamentos do nervo olfatório (**A**), que passam pela lâmina cribriforme do etmoide e terminam no *bulbo olfatório*, que fica acima da lâmina cribriforme. O OVN (**C**) está localizado em ambos os lados do septo nasal anterior. É um órgão olfatório acessório, geralmente considerado vestigial em humanos adultos. No entanto, responde aos esteroides e provoca reações subconscientes nos indivíduos (possivelmente influencia a escolha do parceiro). Em muitas espécies animais, a escolha do parceiro é conhecida por ser mediada por impulsos olfatórios que são percebidos no OVN.

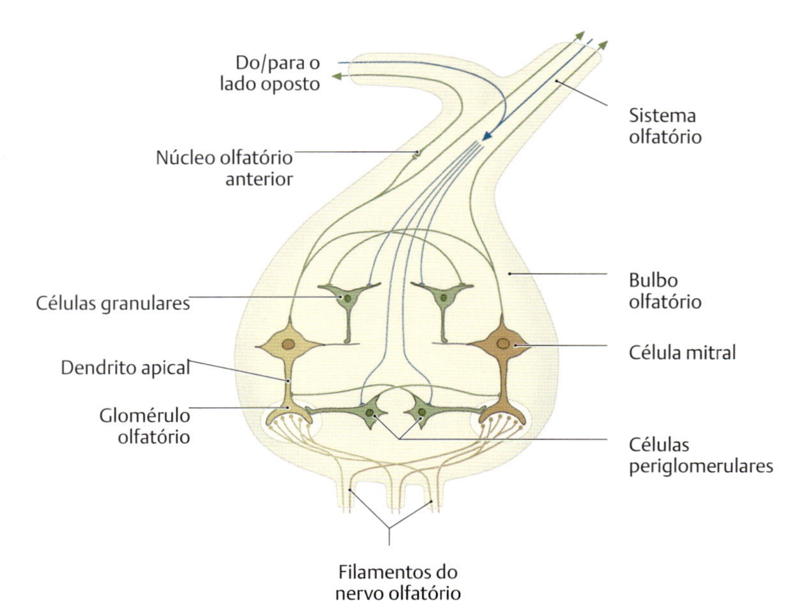

Figura 7.30 **Padrões sinápticos em um bulbo olfatório**

Os neurônios especializados no bulbo olfatório, denominados células mitrais, formam dendritos apicais que recebem contato sináptico de axônios de milhares de células sensoriais primárias. Os dendritos, junto com as sinapses, compõem o *glomérulo olfatório*. Axônios das células sensoriais com a mesma proteína receptora formam o glomérulo com apenas uma ou um pequeno número de células mitrais. Os axônios basais das células mitrais formam o sistema olfatório. Os axônios que seguem no sistema olfatório se projetam principalmente para o córtex olfatório, mas também são distribuídos para outros núcleos da parte central do sistema nervoso. Ramos axonais colaterais das células mitrais passam para as células granulares: ambas as células granulares e as células periglomerulares inibem a atividade das células mitrais, fazendo com que menos informação sensorial atinja centros superiores. Acredita-se que esses processos inibitórios aumentem o contraste olfatório, que ajuda na percepção mais acurada dos odores. As células em tufos, que também se projetam para o córtex olfatório primário não são mostradas.

Temporal

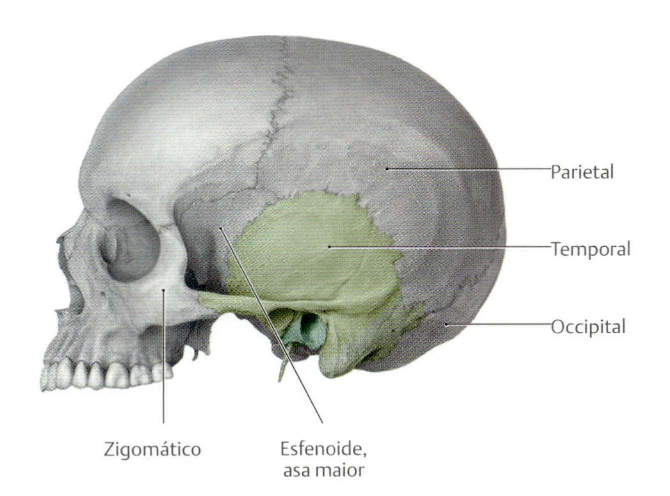

Figura 8.1 **Temporal no crânio**
Visão lateral esquerda. O temporal é o principal componente da base do crânio. Ele forma a cápsula dos aparelhos auditivo e vestibular e comporta a fossa articular da articulação temporomandibular (ATM).

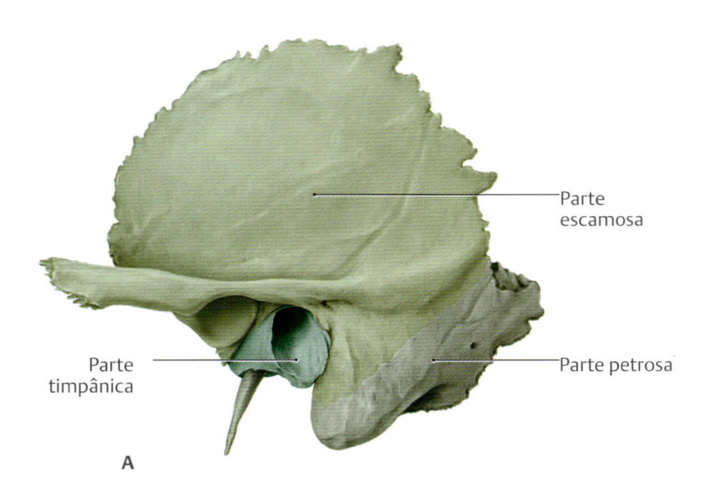

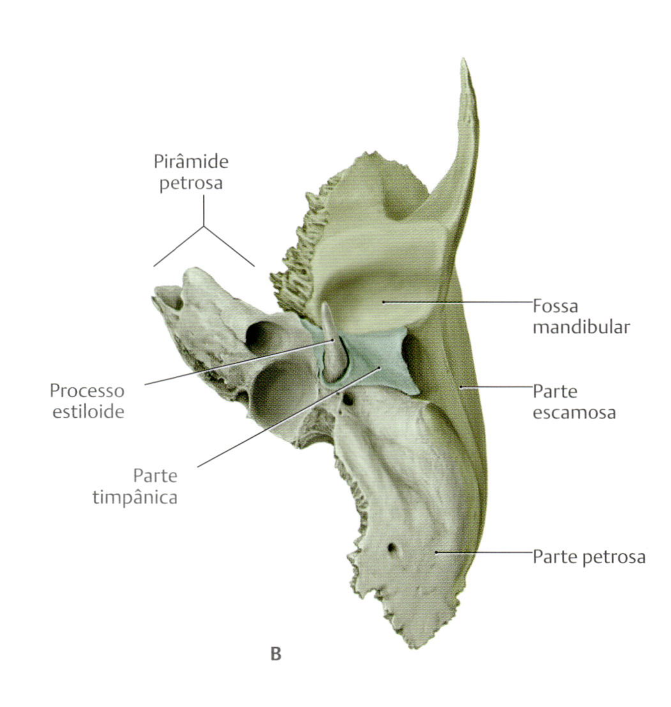

Figura 8.2 **Partes do temporal esquerdo**
A Visão lateral esquerda. **B** Visão inferior.
O temporal se desenvolve a partir de quatro centros que se unem e formam um único osso:

- A parte escamosa ou escama do temporal (verde-claro) forma a fossa articular da ATM (fossa mandibular).
- A parte petrosa (verde-pálido) contém os aparelhos auditivo e vestibular.
- A parte timpânica (verde-escuro) forma grandes porções do meato acústico externo.
- A parte estilóidea (processo estiloide) se desenvolve a partir da cartilagem derivada do segundo arco branquial. É um local de inserção muscular.

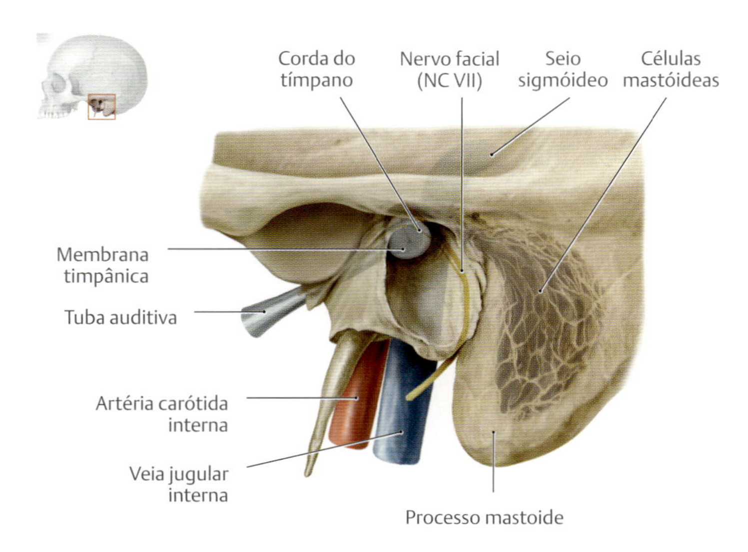

Figura 8.3 **Relações clinicamente importantes no temporal**
Visão lateral esquerda com estruturas projetadas. A parte petrosa do temporal contém a cavidade timpânica da orelha média (veja a **Figura 8.15**). A orelha média se comunica com a parte nasal da faringe via tuba auditiva. Durante a otite média crônica supurativa, uma inflamação da orelha média, as bactérias patogênicas da parte nasal da faringe podem se espalhar para a cavidade timpânica e depois, para as estruturas adjacentes. As bactérias se espalham para cima (pelo teto da cavidade timpânica para a fossa média do crânio) e podem causar meningite ou abscesso cerebral do lobo temporal. A invasão para as células mastóideas pode causar mastoidite e a invasão para o seio sigmóideo pode causar trombose do seio. A passagem para o canal do nervo facial pode causar paralisia facial. As bactérias podem até mesmo passar pelas células mastóideas para o espaço sobrejacente do líquido cerebrospinal (LCS).

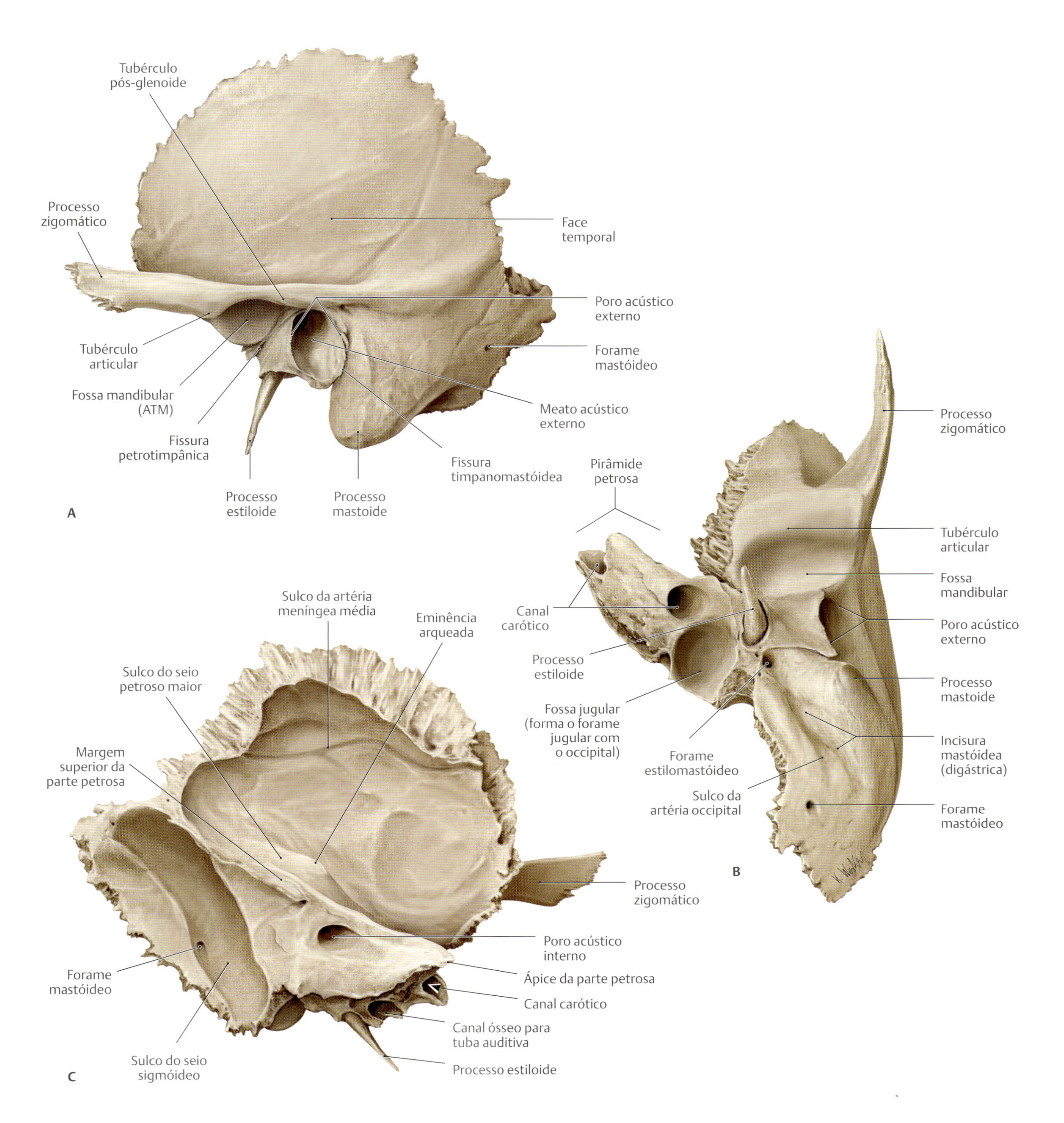

Figura 8.4 **Temporal esquerdo**

A Visão lateral. A fossa mandibular se articula com a cabeça da mandíbula via disco articular (ATM). O poro acústico externo é a abertura do meato acústico externo, que se comunica com a cavidade timpânica (orelha média) dentro da parte petrosa via intervenção na membrana timpânica. A parte petrosa contém o forame mastóideo que conduz uma veia emissária do couro cabeludo para o seio sigmóideo (ver **C**). O corda do tímpano e a artéria timpânica anterior atravessam a parte medial da fissura petrotimpânica para entrar na cavidade timpânica.

B Visão inferior. O nervo facial (NC VII) surge da base do crânio via forame estilomastóideo. A fossa jugular do temporal se junta com o processo jugular do occipital e forma o forame jugular (contendo o bulbo da veia jugular próximo à veia jugular interna).

C Visão medial. O meato acústico interno transporta os nervos facial (NC VII) e vestibulococlear (NC VIII) juntamente com a artéria e veia do labirinto. *Nota:* a eminência arqueada marca a posição do canal semicircular anterior. O canal ósseo, dentro da parte petrosa do temporal, conecta a tuba auditiva com a parte nasal da faringe (veja a **Figura 8.5**). A pirâmide petrosa separa as fossas posterior e média do crânio.

Orelha: visão geral e orelha externa

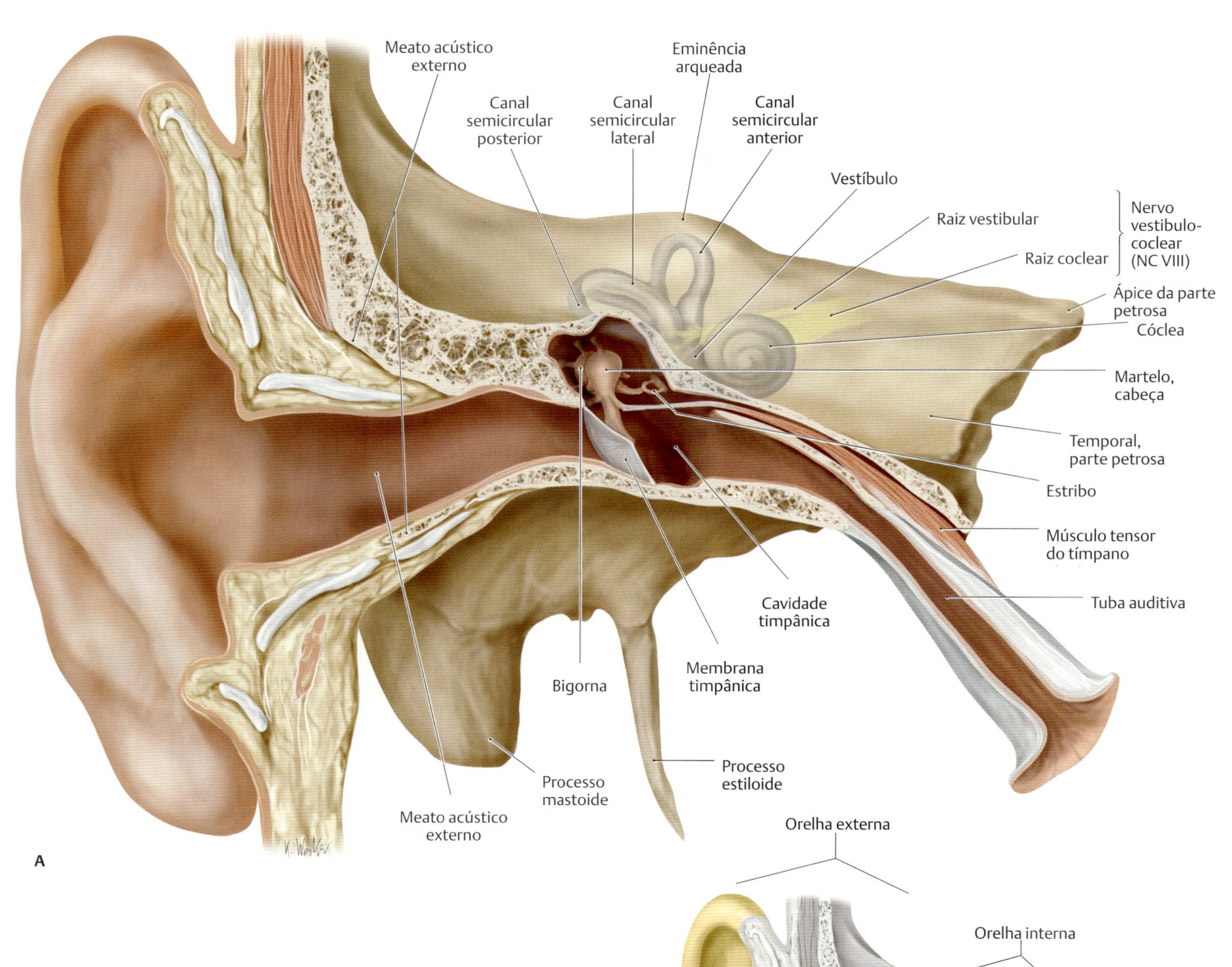

Figura 8.5 **Aparelhos auditivo e vestibular *in situ***
A Corte coronal através da orelha direita, visão anterior. **B** Aparelho auditivo: orelha externa (amarelo), orelha média (azul) e orelha interna (verde). Os aparelhos auditivo e vestibular estão localizados profundamente na parte petrosa do temporal. O **aparelho auditivo** é constituído pela orelha externa, orelha média e orelha interna. Ondas sonoras são capturadas pela orelha e seguem pelo meato acústico externo para a membrana timpânica (limite lateral da orelha média). As ondas sonoras movimentam a membrana timpânica, e essas vibrações mecânicas são transmitidas pelos ossículos da audição na orelha média para a janela do vestíbulo, que conduz à orelha interna. Os ossículos da audição induzem vibrações na membrana que recobre a janela do vestíbulo, e essas, por sua vez, causam vibrações no fluido da orelha interna, levando à movimentação das células receptoras. A transformação das ondas sonoras em impulsos elétricos ocorre na orelha interna, que é o verdadeiro órgão da audição. A orelha externa e a orelha média, por outro lado, constituem o *aparelho de condução sonora*. O órgão do equilíbrio é o **aparelho vestibular**, que também está localizado no aparelho auditivo. Ele contém os *canais semicirculares*, que fazem a percepção da aceleração angular (movimentos de rotação da cabeça), e o *sáculo* e *utrículo*, que fazem a percepção da aceleração linear. Doenças do aparelho vestibular causam tontura (vertigem).

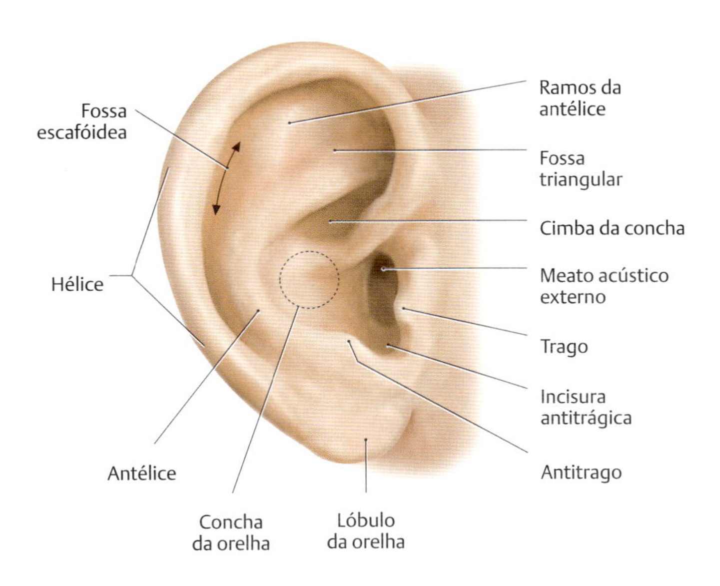

Figura 8.6 **Orelha direita**
A orelha inclui a estrutura cartilagínea (cartilagem da orelha) que forma um receptor em formato de funil para as vibrações acústicas.

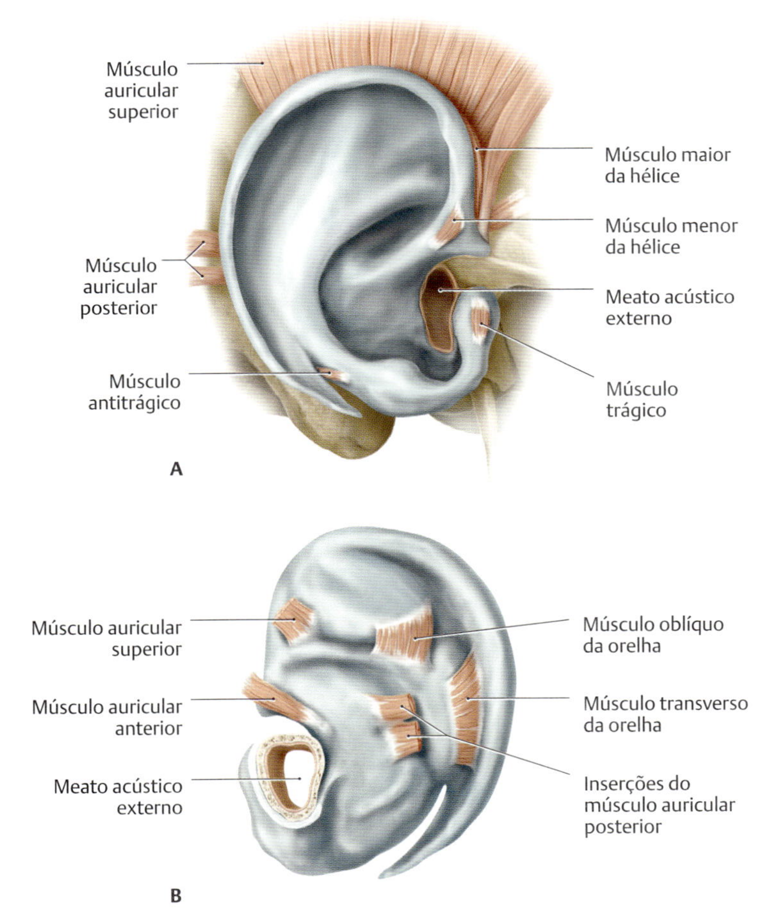

Figura 8.7 **Cartilagem e músculos da orelha**
A Visão lateral da face externa. **B** Visão medial da face posterior da orelha direita.
A pele (removida aqui) está intimamente relacionada com a cartilagem elástica da orelha (azul-claro). Os músculos da orelha são classificados como músculos da expressão facial e, assim como os outros membros deste grupo, são inervados pelo nervo facial (NC VII). Proeminentes em outros mamíferos, os músculos auriculares são vestigiais em humanos, sem função significativa.

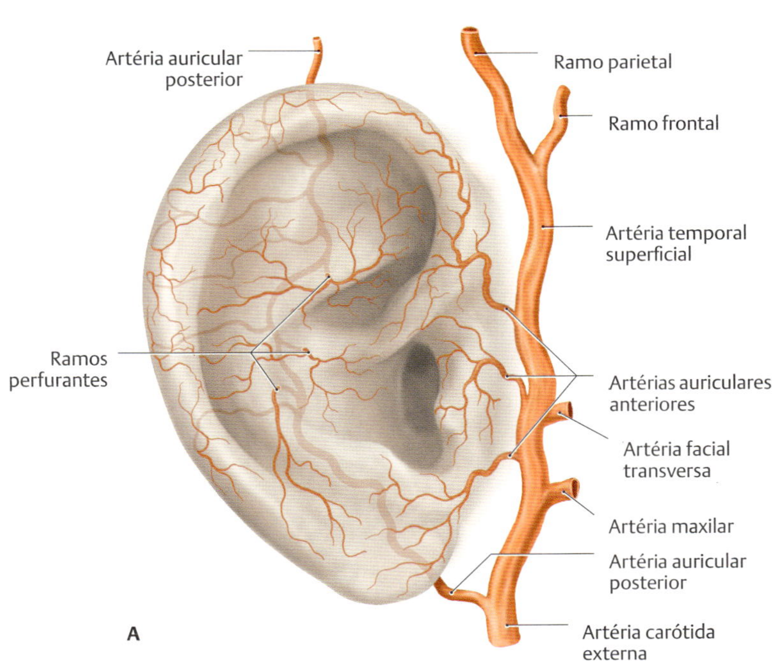

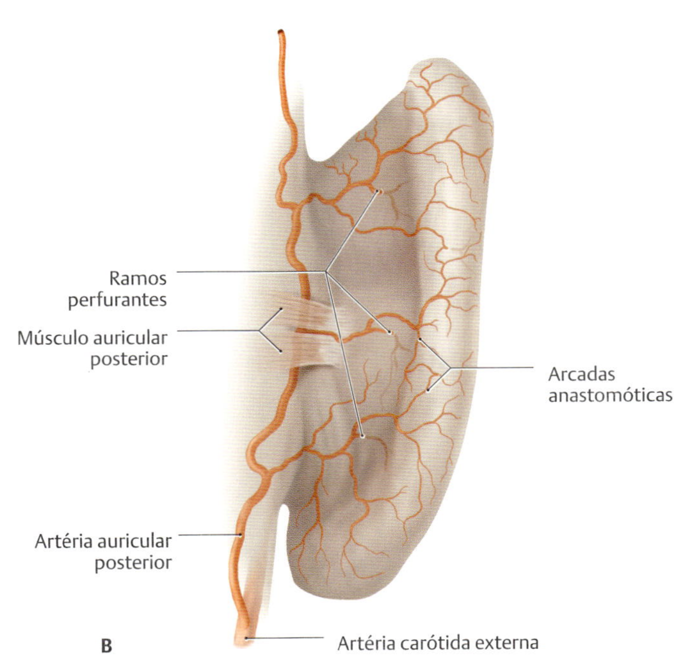

Figura 8.8 **Suprimento arterial da orelha**
Visão lateral (**A**) e visão posterior (**B**) da orelha direita.
As porções proximal e medial dirigidas lateralmente à face anterior da orelha são supridas pelas artérias auriculares anteriores, que se originam da artéria temporal superficial. As outras partes da orelha são supridas por ramos da artéria auricular posterior, que se originam da artéria carótida externa. Esses vasos estão ligados por extensas anastomoses, de tal modo que cirurgias realizadas na orelha externa dificilmente comprometem o suprimento sanguíneo da orelha. O copioso fluxo sanguíneo através da orelha contribui para a regulação da temperatura: a dilatação dos vasos ajuda na dissipação do calor através da pele. A falta do isolamento da gordura leva a orelha ao enregelamento, que é particularmente comum no seu terço superior. As artérias auriculares têm veias correspondentes que drenam para a veia temporal superficial.

Orelha externa

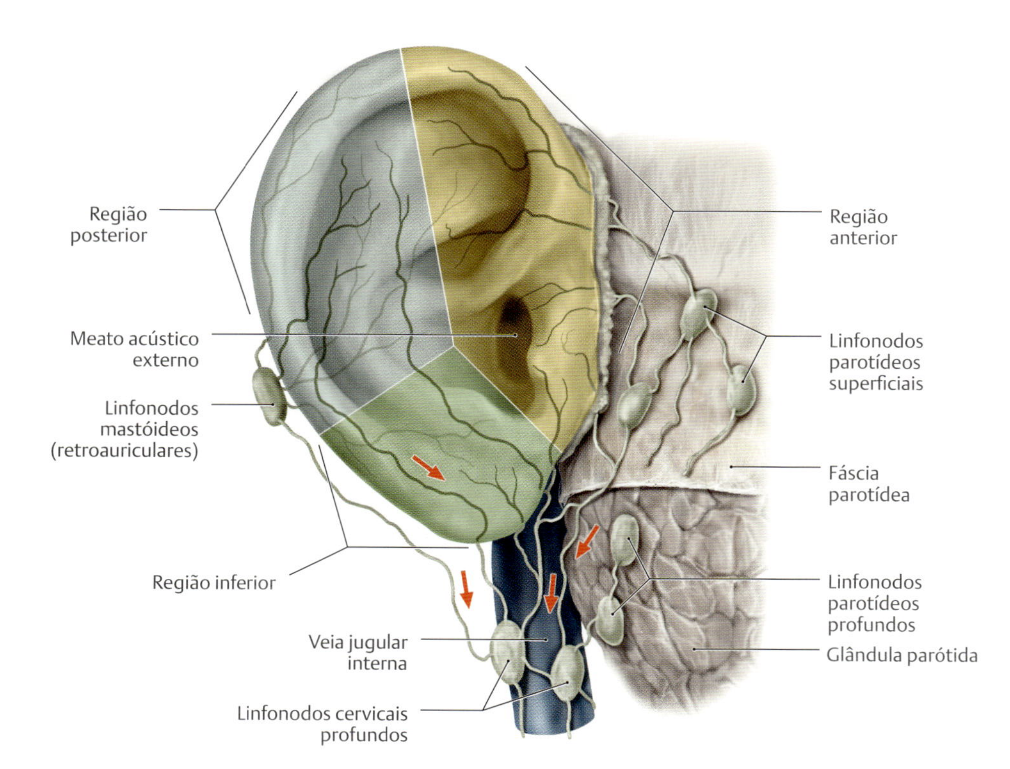

Figura 8.9 **Orelha e meato acústico externo: drenagem linfática**
Orelha direita, visão lateral oblíqua. A drenagem linfática da orelha é dividida em três regiões, todas as quais drenam direta ou indiretamente para os linfonodos cervicais profundos ao longo da veia jugular interna. A região inferior drena diretamente para os linfonodos cervicais profundos. A região anterior primeiro drena para os linfonodos parotídeos, e a região posterior para os linfonodos mastóideos.

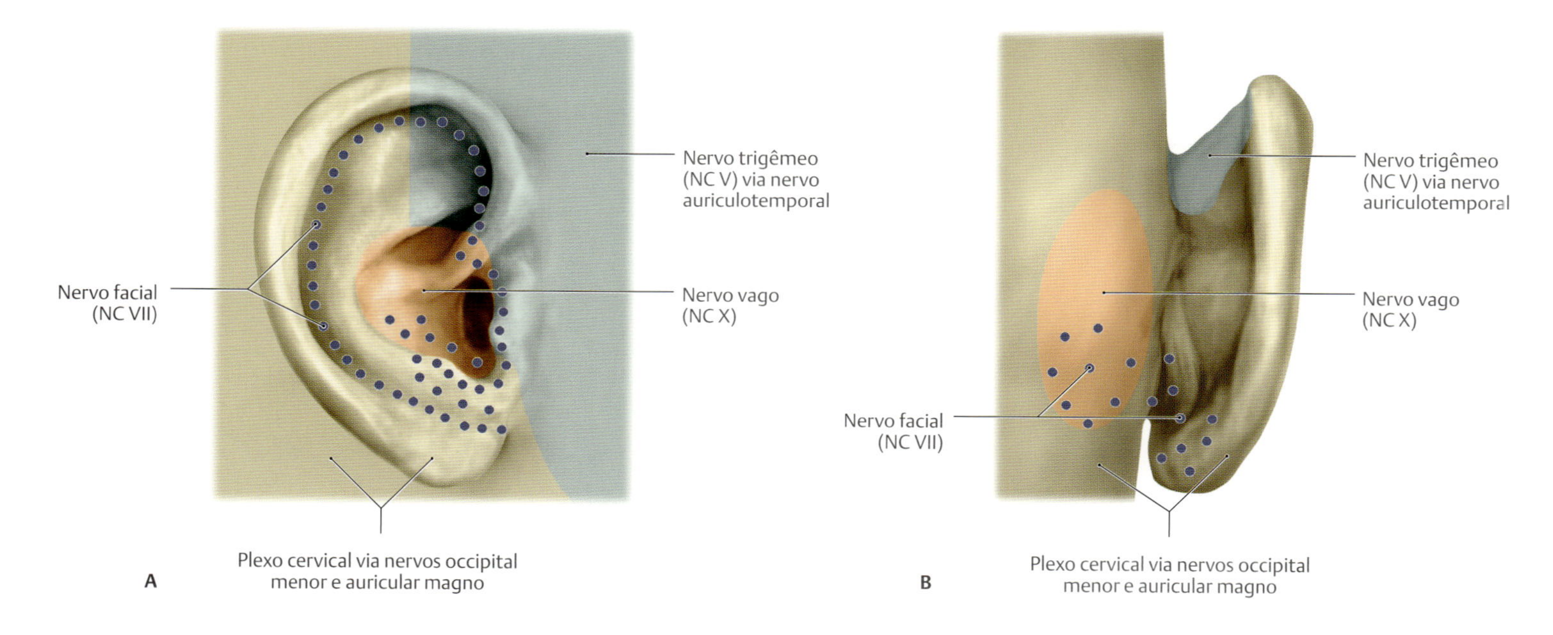

Figura 8.10 **Inervação sensorial da orelha**
Orelha direita, visão lateral (**A**) e visão posterior (**B**). A região da orelha tem uma inervação complexa porque está localizada no limite entre os nervos cranianos (nervos do arco faríngeo) e ramos do plexo cervical. Três nervos cranianos contribuem para a inervação da orelha:

- Nervo trigêmeo (NC V)
- Nervo facial (NC VII; a área da pele que recebe inervação sensorial do nervo facial não é precisamente conhecida)
- Nervo vago (NC X)

Dois ramos do **plexo cervical** estão envolvidos:

- Nervo occipital menor (C2)
- Nervo auricular magno (C2, C3)

Nota: devido à contribuição do nervo vago na inervação do meato acústico externo (ramo auricular, ver adiante), a limpeza mecânica do meato acústico (pela inserção de um espéculo auricular ou pela irrigação da orelha) pode provocar tosse e náuseas. O ramo auricular do nervo vago passa pelo canalículo mastóideo e pelo espaço entre o processo mastoide e a parte timpânica do temporal (fissura timpanomastóidea, ver anteriormente) para a orelha externa e meato acústico externo.

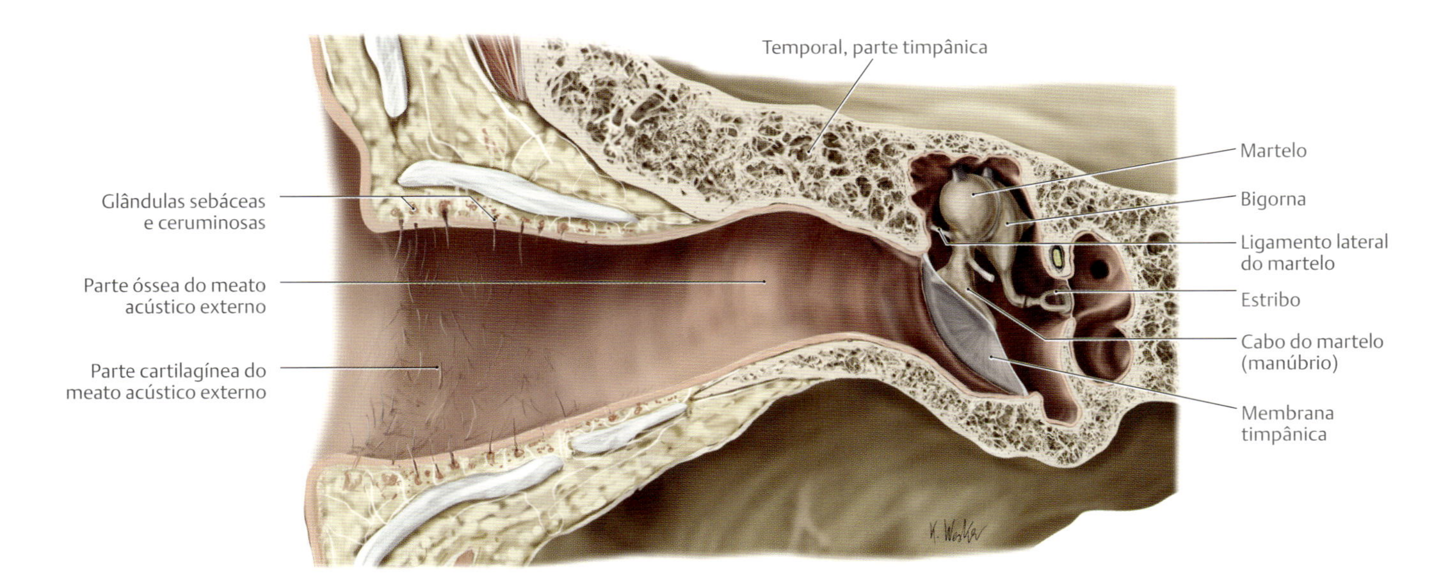

Figura 8.11 **Meato acústico externo, membrana timpânica e cavidade timpânica**

Orelha direita, corte coronal, visão anterior. A membrana timpânica (tímpano) separa o meato acústico externo da cavidade timpânica da orelha média. O meato acústico externo é um túnel em formato de S com aproximadamente 3 cm de comprimento com diâmetro médio de 0,6 cm. O terço externo do meato acústico é cartilagíneo. Os dois terços internos do meato são ósseos, e a parede é formada pela parte timpânica do temporal. A parte cartilagínea, em particular, apresenta inúmeras glândulas sebáceas e ceruminosas abaixo do epitélio escamoso estratificado ceratinizado. As glândulas ceruminosas produzem uma secreção aquosa que se mistura com o sebo e com as células epiteliais descamadas e formam uma barreira protetora (cerume, “cera de ouvido”) que filtra os corpos estranhos e mantém o epitélio lubrificado. Se o cerume absorver água (p. ex., após a natação), ele pode obstruir o meato acústico (impactação por cerume), que causa temporariamente perda parcial da audição.

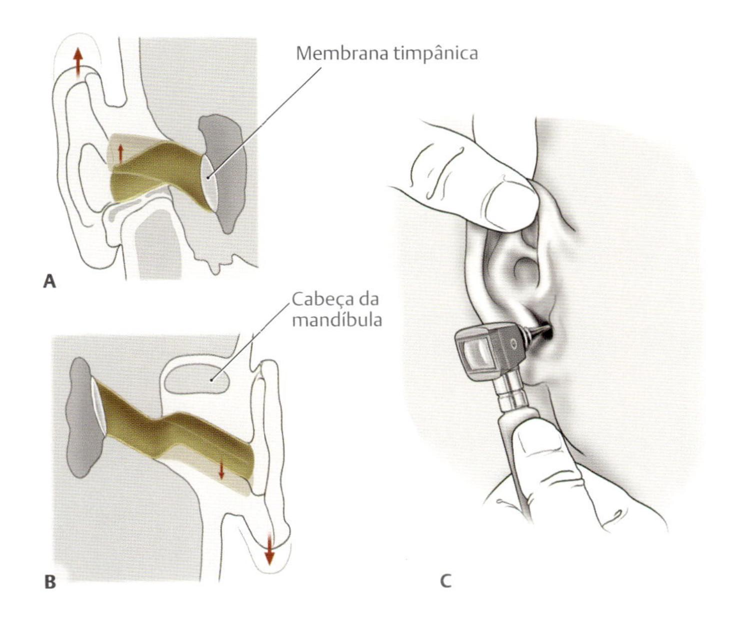

Figura 8.12 **Curvatura do meato acústico externo**

Orelha direita, visão anterior (**A**) e corte transveral (**B**).

O meato acústico externo é mais curvo na sua parte cartilagínea. Quando a membrana timpânica é inspecionada com um otoscópio, a orelha deve ser empurrada para trás e para cima para tornar reta a parte cartilagínea do meato acústico para, então, introduzir o espéculo do otoscópio (**C**). Note a proximidade da parede anterior cartilagínea do meato acústico externo com a ATM. Isto possibilita ao examinador palpar os movimentos da cabeça da mandíbula pela inserção de um dedo mínimo na parte externa do meato acústico.

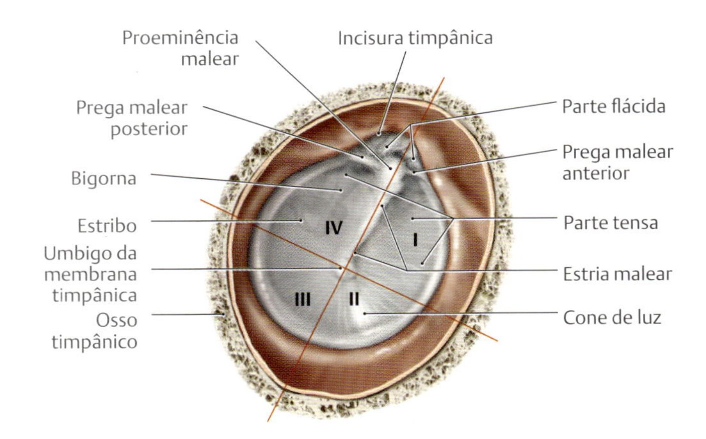

Figura 8.13 **Membrana timpânica**

Membrana timpânica direita, visão lateral. A membrana timpânica saudável tem cor cinza perolada e forma oval, com área de superfície média de aproximadamente 75 mm^2. É constituída por uma parte frouxa, a *parte flácida* (membrana de Shrapnell), e uma grande parte rija, a *parte tensa*, que é puxada para dentro do seu centro e forma o umbigo. O umbigo da membrana timpânica marca a ponta inferior do colo do martelo (manúbrio), que está ligada à membrana timpânica por toda sua extensão. Pode ser visto pela parte tensa como uma faixa de cor clara (estria malear). A membrana timpânica é dividida, no sentido horário, em quatro quadrantes: anterossuperior (I), anteroinferior (II), posteroinferior (III) e posterossuperior (IV). Os limites dos quadrantes são a estria malear e uma linha cruzando-a perpendicularmente no umbigo. Os quadrantes da membrana timpânica são clinicamente importantes porque são usados para descrever a localização das lesões. Uma área triangular de luz refletida pode ser vista no quadrante anteroinferior de uma membrana timpânica normal. A localização desse “cone de luz” é útil para avaliar a tensão da membrana timpânica.

Orelha média (I): cavidade timpânica e tuba auditiva

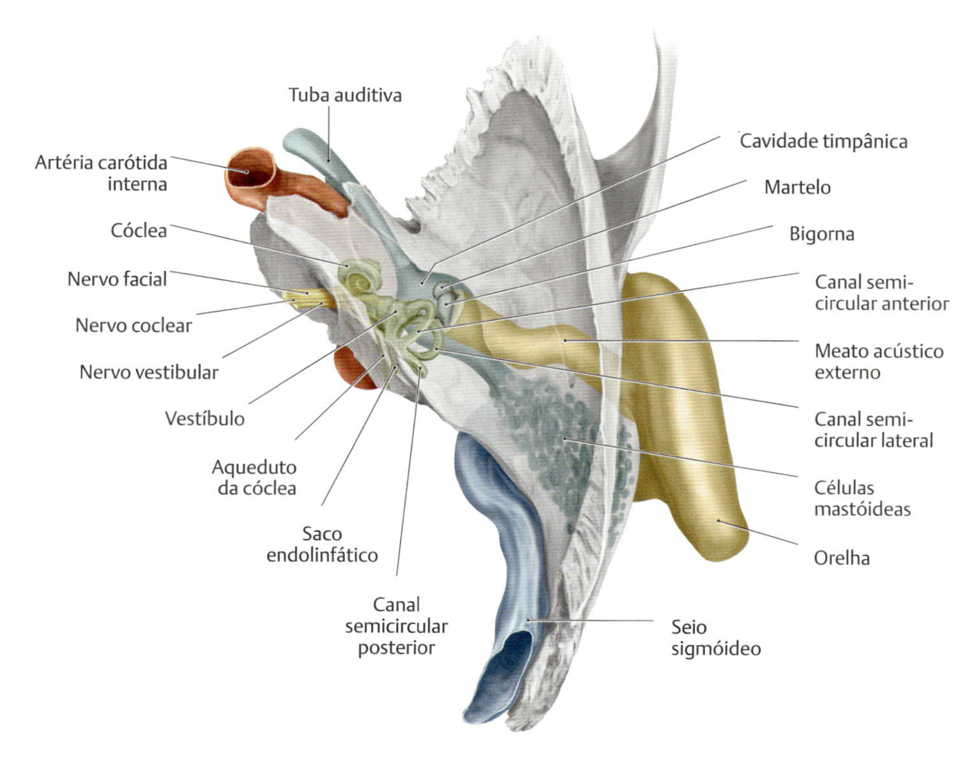

Figura 8.14 **Orelha média e estruturas associadas**
Parte petrosa do temporal direito, visão superior. A orelha média (azul-claro) está localizada na parte petrosa do temporal entre a orelha externa (amarelo) e a orelha interna (verde). A cavidade timpânica da orelha média contém os ossículos da audição, dentre os quais martelo e bigorna são visíveis. A cavidade timpânica se comunica anteriormente com a parte nasal da faringe via tuba auditiva e posteriormente com as células mastóideas. Infecções podem se disseminar da parte nasal da faringe para as células mastóideas por esta via.

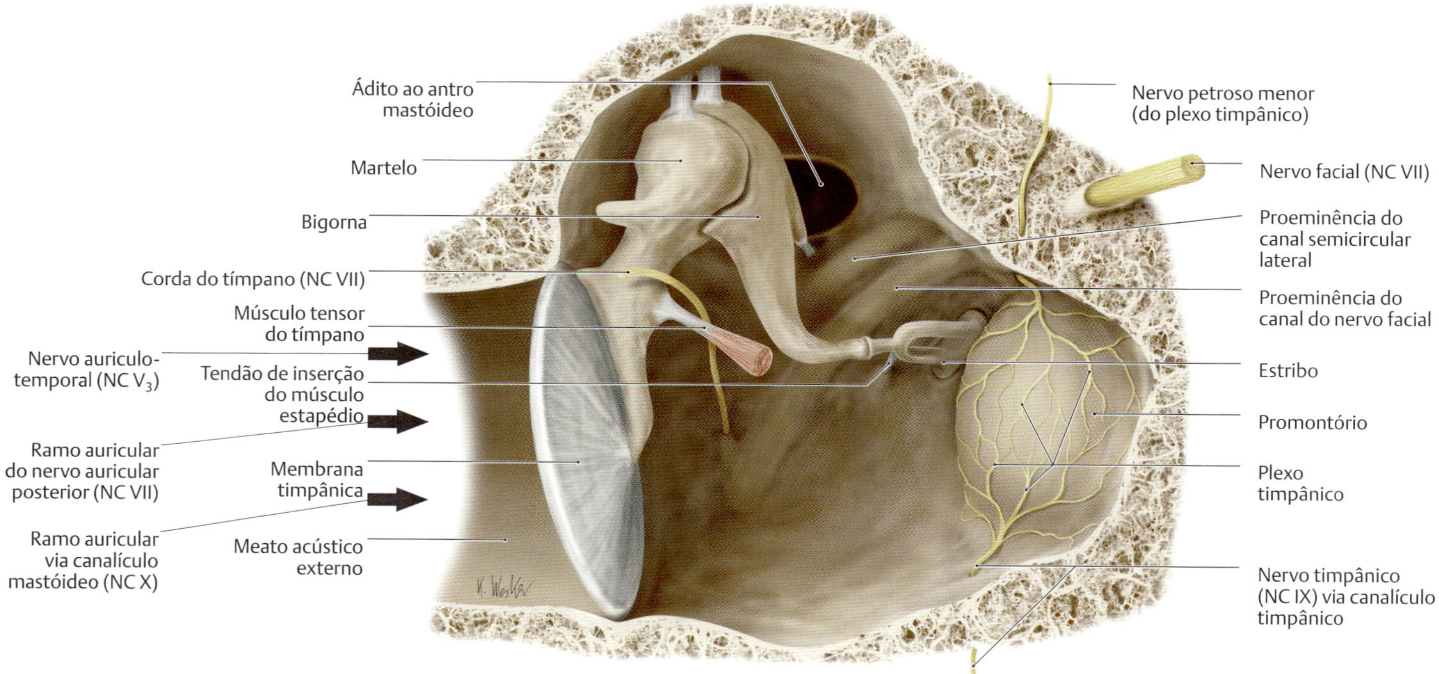

Figura 8.15 **Paredes da cavidade timpânica**
Visão anterior com a parede anterior removida. A cavidade timpânica é um espaço ligeiramente oblíquo limitado por seis paredes:

- Parede lateral (membranácea): limite com a orelha externa; formada em grande parte pela membrana timpânica.
- Parede medial (labiríntica): limite com a orelha interna; formada em grande parte pelo promontório, ou eminência óssea, sobrejacente ao giro basal da cóclea.
- Parede inferior (jugular): forma o assoalho da cavidade timpânica e faz limite com o bulbo da veia jugular.
- Parede posterior (mastóidea): faz limite com as células mastóideas do processo mastoide, comunicando-se com as células pelo ádito (entrada) ao antro mastóideo.
- Parede superior (tegmental): forma o teto da cavidade timpânica.
- Parede anterior (carótica) (removida aqui): inclui o óstio da tuba auditiva e faz limite com o canal carótico.

A parte lateral da membrana timpânica é inervada por três nervos cranianos: NC V (nervo auriculotemporal [ramo do NC V_3]), NC VII (nervo auricular posterior; via incerta) e NC X (ramo auricular). A parte medial da membrana timpânica é inervada pelo NC IX (ramo timpânico).

Canal semicircular anterior
Teto da cavidade timpânica (tegme timpânico)
Gânglio geniculado
Nervo facial (NC VII)
Abertura para o tendão do músculo tensor do tímpano
Nervo petroso maior
Nervo petroso menor
Semicanal para o músculo tensor do tímpano
Artéria carótida interna
Tuba auditiva
Artéria carótida interna com plexo carótico interno
Parede carótica
Assoalho da cavidade timpânica
Nervo timpânico (NC IX) entrando no canalículo timpânico
Veia jugular interna
Plexo timpânico
Janela da cóclea (redonda)
Nervo facial (NC VII)
Canal semi-circular posterior
Canal semi-circular lateral
Janela do vestíbulo (oval)
Canal do nervo facial
Seio sigmóideo
Promontório
Parede mastóidea
Células mastóideas
Corda do tímpano

Figura 8.16 **Nervos na parte petrosa do temporal**
Corte sagital oblíquo mostrando a parede medial da cavidade timpânica (veja a **Figura 8.15**). Os ramos do nervo timpânico do NC IX, uma vez que passam pelo forame jugular, transmitem fibras sensoriais e parassimpáticas pré-ganglionares para a cavidade timpânica pelo canalículo timpânico. As fibras do plexo timpânico fornecem inervação sensorial para a cavidade timpânica (incluindo a face medial da membrana timpânica), células mastóideas e parte da tuba auditiva. *Nota:* a face lateral da membrana timpânica recebe inervação sensorial dos ramos do NC V_3, NC VII e NC X (veja a **Figura 8.15**).

As fibras parassimpáticas pré-ganglionares do nervo timpânico são reorganizadas, no plexo timpânico, como nervo petroso menor. Essas fibras fazem sinapse no gânglio ótico; as fibras parassimpáticas pós-ganglionares acompanham o nervo auriculotemporal (ramo do NC V_3) para inervar a glândula parótida.

No canal do nervo facial, o nervo facial (NC VII) dá origem a inúmeros ramos: o nervo petroso maior, o nervo para o músculo estapédio, o corda do tímpano e o ramo auricular. O nervo petroso maior e o corda do tímpano carregam fibras gustativas e fibras parassimpáticas pré-ganglionares. O nervo petroso maior junta-se ao nervo petroso profundo (simpático pós-ganglionar) e forma o nervo do canal pterigóideo (nervo vidiano). As fibras parassimpáticas pré-ganglionares do nervo do canal pterigóideo fazem sinapse no gânglio pterigopalatino. As fibras parassimpáticas pós-ganglionares são, então, distribuídas pelos ramos do nervo maxilar para a glândula lacrimal, glândulas palatinas, glândulas labiais superiores, túnica mucosa dos seios paranasais e cavidade nasal. As fibras parassimpáticas pré-ganglionares do corda do tímpano fazem sinapse no gânglio submandibular, e as fibras pós-ganglionares são distribuídas para as glândulas submandibulares e sublinguais.

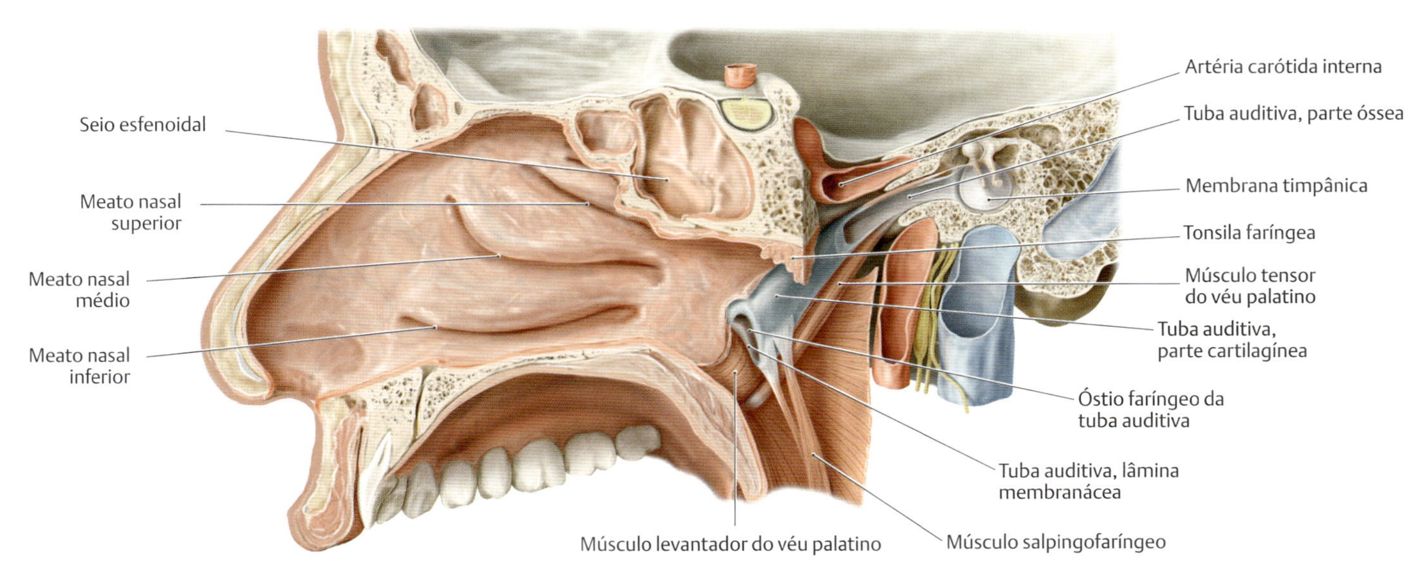

Figura 8.17 **Tuba auditiva**
Visão medial da cavidade nasal direita. A tuba auditiva forma um canal aberto entre a orelha média e a parte nasal da faringe. O ar que passa pela tuba serve para equalizar a pressão do ar nos dois lados da membrana timpânica. Essa equalização é essencial para a manutenção da mobilidade normal da membrana timpânica, necessária para a audição normal. Um terço da tuba é ósseo (na parte petrosa do temporal). Os dois terços cartilagíneos continuam em direção à parte nasal da faringe, expandindo-se e formam um gancho (hâmulo) que está ligado à lâmina membranácea. As fibras do músculo tensor do véu palatino surgem dessa lâmina; quando tensionam o palato mole (durante a deglutição), essas fibras abrem a tuba auditiva. Ela também é aberta pelos músculos salpingofaríngeo e levantador do véu palatino e é revestida por epitélio respiratório ciliado: o movimento dos cílios em direção à faringe inibe a passagem de microrganismos para a orelha média.

Orelha média (II): ossículos da audição e cavidade timpânica

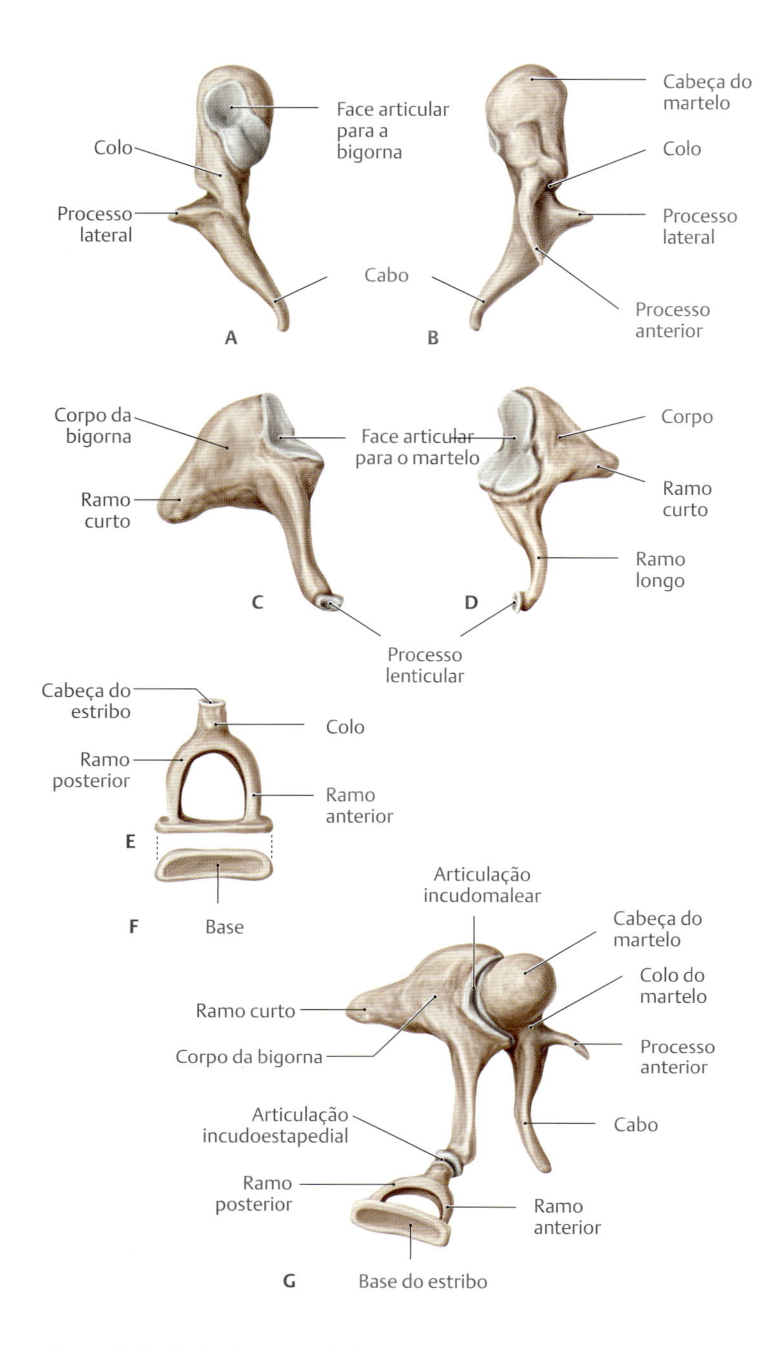

Figura 8.18 **Ossículos da audição**
Ossículos da audição da orelha esquerda. Os ossículos da audição (**G**) da orelha média estabelecem uma conexão articular entre a membrana timpânica e a janela do vestíbulo. Consistem em três pequenos ossos:

- Martelo: **A** Visão posterior. **B** Visão anterior.
- Bigorna: **C** Visão medial. **D** Visão anterolateral.
- Estribo: **E** Visão superior. **F** Visão medial.

Note as articulações sinoviais entre o martelo e bigorna (articulação incudomalear) e entre a bigorna e o estribo (articulação incudoestapedial).

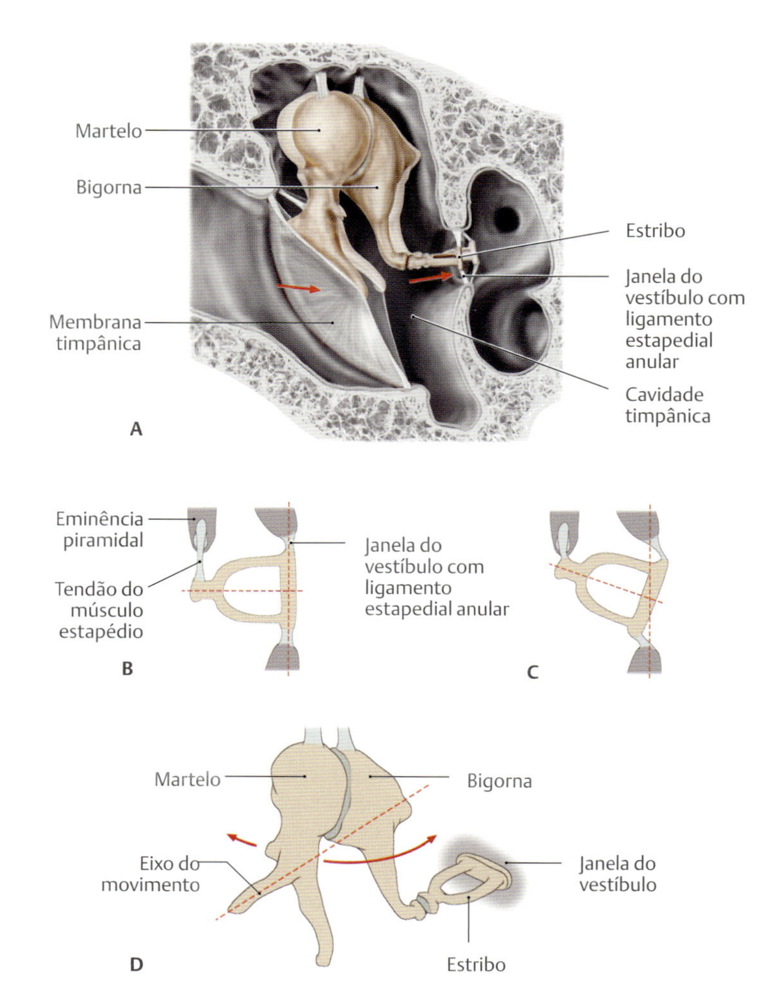

Figura 8.19 **Função dos ossículos da audição**
Visão anterior.

A Ondas sonoras (flutuações periódicas de pressão no ar) são responsáveis pela vibração da membrana timpânica. Os ossículos da audição transmitem as vibrações da membrana timpânica (e, portanto, das ondas sonoras) para a janela do vestíbulo, que, por sua vez, se comunica por um meio aquoso (perilinfa). Apesar de as ondas sonoras encontrarem pouca resistência ao ar, elas encontram uma impedância consideravelmente alta quando chegam à interface líquida da orelha interna. As ondas sonoras são então amplificadas ("impedância apropriada"). A diferença entre a área de superfície da membrana timpânica e da janela do vestíbulo aumenta a pressão sonora por um fator de amplificação de 17. Isto é amplificado em 1,3 vez de ganho mecânico devido à ação de alavanca dos ossículos da audição. Deste modo, na passagem da membrana timpânica para a orelha interna, a pressão sonora é amplificada por um fator de 22. Se os ossículos da audição não transformarem a pressão sonora entre a membrana timpânica e a base do estribo (plataforma), o paciente apresentará perda na condução da audição de magnitude de aproximadamente 20 dB.

B, C Ondas sonoras colidindo na membrana timpânica induzem movimentação dos ossículos da audição, causando um movimento de inclinação do estribo (**B** posição normal, **C** posição inclinada). Os movimentos da base do estribo contra a membrana da janela do vestíbulo (membrana estapedial) induzem ondas correspondentes no fluido da orelha interna.

D Os movimentos dos ossículos da audição são, essencialmente, movimentos de balanço (a linha tracejada indica o eixo dos movimentos, as setas indicam a direção). Dois músculos afetam a mobilidade dos ossículos da audição: o tensor do tímpano e o estapédio (veja a **Figura 8.20**).

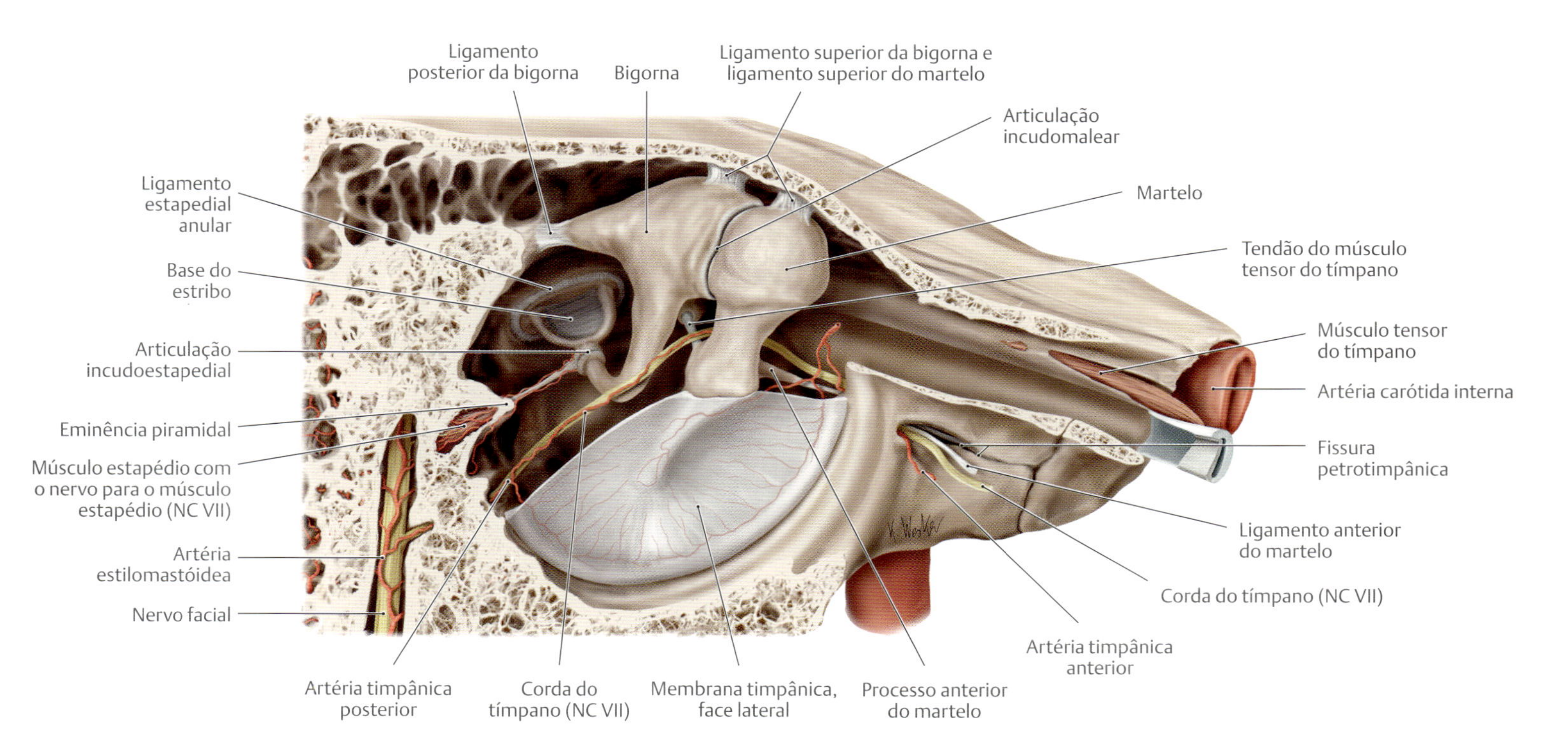

Figura 8.20 **Ossículos da audição na cavidade timpânica**
Visão lateral da orelha direita. As articulações e seus ligamentos estabilizadores podem ser vistos com os dois músculos da orelha média – o estapédio e o tensor do tímpano. O *músculo estapédio* (inervado pelo nervo para o músculo estapédio, ramo do nervo facial) se insere no estribo. Quando se contrai, ele endurece o aparelho de condução sonora e abafa a transmissão sonora para a orelha interna. Esta função de filtragem é particularmente importante nas altas frequências sonoras ("filtro de alta passagem"). Quando o som é transmitido para a orelha média por meio de uma sonda instalada no meato acústico externo, pode-se medir a ação do músculo estapédio (teste do reflexo estapediano) por meio da medição na variação da impedância acústica (ou seja, amplificação das ondas sonoras). A contração do *músculo tensor do tímpano* (inervado pelo nervo trigêmeo via nervo pterigóideo medial) enrijece a membrana timpânica, reduzindo, assim, a transmissão do som. Ambos os músculos sofrem contração reflexa em resposta aos altos estímulos acústicos. *Nota:* o corda do tímpano passa através da orelha média sem cobertura óssea (tornando-o suscetível à lesão durante cirurgia otológica).

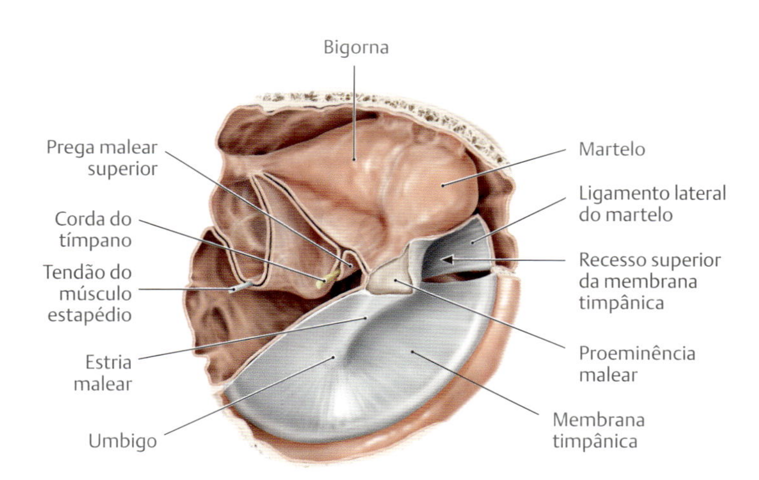

Figura 8.21 **Túnica mucosa de revestimento da cavidade timpânica**
Visão posterolateral com a membrana timpânica parcialmente removida. A cavidade timpânica e as estruturas que ela contém (ossículos da audição, tendões e nervos) são cobertas por túnica mucosa. O epitélio consiste, principalmente, em tipo escamoso simples, com áreas de células colunares ciliadas e células caliciformes. Como a cavidade timpânica se comunica diretamente com o sistema respiratório (parte nasal da faringe) pela tuba auditiva, ela também pode ser interpretada como um seio paranasal especializado. Como os seios, é suscetível a infecções frequentes (otite média).

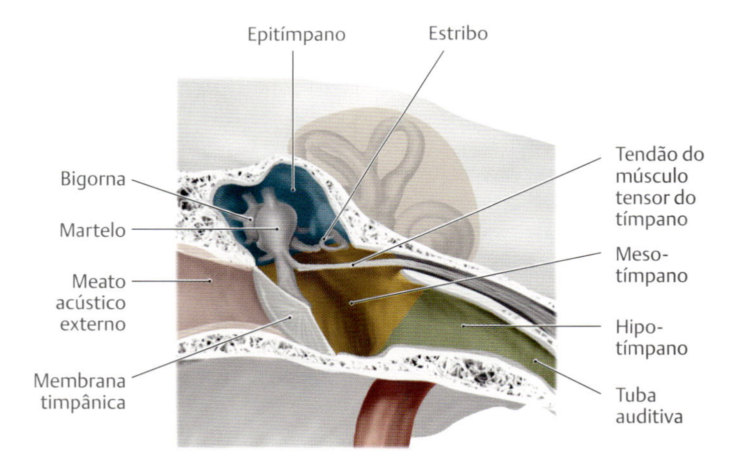

Figura 8.22 **Níveis clinicamente importantes da cavidade timpânica**
A cavidade timpânica é dividida em três níveis em relação à membrana timpânica:

- Epitímpano (recesso epitimpânico, ático), acima da membrana timpânica
- Mesotímpano, medial à membrana timpânica
- Hipotímpano (recesso hipotimpânico), abaixo da membrana timpânica

O epitímpano se comunica com as células mastóideas, e o hipotímpano se comunica com a tuba auditiva.

Orelha interna

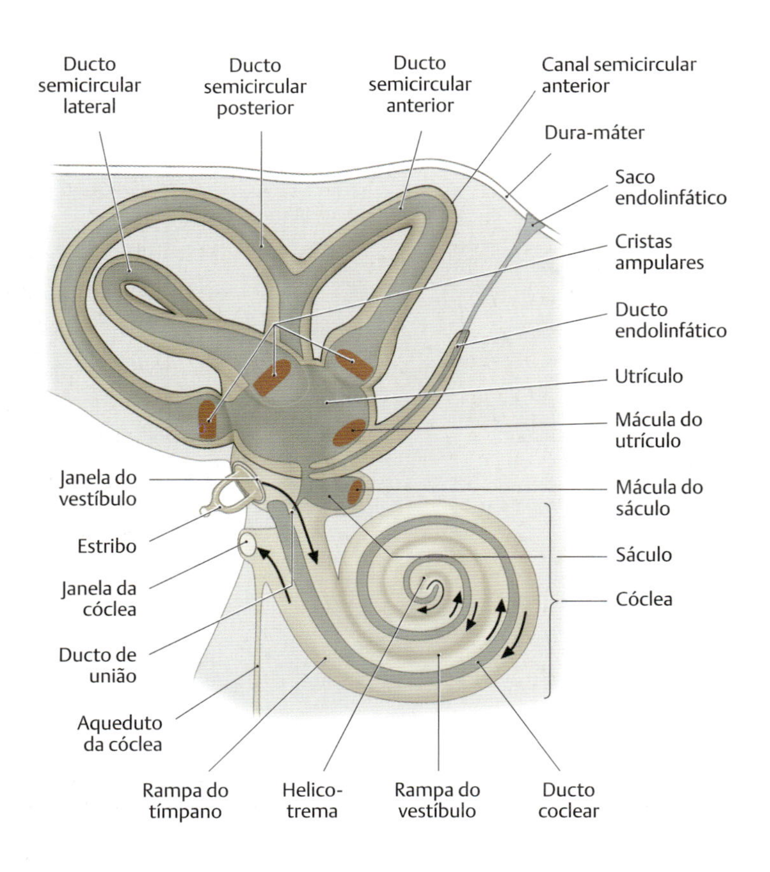

Figura 8.23 **Orelha interna**

A orelha interna, incorporada à parte petrosa do temporal, é formada por um labirinto membranáceo, que flutua dentro de um labirinto ósseo de formato semelhante, frouxamente conectado por fibras de tecido conjuntivo.

Labirinto membranáceo (azul): o labirinto membranáceo é preenchido por endolinfa. Esse espaço endolinfático (azul) se comunica com o saco endolinfático, uma bolsa epidural na face posterior da parte petrosa do temporal, via ducto endolinfático. *Nota:* os espaços endolinfáticos auditivo e vestibular são conectados pelo ducto de união. **Labirinto ósseo (bege):** o labirinto ósseo é preenchido por perilinfa. Esse espaço perilinfático (bege) é conectado ao espaço subaracnóideo pelo aqueduto da cóclea (ducto perilinfático), que termina na face posterior da parte petrosa do temporal, inferior ao meato acústico interno.

A orelha interna contém o aparelho auditivo (audição) e o aparelho vestibular (equilíbrio). **Aparelho auditivo** (veja as pp. 170–171): o epitélio sensorial do aparelho auditivo (órgão espiral [de Corti]) está localizado na cóclea. A cóclea é composta pelo ducto coclear e pelo labirinto ósseo da cóclea. **Aparelho vestibular** (veja as pp. 174–175): o epitélio sensorial do aparelho vestibular está localizado no sáculo, utrículo e nos três ductos semicirculares membranáceos. O sáculo e utrículo estão inseridos no vestíbulo ósseo, e os ductos estão inseridos nos canais semicirculares ósseos.

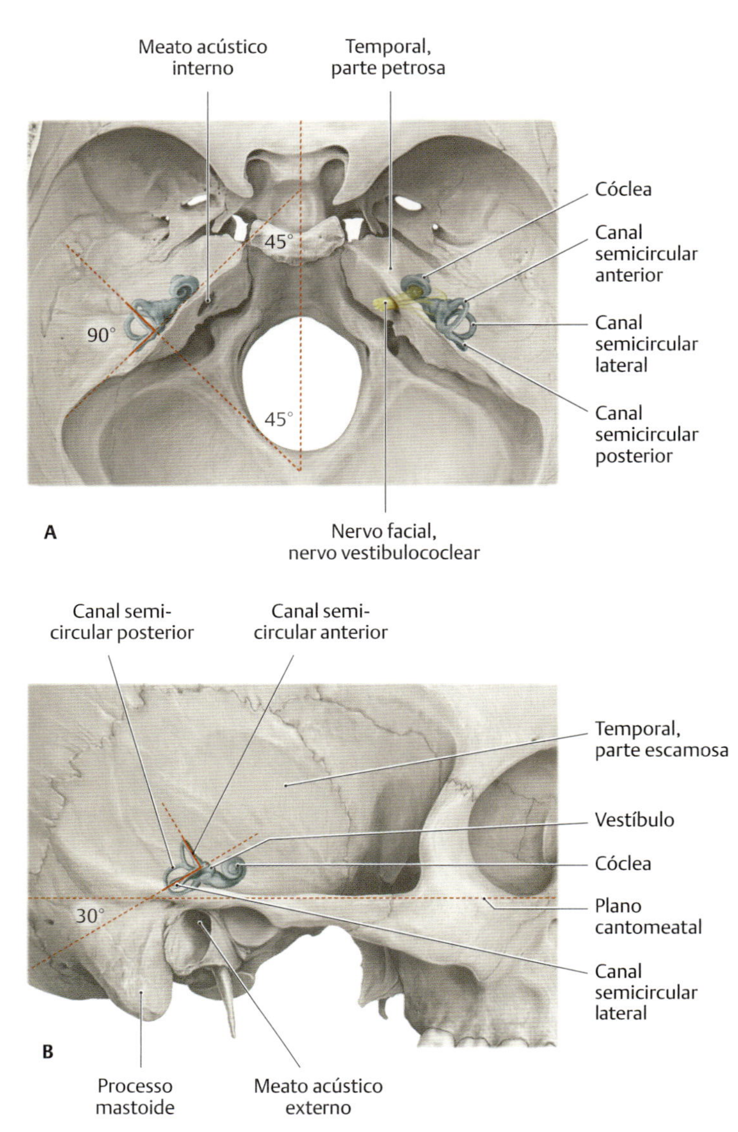

Figura 8.24 **Projeção da orelha interna no crânio ósseo**

A Visão superior da parte petrosa do temporal. **B** Visão lateral direita da parte escamosa do temporal.

A cúpula da cóclea se direciona anterior e lateralmente – não para cima como se pode intuitivamente esperar. Os canais semicirculares ósseos estão posicionados em um ângulo de aproximadamente 45° ao plano cardinal (coronal, transversal e sagital). É importante conhecer esse arranjo ao interpretar cortes finos de TC da parte petrosa do temporal. *Nota:* a localização dos canais semicirculares é de grande importância clínica nos testes de função térmica do aparelho vestibular. O canal semicircular lateral (horizontal) é direcionado 30° para frente e para cima. Se a cabeça de um paciente em posição *supina* estiver elevada em 30°, o canal semicircular lateral assumirá um alinhamento vertical. Devido aos fluidos quentes tenderem a subir, irrigando o meato acústico com água quente (44°) ou fria (30°) (em relação à temperatura corporal normal) pode-se induzir uma corrente térmica na endolinfa do canal semicircular, fazendo com que o paciente manifeste nistagmo vestibular (movimentos de espasmos nos olhos, reflexo vestíbulo-ocular). Devido aos movimentos da cabeça sempre estimularem ambos os aparelhos vestibulares, a prova calórica é o único método que avalia *separadamente* a função de cada aparelho vestibular (importante no diagnóstico de vertigem inexplicável).

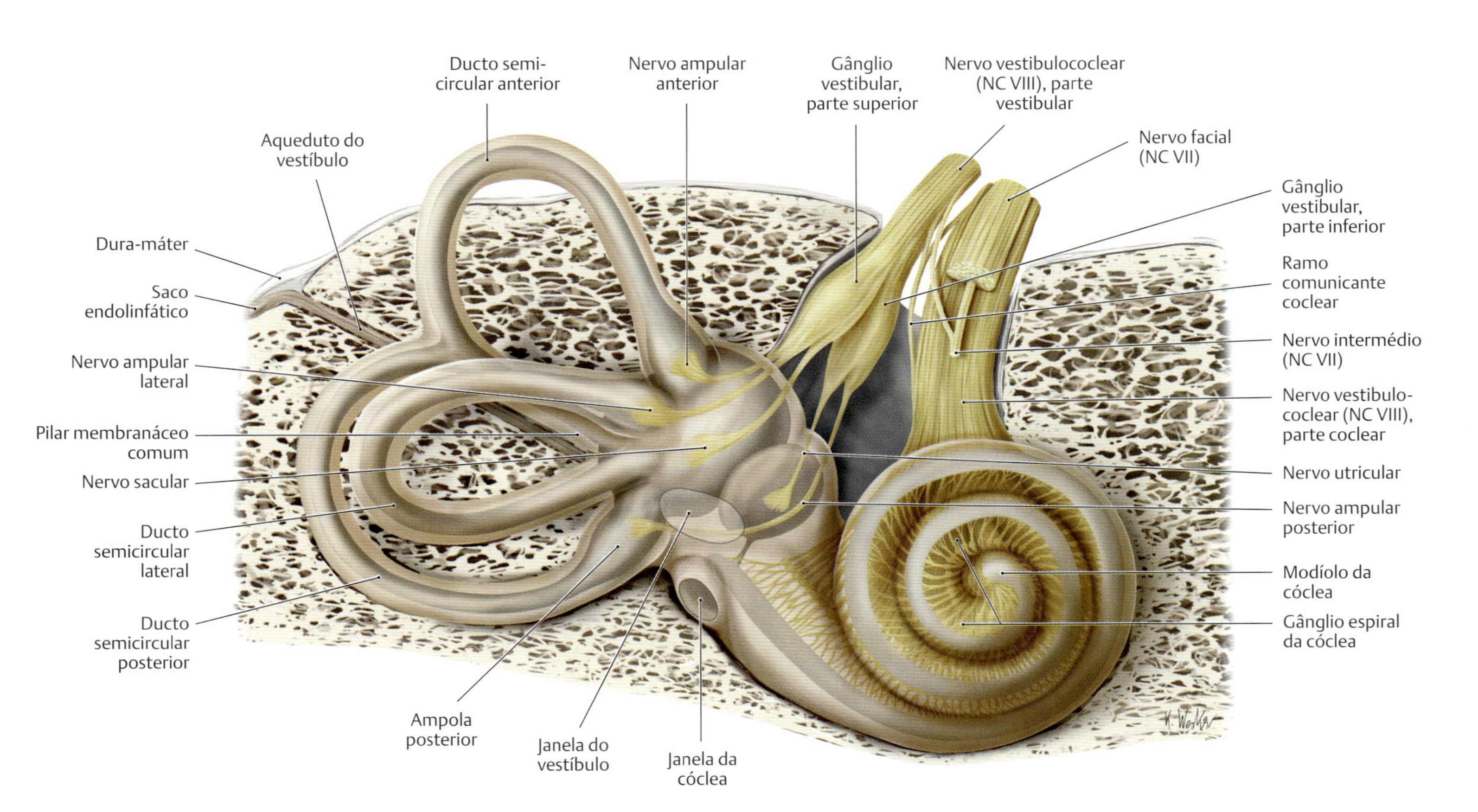

Figura 8.25 **Inervação do labirinto membranáceo**
Orelha direita, visão anterior. Impulsos aferentes dos labirintos membranáceos vestibular e auditivo são retransmitidos via processos dendríticos para os corpos celulares nos ***gânglios vestibular*** e ***espiral da cóclea***, respectivamente. Os processos centrais dos gânglios vestibular e espiral da cóclea formam as partes vestibular e coclear do nervo vestibulococlear (NC VIII), respectivamente. O NC VIII envia impulsos aferentes para o tronco encefálico pelo meato acústico interno e ângulo pontocerebelar. *Gânglio vestibular:* os corpos celulares dos neurônios aferentes (células ganglionares bipolares) da parte superior do gânglio vestibular recebem impulsos aferentes dos canais semicirculares anterior e lateral e do sáculo; corpos celulares da parte inferior recebem impulsos aferentes do canal semicircular posterior e do utrículo. *Gânglio espiral da cóclea:* localizado no *centro* do núcleo ósseo da cóclea (modíolo da cóclea), os corpos celulares das células ganglionares bipolares do gânglio espiral da cóclea recebem impulsos aferentes do aparelho auditivo via seus processos dendríticos.

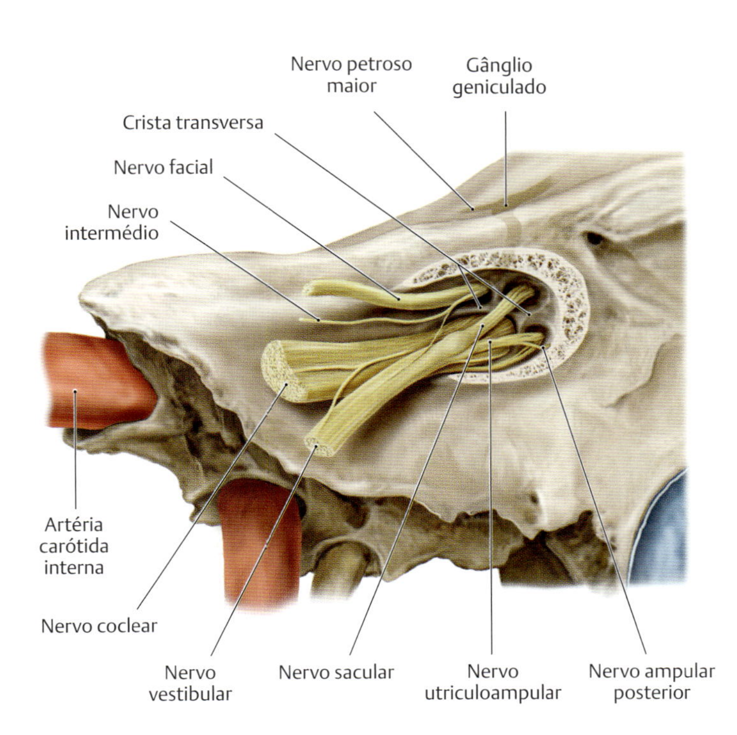

Figura 8.26 **Nervos cranianos no meato acústico interno direito**
Visão oblíqua posterior do fundo do meato acústico interno. O meato acústico interno, que tem aproximadamente 1 cm, começa no poro acústico interno, na parede posterior da parte petrosa do temporal. Este contém:

- Nervo vestibulococlear (NC VIII) com suas partes coclear e vestibular
- Nervo facial (NC VII), juntamente com suas fibras parassimpáticas e gustativas (nervo intermédio)
- Artéria e veia do labirinto (não mostradas)

Devido à proximidade do nervo vestibulococlear com o nervo facial no canal ósseo, um tumor do nervo vestibulococlear (*neuroma do acústico*) pode exercer pressão no nervo facial, o que ocasiona paralisia facial periférica. O neuroma do acústico é um tumor benigno que se origina das células de Schwann das fibras vestibulares, sendo mais preciso chamá-lo *schwannoma do vestibular*. O crescimento tumoral sempre começa no meato acústico interno; e, à medida que o tumor aumenta, este pode crescer para o ângulo pontocerebelar. A disfunção aguda unilateral da orelha interna com perda de audição (perda auditiva neurossensorial súbita), geralmente acompanhada por zumbido, reflete tipicamente um distúrbio vascular subjacente (vasospasmo da artéria do labirinto causando redução de fluxo sanguíneo).

Artérias e veias da orelha

As estruturas das orelhas média e externa são supridas, principalmente, pelos ramos da artéria carótida externa. (*Nota:* as artérias caroticotimpânicas têm origem na artéria carótida interna.) A orelha interna é suprida pela artéria do labirinto, que se origina da artéria basilar. A drenagem venosa da orelha é para as veias temporais superficiais (via veias auriculares), enquanto a drenagem da orelha externa é para as veias jugular externa e maxilares e para o plexo pterigóideo. As veias da cavidade timpânica drenam para o plexo pterigóideo e para o seio petroso superior; a orelha interna drena para a veia do labirinto, que desemboca nos seios petroso inferior ou transverso.

Tabela 8.1 **Artérias da orelha.**

Artéria	Origem	Distribuição
Aa. caroticotimpânicas	A. carótida interna	Tuba auditiva e parede anterior da cavidade timpânica
A. estilomastóidea	Artéria auricular posterior ou a. occipital	Cavidade timpânica, células mastóideas e antro mastóideo, músculo estapédio, estribo
A. timpânica inferior	A. faríngea ascendente	Parede medial da cavidade timpânica, promontório
A. auricular profunda	A. maxilar	Face externa da membrana timpânica
A. timpânica posterior	A. estilomastóidea	Corda do tímpano, membrana timpânica, martelo
A. timpânica superior	A. meníngea média	Músculo tensor do tímpano, teto da cavidade timpânica e estribo
A. timpânica anterior	A. maxilar	Membrana timpânica, antro mastóideo, martelo e bigorna
A. tubária	A. faríngea ascendente	Tuba auditiva e cavidade timpânica anterior
Ramos timpânicos	A. do canal pterigóideo	Cavidade timpânica e tuba auditiva
A. petrosa (superficial)	A. meníngea média	N. facial no canal do n. facial e cavidade timpânica

Nota: as artérias suprem a cavidade timpânica e formam uma rica rede de anastomose arterial dentro da orelha média. A drenagem venosa da orelha média ocorre primariamente no plexo pterigóideo das veias localizadas na fossa infratemporal ou nos seios da dura-máter.

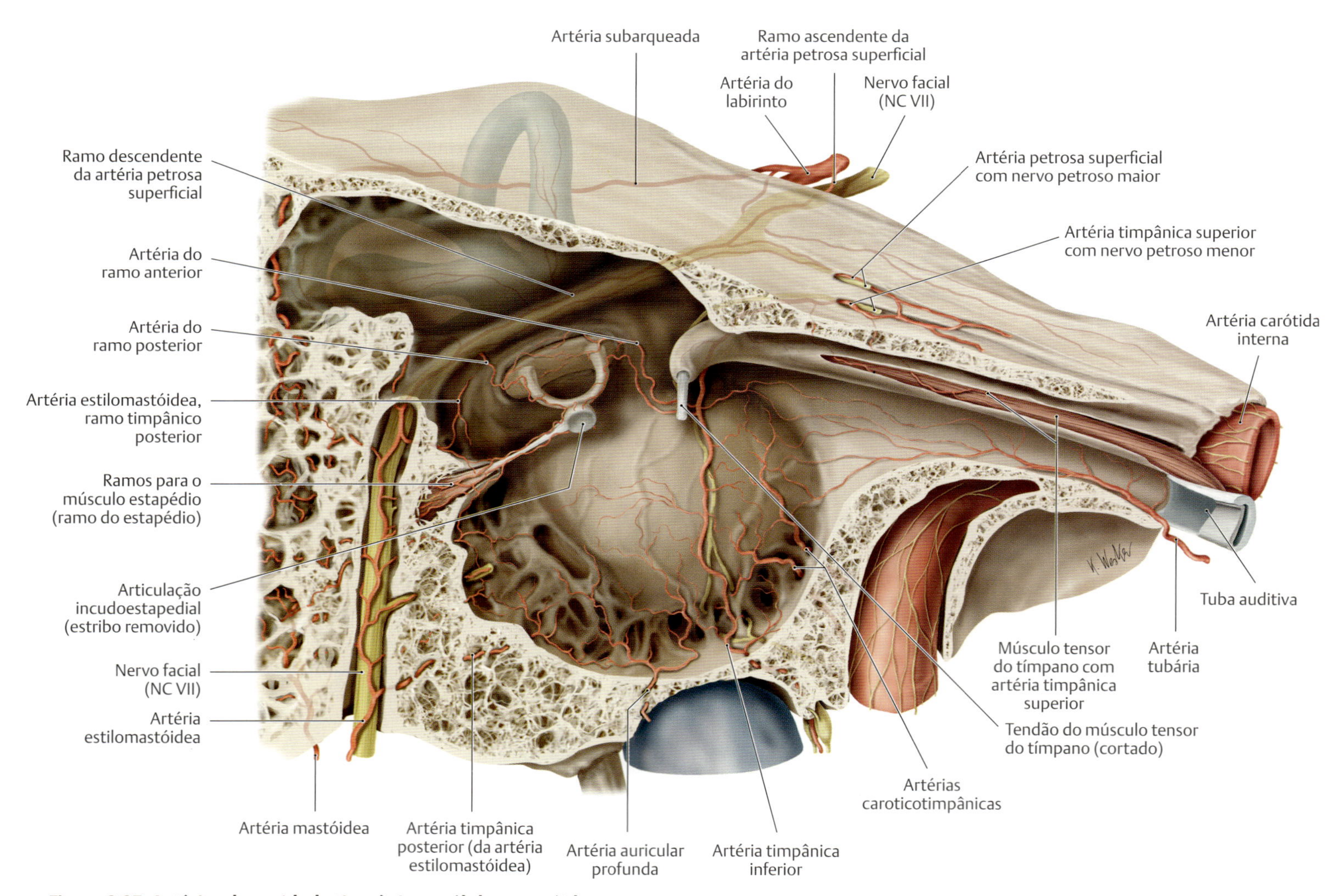

Figura 8.27 **Artérias da cavidade timpânica e células mastóideas**
Parte petrosa do temporal direito, visão anterior. O martelo, a bigorna, o corda do tímpano e a artéria timpânica anterior foram removidos (veja a **Figura 8.28**).

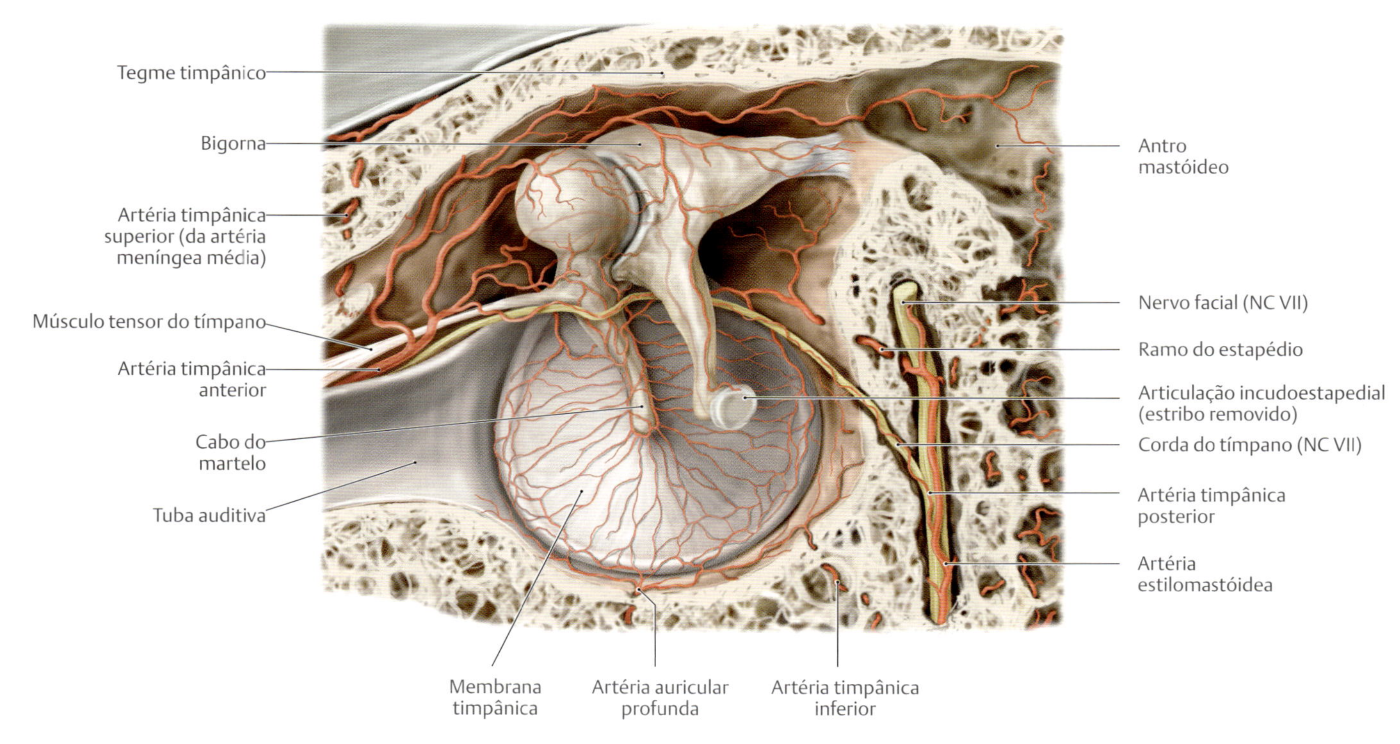

Figura 8.28 **Artérias dos ossículos da audição e da membrana timpânica**

Visão medial da membrana timpânica direita. Esta região recebe grande parte do seu suprimento sanguíneo da artéria timpânica anterior. Com a inflamação da membrana timpânica, as artérias podem se tornar tão dilatadas que seu curso na membrana timpânica pode ser visto, conforme ilustrado aqui.

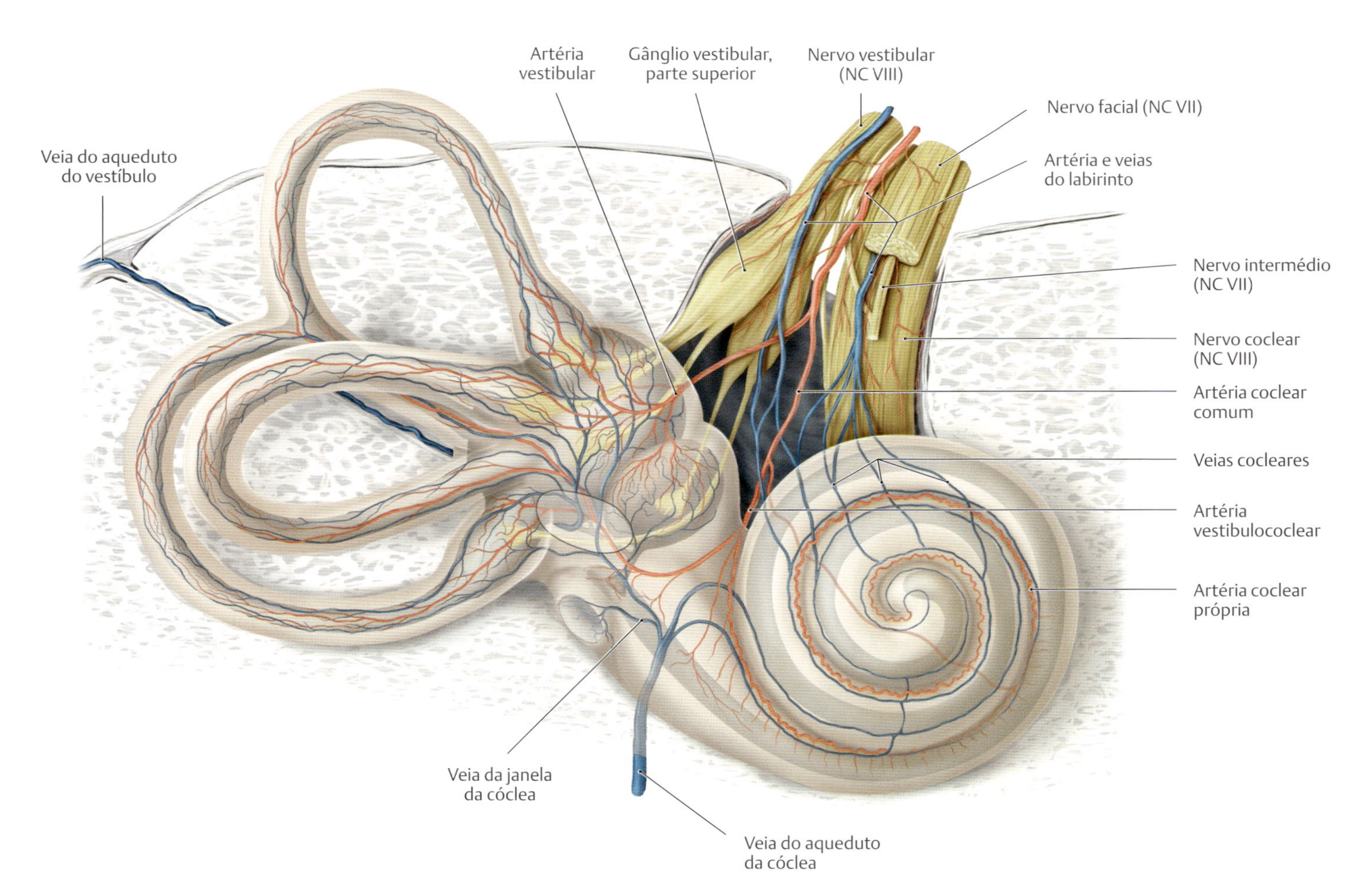

Figura 8.29 **Artérias e veias da orelha interna**

Visão anterior direita. O labirinto recebe seu suprimento sanguíneo arterial da artéria do labirinto (orelha interna), que, frequentemente, se origina diretamente da artéria basilar, mas pode originar-se da artéria cerebelar inferior anterior. O sangue venoso drena para a veia do labirinto e para dentro dos seios petroso inferior ou transverso.

Nervo vestibulococlear (NC VIII)

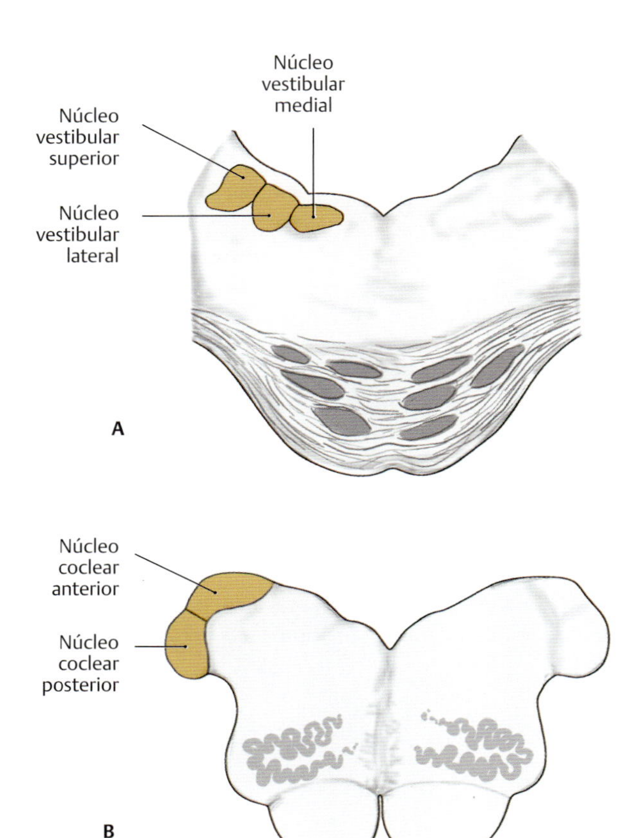

Figura 8.30 **Núcleos do nervo vestibulococlear (NC VIII)**
Corte transversal da parte superior do bulbo.

A Núcleos vestibulares. Quatro complexos nucleares são distinguidos:

- Núcleo vestibular superior (de Bechterew)
- Núcleo vestibular lateral (de Deiters)
- Núcleo vestibular medial (de Schwalbe)
- Núcleo vestibular inferior (de Roller): não aparece neste nível de corte transversal

A maioria dos axônios do gânglio vestibular termina nesses quatro núcleos, mas um pequeno número passa diretamente pelo pedúnculo cerebelar inferior para o cerebelo. O núcleo vestibular aparece como eminências no assoalho da fossa romboide.

B Núcleos cocleares. Dois complexos nucleares são distinguidos:

- Núcleo coclear anterior
- Núcleo coclear posterior

Ambos os núcleos se localizam lateralmente ao núcleo vestibular.
Nota: os núcleos do NC VIII se estendem da ponte para dentro do bulbo.

Tabela 8.2 Nervo vestibulococlear (NC VIII): visão global.
Fibras: fibras aferentes somáticas especiais (amarelo)
Estrutura e função: NC VIII é constituído, anatômica e funcionalmente, por dois componentes: • Raiz vestibular: transmite impulsos do aparelho vestibular. • Raiz coclear: transmite impulsos do aparelho auditivo. Essas raízes são circundadas por uma bainha de tecido conjuntivo comum. Elas passam da orelha interna, através do meato acústico interno, para o ângulo pontocerebelar, onde entram no encéfalo.
Núcleos e distribuição: • Raiz vestibular: o gânglio vestibular contém células ganglionares bipolares cujos processos centrais passam para os quatro núcleos vestibulares no assoalho da fossa romboide do bulbo. Seus processos periféricos se iniciam nas células sensoriais dos canais semicirculares, sáculo e utrículo. • Raiz coclear: o gânglio espiral contém células ganglionares bipolares cujos processos centrais passam para os dois núcleos cocleares, que são laterais aos núcleos vestibulares na fossa romboide. Seus processos periféricos se iniciam nas células ciliadas do órgão espiral (de Corti).
Lesões: todo exame físico minucioso deve incluir uma rápida avaliação de ambos os componentes nervosos (testes de audição e equilíbrio). • Lesão da raiz vestibular: vertigem. • Lesão da raiz coclear: perda de audição (alcançando a surdez).

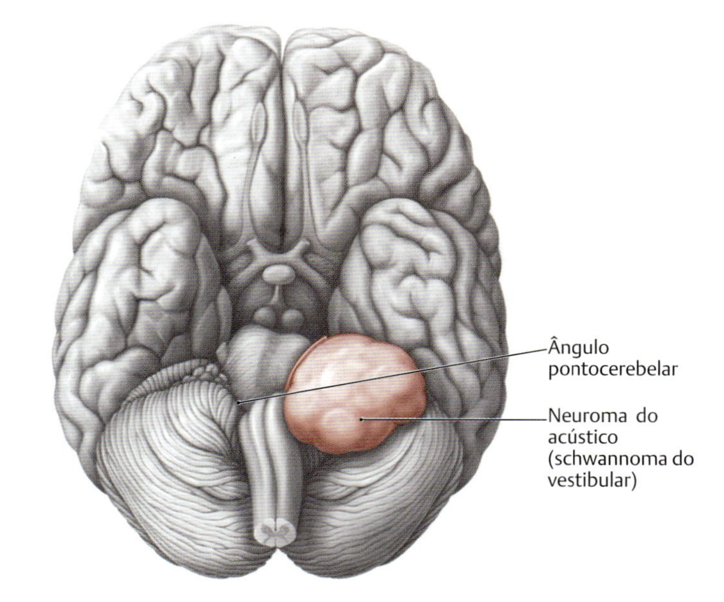

Figura 8.31 **Neuroma do acústico no ângulo pontocerebelar**
Neuromas dos acústicos (mais precisamente, schwannomas dos vestibulares) são tumores benignos do ângulo pontocerebelar provenientes das células de Schwann da raiz vestibular do NC VIII. À medida que crescem, eles comprimem e deslocam as estruturas adjacentes, o que causa vagarosa perda progressiva da audição e marcha atáxica. Tumores grandes podem prejudicar a saída do LCS do quarto ventrículo, causando hidrocefalia e hipertensão intracraniana sintomática (vômitos, redução da consciência).

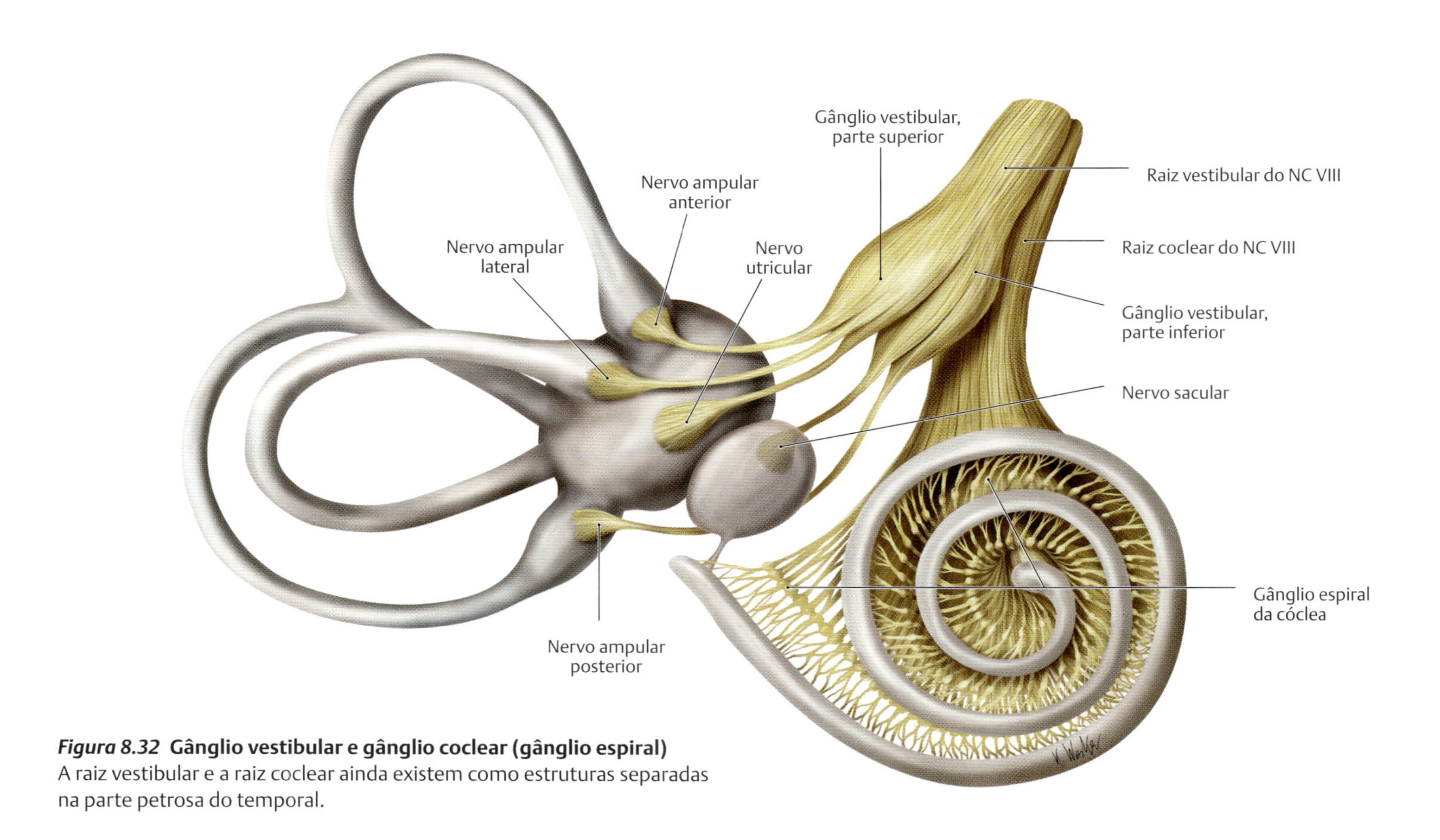

Figura 8.32 **Gânglio vestibular e gânglio coclear (gânglio espiral)**
A raiz vestibular e a raiz coclear ainda existem como estruturas separadas na parte petrosa do temporal.

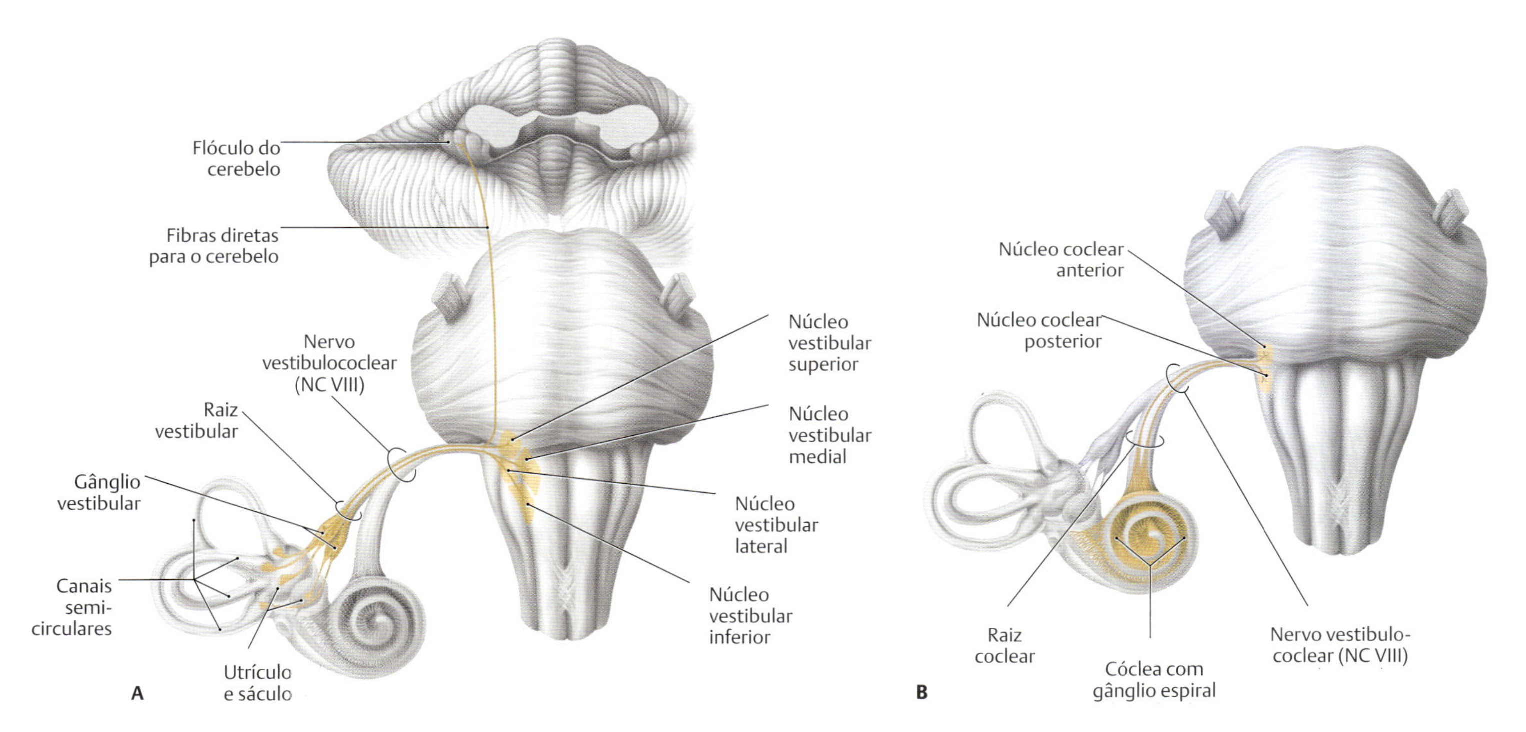

Figura 8.33 **Núcleos do nervo vestibulococlear no tronco encefálico**
Visão anterior do bulbo e da ponte.

A **Área vestibular:** o gânglio vestibular contém células sensoriais bipolares cujos processos periféricos (dendríticos) passam para os canais semicirculares, sáculo e utrículo. Seus axônios seguem como a raiz vestibular para os quatro núcleos vestibulares no assoalho da fossa romboide. O órgão vestibular processa a informação relativa à orientação no espaço. Uma lesão aguda do órgão vestibular se manifesta clinicamente por tontura (vertigem).

B **Área coclear:** o gânglio espiral da cóclea forma uma faixa de células nervosas que seguem o curso no centro da cóclea. Ela contém células sensoriais bipolares, cujos processos periféricos (dendríticos) passam para as células ciliadas do órgão espiral (de Corti). Seus processos centrais se unem no assoalho do meato acústico interno e formam a raiz da cóclea e são distribuídos para os dois núcleos que são posteriores aos núcleos vestibulares.

Aparelho auditivo

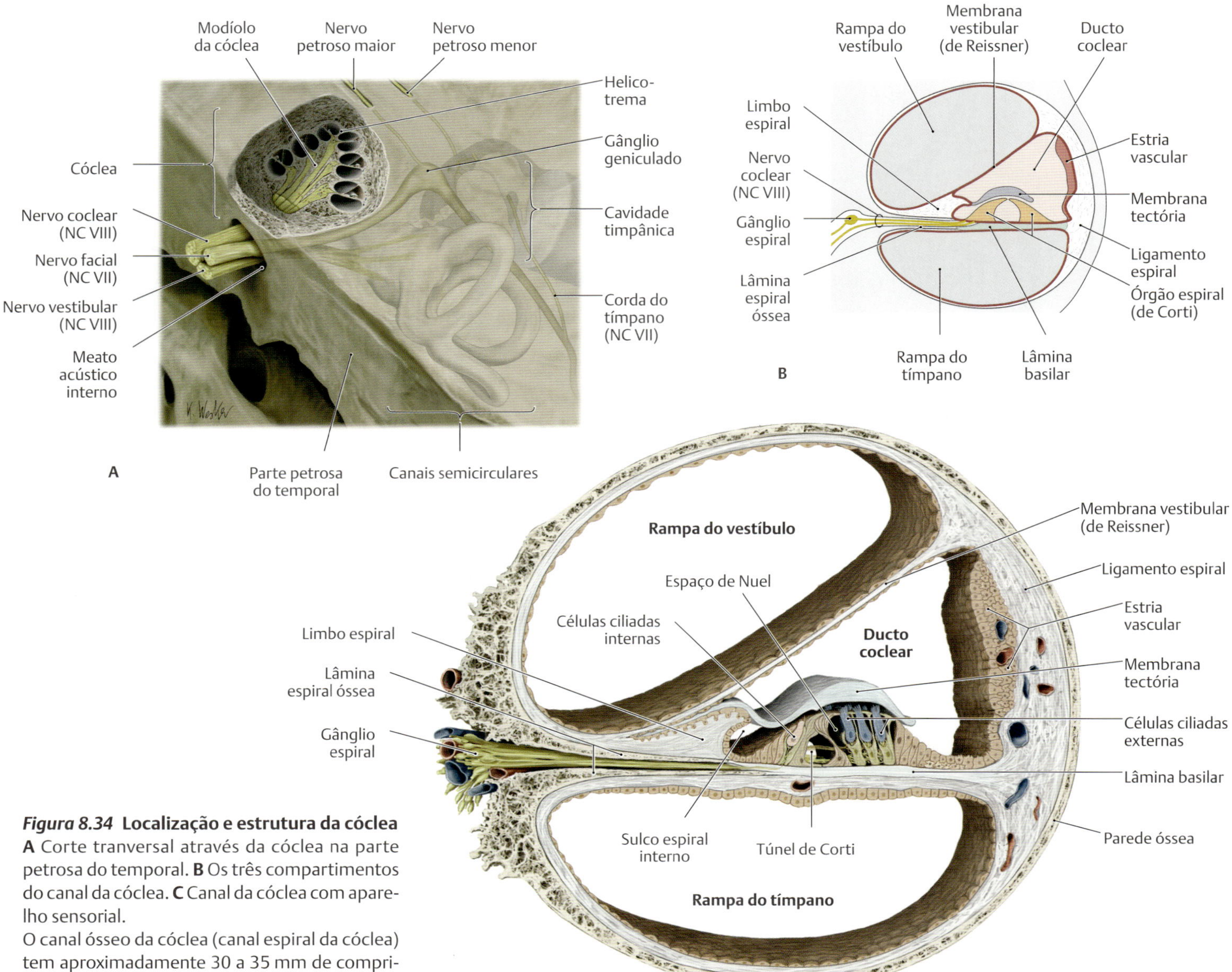

Figura 8.34 **Localização e estrutura da cóclea**
A Corte tranversal através da cóclea na parte petrosa do temporal. **B** Os três compartimentos do canal da cóclea. **C** Canal da cóclea com aparelho sensorial.

O canal ósseo da cóclea (canal espiral da cóclea) tem aproximadamente 30 a 35 mm de comprimento em adultos. Ele faz duas voltas e meia ao redor do seu eixo ósseo, o *modíolo*, o qual é permeado por cavidades e contém o gânglio espiral (pericários dos neurônios aferentes). A base da cóclea é voltada para o meato acústico interno (**A**). O corte transversal através do canal da cóclea mostra os três compartimentos membranáceos dispostos em três níveis (**B**). Nos compartimentos superior e inferior, a *rampa do vestíbulo* e a *rampa do tímpano* contêm perilinfa; no nível médio, o *ducto coclear* (rampa média) contém endolinfa. Os espaços perilinfáticos são interconectados no ápice pelo *helicotrema*, e o espaço endolinfático termina cegamente no ápice. O ducto coclear, que é triangular no corte transversal, é separado da rampa do vestíbulo pela *membrana vestibular* (*membrana de Reissner*) e da rampa do tímpano pela *lâmina basilar*. Esta representa uma projeção óssea do modíolo (*lâmina do modíolo*) e se alarga continuamente da base da cóclea até o ápice. Altas frequências (até 20.000 Hz) são percebidas pelas porções estreitas da lâmina basilar, enquanto baixas frequências (menos de 200 Hz) são percebidas por suas porções amplas (*organização tonotópica*). A lâmina basilar e a lâmina espiral óssea formam o assoalho do ducto coclear, em cima do qual o órgão da audição, órgão espiral (de Corti), está localizado. Este órgão é constituído por um sistema de células sensoriais e células de sustentação cobertas por uma membrana gelatinosa acelular, a *membrana tectória*. As células sensoriais (células ciliadas internas e externas) são os receptores do órgão espiral (de Corti) (**C**). As células ciliadas comportam aproximadamente 50 a 100 estereocílios, e na sua superfície apical fazem sinapse do lado basal com as terminações dos neurônios aferentes e eferentes. Elas têm a habilidade de transformar a energia mecânica em potencial eletroquímico. Uma visão ampliada do corte transversal do ducto coclear (**C**) também mostra a *estria vascular*, uma camada de epitélio vascularizado onde é formada a endolinfa. Esta endolinfa preenche o labirinto membranáceo (que aparece aqui como o ducto coclear, que é parte do labirinto). O órgão espiral (de Corti) está localizado na lâmina basilar. Ele transforma a energia das ondas sonoras viajantes em impulsos elétricos, que são então transportados para o encéfalo pelo nervo coclear. A principal célula da transdução do sinal é a célula ciliada interna. A função da lâmina basilar é transmitir as ondas sonoras para as células ciliadas internas, que as transformam em impulsos que são recebidos e retransmitidos pelo gânglio coclear.

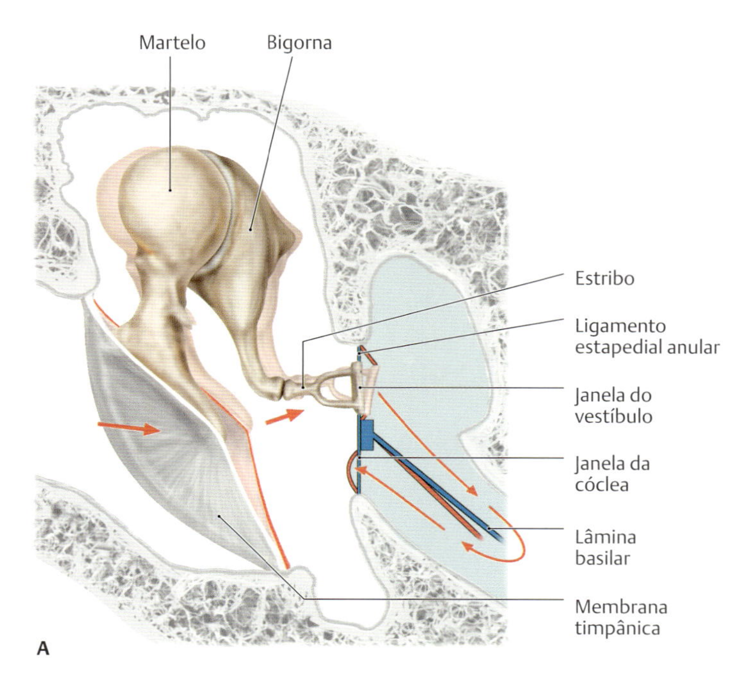

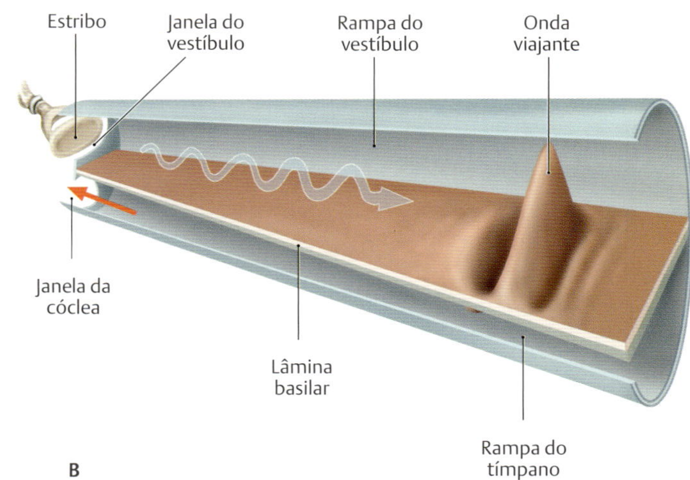

Figura 8.35 **Condução do som durante a audição**

A Condução do som da orelha média para a orelha interna: ondas sonoras no ar defletem na membrana timpânica, cujas vibrações são conduzidas pelos ossículos da audição para a janela do vestíbulo. A pressão sonora induz movimento na membrana da janela do vestíbulo, cujas vibrações são, por sua vez, transmitidas da perilinfa para a lâmina basilar da orelha interna (**B**). A janela da cóclea equaliza as pressões entre a orelha média e a interna.

B Formação da onda viajante na cóclea: a onda sonora inicia na janela do vestíbulo e segue até a rampa do vestíbulo para o ápice da cóclea ("onda viajante"). A amplitude da onda viajante aumenta gradativamente em função da frequência sonora e alcança um valor máximo em locais específicos (mostrado exageradamente na figura). Estes são os locais em que os receptores do órgão espiral são estimulados e ocorre a transdução do sinal. Para entender esse processo, é preciso primeiro compreender a estrutura do órgão espiral (o verdadeiro órgão da audição), que é retratado na **Figura 8.36**.

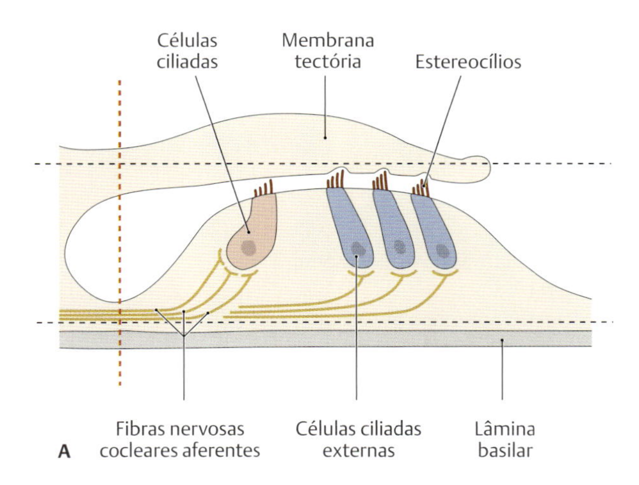

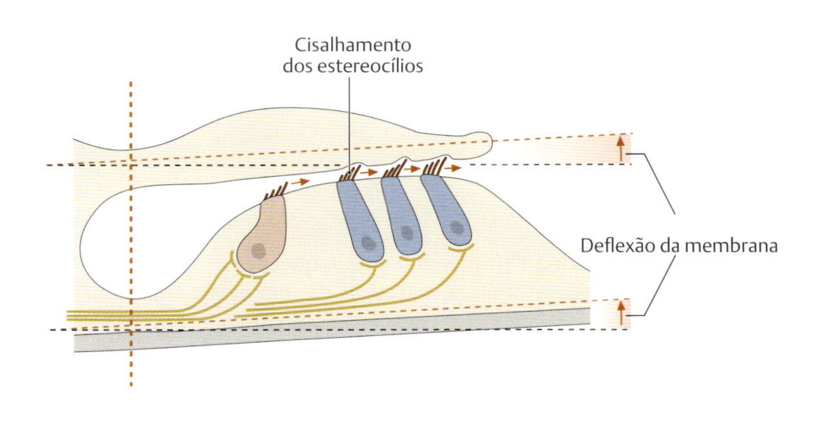

Figura 8.36 **Órgão espiral (de Corti) em repouso (A) e defletido por uma onda viajante (B)**

A onda viajante é provocada por vibrações da membrana da janela do vestíbulo. Em cada local em que está associada a uma frequência sonora específica, a onda viajante causa deflexão máxima da lâmina basilar e então, da membrana tectória, criando movimentos oscilatórios entre as duas membranas. Esses movimentos oscilatórios fazem com que os estereocílios das células ciliadas *externas* se dobrem. Em resposta, as células ciliadas mudam ativamente seu comprimento, aumentando, assim, a amplitude local da onda viajante. Isto, adicionalmente, dobra os estereocílios das células ciliadas *internas*, estimulando a liberação de glutamato no seu polo basal. A liberação dessa substância gera um potencial excitatório nas fibras nervosas aferentes, que é transmitido para o encéfalo.

Via auditiva

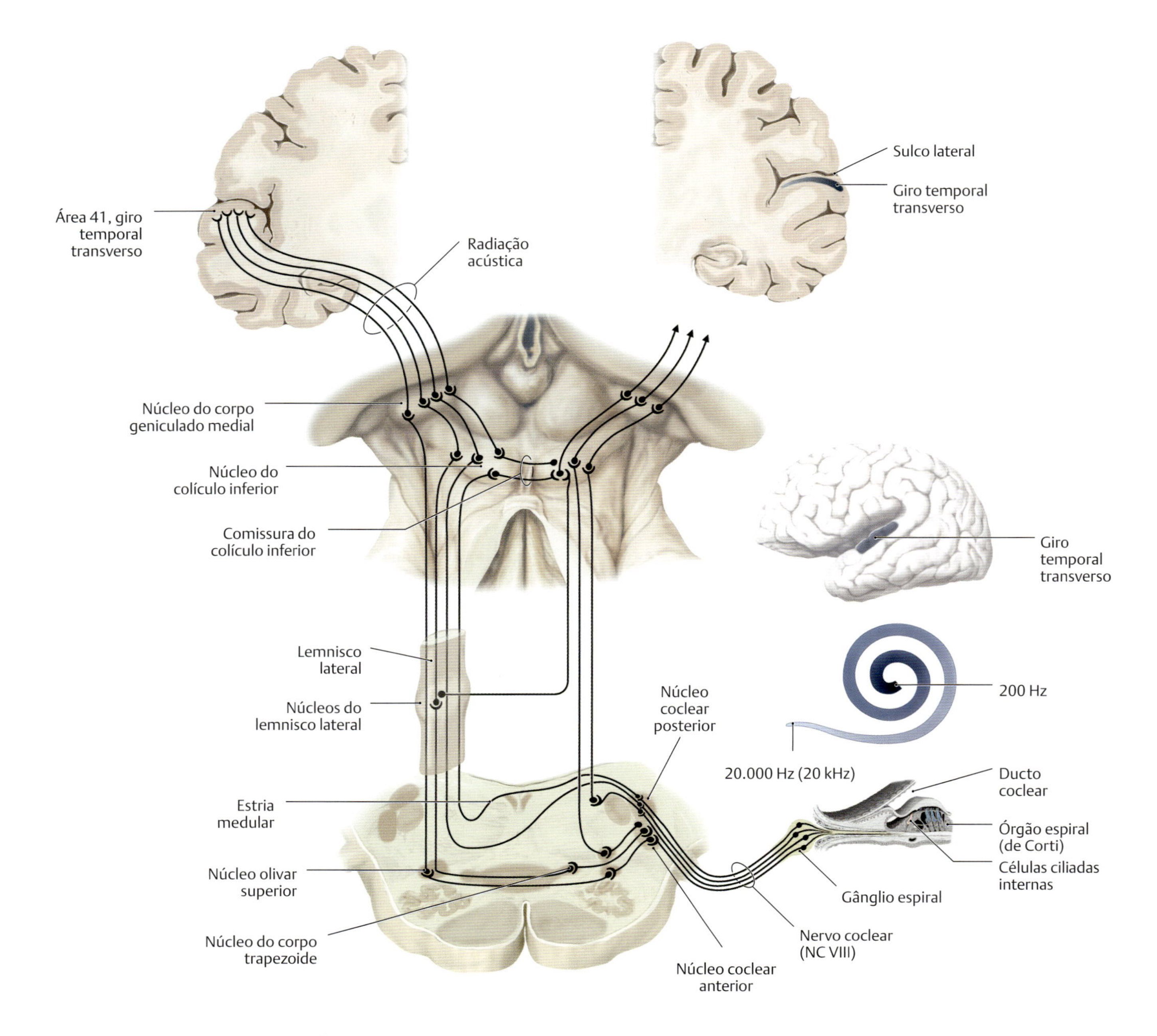

Figura 8.37 **Via auditiva aferente da orelha esquerda**
Os receptores da via auditiva são as células ciliadas internas do órgão espiral. Por falta de processo neural, são chamadas *células sensoriais secundárias*. Elas estão localizadas no ducto coclear da lâmina basilar e estão repletas de estereocílios, que estão expostos às forças de cisalhamento da membrana tectória em resposta à onda viajante. Isto causa inclinação dos estereocílios (veja a **Figura 8.36**). Esses movimentos de inclinação atuam como um estímulo para evocar cascatas de sinais neurais. Processos dendríticos dos neurônios bipolares do gânglio espiral captam o estímulo. Os neurônios bipolares, em seguida, transmitem os impulsos por meio de seus axônios, que são unidos e formam o nervo coclear, para os núcleos cocleares posterior e anterior. Nestes núcleos, os sinais são retransmitidos para um segundo neurônio da via auditiva. Informações dos núcleos cocleares são então transmitidas, via quatro a seis núcleos, para o córtex auditivo primário, em que a informação auditiva é conscientemente percebida (análogo ao córtex visual). O córtex auditivo primário está localizado nos giros temporais transversos (giro de Heschl, área de Brodmann 41). A via auditiva contém as seguintes estações-chave:

- Células ciliadas internas do órgão espiral
- Glânglio espiral
- Núcleos cocleares anterior e posterior
- Núcleo do corpo trapezoide e núcleo olivar superior
- Núcleo do lemnisco lateral
- Núcleos do colículo inferior
- Núcleos do corpo geniculado medial
- Córtex auditivo primário no lobo temporal (giros temporais transversos = giro de Heschl ou área de Brodmann 41).

As partes individuais da cóclea estão relacionadas com áreas específicas do córtex auditivo e suas estações de retransmissão. Isto é conhecido como *organização tonotópica da via auditiva*. Esse princípio organizacional é semelhante ao da via visual. O processamento binaural da informação auditiva (= audição estéreo) primeiro ocorre no nível do núcleo olivar superior. Em todas as outras fases da via auditiva também existem interconexões entre os lados direito e esquerdo da via auditiva (para maior clareza, isto não está demonstrado aqui). Uma cóclea que tenha cessado a sua função pode, às vezes, ser substituída por um implante coclear.

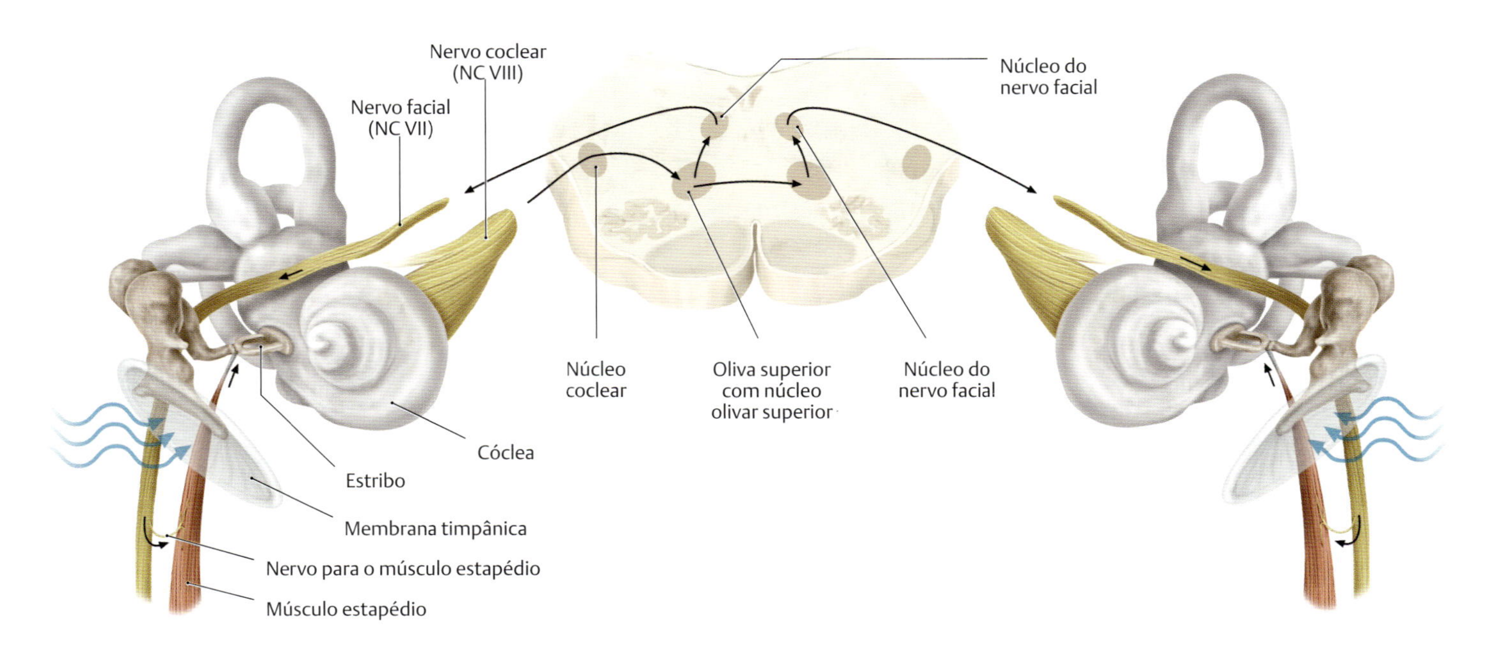

Figura 8.38 **O reflexo estapediano**
Quando o volume de um sinal acústico alcança certo limiar, o reflexo estapediano desencadeia uma contração do músculo estapédio. Este reflexo pode ser utilizado para testar a audição sem a cooperação do paciente (teste auditivo "objetivo"). O teste é realizado pela introdução de uma sonda sonora dentro do meato acústico e emissão de ruído teste na membrana timpânica. Quando o volume do ruído alcança certo limiar, ele evoca o reflexo estapediano, e a membrana timpânica enrijece. A mudança na resistência da membrana timpânica é então medida e registrada. O limbo ***aferente*** desse reflexo está no nervo coclear. A informação é transmitida para o núcleo do nervo facial de cada lado pelo núcleo olivar superior. O limbo ***eferente*** desse reflexo é formado pelas fibras motoras branquiais (motoras viscerais) do nervo facial.

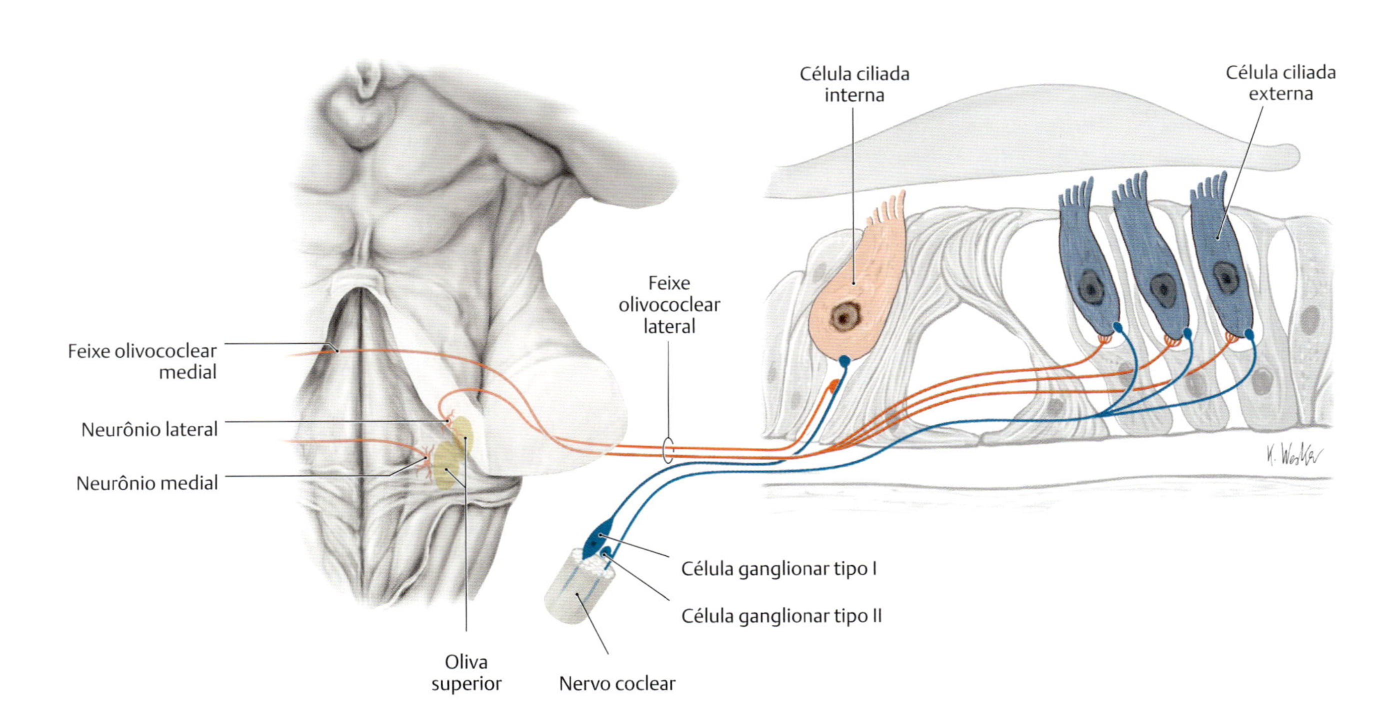

Figura 8.39 **Fibras eferentes da oliva para o órgão espiral (de Corti)**
Além das fibras aferentes do órgão espiral, que formam o nervo vestibulococlear, existem também fibras eferentes (vermelho) que passam para o órgão espiral na orelha interna e estão relacionadas com o pré-processamento ativo do som ("amplificador coclear") e proteção acústica. As fibras eferentes surgem dos neurônios localizados em cada uma das partes lateral e medial da oliva superior e se projetam de lá para a cóclea (feixe olivococlear lateral ou medial). As fibras dos neurônios laterais passam *sem se cruzar* para os dendritos das células ciliadas *internas*, enquanto as fibras dos neurônios mediais *cruzam* para o lado oposto e terminam na base das células ciliadas *externas*, cuja atividade elas influenciam. Quando estimuladas, as células ciliadas externas podem ativamente amplificar a onda viajante. Isto aumenta a sensibilidade das células ciliadas internas (as verdadeiras células receptoras). A atividade das fibras eferentes da oliva pode ser registrada como emissões otoacústicas (EOA). Esse teste pode ser usado para rastrear as anormalidades auditivas em recém-nascidos.

Aparelho vestibular

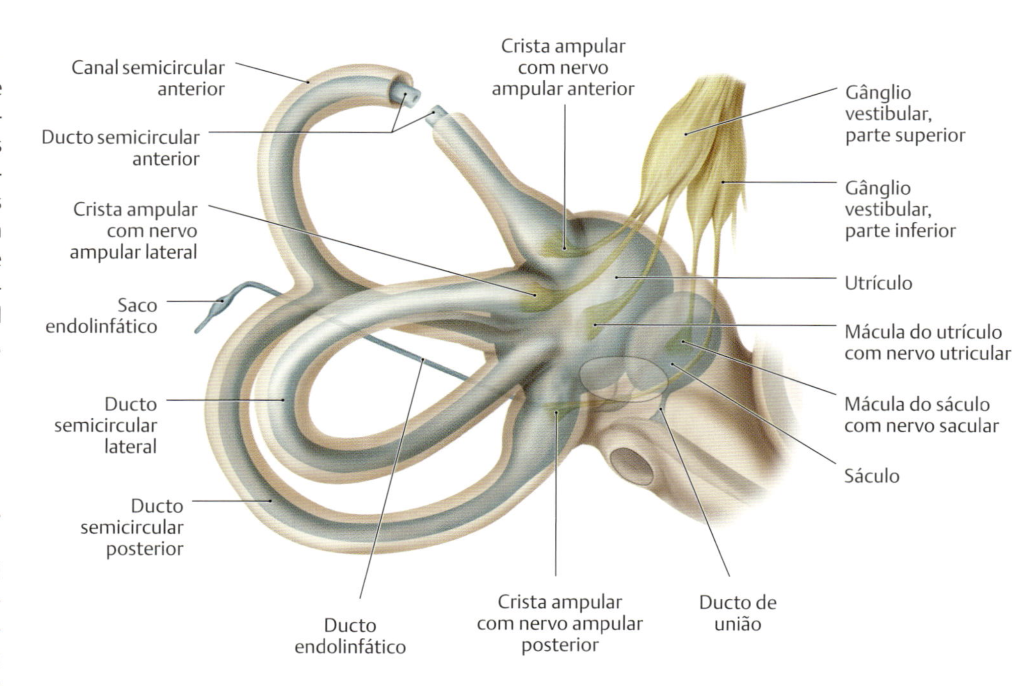

Figura 8.40 **Estrutura do aparelho vestibular**
O aparelho vestibular é o órgão do equilíbrio. Ele é constituído por ductos semicirculares, que contêm cristas sensoriais (cristas ampulares) em suas porções dilatadas (ampola), e pelo sáculo e utrículo, com os seus órgãos maculares. Os órgãos sensoriais nos ductos semicirculares respondem à aceleração angular; os órgãos maculares, que têm aproximadamente orientação vertical e horizontal, respondem à aceleração linear horizontal (mácula do utrículo) e vertical (mácula do sáculo), assim como às forças gravitacionais.

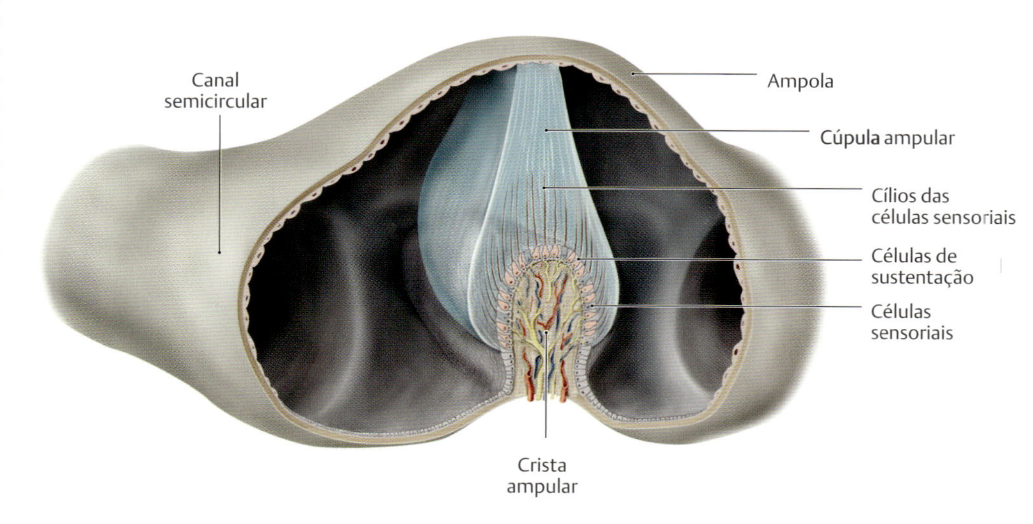

Figura 8.41 **Estruturas da ampola e crista ampular**
Corte transversal através da ampola do canal semicircular. Cada canal tem uma expansão bulbar (ampola) em uma extremidade, que é atravessada por uma crista de tecido conjuntivo com epitélio sensorial (crista ampular). Estendendo-se acima da crista ampular está a cúpula gelatinosa, que é presa ao teto da ampola. Cada uma das células sensoriais da crista ampular (aproximadamente 7.000 no total) carrega, em seu polo apical, um longo cinocílio e aproximadamente 80 estereocílios menores, que se projetam para a cúpula. Quando a cabeça é girada no plano de um canal semicircular específico, o atraso na inércia da endolinfa causa deflexão da cúpula, que, por sua vez, causa curvatura dos estereocílios. As células sensoriais são despolarizadas (excitação) ou hiperpolarizadas (inibição), dependendo da direção do deslocamento dos cílios.

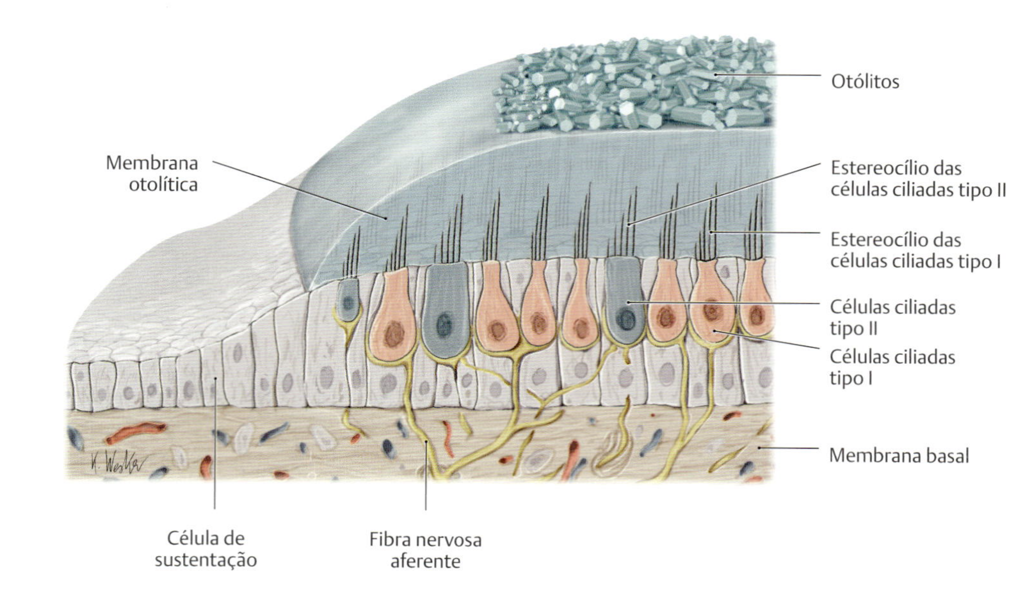

Figura 8.42 **Estrutura das máculas do utrículo e do sáculo**
As máculas são áreas ovais espessas no epitélio de revestimento do utrículo e do sáculo, cada uma em média com 2 mm de diâmetro, contendo células sensoriais e de sustentação. Como as células sensoriais da crista ampular, as células sensoriais do órgão macular são cobertas por estereocílios especializados, que se projetam para dentro da membrana otolítica. Esta última é constituída por uma camada gelatinosa, semelhante à cúpula, mas que tem cristais de carbonato de cálcio ou otólitos (*estatólitos*) incorporados à sua superfície. Com sua alta gravidade específica, esses cristais exercem tração na massa gelatinosa em resposta à aceleração linear, e isto induz movimentos de curvatura dos cílios. As células sensoriais são despolarizadas ou hiperpolarizadas de acordo com a movimentação, dependendo da orientação dos cílios. Existem duas categorias distintas de células ciliadas vestibulares (tipo I e tipo II); as células tipo I (vermelho-claro) são caliciformes.

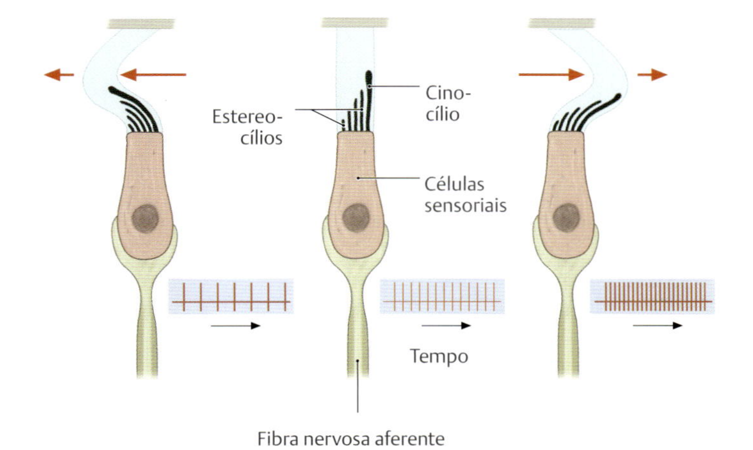

Figura 8.43 **Transdução dos estímulos nas células sensoriais vestibulares**

Cada uma das células da mácula e da crista ampular apresenta, em sua face apical, um longo cinocílio e aproximadamente 80 estereocílios de comprimentos graduados, que formam um conjunto que se assemelha a um órgão tubular. Esse arranjo resulta na diferenciação polar das células sensoriais. Os cílios estão em linha reta quando estão em estado de repouso. Quando os estereocílios são defletidos em direção ao cinocílio, as células sensoriais despolarizam, e a frequência dos potenciais de ação (taxa de descarga dos impulsos) é aumentada (lado direito do diagrama). Quando os estereocílios são defletidos em direção contrária à do cinocílio, as células hiperpolarizam, e a taxa de descarga é reduzida (lado esquerdo do diagrama). Esse mecanismo regula a liberação do transmissor de glutamato no polo basal da célula sensorial, controlando, assim, a ativação da fibra nervosa aferente (a despolarização estimula a liberação de glutamato e a hiperpolarização a inibe). Dessa maneira, o encéfalo recebe informações sobre a magnitude e a direção dos movimentos e mudanças de posição.

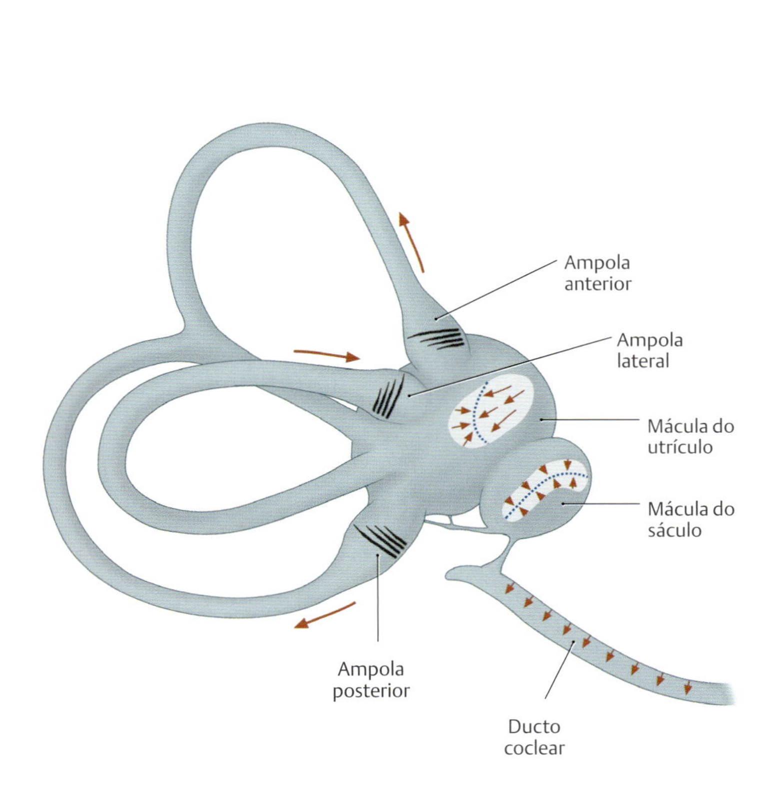

Figura 8.44 **Orientações especializadas dos estereocílios no aparelho vestibular (crista ampular e mácula)**

O estímulo das células sensoriais pela deflexão dos estereocílios *para longe* de ou *em direção* ao cinocílio é o que inicia a transdução do sinal; a orientação espacial dos cílios deve ser especializada para garantir que cada posição no espaço e cada movimento da cabeça estimule ou iniba certos receptores. O arranjo ciliar mostrado aqui assegura que cada direção espacial esteja correlacionada com a sensibilidade máxima de um campo receptor específico. As setas indicam a polarização dos cílios (*i. e.*, cada ponta de seta aponta em direção ao cinocílio em um campo específico).

Note que as células sensoriais mostram um arranjo oposto e recíproco nos campos sensoriais do utrículo e do sáculo.

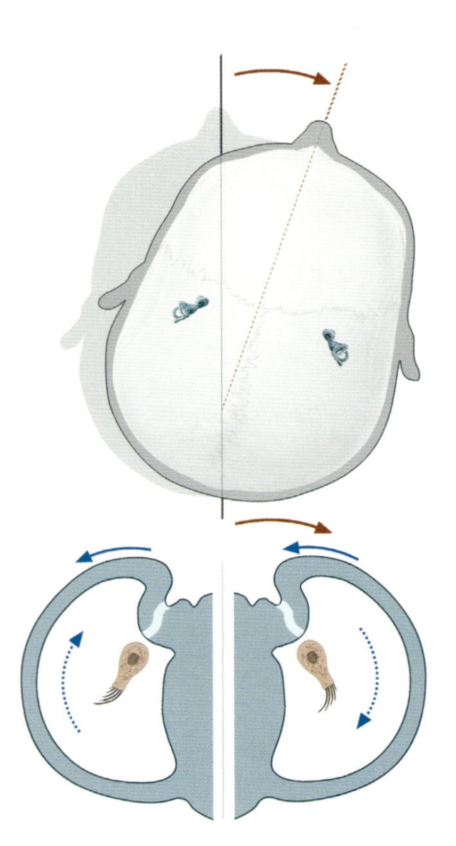

Figura 8.45 **Interação dos canais semicirculares contralaterais durante rotação da cabeça**

Quando a cabeça gira para a direita (seta vermelha), a endolinfa flui para a esquerda por causa de sua massa inercial (seta sólida azul, considerando a cabeça como ponto de referência). Devido ao alinhamento dos estereocílios, os canais semicirculares esquerdo e direito são estimulados de maneira oposta. No lado direito, os estereocílios são defletidos em direção ao cinocílio (seta pontilhada; a taxa de descarga aumenta). No lado esquerdo, os estereocílios são defletidos para longe do cinocílio (seta pontilhada; a taxa de descarga diminui). Esse arranjo aumenta a sensibilidade aos estímulos pelo aumento do contraste do estímulo entre os dois lados. Em outras palavras, a diferença entre a redução da taxa de disparo de um lado e o aumento da taxa de disparo do outro lado aumenta a percepção do estímulo cinético.

Sistema vestibular

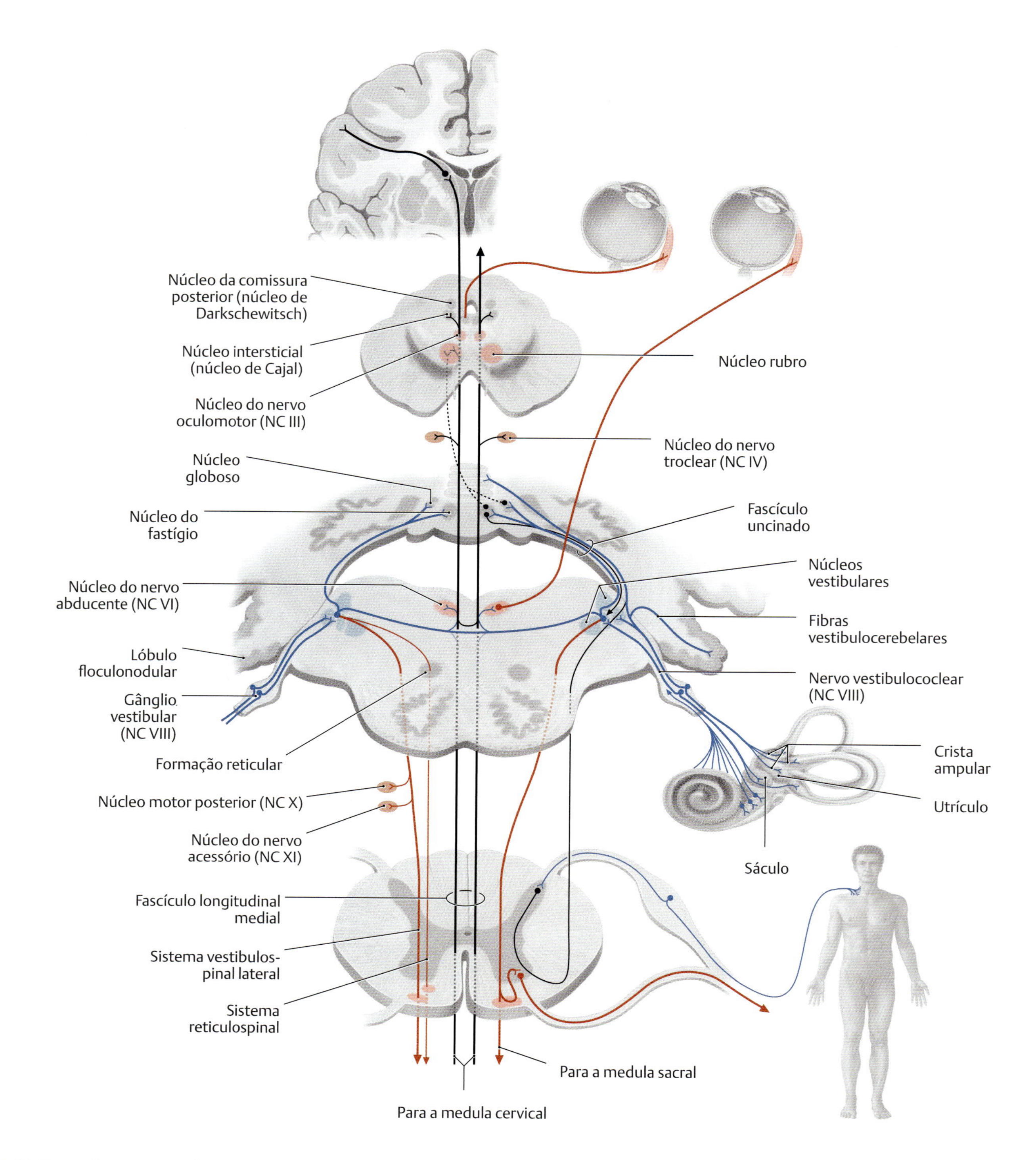

Figura 8.46 **Conexões centrais do nervo vestibular (NC VIII)**
Três sistemas estão envolvidos na regulação do equilíbrio humano:

- Sistema vestibular
- Sistema proprioceptivo
- Sistema visual

Os receptores periféricos do *sistema vestibular* estão localizados no labirinto membranáceo, que consiste em utrículo, sáculo e ampolas dos três ductos semicirculares. As máculas do utrículo e do sáculo respondem à aceleração linear, e os órgãos dos ductos semicirculares na crista ampular respondem à aceleração angular (rotacional). Como as células ciliadas da orelha interna, os receptores do sistema vestibular são células sensoriais *secundárias*. As porções basais das células sensoriais secundárias são circundadas por processos dendríticos dos neurônios bipolares. Seus pericários estão localizados no gânglio vestibular. Os axônios desses neurônios formam o nervo vestibular e terminam nos quatro núcleos vestibulares. Além do *input* do aparelho vestibular, esses núcleos também recebem *input* sensorial (veja a **Figura 8.47**). Os núcleos vestibulares mostram organização topográfica (veja a **Figura 8.48**) e distribuem suas fibras eferentes para três alvos:

- Neurônios motores na medula espinal via sistema vestibulospinal lateral. Esses neurônios motores ajudam a manter a postura ereta, principalmente pelo aumento do tônus dos músculos extensores.
- Lóbulo floculonodular do cerebelo (arquicerebelo) via fibras vestibulocerebelares.
- Núcleos do nervo oculomotor ipsilateral e contralateral via parte ascendente do fascículo longitudinal medial.

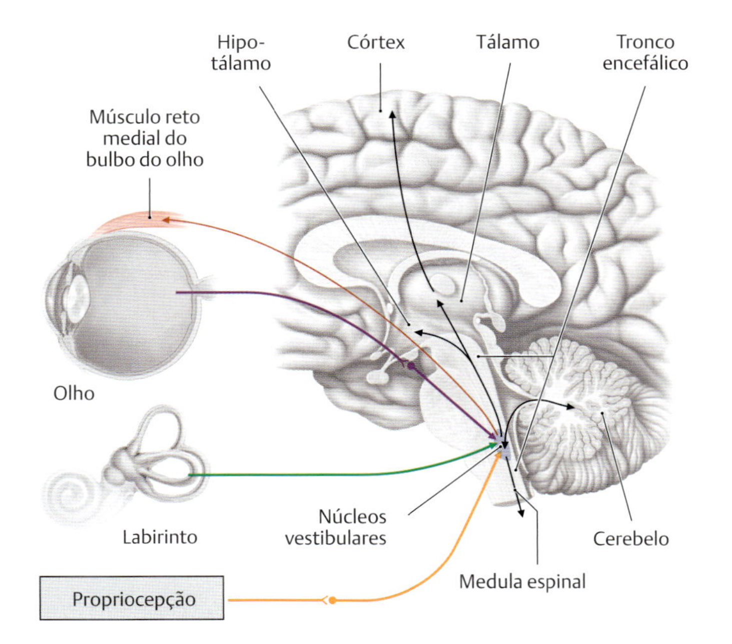

Figura 8.47 **Função dos núcleos vestibulares na manutenção do equilíbrio**

Os núcleos vestibulares recebem *input* aferente do sistema vestibular, do sistema proprioceptivo (senso de posição, músculos e articulações) e do sistema visual. Eles então distribuem as fibras eferentes para os núcleos que controlam os sistemas motores que são importantes para o equilíbrio. Esses núcleos estão localizados nas seguintes estruturas:

- Medula espinal (sustentação motora)
- Cerebelo (controle fino da função motora)
- Tronco encefálico (núcleos do nervo oculomotor para função oculomotora)

As fibras eferentes dos núcleos vestibulares também são distribuídas para as seguintes regiões:

- Tálamo e córtex (senso espacial)
- Hipotálamo (regulação autônoma: vômito em resposta à vertigem)

Nota: a falência aguda do sistema vestibular é manifestada por vertigem rotatória.

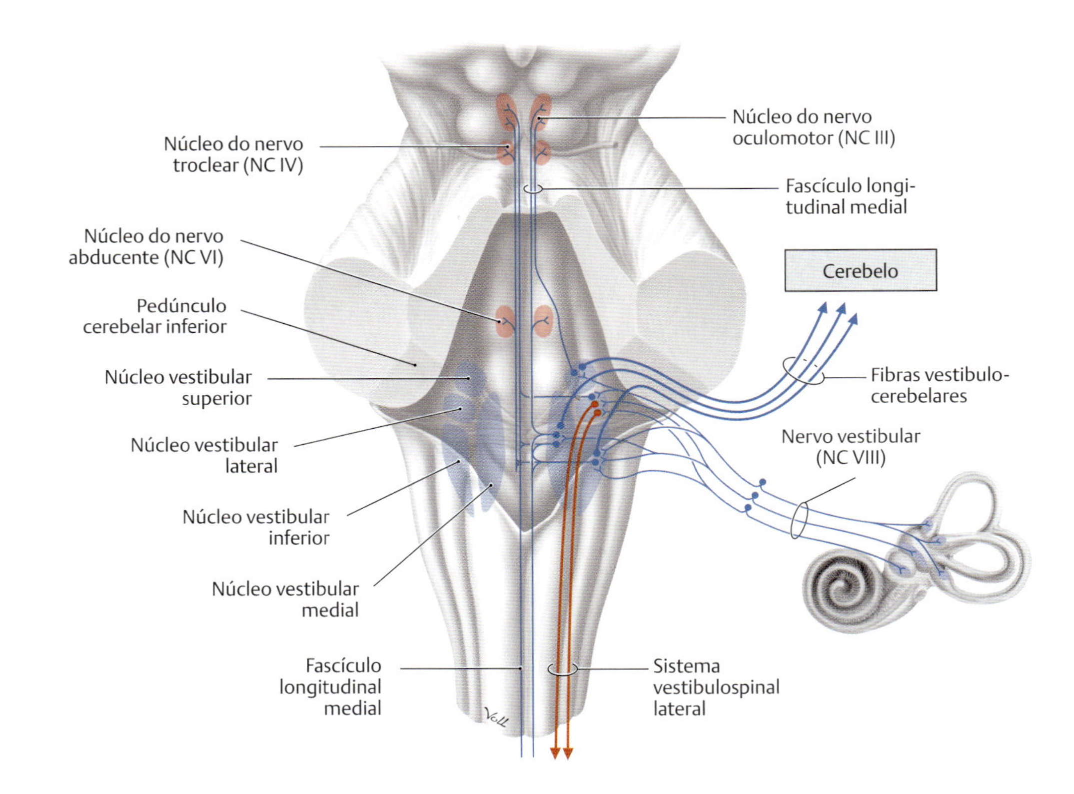

Figura 8.48 **Núcleos vestibulares: organização topográfica e conexões centrais**

Quatro núcleos são distinguidos:

- Núcleo vestibular superior (de Bechterew)
- Núcleo vestibular lateral (de Deiters)
- Núcleo vestibular medial (de Schwalbe)
- Núcleo vestibular inferior (de Roller)

O sistema vestibular apresenta uma organização topográfica:

- Fibras aferentes da mácula do sáculo terminam no núcleo vestibular inferior e no núcleo vestibular lateral.
- Fibras aferentes da mácula do utrículo terminam na parte medial do núcleo vestibular inferior, na parte lateral do núcleo vestibular medial e no núcleo vestibular lateral.
- Fibras aferentes da crista ampular dos canais semicirculares terminam no núcleo vestibular superior, na parte superior do núcleo vestibular inferior e no núcleo vestibular lateral.

As fibras eferentes do núcleo vestibular lateral passam para o sistema vestibulospinal lateral. Este sistema se estende para a parte sacral da medula espinal, e seus axônios terminam nos neurônios motores. Funcionalmente, ele mantém o corpo ereto por meio do aumento do tônus dos músculos extensores. As fibras vestibulocerebelares dos três outros núcleos atuam por meio do cerebelo para modular o tônus muscular. Todos os quatro núcleos vestibulares distribuem axônios ipsilaterais e contralaterais via fascículo longitudinal medial para os núcleos dos três nervos motores para os músculos extrínsecos do bulbo do olho (*i. e.*, os núcleos dos nervos oculomotor [NC III], troclear [NC IV] e abducente [NC VI]).

Cavidade oral: visão geral

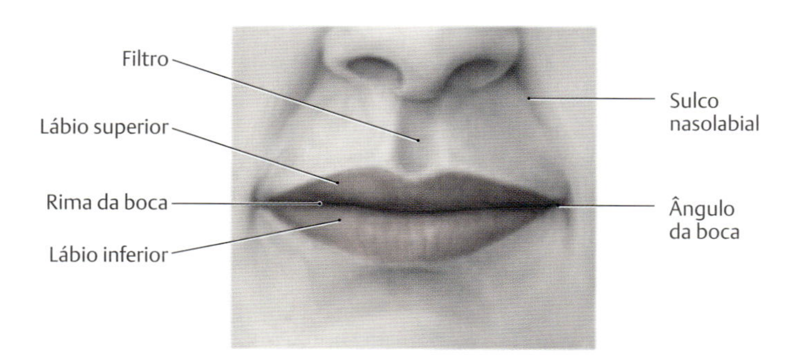

Figura 9.1 **Lábios e sulcos labiais**
Visão anterior. Os lábios superior e inferior se encontram no ângulo da boca. A rima da boca se abre para o interior da cavidade oral. As alterações nos lábios observadas à inspeção visual podem render importantes pistas diagnósticas: lábios azuis (cianose) sugerem doença cardíaca, pulmonar ou ambas, e sulcos nasolabiais profundos podem refletir doenças crônicas do sistema digestório.

Figura 9.2 **Cavidade oral**
Visão anterior. Os arcos dentais (com os processos alveolares da maxila e da mandíbula) subdividem a cavidade oral em duas partes:

- Vestíbulo da boca: porção externa dos arcos dentais, limitada de um lado pelos lábios/bochechas e de outro lado pelos arcos dentais.
- Cavidade própria: região dentro dos arcos dentais, limitada posteriormente pelo arco palatoglosso.

A cavidade oral é revestida pela túnica mucosa da boca, que se divide em túnicas mucosas de revestimento, mastigatória e gengival. A túnica mucosa de revestimento consiste em epitélio escamoso estratificado não ceratinizado, que é umidificado pelas secreções das glândulas salivares. O epitélio escamoso estratificado ceratinizado da pele se mistura com o epitélio escamoso estratificado não ceratinizado da cavidade oral na margem do vermelhão dos lábios. A túnica mucosa mastigatória é ortoceratinizada para sustentar o estresse mastigatório. A gengiva que suporta os dentes é ceratinizada.

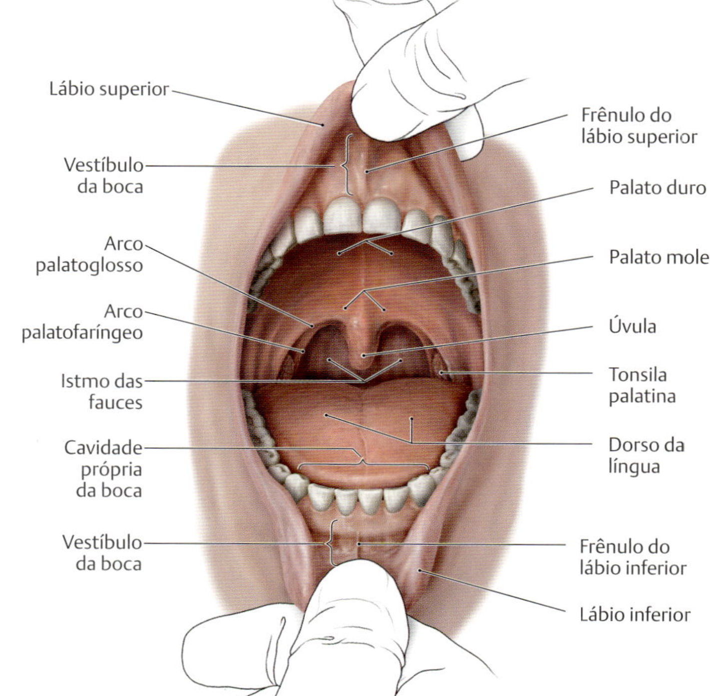

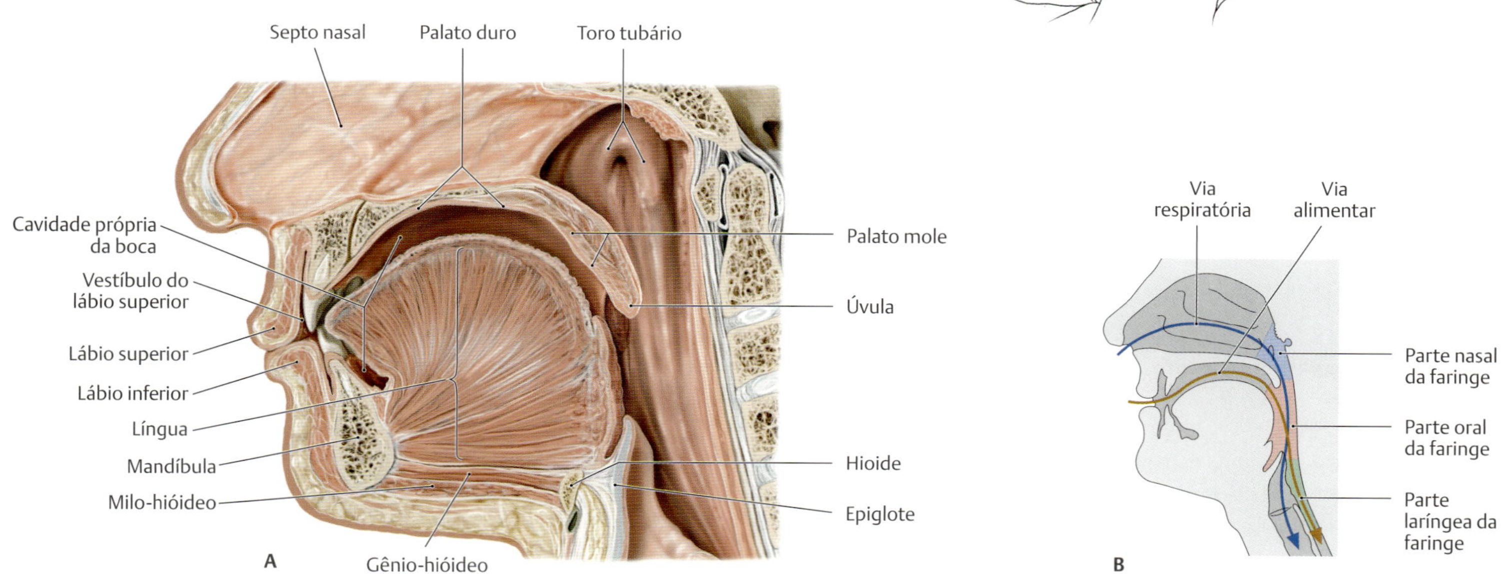

Figura 9.3 **Organização e limites da cavidade oral**
Corte sagital mediano, visão lateral esquerda. A cavidade oral está localizada abaixo da cavidade nasal e anteriormente à faringe. O limite inferior da cavidade própria da boca é formado pelo músculo milo-hióideo. O teto da cavidade oral é formado pelo palato duro em seus dois terços anteriores e pelo palato mole (véu) em seu terço posterior. A úvula fica pendurada no palato mole entre a cavidade oral e a faringe. A porção média da faringe (parte oral da faringe) é a área na qual a via respiratória e a via alimentar se intersectam (**B**).

Figura 9.4 **Arcos dentais maxilar e mandibular**

A Maxila. Visão inferior.

B Mandíbula. Visão superior.

Existem três tipos básicos de dentes – incisiformes (incisivos), caniniformes (caninos) e molariformes (pré-molares e molares) – que realizam as ações de cortar, perfurar e triturar, respectivamente. Cada metade da maxila e da mandíbula contém os seguintes grupos de dentes:

- Dentes anteriores: dois incisivos e um canino
- Dentes posteriores (pós-caninos): dois pré-molares e três molares.

Cada dente possui um código de identificação para descrever a localização específica de lesões dentárias como a cárie (ver adiante).

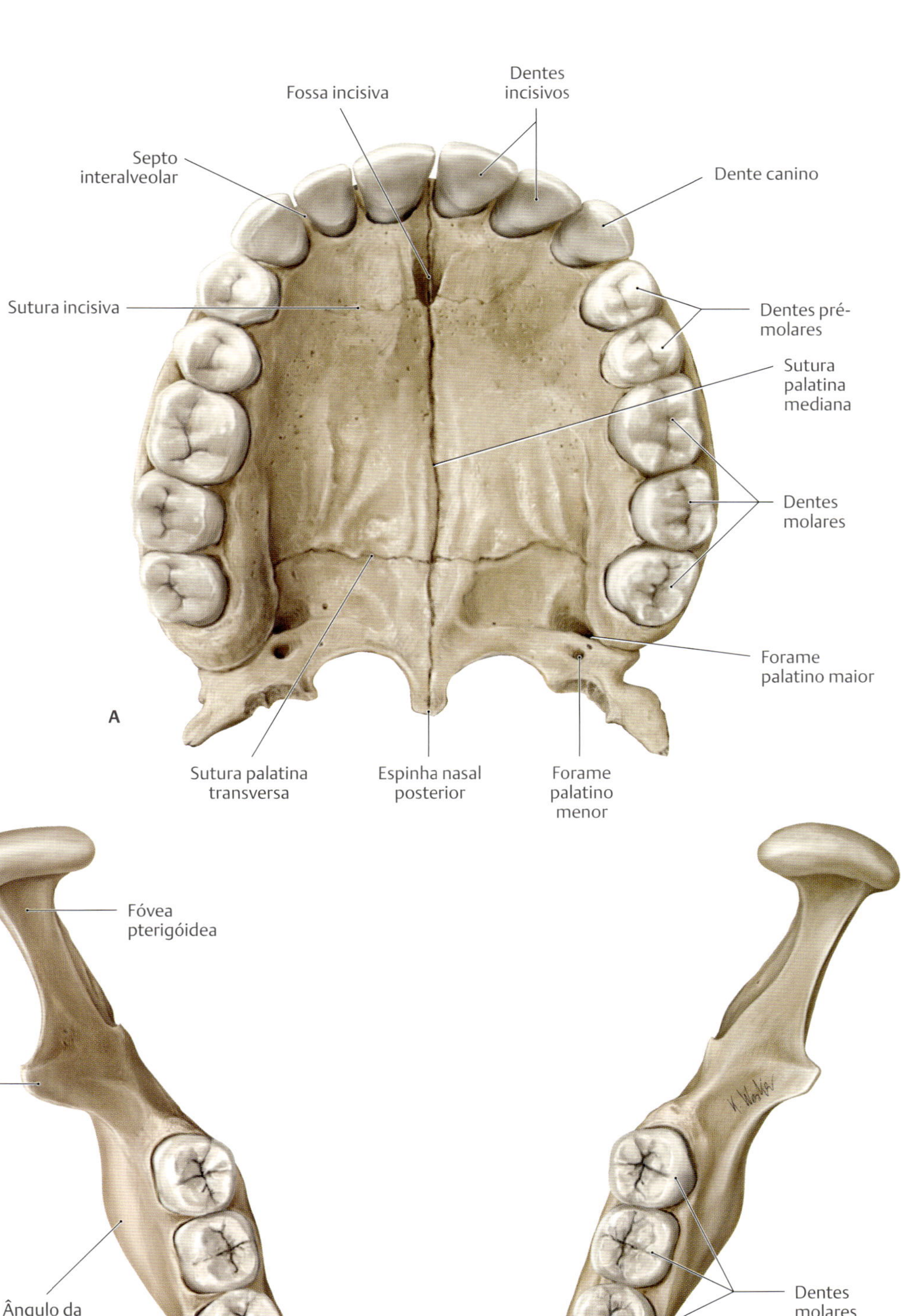

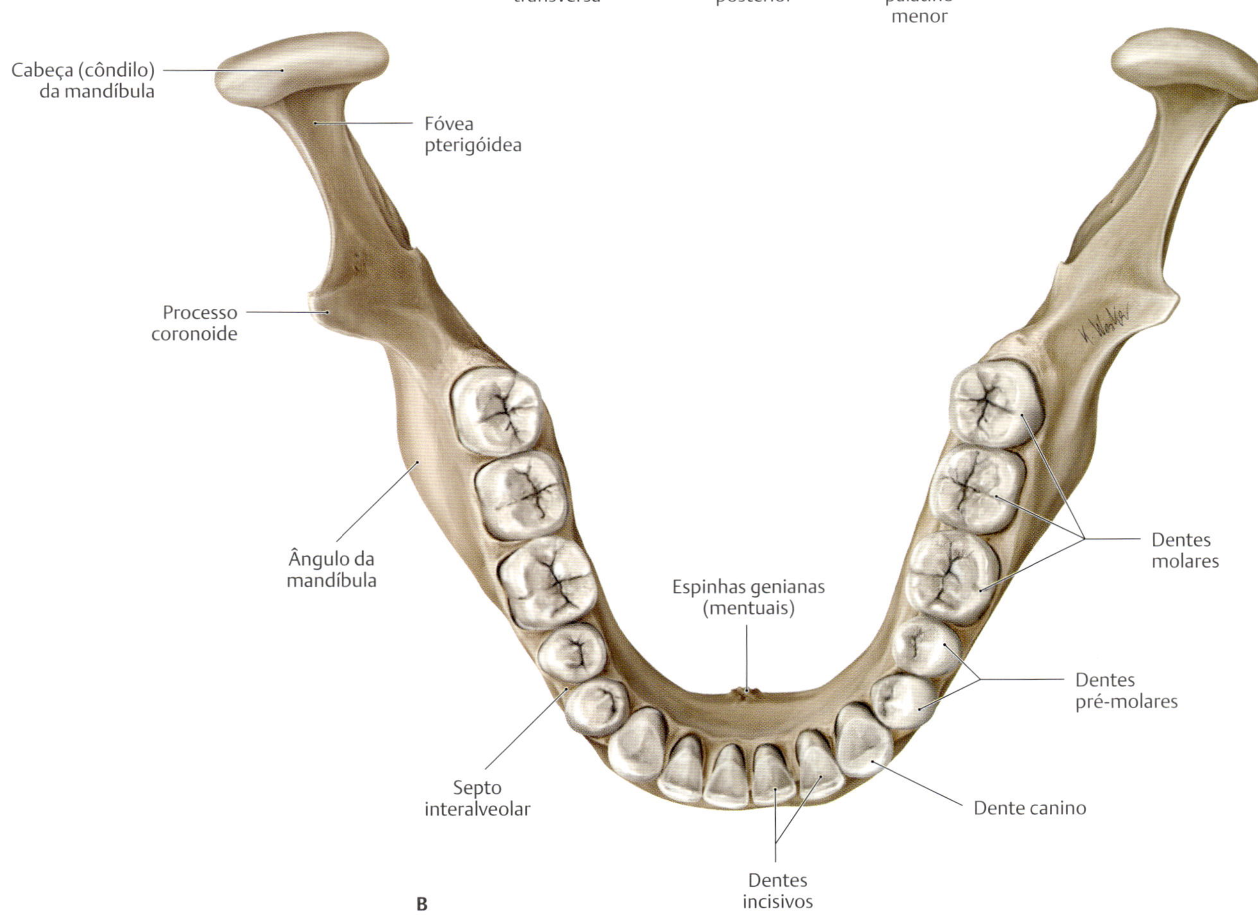

Dentes permanentes

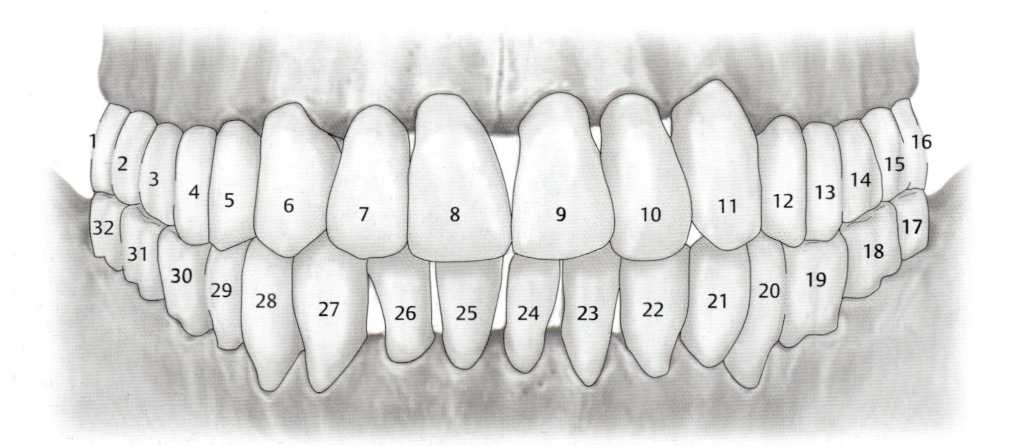

Figura 9.5 **Codificação dos dentes permanentes**
Nos Estados Unidos, os dentes permanentes são numerados sequencialmente, e não são atribuídos a quadrantes. Seguindo o sentido horário (da perspectiva do observador), os dentes do arco superior são numerados de 1 a 16, e os inferiores de 17 a 32. *Nota*: o terceiro dente molar superior (dente do siso) à direita do paciente é considerado o número 1.

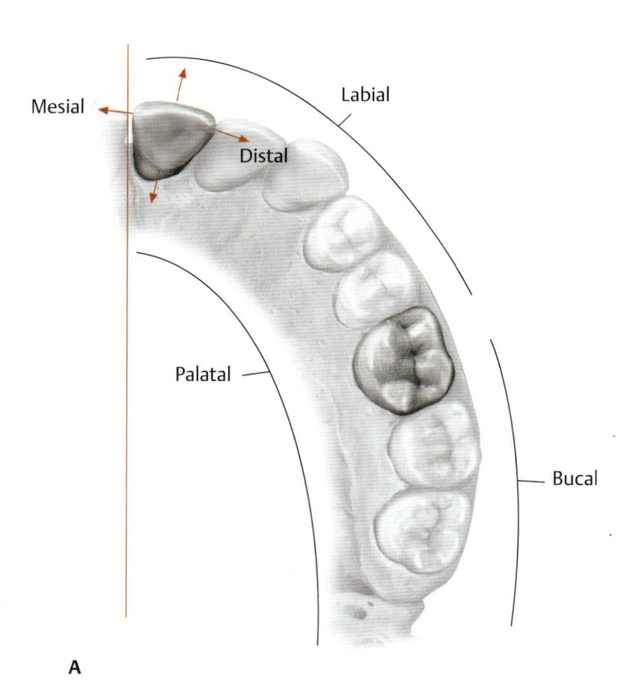

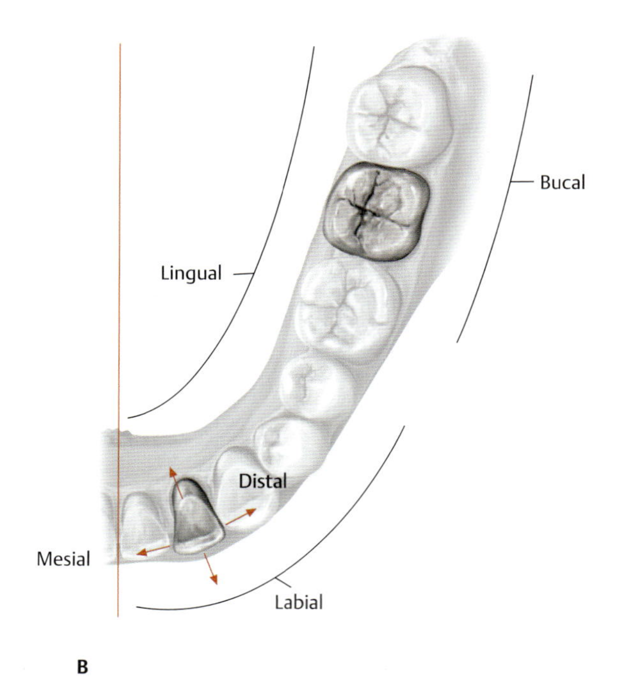

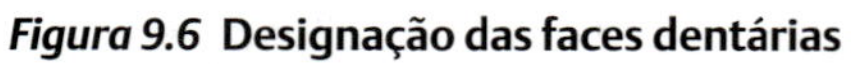

Figura 9.6 **Designação das faces dentárias**
A Visão inferior do arco dental maxilar. **B** Visão superior do arco dental mandibular. As faces dentárias *mesiais* e *distais* são aquelas mais próximas e mais distantes da linha média, respectivamente. O termo *labial* é usado para os dentes incisivos e caninos e o termo *bucal* é usado para os dentes pré-molares e molares. *Palatal* denota a face interna dos dentes maxilares e *lingual* denota a face interna dos dentes mandibulares. Essas designações são usadas para descrever a localização precisa de pequenas lesões cariosas.

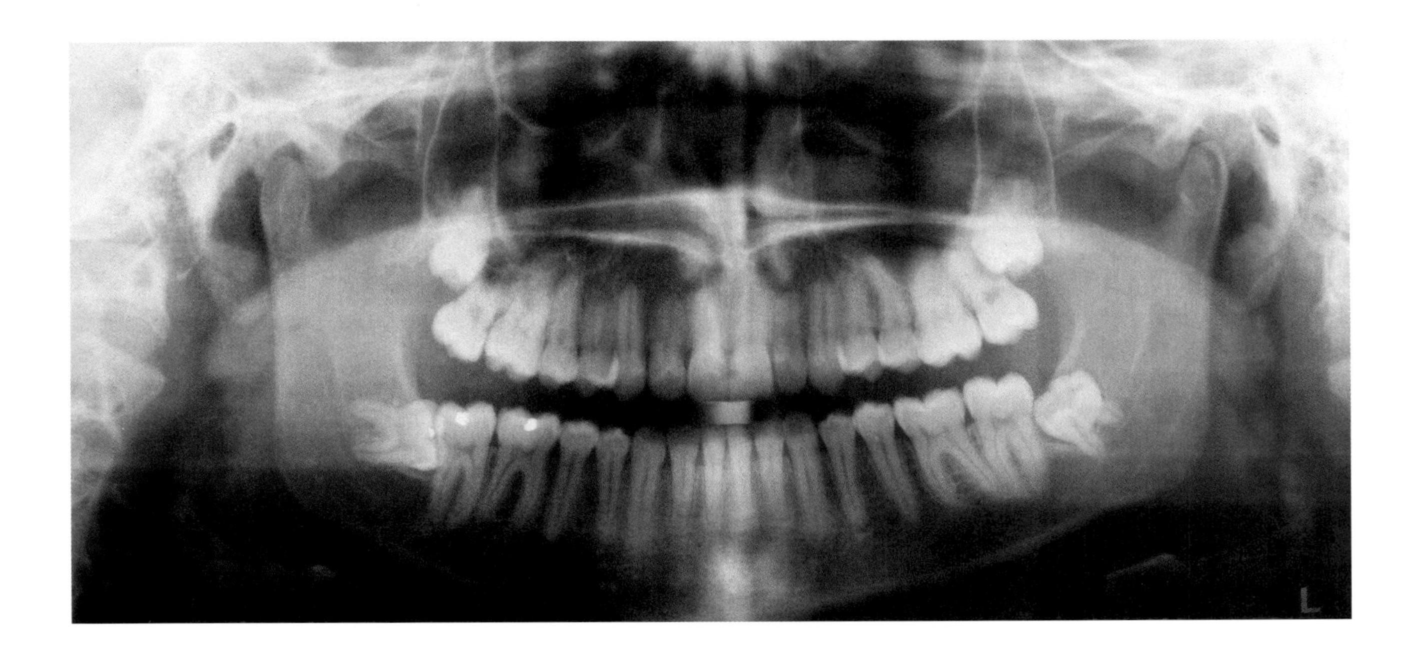

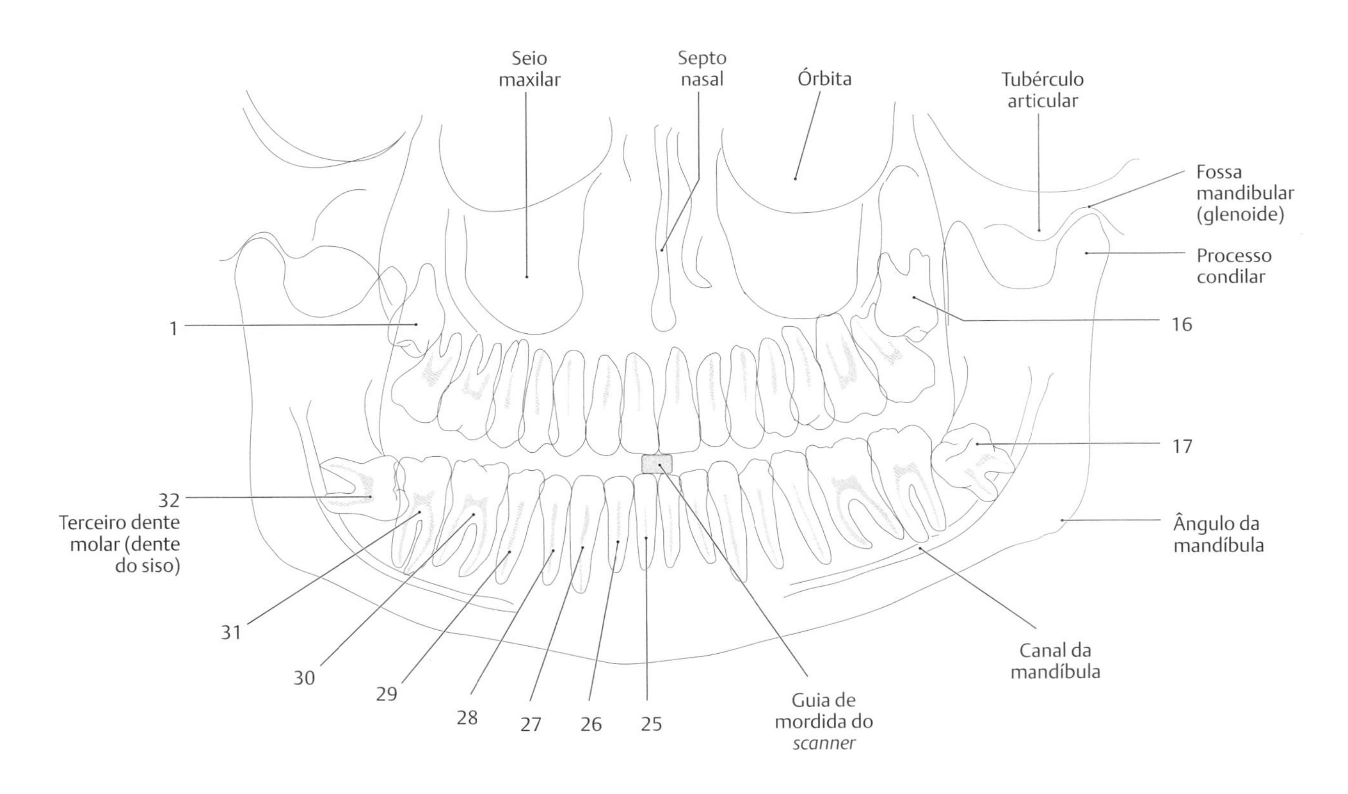

Figura 9.7 **Tomograma panorâmico dental**

O tomograma panorâmico dental (TPD) é um exame que possibilita uma avaliação preliminar das articulações temporomandibulares, seios maxilares, maxila, mandíbula, e do *status* dental (lesões cariosas, localização do dente siso). Ele é fundamentado no princípio da tomografia convencional na qual o tubo e o filme de raios X são movidos em torno do plano de interesse para escurecer as sombras de estruturas fora do plano seccional. O plano de interesse do TPD é conformado como uma parábola, de acordo com o formato dos ossos gnáticos. No caso mostrado aqui, todos os quatro dentes sisos (terceiros molares) deveriam ser extraídos: os dentes 1, 16, e 17 não estão completamente erupcionados, e o dente 32 se encontra horizontalmente impactado (incapaz de irromper). Se o TPD levantar a suspeita de cáries ou doença radicular, este deve ser seguido por radiografias periapicais para que as regiões específicas de interesse possam ser avaliadas em uma resolução mais alta.

(Tomograma cortesia do Prof. Dr. U. J. Rother, diretor do Department of Diagnostic Radiology, Center for Dentistry and Oromaxillofacial Surgery, Eppendorf University Medical Center, Hamburgo, Alemanha.)

Nota: os dentes incisivos superiores são mais amplos que os incisivos inferiores, levando a uma oclusão do tipo “cúspide e fissura” (ver mais adiante).

Estrutura dos dentes

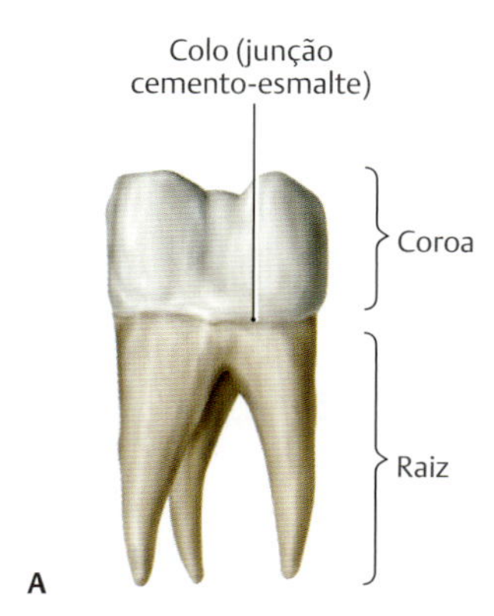

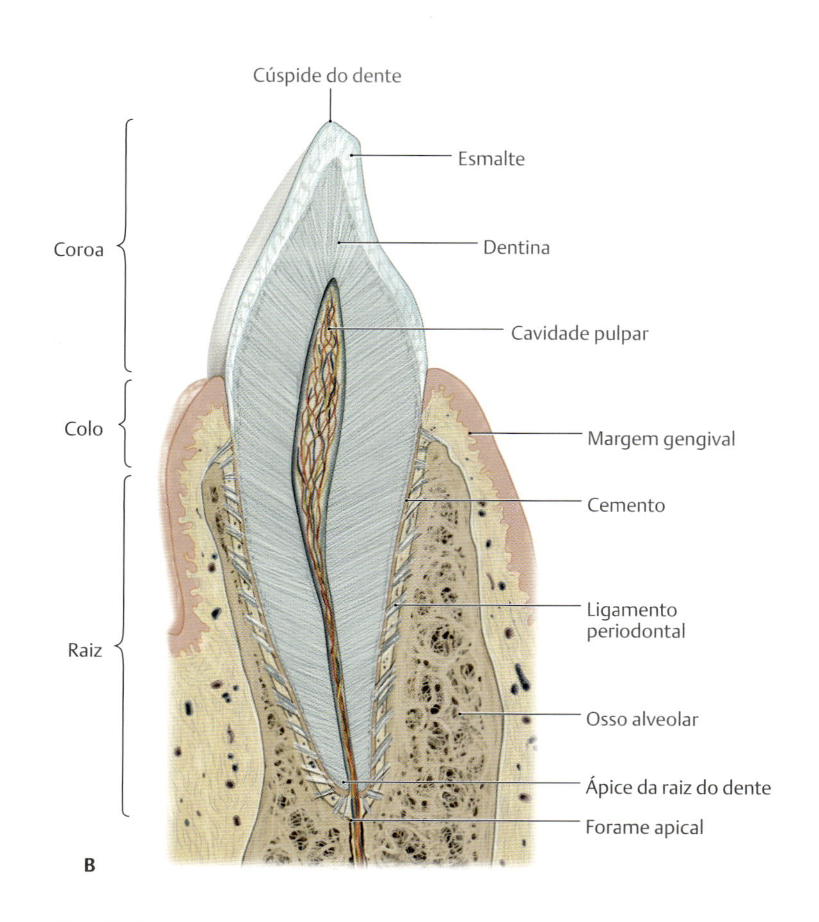

Figura 9.8 **Partes do dente**
A Dente individual (molar mandibular). **B** Corte transversal de um dente (incisivo mandibular). Os dentes consistem em uma coroa recoberta por esmalte que se encontra com raízes recobertas por cemento no colo (margem cervical). O corpo do dente é composto principalmente por dentina.

Tabela 9.1 **Estruturas do dente.**

Revestimentos protetores: essas camadas duras e avasculares de tecido protegem o corpo subjacente dos dentes. Elas se encontram na margem cervical (colo, junção cemento-esmalte).	**Esmalte:** revestimento duro, translúcido da coroa do dente. A espessura máxima (2,5 mm) ocorre sobre as cúspides. O revestimento de esmalte se encontra com o cemento no colo (margem cervical, junção cemento-esmalte). Sua falha expõe a dentina subjacente, que apresenta respostas extremamente sensíveis à dor.
	Cemento: revestimento semelhante ao osso das raízes dos dentes, que não possui estruturas neurovasculares.
Corpo do dente: o dente é composto principalmente de dentina, que é sustentada pela polpa do dente vascularizada.	**Dentina:** tecido resistente que compõe a maior parte do corpo do dente. Consiste em extensas redes de túbulos (dentina intratubular) cercadas por dentina peritubular. Os túbulos conectam a polpa do dente subjacente ao tecido sobrejacente. A dentina exposta é extremamente sensível devido a sua extensa inervação pela polpa do dente.
	Polpa do dente: localizada na cavidade pulpar, a polpa do dente é uma camada bem vascularizada de tecido conjuntivo frouxo. As estruturas neurovasculares penetram no forame apical no ápice da raiz. A polpa do dente recebe inervação simpática do gânglio superior e inervação sensorial do gânglio terminal (NC V).
Periodonto: o dente é ancorado e sustentado pelo periodonto, que consiste em vários tipos de tecido. *Nota*: o cemento também é considerado parte do periodonto.	**Ligamento periodontal:** densas fibras de tecido conjuntivo que conectam o cemento das raízes no alvéolo dental ao osso alveolar.
	Osso alveolar (processos alveolares da maxila e da mandíbula): as porções da maxila ou da mandíbula nas quais as raízes dos dentes estão inseridas são consideradas processos alveolares (a porção mais proximal dos ossos é considerada o corpo).
	Gengiva: a gengiva inserida une o periósteo alveolar aos dentes; a gengiva livre compõe o raio de 1 mm do tecido que circunda o colo do dente. A linha mucogengival demarca o limite entre a gengiva ceratinizada do arco dental mandibular e não ceratinizada da túnica mucosa da língua. A túnica mucosa do palato é mastigatória (ortoceratinizada), então não há distinção visual da gengiva do arco dental maxilar. Os terceiros dentes molares (dente do siso) geralmente erupcionam através da linha mucogengival. A túnica mucosa da boca não pode suportar o dente, e o alimento começa a ser aprisionado nas regiões que não possuem gengiva inserida.

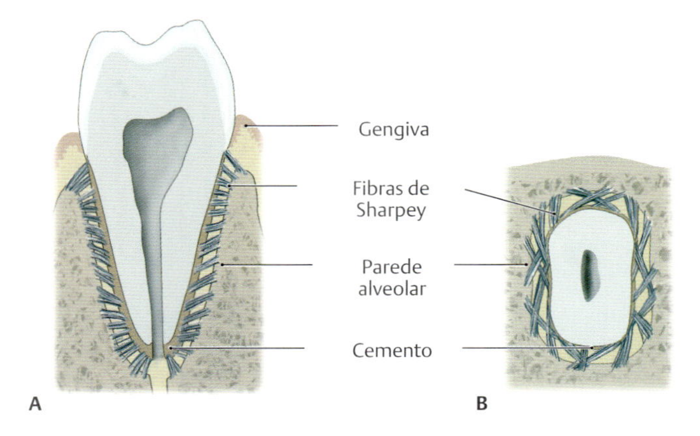

Figura 9.9 **Periodonto**
O dente é ancorado no alvéolo dental por um tipo especial de sindesmose (gonfose). O periodonto, termo geral que engloba os tecidos que revestem e suportam coletivamente o dente, consiste em:

- Cemento
- Ligamento periodontal
- Parede alveolar do osso alveolar
- Gengiva

As fibras de Sharpey são fibras colagenosas que passam obliquamente para baixo do osso alveolar e se inserem no cemento dentário. Esta obliquidade das fibras para baixo transforma as pressões mastigatórias sobre o arco dental em forças de tensão que agem sobre as fibras e sobre o osso ancorado (do contrário, a pressão levaria à atrofia do osso).

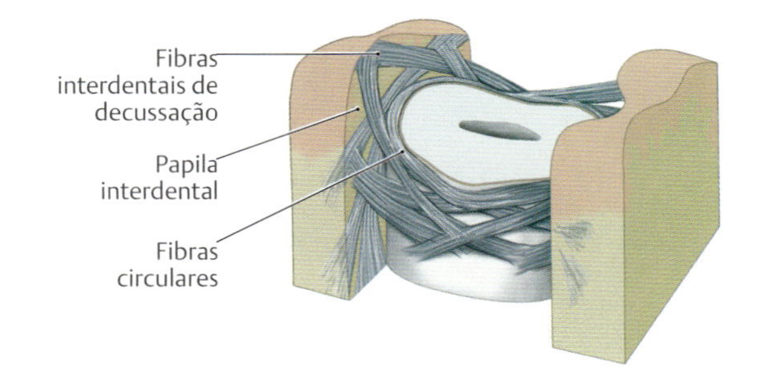

Figura 9.10 **Fibras de tecido conjuntivo na gengiva**
Muitos dos feixes de fibras colagenosas resistentes no corpo do tecido conjuntivo da gengiva acima do osso alveolar estão dispostos em um padrão de hélice ao redor do dente, o que reforça ainda mais sua inserção.

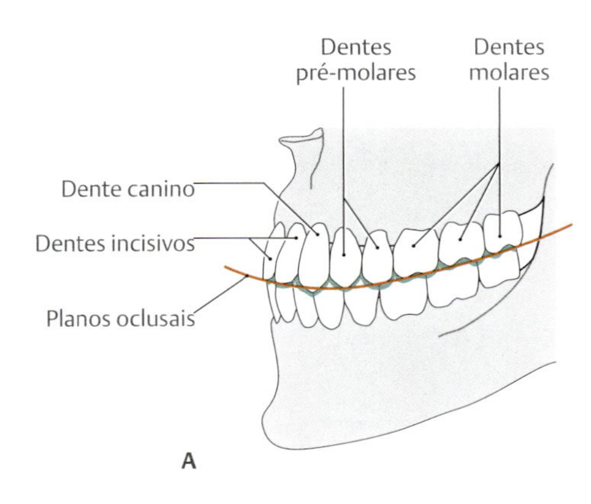

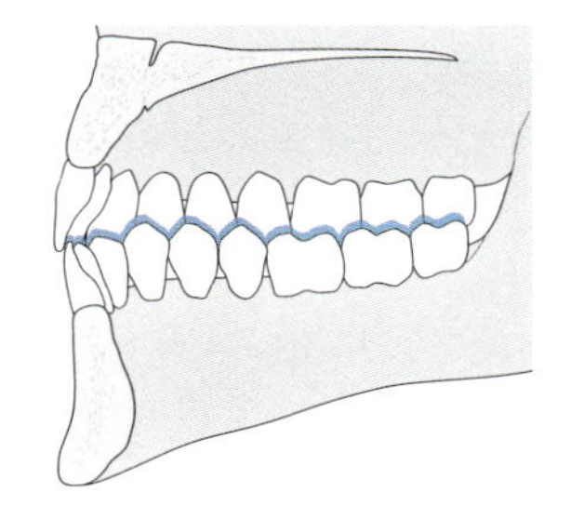

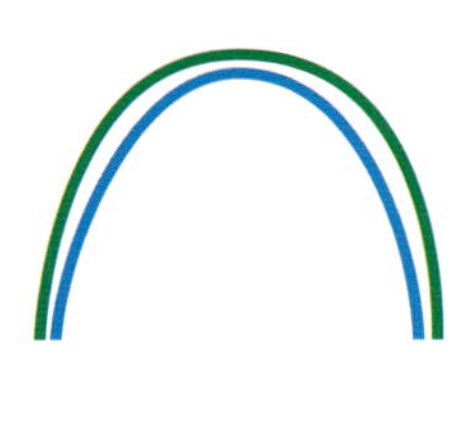

Figura 9.11 **Plano oclusal e arcos dentais**

A **Plano oclusal.** A maxila e a mandíbula apresentam uma disposição simétrica dos dentes. O plano oclusal (boca fechada) frequentemente forma um arco aberto superiormente (curva de von Spee, vermelho).

B **Dentição de cúspide e fissura.** Com a boca fechada (posição oclusal), os dentes maxilares estão apostos às suas contrapartes mandibulares. Existe relativa compensação dos dentes, uns com os outros, de modo que as cúspides de um dente se encaixem nas fissuras do dente oposto (dentição cúspide e fissura, azul). Devido a essa disposição, todo dente entra em contato com dois dentes opostos. Este equilíbrio resulta da largura ligeiramente maior dos incisivos maxilares.

C **Arcos dentais.** Os dentes da maxila (verde) e da mandíbula (azul) estão dispostos em arcos superior e inferior. O arco dental superior forma uma semielipse, e o arco inferior tem um formato semelhante à parábola.

Dentes incisivos, caninos e pré-molares

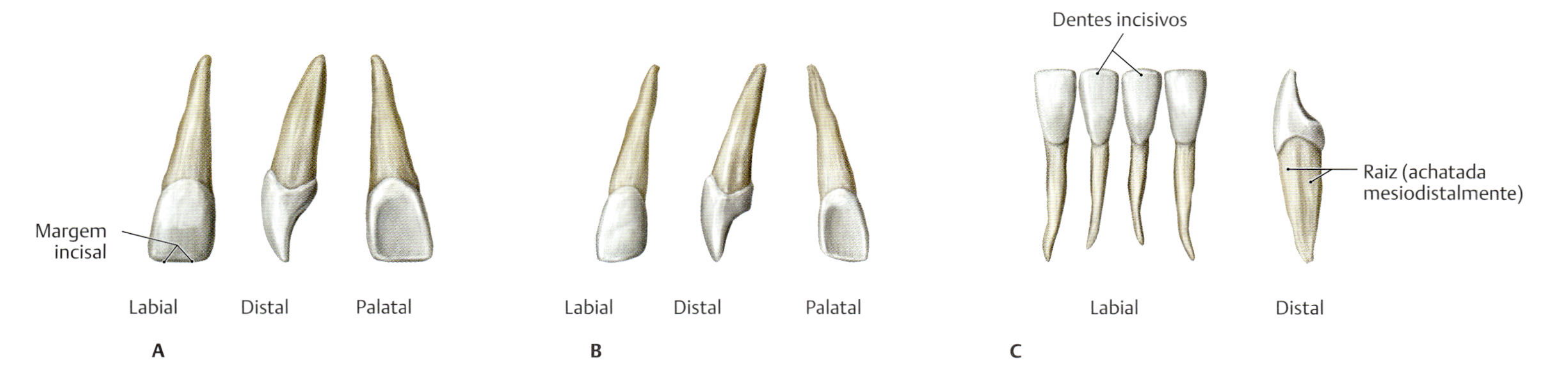

Figura 9.12 **Dentes incisivos**
A Dente incisivo central maxilar (9). **B** Dente incisivo lateral maxilar (10)
C Dentes incisivos mandibulares (23–26).

Tabela 9.2 **Dentes incisivos e caninos.**

Dente		Coroa	Faces	Raiz (raízes)
Incisivos: os dentes incisivos possuem uma coroa afiada para morder os alimentos. A face palatal geralmente possui uma fossa cega (forame cego), um local de predileção da cárie dental. Os dentes incisivos maxilares são consideravelmente maiores do que os incisivos mandibulares. Isso resulta em uma dentição cúspide e fissura (**Figura 9.11**).				
Maxilar	Incisivo central (8, 9); **Figura 9.12A**.	Ligeiramente trapezoidal na visão labial; contém uma margem incisal com 3 tubérculos (mamelões).	*Labial:* convexa *Palatal:* côncavo-convexa	1 raiz arredondada
	Incisivo lateral (7, 10); **Figura 9.12B**.			
Mandibular	Incisivo central (25, 24); **Figura 9.12C**.		*Labial:* convexa *Lingual:* côncavo-convexa	1 raiz, ligeiramente achatada
	Incisivo lateral (26, 23); **Figura 9.12C**.			
Caninos: estes dentes (também conhecidos como cúspides ou dentes de olho) são desenvolvidos para perfurar e apreender o alimento. A coroa é mais espessa mesial do que distalmente e possui maior curvatura (seta, **Figura 9.13A**).				
Canino maxilar (superior) (6, 11); **Figura 9.13A**.		Ligeiramente trapezoide com uma cúspide labial.	*Labial:* convexa. *Palatal:* côncavo-convexa.	1 raiz, o mais longo dos dentes (*nota*: os dentes caninos mandibulares são ocasionalmente bífidos).
Canino mandibular (inferior) (27, 22); **Figura 9.13B**.			*Labial:* convexa. *Lingual:* côncavo-convexa.	

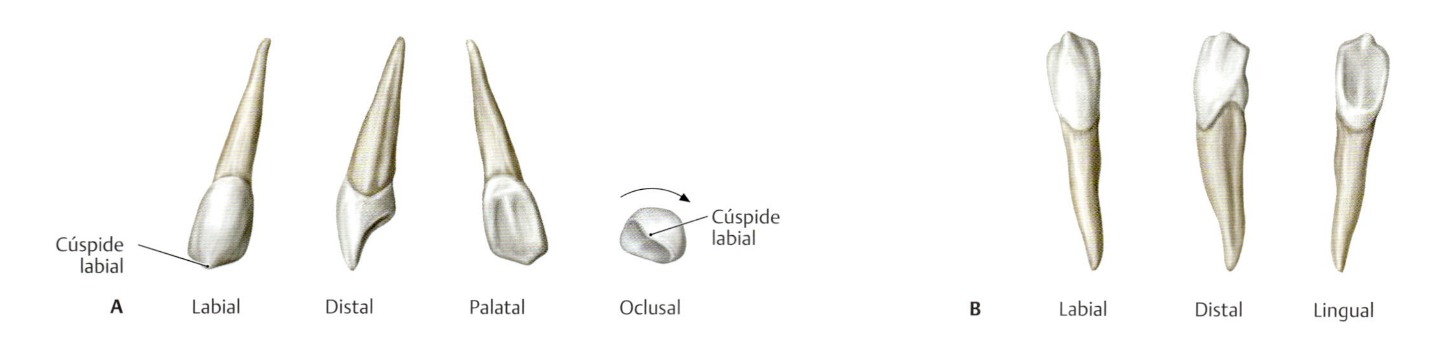

Figura 9.13 **Dentes caninos (cúspides)**
A Dente canino maxilar (11). **B** Dente canino mandibular (22).

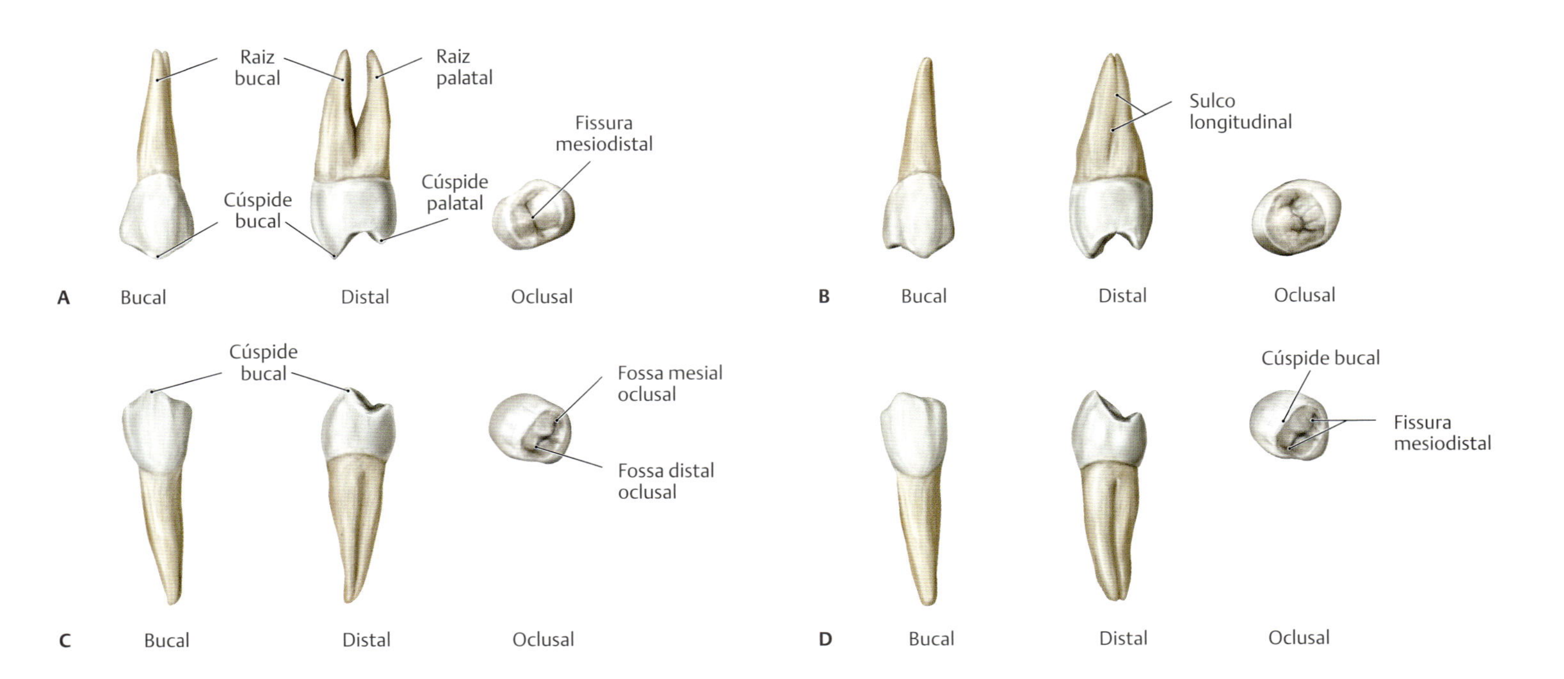

Figura 9.14 **Dentes pré-molares (bicúspides)**
A Primeiro dente pré-molar maxilar (12). **B** Segundo dente pré-molar maxilar (13).
C Primeiro dente pré-molar mandibular (21). **D** Segundo dente pré-molar mandibular (20).

Tabela 9.3 **Dentes pré-molares.**

Os dentes pré-molares representam um modo de transição entre os dentes incisivos e os dentes molares. Como estes últimos, eles apresentam cúspides e fissuras, indicando que sua função principal é triturar o alimento em vez de mordê-lo ou dilacerá-lo.

Dente		Coroa	Faces	Raiz (raízes)
Maxilar	1º pré-molar (5, 12); **Figura 9.14A**.	2 cúspides (1 bucal, 1 palatal, separadas por uma fissura mesiodistal).	*Bucal, distal, palatal/lingual e mesial:* todas convexas, ligeiramente achatadas. A face mesial geralmente possui uma pequena fossa difícil de limpar e vulnerável à cárie. *Oclusal:* as faces oclusais dos dentes pré-molares maxilares tendem a ser mais ovais (menos circulares ou quadradas) do que as dos dentes pré-molares mandibulares.	O único dente pré-molar com duas raízes (1 bucal, 1 palatal).
	2º pré-molar (4, 13); **Figura 9.14B**.			1 raiz dividida por um sulco longitudinal contendo dois canais radiculares.
Mandibular	1º pré-molar (28, 21); **Figura 9.14C**.	2 cúspides (1 cúspide bucal alta conectada a 1 cúspide lingual menor); a margem entre as cúspides cria uma fossa oclusal mesial e distal.		1 raiz (ocasionalmente bífida).
	2º pré-molar (29, 20); **Figura 9.14D**.	3 cúspides (1 cúspide bucal alta separada de duas cúspides linguais menores por uma fissura mesiodistal).		1 raiz.

Dentes molares

Tabela 9.4 **Dentes molares.**

A maioria dos dentes molares possui três raízes para sustentar as maiores pressões mastigatórias na região molar. Pelo fato de os dentes molares esmagarem e triturarem o alimento, eles possuem uma coroa com um platô. As fissuras entre as cúspides são locais frequentes de formação de cárie em adolescentes. *Nota*: as raízes dos terceiros dentes molares (dentes do siso, que erupcionam após os 16 anos de idade, quando erupcionam) são comumente fusionadas, particularmente no terceiro dente molar superior. Os terceiros dentes molares mandibulares erupcionam anterossuperiormente, e os terceiros dentes molares mandibulares erupcionam posteroinferiormente. Portanto, as impactações são mais comuns nos dentes sisos mandibulares.

Dente		Coroa	Faces	Raiz (raízes)
Maxilares	1º molar (3, 14); **Figura 9.15A**.	4 cúspides (1 em cada canto de sua face oclusal); uma crista conecta as cúspides mesiopalatais e as cúspides distobucais.	*Bucal, distal, palatal/lingual e mesial:* todas convexas, ligeiramente achatadas.	3 raízes (2 bucais e 1 palatal).
	2º molar (2, 15); **Figura 9.16A**.	4 cúspides (embora a cúspide distopalatal geralmente seja menor ou ausente).	*Oclusal:* romboide.	3 raízes (2 bucais e 1 palatal), ocasionalmente fusionadas.
	3º molar (dente do siso, 1, 16); **Figura 9.17A**.	3 cúspides (nenhuma distopalatal).		3 raízes (2 bucais e 1 palatal), geralmente fusionadas.
Mandibular	1º molar (30, 19); **Figura 9.15B**.	5 cúspides (3 bucais e 2 linguais), todas separadas por fissuras.	*Bucal, distal, palatal/lingual e mesial:* todas convexas, geralmente achatadas.	2 raízes (1 mesial e 1 distal); amplamente separadas.
	2º molar (31, 18); **Figura 9.16B**.	4 cúspides (2 bucais e 2 linguais).	*Oclusal:* retangular	2 raízes (1 mesial e 1 distal).
	3º molar (dente do siso 32, 17); **Figura 9.17B**.	Pode lembrar tanto o 1º como o 2º molar.		2 raízes, geralmente fusionadas.

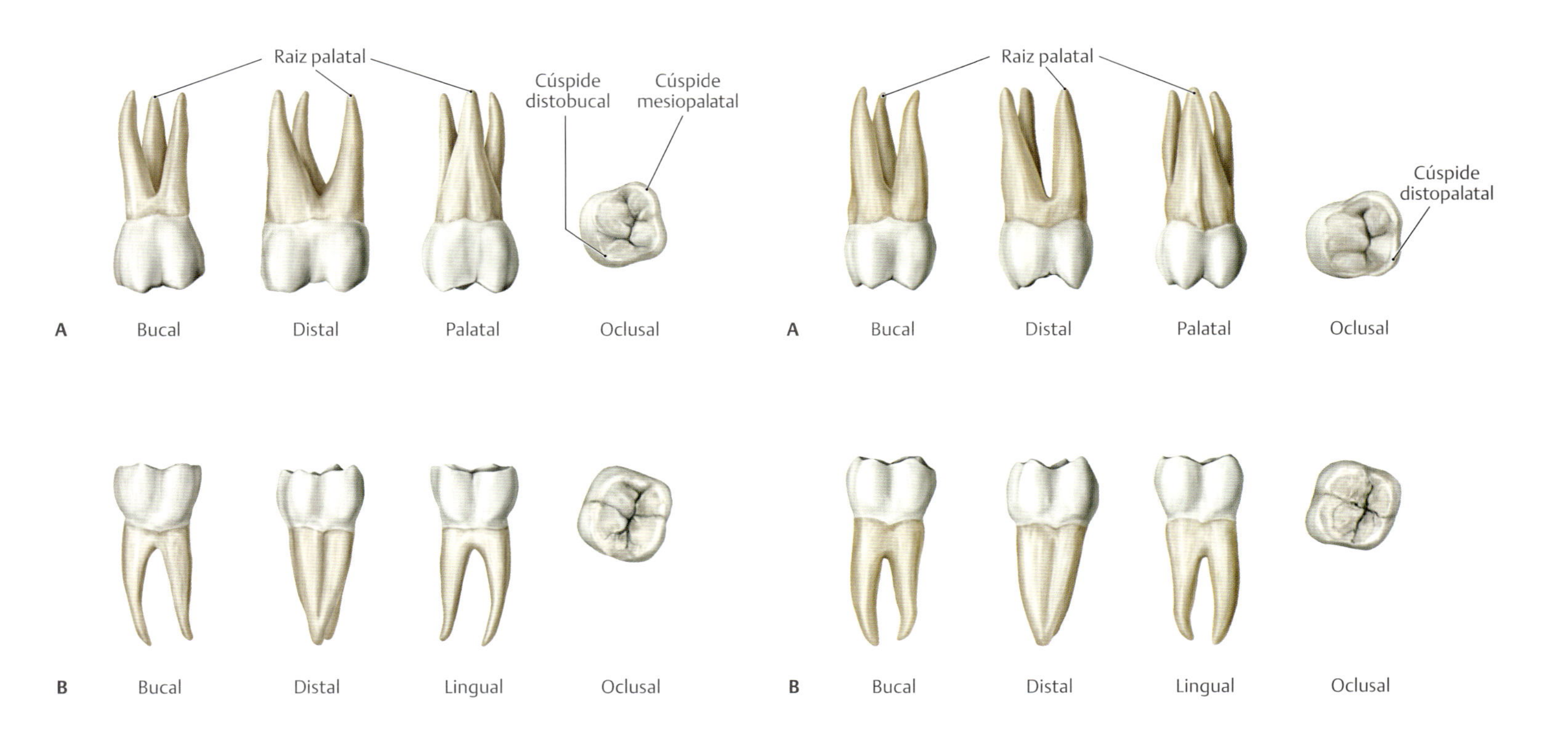

Figura 9.15 **Primeiros dentes molares**
A Primeiro dente molar maxilar (14). **B** Primeiro dente molar mandibular (19). *Nota*: o termo *lingual* é usado para os dentes mandibulares, o termo *palatal* para os dentes maxilares.

Figura 9.16 **Segundos dentes molares**
A Segundo dente molar maxilar (15). **B** Segundo dente molar mandibular (18).

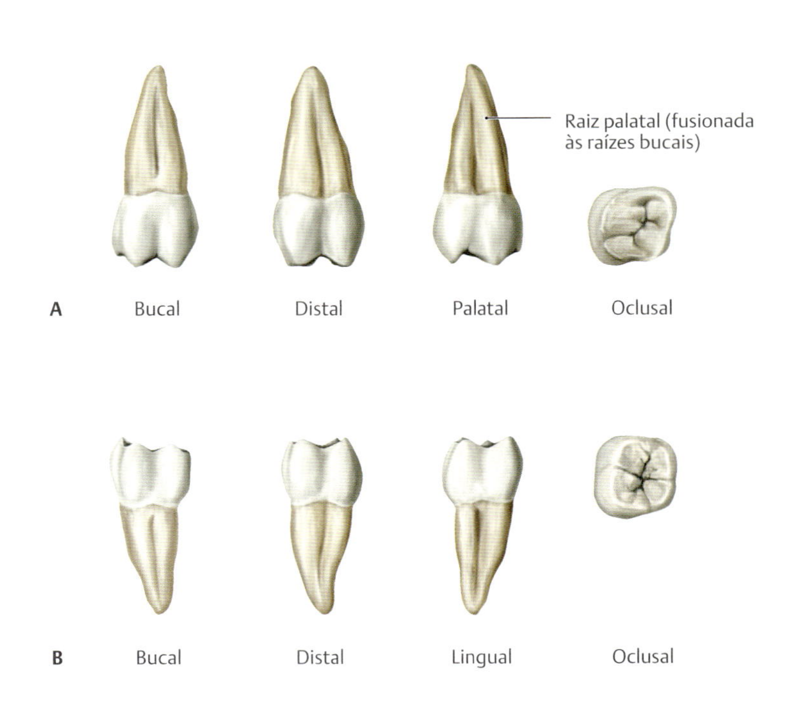

Figura 9.17 **Terceiros dentes molares (dentes do siso)**
A Terceiro dente molar maxilar (16). **B** Terceiro dente molar mandibular (17).

Dentes decíduos

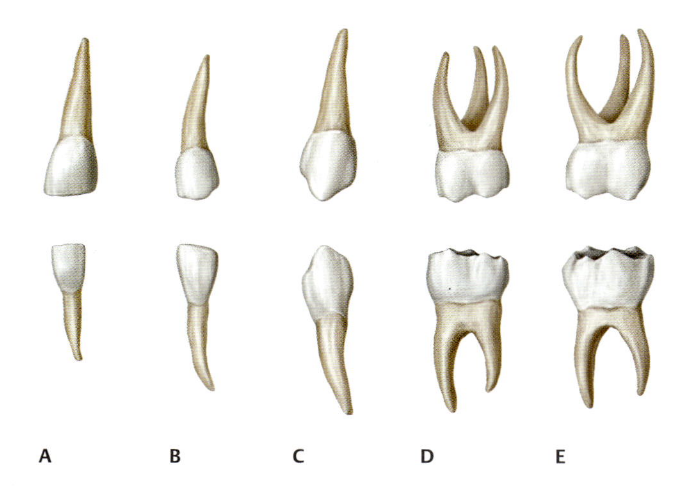

Figura 9.18 **Dentes decíduos**
Lado esquerdo. A dentição decídua (dentes de leite) consiste em apenas 20 dentes. Cada um dos quatro quadrantes contém os seguintes dentes:

A Dente incisivo central (primeiro incisivo). **B** Dente incisivo lateral (segundo incisivo). **C** Dente canino (cúspide). **D** Primeiro dente molar. **E** Segundo dente molar.

Para distinguir os dentes decíduos dos dentes permanentes, eles são codificados por letras. O arco superior é classificado de A a J, e o inferior é classificado de K a T.

Tabela 9.5 **Erupção dos dentes.**

As erupções dos dentes decíduos e permanentes são chamadas de primeira e segunda dentições, respectivamente. Os tipos de dentes estão ordenados pelo período de erupção; os dentes individuais são listados da esquerda para a direita (perspectiva do observador).

Tipo de dente	Dente		Período de erupção
Primeira dentição (dentes decíduos)			
Incisivo central	E, F	P, O	6 a 8 meses
Incisivo lateral	D, G	Q, N	8 a 12 meses
Primeiro molar	B, I	S, L	12 a 16 meses
Canino	C, H	R, M	15 a 20 meses
Segundo molar	A, I	T, K	20 a 40 meses
Segunda dentição (dentes permanentes)			
Primeiro molar	3, 14	30, 19	6 a 8 anos ("molar dos 6 anos")
Incisivo central	8, 9	25, 24	6 a 9 anos
Incisivo lateral	7, 10	26, 23	7 a 10 anos
Primeiro pré-molar	5, 12	28, 21	9 a 13 anos
Canino	6, 11	27, 22	9 a 14 anos
Segundo pré-molar	4, 13	29, 20	11 a 14 anos
Segundo molar	2, 15	31, 18	10 a 14 anos ("molar dos 12 anos")
Terceiro molar	1, 16	32, 17	16 a 30 anos ("dente do siso")

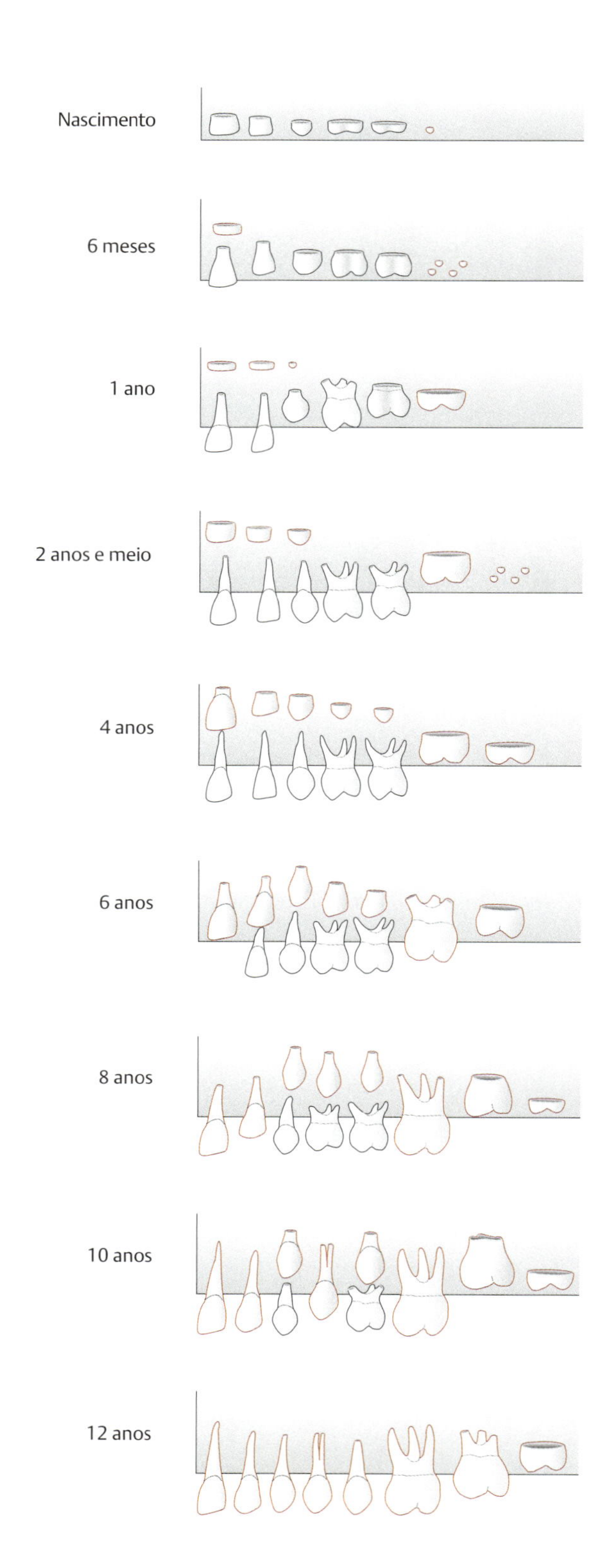

Figura 9.19 **Padrão de erupção dos dentes decíduos e permanentes**
Dentes maxilares esquerdos. Dentes decíduos (preto), dentes permanentes (vermelho). Os períodos de erupção podem ser usados para diagnosticar atrasos do crescimento em crianças.

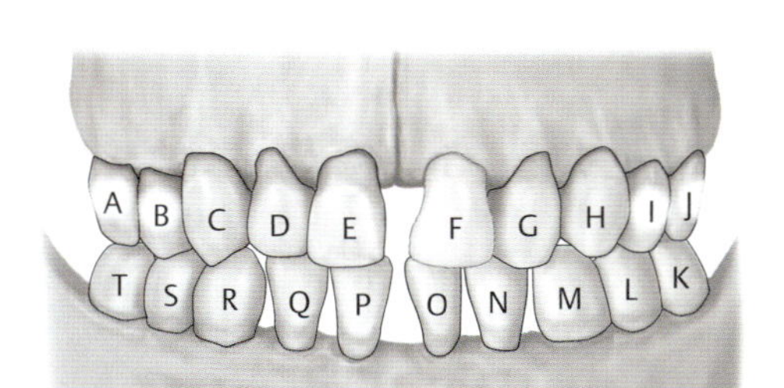

Figura 9.20 **Codificação dos dentes decíduos**
O segundo dente molar superior direito é considerado A. A codificação então prossegue no sentido horário, ao longo do arco superior, e retorna ao longo do arco inferior.

Figura 9.21 **Dentição de uma criança de 6 anos de idade**
Visão anterior (**A, B**) e visão lateral esquerda (**C, D**) dos dentes maxilares (**A, C**) e mandibulares (**B, D**). A lâmina óssea anterior sobre as raízes dos dentes decíduos foi removida para exibir os germes dentários permanentes subjacentes (azul). Aos 6 anos de idade, todos os dentes decíduos erupcionaram e ainda estão presentes, junto com o primeiro dente permanente, o primeiro molar.

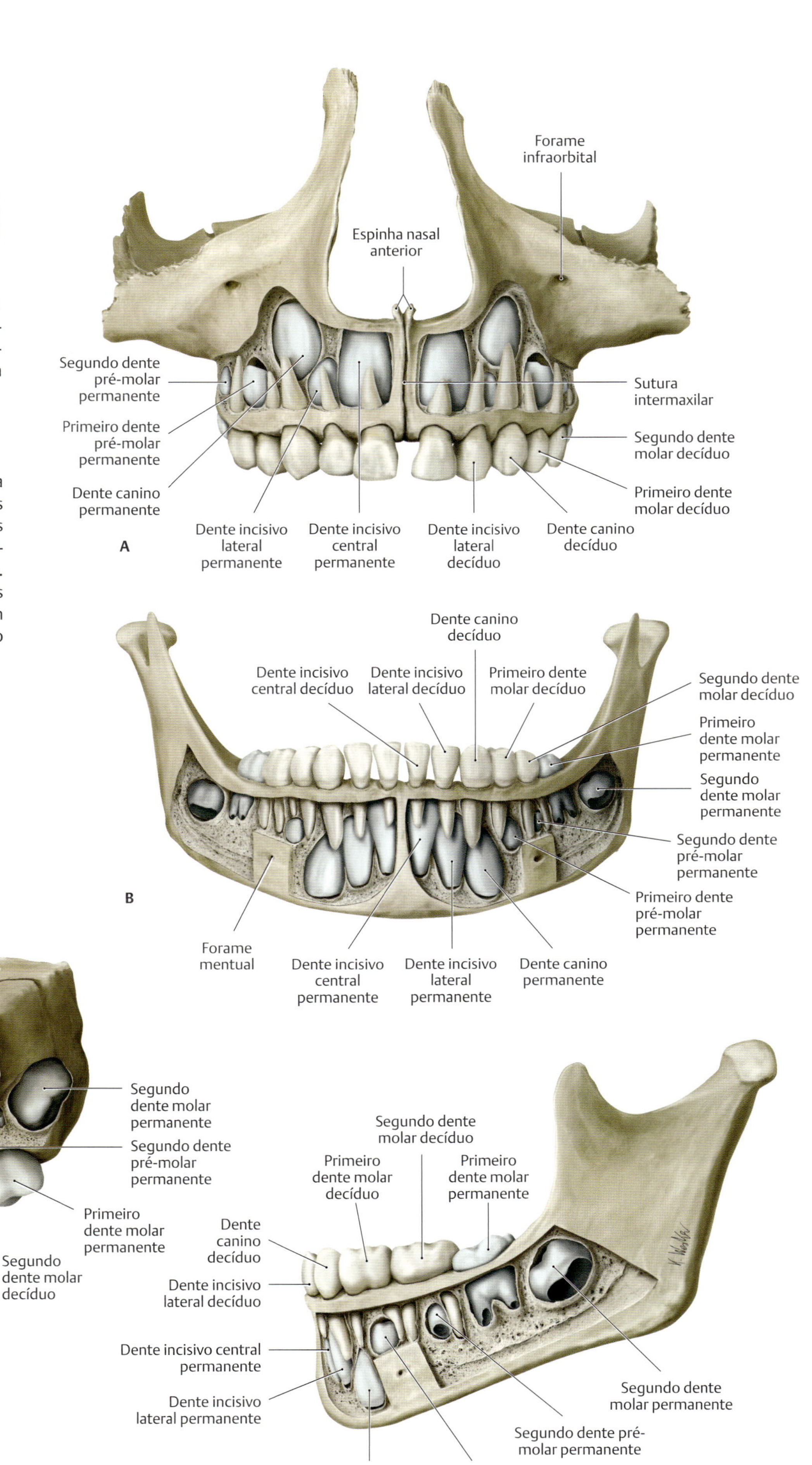

Palato duro

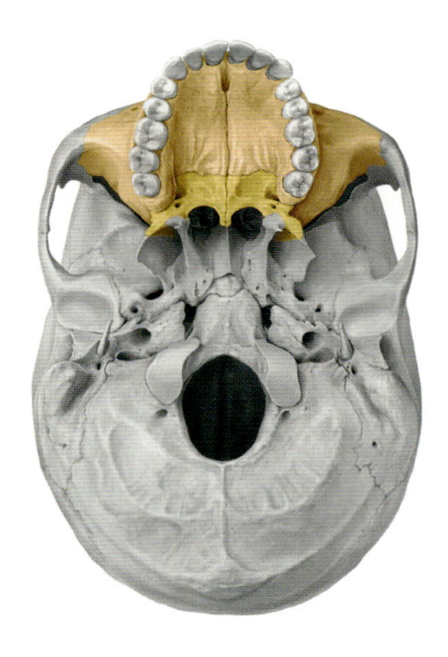

Figura 9.22 **Palato duro na base do crânio**
Visão inferior.

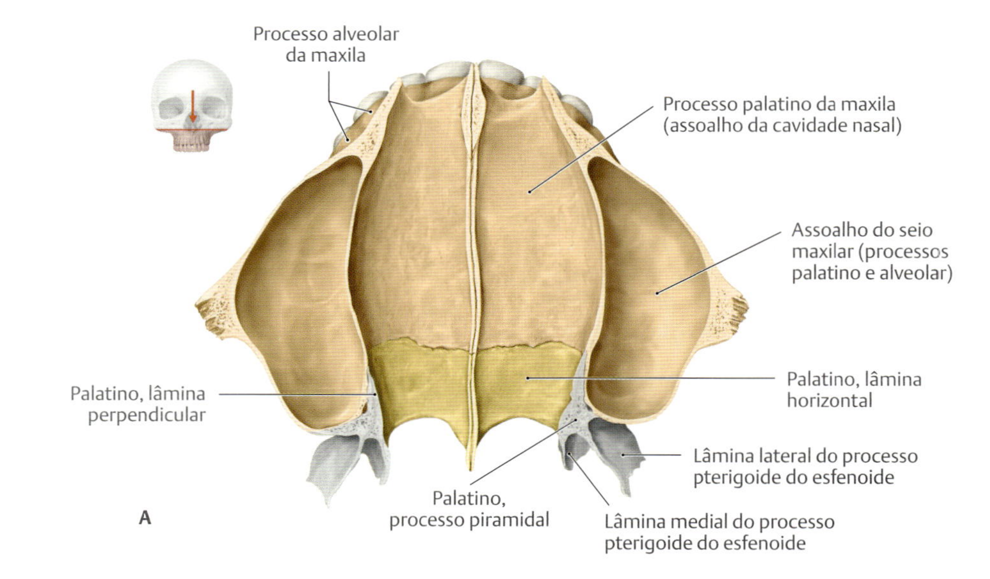

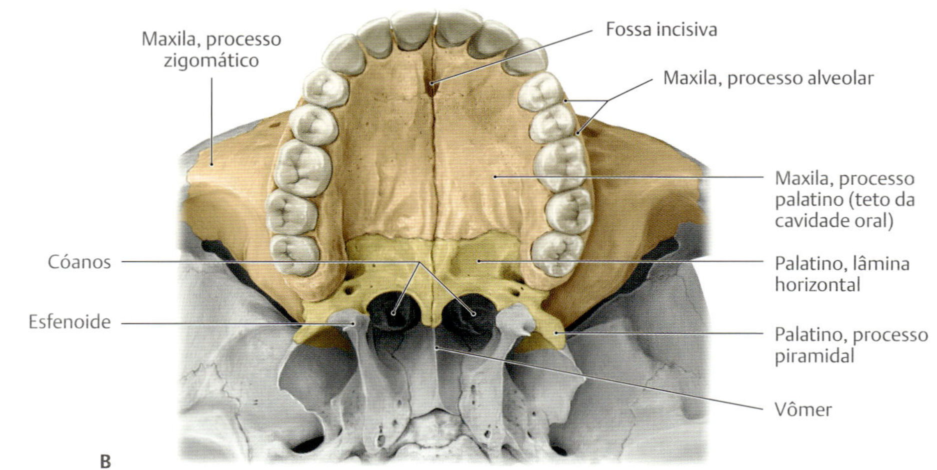

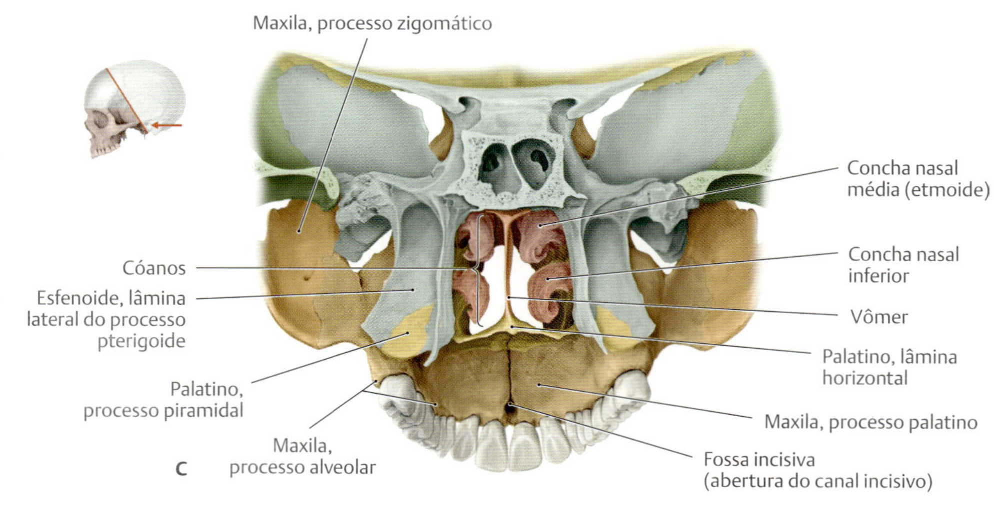

Figura 9.23 **Ossos do palato duro**

A, C Visão superior. A parte superior da maxila foi removida. O assoalho da cavidade nasal (**A**) e o teto da cavidade oral (**B**) são formados pela união dos processos palatinos das duas maxilas com as lâminas horizontais dos dois palatinos. A fenda palatina resulta de uma falha na fusão dos processos palatinos na sutura palatina mediana.

B, D Visão inferior. A cavidade nasal se comunica com a parte nasal da faringe pelos cóanos, que começam na margem posterior do palato duro. As duas cavidades nasais se comunicam com a cavidade oral por meio dos canais incisivos (**D**), que se combinam e emergem no forame incisivo (**E**).

C, E Visão posterior oblíqua. Esta visão ilustra a relação anatômica íntima entre as cavidades nasais e a cavidade oral. *Nota*: o processo piramidal do osso palatino é integrado à lâmina lateral do processo pterigoide do esfenoide. A margem palatina do vômer se articula com o palato duro ao longo da crista do nariz.

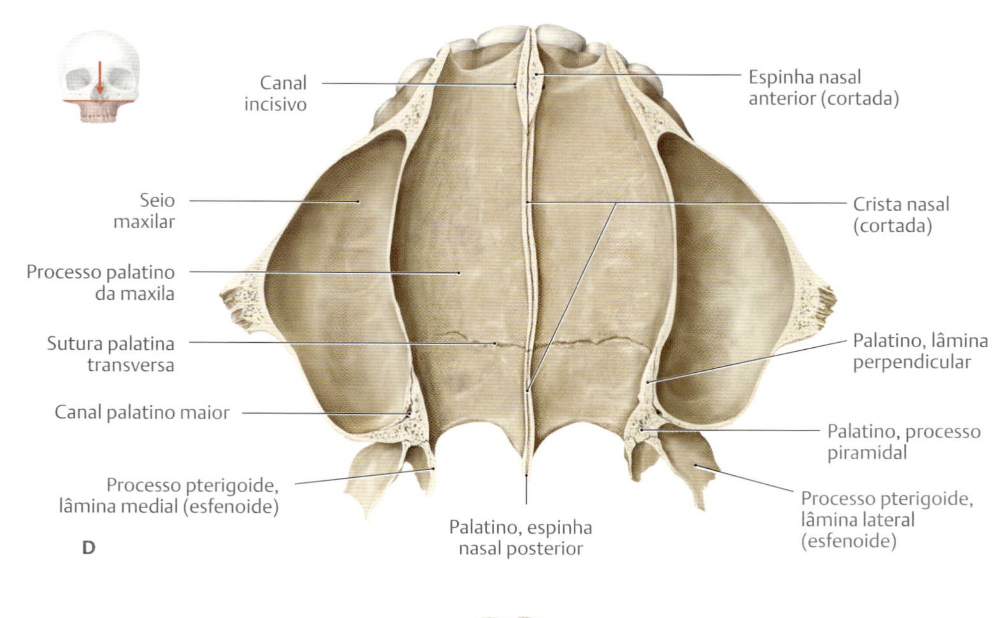
Canal incisivo
Espinha nasal anterior (cortada)
Seio maxilar
Crista nasal (cortada)
Processo palatino da maxila
Sutura palatina transversa
Palatino, lâmina perpendicular
Canal palatino maior
Palatino, processo piramidal
Processo pterigoide, lâmina medial (esfenoide)
Processo pterigoide, lâmina lateral (esfenoide)
Palatino, espinha nasal posterior
D

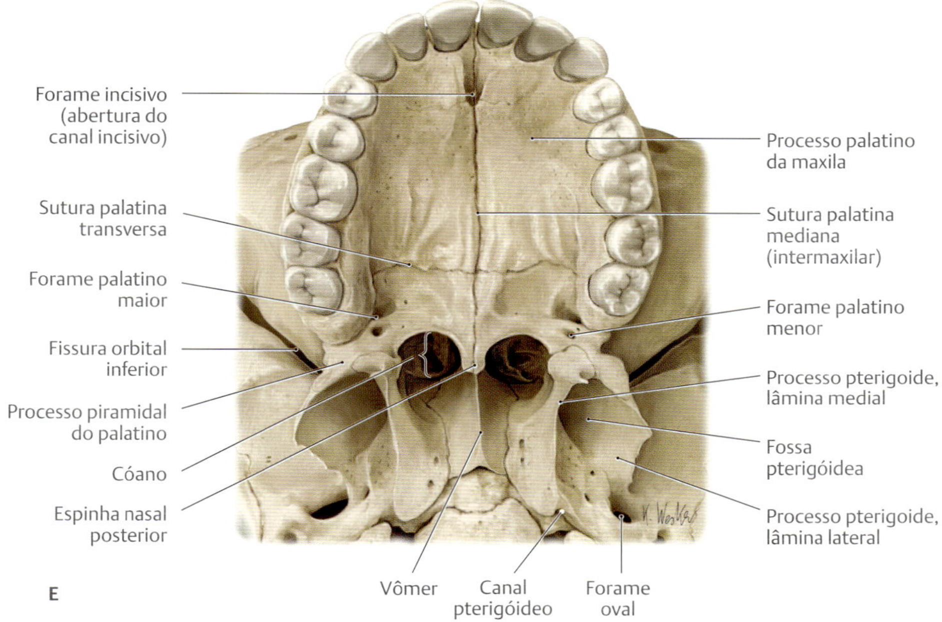
Forame incisivo (abertura do canal incisivo)
Processo palatino da maxila
Sutura palatina transversa
Sutura palatina mediana (intermaxilar)
Forame palatino maior
Forame palatino menor
Fissura orbital inferior
Processo pterigoide, lâmina medial
Processo piramidal do palatino
Fossa pterigóidea
Cóano
Espinha nasal posterior
Processo pterigoide, lâmina lateral
Vômer
Canal pterigóideo
Forame oval
E

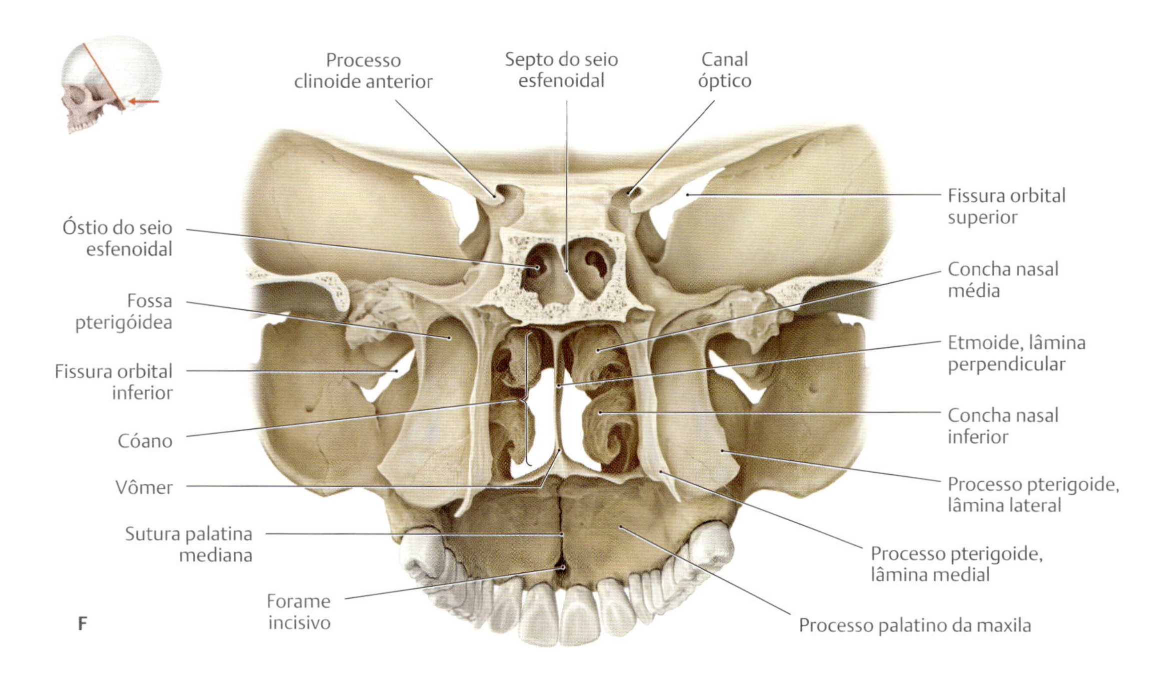
Processo clinoide anterior
Septo do seio esfenoidal
Canal óptico
Fissura orbital superior
Óstio do seio esfenoidal
Concha nasal média
Fossa pterigóidea
Etmoide, lâmina perpendicular
Fissura orbital inferior
Concha nasal inferior
Cóano
Vômer
Processo pterigoide, lâmina lateral
Sutura palatina mediana
Processo pterigoide, lâmina medial
Forame incisivo
Processo palatino da maxila
F

Mandíbula e hioide

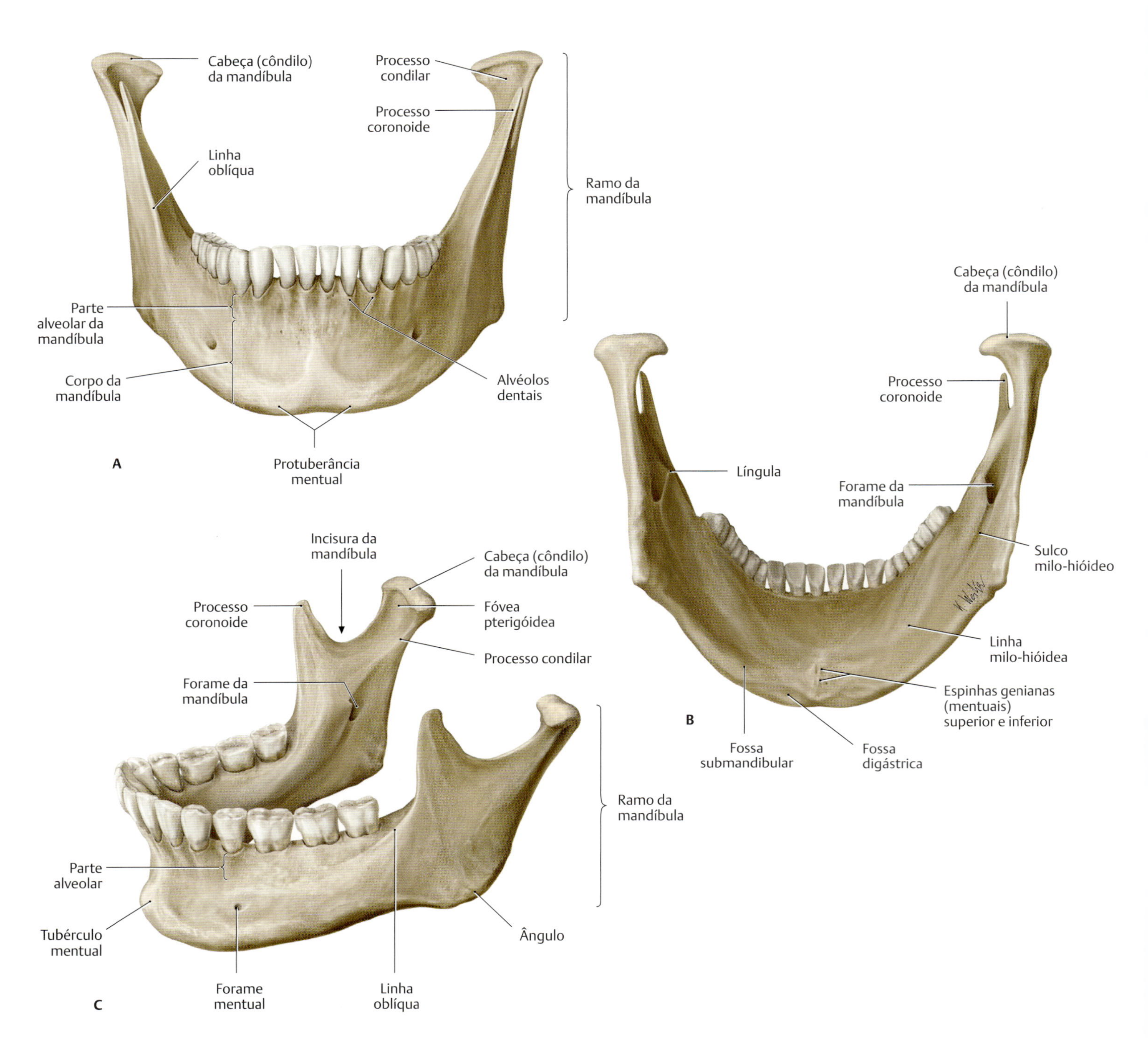

Figura 9.24 **Mandíbula**

A Visão anterior. **B** Visão posterior. **C** Visão lateral oblíqua esquerda. Os dentes inferiores estão inseridos nos processos alveolares da mandíbula que correm ao longo da margem superior do corpo da mandíbula. O ramo vertical se junta ao corpo da mandíbula no ângulo da mandíbula. O ramo contém um processo coronoide (local de inserção do músculo temporal) e um processo condilar da mandíbula que são separados pela incisura da mandíbula. A face côncava do processo condilar da mandíbula (a cabeça da mandíbula) se articula por meio de um disco articular com a fossa mandibular (glenoidal) do temporal na articulação temporomandibular (ver mais adiante). A depressão na região anteromedial do processo condilar da mandíbula (fóvea pterigóidea) é um local de inserção do músculo pterigóideo lateral. O nervo alveolar inferior corre pelo canal da mandíbula no corpo da mandíbula, emergindo do forame mentual como nervo mentual.

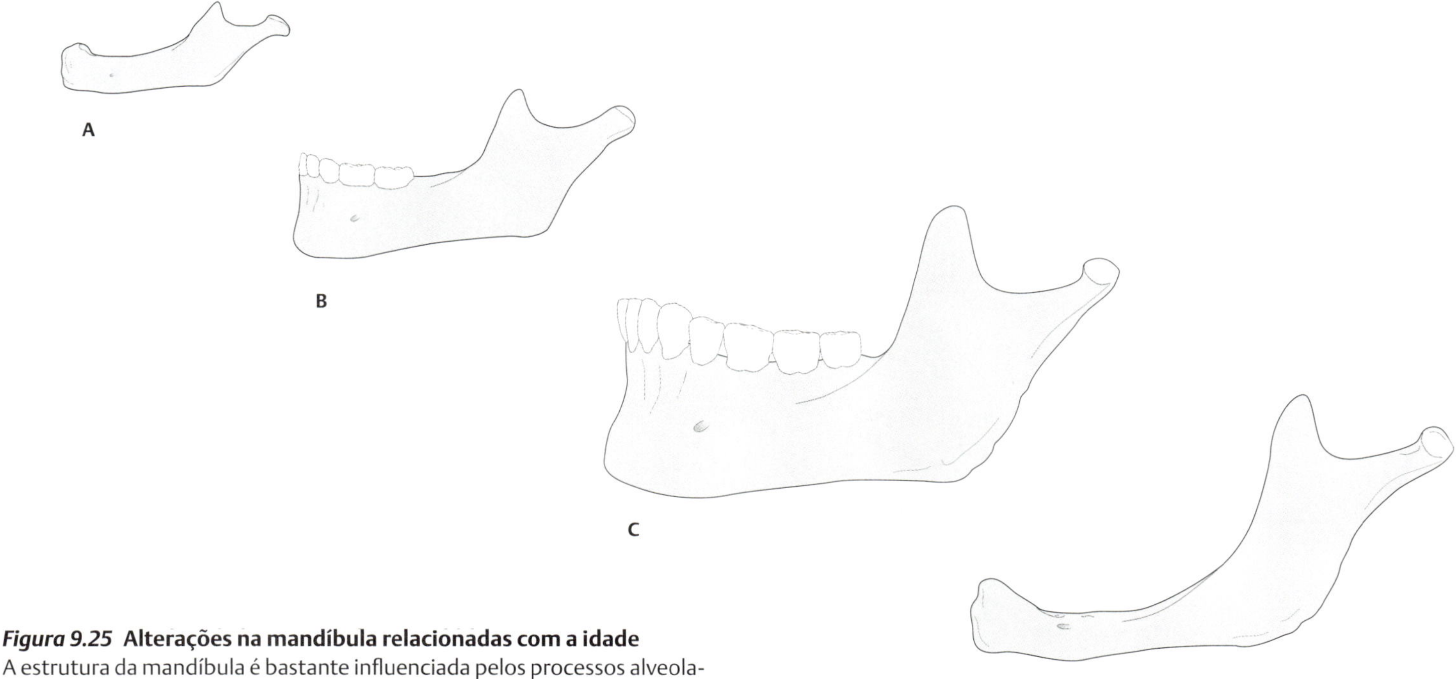

Figura 9.25 **Alterações na mandíbula relacionadas com a idade**
A estrutura da mandíbula é bastante influenciada pelos processos alveolares dos dentes. Pelo fato de o ângulo da mandíbula se adaptar às alterações no processo alveolar, o ângulo entre o corpo e o ramo varia de acordo com as alterações na dentição relacionadas com a idade. O ângulo mede aproximadamente 150° ao nascimento e aproximadamente 120° a 130° em adultos, alcançando 140° na mandíbula de idosos edêntulos.

A **Ao nascimento** a mandíbula está sem dentes, e a parte alveolar ainda não foi formada.
B **Em crianças** a mandíbula sustenta os dentes decíduos. A parte alveolar ainda é pouco desenvolvida pelo fato de os dentes decíduos serem consideravelmente menores que os dentes permanentes.
C **Em adultos** a mandíbula suporta os dentes permanentes, e a parte alveolar do osso está completamente desenvolvida.
D **A idade avançada** se caracteriza por uma mandíbula edêntula com reabsorção do processo alveolar.

Nota: a reabsorção do processo alveolar com a idade avançada leva à mudança de posição do forame mentual (que normalmente está localizado abaixo do segundo pré-molar, como em **C**). Esta mudança deve ser levada em consideração na cirurgia ou nas dissecções envolvendo o nervo mentual.

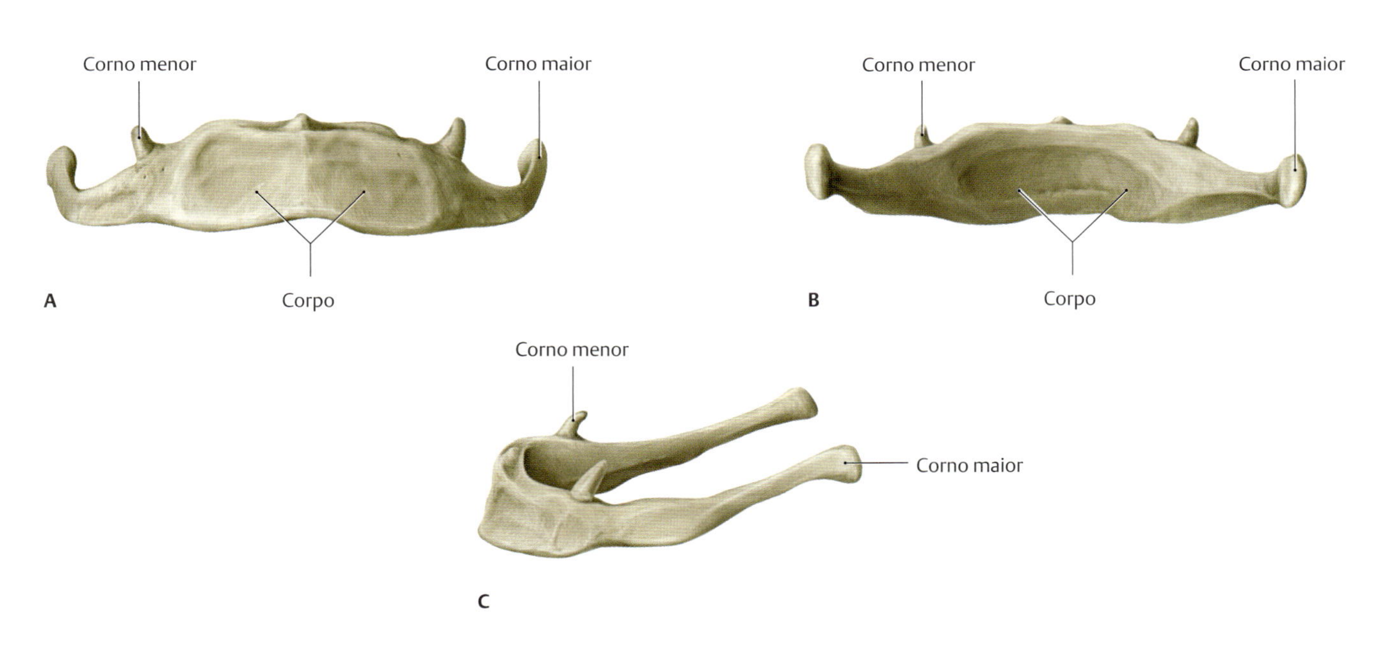

Figura 9.26 **Hioide**
A Visão anterior. **B** Visão posterior. **C** Visão lateral oblíqua esquerda. O hioide é suspenso pelos músculos e ligamentos entre o assoalho bucal e a laringe. O corno maior e o corpo do hioide são palpáveis no pescoço. O movimento fisiológico do hioide pode ser palpado durante a deglutição.

Articulação temporomandibular (ATM)

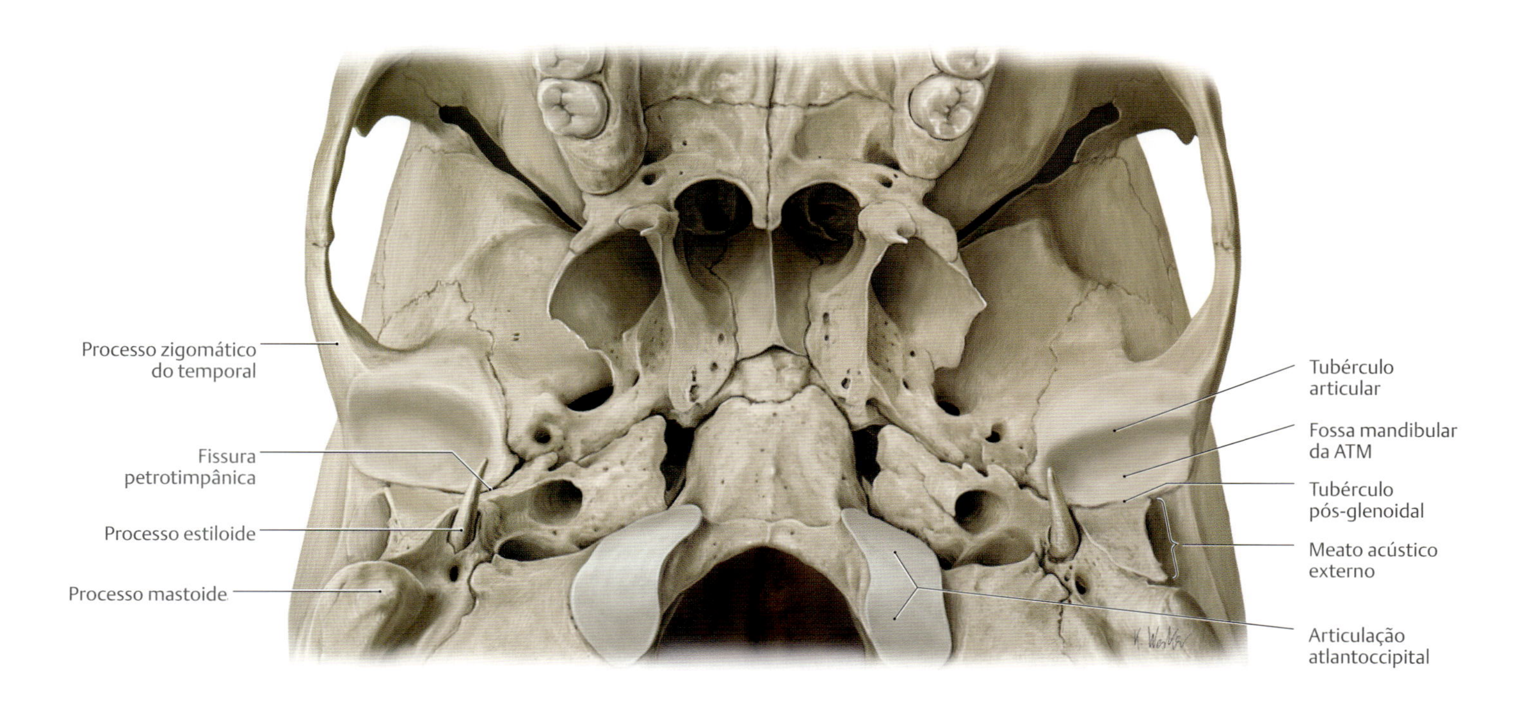

Figura 9.27 **Fossa mandibular da ATM**
Visão inferior da base do crânio. A cabeça (côndilo) da mandíbula se articula com a fossa mandibular do temporal por meio de um disco articular. A fossa mandibular é uma depressão na parte escamosa do temporal, limitada por um tubérculo articular e por um tubérculo pós-glenoidal. Ao contrário de outras faces articulares, a fossa mandibular é recoberta por fibrocartilagem, não cartilagem hialina. Como resultado, ela não é tão claramente delineada no crânio (compare com as articulações atlantoccipitais). O meato acústico externo se posiciona imediatamente atrás da fossa mandibular. Traumatismo à mandíbula pode danificar o meato acústico.

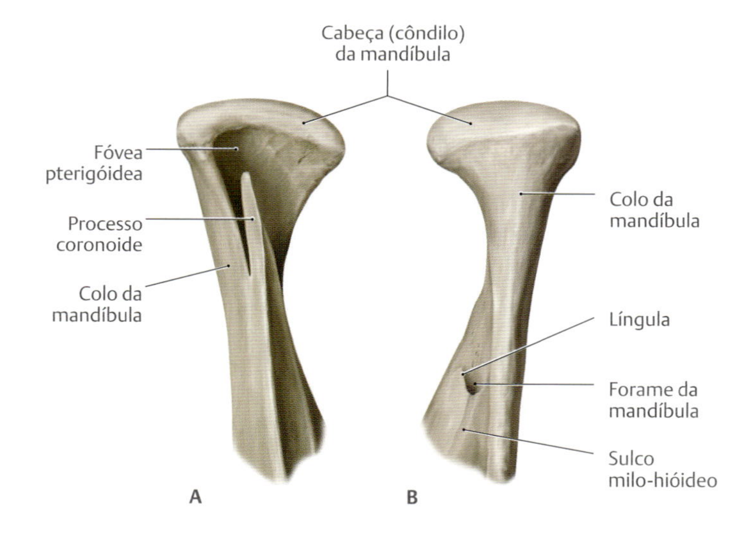

Figura 9.28 **Cabeça da mandíbula na ATM**
A Visão anterior. **B** Visão posterior. A cabeça (côndilo) da mandíbula é extremamente menor do que a fossa mandibular e possui formato cilíndrico. Esses dois fatores aumentam a mobilidade da cabeça mandibular, possibilitando movimentos rotacionais ao longo do eixo vertical.

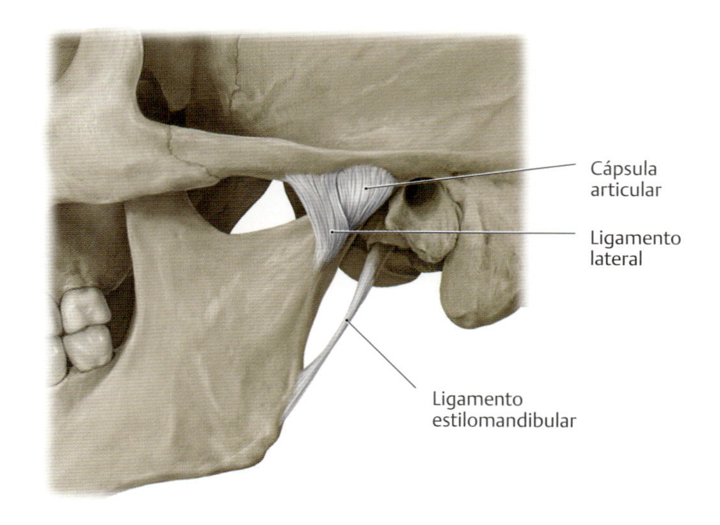

Figura 9.29 **Ligamentos laterais da ATM**
Visão lateral esquerda. A ATM é cercada por uma cápsula relativamente frouxa que possibilita o deslocamento fisiológico durante a abertura da mandíbula. A articulação é estabilizada por três ligamentos: lateral, estilomandibular e esfenomandibular (veja também **Figura 9.30**). O mais forte destes é o ligamento lateral, que se alonga e se mistura com a cápsula articular.

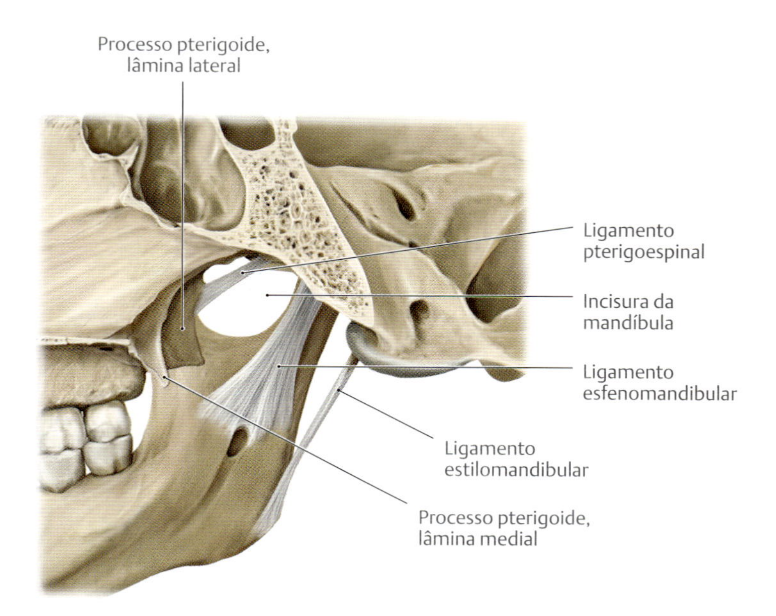

Figura 9.30 **Ligamentos mediais da ATM**
Visão medial esquerda. Observe o ligamento esfenomandibular. O ligamento pterigoespinal variável também está presente.

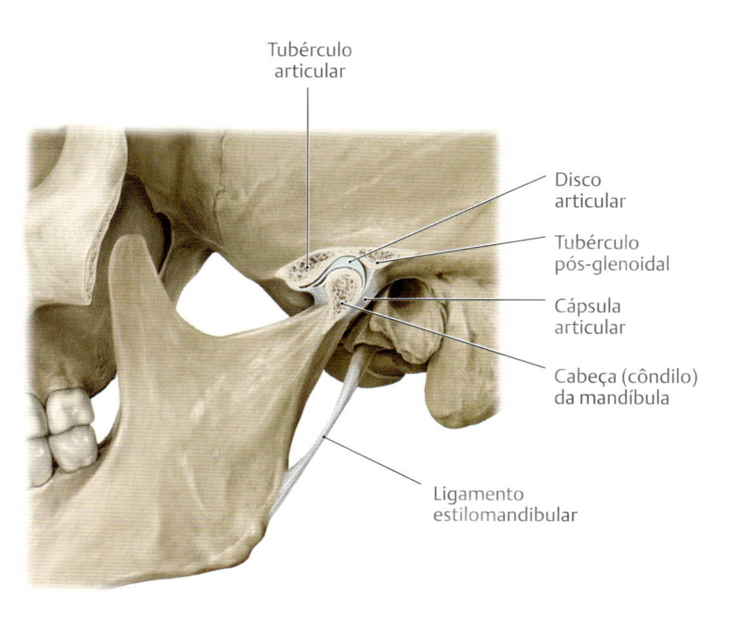

Figura 9.31 **ATM aberta**
Visão lateral esquerda. A cápsula da ATM começa no tubérculo articular e se estende posteriormente para a fissura petrotimpânica (**Figura 9.27**). Interposto entre a cabeça da mandíbula e a fossa mandibular está o disco articular fibrocartilagíneo, que está inserido na cápsula articular em todos os lados.

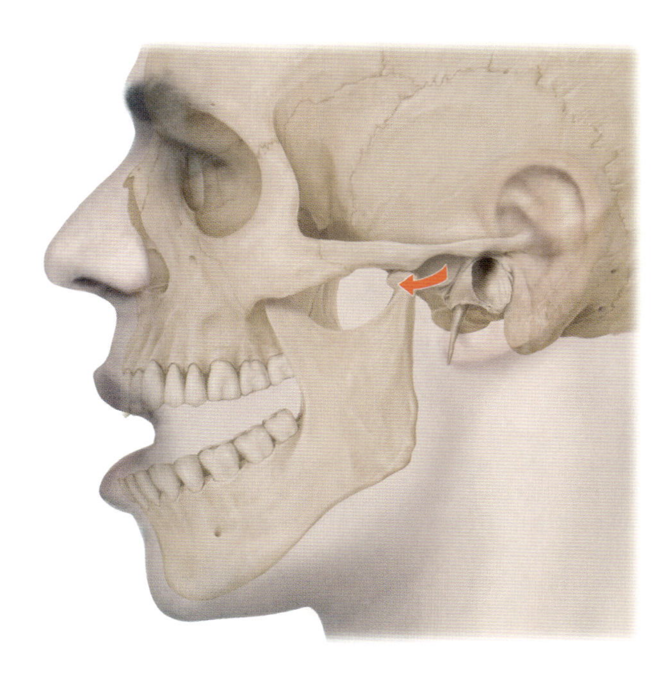

Figura 9.32 **Deslocamento da ATM**
A cabeça de mandíbula pode deslizar além do tubérculo articular quando a boca está aberta, deslocando a ATM. Isso pode resultar de um bocejo exagerado ou de um golpe sobre a mandíbula aberta. Quando a articulação se desloca, a mandíbula torna-se travada em uma posição de protrusão e não pode mais ser fechada. Essa condição é facilmente diagnosticada clinicamente e é reduzida pela pressão sobre a fileira de dentes mandibulares.

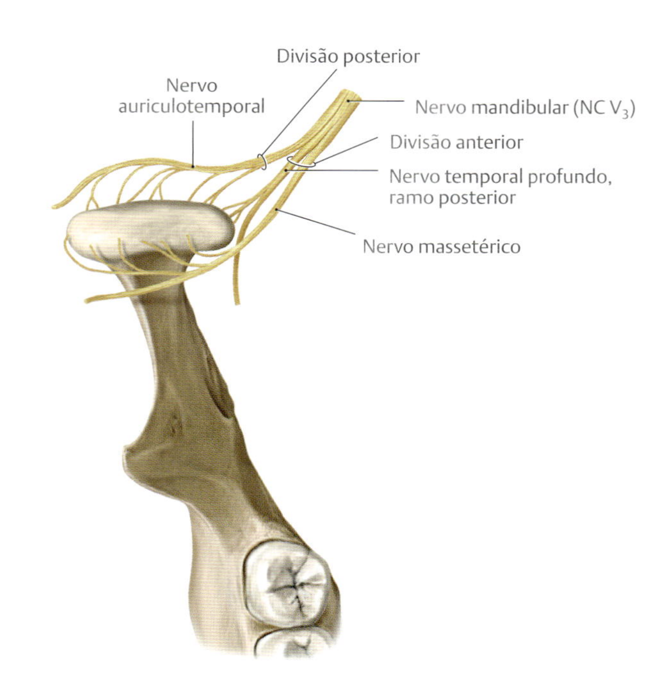

Figura 9.33 **Inervação sensorial da cápsula da ATM**
Visão superior. A cápsula da ATM é suprida por ramos articulares que se originam de três nervos da divisão mandibular do nervo trigêmeo (NC V_3):

- Nervo auriculotemporal
- Nervo temporal profundo, ramo posterior
- Nervo massetérico

Articulação temporomandibular (ATM): biomecânica

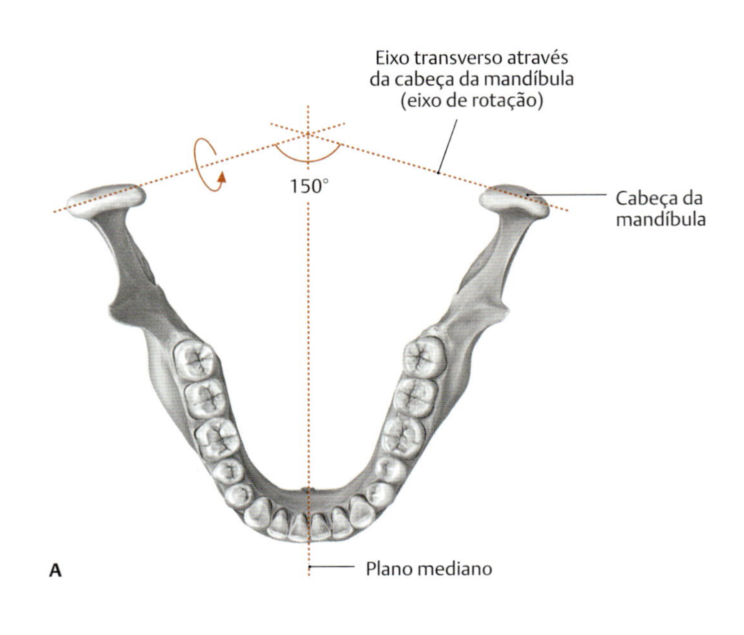

Retrusão

B

Protrusão

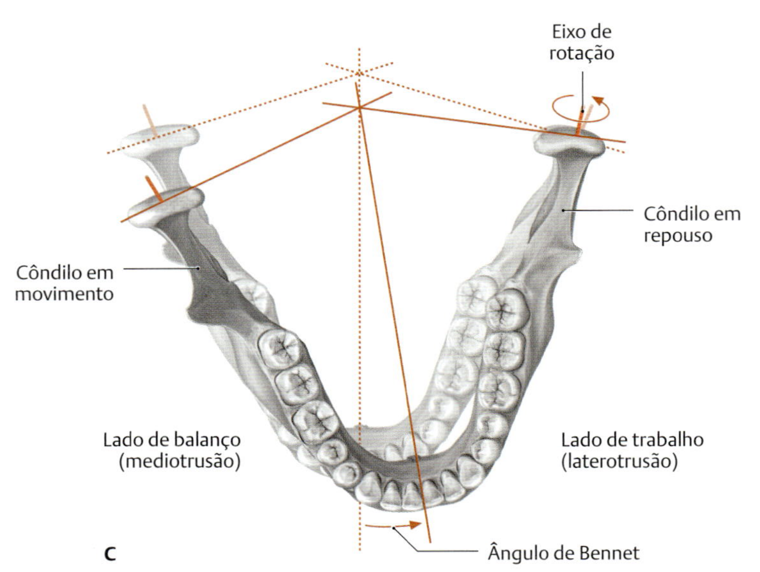

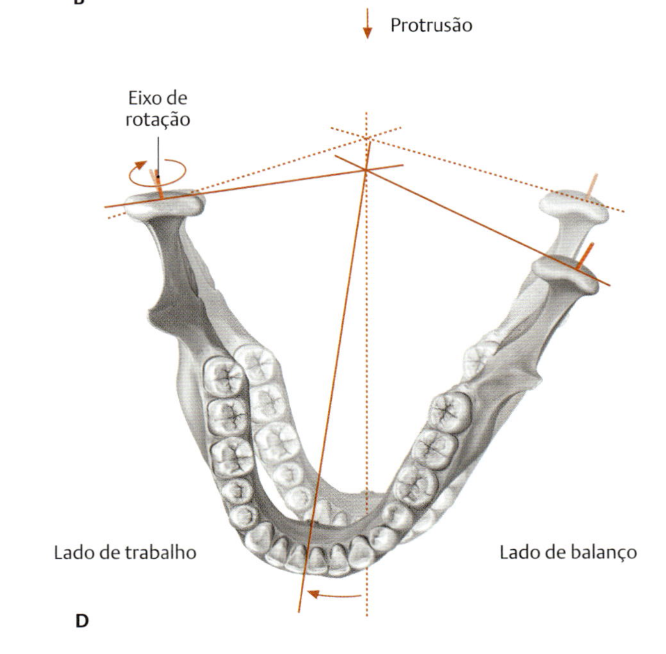

Figura 9.34 **Movimentos da mandíbula na ATM**
Visão superior. A maioria dos movimentos na ATM faz parte de um complexo que tem três componentes principais:

- Rotação (abertura e fechamento da boca)
- Translação (protrusão e retrusão da mandíbula)
- Movimentos de trituração durante a mastigação

A Rotação. O eixo para a rotação da articulação corre transversalmente por ambas as cabeças da mandíbula. Os dois eixos se intersectam em um ângulo de aproximadamente 150° (variando de 110° a 180° entre indivíduos). Durante esse movimento a ATM age como uma articulação em dobradiça (gínglimo; abdução/depressão e adução/elevação da mandíbula). Em humanos, a rotação pura da ATM frequentemente ocorre durante o sono com a boca ligeiramente aberta (ângulo de abertura de até aproximadamente 15°). Quando a boca está aberta além de 15°, a rotação é combinada com a translação (deslizamento) da cabeça da mandíbula.

B Translação. Neste movimento a mandíbula é avançada (protraída) e retraída. Os eixos para este movimento são paralelos aos eixos medianos pelo centro das cabeças da mandíbula.

C Movimentos de trituração na ATM esquerda. Na descrição destes movimentos laterais é feita uma distinção entre o "côndilo em repouso" e o "côndilo em balanço". O côndilo em repouso no lado esquerdo de trabalho gira em torno de um eixo quase vertical através da cabeça da mandíbula (também um eixo rotacional), enquanto o côndilo que oscila no lado direito de balanço se movimenta para a frente e para baixo em um movimento translacional. A excursão lateral da mandíbula é medida em graus e é denominada ângulo de Bennett. Durante esse movimento, a mandíbula se move em laterotrusão no lado de trabalho e em mediotrusão no lado de balanço.

D Movimentos de trituração na ATM direita. Aqui, a ATM direita é o lado de trabalho. O côndilo direito em repouso gira em torno de um eixo quase vertical, e o côndilo esquerdo no lado de balanço se movimenta para a frente e para baixo.

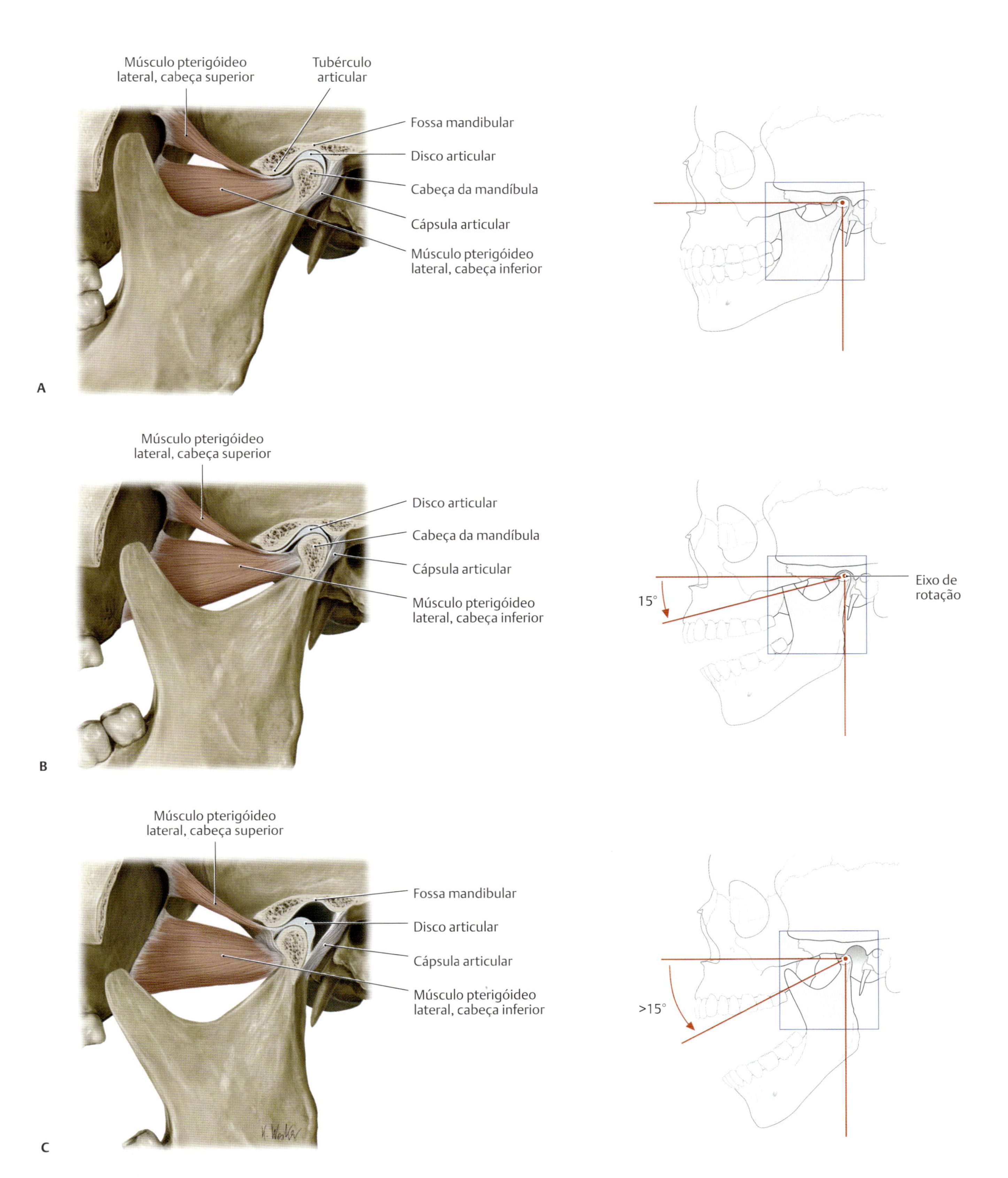

Figura 9.35 **Movimentos da ATM**

Visão lateral esquerda. Cada desenho mostra a ATM esquerda, incluindo o disco e a cápsula articular e o músculo pterigóideo lateral. Cada diagrama esquemático à direita mostra o eixo correspondente do movimento articular. O músculo, a cápsula e o disco formam um sistema músculo-disco-capsular funcionalmente coordenado e trabalham juntos quando a boca abre e fecha. *Nota*: o espaço entre as cabeças dos músculos é bastante exagerado, para maior clareza.

A Boca fechada. Quando a boca está em uma posição fechada, a cabeça da mandíbula repousa contra a fossa mandibular do temporal com o disco articular interposto.

B Boca aberta a 15°. Até 15° de abdução, a cabeça da mandíbula permanece na fossa mandibular.

C Boca aberta além de 15°. Neste ponto a cabeça da mandíbula desliza para a frente em direção ao tubérculo articular. O eixo articular que corre transversalmente pela cabeça da mandíbula é deslocado para a frente. O disco articular é puxado para a frente pela parte superior do músculo pterigóideo lateral, e a cabeça da mandíbula é puxada para a frente pela parte inferior deste músculo.

Músculos da mastigação: visão geral

Os músculos da mastigação são derivados do primeiro arco branquial e estão localizados em várias profundidades nas regiões parotídeas e infratemporais da face. Eles se inserem na mandíbula e recebem sua inervação motora a partir da divisão mandibular do nervo trigêmeo (NC V_3). Os músculos do assoalho bucal (milo-hióideo e gênio-hióideo) são encontrados no início deste Capítulo e mais adiante.

Tabela 9.6 **Músculos masseter e temporal.**

Músculo		Origem	Inserção	Inervação*	Ação
Masseter	① Cabeça superficial	Zigomático (processo maxilar) e arco zigomático (face lateral dos ⅔ anteriores).	Ângulo e ramo da mandíbula (face lateroposterior inferior).	N. massetérico (divisão anterior do NC V_3).	Eleva a mandíbula; também ajuda na protração, retração e movimento de lateralidade.
	Cabeça média	Arco zigomático (face medial dos ⅔ anteriores).	Ramo da mandíbula (parte central).		
	② Cabeça profunda	Arco zigomático (face profunda do ⅓ posterior).	Ramo da mandíbula (porção superior) e parte lateral do processo coronoide.		
Temporal	③ Cabeça superficial	Fáscia temporal	Processo coronoide da mandíbula (ápice e faces medial e anterior).	Nn. temporais profundos (divisão anterior do NC V_3).	*Fibras verticais (anteriores)*: elevam a mandíbula *Fibras horizontais (posteriores)*: retraem a mandíbula. *Unilaterais:* movimento lateral da mandíbula (mastigação).
	④ Cabeça profunda	Fossa temporal (linha temporal inferior).			

*Os músculos da mastigação são inervados pelos ramos motores do nervo mandibular (NC V_3), a 3ª divisão do nervo trigêmeo (NC V).

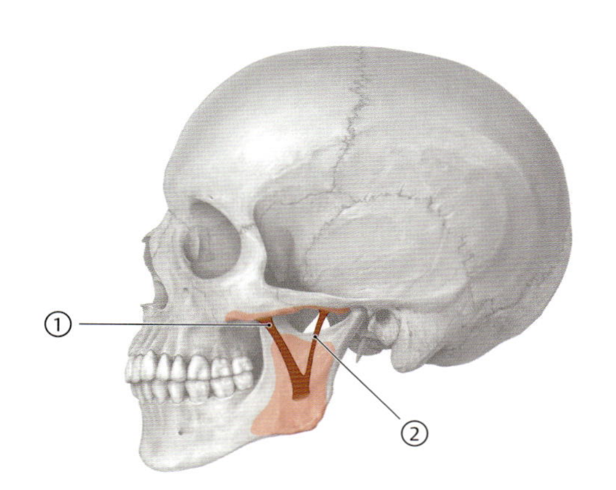

Figura 9.36 **Músculo masseter**

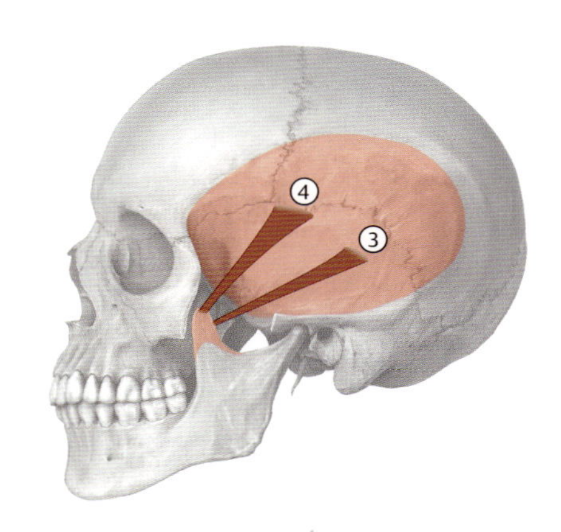

Figura 9.37 **Músculo temporal**

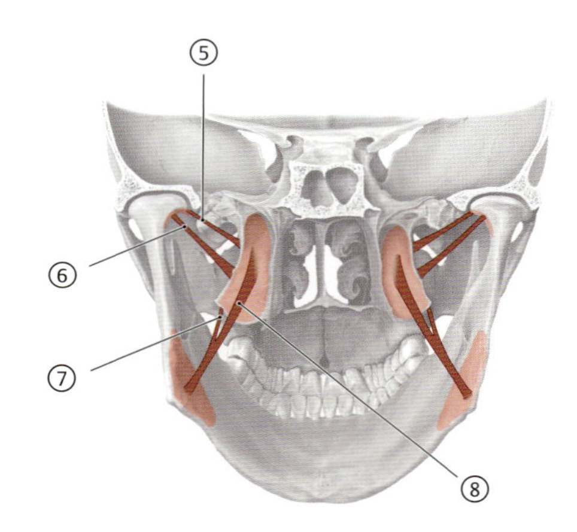

Figura 9.38 **Músculos pterigóideos**

Tabela 9.7 **Músculos pterigóideos lateral e medial.**

Músculo		Origem	Inserção	Inervação	Ação
Pterigóideo lateral	⑤ Cabeça superior	Asa maior do esfenoide (crista infratemporal).	Mandíbula (fóvea pterigóidea) e articulação temporomandibular (disco articular).	N. mandibular (NC V_3) via n. pterigóideo lateral (a partir da divisão anterior do NC V_3).	*Bilateral*: protrai a mandíbula (puxa o disco articular para a frente). *Unilateral*: movimentos laterais da mandíbula (mastigação).
	⑥ Cabeça inferior	Lâmina lateral do processo pterigoide (face lateral).	Mandíbula (fóvea pterigóidea e processo condilar).		
Pterigóideo medial	⑦ Cabeça superficial	Maxila (túber da maxila) e palatino (processo piramidal).	Tuberosidade pterigóidea na face medial do ângulo da mandíbula.	N. mandibular (NC V_3) via n. pterigóideo medial (a partir do tronco do NC V_3).	Levanta (aduz) a mandíbula.
	⑧ Cabeça profunda	Face medial da lâmina lateral do processo pterigoide e fossa pterigóidea.			

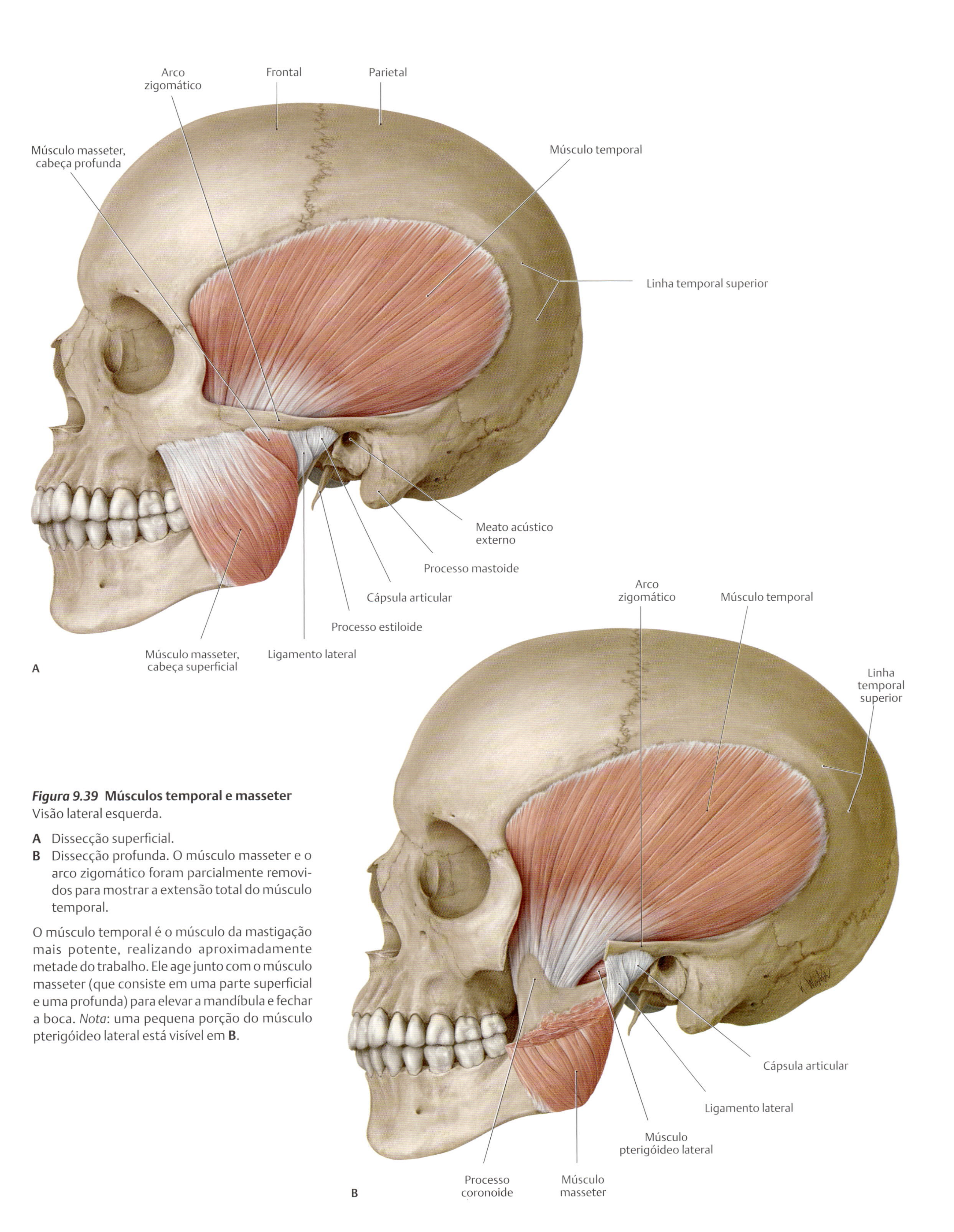

Figura 9.39 **Músculos temporal e masseter**
Visão lateral esquerda.

A Dissecção superficial.

B Dissecção profunda. O músculo masseter e o arco zigomático foram parcialmente removidos para mostrar a extensão total do músculo temporal.

O músculo temporal é o músculo da mastigação mais potente, realizando aproximadamente metade do trabalho. Ele age junto com o músculo masseter (que consiste em uma parte superficial e uma profunda) para elevar a mandíbula e fechar a boca. *Nota*: uma pequena porção do músculo pterigóideo lateral está visível em **B**.

Músculos da mastigação: músculos profundos

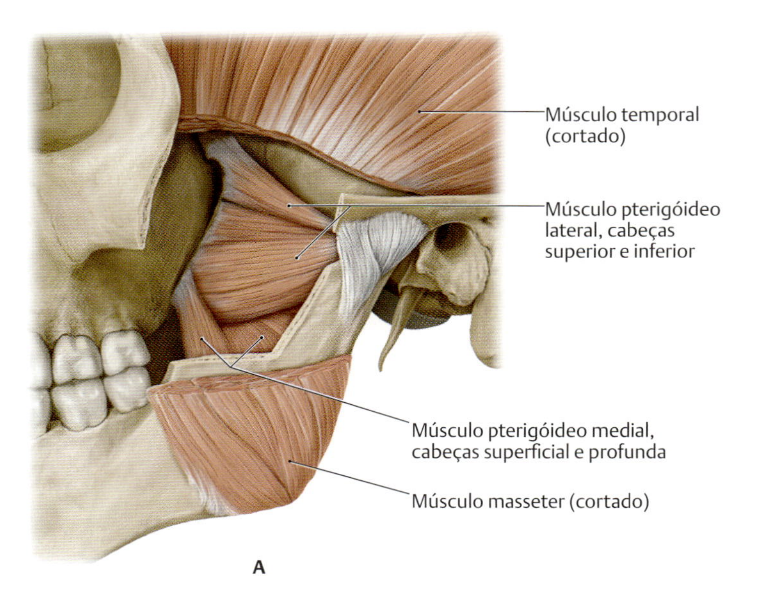

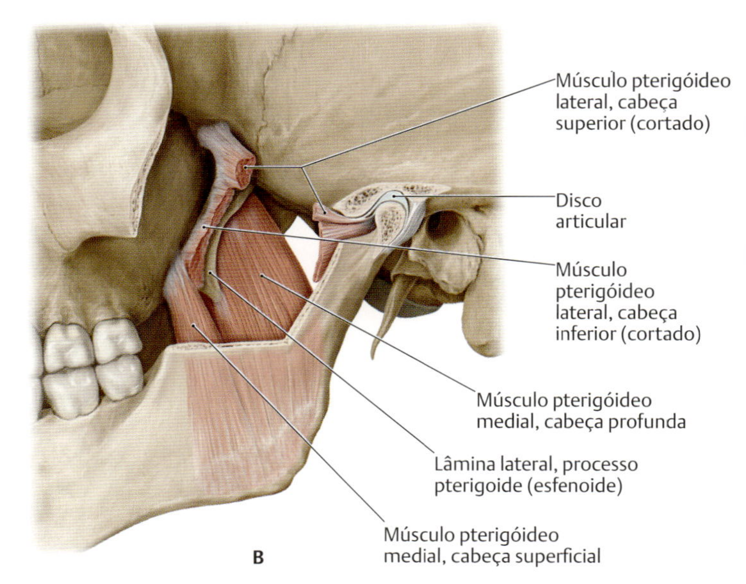

Figura 9.40 **Músculos pterigóideos lateral e medial**
Visões laterais esquerdas.

A O processo coronoide da mandíbula foi removido ao longo da parte inferior do temporal para que ambos os músculos pterigóideos possam ser visualizados.

B Aqui o músculo temporal foi completamente removido, e as cabeças superior e inferior do músculo pterigóideo lateral foram expostas. O músculo pterigóideo *lateral* inicia a abertura da boca, que continua pela ação dos músculos digástrico e supra-hióideo, junto com a gravidade.

Com a articulação temporomandibular aberta, podemos observar que as fibras do músculo pterigóideo lateral se misturam com o disco articular. O músculo pterigóideo lateral funciona como guia da articulação temporomandibular. Em virtude de suas cabeças superior e inferior estarem ativas durante todos os movimentos, suas ações são mais complexas do que as dos demais músculos da mastigação. O músculo pterigóideo *medial* corre quase perpendicular ao músculo pterigóideo lateral e contribui para a formação de uma funda muscular, junto com o músculo masseter, que envolve parcialmente a mandíbula (**Figura 9.41**).

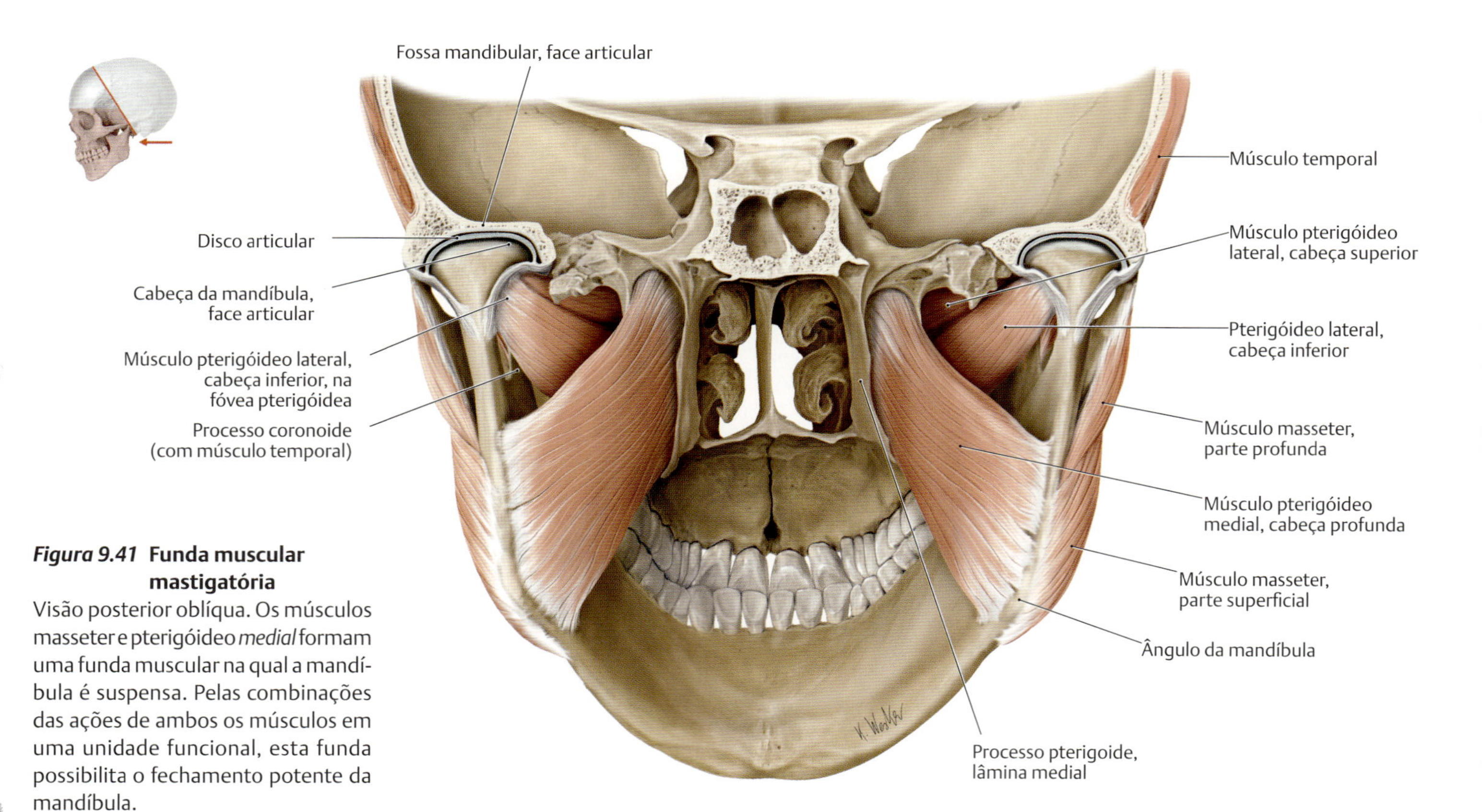

Figura 9.41 **Funda muscular mastigatória**
Visão posterior oblíqua. Os músculos masseter e pterigóideo *medial* formam uma funda muscular na qual a mandíbula é suspensa. Pelas combinações das ações de ambos os músculos em uma unidade funcional, esta funda possibilita o fechamento potente da mandíbula.

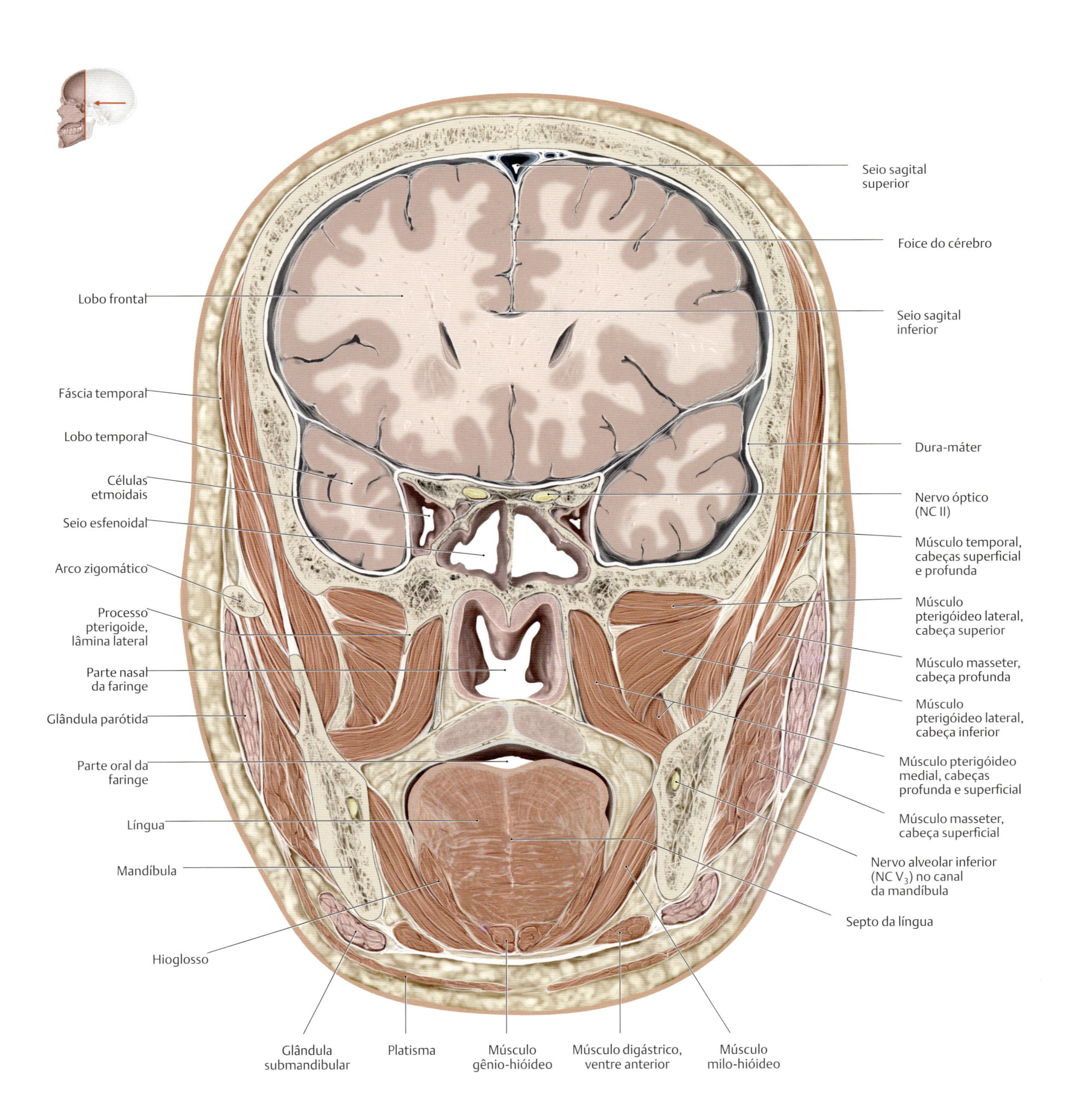

Figura 9.42 **Músculos da mastigação, corte coronal no nível do seio esfenoidal**
Visão posterior.

Músculos supra-hióideos

Os músculos supra-hióideos e infra-hióideos se inserem no hioide superior e inferiormente, respectivamente. Os músculos infra-hióideos deprimem o hioide durante a fonação e a deglutição. Eles são discutidos com os músculos supra-hióideos e a laringe no pescoço (ver Capítulo 10)

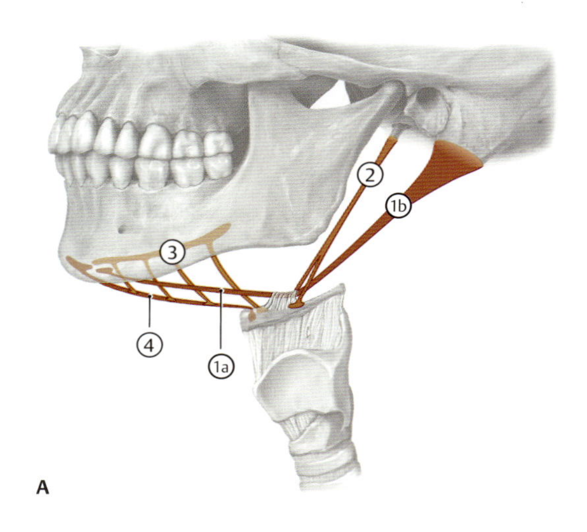

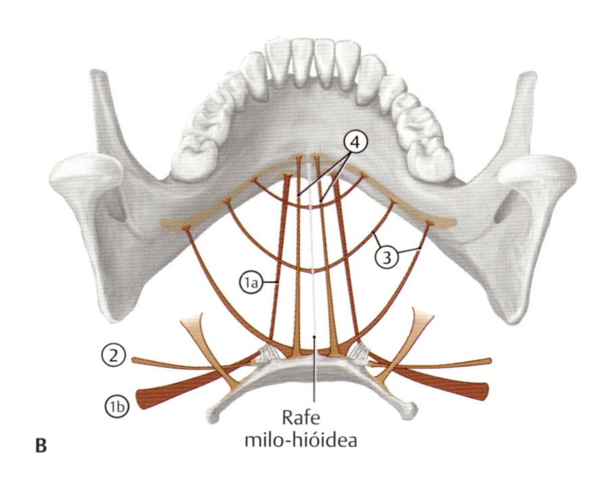

Figura 9.43 **Músculos supra-hióideos: esquemáticos**
A Visão lateral esquerda. **B** Visão superior.

Tabela 9.8 **Músculos supra-hióideos.**

Músculo		Origem	Inserção		Inervação	Ação
Músculos supra-hióideos: os músculos supra-hióideos também são considerados músculos acessórios da mastigação.						
Digástrico	ⓐ Ventre anterior	Mandíbula (fossa digástrica).	Hioide (corpo)	Via um tendão intermédio com uma alça fibrosa.	N. milo-hióideo (do NC V_3)	Eleva o hioide (durante a deglutição); auxilia no abaixamento da mandíbula.
	ⓑ Ventre posterior	Temporal (incisura mastóidea, medial ao processo mastoide).			N. facial (NC VII)	
② Estilo-hióideo		Temporal (processo estiloide).		Através de um tendão curto.		
③ Milo-hióideo		Mandíbula (linha milo-hióidea).		Via tendão mediano de inserção (rafe milo-hióidea).	N. milo-hióideo (do NC V_3)	Comprime e eleva o assoalho da boca; empurra o hioide para a frente (durante a deglutição); auxilia na abertura da mandíbula e no movimento de lateralidade (mastigação).
④ Gênio-hióideo		Mandíbula (espinha geniana inferior [mentual]).		Corpo do hioide.	Ramo anterior de C1	Empurra o hioide para a frente (durante a deglutição); auxilia na abertura da mandíbula.

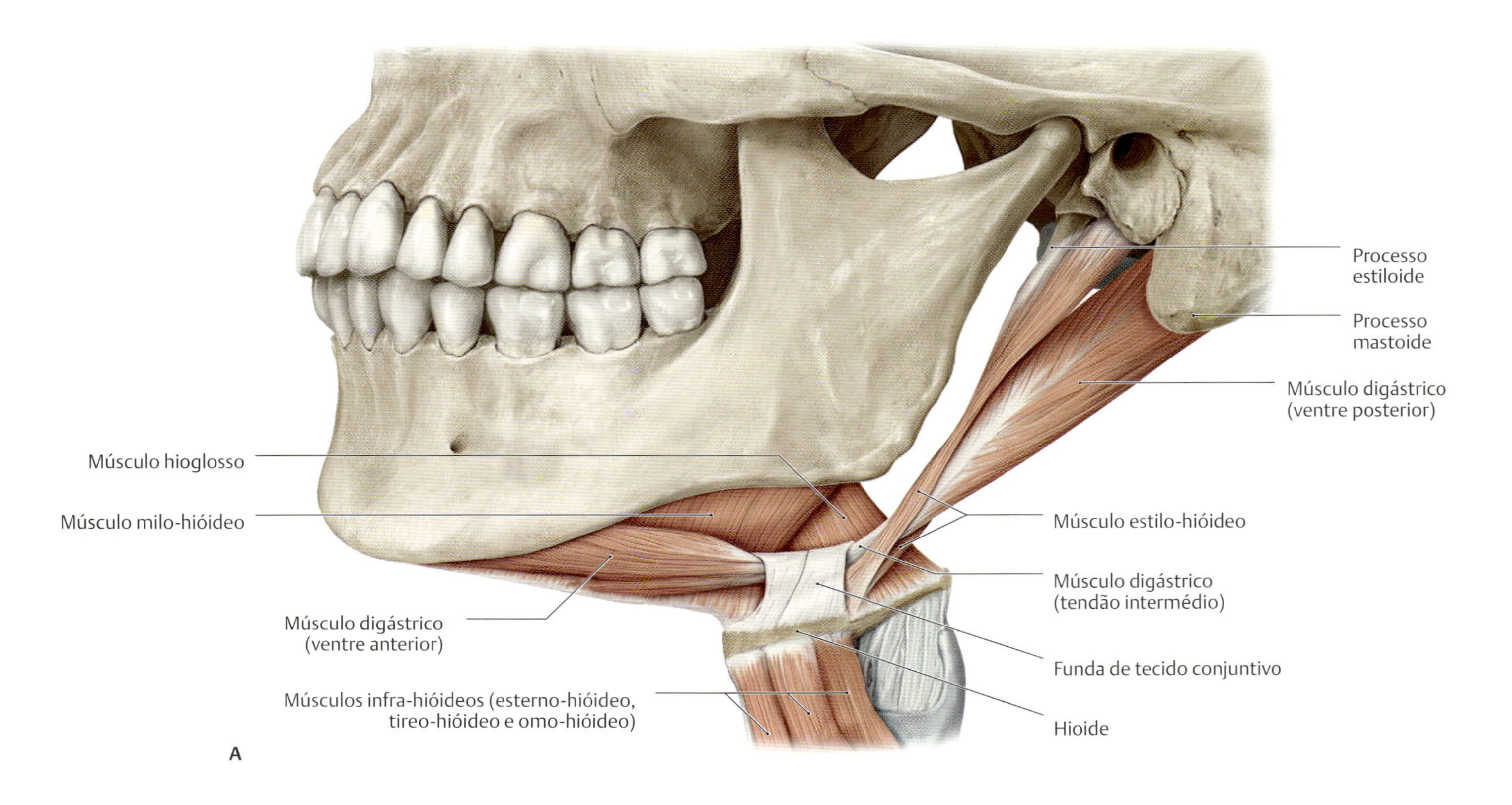

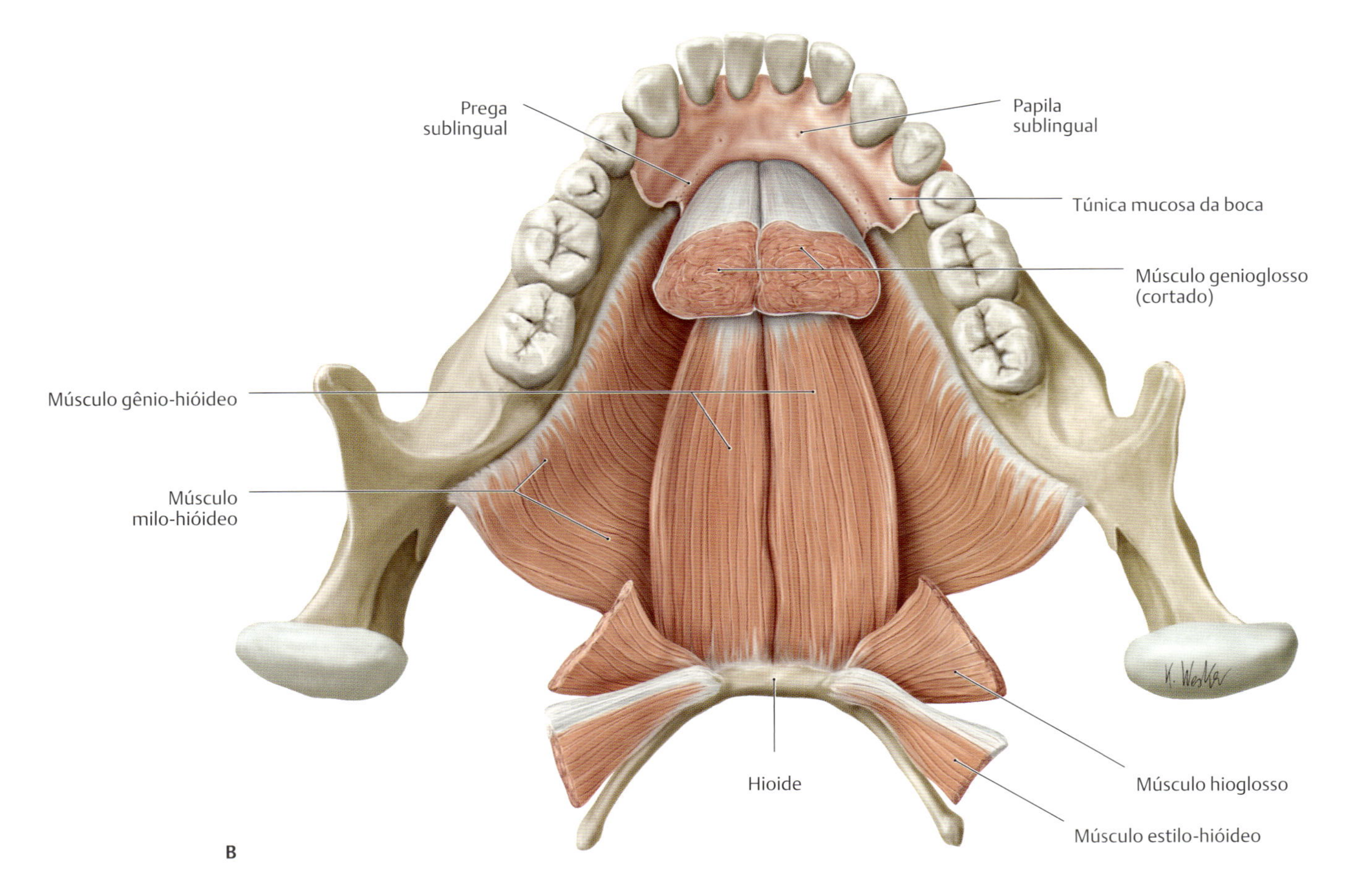

Figura 9.44 **Músculos supra-hióideos**
A Visão lateral esquerda. **B** Visão superior.

Músculos da língua

Existem dois grupos de músculos da língua: extrínsecos e intrínsecos. Os músculos extrínsecos, que são inseridos em locais ósseos específicos fora da língua, movem a língua como um todo. Os músculos intrínsecos, que não têm inserção em estruturas esqueléticas, alteram a forma da língua. Com exceção do músculo palatoglosso, os músculos da língua são supridos pelo nervo hipoglosso (NC XII).

Tabela 9.9 **Músculos da língua.**

Músculo	Origem	Inserção	Inervação	Ação
Músculos extrínsecos da língua				
Genioglosso	Mandíbula (espinha geniana superior [mentual] através de um tendão intermédio); mais posteriormente os dois músculos genioglossos são separados pelo septo da língua.	Fibras inferiores: corpo do hioide (face anterossuperior).	N. hipoglosso (NC XII)	Protrusão da língua. *Bilateralmente:* torna o dorso côncavo. *Unilateralmente:* desvia para o lado oposto.
		Fibras intermediárias: região posterior da língua.		
		Fibras superiores: face anterior da língua (mescladas aos músculos intrínsecos).		
Hioglosso	Hioide (corno maior e corpo anterior).	Região lateral da língua, entre os músculos estiloglosso e longitudinal inferior.		Abaixa a língua.
Estiloglosso	Processo estiloide do temporal (face anterolateral do ápice) e ligamento estilomandibular.	Parte longitudinal: região dorsolateral da língua (junto com o músculo longitudinal inferior).		Movimento superior e posterior da língua.
		Parte oblíqua: junto com as fibras do músculo hioglosso.		
Palatoglosso	Aponeurose palatina (face oral).	Região lateral para o dorso da língua e fibras do músculo transverso.	N. vago (NC X) via plexo faríngeo	Eleva a raiz da língua; fecha o istmo das fauces por meio da contração do arco palatoglosso.
Músculos intrínsecos da língua				
Músculo longitudinal superior	Camada delgada de músculo inferior à túnica mucosa posterior; as fibras correm anterolateralmente da epiglote e do septo mediano da língua.		N. hipoglosso (NC XII)	Encurta a língua; torna o dorso da língua côncavo (puxa o ápice e a margem lateral para cima).
Músculo longitudinal inferior	Camada delgada de músculo superior aos músculos genioglosso e hipoglosso; as fibras correm anteriormente da raiz para o ápice da língua.			Encurta a língua; torna o dorso da língua convexo (puxa o ápice para baixo).
Músculo transverso	As fibras correm lateralmente do septo da língua para a região lateral da língua.			Estreita a língua; alonga a língua.
Músculo vertical	Na região anterior da língua, as fibras correm inferiormente do dorso da língua para sua face anterior.			Alarga e achata a língua.

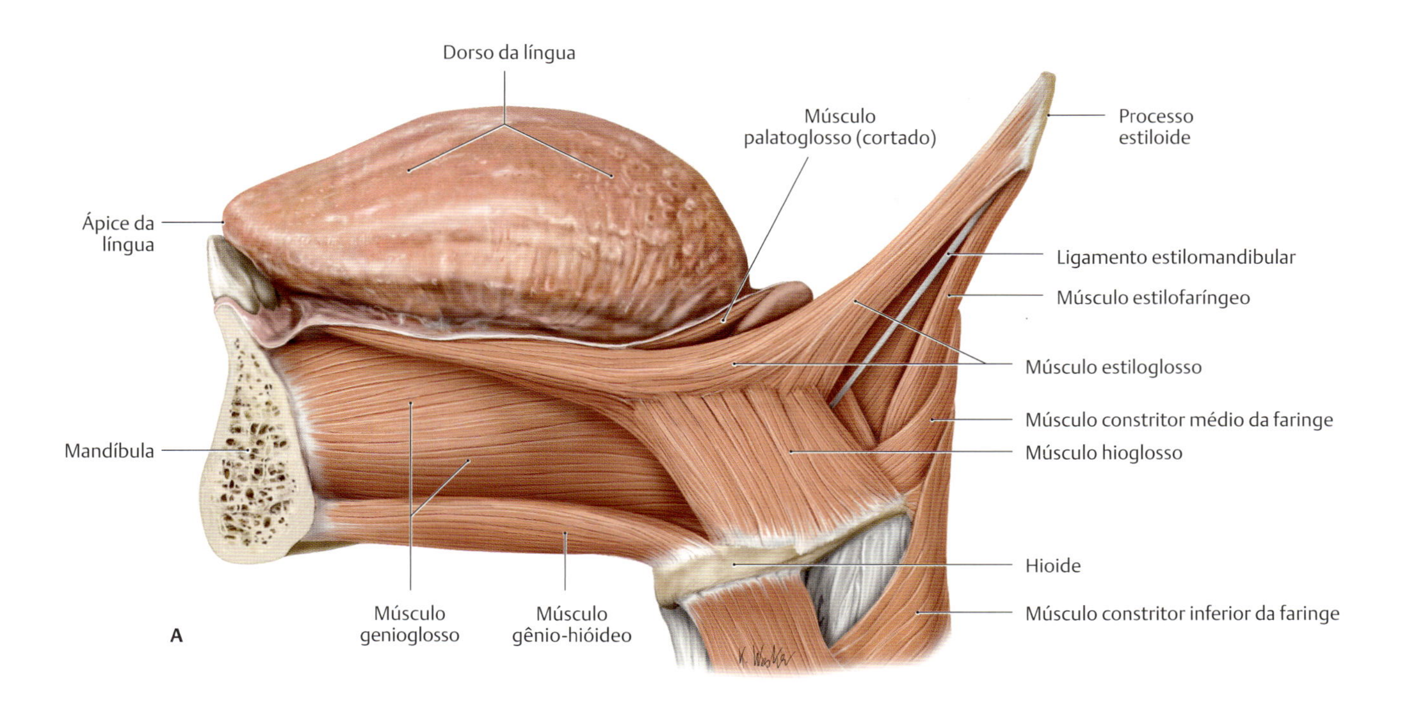

Aponeurose da língua
Túnica mucosa da língua
Músculo longitudinal superior
Septo da língua
Músculo vertical da língua
Músculo transverso da língua
Músculo longitudinal inferior
Músculo hioglosso
Músculo genioglosso
Glândula sublingual
Músculo milo-hióideo
B
Ventre anterior do músculo digástrico
Músculo gênio-hióideo

***Figura 9.45* Músculos extrínsecos e intrínsecos da língua**
A Visão lateral esquerda. **B** Visão anterior de corte coronal.

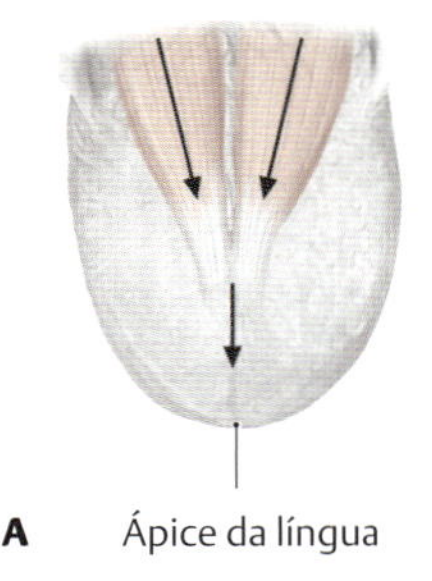

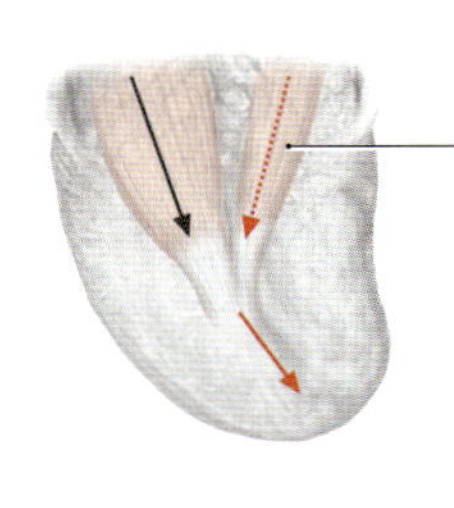

***Figura 9.46* Paralisia unilateral do nervo hipoglosso**
Protrusão ativa da língua com o nervo hipoglosso intacto (**A**) e com lesão unilateral do nervo hipoglosso (**B**).
Quando o nervo hipoglosso é lesado em um lado, o músculo genioglosso está paralisado no lado afetado. Em consequência disso, o músculo genioglosso saudável (inervado) no lado oposto domina a língua ao longo da linha média em direção ao lado afetado. Por isso, quando a língua é protraída, ela desvia *em direção* ao lado paralisado.

Túnica mucosa da língua

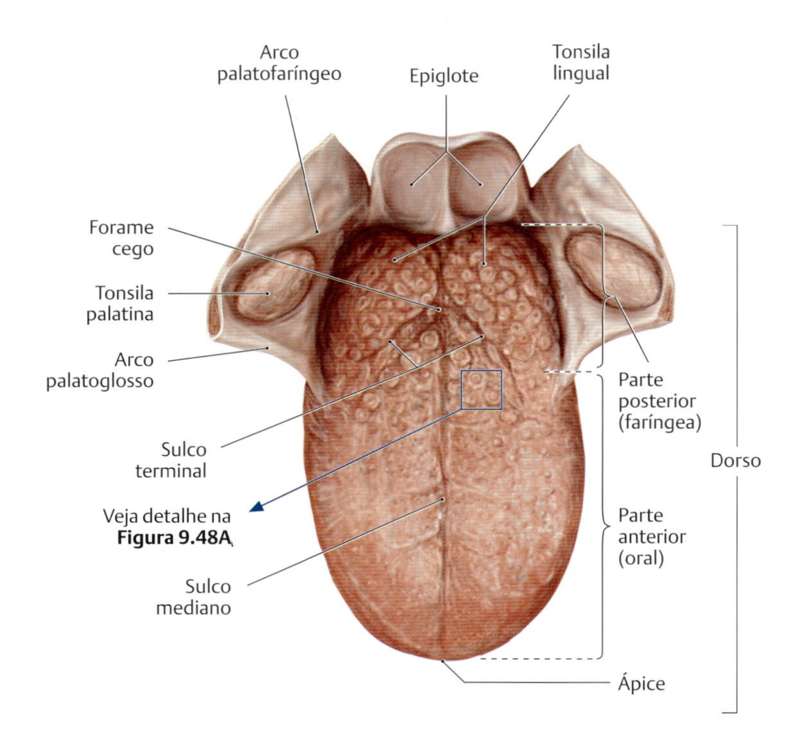

Figura 9.47 **Anatomia de superfície da túnica mucosa da língua**
Visão superior. A língua é dotada de um corpo muscular muito poderoso, tornando possíveis suas funções motoras na mastigação, deglutição e fala. Entretanto, suas funções sensoriais igualmente importantes (incluindo o paladar e a discriminação tátil fina) tornam-se possíveis pelo revestimento mucoso especializado que recobre o dorso da língua. As partes da língua podem ser discutidas tais como raiz, face anterior (inferior), ápice e face posterior. O sulco em forma de V no dorso (sulco terminal) divide a face posterior em uma porção oral (compreendendo os dois terços anteriores) e uma porção faríngea (compreendendo o terço posterior).

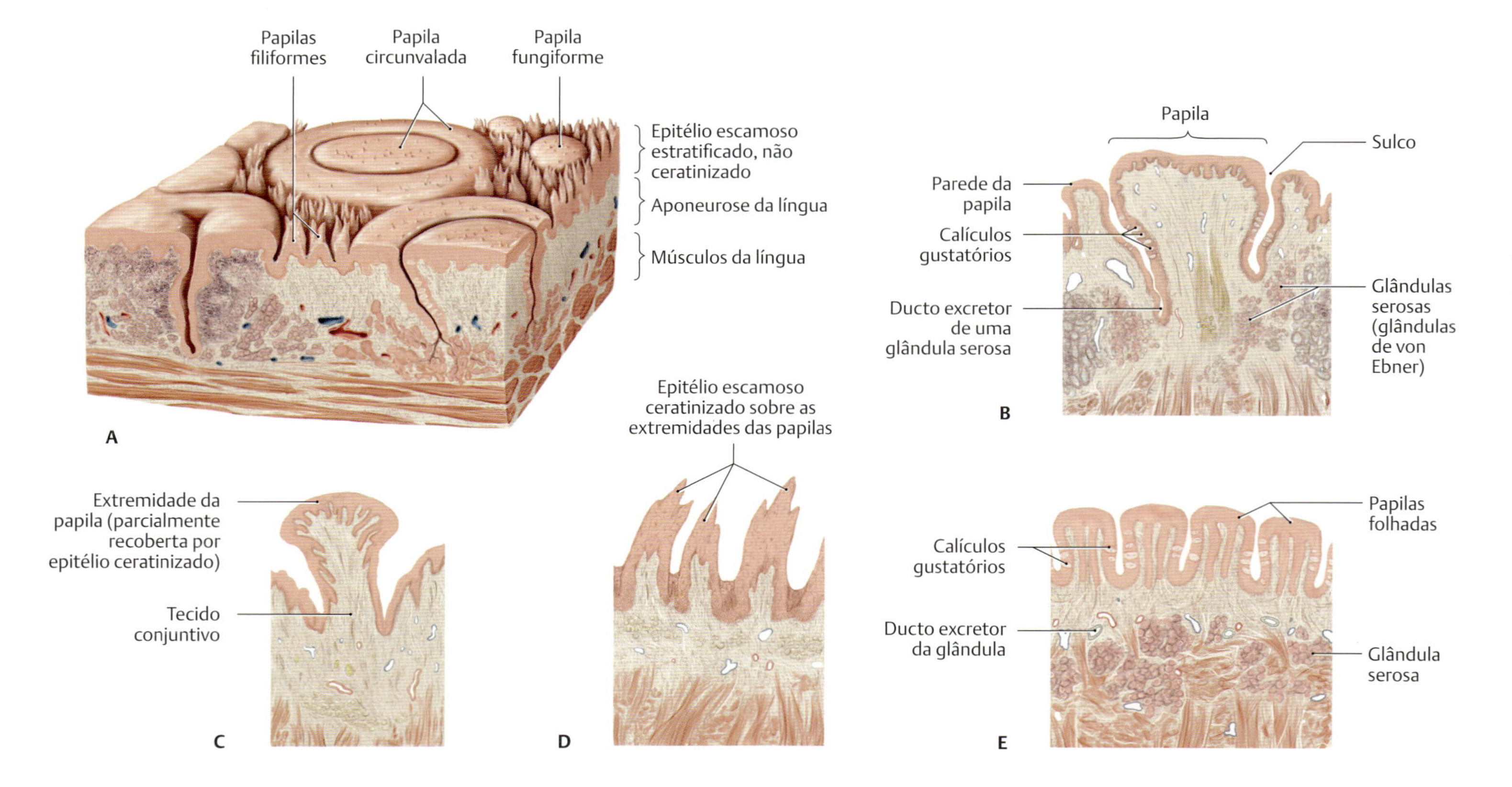

Figura 9.48 **Papilas linguais**
A túnica mucosa do dorso anterior é composta de numerosas papilas (**A**), e o tecido conjuntivo entre a face mucosa e a musculatura contém inúmeras pequenas glândulas salivares. As papilas são divididas em quatro tipos morfologicamente distintos (**Tabela 9.10**):

- Circunvaladas (**B**): em círculo e contendo calículos gustatórios.
- Fungiformes (**C**): em forma de cogumelos e contendo receptores térmicos e mecânicos e calículos gustatórios.
- Filiformes (**D**): em forma de filamentos e sensíveis ao estímulo tátil (as únicas papilas linguais sem calículos gustatórios).
- Folhadas (**E**): contendo calículos gustatórios.

Tabela 9.10 **Regiões e estruturas da língua.**

Região	Estruturas
Porção anterior (oral, pré-sulcal) da língua	
Os ⅔ anteriores da língua contêm o ápice e a maior parte do dorso. Eles estão inseridos no assoalho bucal pelo frênulo da língua. • **Túnica mucosa:** ◦ Túnica mucosa do dorso da língua: esta porção (sem tela submucosa subjacente) contém inúmeras papilas. ◦ Túnica mucosa anterior: recoberta pela mesma túnica mucosa lisa (epitélio escamoso estratificado, não ceratinizado) sobrejacente ao assoalho bucal e às gengivas. • **Inervação:** a porção anterior é derivada do primeiro arco (mandibular) e, portanto, é inervada pelo nervo lingual, um ramo do nervo mandibular (NC V_3).	**Sulco mediano (septo da linha média):** o sulco corre anteriormente abaixo da linha média da língua; isso corresponde à posição do septo da língua. *Nota*: as fibras musculares não cruzam o septo da língua. **Papilas (Figura 9.48A):** a túnica mucosa posterior, que não possui tela submucosa, é recoberta por projeções semelhantes a mamilos (papilas) que aumentam a área de superfície da língua. Existem quatro tipos, todas na porção pré-sulcal e não na porção pós-sulcal da língua. • Circunvaladas **(Figura 9.48B)**: circuladas por uma parede e contendo inúmeros calículos gustatórios. • Fungiformes **(Figura 9.48C)**: papilas em forma de cogumelo localizadas na margem lateral da porção oral posterior, próximo aos arcos palatoglossos. Estas possuem receptores mecânicos, térmicos e calículos gustatórios. • Filiformes **(Figura 9.48D)**: papilas em forma de filamento sensíveis ao estímulo tátil. Estas são as únicas papilas que não contêm calículos gustatórios. • Folhadas **(Figura 9.48E)**: localizadas próximo ao sulco terminal, estas contêm inúmeros calículos gustatórios.
Sulco terminal	
O sulco terminal é um sulco em forma de V que divide a língua funcional e anatomicamente em uma porção anterior e uma posterior.	**Forame cego:** o remanescente embrionário da passagem da glândula tireoide que migra do dorso da língua durante o desenvolvimento. O forame cego está localizado na convergência do sulco terminal.
Porção posterior (faríngea, pós-sulcal) da língua	
A base da língua está localizada posteriormente aos arcos palatoglossos e ao sulco terminal. • **Túnica mucosa:** a mesma túnica mucosa sobrejacente às tonsilas palatinas, as paredes da faringe e a epiglote. A porção faríngea da língua não contém papilas. • **Inervação:** a porção posterior é inervada pelo nervo glossofaríngeo (NC IX).	**Tonsilas linguais:** a tela submucosa da porção posterior contém linfonodos incorporados conhecidos como tonsilas linguais, que criam a superfície irregular da porção posterior. **Parte oral da faringe:** a região posterior do arco palatoglosso. A parte oral da faringe, que contém as tonsilas palatinas, se comunica com a cavidade oral através do istmo das fauces (definido pelos arcos palatoglossos).
Pregas glossoepiglóticas e valéculas epiglóticas: o revestimento mucoso (escamoso estratificado, não ceratinizado) da região posterior da língua e da parede da faringe está refletido na face anterior da epiglote, formando uma prega glossoepiglótica mediana e duas pregas glossoepiglóticas laterais. A prega glossoepiglótica mediana é ladeada por duas depressões, as valéculas epiglóticas.	

Faringe e tonsilas

Figura 9.49 **Anel linfático da faringe (de Waldeyer)**
Visão posterior da faringe aberta. O anel linfático da faringe é composto de tecido linfático imunocompetente (tonsilas e folículos linfáticos). As tonsilas são "sentinelas imunológicas" que cercam as vias de passagem da boca e da cavidade nasal para a faringe. Os folículos linfáticos estão distribuídos sobre todo o epitélio, mostrando variações regionais evidentes. O anel linfático da faringe consiste nas seguintes estruturas:

- Tonsila faríngea não pareada no teto da faringe
- Tonsilas palatinas pareadas na parte oral da faringe
- Tonsila lingual, os linfonodos incorporados na porção pós-sulcal da língua
- Tonsilas tubárias pareadas, que podem ser consideradas extensões laterais da tonsila faríngea
- Bandas laterais pareadas na prega salpingofaríngea

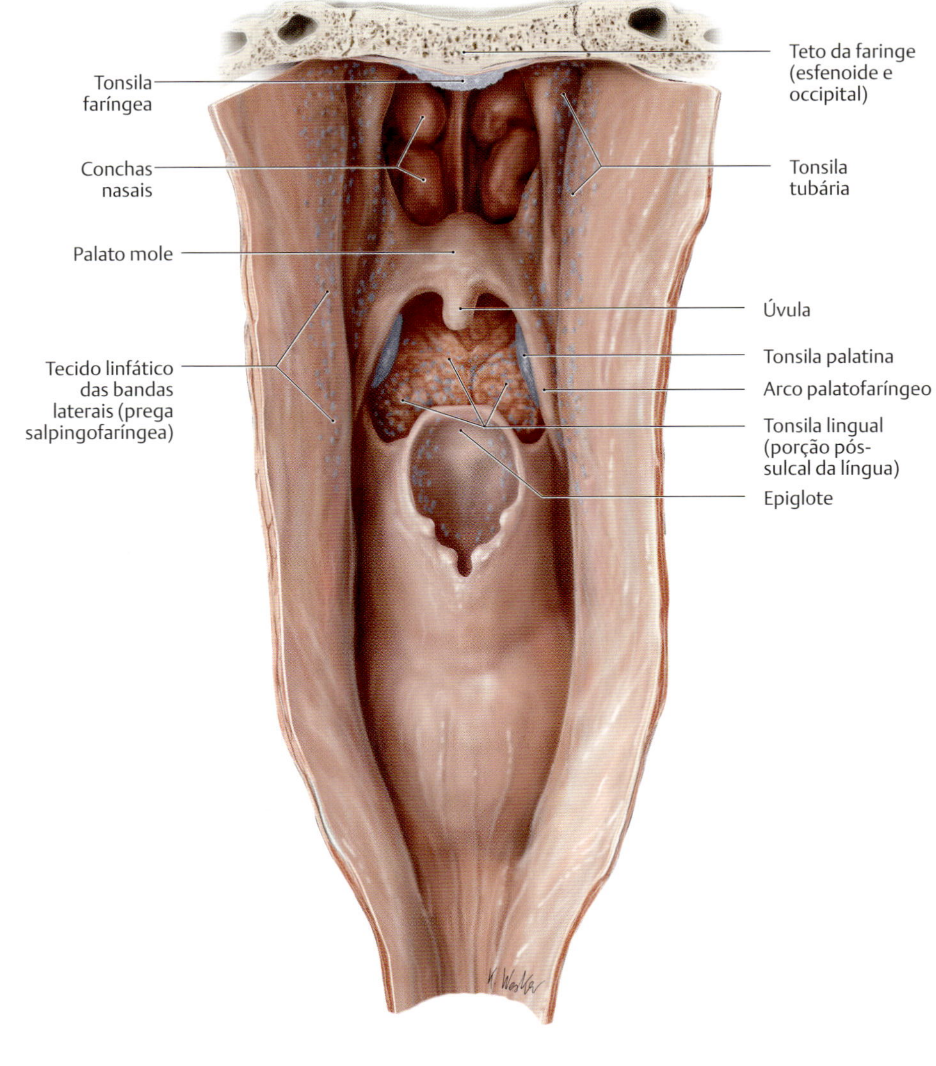

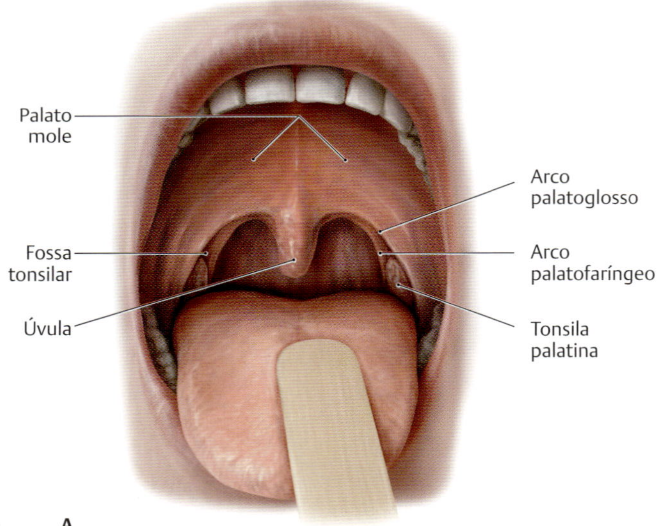

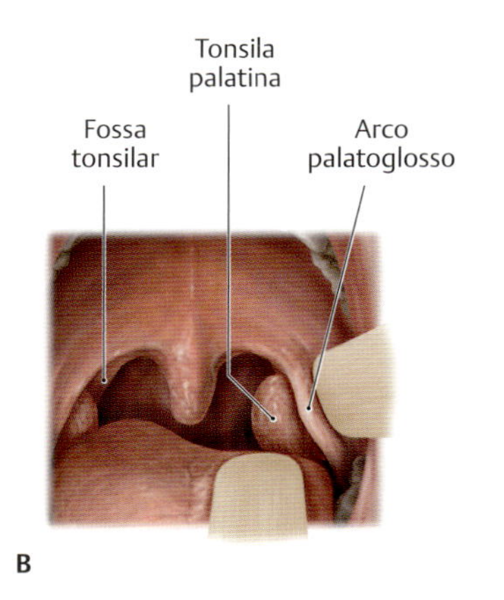

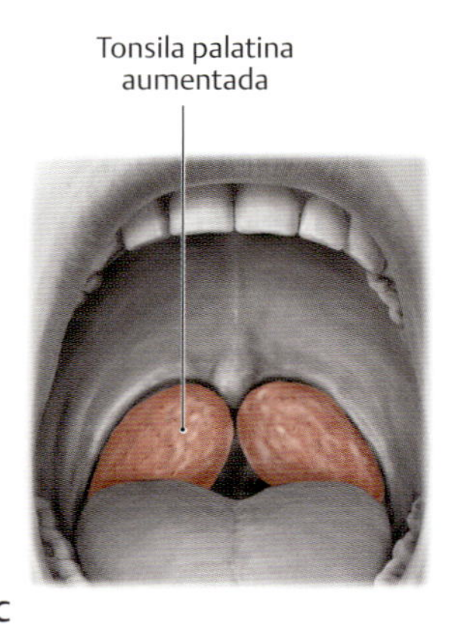

Figura 9.50 **Tonsilas palatinas: localização e aumento anormal**
Visão anterior da cavidade oral. As tonsilas palatinas ocupam um recesso superficial de cada lado, a fossa tonsilar, que está localizada entre os pilares anterior e posterior (arco palatoglosso e arco palatofaríngeo). A tonsila palatina é examinada clinicamente pela colocação de um abaixador de língua sobre o pilar anterior e pelo deslocamento da tonsila de sua fossa enquanto um segundo instrumento abaixa a língua (**B**). O aumento intenso da tonsila palatina (devido a infecção viral ou bacteriana, como na tonsilite) pode estreitar significativamente a saída da cavidade oral, causando dificuldade de deglutição (disfagia, **C**).

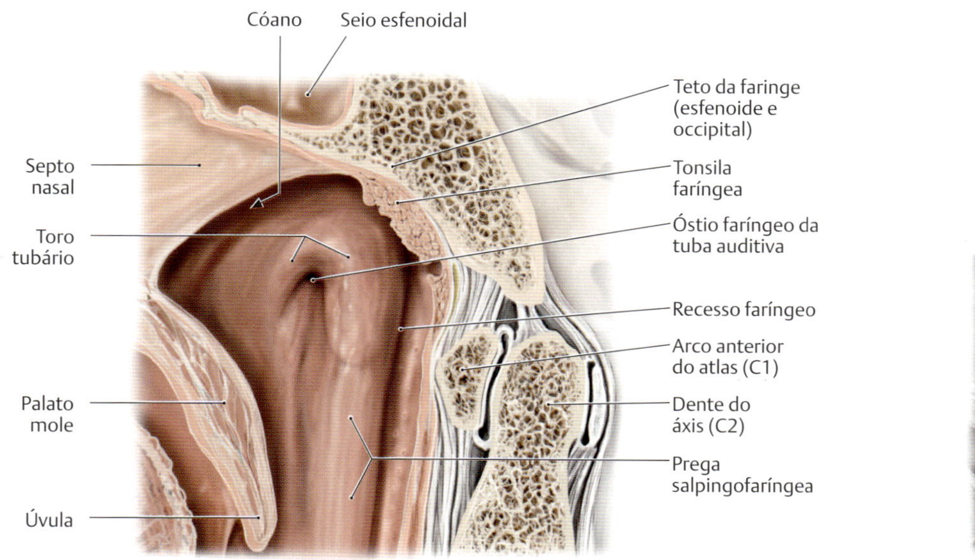

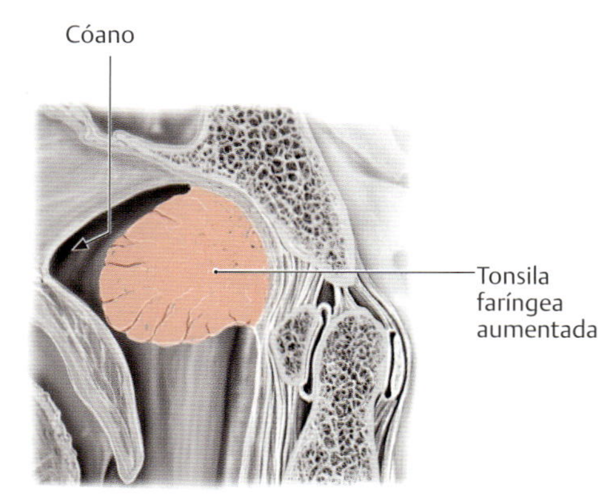

Figura 9.51 **Tonsila faríngea: localização e aumento anormal**
Corte sagital através do teto da faringe. Localizada no teto da faringe, a tonsila faríngea não pareada pode ser examinada por meio de rinoscopia posterior. Ela é particularmente bem desenvolvida em crianças (pequenas) e começa a regredir aos 6 ou 7 anos de idade. A tonsila faríngea aumentada é muito comum em crianças em idade pré-escolar (**B**). (Infecções na parte nasal da faringe recorrentes nessa idade frequentemente evocam uma resposta imune intensificada no tecido linfático, causando "adenoides" ou "pólipos".) A tonsila faríngea aumentada bloqueia os cóanos, obstruindo a via respiratória nasal e forçando a criança a respirar pela boca. Como a boca está constantemente aberta durante a respiração em repouso, um profissional experiente pode rapidamente diagnosticar a condição adenoidal pela inspeção visual.

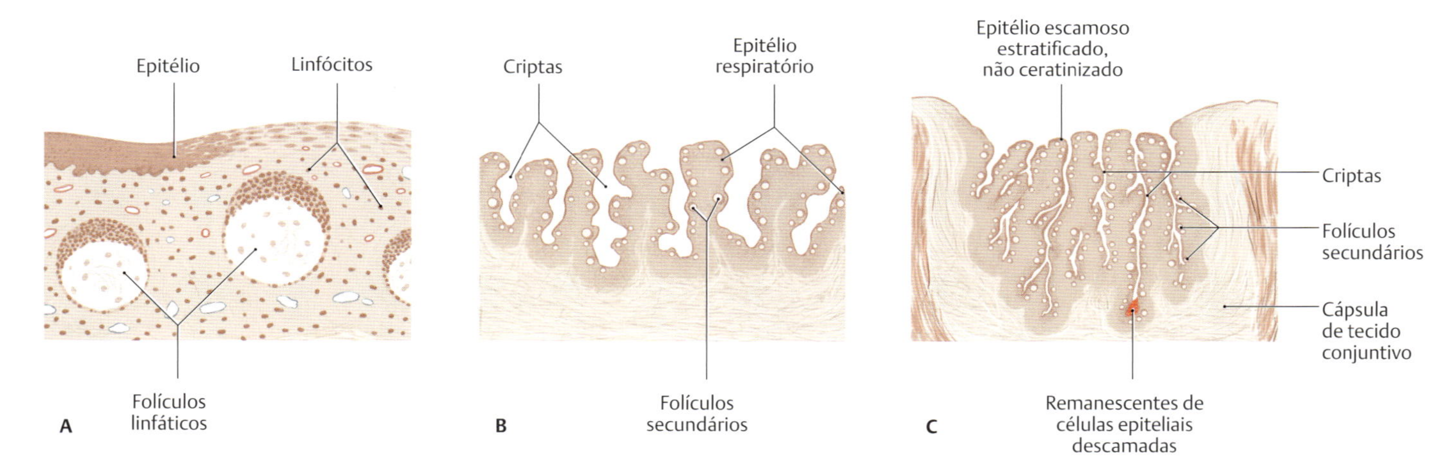

Figura 9.52 **Histologia do tecido linfático da cavidade oral e da faringe**
Devido à íntima relação entre o epitélio e o tecido linfático, o tecido linfático do anel linfático da faringe também é designado tecido linfoepitelial.

A **Tecido linfoepitelial.** Tecido linfático organizado e amplamente distribuído, encontrado na lâmina própria de todas as túnicas mucosas e conhecido como tecido linfático associado à mucosa (MALT). O epitélio adquire uma textura mais frouxa, com linfócitos e macrófagos em abundância. Além de tonsilas bem definidas, pequenas coleções de folículos linfáticos podem ser encontradas nas bandas laterais (pregas salpingofaríngeas). Elas se estendem quase verticalmente da parede lateral para a parede posterior das partes oral e nasal da faringe.

B **Tonsila faríngea.** A face mucosa da tonsila faríngea é elevada dentro das cristas que aumentam intensamente sua área de superfície. As cristas e as criptas interpostas são revestidas por epitélio respiratório ciliado.

C **Tonsila palatina.** A área de superfície da tonsila palatina é aumentada por profundas depressões na face mucosa (criando uma área de superfície de até 300 cm^2). A túnica mucosa é revestida por epitélio escamoso estratificado não ceratinizado.

Faringe: divisões e conteúdo

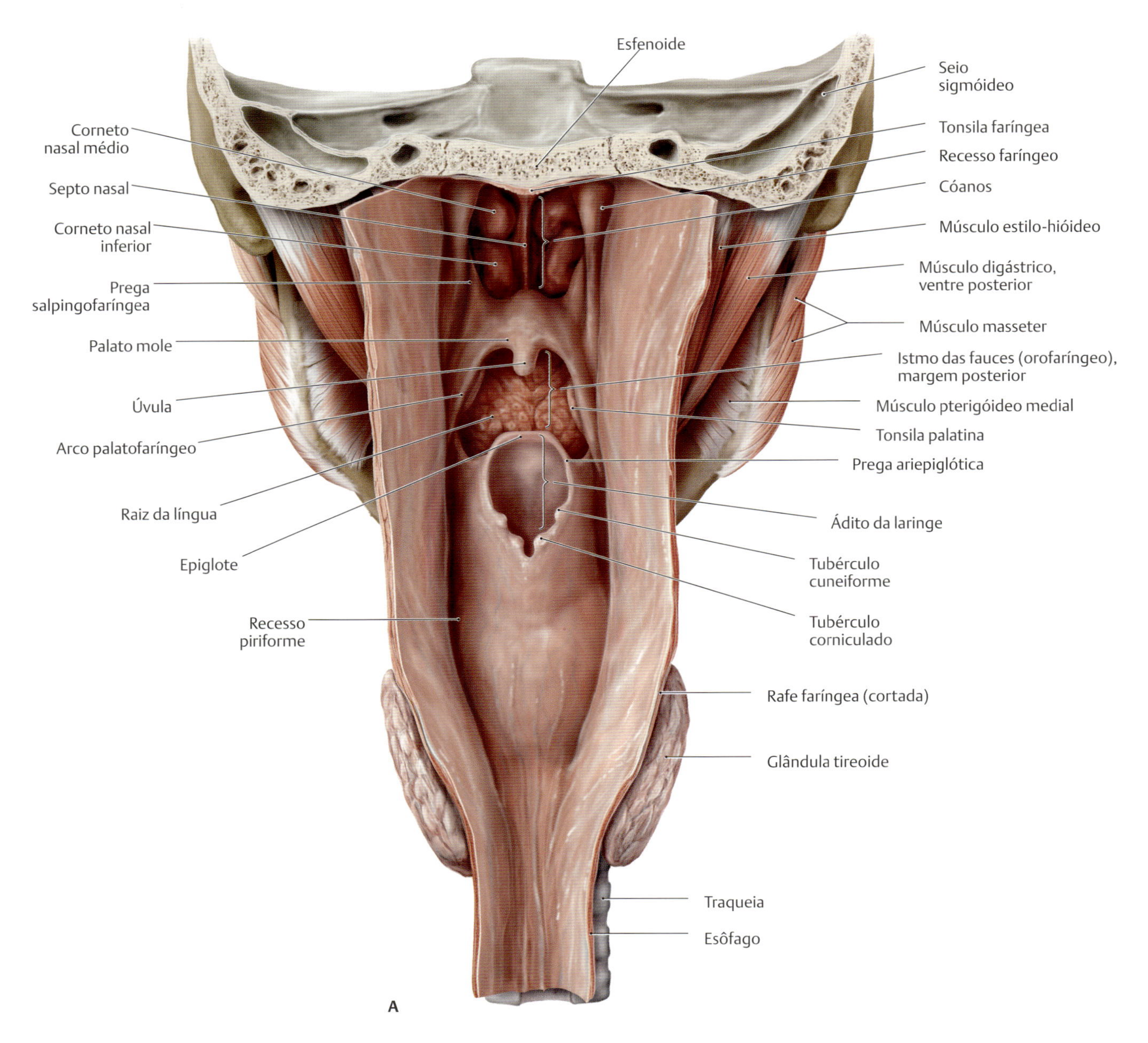

Figura 9.53 **Túnica mucosa e musculatura da faringe**
Visão posterior. **A** Revestimento mucoso. **B** Musculatura interna. A parede muscular posterior da faringe foi dividida ao longo da linha média (rafe palatina) e foi aberta para mostrar sua anatomia mucosa.

Tabela 9.11 **Níveis da faringe.**

A porção anterior do tubo muscular da faringe se comunica com três cavidades (nasal, oral e da laringe). As três aberturas anteriores dividem a faringe em três partes com níveis vertebrais correspondentes.

Região	Nível	Descrição	Comunicações	
Parte nasal da faringe (Epifaringe)	C1	Porção superior, situada entre o teto (formado pelo esfenoide e occipital) e o palato mole.	Cavidade nasal	Via cóanos.
			Cavidade timpânica	Via tuba auditiva.
Parte oral da faringe (Mesofaringe)	C2–C3	Porção média, situada entre a úvula e a epiglote.	Cavidade oral	Via istmo das fauces (formado pelo arco palatoglosso).
Parte laríngea da faringe (Hipofaringe)	C4–C6	Porção inferior, situada entre a epiglote e a margem inferior da cartilagem cricóidea.	Laringe	Via ádito da laringe.
			Esôfago	Via músculo cricofaríngeo (esfíncter da faringe).

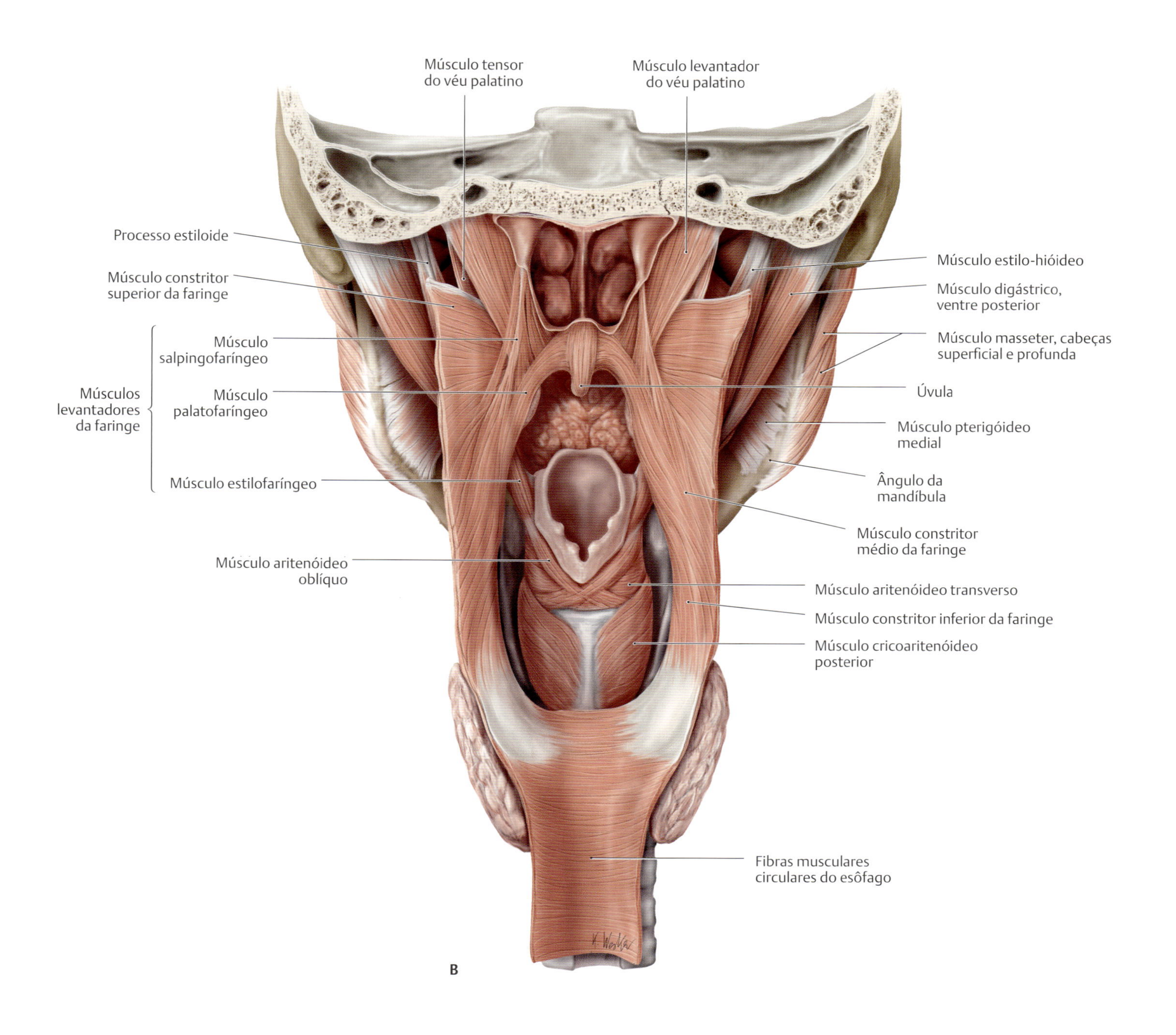

Figura 9.54 **Rinoscopia posterior**
A parte nasal da faringe pode ser visualmente inspecionada pela rinoscopia posterior.

A Técnica de segurar a língua com uma lâmina e observar com um espelho. A angulação do espelho é continuamente ajustada para possibilitar a inspeção completa da parte nasal da faringe.

B Imagem de rinoscopia posterior composta obtida em vários ângulos do espelho. O óstio da tuba auditiva e a tonsila faríngea podem ser identificados.

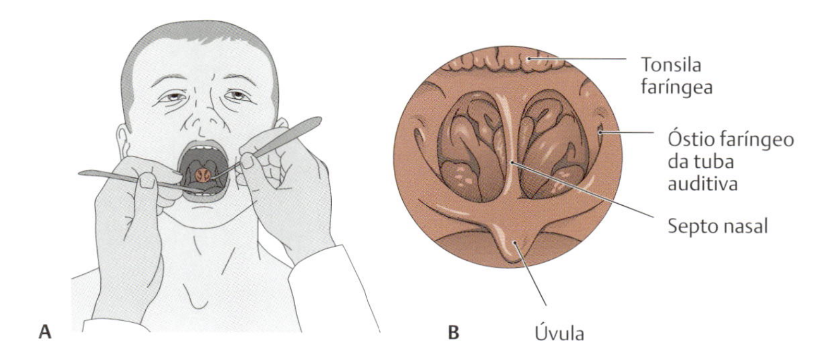

Músculos do palato mole e da faringe

O palato mole é a região aponeurótica e muscular que pende do palato duro na porção posterior da cavidade oral. Ele separa a parte nasal da parte oral da faringe. Durante a deglutição, ele pode ser tensionado para restringir ainda mais a comunicação entre as duas cavidades. O músculo palatoglosso restringe a comunicação entre a cavidade oral e a faringe. Os músculos da faringe se elevam e constringem a faringe (**Tabelas 9.12** e **9.13** e **Figura 9.56**). Embora vários músculos se originem na tuba auditiva, apenas o músculo tensor do véu palatino tem um papel significativo em sua abertura.

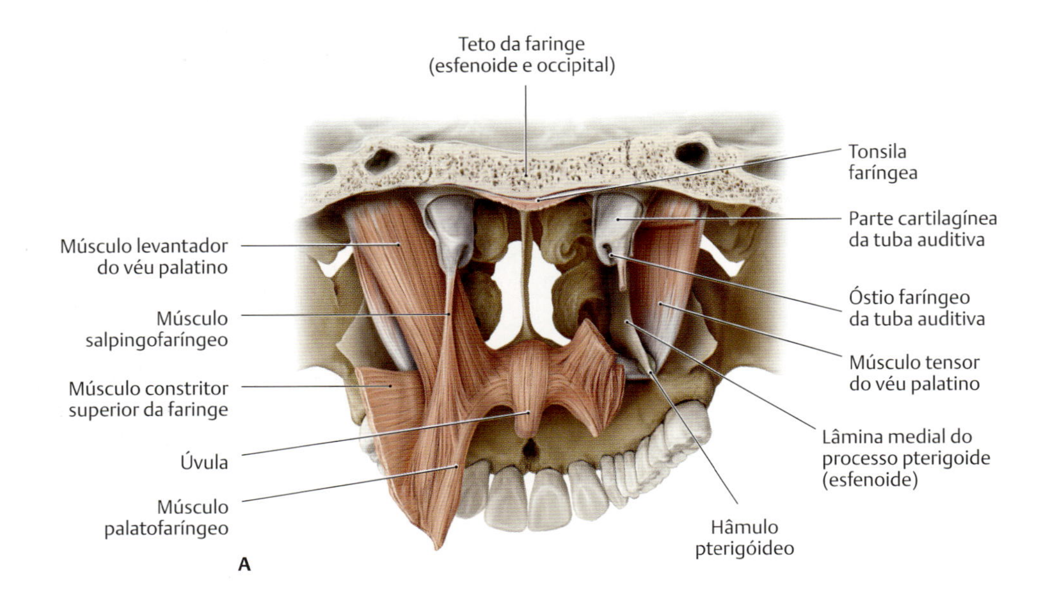

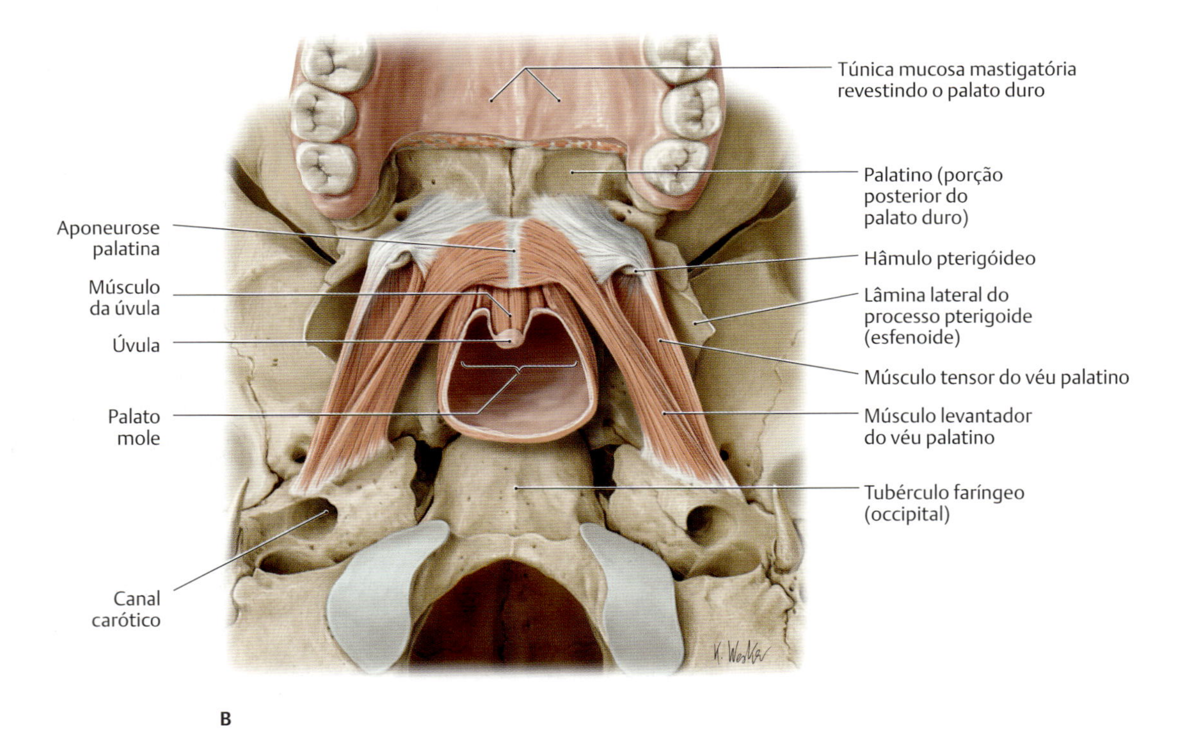

Figura 9.55 **Músculos do palato mole e da tuba auditiva**
A Visão posterior. **B** Visão inferior.

Tabela 9.12 Músculos do palato mole e levantadores da faringe.

Músculo	Origem	Inserção	Inervação	Ação
Tensor do véu palatino	Esfenoide (fossa escafóidea do processo pterigoide medial e na face medial da espinha); ele está conectado à parede membranácea anterolateral da tuba auditiva.	Aponeurose palatina e palatino (lâmina horizontal) por meio de um tendão que é redirecionado medialmente pelo hâmulo pterigóideo.	N. para o músculo pterigóideo medial (NC V_3).	*Bilateralmente*: tensiona a porção anterior do palato mole e achata seu arco, separando a parte nasal da parte oral da faringe. Abre a tuba auditiva. *Unilateralmente*: desvia o palato mole lateralmente.
Levantador do véu palatino	Processo ventral e parte petrosa do temporal (por meio de um tendão anterior ao canal carótico); está conectado à porção inferior da tuba auditiva cartilagínea.	Aponeurose palatina (os dois levantadores se combinam para formar uma funda muscular).	N. vago (NC X) via plexo faríngeo.	*Bilateralmente*: puxa a porção posterior do palato mole superoposteriormente, separando a parte nasal da parte oral da faringe.
Músculo da úvula	Palatino (espinha nasal posterior) e aponeurose palatina (face superior).	Túnica mucosa da úvula.		Puxa a úvula posterossuperiormente, separando a parte nasal da parte oral da faringe.
Palatoglosso (arco palatoglosso)	Aponeurose palatina (face oral).	Região lateral da língua para o dorso ou músculo intrínseco transverso.		Puxa a raiz da língua superiormente e aproxima o arco palatoglosso, separando a cavidade oral da parte oral da faringe.
Palatofaríngeo (arco palatofaríngeo)	Aponeurose palatina (face superior) e margem posterior do palatino.	Cartilagem tireóidea (margem posterior) ou região lateral da faringe.		*Bilateralmente*: eleva a faringe anteromedialmente.
Salpingofaríngeo	Tuba auditiva cartilagínea (face inferior).	Ao longo da prega salpingofaríngea para o músculo palatofaríngeo.		*Bilateralmente*: eleva a faringe; também pode abrir a tuba auditiva.
Estilofaríngeo	Processo estiloide (face medial da base).	Região lateral da faringe, junto com os músculos constritores da faringe e palatofaríngeo, e cartilagem tireóidea (margem posterior).	N. glosso-faríngeo (NC IX).	*Bilateralmente*: eleva a faringe e a laringe.

Tabela 9.13 Músculos constritores da faringe.

Músculo		Origem	Inserção	Inervação	Ação
Constritor superior da faringe	Pterigofaríngeo	Hâmulo pterigóideo (ocasionalmente para a lâmina medial do processo pterigoide).	Occipital (tubérculo faríngeo da parte basilar, via rafe palatina mediana).	N. vago (NC X) via plexo faríngeo.	Contrai a região superior da faringe.
	Bucofaríngeo	Rafe pterigomandibular.			
	Milofaríngeo	Linha milo-hióidea da mandíbula.			
	Glossofaríngeo	Região lateral da língua.			
Constritor médio da faringe	Condrofaríngeo	Hioide (corno menor) e ligamento estilo-hióideo.			Contrai a região média da faringe.
	Ceratofaríngeo	Hioide (corno maior).			
Constritor inferior da faringe	Tireofaríngeo	Lâmina tireóidea e hioide (corno inferior).			Contrai a região inferior da faringe.
	Cricofaríngeo	Cartilagem cricóidea (margem lateral).		N. laríngeo recorrente (NC X) e/ou n. laríngeo externo.	Esfíncter na interseção da parte laríngea da faringe e esôfago.

Músculos da faringe

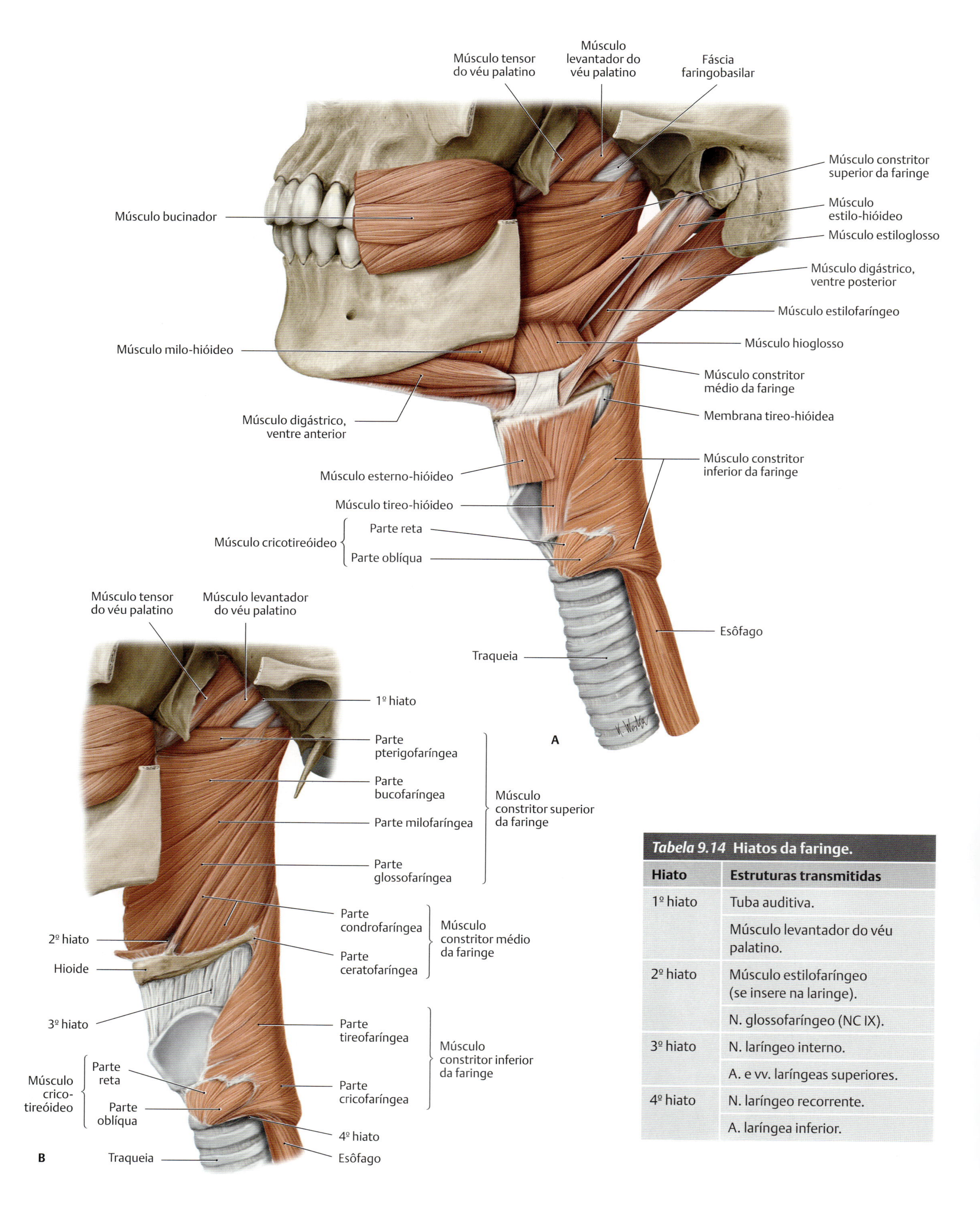

Tabela 9.14 Hiatos da faringe.

Hiato	Estruturas transmitidas
1º hiato	Tuba auditiva.
	Músculo levantador do véu palatino.
2º hiato	Músculo estilofaríngeo (se insere na laringe).
	N. glossofaríngeo (NC IX).
3º hiato	N. laríngeo interno.
	A. e vv. laríngeas superiores.
4º hiato	N. laríngeo recorrente.
	A. laríngea inferior.

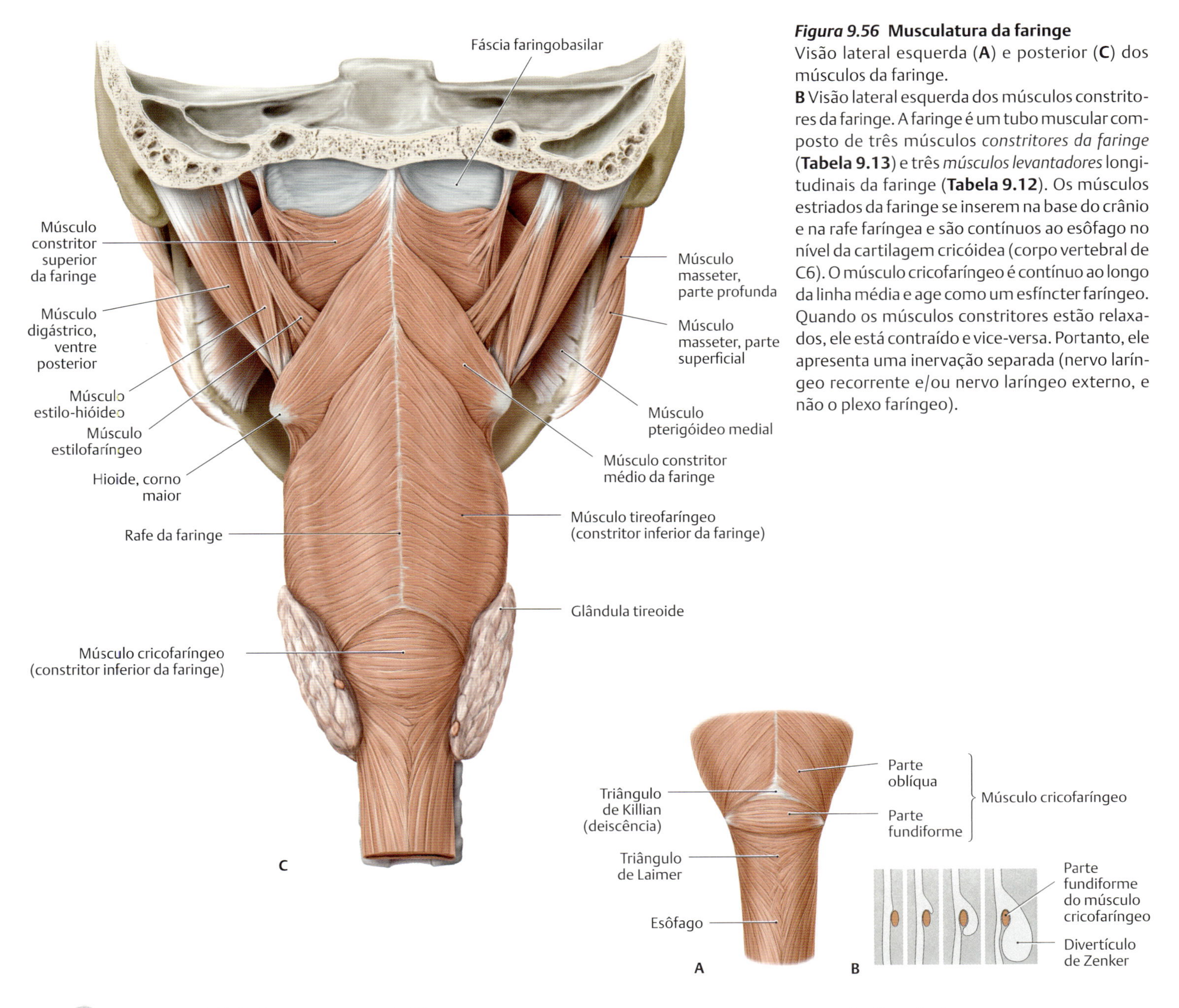

***Figura 9.56* Musculatura da faringe**

Visão lateral esquerda (**A**) e posterior (**C**) dos músculos da faringe.

B Visão lateral esquerda dos músculos constritores da faringe. A faringe é um tubo muscular composto de três músculos *constritores da faringe* (**Tabela 9.13**) e três *músculos levantadores* longitudinais da faringe (**Tabela 9.12**). Os músculos estriados da faringe se inserem na base do crânio e na rafe faríngea e são contínuos ao esôfago no nível da cartilagem cricóidea (corpo vertebral de C6). O músculo cricofaríngeo é contínuo ao longo da linha média e age como um esfíncter faríngeo. Quando os músculos constritores estão relaxados, ele está contraído e vice-versa. Portanto, ele apresenta uma inervação separada (nervo laríngeo recorrente e/ou nervo laríngeo externo, e não o plexo faríngeo).

***Figura 9.58* Desenvolvimento de divertículos**

A Visão posterior. **B** Visão lateral esquerda. A parte cricofaríngea do músculo constritor inferior da faringe é dividida em parte oblíqua e em parte fundiforme. Entre elas está uma área de fraqueza muscular conhecida como triângulo (ou deiscência) de Killian. Este ponto fraco pode tornar possível que a túnica mucosa da parte laríngea da faringe arqueie para fora pela parte fundiforme (**B**), produzindo uma protrusão semelhante a um saco (divertículo de Zenker ou faringoesofágico). A coleção de resíduos alimentares pode expandir gradualmente o saco, aumentando o risco de obstrução do lúmen esofágico. Os divertículos de Zenker são mais comuns em indivíduos de meia-idade e idosos. As manifestações inflamatórias incluem regurgitação de resíduos alimentares aprisionados. Em pacientes mais idosos que não são candidatos ideais para cirurgia, o tratamento consiste na divisão da parte fundiforme do músculo constritor inferior endoscopicamente. *Nota*: os divertículos que se desenvolvem no triângulo de Laimer são consideravelmente mais raros.

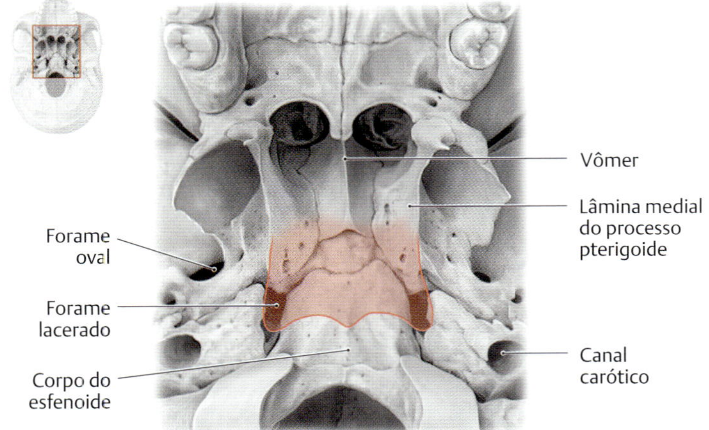

***Figura 9.57* Fáscia faringobasilar na base do crânio**

Visão inferior. A musculatura da faringe se origina da base do crânio por uma camada espessa de tecido conjuntivo, a fáscia faringobasilar (mostrada em vermelho). A fáscia faringobasilar garante que a parte nasal da faringe esteja sempre aberta.

Faringe: topografia e inervação

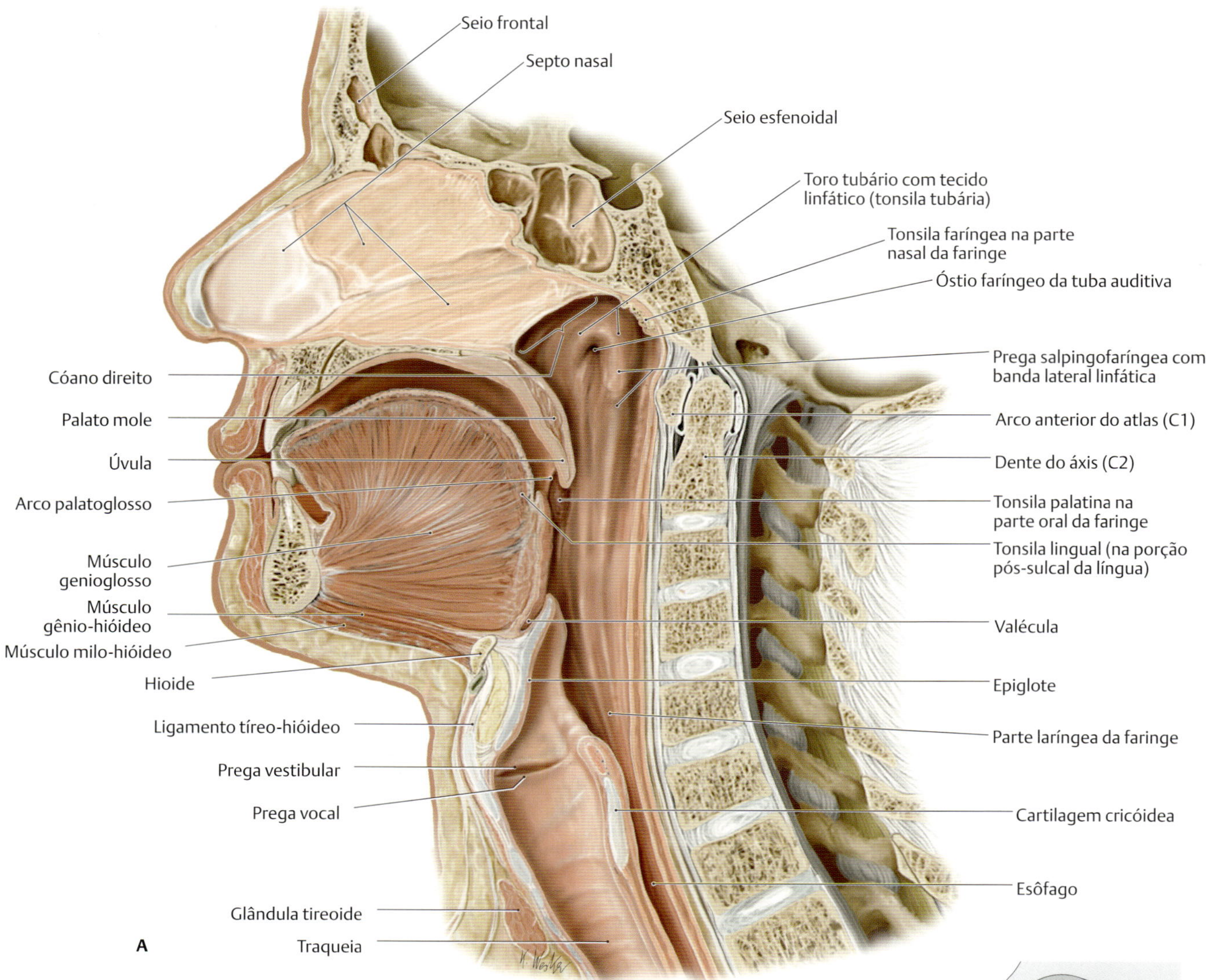

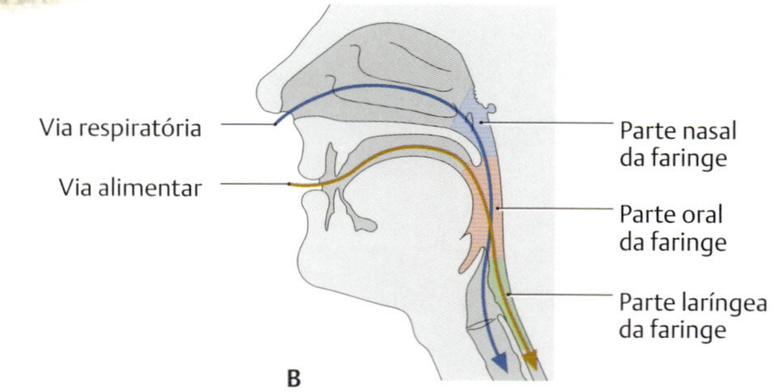

Figura 9.59 **Topografia da faringe**
Corte sagital mediano, visão lateral esquerda. A faringe se comunica com a cavidade nasal, cavidade timpânica, cavidade oral, laringe e esôfago. Suas três comunicações anteriores se dividem em três partes: parte nasal da faringe, parte oral da faringe, e parte laríngea da faringe (**Tabela 9.15**). As comunicações extensivas tornam a disseminação de bactérias da faringe uma possibilidade real e perigosa. Portanto, as portas de entrada (junções com as cavidades nasal e oral) são revestidas por tecido linfático (anel linfático da faringe; **Figura 9.49**). Esse sistema de defesa inclui:

- Tonsila faríngea (no teto da parte nasal da faringe)
- Tonsilas palatinas pareadas (entre os arcos palatoglosso e palatofaríngeo da parte oral da faringe)
- Tonsilas linguais (recobrindo a porção pós-sulcal da língua)
- Tonsila tubária pareada (ao redor do óstio faríngeo da tuba auditiva) com suas extensões inferiores ao longo das pregas salpingofaríngeas (bandas laterais)

O edema da tonsila tubária pode ocluir o óstio faríngeo da tuba auditiva, impedindo a equalização da pressão na orelha média. A mobilidade da cavidade timpânica é restringida, o que resulta em uma discreta perda de audição. *Nota*: o aumento da tonsila faríngea (p. ex., pólipos em crianças pequenas) também pode obstruir o óstio da tuba auditiva.

Tabela 9.15 **Níveis da faringe.**

Região	Nível	Margens
Parte nasal da faringe	C1	Teto (esfenoide e occipital), cóanos e palato mole.
Parte oral da faringe	C2–C3	Úvula, arco palatoglosso e epiglote.
Parte laríngea da faringe	C4–C6	Epiglote, ádito da laringe e cartilagem cricóidea (margem inferior).

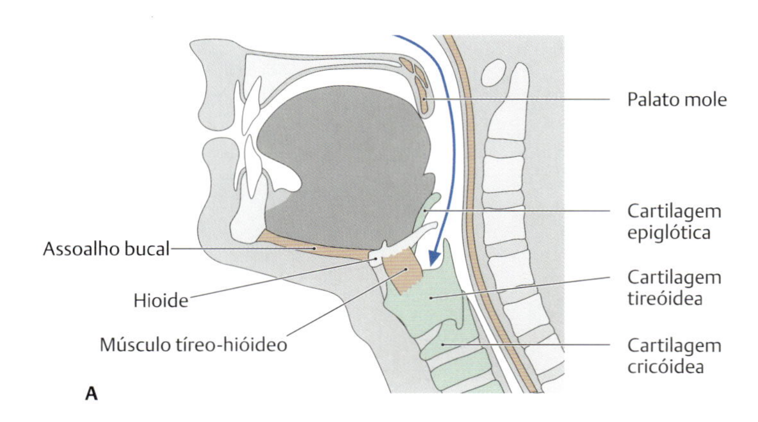

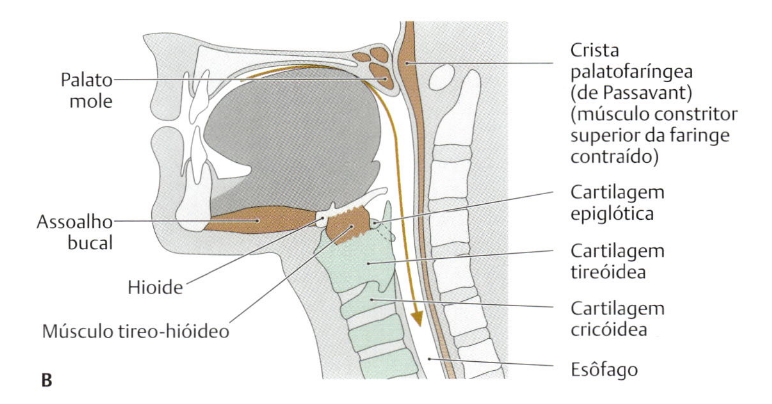

Figura 9.60 **Deglutição**

A laringe, parte da via respiratória, está localizada na entrada do sistema digestório. Durante a deglutição, a via respiratória pode ser ocluída para evitar que o alimento entre na laringe e na traqueia (prevenção de choque). A deglutição consiste em três fases:

1. Estágio oral (iniciação voluntária): os músculos da língua movem o bolo alimentar para o istmo das fauces, que primeiro se expande e depois se contrai.
2. Estágio faríngeo (reflexo de fechamento da via respiratória): os músculos longitudinais da faringe elevam a laringe. A via respiratória inferior (ádito da laringe) é coberta pela epiglote. Enquanto isso, o palato mole é tensionado e se eleva contra a parede posterior da faringe, selando a via respiratória superior.
3. Estágio faringoesofágico (reflexo de transporte): os músculos constritores movem o bolo alimentar para o estômago.

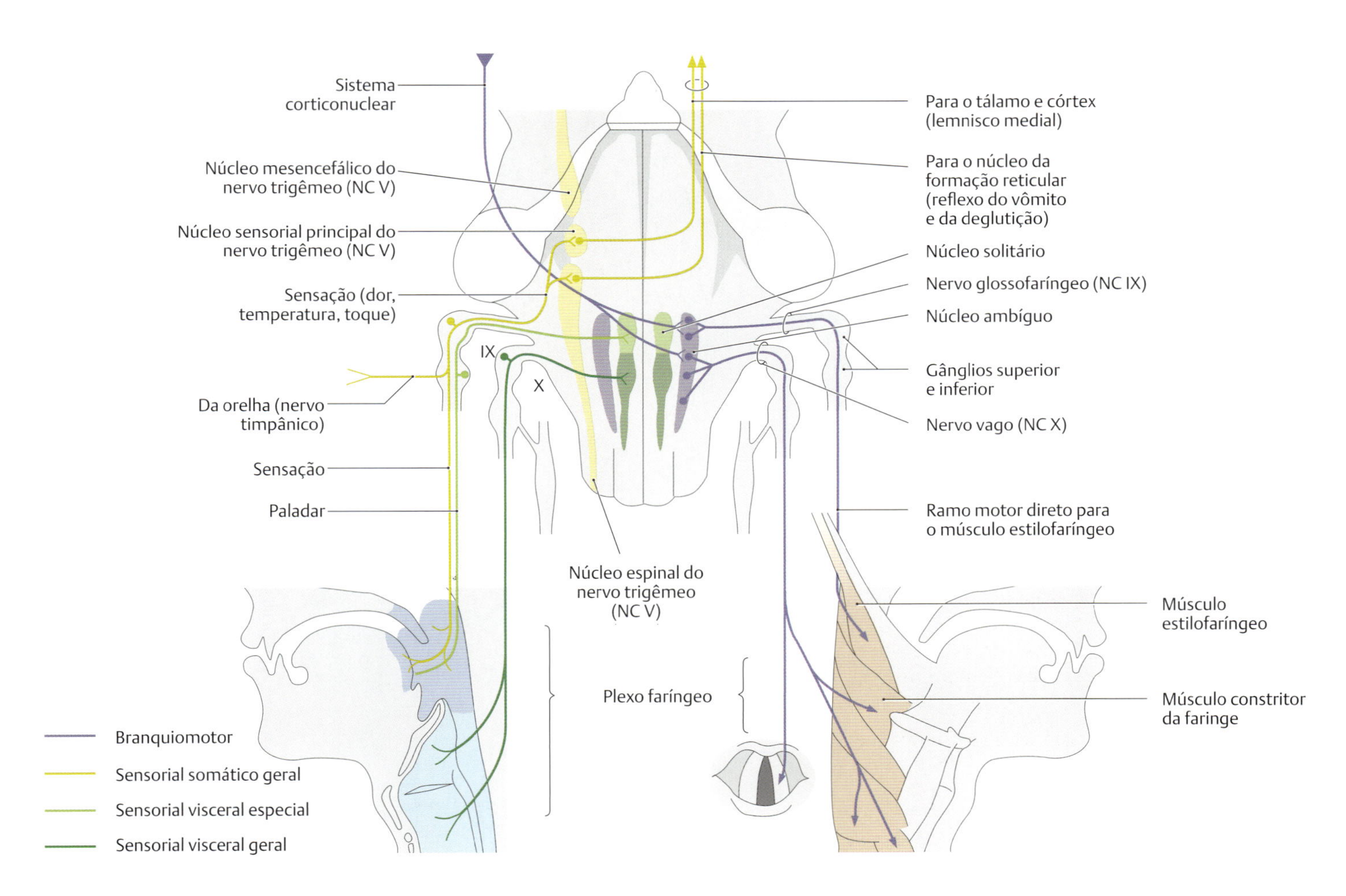

Figura 9.61 **Plexo faríngeo**

A faringe recebe inervação sensorial e motora por meio do plexo faríngeo, formado pelos nervos glossofaríngeo (NC IX) e vago (NC X), junto com as fibras simpáticas pós-ganglionares do gânglio cervical superior. *Nota*: somente o nervo vago contribui com fibras motoras para o plexo (o músculo estilofaríngeo é suprido diretamente pelo NC IX).

Glândulas salivares

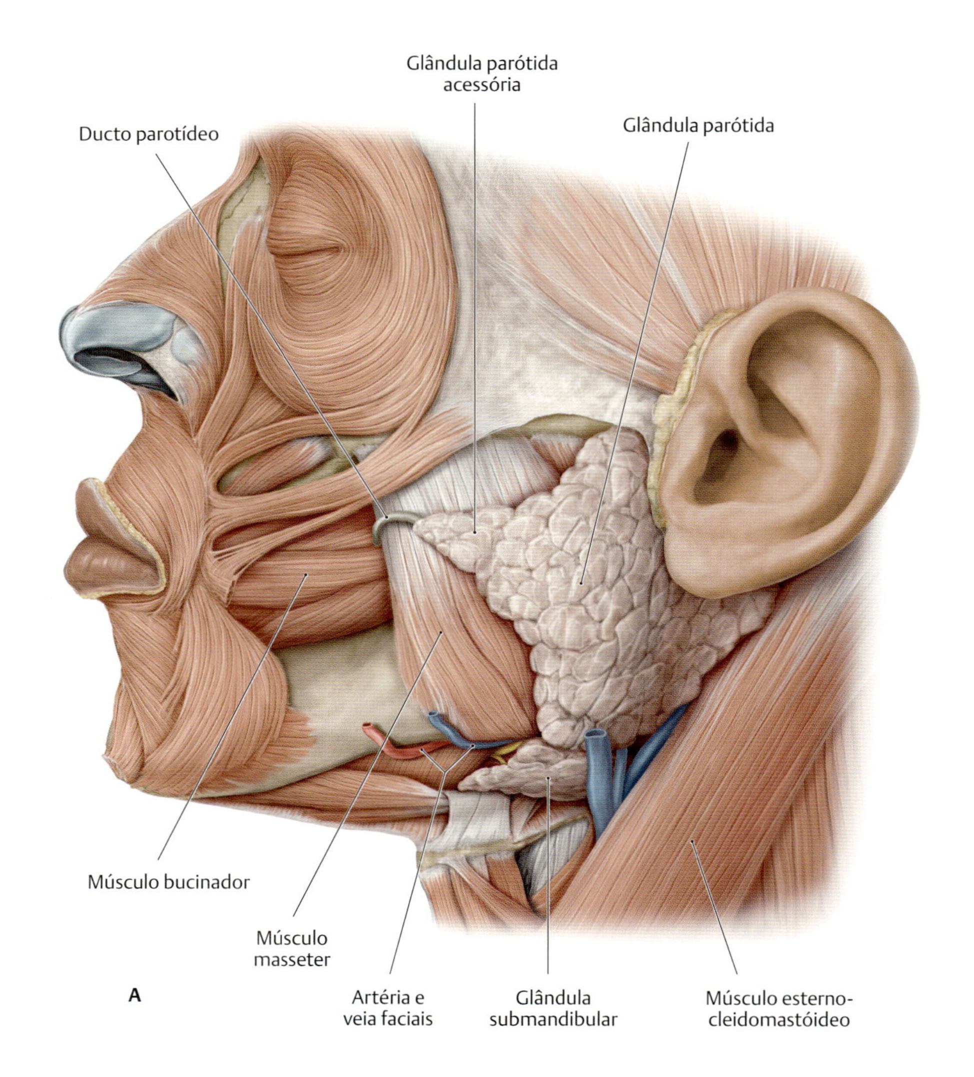

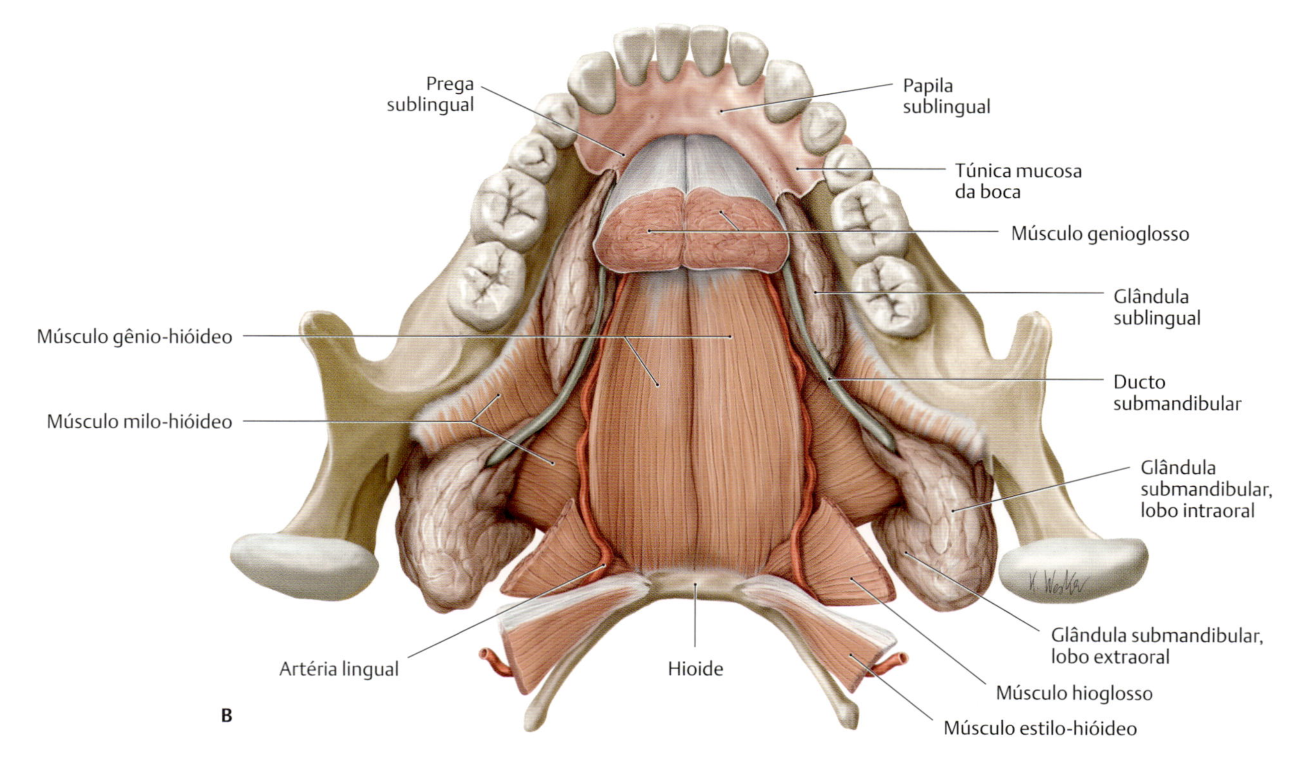

Figura 9.62 **Glândulas salivares maiores**
A Visão lateral esquerda. **B** Visão superior. Existem três glândulas salivares maiores (grandes, pareadas): parótida, submandibular e sublingual. Elas produzem coletivamente 0,5 a 2ℓ de saliva por dia, excretados no interior da cavidade oral por meio dos ductos excretores. A saliva mantém a túnica mucosa da boca úmida. Também tem funções digestiva e protetora: a saliva contém uma enzima degradante do amido, a amilase, e uma enzima bactericida, a lisozima.

1. Glândulas parótidas: glândulas puramente serosas (secreções aquosas). O ducto da glândula parótida atravessa superficialmente o músculo masseter, perfura o músculo bucinador e se abre dentro do vestíbulo da boca oposto ao segundo dente molar superior.
2. Glândulas submandibulares: glândulas seromucosas mistas. O ducto da glândula submandibular se abre na papila sublingual atrás dos dentes incisivos inferiores.
3. Glândulas sublinguais: glândulas predominantemente secretoras de muco (mucosserosas). A glândula sublingual possui vários ductos excretores menores que se abrem na prega sublingual ou dentro do ducto submandibular.

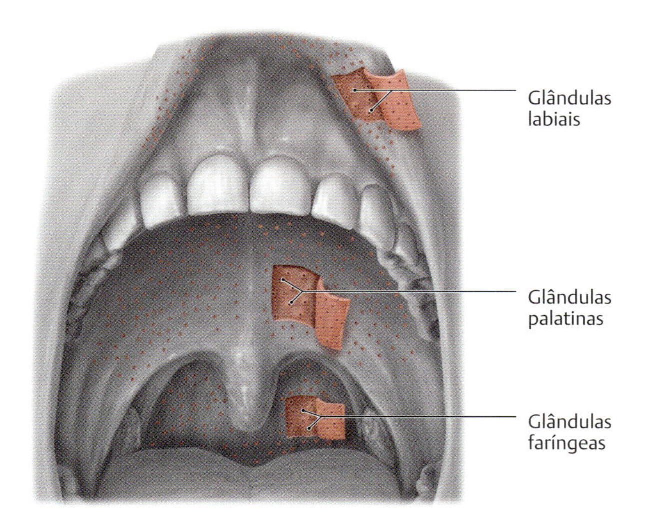

Figura 9.63 **Glândulas salivares menores**
Além das três glândulas maiores pareadas, 700 a 1.000 glândulas menores secretam saliva na cavidade oral. Elas produzem apenas 5% a 8% da quantidade total, mas essa quantidade é suficiente para manter a boca úmida quando as glândulas salivares maiores não estão funcionando.

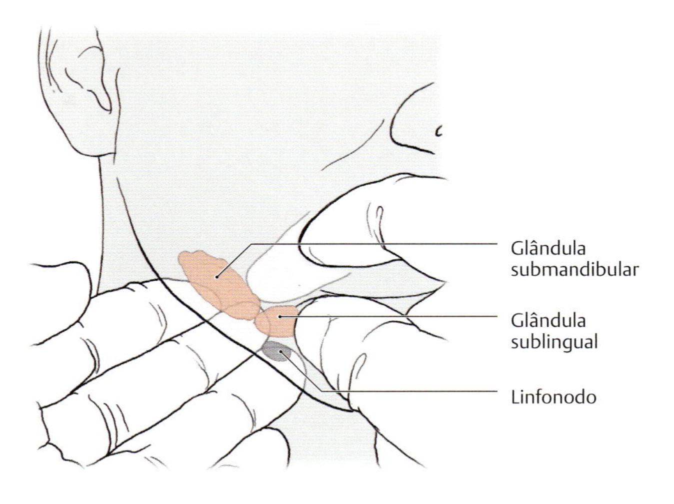

Figura 9.64 **Exame bimanual das glândulas salivares**
As duas glândulas salivares da mandíbula, a glândula submandibular e a glândula sublingual, e os linfonodos adjacentes estão agrupados ao redor do assoalho bucal móvel e, portanto, devem ser palpadas contra uma resistência. Isso é feito por meio do exame bimanual.

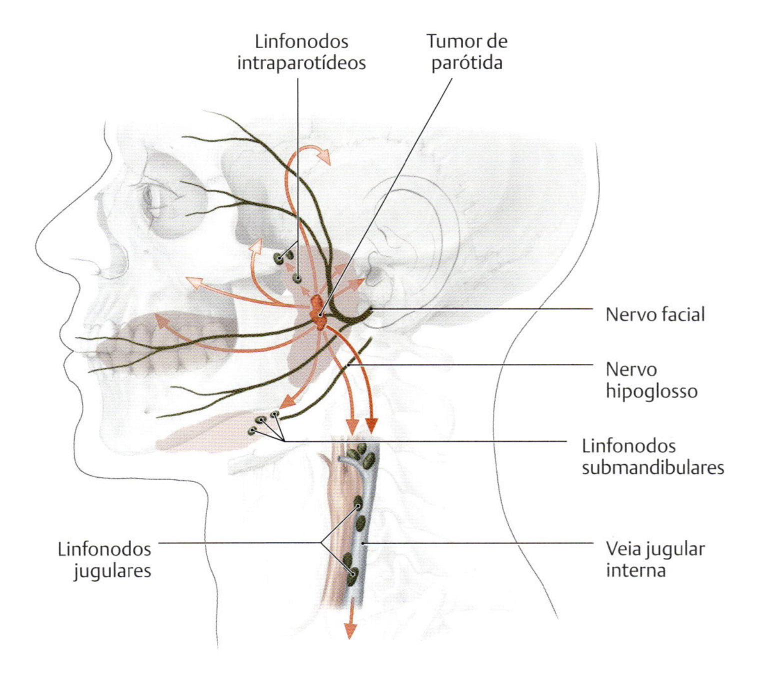

Figura 9.65 **Disseminação de tumores malignos da glândula parótida**
Os tumores malignos da glândula parótida invadem as estruturas circunjacentes diretamente (pontas de seta brancas) ou indiretamente pelos linfonodos regionais (pontas de setas vermelhas). Eles também podem se disseminar sistematicamente (metastatizar) pelo sistema vascular.

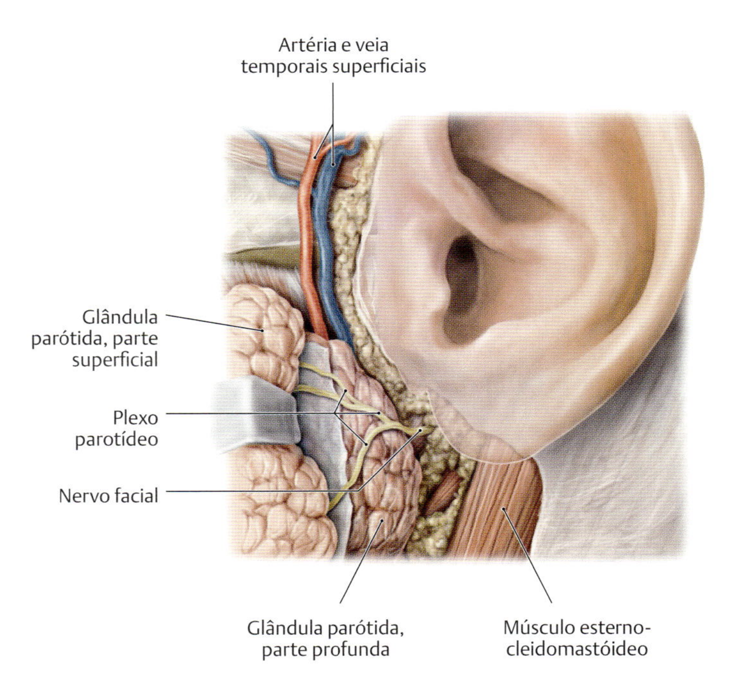

Figura 9.66 **Trajeto interglandular do nervo facial na glândula parótida**
O nervo facial se divide em ramos dentro da glândula parótida e está vulnerável durante a remoção cirúrgica de tumores de parótida. Para preservar o nervo facial durante a parotidectomia, é necessário primeiramente localizar e identificar o tronco do nervo facial. A melhor referência para localizar o tronco do nervo é a ponta do meato acústico cartilagíneo.

Rede neurovascular da língua

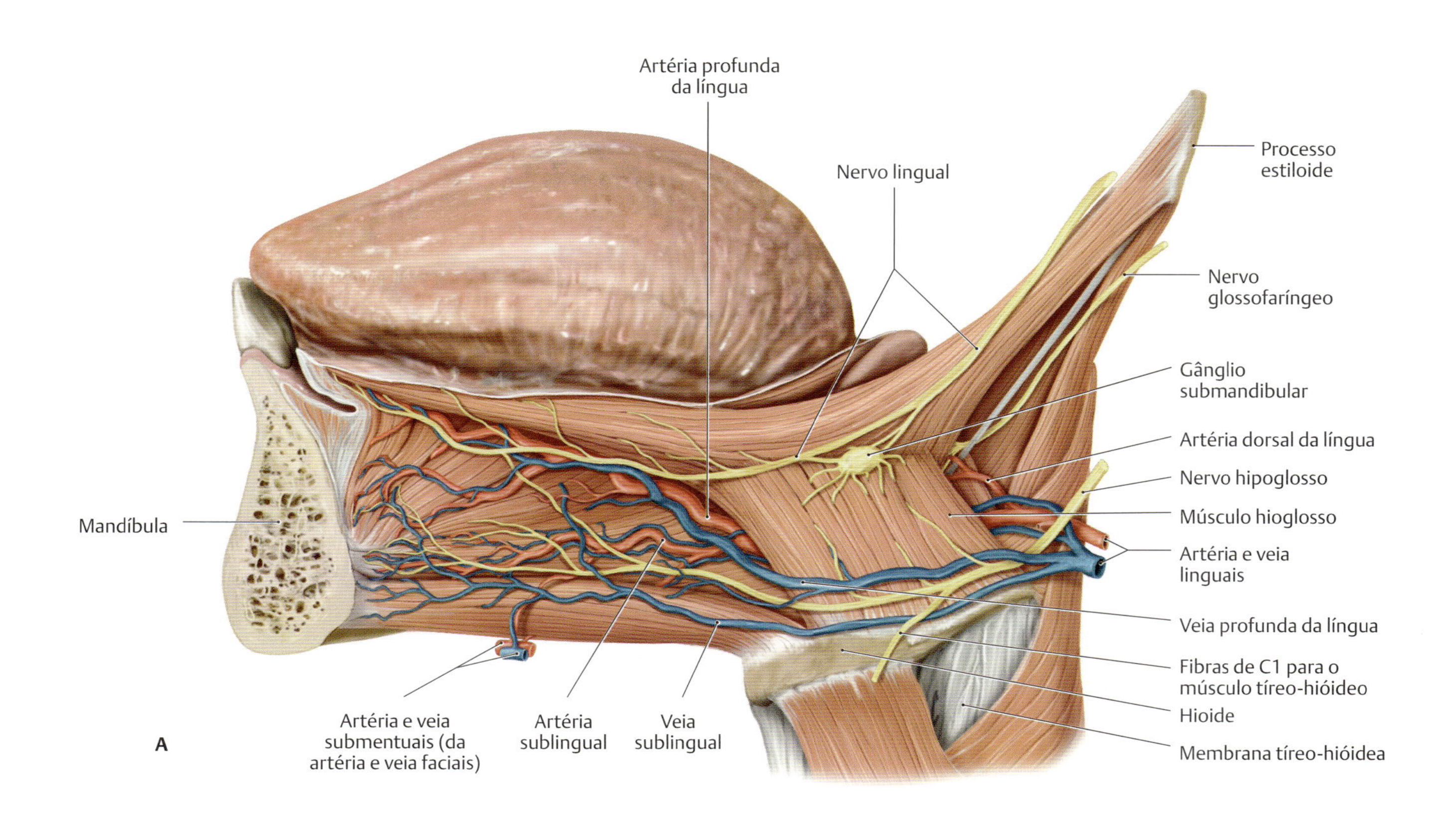

Figura 9.67 Nervos e vasos da língua

A Visão lateral esquerda. **B** Visão da face inferior da língua.

A língua é suprida pela *artéria lingual* (da artéria maxilar), que se divide em ramos terminais, a artéria profunda da língua e a artéria sublingual. A veia lingual frequentemente corre em paralelo à artéria, mas na face medial do músculo hioglosso, e drena para a *veia jugular interna*. Os dois terços anteriores da túnica mucosa da língua recebem sua inervação *somatossensorial* (sensibilidade aos estímulos térmicos e táteis) do *nervo lingual*, que é um ramo da divisão mandibular do nervo trigêmeo (NC V_3). O nervo lingual transmite fibras do corda do tímpano para o nervo facial (NC VII), entre elas as fibras eferentes gustativas para os dois terços anteriores da língua. O corda do tímpano também contém axônios visceromotores parassimpáticos pré-sinápticos que fazem sinapse no gânglio submandibular, cujos neurônios, por sua vez, inervam as glândulas submandibulares e sublinguais. O músculo palatoglosso recebe sua inervação *somatomotora* do nervo vago (NC X) por intermédio do plexo faríngeo, os demais músculos da língua, por intermédio do nervo hipoglosso (NC XII).

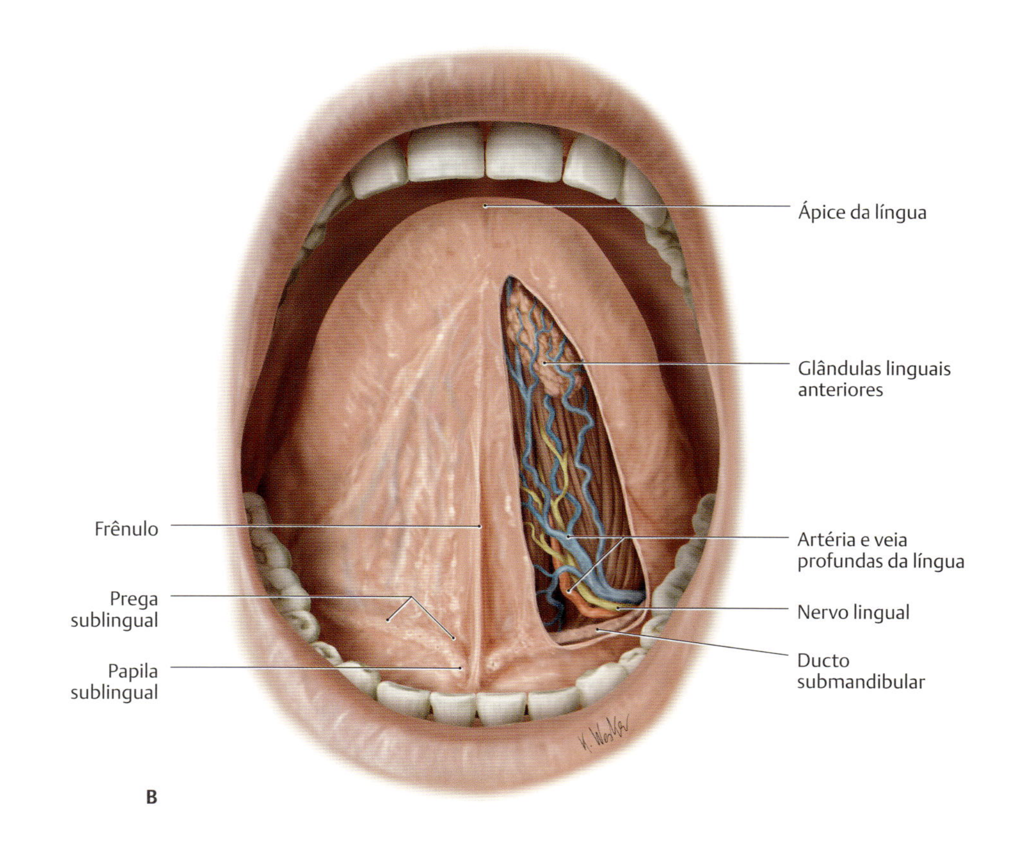

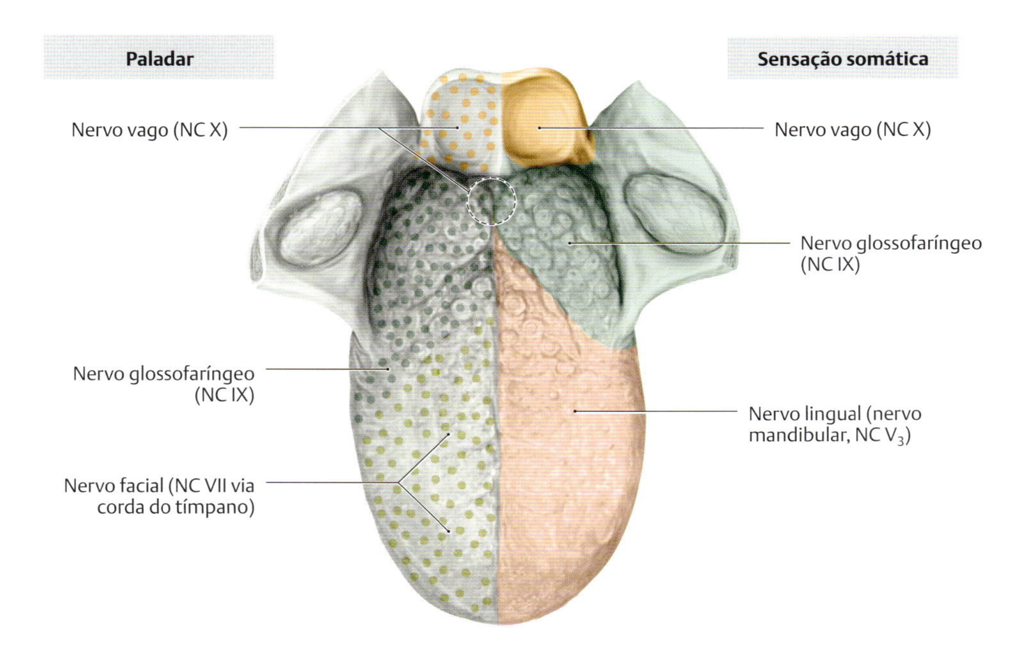

Figura 9.68 **Inervação da língua**
Visão anterior. Lado esquerdo: inervação somatossensorial. Lado direito: inervação gustativa.
O terço posterior da língua (parte pós-sulcal) recebe inervação somatossensorial e gustativa do nervo glossofaríngeo (NC IX), com sensação gustativa adicional emitida pelo nervo vago (NC X). Os dois terços anteriores da língua (parte pré-sulcal) recebem sua inervação somatossensorial (p. ex., toque, dor e temperatura) do nervo lingual (ramo do NC V_3) e sua sensação gustativa do corda do tímpano, ramo do nervo facial (NC VII). Portanto, os distúrbios de sensação na região pré-sulcal da língua podem ser usados para determinar lesões do nervo facial ou do nervo trigêmeo.

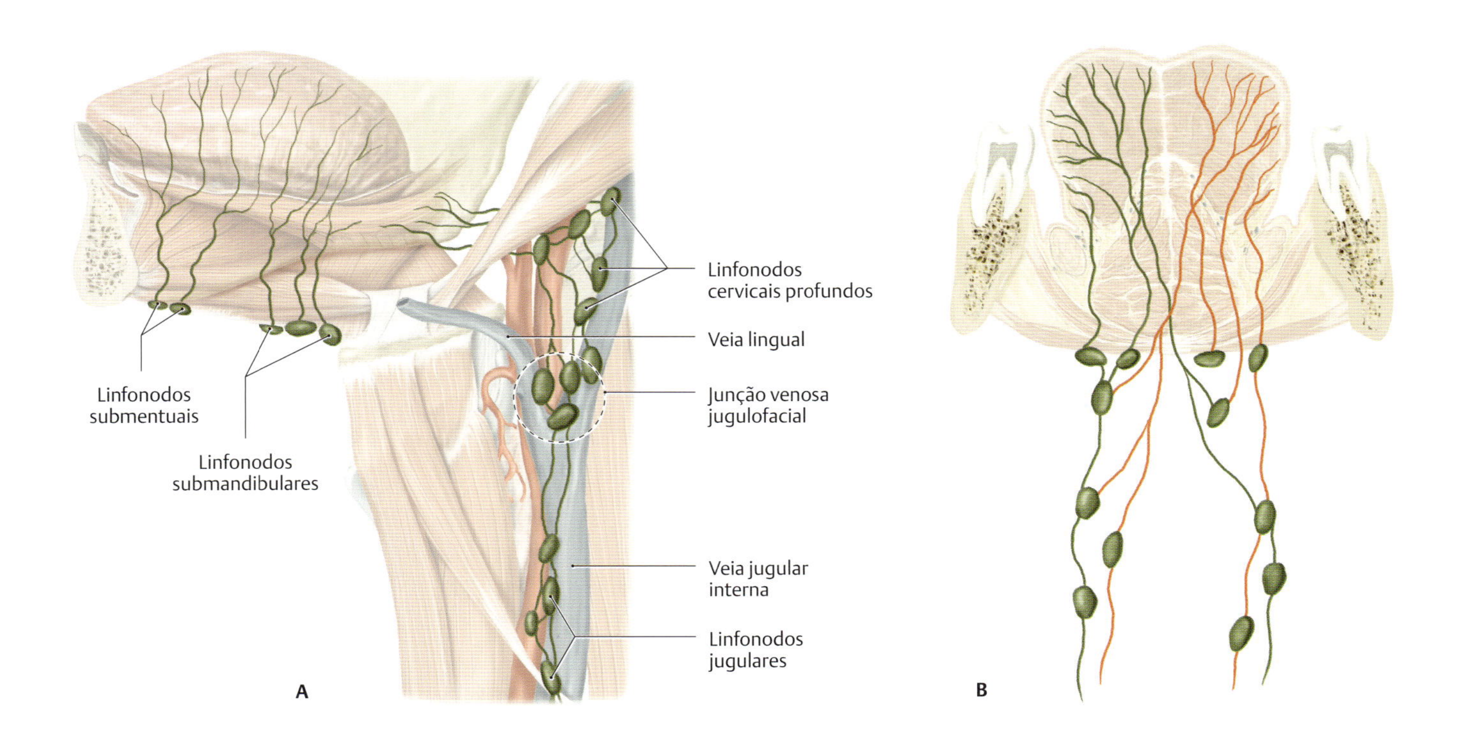

Figura 9.69 **Drenagem linfática da língua e do assoalho bucal**
A Visão lateral esquerda. **B** Visão anterior.
A drenagem linfática da língua e do assoalho bucal é mediada pelos grupos de linfonodos submentuais e submandibulares que finalmente drenam para os linfonodos ao longo da veia jugular interna (**A**, linfonodos jugulares). Pelo fato de os linfonodos receberem drenagem dos lados ipsilateral e contralateral (**B**), as células tumorais podem se disseminar amplamente nessa região (p. ex., carcinoma de células escamosas metastático, especialmente na margem lateral da língua, frequentemente metastatiza para o lado oposto).

Sistema gustatório

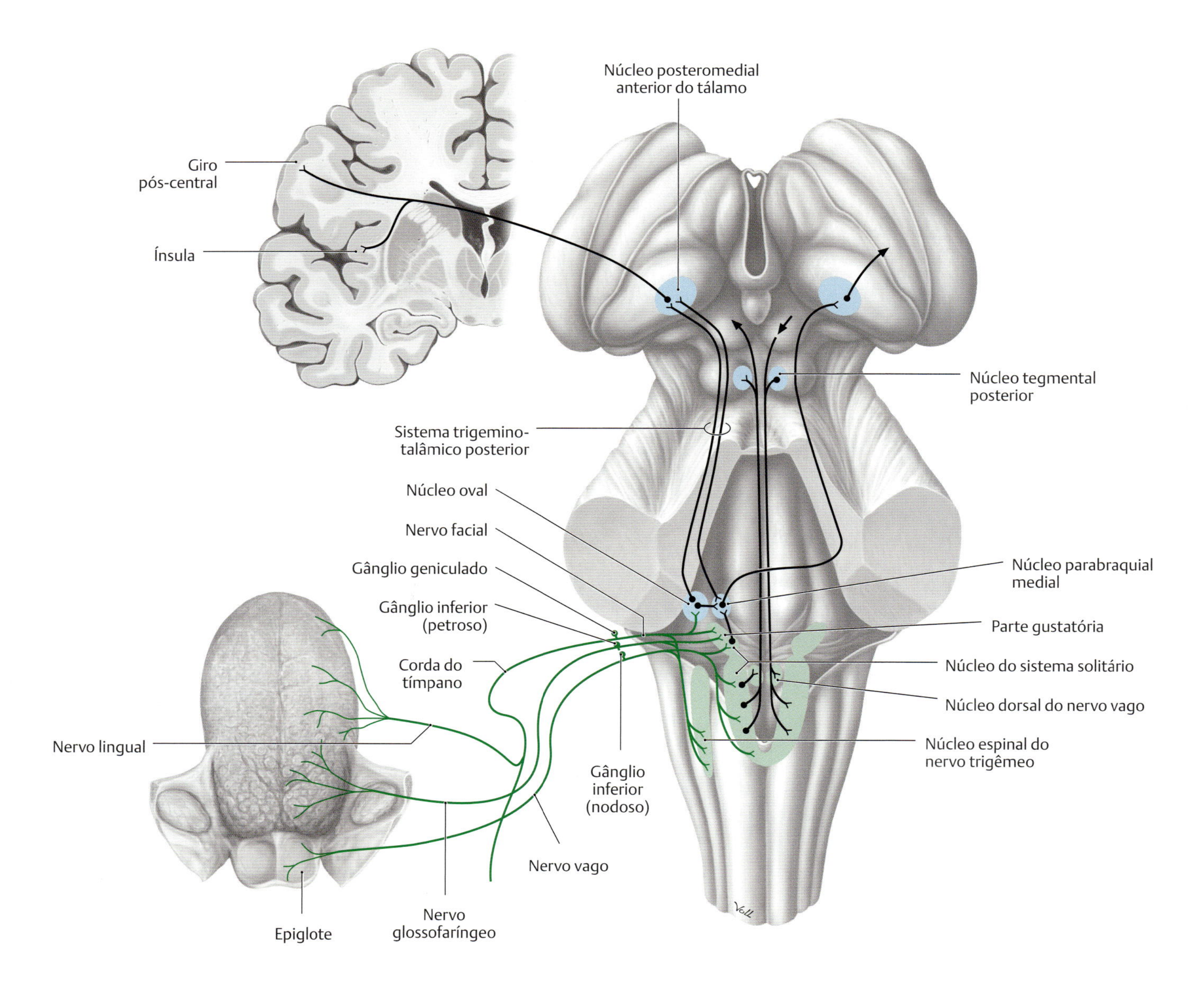

Figura 9.70 **Via gustatória**

Os receptores para a sensação do paladar são os calículos gustatórios da língua (**Figura 9.71**). Ao contrário de outras células receptoras, as células receptoras dos calículos gustatórios são células epiteliais especializadas (células sensoriais secundárias, já que não possuem axônio). Quando estas células epiteliais são quimicamente estimuladas, a base das células libera glutamato, que estimula os processos periféricos dos nervos cranianos aferentes. Esses diferentes nervos cranianos servem diferentes áreas da língua. Portanto, a perda completa do paladar (ageusia) é rara.

- Os *dois terços anteriores* da língua são supridos pelo nervo facial (NC VII); as fibras aferentes passam primeiro no nervo lingual (ramo do nervo trigêmeo) e então no corda do tímpano para o gânglio geniculado do nervo facial.
- O *terço posterior da língua* e as *papilas circunvaladas* são supridos pelo nervo glossofaríngeo (NC IX). Uma pequena área no terço posterior da língua também é suprida pelo nervo vago (NC X).
- A *epiglote* e as *valéculas epiglóticas* são supridas pelo nervo vago (NC X).

Os processos periféricos das células ganglionares pseudounipolares (que correspondem às células ganglionares espinais pseudounipolares) terminam nos calículos gustatórios. As porções centrais desses processos transmitem informação de paladar à parte gustatória do núcleo do sistema solitário. Assim, eles funcionam como o primeiro neurônio aferente da via gustatória. Seus pericários estão localizados no gânglio geniculado para o nervo facial, no gânglio inferior (petroso) para o nervo glossofaríngeo e no gânglio inferior (nodoso) para o nervo vago. Após fazer sinapse na parte gustatória do núcleo do sistema solitário, acredita-se que os axônios do segundo neurônio terminem no núcleo parabraquial medial, onde são emitidos para o terceiro neurônio. A maioria dos axônios do terceiro neurônio cruza para o lado oposto e passa no sistema trigeminotalâmico posterior para o núcleo posteromedial anterior contralateral do tálamo. Alguns axônios seguem na mesma estrutura sem realizar o cruzamento. Os quartos neurônios da via gustatória, localizados no tálamo, projetam-se para o giro pós-central e para o córtex insular, onde o quinto neurônio está localizado. Colaterais dos primeiros e dos segundos neurônios da via gustatória aferente são distribuídos para os núcleos salivatórios superior e inferior. Os impulsos aferentes nessas fibras induzem a secreção de saliva durante a alimentação ("reflexo salivar"). As fibras pré-ganglionares parassimpáticas saem do tronco encefálico por meio dos nervos cranianos VII e IX (ver as descrições desses nervos cranianos para detalhes). Além dessa via puramente gustatória, alimentos condimentados também podem estimular as fibras trigeminais (não mostradas), que contribuem para a sensação de paladar. Finalmente, a olfação (o sentido do olfato) também é um componente importante no sentido do paladar na medida em que este é subjetivamente percebido: pacientes incapazes de sentir odores (anosmia) reportam que sua comida é insossa.

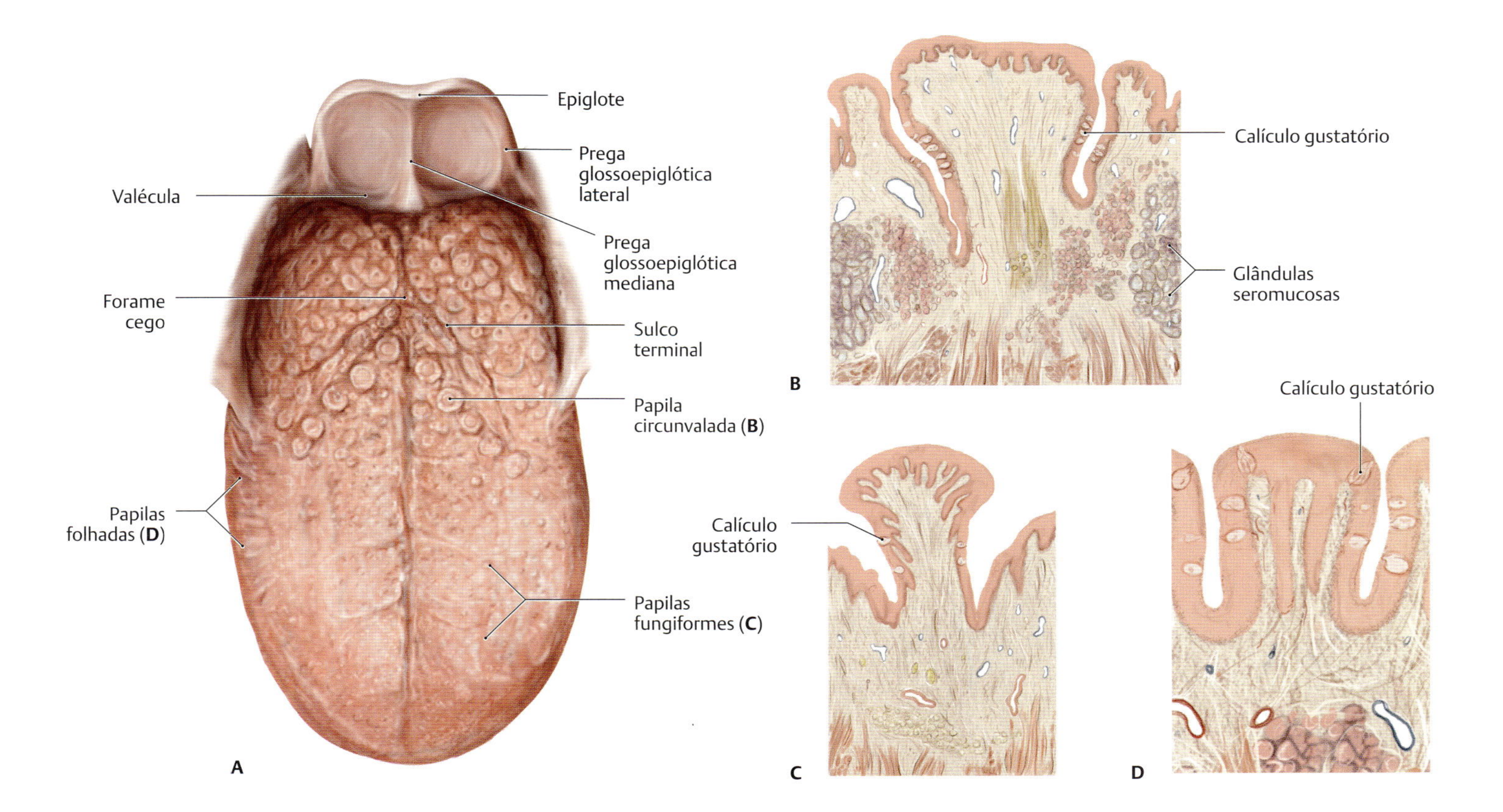

Figura 9.71 **Organizadores dos receptores do paladar na língua**
A língua humana contém aproximadamente 4.600 calículos gustatórios nos quais as células sensoriais secundárias para a percepção do paladar são coletadas. Os calículos gustatórios são envolvidos no epitélio da túnica mucosa da língua e estão localizados nas expansões da superfície da túnica mucosa da língua – as papilas circunvaladas (local principal, **B**), as papilas fungiformes (**C**) e as papilas folhadas (**D**). Além disso, calículos gustatórios isolados estão localizados nas túnicas mucosas do palato mole e da faringe. As glândulas serosas circunjacentes da língua (glândulas de Ebner), que são mais intimamente associadas às papilas circunvaladas, constantemente limpam os calículos gustatórios para possibilitar novos sabores. Os seres humanos podem perceber cinco qualidades básicas de paladar: doce, azeda, salgada, amarga e uma quinta qualidade "picante", chamada umami, que é ativada pelo glutamato (um intensificador do sabor).

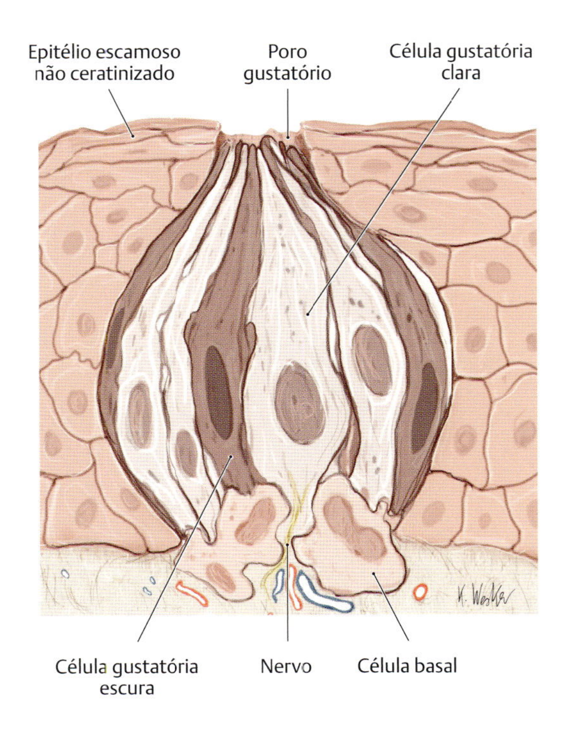

Figura 9.72 **Estrutura microscópica de um calículo gustatório**
Os nervos induzem a formação dos calículos gustatórios na túnica mucosa da boca. Os axônios dos nervos cranianos VII, IX e X crescem na túnica mucosa da boca no lado basal e induzem o epitélio a se diferenciar em células gustatórias claras e escuras (= células epiteliais modificadas). Ambos os tipos de células gustativas têm microvilosidades que se estendem para o poro gustatório. Para doce e salgado, a célula gustatória é estimulada por íons hidrogênio e outros cátions. As outras qualidades gustatórias são mediadas por proteínas receptoras nas quais as substâncias aromatizadas de baixo peso molecular se ligam (detalhes podem ser encontrados em livros-texto de fisiologia). Quando as substâncias aromatizadas de baixo peso molecular se ligam às proteínas receptoras, elas induzem um sinal de transdução que causa a liberação de glutamato, o qual excita os processos periféricos dos neurônios pseudounipolares dos três núcleos dos nervos cranianos. As células gustatórias têm um tempo de vida de aproximadamente 12 dias e se regeneram a partir das células da base dos calículos gustatórios, que se diferenciam em novas células gustatórias.

Nota: a antiga noção de que determinadas áreas da língua são sensíveis a qualidades gustatórias específicas é totalmente falsa.

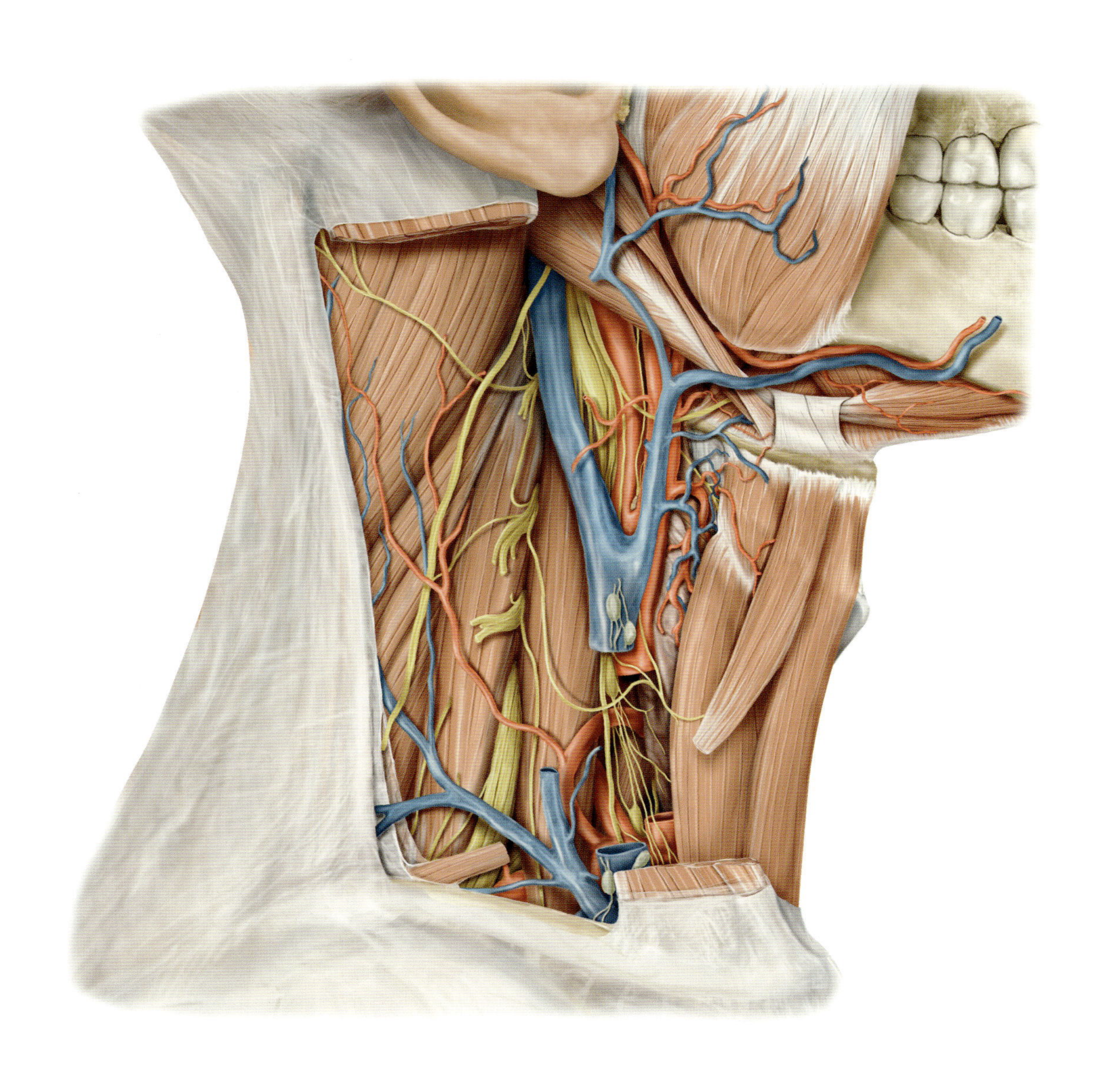

Pescoço

10 Ossos, Ligamentos e Músculos do Pescoço

11 Laringe

12 Topografia Neurovascular do Pescoço

Coluna vertebral e vértebras

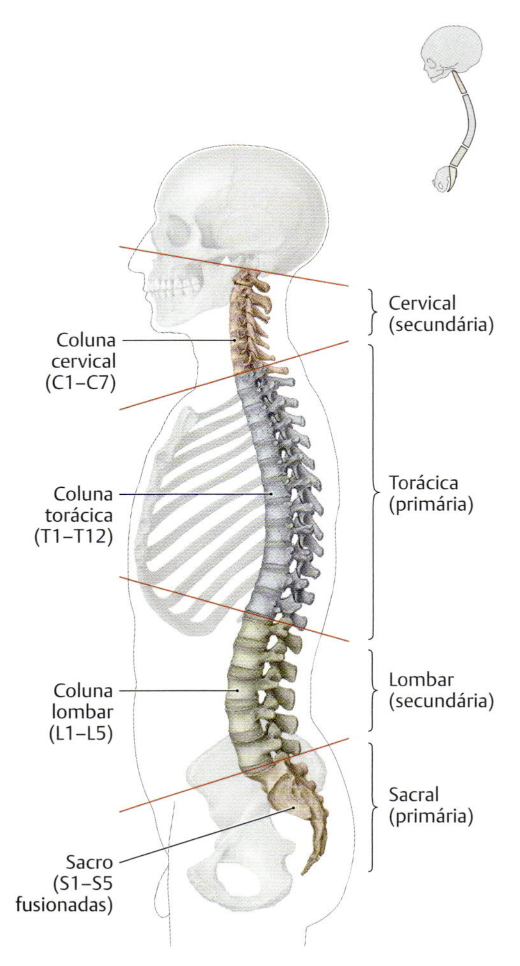

Figura 10.1 **Curvatura espinal**
Visão lateral esquerda. A coluna vertebral (espinal) é dividida em quatro regiões: as colunas vertebrais cervical, torácica, lombar e sacral. Nos neonatos, todas as regiões demonstram uma curvatura côncava anterior. Essa curvatura côncava única no neonato é referida como curvatura primária da coluna vertebral.
Durante o desenvolvimento, as regiões lombares e cervicais da coluna vertebral desenvolvem curvaturas convexas anteriormente. Essas mudanças são referidas como curvaturas secundárias. A curvatura cervical secundária se desenvolve na medida em que o lactente começa a firmar sua cabeça. As curvaturas lombares secundárias são o resultado da locomoção bípede vertical.
A cifose é uma condição patológica em que a curvatura torácica primária é exagerada de modo anormal (corcunda, dorso arredondado). A lordose é uma condição patológica em que as curvaturas secundárias são exageradas. Pode ocorrer tanto na região cervical como na região lombar (dorso curvo) da coluna vertebral. Ao contrário do desenvolvimento anormal das curvaturas primária e secundária, a escoliose é o desvio lateral anormal da coluna vertebral.

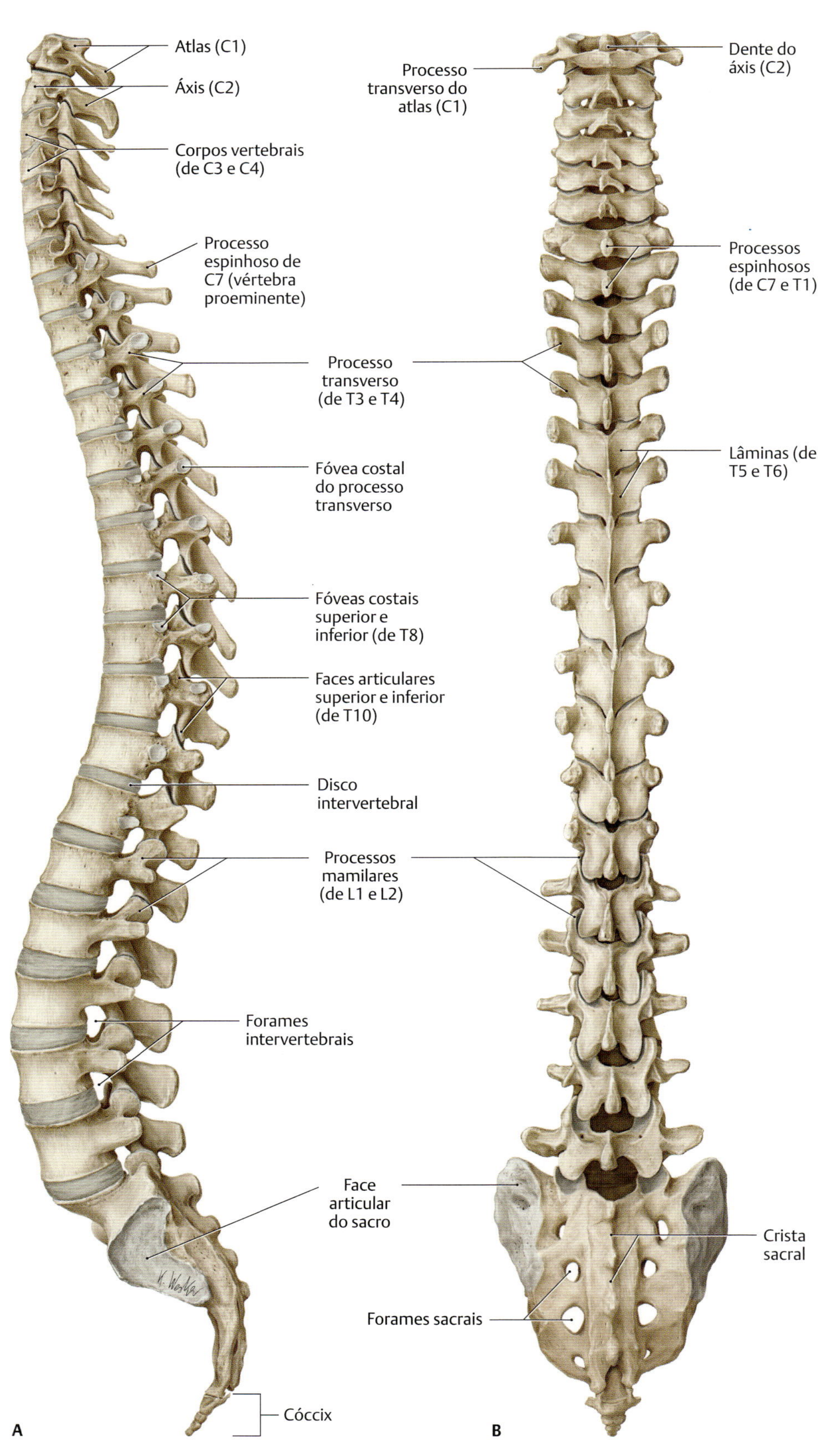

Figura 10.2 **Coluna vertebral**
A Visão lateral esquerda. **B** Visão posterior. A coluna vertebral é dividida em quatro regiões: cervical, torácica, lombar e sacral. Cada vértebra consiste em um corpo vertebral e em um arco vertebral (neural). Os corpos vertebrais (com os discos vertebrais interpostos) formam o componente de sustentação de carga da coluna vertebral. Os arcos vertebrais (neurais) encerram o canal vertebral, protegendo a medula espinal.

Figura 10.3 **Estrutura das vértebras**
Visão posterossuperior oblíqua esquerda. Cada vértebra consiste em um corpo de sustentação de carga e um arco que envolve o forame vertebral. O arco é dividido em pedículo e lâmina. As vértebras têm processos transversos e espinhosos que fornecem os locais de inserção para os músculos. As vértebras se articulam nas faces articulares sobre os processos articulares superior e inferior. As vértebras torácicas se articulam com as costelas nas fóveas costais.

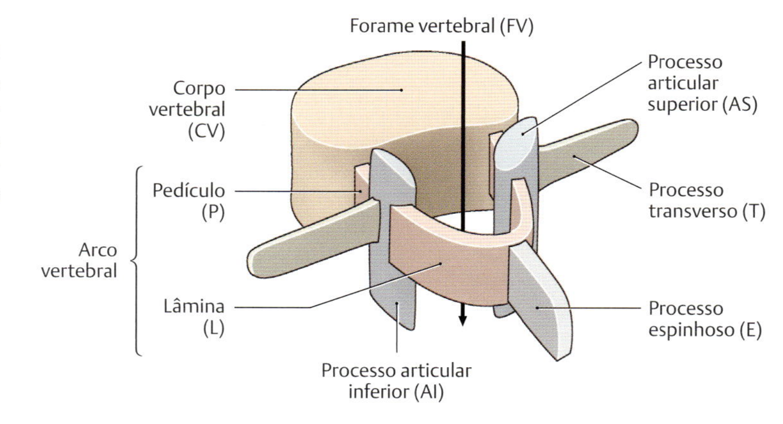

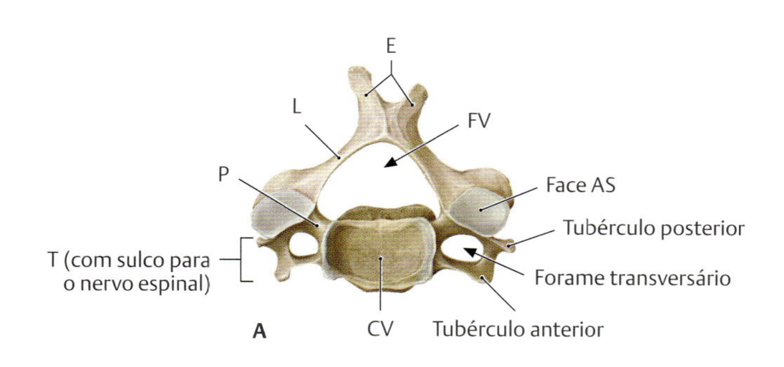

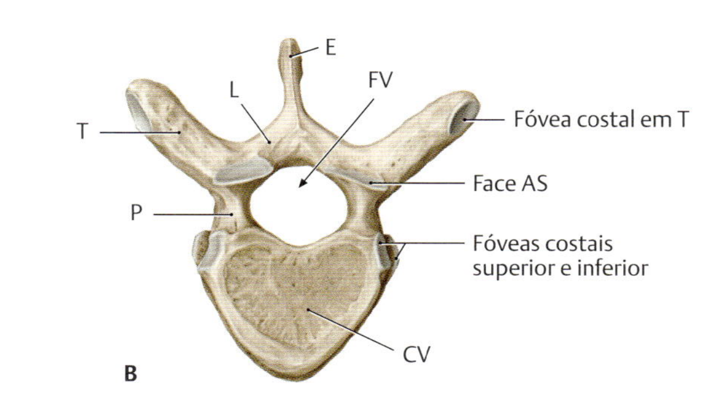

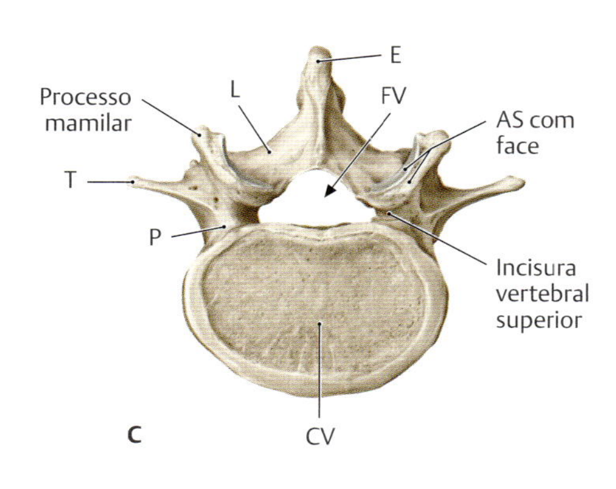

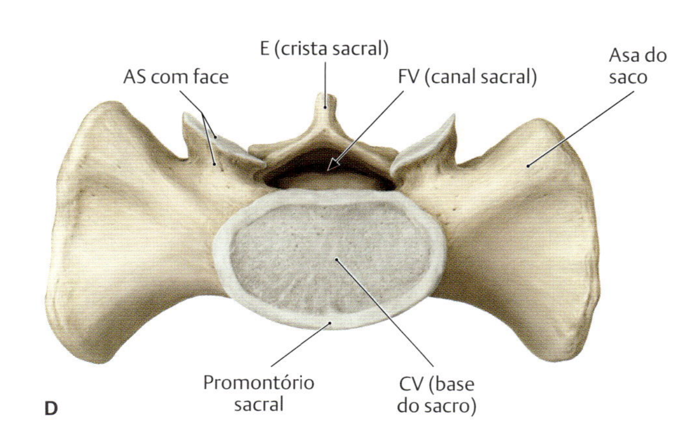

Figura 10.4 **Vértebras típicas**
Visão superior. **A** Vértebra cervical (C4). **B** Vértebra torácica (T6). **C** Vértebra lombar (L4). **D** Sacro. Os corpos vertebrais aumentam de tamanho de cranial para caudal. Veja a **Figura 10.3** para explicação das abreviaturas.

Tabela 10.1 **Elementos estruturais das vértebras.**

Cada vértebra consiste em um corpo e um arco que envolvem o forame vertebral. Os tipos de vértebras podem ser distinguidos facilmente por meio do exame de seus processos transversos. O sacro possui estruturas que são análogas às de outras vértebras.

Vértebras	Corpo (CV)	Forame (FV)	Processo transverso (T)	Processo espinhoso (E)
Vértebras cervicais C3–C7	Pequeno (em formato de rim)	Grande (triangular)	Forames transversos	C3–C5: curto C7: longo C3–C6: bífido
Vértebras torácicas T1–12	Médio (em formato de coração) com fóveas costais	Pequeno (circular)	Fóveas costais	Longo
Vértebras lombares L1–L5	Grande (em formato de rim)	Médio (triangular)	Processos mamilares	Curto e amplo
Sacro (S1–S5 fusionadas)	Grande para pequeno (diminui da base para o ápice)	Canal sacral (triangular)	Fusionado (forma a asa do sacro)	Curto (crista sacral mediana)

Ligamentos da coluna vertebral

Figura 10.5 **Ligamentos da coluna vertebral**
Os ligamentos da coluna vertebral unem as vértebras entre si e possibilitam que a coluna vertebral suporte altas cargas mecânicas e esforços transversos. Os ligamentos são divididos em ligamentos dos corpos vertebrais e dos arcos (**Tabela 10.2**).

A Ligamentos da coluna vertebral. Visão lateral esquerda de T11–L3 e corte sagital mediano de T11 e T12.
B Ligamentos do corpo vertebral (ligamentos longitudinais anteriores e posteriores e disco intervertebral).
C Ligamentos amarelos.
D Ligamentos interespinais e ligamentos amarelos.
E Ligamentos completos da coluna vertebral.

Tabela 10.2 **Ligamentos da coluna vertebral.**
Ligamentos dos corpos vertebrais
Ligamento longitudinal anterior (ao longo da face anterior dos corpos vertebrais)
Ligamento longitudinal posterior (ao longo da face posterior dos corpos vertebrais, *i. e.* face anterior do canal vertebral)
Disco intervertebral (entre os corpos vertebrais adjacentes; o anel fibroso limita a rotação e o núcleo pulposo absorve as forças compressivas)
Ligamentos do arco vertebral (neural)
Ligamentos amarelos (entre as lâminas)
Ligamentos interespinais (entre os processos espinhosos)
Ligamentos supraespinais (ao longo da margem posterior dos processos espinhosos; na coluna cervical, o ligamento supraespinal é alargado para o ligamento nucal)
Ligamentos intertransversários (entre os processos transversos)
Cápsulas articulares das articulações dos processos articulares (envolvem a articulação entre as faces dos processos articulares superiores e inferiores das vértebras adjacentes)

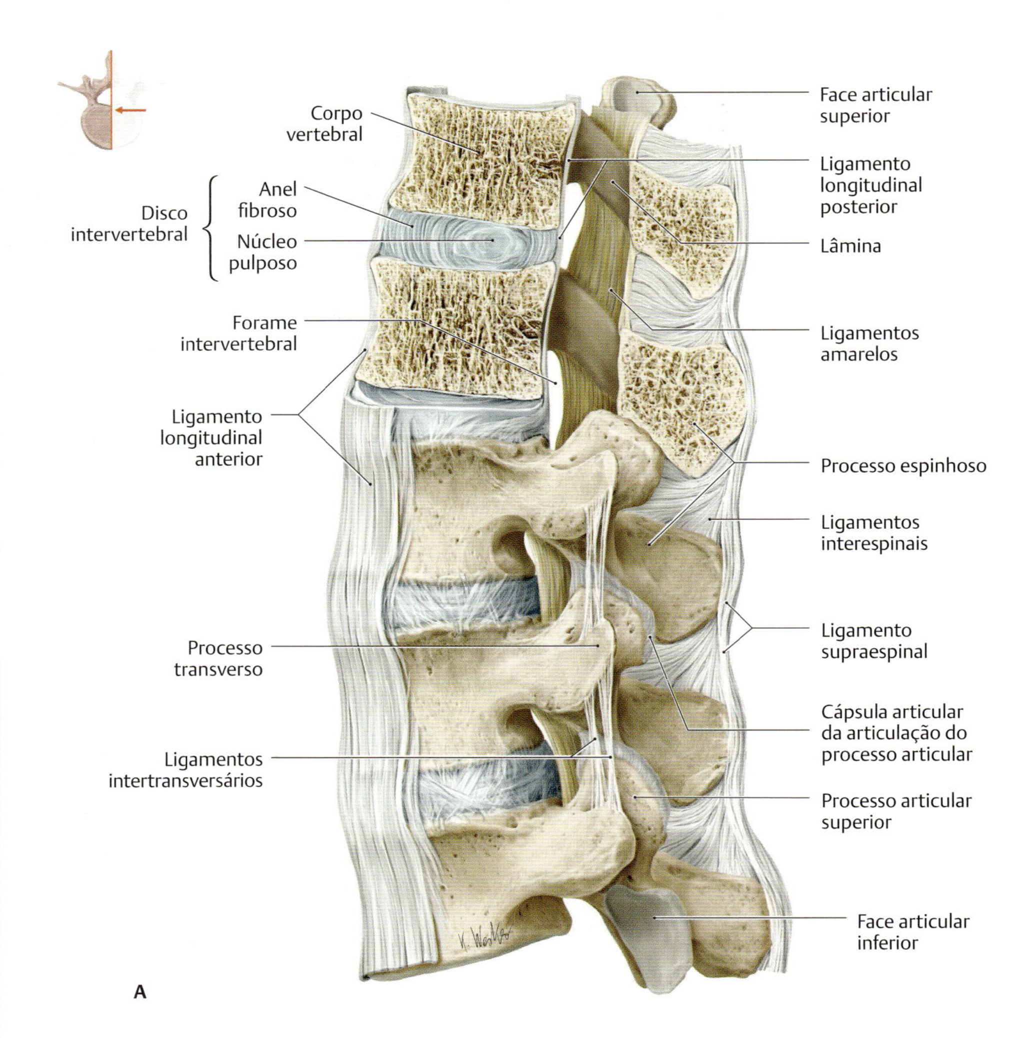

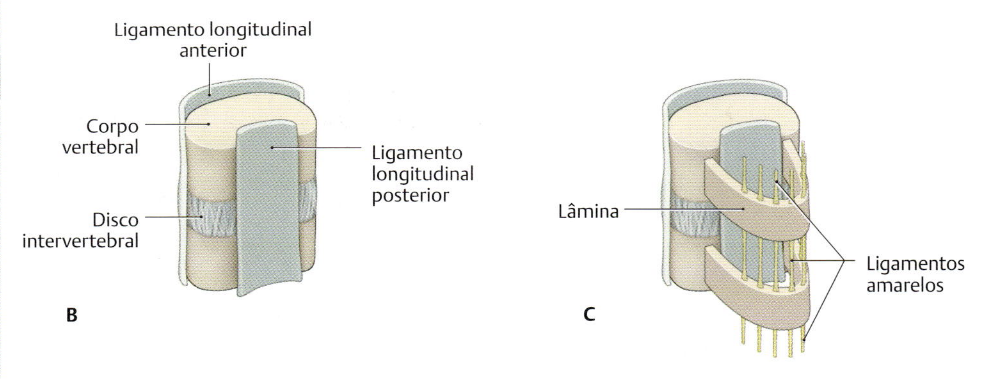

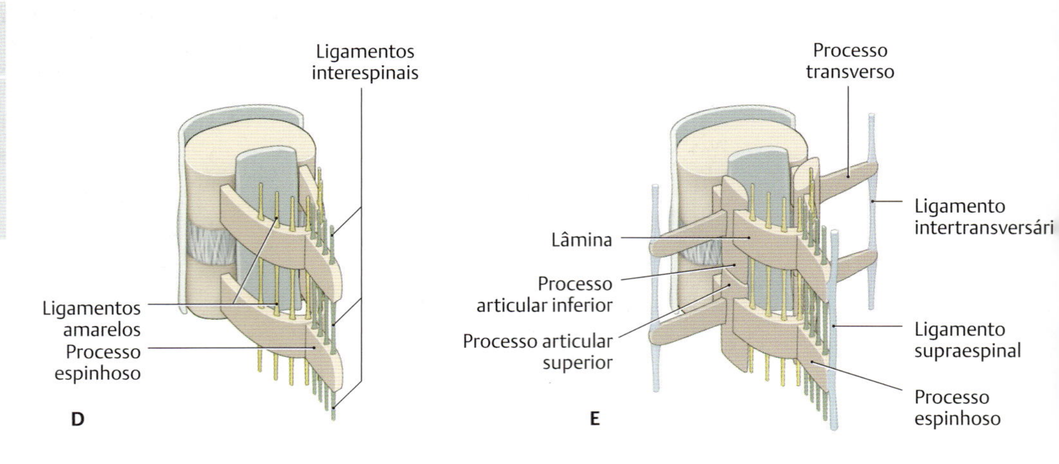

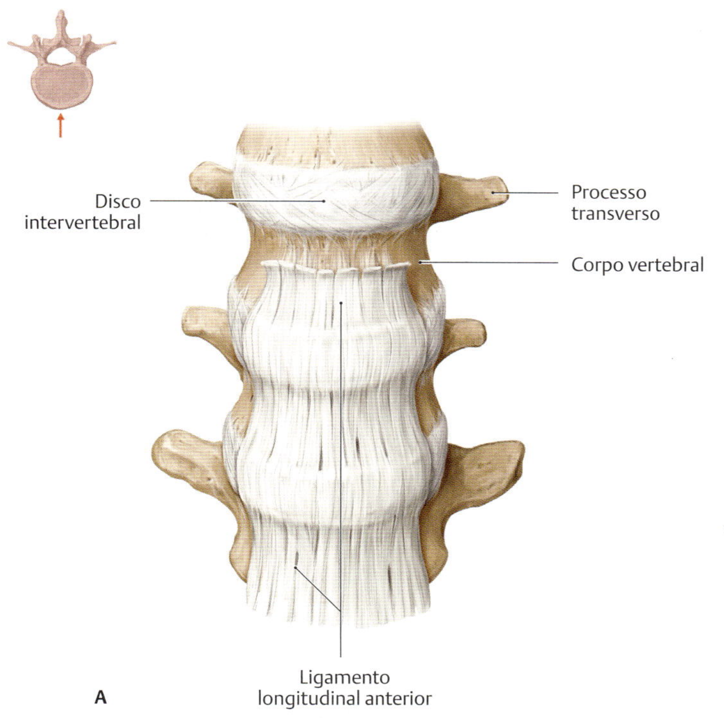

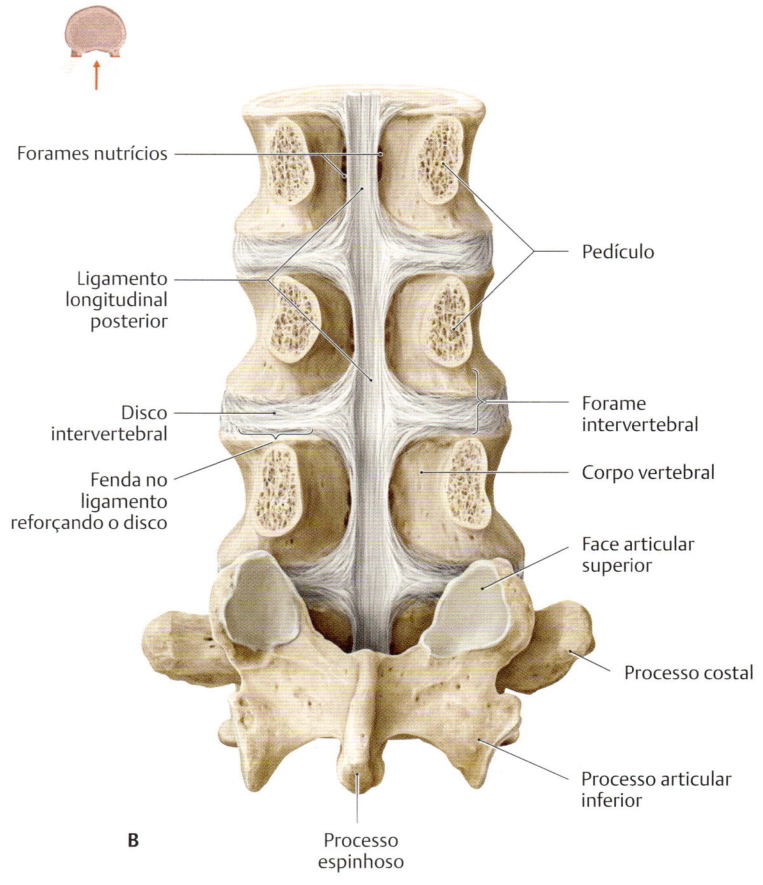

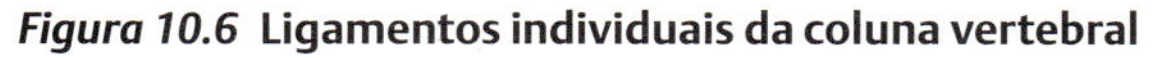

Figura 10.6 **Ligamentos individuais da coluna vertebral**
Os ligamentos longitudinais anteriores e posteriores e os ligamentos amarelos mantêm a curvatura normal da coluna vertebral.

A Ligamento longitudinal anterior. Visão anterior. O ligamento longitudinal anterior corre totalmente no lado anterior dos corpos vertebrais da base do crânio ao sacro. Suas fibras colágenas profundas mantêm os corpos vertebrais adjacentes unidos (eles são firmemente inseridos nos corpos vertebrais e frouxamente inseridos nos discos vertebrais). Suas fibras superficiais transpõem várias vértebras.

B Ligamento longitudinal posterior. Visão posterior com canal vertebral exposto (arcos vertebrais removidos). O ligamento longitudinal posterior mais fino descende do clivo ao longo da face posterior dos corpos vertebrais, passando por dentro do canal sacral. O ligamento se alarga no nível do disco intervertebral (no qual se insere por meio de extensões laterais afuniladas). Ele se estreita novamente quando passa pelo corpo vertebral (no qual é inserido nas margens superiores e inferiores).

C Ligamentos amarelos e ligamentos intertransversários. Visão anterior com canal vertebral exposto (corpos vertebrais removidos). O ligamento amarelo é um ligamento espesso e resistente que conecta as lâminas adjacentes e reforça a parede do canal vertebral posterior aos forames intervertebrais. O ligamento consiste principalmente em fibras elásticas que produzem uma cor amarela característica. Quando a coluna vertebral está ereta, os ligamentos amarelos estão tensionados, estabilizando a coluna no plano sagital. Os ligamentos amarelos também limitam a flexão da coluna para a frente. *Nota:* as extremidades dos processos transversos são conectadas pelos ligamentos espinais que limitam os movimentos de balanço das vértebras uma sobre a outra.

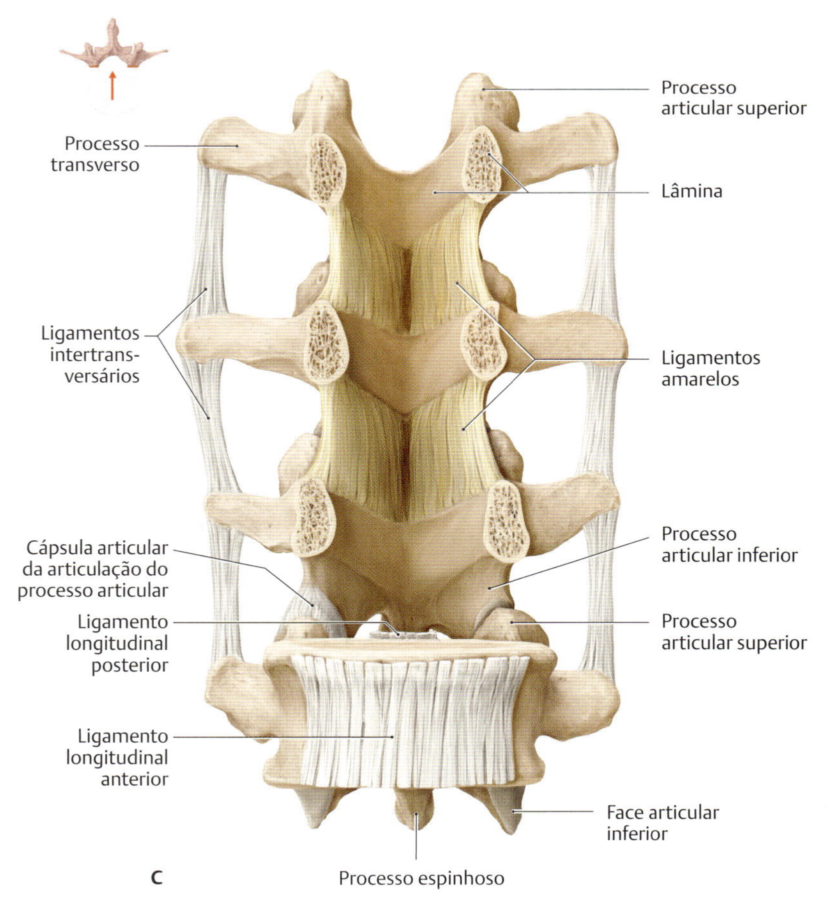

Coluna cervical

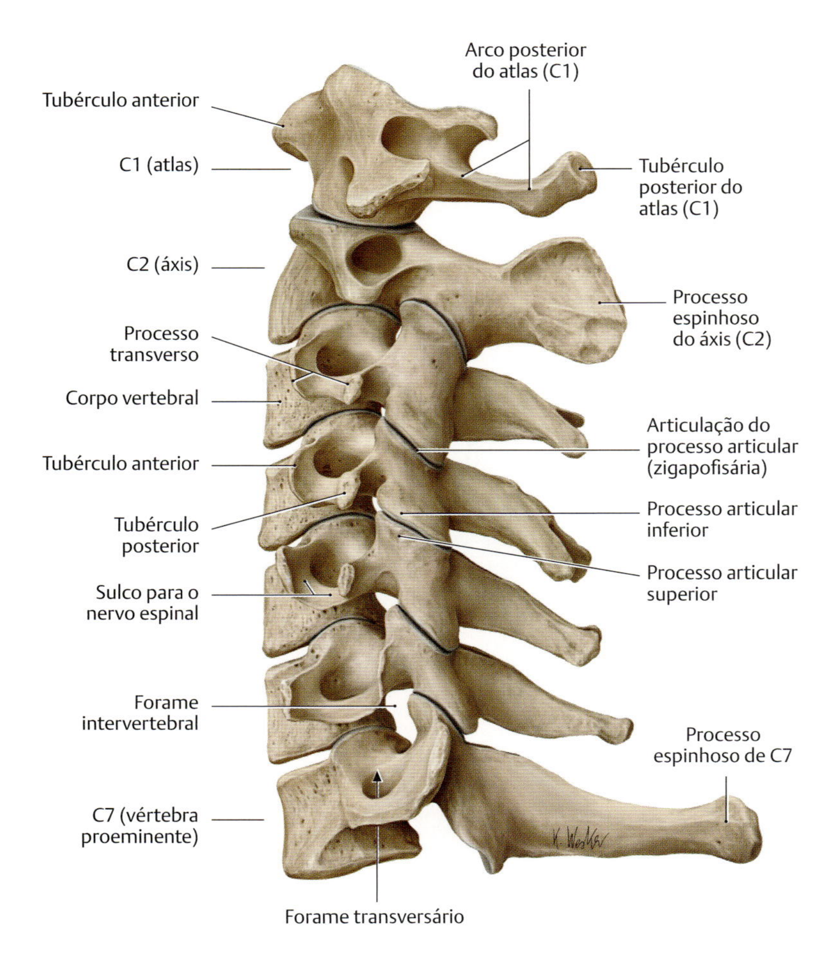

Figura 10.7 **Coluna cervical (C1–C7)**
Visão lateral esquerda. A coluna vertebral consiste em sete vértebras. C1 e C2 são atípicas e serão discutidas individualmente.

Vértebras cervicais típicas (C3–C7): as vértebras cervicais típicas apresentam corpos pequenos em formato de rim. Os processos articulares superior e inferior são amplos e achatados; suas faces articulares são achatadas e inclinadas a aproximadamente 45° da horizontal. Os arcos vertebrais envolvem um forame vertebral grande e triangular. Os nervos espinais emergem do canal vertebral pelos forames intervertebrais formados entre os pedículos das vértebras adjacentes. Os processos transversos das vértebras cervicais são sulcados para acomodar o nervo emergente (sulco para o nervo espinal). Os processos transversos também consistem em uma porção anterior e uma posterior que envolvem o forame transversário. Os forames transversários possibilitam que a artéria vertebral ascenda para a base do crânio. Os processos espinhosos de C3–C6 são curtos e bífidos. O processo espinhoso de C7 (vértebra proeminente) é mais longo e mais espesso; ele é o primeiro processo espinhoso palpável através da pele.
Atlas (C1) e áxis (C2): o atlas e o áxis são especializados para sustentar o peso da cabeça e para possibilitar que esta se mova em todas as direções. O corpo do áxis contém uma proeminência vertical (dente) em torno da qual gira o áxis. O atlas não tem um corpo vertebral: ele consiste em um arco posterior e um anterior que possibilitam que a cabeça gire no plano horizontal.

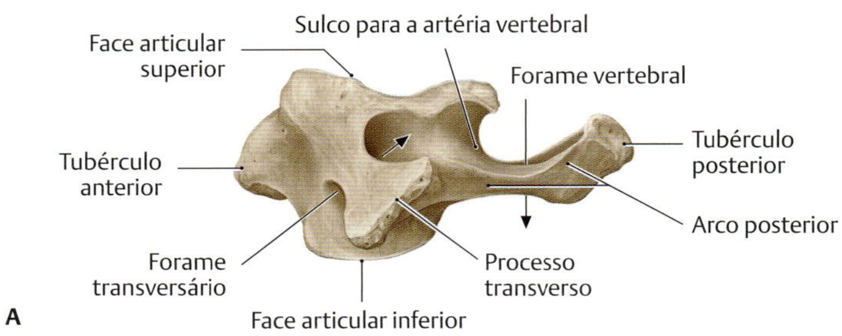

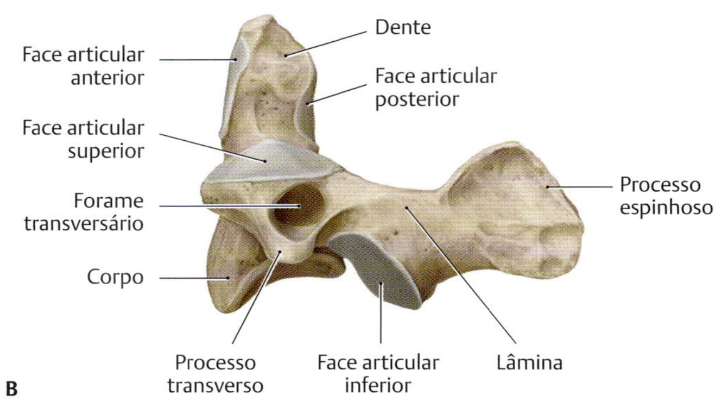

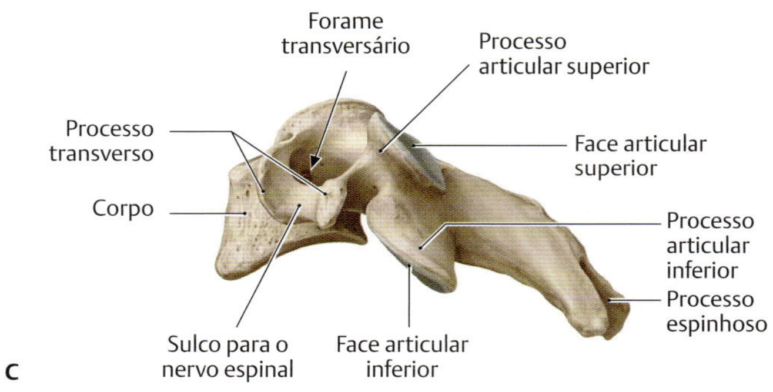

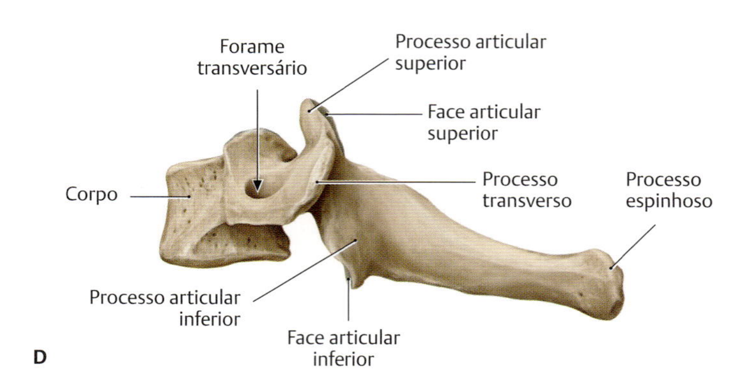

Figura 10.8 **Visão lateral esquerda das vértebras cervicais**
A Atlas (C1). **B** Áxis (C2). **C** Vértebra cervical típica (C4). **D** Vértebra proeminente (C7).

Arco posterior
Forame vertebral
Face articular superior
Massas laterais
Face para o dente
Tubérculo anterior
Tubérculo posterior
Sulco para a artéria vertebral
Processo transverso
Forame transversário
Arco anterior

A

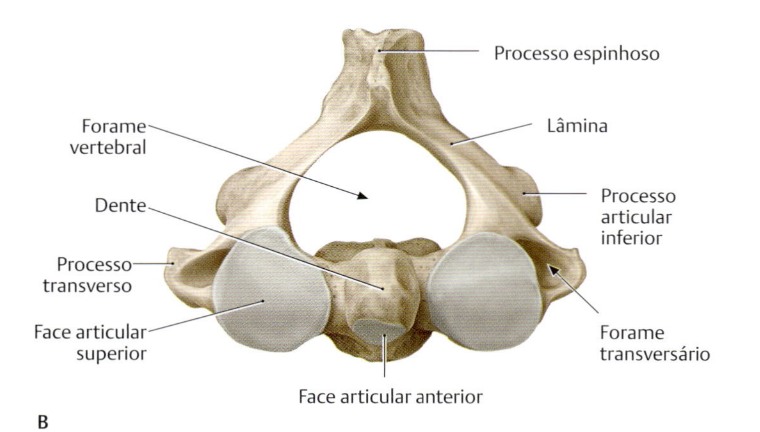

B

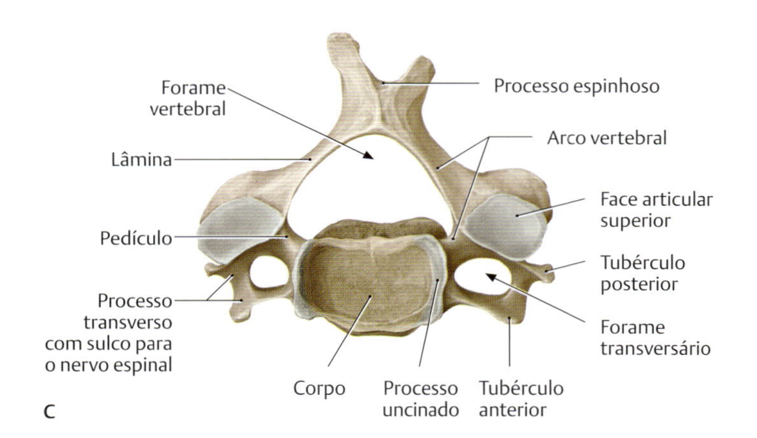

C

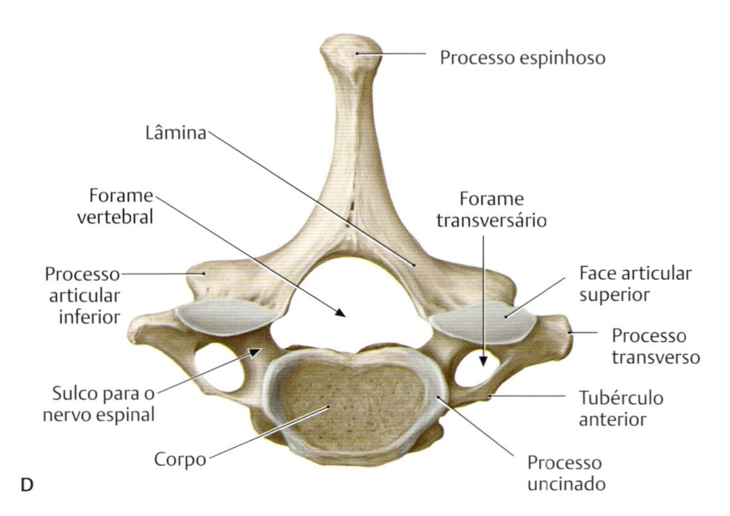

D

Figura 10.9 **Visão superior das vértebras cervicais**
A Atlas (C1). **B** Áxis (C2). **C** Vértebra cervical típica (C4). **D** Vértebra proeminente (C7).

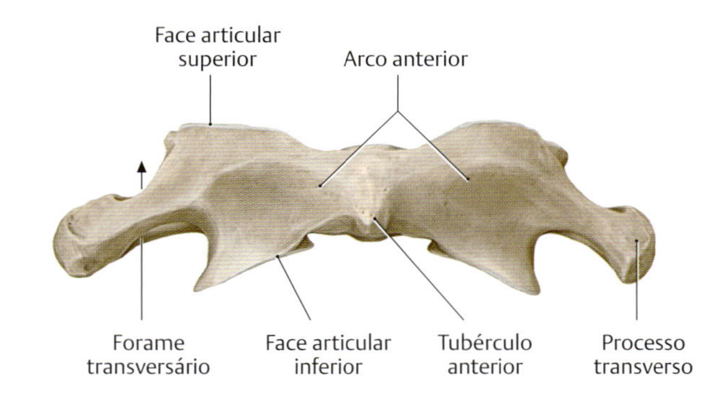

A

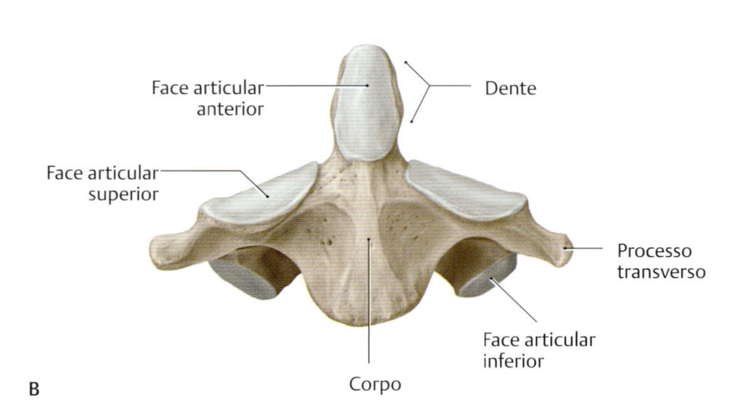

B

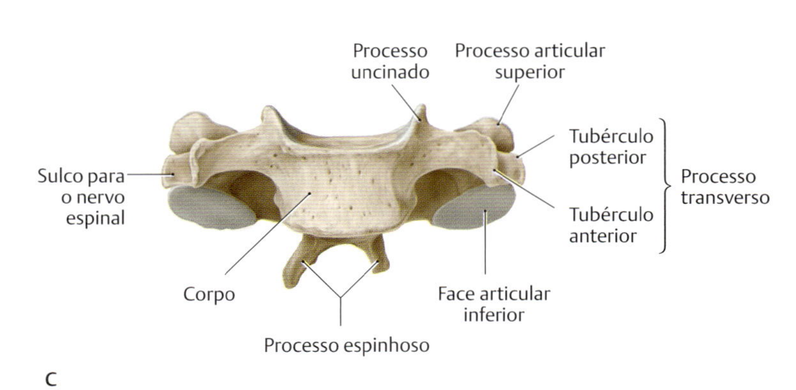

C

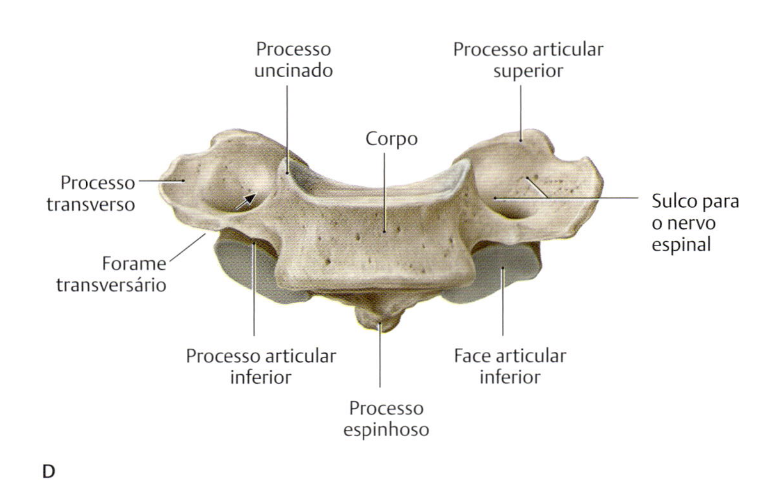

D

Figura 10.10 **Visão anterior das vértebras cervicais**
A Atlas (C1). **B** Áxis (C2). **C** Vértebra cervical típica (C4). **D** Vértebra proeminente (C7).

Articulações da coluna cervical

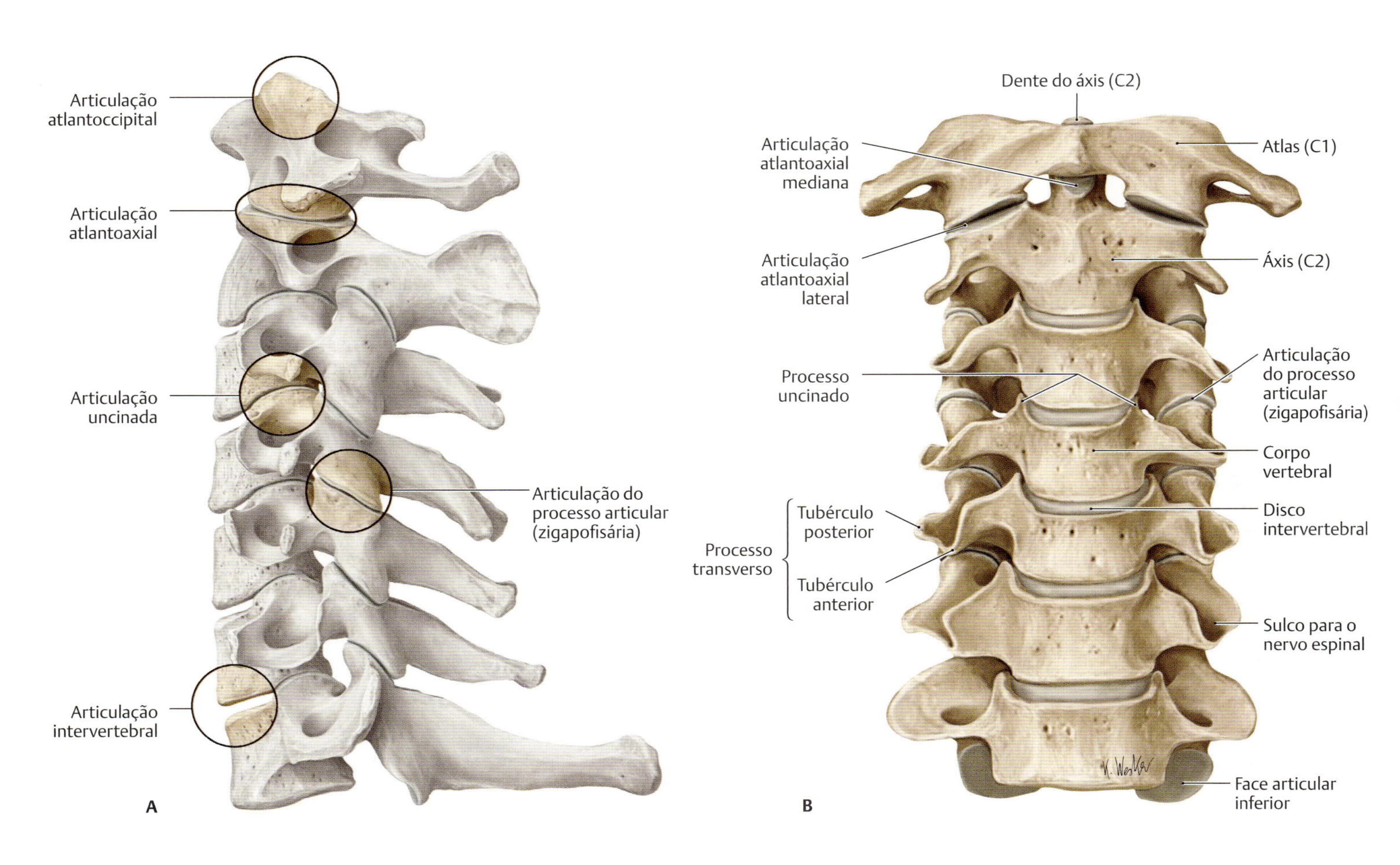

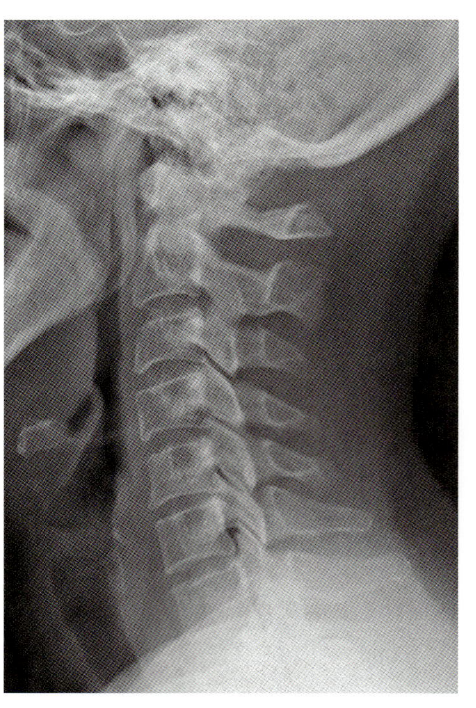

Figura 10.11 **Articulações da coluna cervical**

A Visão lateral esquerda. **B** Visão anterior. **C** Radiografia da coluna cervical.

A coluna cervical possui cinco tipos de articulações. Duas articulações (intervertebral e do processo articular) são comuns a todas as regiões da coluna, e três são articulações específicas da coluna cervical.

Articulações da coluna vertebral: as vértebras adjacentes se articulam em dois pontos: corpos vertebrais e processos articulares. Os corpos das vértebras adjacentes entram em contato nas articulações intervertebrais quase horizontais (por meio dos discos intervertebrais). Os processos articulares das vértebras adjacentes se conectam nas articulações dos processos articulares (zigapofisárias). Na coluna cervical as articulações intervertebrais apresentam discreta angulação anteroinferior, e as articulações dos processos articulares apresentam angulação posteroinferior (aproximadamente 45° abaixo da horizontal).

Articulações da coluna cervical: existem dois tipos de articulações que são específicas para a coluna cervical:

1. Articulações uncovertebrais: protrusões para cima das margens laterais dos corpos vertebrais cervicais dos processos uncinados. Esses processos podem se articular com a margem inferolateral da vértebra superior adjacente, formando articulações uncovertebrais.
2. Articulações craniovertebrais: o atlas (C1) e o áxis (C2) são especializados para sustentar o peso da cabeça e facilitar o movimento em todas as direções. Isso é possível pelas articulações craniovertebrais (veja a **Figura 10.12**).

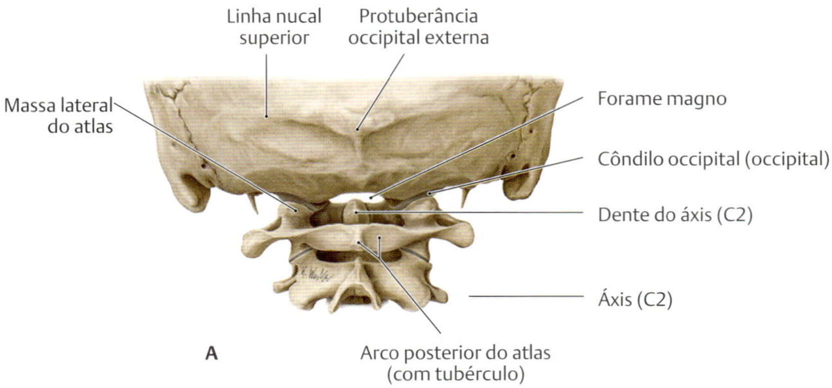

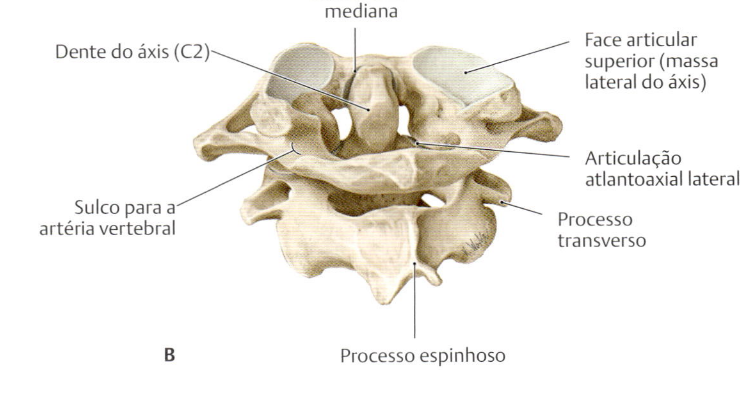

***Figura 10.12* Articulações craniovertebrais**

A Visão posterior. **B** Visão posterossuperior oblíqua esquerda.

Existem cinco articulações craniovertebrais. As pareadas atlantoccipitais são articulações entre as faces articulares superiores côncavas do atlas (C1) e o côndilo occipital convexo do occipital. Elas possibilitam que a cabeça balance para a frente e para trás no plano sagital. As articulações atlantoaxiais (duas laterais e uma medial) tornam possível que o atlas gire no plano horizontal em torno do dente do áxis. As articulações atlantoaxiais laterais são as pareadas entre as faces articulares superiores e inferiores do atlas e do áxis, respectivamente. A articulação atlantoaxial é uma articulação não pareada entre o dente do áxis e a fóvea do atlas. *Nota:* embora as articulações atlantoccipitais sejam as únicas diretas entre o crânio e a coluna vertebral, as articulações atlantoaxiais frequentemente também são classificadas como craniovertebrais.

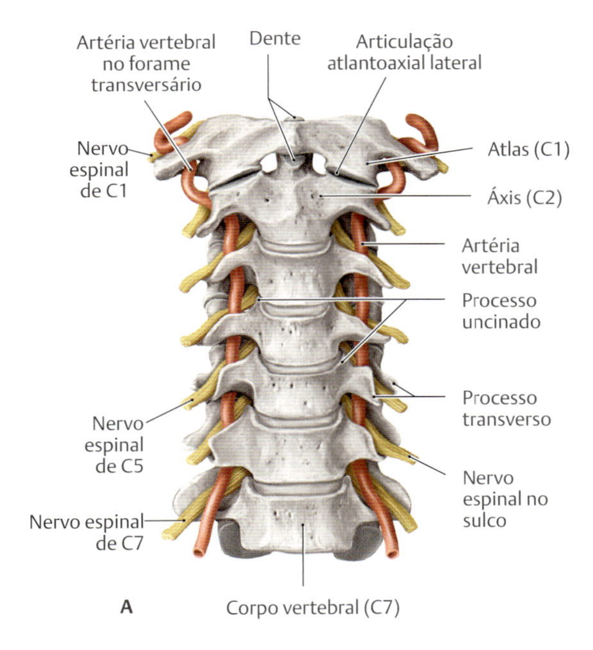

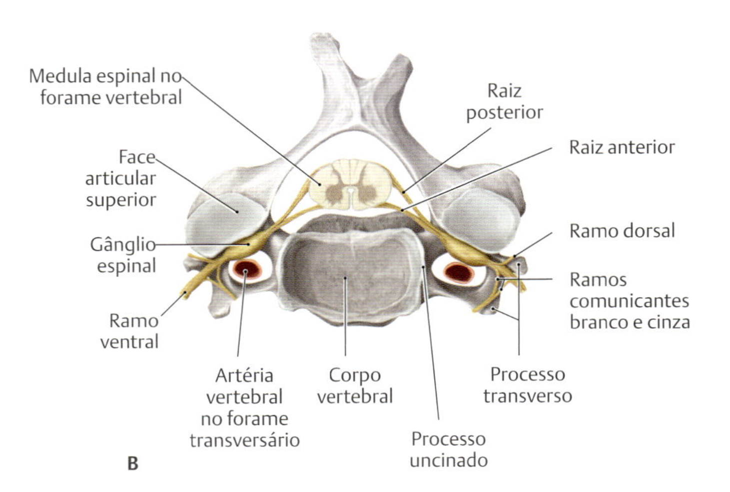

***Figura 10.13* Rede neurovascular da coluna cervical**

A Visão anterior. **B** Visão superior.

Os processos transversos das vértebras cervicais são extremamente importantes na comunicação das estruturas neurovasculares. Os nervos espinais se originam da medula espinal no canal vertebral. Eles saem através dos forames intervertebrais formados pelos pedículos das vértebras adjacentes. Os processos transversos das vértebras cervicais contêm sulcos pelos quais passam os nervos espinais, eles também contêm os forames transversários que possibilitam que a artéria vertebral ascenda da artéria subclávia e penetre no crânio através do forame magno. Lesão à coluna cervical pode comprimir as estruturas neurovasculares quando estas emergem e ascendem da coluna vertebral.

Ligamentos da coluna cervical

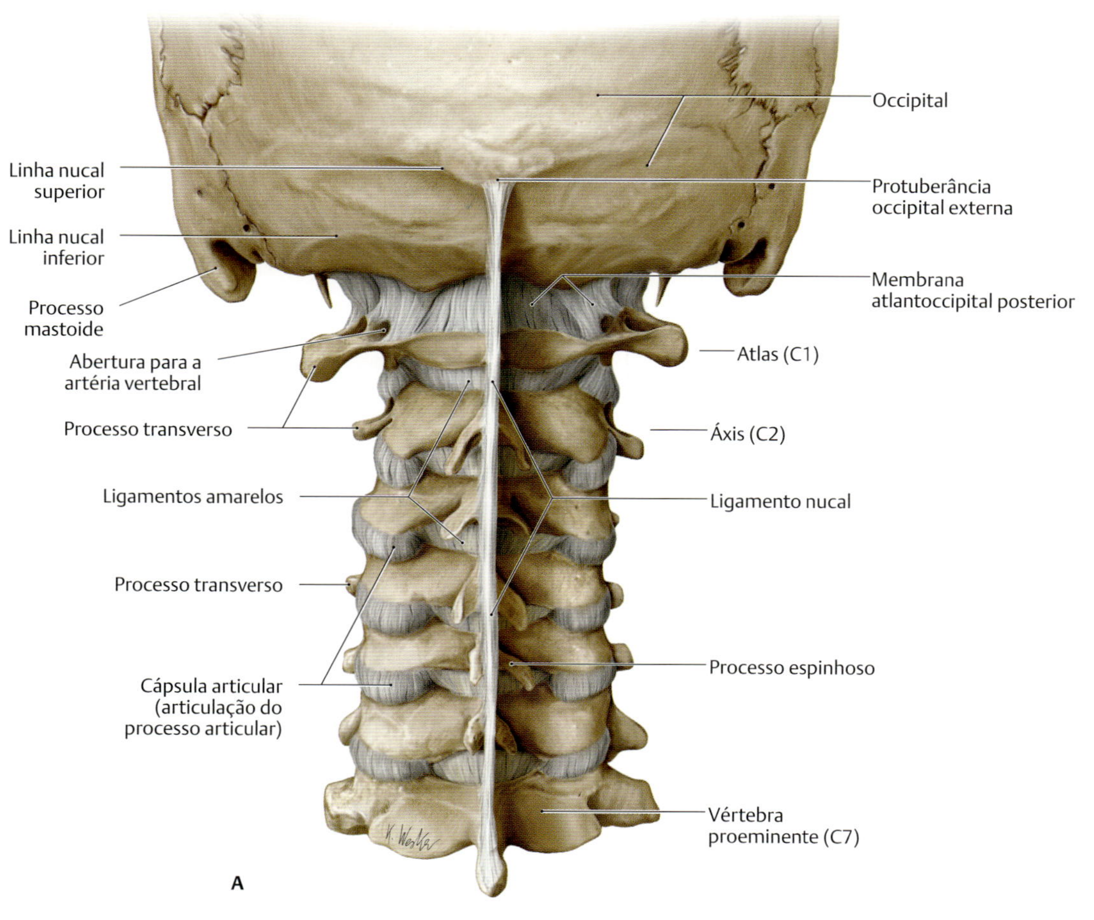

Figura 10.14 **Ligamentos da coluna cervical**

A Visão posterior.

B Visão anterior após remoção da base anterior do crânio.

C Corte sagital mediano, visão lateral esquerda. O ligamento nucal é a parte alargada, sagitalmente orientada do ligamento supraespinal que se estende das vértebras proeminentes (C7) para a protuberância occipital externa.

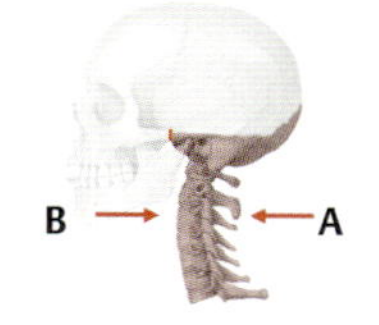

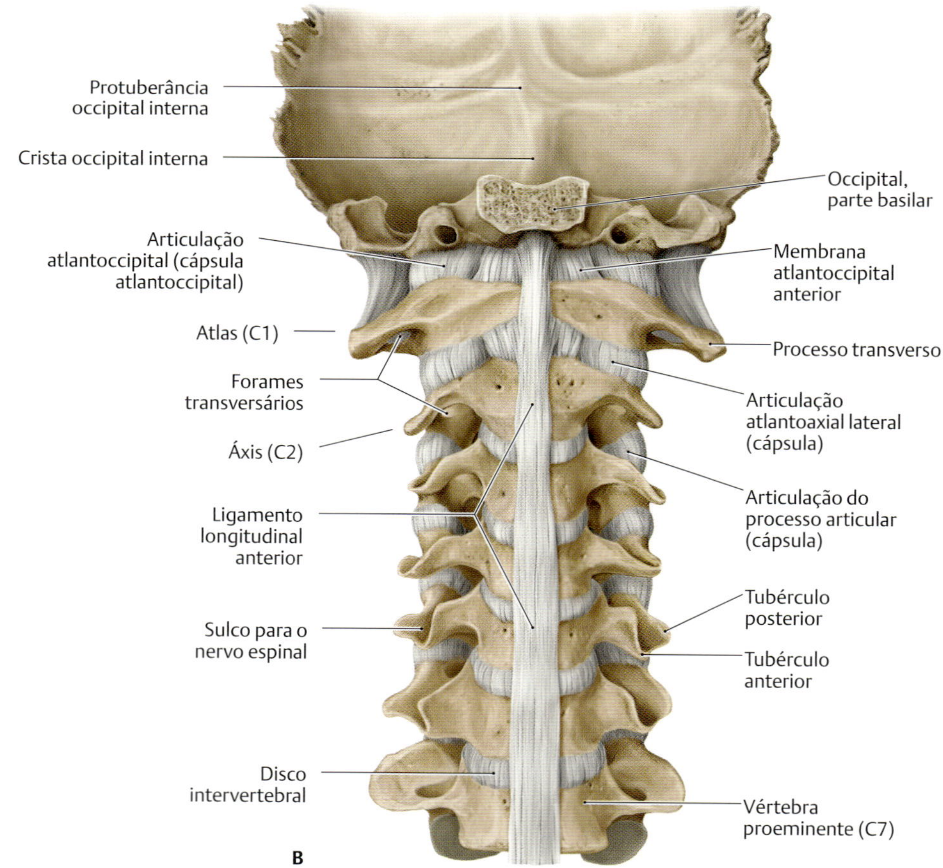

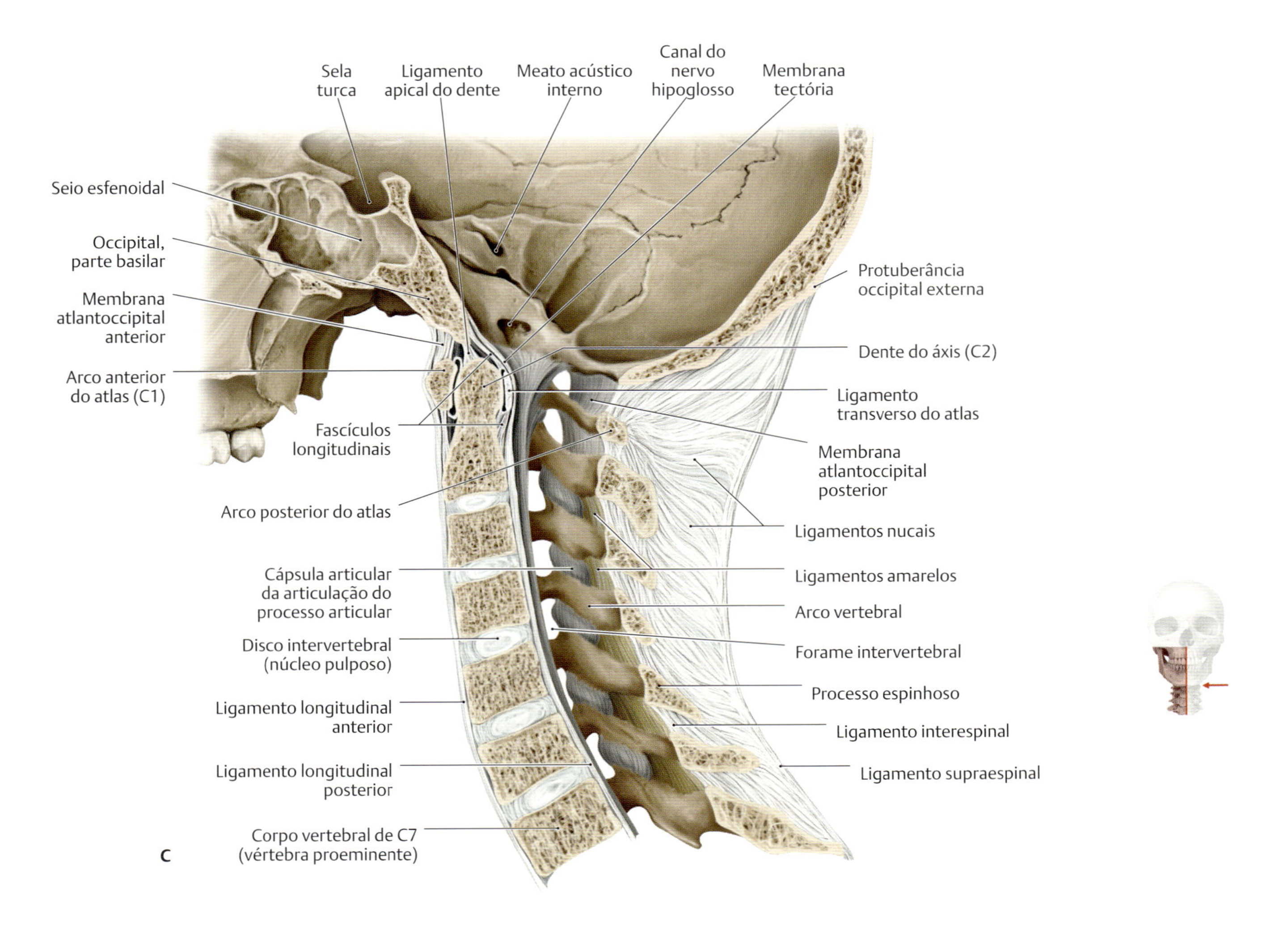

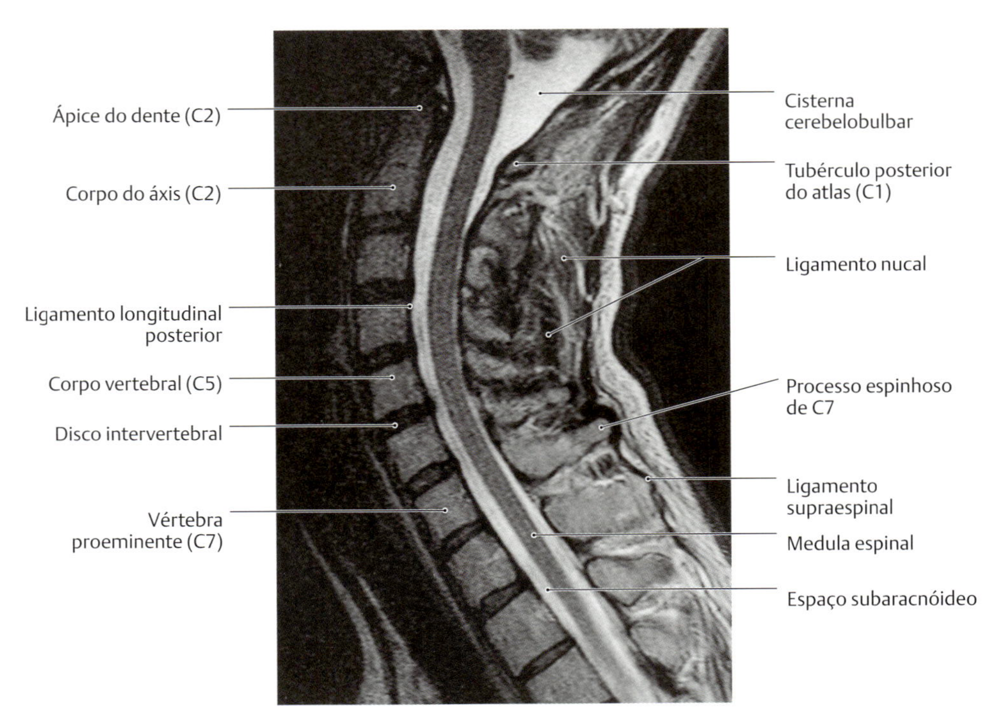

Figura 10.15 **Imagem de ressonância magnética da coluna cervical**
Corte sagital mediano, visão lateral esquerda, sequência TSE ponderada em T2. (De Vahlensieck M, Reiser M. MRT des Bewegungsapparates. 2nd ed. Stuttgart: Thieme; 2001.)

Ligamentos das articulações craniovertebrais

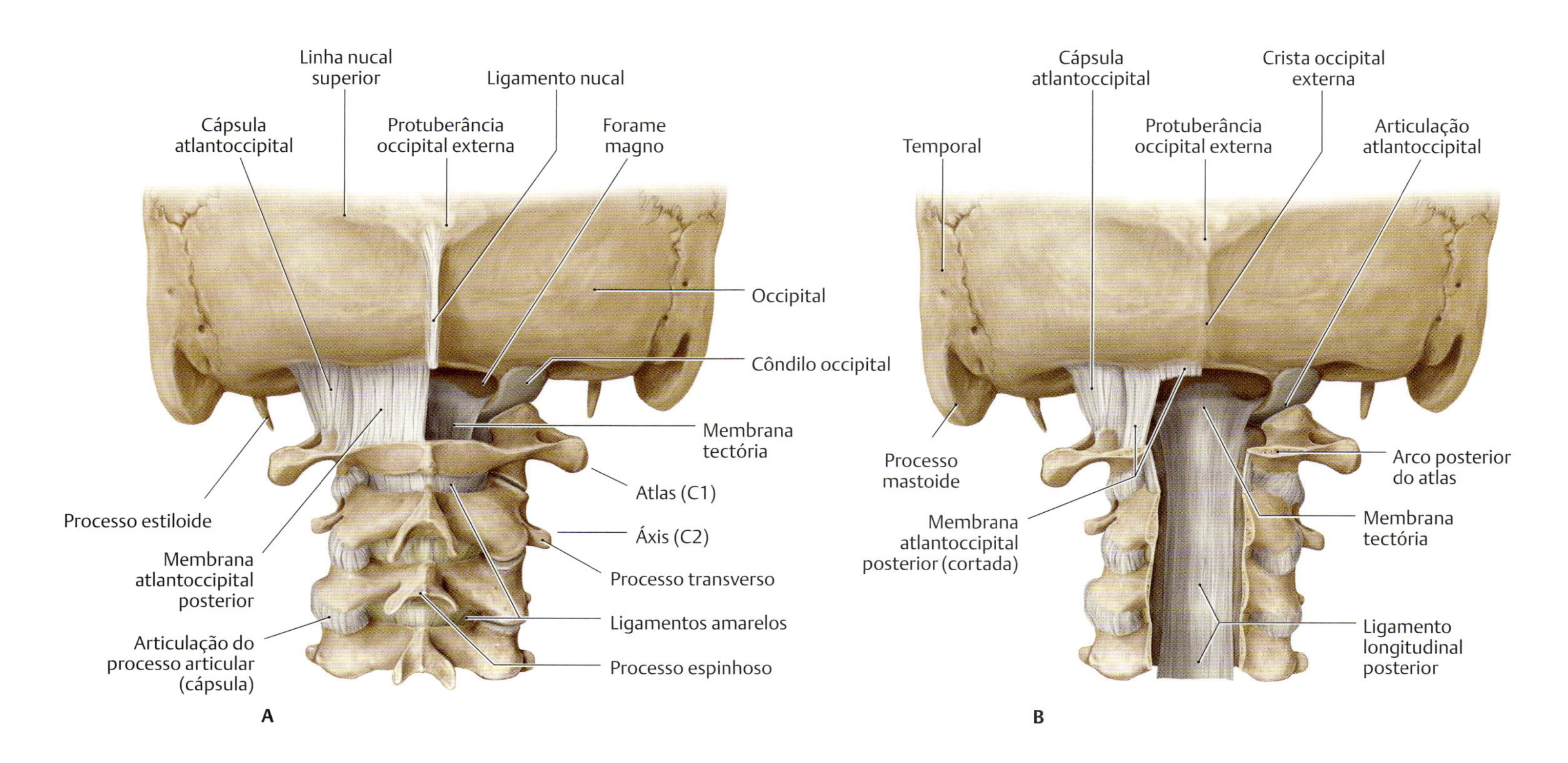

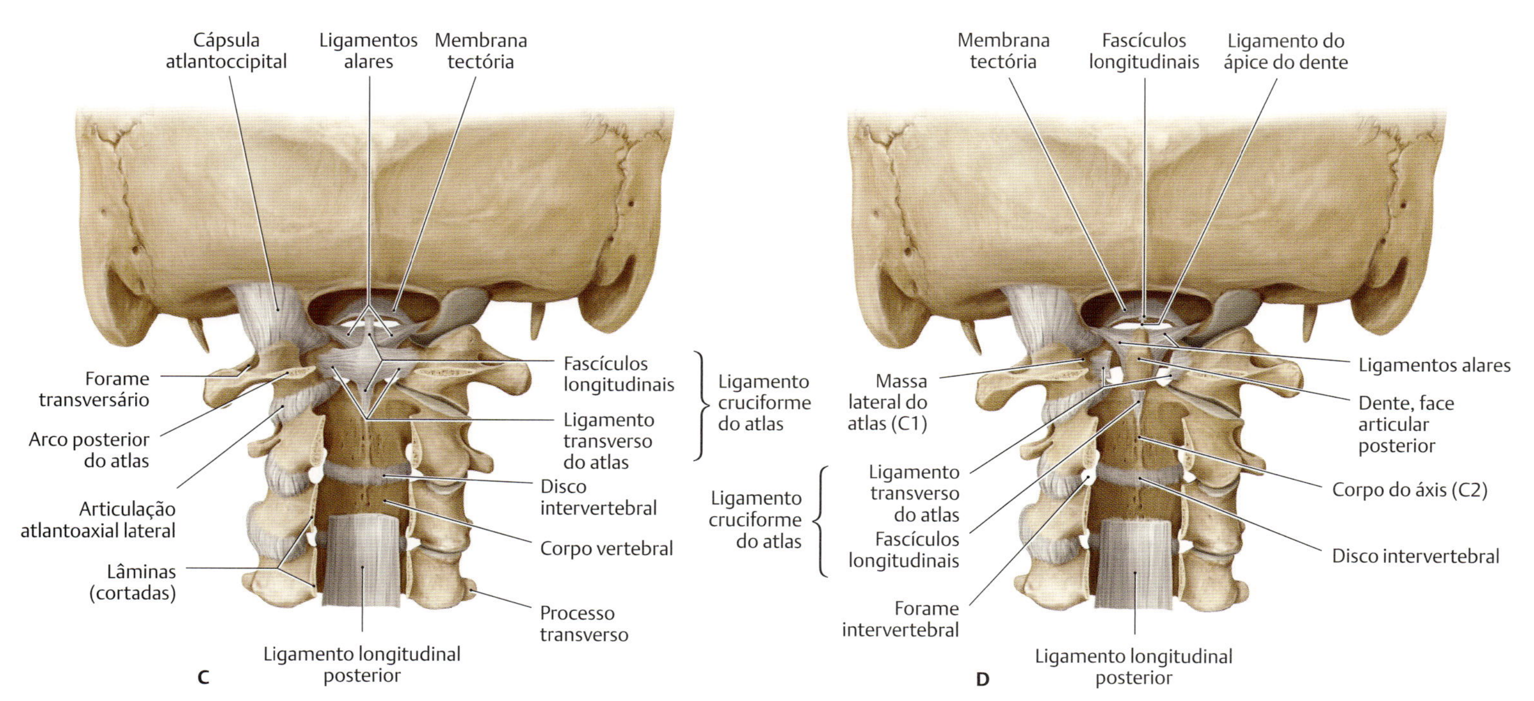

Figura 10.16 **Ligamentos das articulações craniovertebrais e da coluna vertebral**

Crânio e coluna cervical superior, visão posterior.

A A membrana atlantoccipital posterior se estende do arco posterior do atlas à margem posterior do forame magno. Essa membrana foi removida no lado direito.

B Com a abertura do canal vertebral e a remoção da medula espinal, a membrana tectória, uma expansão alargada do ligamento longitudinal posterior, é vista formando o limite anterior do canal vertebral no nível das articulações craniovertebrais.

C Com a membrana tectória removida, o ligamento cruciforme do atlas pode ser visto. O ligamento transverso do atlas forma a barra horizontal espessa da cruz, e os fascículos longitudinais formam a barra longitudinal mais fina.

D O ligamento transverso do atlas e os fascículos longitudinais foram parcialmente removidos para mostrar os ligamentos alares pareados que se estendem das faces laterais do dente para as faces mais internas correspondentes dos côndilos occipitais, e o ligamento apical não pareado do dente, que passa da extremidade do dente para a margem anterior do forame magno.

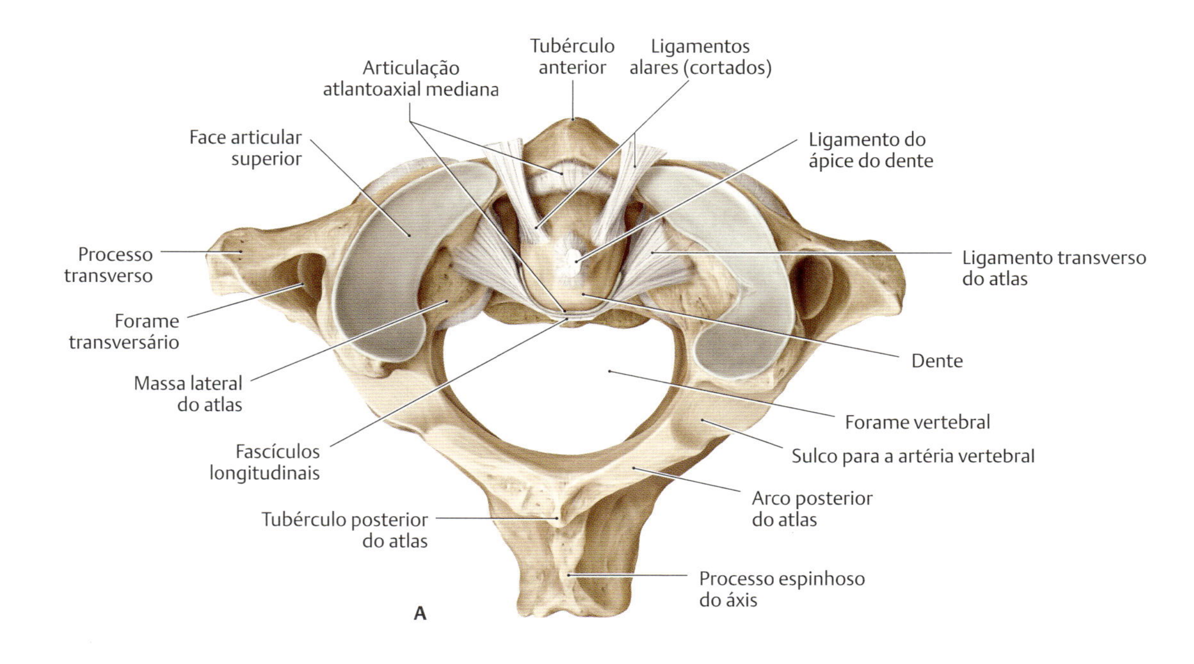

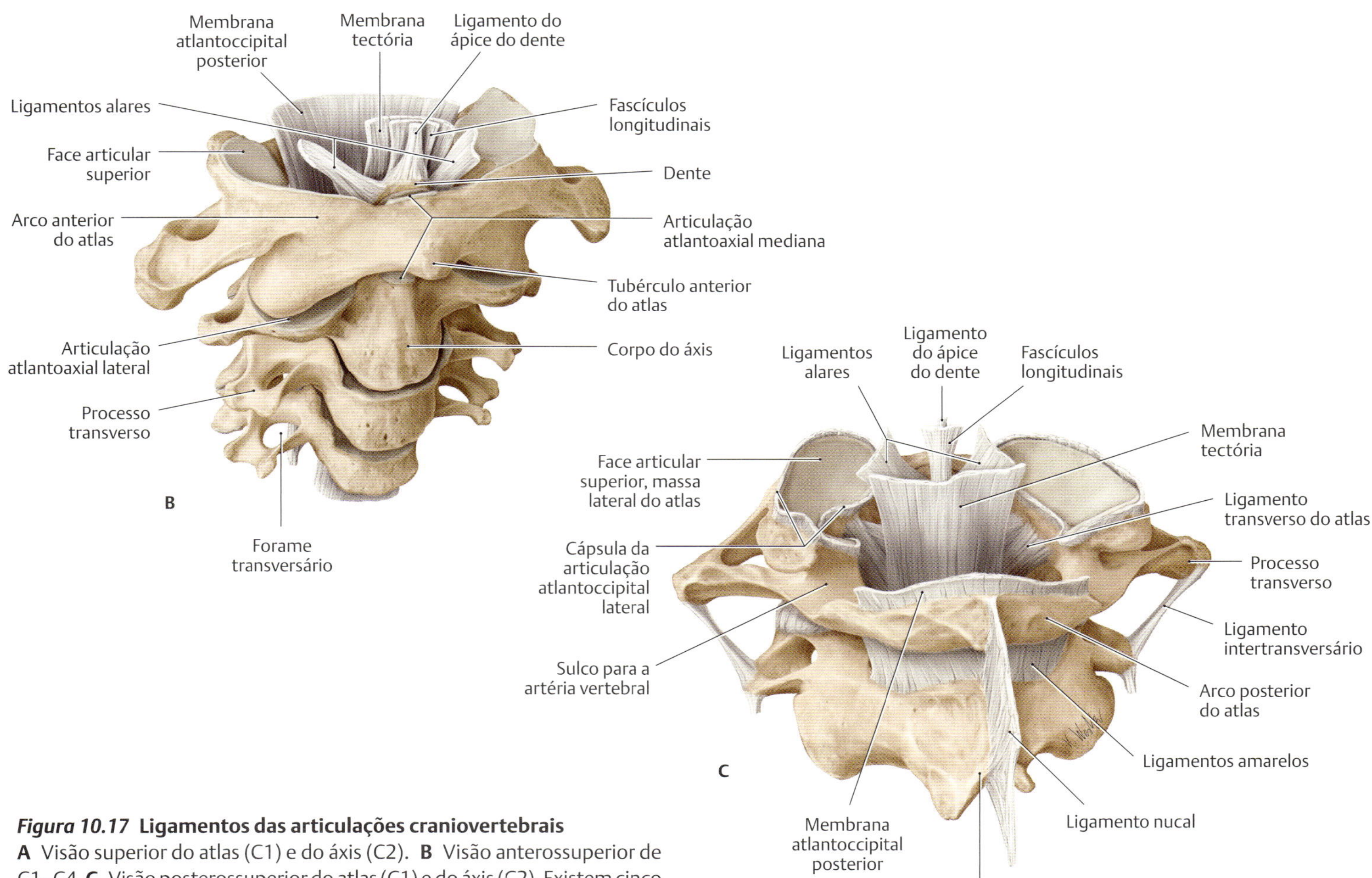

Figura 10.17 **Ligamentos das articulações craniovertebrais**
A Visão superior do atlas (C1) e do áxis (C2). **B** Visão anterossuperior de C1–C4. **C** Visão posterossuperior do atlas (C1) e do áxis (C2). Existem cinco articulações craniovertebrais. As articulações atlantoccipitais pareadas são articulações entre as faces articulares superiores côncavas do atlas e os côndilos occipitais convexos do occipital. As articulações são estabilizadas pela cápsula da articulação atlantoccipital e pela membrana atlantoccipital posterior (equivalentes aos ligamentos amarelos). As articulações atlantoaxiais laterais pareadas e a articulação atlantoaxial mediana não pareada possibilitam que o atlas gire no plano horizontal em torno do dente do áxis. Elas são estabilizadas pelos ligamentos alares, pelo ligamento do ápice do dente e pelo ligamento cruciforme do atlas (ligamento transverso e fascículos longitudinais).

Músculos do pescoço: visão geral

Figura 10.18 **Músculos esternocleidomastóideo e trapézio**
A Músculo esternocleidomastóideo, visão lateral direita.
B Músculo trapézio, visão posterior.

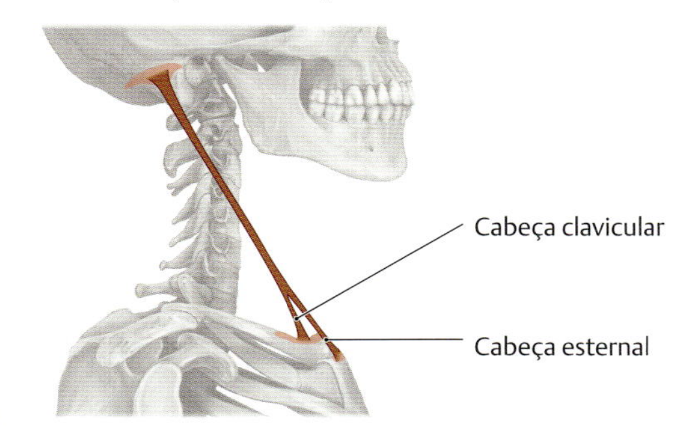

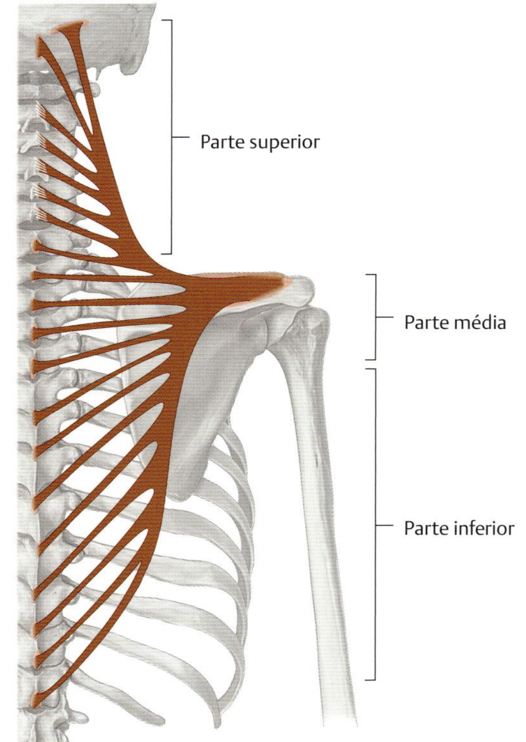

Tabela 10.3 Músculos do pescoço.	
Os músculos do pescoço se situam na interseção do crânio, coluna vertebral e membros superiores. Portanto, eles podem ser classificados de várias formas, com base na localização e função. Nas próximas páginas, os músculos do pescoço estarão grupados da seguinte maneira:	
Músculos superficiais do pescoço	
Músculos que se localizam superficialmente à camada profunda (lâmina) da fáscia cervical profunda e são inervados pelos ramos ventrais dos nervos espinais	p. 239
Músculos posteriores do pescoço (músculos intrínsecos do dorso)	
Músculos que se inserem na coluna cervical e são inervados pelos ramos dorsais dos nervos espinais	p. 240
• Músculos intrínsecos do dorso (incluindo os músculos da nuca)	pp. 242, 243
◦ Músculos curtos da nuca/craniovertebrais	p. 245
Músculos anteriores do pescoço	
Músculos que se inserem na coluna cervical anterior e são inervados pelos ramos ventrais dos nervos espinais	p. 252
• Músculos vertebrais anteriores (paravertebrais)	p. 253
• Músculos vertebrais laterais (escalenos)	p. 253
Músculos que não se inserem na coluna cervical	p. 254
• Músculos supra-hióideos	p. 255
• Músculos infra-hióideos	p. 255

Figura 10.19 **Músculos superficiais do pescoço**
A Visão lateral esquerda. **B** Visão anterior dos músculos esternocleidomastóideo e trapézio. Ao contrário dos outros músculos do pescoço, os músculos superficiais estão localizados superficialmente à fáscia cervical profunda.

Platisma: o platisma, como os músculos da expressão facial, não está envelopado em sua própria bainha fascial, mas sim diretamente associado à pele (e a partes inseridas na pele). (*Nota:* ele é inervado pelo mesmo nervo dos músculos da expressão facial, o nervo facial.) O platisma é altamente variável em tamanho – suas fibras podem ir da região inferior da face à região superior do tórax.
Músculos esternocleidomastóideo e trapézio: o músculo trapézio se localiza entre as fáscias de revestimento e paravertebrais da fáscia cervical. A fáscia de revestimento se divide para envolver os músculos esternocleidomastóideo e trapézio.

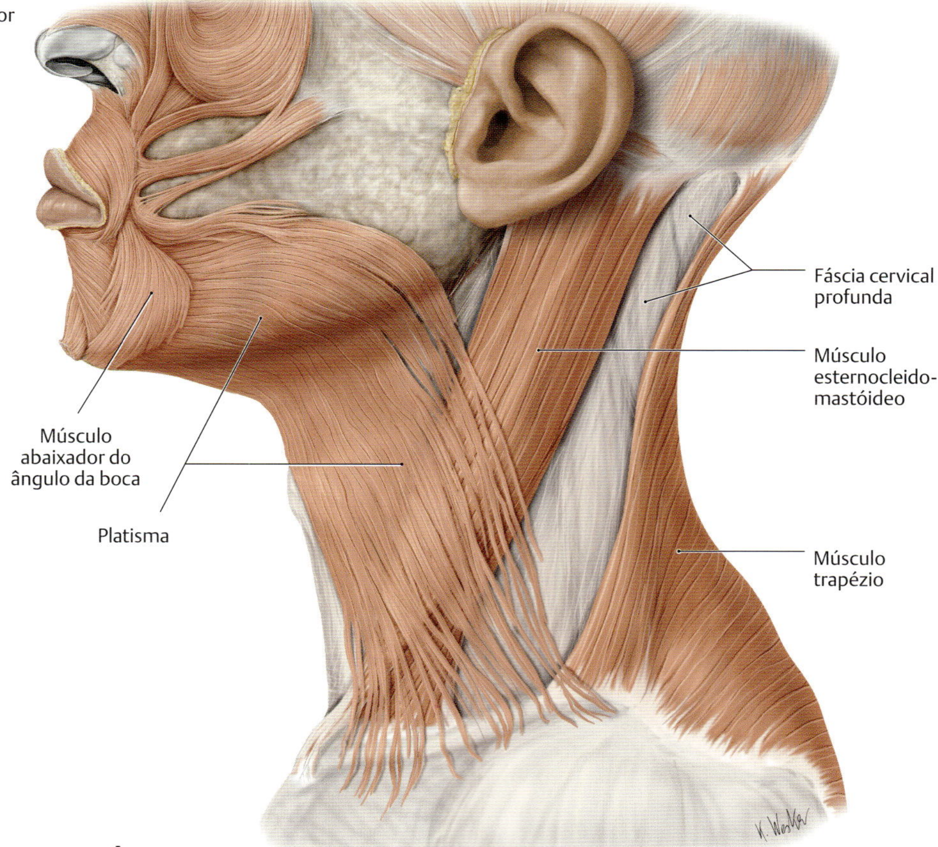

Tabela 10.4 Músculos superficiais do pescoço.

Músculo	Origem	Inserção	Inervação	Ação
Platisma	Mandíbula (margem inferior); pele da região inferior da face e ângulo da boca	Pele sobre a região cervical inferior e regiões superior e lateral do tórax	N. facial (NC VII), ramo cervical	Abaixa e franze a pele da região anterior da face e da boca, tensiona a pele do pescoço; auxilia na depressão forçada da mandíbula
Esternocleidomastóideo	Occipital (linha nucal superior); temporal (processo mastoide)	Cabeça esternal (manúbrio do esterno) Cabeça clavicular (⅓ medial)	N. acessório (NC IX), parte espinal	*Unilateral:* move o mento para cima e para baixo (inclina o occipúcio para o mesmo lado e gira a face para o lado oposto) *Bilateral:* estende a cabeça; auxilia na respiração quando a cabeça está fixa
Trapézio, fibras superiores*	Occipital; processos espinhosos de C1–C7	Clavícula (⅓ lateral)		Puxa a escápula obliquamente para cima; gira a cavidade glenoide inferiormente
Romboide menor	Ligamentos nucais (parte inferior); processo espinhoso das vértebras C7–T1	Margem medial (vertebral) da escápula, superior à inserção com a espinha da escápula	Ramos ventrais de C4–C5 (fibras de C5 são do nervo dorsal da escápula)	Movimentos escapulares (p. ex., retração e rotação)
Levantador da escápula	Vértebras cervicais C1–C4; tubérculos posteriores dos processos transversos	Escápula, medial ao ângulo superior	Ramos ventrais de C3–C5 (fibras de C5 são do n. dorsal da escápula)	Movimentos escapulares (p. ex., elevação, retração e rotação)
Serrátil posterior superior	Ligamentos nucais (parte inferior); processo espinhoso das vértebras C7–T3	Costelas 2–5	Ramos ventrais dos nn. espinais do tórax (nn. intercostais)	Postulado para ser um músculo acessório da respiração; ajuda na elevação das costelas

*As partes média e inferior não estão descritas aqui.

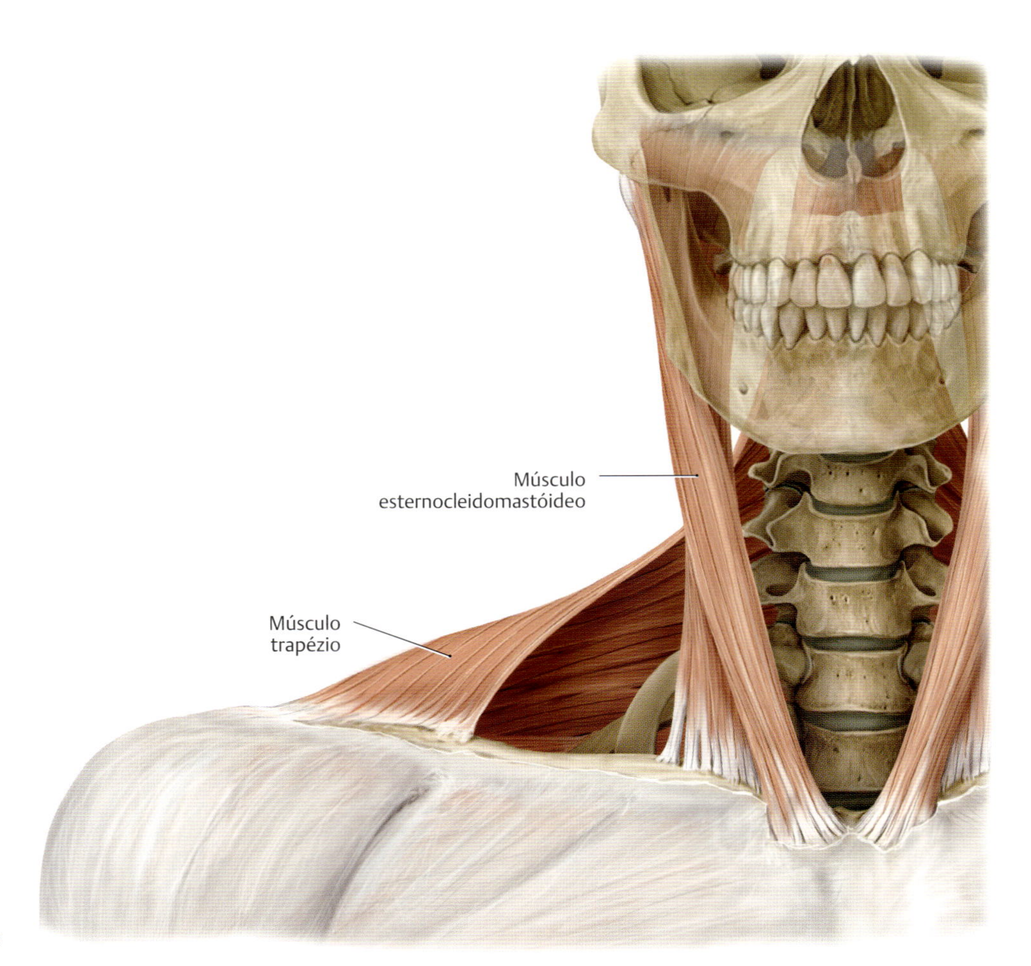

Músculos do pescoço e do dorso (I)

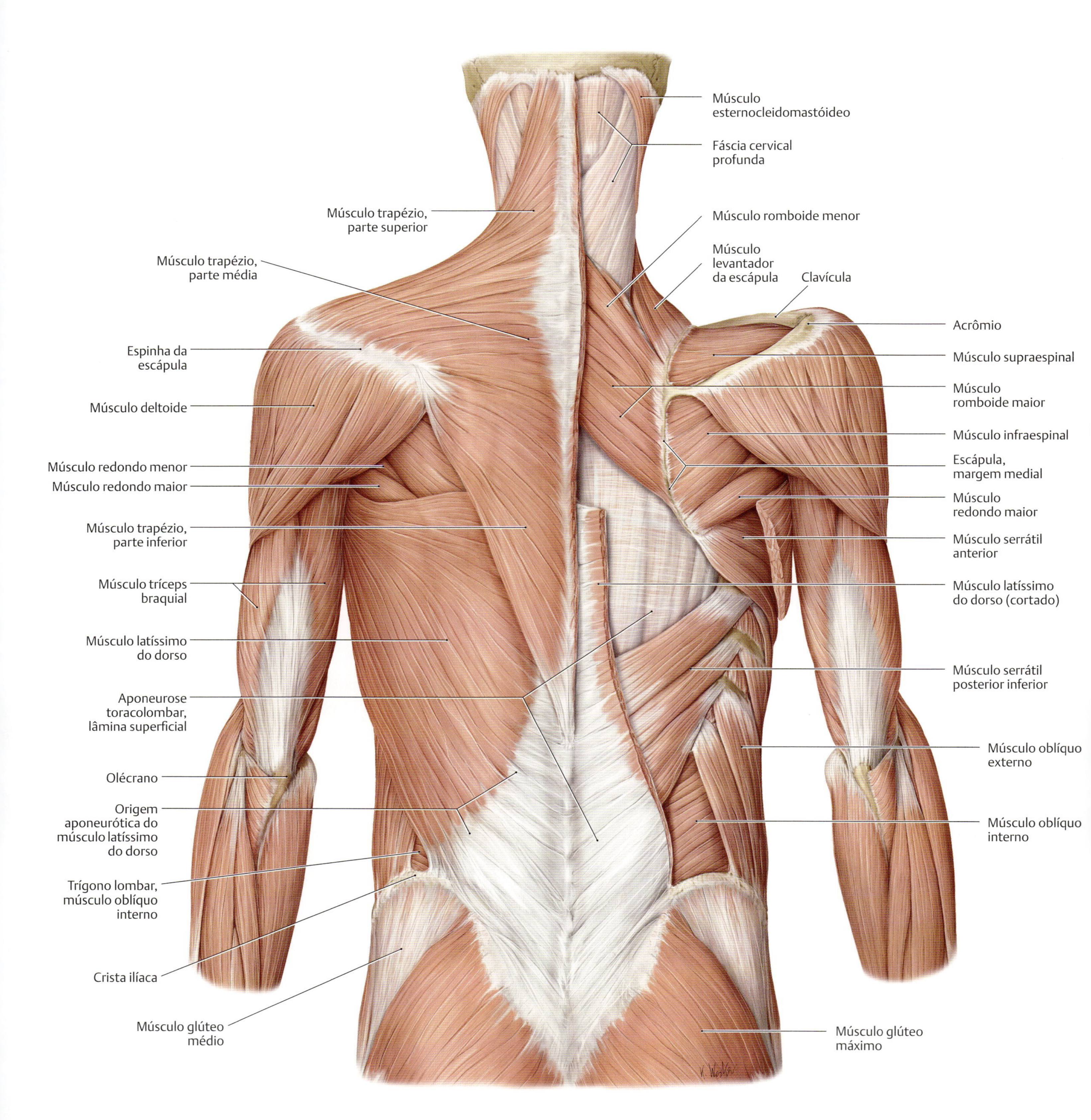

Figura 10.20 **Músculos do pescoço e do dorso**
Visão posterior com os músculos trapézio e latíssimo do dorso cortados no lado direito. Os músculos extrínsecos do dorso se posicionam superficialmente à aponeurose toracolombar e à fáscia cervical profunda. Eles são músculos do membro superior (derivados dos brotos do membro) que migraram para o dorso. Os músculos intrínsecos do dorso se localizam no interior da aponeurose toracolombar e da fáscia cervical profunda. Eles derivam do músculo epaxial. Por causa de suas diferentes origens embrionárias, os músculos intrínsecos do dorso são inervados pelos ramos dorsais dos nervos espinais e os músculos extrínsecos do dorso são inervados pelos ramos ventrais. *Nota:* os músculos trapézio e esternocleidomastóideo são inervados pelo nervo acessório (NC XI).

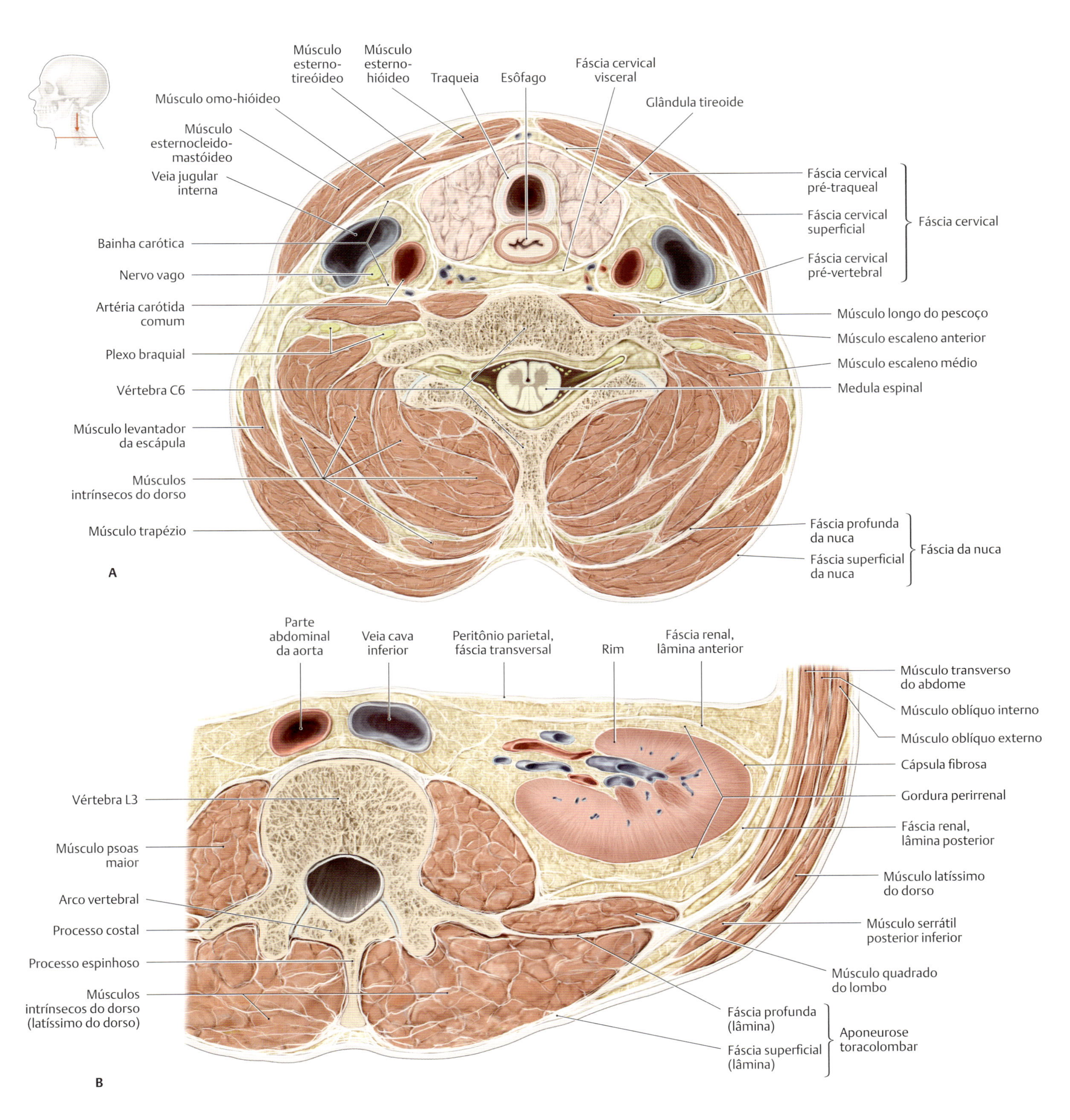

Figura 10.21 **Planos fasciais**
Cortes transversais, visão superior.
A Pescoço no nível da vértebra C6.
B Parede posterior do tronco no nível da vértebra L3 (com a cauda equina removida do canal vertebral).

Os músculos do pescoço e do dorso são separados por camadas de fáscias profundas (ver adiante). A camada mais externa, a fáscia cervical de revestimento, envolve todos os músculos com exceção do platisma (este está localizado na fáscia superficial, não confundir com a lâmina superficial da fáscia cervical profunda). A fáscia cervical profunda, localizada na região cervical anterior, continua posteriormente com a fáscia da nuca na região cervical posterior. A lâmina superficial da fáscia da nuca continua inferiormente com a lâmina superficial da aponeurose toracolombar. Os músculos intrínsecos do pescoço e do dorso se localizam no interior da fáscia profunda da nuca, que é contínua com a fáscia cervical pré-vertebral (anteriormente) e com a aponeurose toracolombar (inferiormente). Os músculos e estruturas da região cervical anterior estão inclusos em bainhas fasciais individuais (*i. e.*, a fáscia visceral, a fáscia pré-traqueal e a bainha carótica).

Músculos do pescoço e do dorso (II)

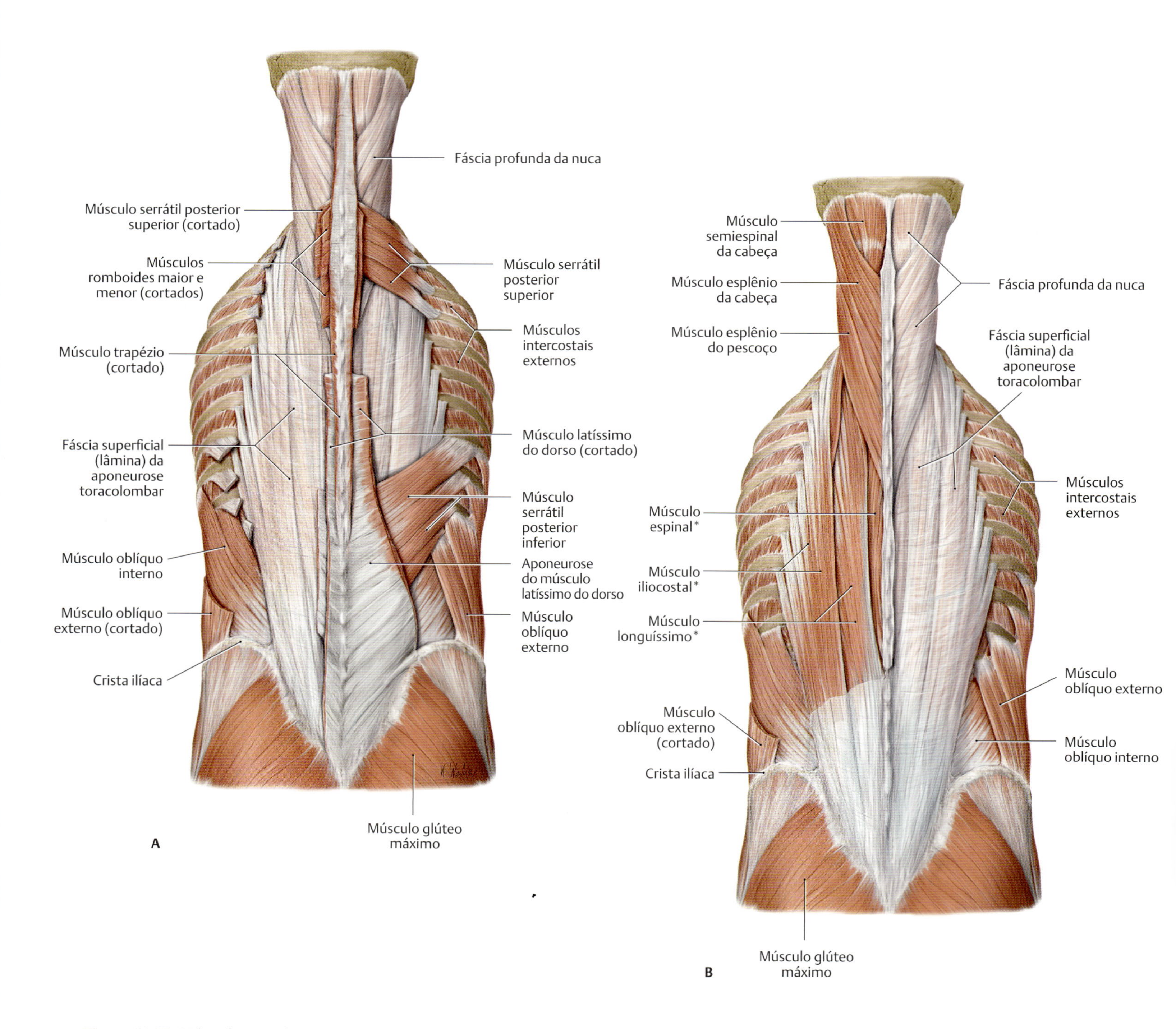

Figura 10.22 **Músculos extrínsecos e intrínsecos do dorso**
Visão posterior. Estas dissecções demonstram a distinção entre os músculos intrínsecos do dorso e os músculos extrínsecos do dorso circunjacentes e os músculos do tronco. Os músculos intrínsecos do dorso se localizam dentro da fáscia da nuca, que continua inferiormente com a lâmina superficial da aponeurose toracolombar. Eles derivam dos músculos epaxiais e, portanto, são inervados pelos ramos dorsais dos nervos espinais (ver mais adiante). Os músculos do tronco são derivados dos músculos hipaxiais e, portanto, são inervados pelos ramos ventrais dos nervos espinais. Os músculos visíveis do tronco são os músculos abdominais (oblíquos internos e externos) e os músculos torácicos (intercostais externos).

A *Removidos:* músculos extrínsecos do dorso (com exceção do músculo serrátil posterior e da origem aponeurótica do músculo latíssimo do dorso no lado direito).

B *Removidos:* todos os músculos extrínsecos do dorso e porções da fáscia de revestimento (profundas da nuca e lâminas superficiais da aponeurose toracolombar).

*Os músculos espinal, iliocostal e longuíssimo são coletivamente conhecidos como eretor da espinha.

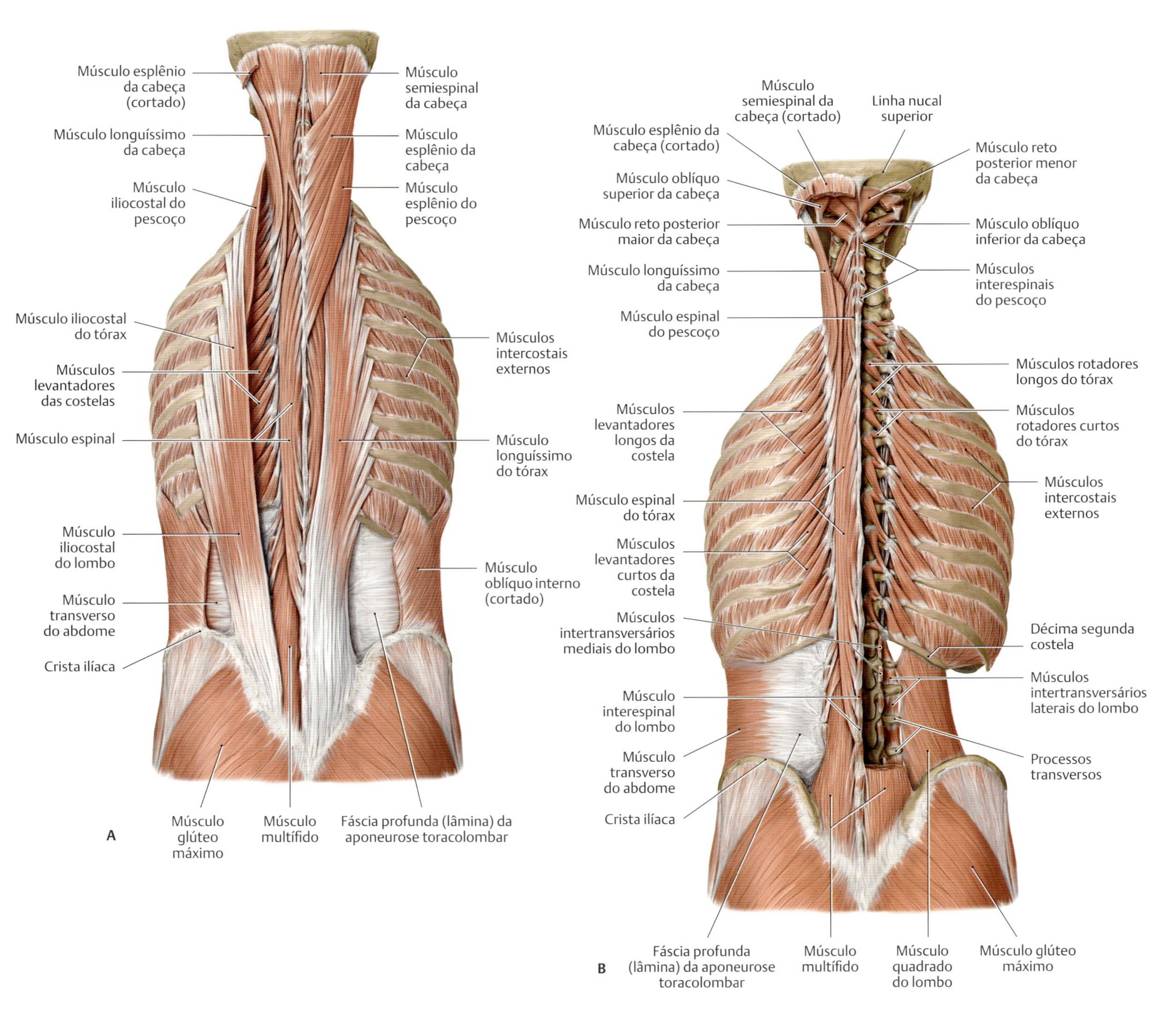

Figura 10.23 **Músculos intrínsecos do dorso**

Visão posterior. Estas dissecções revelam as camadas dos músculos intrínsecos do dorso. Os músculos iliocostal, longuíssimo e espinal coletivamente formam o eretor da espinha. Eles se localizam profundamente à lâmina superficial da aponeurose toracolombar e cobrem os outros músculos intrínsecos do dorso.

A *Removidos no lado esquerdo:* músculos longuíssimo (exceto a porção cervical), esplênio da cabeça e do pescoço. *Removidos no lado direito:* músculo iliocostal. Observe a lâmina profunda da aponeurose toracolombar, que dá origem aos músculos oblíquo interno e transverso do abdome.

B *Removidos no lado esquerdo:* músculos iliocostal, longuíssimo e oblíquo interno. *Removidos no lado direito:* músculos eretor da espinha, multífido, transverso do abdome, esplênio da cabeça e semiespinal da cabeça.

Músculos da região cervical posterior

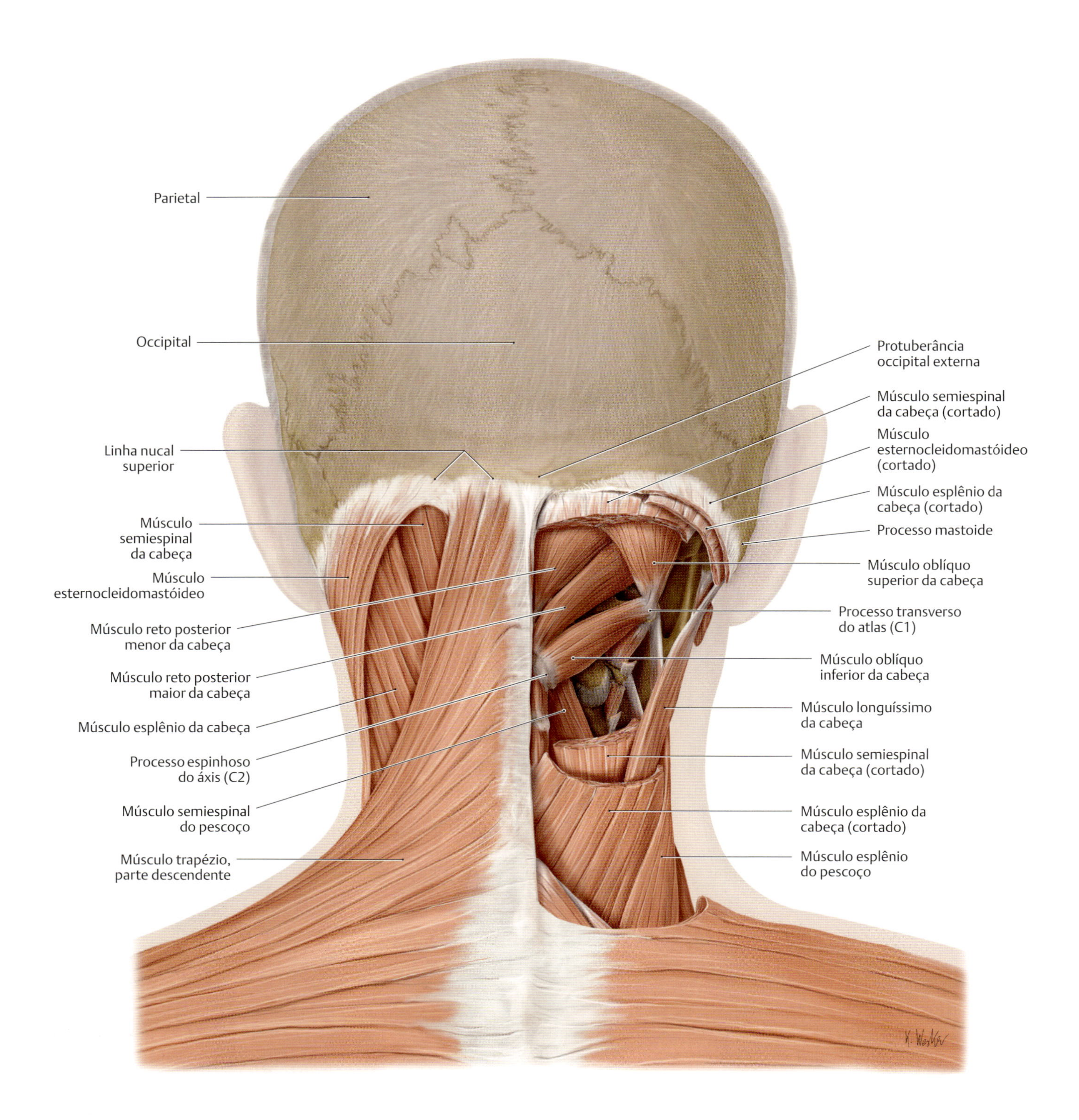

Figura 10.24 **Músculos da região da nuca**
Visão posterior da região da nuca. Já que o pescoço está na interseção do tronco, cabeça e membros superiores, seus músculos podem ser divididos de acordo com a origem embrionária, função ou localização. Os músculos (extrínsecos e intrínsecos) localizados na região cervical posterior frequentemente são referidos como músculos da nuca. Os músculos da nuca são divididos em músculos curtos da nuca, que são músculos intrínsecos do dorso inervados pelos ramos dorsais dos nervos espinais cervicais. Com base na localização, os músculos curtos da nuca também podem ser referidos como músculos suboccipitais. Os músculos vertebrais anteriores e posteriores coletivamente movem as articulações craniovertebrais.

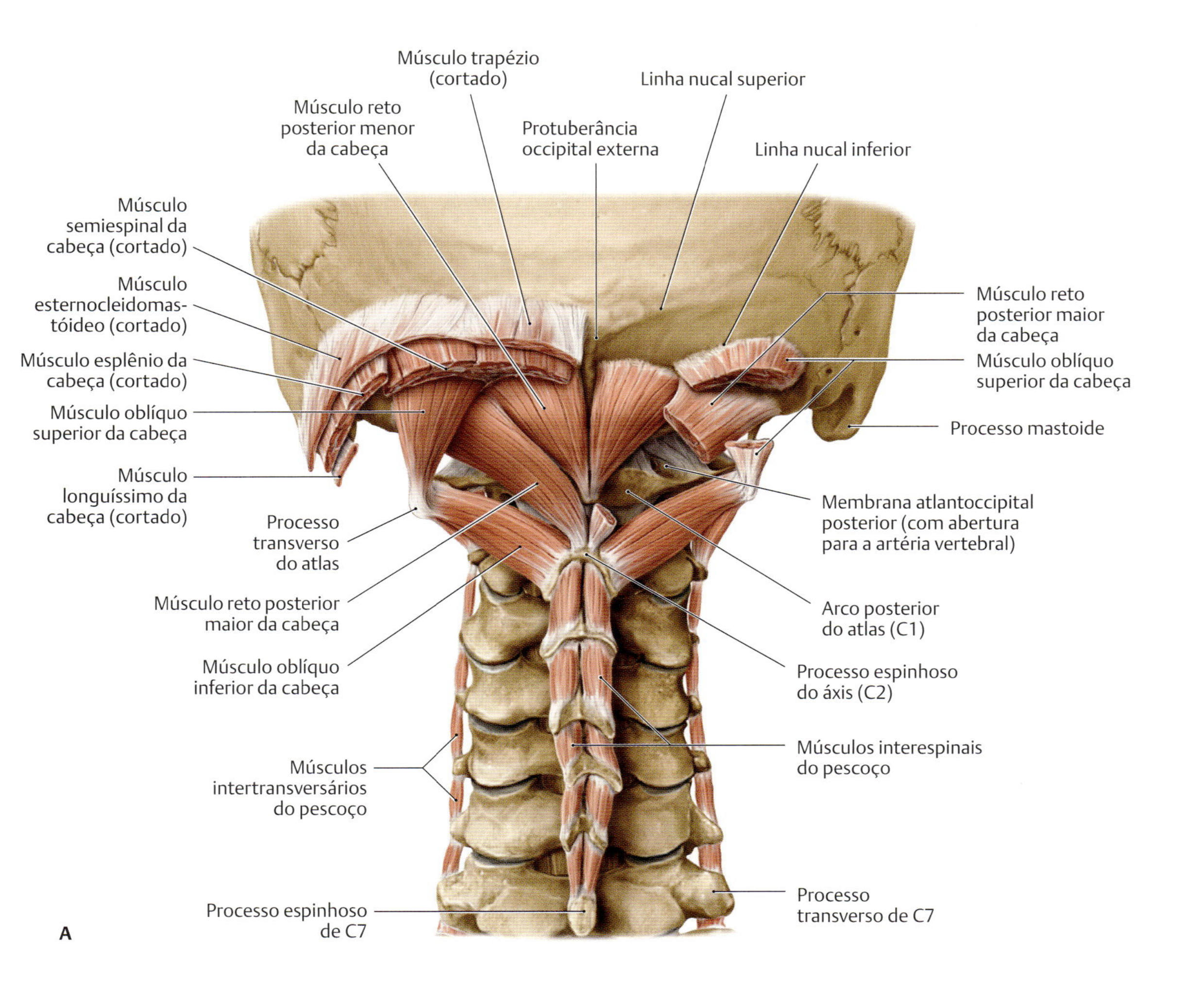

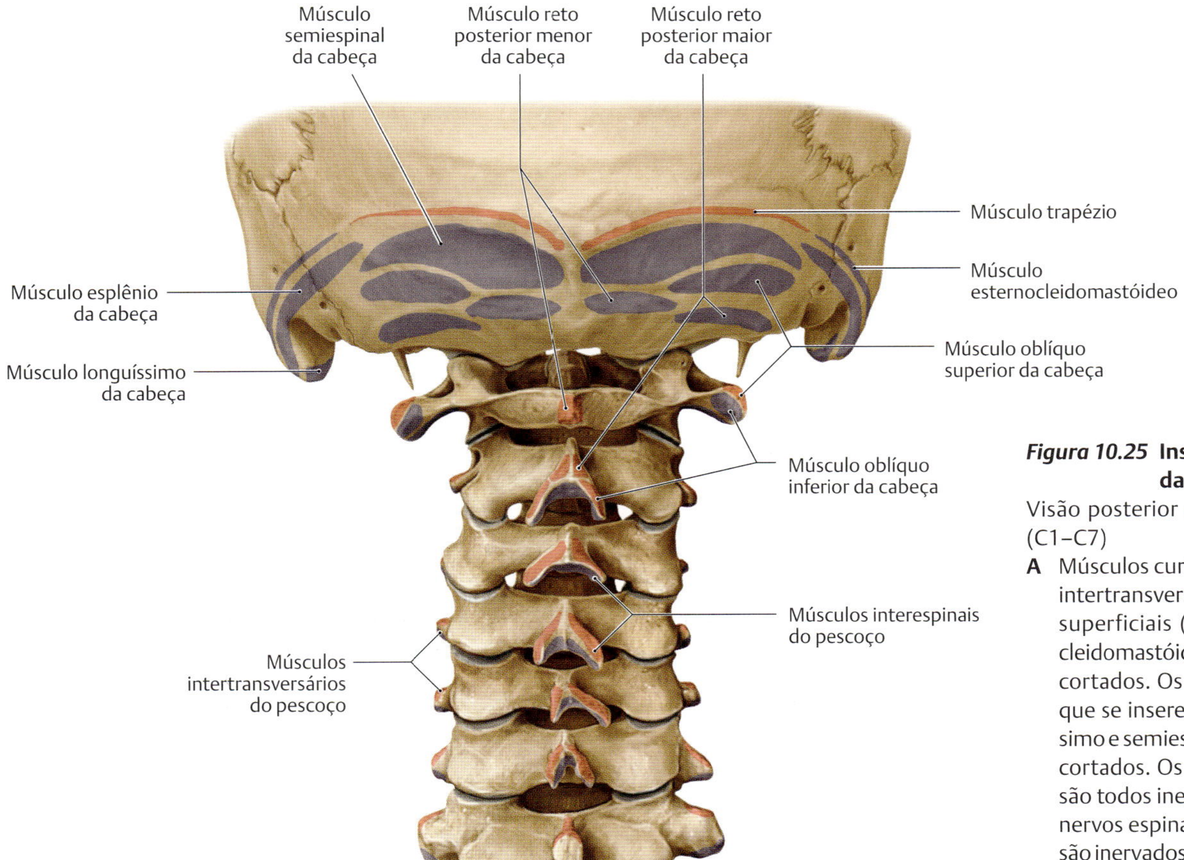

Figura 10.25 **Inserções musculares na região da nuca**

Visão posterior do crânio e da coluna cervical (C1–C7)

A Músculos curtos da nuca com interespinais e intertransversários do pescoço. Os músculos superficiais (músculos trapézio e esterno-cleidomastóideo, inervados pelo NC XI) foram cortados. Os músculos intrínsecos do dorso que se inserem no crânio (esplênio, longuíssimo e semiespinal da cabeça) também foram cortados. Os músculos intrínsecos do dorso são todos inervados pelos ramos dorsais dos nervos espinais. Os músculos curtos da nuca são inervados pelos ramos dorsais do primeiro nervo espinal (nervo suboccipital).

B Origens (vermelho) e inserções (azul).

Músculos intrínsecos do dorso (I): músculos eretor da espinha e interespinais

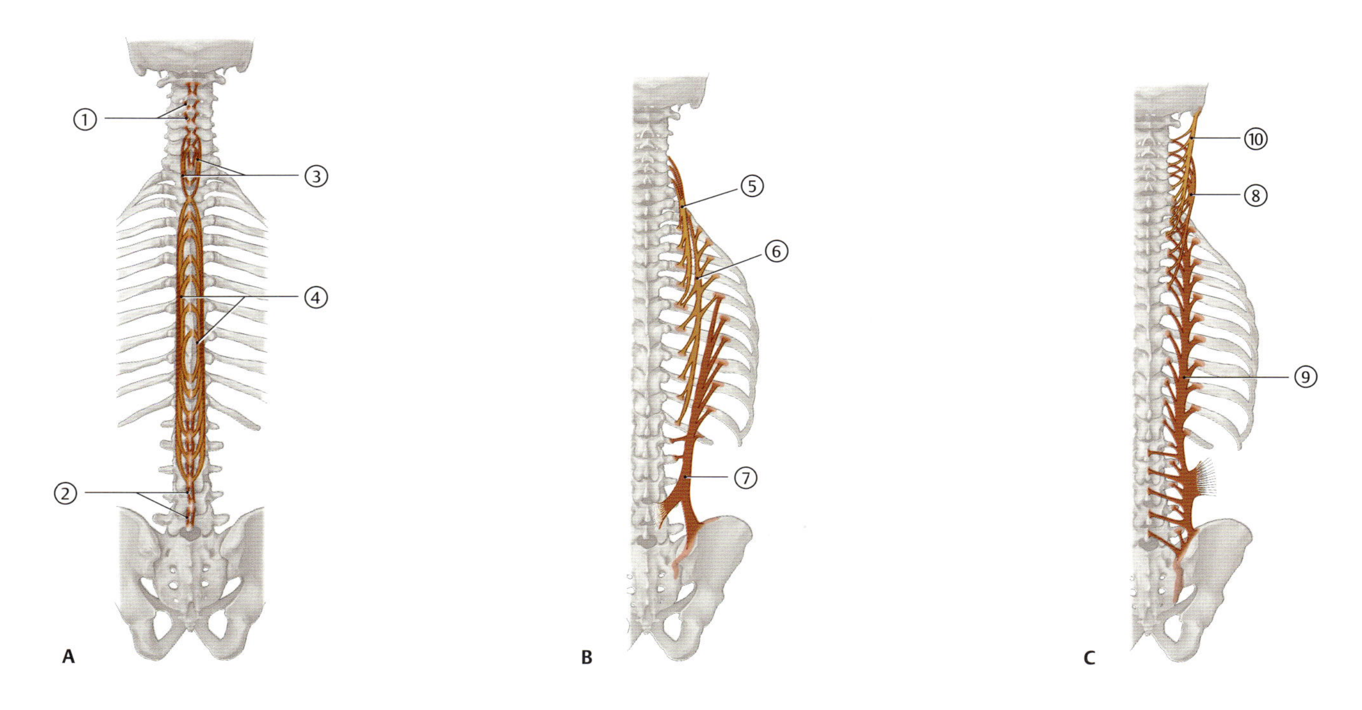

Figura 10.26 **Músculos interespinais e eretor da espinha**
A Músculos interespinal e espinal. **B** Músculo iliocostal. **C** Músculo longuíssimo.

Tabela 10.5 **Músculos eretor da espinha e interespinais.**

Como todos os músculos intrínsecos do dorso, estes músculos são inervados pelos ramos dorsais dos nervos espinais. Os músculos eretor da espinha e interespinais são inervados pelos ramos laterais dos ramos dorsais. O músculo longuíssimo é inervado pelos nervos espinais C1–L5, o músculo iliocostal por C8–L1.

Músculo		Origem	Inserção	Ação
Interespinal	① I. do pescoço	C1–C7 (entre os processos espinhosos das vértebras adjacentes)		Estende a coluna cervical
	② I. do lombo	L1–L5 (entre os processos espinhosos das vértebras adjacentes)		Estende a coluna lombar
Espinal*	③ E. do pescoço	C5–T2 (processos espinhosos)	C2–C5 (processos espinhosos)	*Bilateral:* estende a coluna *Unilateral:* flexiona lateralmente para o mesmo lado
	④ E. do tórax	T10–L3 (processos espinhosos, face lateral)	T2–T8 (processos espinhosos, face lateral)	
Iliocostal*	⑤ I. do pescoço	3ª–7ª costelas	C4–C6 (processos transversos)	
	⑥ I. do tórax	7ª–12ª costelas	1ª–6ª costelas	
	⑦ I. do lombo	Sacro; crista ilíaca; aponeurose toracolombar	6ª–12ª costelas; aponeurose toracolombar profunda; vértebras lombares superiores (processos transversos)	
Longuíssimo*	⑧ L. do pescoço	T1–T6 (processos transversos)	C2–C5 (processos transversos)	
	⑨ L. do tórax	Sacro; crista ilíaca; L1 – L5 (processos espinhosos); vértebras torácicas inferiores (processos transversos)	2ª–12ª costelas; T1–L5 (processos transversos)	
	⑩ L. da cabeça	T1–T3 (processos transversos); C4–C7 (processos transversos e articulares)	Occipital (processo mastoide)	*Bilateral:* estende a cabeça *Unilateral:* flexiona e gira a cabeça para o mesmo lado

*Os músculos espinal, iliocostal e longuíssimo são coletivamente conhecidos como eretor da espinha. *Nota:* os músculos iliocostal e longuíssimo estendem toda a coluna. O músculo espinal age somente nas colunas cervical e torácica.

Atlas (C1)
Áxis (C2)
Músculos interespinais do pescoço
Processo espinhoso de C7 (vértebra proeminente)
Músculo espinal do pescoço
Músculo espinal do tórax
Músculos interespinais do lombo
Sacro
A

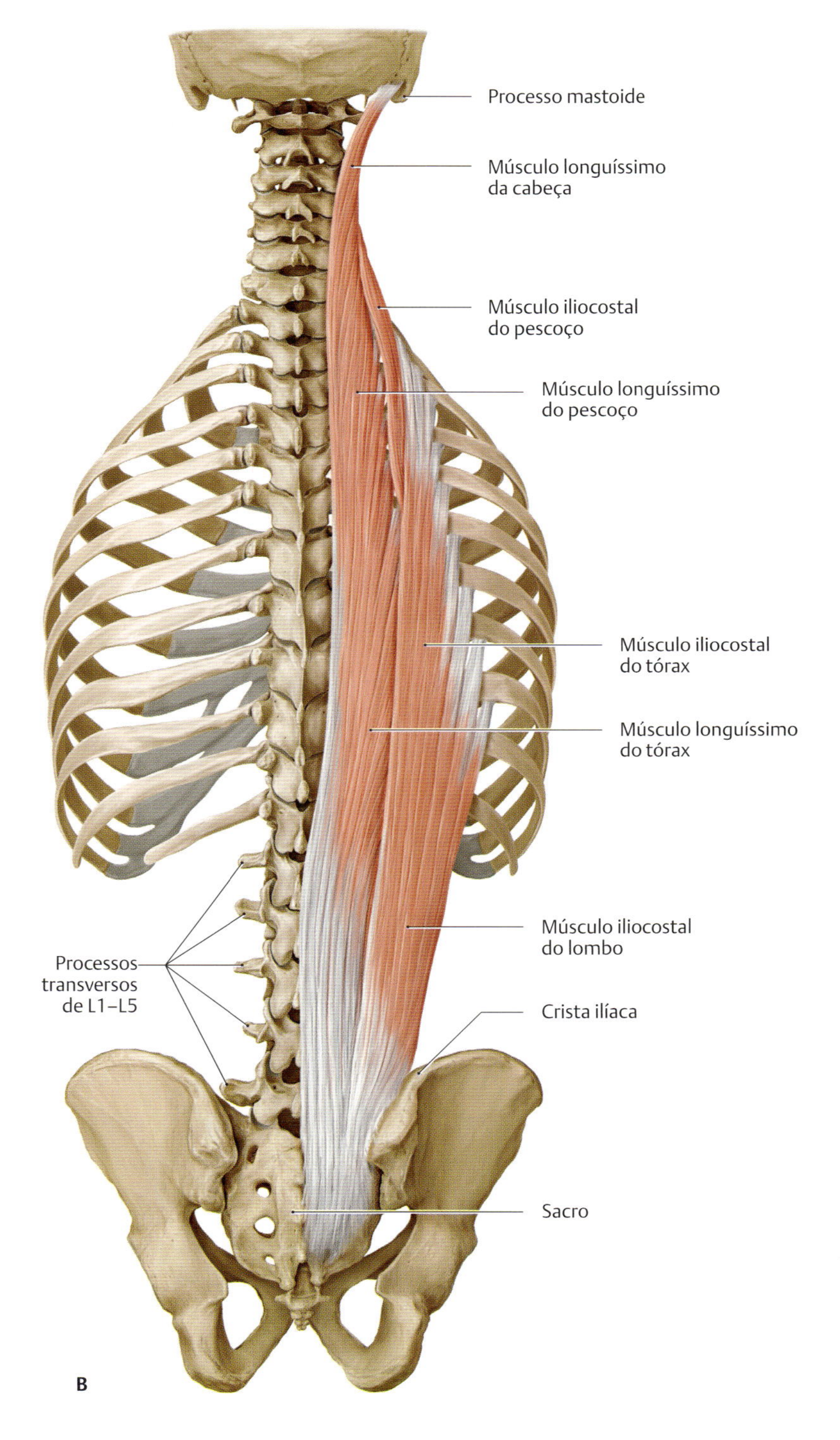

Figura 10.27 **Músculos interespinais e eretor da espinha**
Os músculos espinal, iliocostal e longuíssimo são coletivamente conhecidos como eretor da espinha.
A Músculo interespinal e espinal. **B** Músculos iliocostal e longuíssimo.

Músculos intrínsecos do dorso (II)

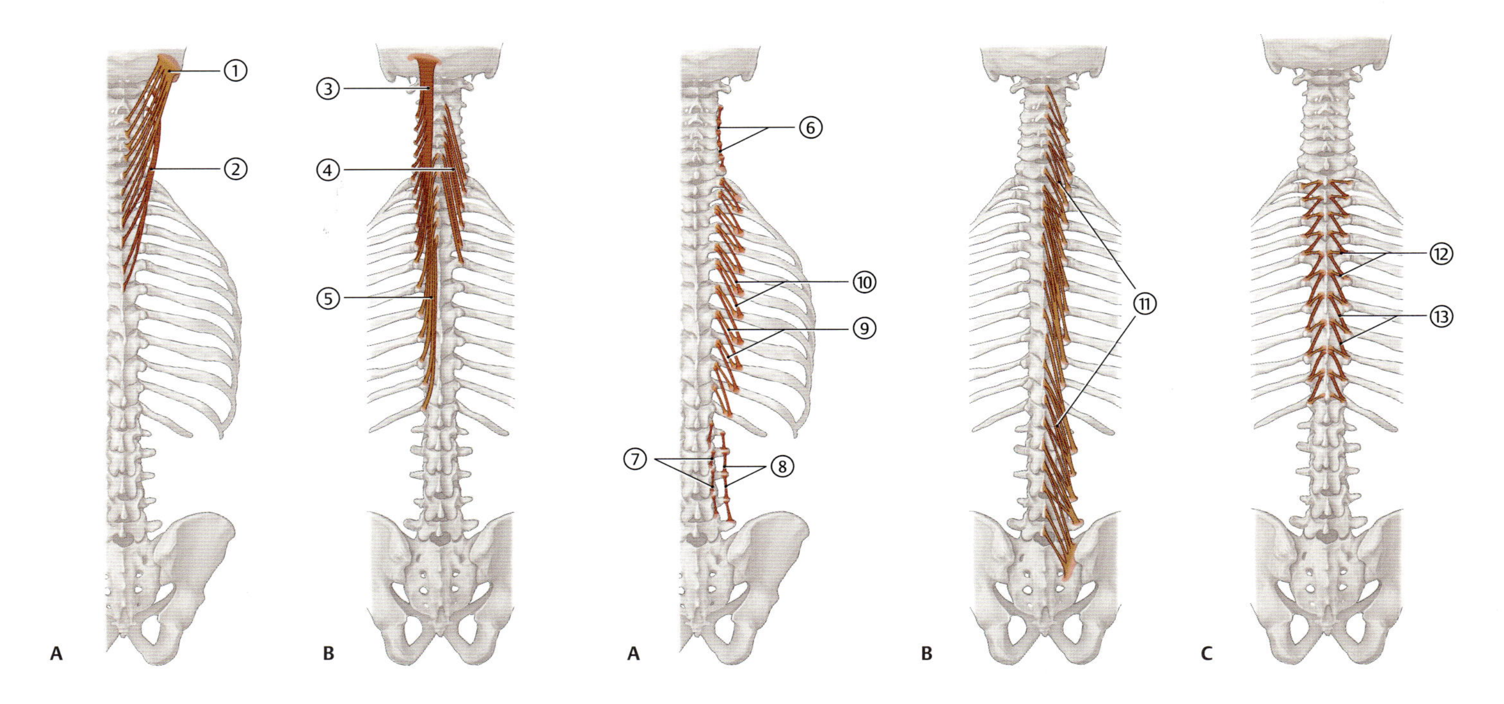

Figura 10.28 **Músculos esplênio e semiespinal**
A Músculo esplênio. **B** Músculo semiespinal.

Figura 10.29 **Músculos intertransversários, levantadores da costela, multífido e rotadores**
A Músculos intertransversários e levantadores da costela. **B** Músculo multífido. **C** Músculos rotadores.

Tabela 10.6 **Músculos esplênio, semiespinais, intertransversários, levantadores da costela, multífido e rotadores.**

Todos os músculos intrínsecos do dorso são inervados pelos ramos dorsais dos nervos espinais. O músculo esplênio é inervado pelos nervos espinais C1–C6.

Músculo		Origem	Inserção	Ação
Esplênio	① E. da cabeça	C3–T3 (processos espinhosos)	Occipital (linha nucal superior lateral; processo mastoide)	*Bilateral:* estende a coluna cervical e a cabeça *Unilateral:* flexiona e gira a cabeça para o mesmo lado
	② E. do pescoço	T3–T6 (processos espinhosos)	C1–C2 (processos transversos)	
Semiespinal	③ S. da cabeça	C2–C7 (processos transversos)	Occipital (entre as linhas nucais superior e inferior)	*Bilateral:* estende a coluna e a cabeça (estabiliza as articulações craniovertebrais) *Unilateral:* flexiona a cabeça e a coluna para o mesmo lado, gira para o lado oposto
	④ S. do pescoço	T1–T6 (processos transversos)	C2–C7 (processos espinhosos)	
	⑤ S. do tórax	T6–T12 (processos transversos)	C6–T4 (processos espinhosos)	
Intertrans-versários	I. anteriores do pescoço	C2–C7 (entre os tubérculos anteriores das vértebras adjacentes)		*Bilateral:* estabiliza e estende a coluna *Unilateral:* flexiona a coluna lateralmente para o mesmo lado
	⑥ I. posteriores do pescoço	C2–C7 (entre os tubérculos posteriores das vértebras adjacentes)		
	⑦ I. mediais do lombo	L1–L5 (entre os processos mamilares das vértebras adjacentes)		
	⑧ I. laterais do lombo	L1–L5 (entre os processos transversos das vértebras adjacentes)		
Levantadores da costela	⑨ L. c. curtos	C7–T11 (processos transversos)	Ângulo da costela inferior seguinte	*Bilateral:* estende a coluna torácica *Unilateral:* flexiona a coluna torácica para o mesmo lado, gira para o lado oposto
	⑩ L. c. longos		Ângulo da costela para as vértebras abaixo	
⑪ Multífido		C2–sacro (entre o processo transverso e o processo espinhoso, pulando duas a quatro vértebras)		*Bilateral:* estende a coluna *Unilateral:* flexiona a coluna para o mesmo lado, gira para o lado oposto
Rotadores	⑫ R. curto	T1–T12 (entre o processo transverso e o processo espinhoso das vértebras adjacentes)		*Bilateral:* estende a coluna torácica *Unilateral:* gira a coluna para o lado oposto
	⑬ R. longo	T1–T12 (entre o processo transverso e o processo espinhoso, pulando uma vértebra)		

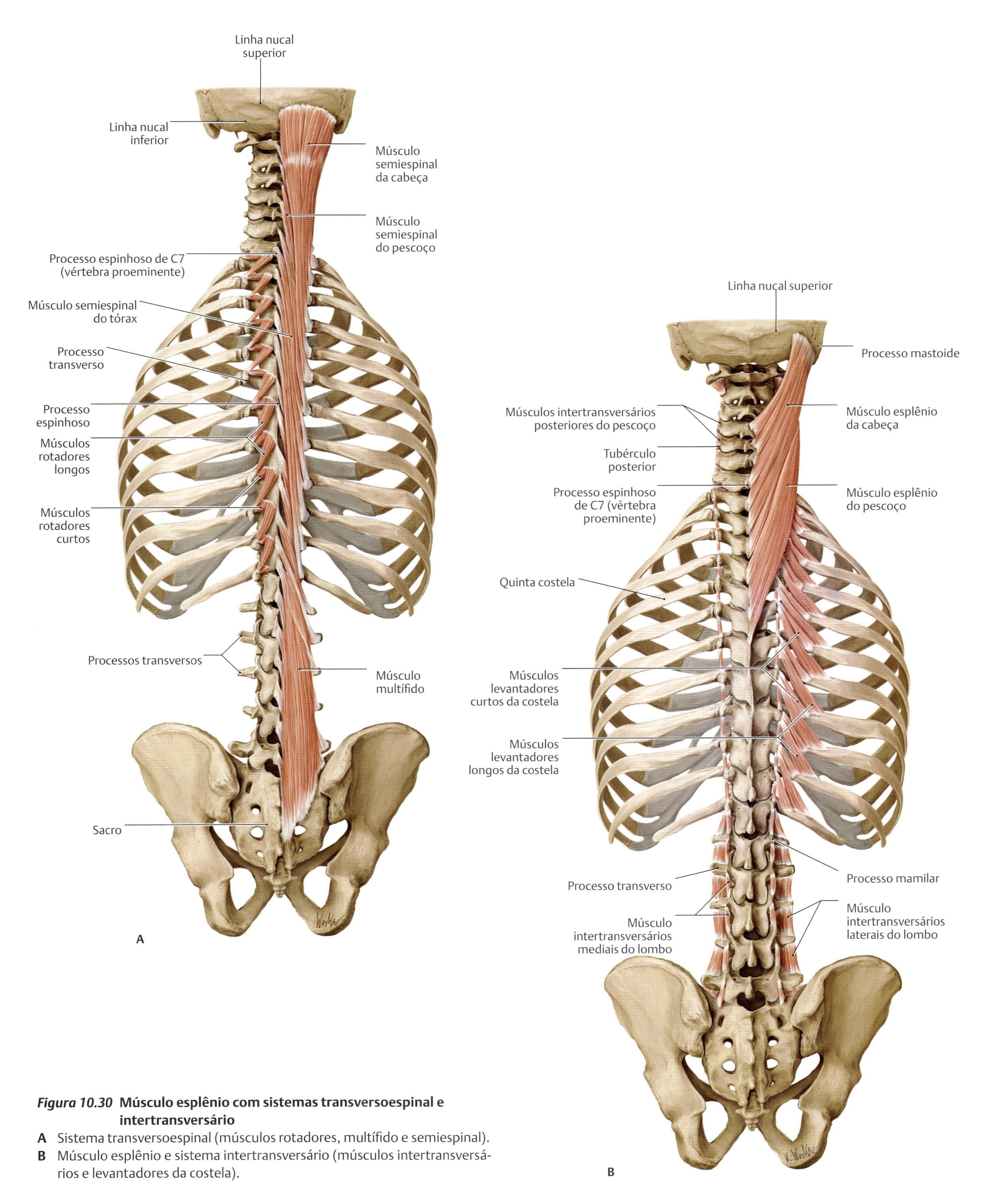

Figura 10.30 **Músculo esplênio com sistemas transversoespinal e intertransversário**

A Sistema transversoespinal (músculos rotadores, multífido e semiespinal).

B Músculo esplênio e sistema intertransversário (músculos intertransversários e levantadores da costela).

Músculos intrínsecos do dorso (III): músculos curtos da nuca

Figura 10.31 **Músculos curtos da nuca**
Visão posterior. Os músculos curtos da nuca são músculos intrínsecos do dorso que são inervados pelo ramo dorsal do primeiro nervo espinal (nervo suboccipital). Estes músculos contribuem para a extensão da articulação atlantoccipital e para a rotação da articulação atlantoaxial.

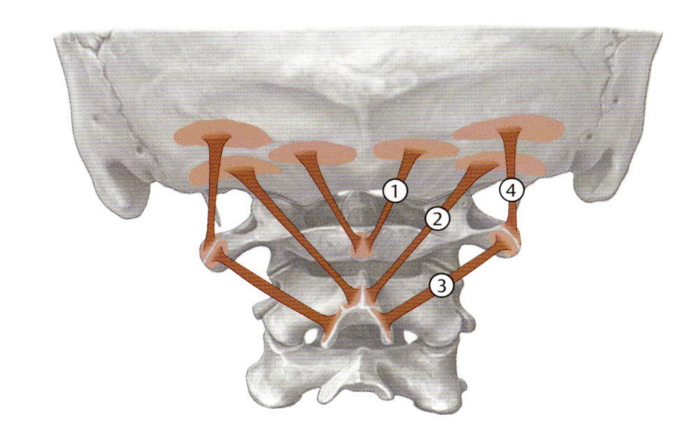

Tabela 10.7 **Músculos curtos da nuca.**

Músculo		Origem	Inserção	Inervação	Ação
Retos posteriores da cabeça	① R. p. c. menor	C1 (tubérculo posterior)	Linha nucal inferior (⅓ interno)	Nervo espinal C1 (n. suboccipital), ramo dorsal	*Bilateral:* estende a cabeça *Unilateral:* gira a cabeça para o mesmo lado
	② R. p. c. maior	C2 (processo espinhoso)	Linha nucal inferior (⅓ médio)		
Oblíquo da cabeça	③ O. c. inferior	C2 (processo espinhoso)	C1 (processo transverso)		
	④ O c. superior	C1 (processo transverso)	Acima da inserção do músculo reto posterior maior da cabeça		*Bilateral:* estende a cabeça *Unilateral:* inclina a cabeça para o mesmo lado; gira a cabeça para o lado oposto

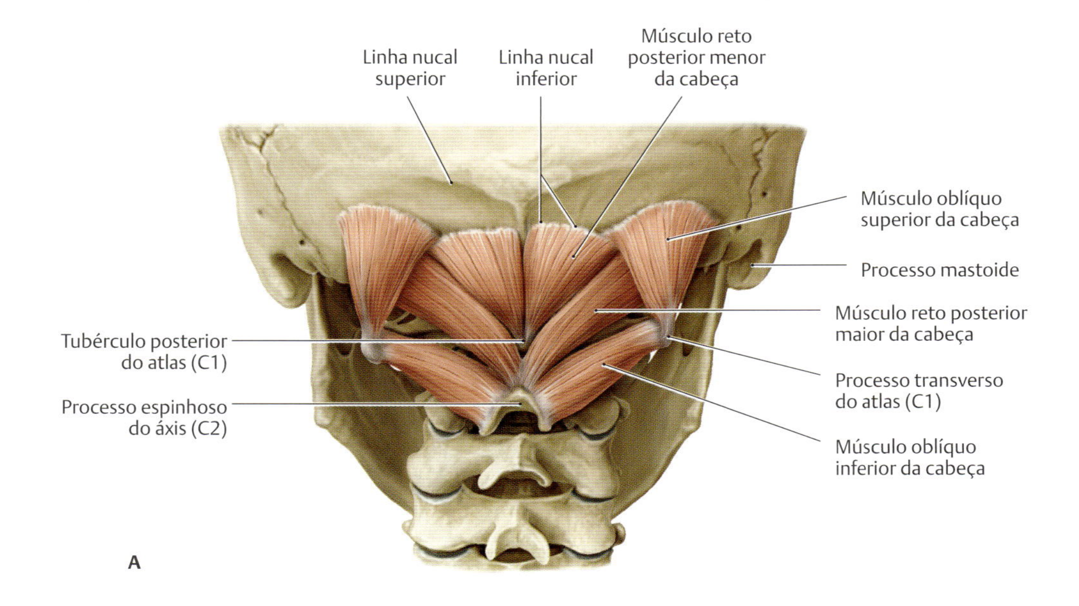

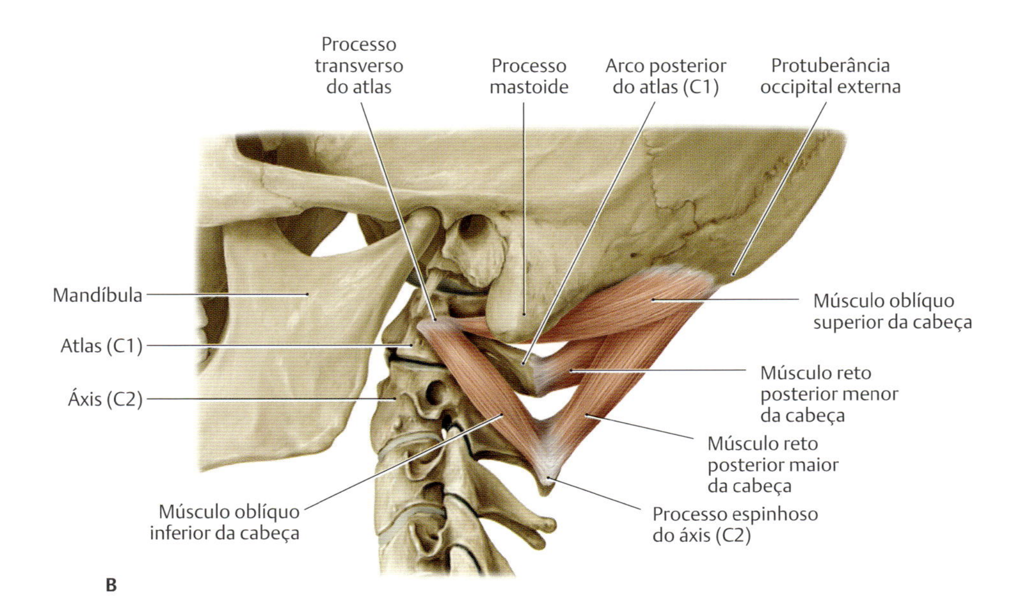

***Figura 10.32* Músculos suboccipitais**
A Visão posterior. **B** Visão lateral esquerda.
Os músculos suboccipitais agem coletivamente sobre as articulações craniovertebrais. Os músculos suboccipitais são o reto posterior maior da cabeça, reto posterior menor da cabeça, oblíquo inferior da cabeça e oblíquo superior da cabeça. O ramo dorsal do primeiro nervo espinal cervical inerva os quatro músculos suboccipitais. *Nota:* o trígono suboccipital está localizado entre os músculos reto posterior maior da cabeça, oblíquo superior da cabeça e oblíquo inferior da cabeça.

Músculos paravertebrais e escalenos

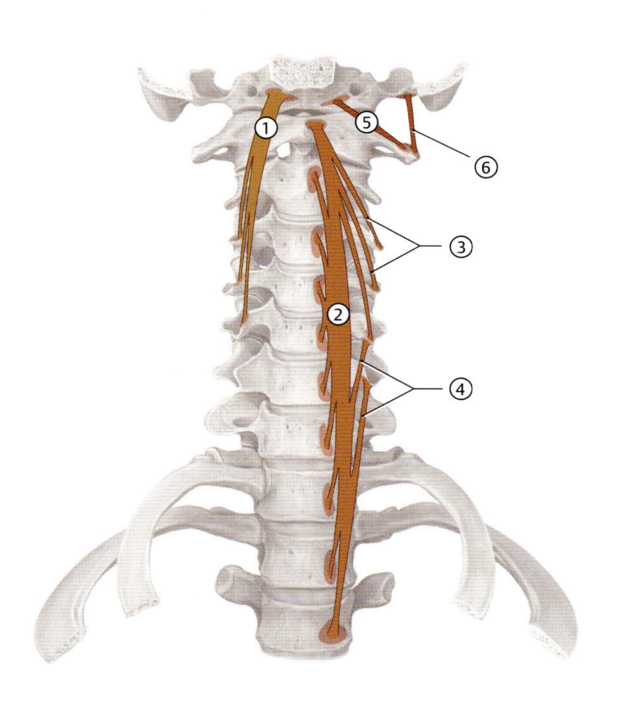

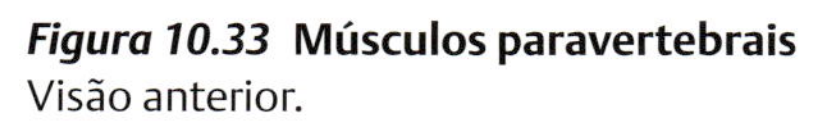

Figura 10.33 **Músculos paravertebrais**
Visão anterior.

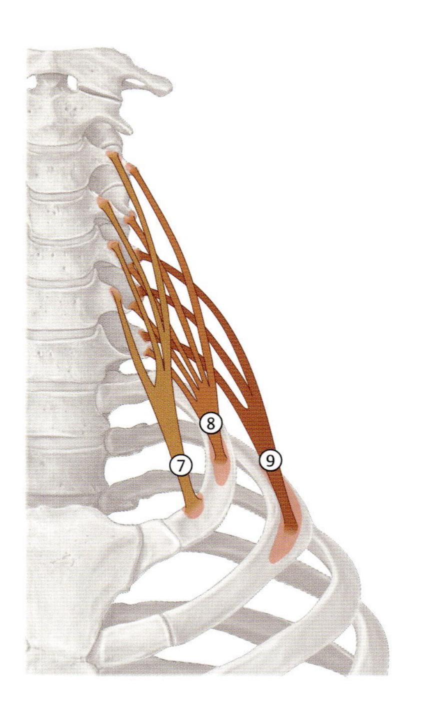

Figura 10.34 **Músculos escalenos**
Visão anterior.

Tabela 10.8 **Músculos paravertebrais e escalenos.**

Músculo		Origem	Inserção	Inervação	Ação
① Longo da cabeça		C3–C6 (tubérculos anteriores)	Occipital, parte basilar	Plexo cervical, ramos diretos (C1–C3)	*Bilateral:* flexiona a cabeça *Unilateral*: inclina e gira levemente a cabeça para o mesmo lado
Longo do pescoço	② Parte vertical (intermediária)	C5–T3 (faces anteriores dos corpos vertebrais)	C2–C4 (faces anteriores)	Plexo cervical, ramos diretos (C2–C6)	*Bilateral:* flexiona a coluna cervical *Unilateral*: inclina e gira levemente a coluna cervical para o mesmo lado
	③ Parte oblíqua superior	C3–C5 (tubérculos anteriores)	C1 (tubérculo anterior)		
	④ Parte oblíqua inferior	T1–T3 (faces anteriores dos corpos vertebrais)	C5–C6 (tubérculos anteriores)		
Reto da cabeça	⑤ R. c. anterior	C1 (massa lateral)	Occipital (parte basilar)	Ramo ventral do n. espinal C1 (n. suboccipital)	*Bilateral:* flexão na articulação atlantoccipital *Unilateral:* flexão lateral da articulação atlantoccipital
	⑥ R. c. lateral	C1 (processo transverso)	Occipital (parte basilar, lateral aos côndilos occipitais)		
Escalenos	⑦ E. anterior	C3–C6 (tubérculos anteriores)	1ª costela (tubérculo do músculo escaleno anterior)	Ramos ventrais dos nn. espinais cervicais	*Com costelas móveis:* inspiração (eleva as costelas superiores) *Com costelas fixas:* flexiona a coluna cervical para o mesmo lado (contração unilateral); flexiona a coluna cervical (contração bilateral)
	⑧ E. médio	C1 e C2 (processos transversos); C3–C7 (tubérculos posteriores)	1ª costela (posterior ao sulco para a artéria subclávia)		
	⑨ E. posterior	C5–C7 (tubérculos posteriores)	2ª costela (face externa)		

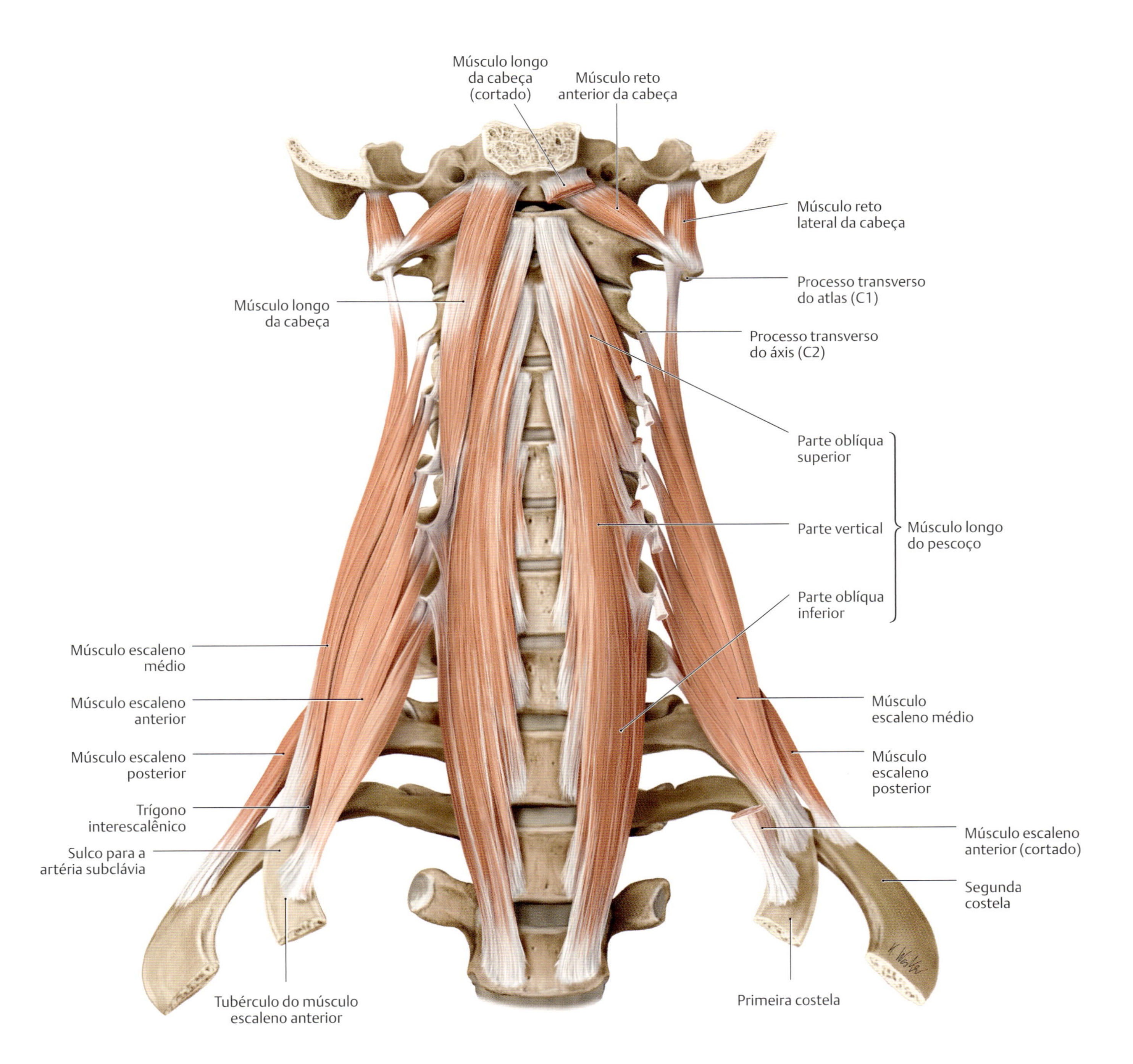

Figura 10.35 **Músculos vertebrais anteriores (paravertebrais) e vertebrais laterais**

Visão anterior. *Removidos no lado esquerdo:* músculos longo da cabeça e escaleno anterior. Os músculos vertebrais anteriores são o longo do pescoço, longo da cabeça, reto lateral da cabeça e reto anterior da cabeça. Os músculos vertebrais laterais são os escalenos anterior, médio e posterior. Os músculos vertebrais anteriores e laterais são inervados pelos ramos ventrais dos nervos espinais cervicais.

Músculos supra-hióideos e infra-hióideos

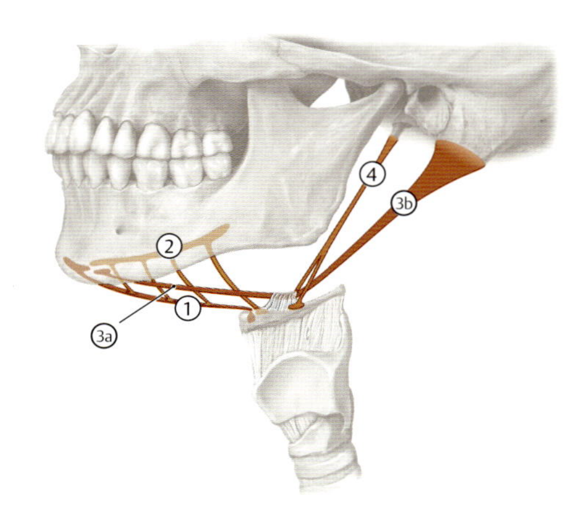

Figura 10.36 **Músculos supra-hióideos**
Visão lateral esquerda.

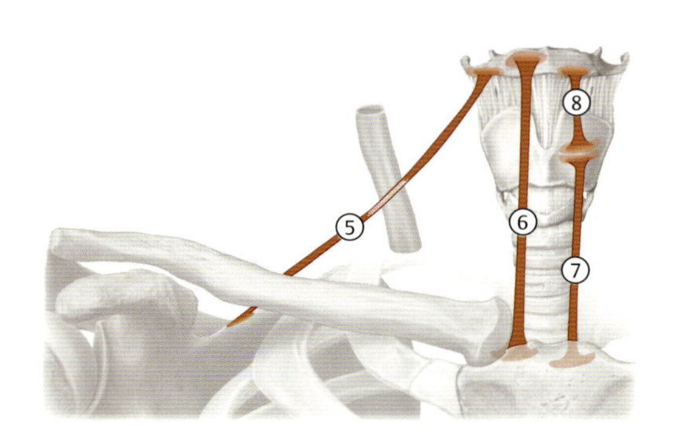

Figura 10.37 **Músculos infra-hióideos**
Visão anterior.

Tabela 10.9 **Músculos supra-hióideos e infra-hióideos.**

Músculo	Origem	Inserção	Inervação	Ação
① Gênio-hióideo	Mandíbula (espinha geniana inferior)	Hioide	Ramo ventral de C1 via NC XII**	Puxa o hioide para a frente (durante a deglutição); ajuda na abertura da mandíbula
② Milo-hióideo	Mandíbula (linha milo-hióidea)	Hioide (via tendão mediano de inserção, a rafe milo-hióidea)	N. milo-hióideo (do NC V_3)	Comprime e eleva o assoalho bucal; puxa o hioide para a frente (durante a deglutição), ajuda na abertura da mandíbula e no movimento desta lado a lado (mastigação)
(3a) Digástrico (ventre anterior)	Mandíbula (fossa digástrica)	Hioide (via tendão intermediário com um laço fibroso)		Eleva o hioide (durante a mastigação); ajuda na depressão da mandíbula
(3b) Digástrico, ventre posterior	Temporal (incisura mastóidea, medial ao processo mastoide)		N. facial (NC VIII)	
④ Estilo-hióideo	Temporal (processo estiloide)	Hioide (via um tendão dividido)		
⑤ Omo-hióideo, ventre inferior	Escápula (margem superior, medial à incisura supraescapular)	Hioide	Alça cervical do plexo cervical (C1–C3)	Abaixa (fixa) o hioide; puxa a laringe e o hioide para baixo para fonação e fases finais da deglutição*
⑥ Esterno-hióideo	Manúbrio e articulação esternoclavicular (face posterior)			
⑦ Esternotireóideo	Manúbrio (face posterior)	Cartilagem tireóidea (linha oblíqua)		
⑧ Tireo-hióideo	Cartilagem tireóidea (linha oblíqua)	Hioide	Ramo ventral de C1 via NC XII	Abaixa e fixa o hioide; levanta a laringe durante a deglutição

*O músculo omo-hióideo também tensiona a fáscia cervical (com um tendão intermediário). O tendão intermediário está inserido na clavícula, empurrando o músculo omo-hióideo para um triângulo mais pronunciado.

**As fibras do ramo ventral de C1 seguem com o nervo hipoglosso como parte do seu trajeto para os músculos-alvo.

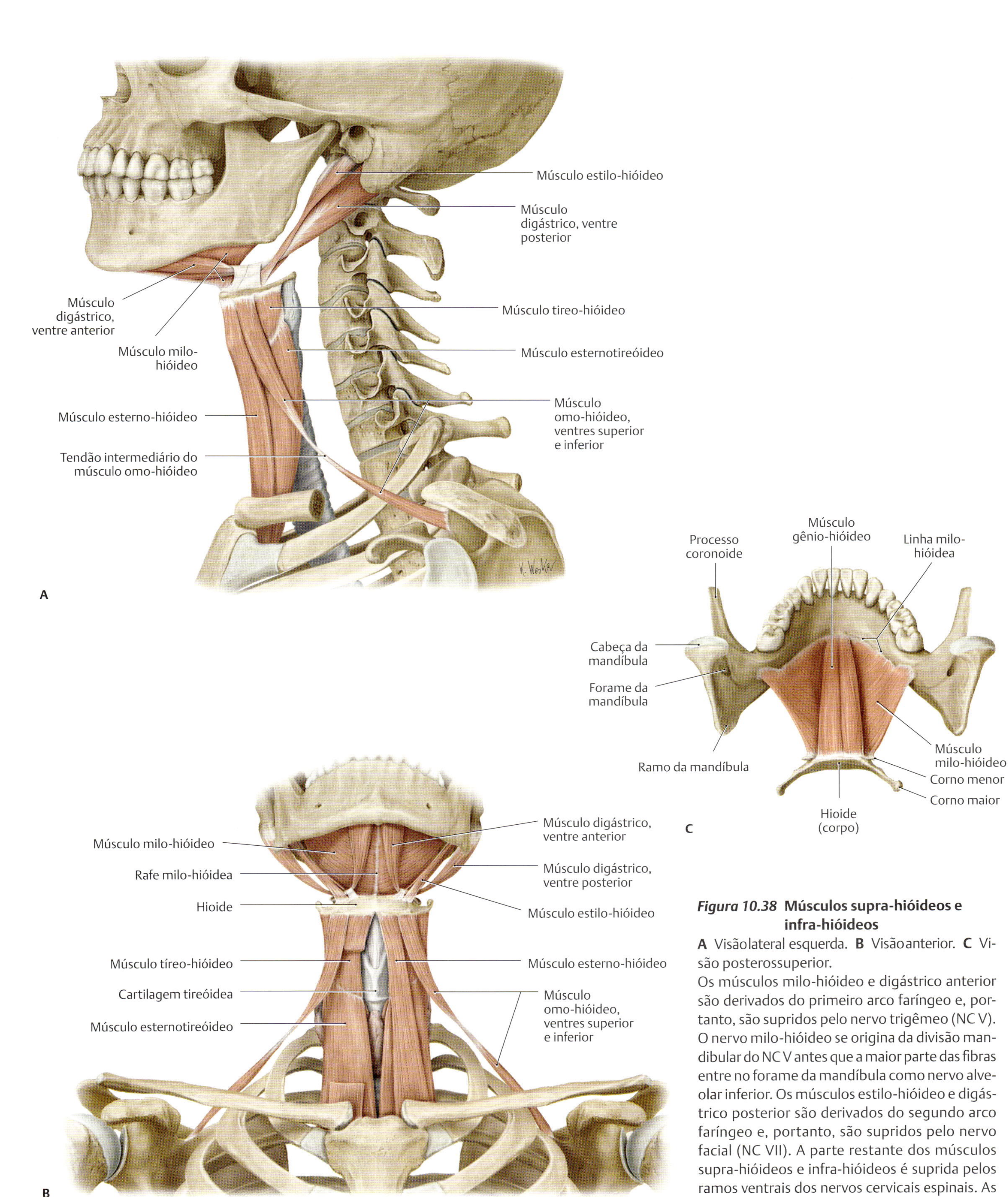

Figura 10.38 **Músculos supra-hióideos e infra-hióideos**

A Visão lateral esquerda. **B** Visão anterior. **C** Visão posterossuperior.

Os músculos milo-hióideo e digástrico anterior são derivados do primeiro arco faríngeo e, portanto, são supridos pelo nervo trigêmeo (NC V). O nervo milo-hióideo se origina da divisão mandibular do NC V antes que a maior parte das fibras entre no forame da mandíbula como nervo alveolar inferior. Os músculos estilo-hióideo e digástrico posterior são derivados do segundo arco faríngeo e, portanto, são supridos pelo nervo facial (NC VII). A parte restante dos músculos supra-hióideos e infra-hióideos é suprida pelos ramos ventrais dos nervos cervicais espinais. As fibras do ramo ventral de C1 seguem com o nervo hipoglosso (NC XII) para os músculos gênio-hióideo e tireo-hióideo. As fibras dos ramos ventrais de C1–C3 se combinam e formam a alça cervical, que emite ramos para os músculos omo-hióideo, esterno-hióideo e esternotireóideo.

Laringe

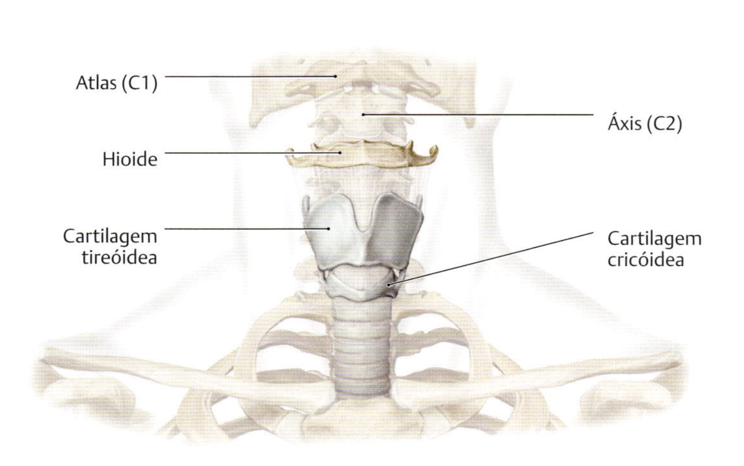

Figura 11.1 **Localização da laringe**
Visão anterior. As estruturas ósseas do pescoço apresentam níveis vertebrais característicos (mostrados para o ser humano adulto, em posição vertical):

- Hioide: C3
- Cartilagem tireóidea (margem superior): C4
- Articulação laringotraqueal: C6–C7

Essas estruturas são uma vértebra e meia mais altas em mulheres e crianças. A cartilagem tireóidea é especialmente proeminente em homens, formando a proeminência laríngea ("pomo de Adão").

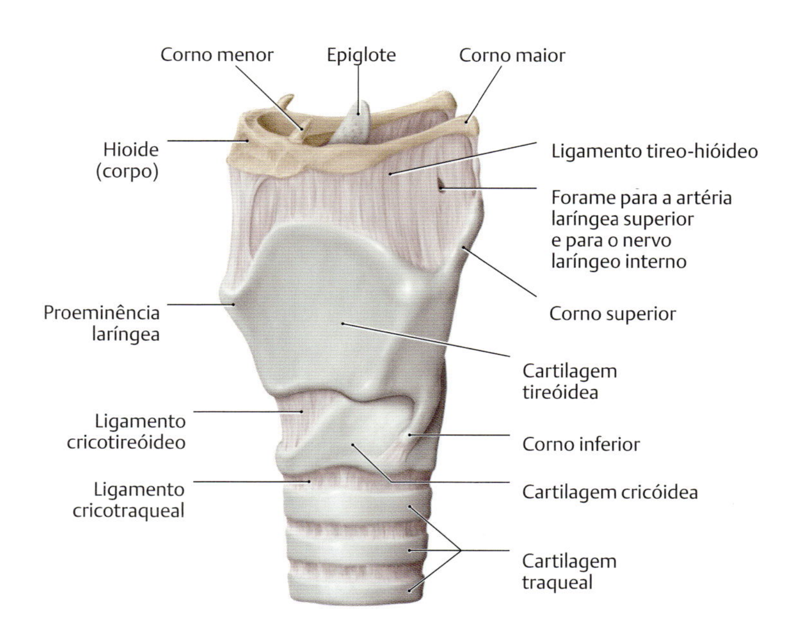

Figura 11.2 **Laringe: visão geral**
Visão anterolateral oblíqua esquerda. A laringe consiste em cinco cartilagens: duas cartilagens externas (tireóidea e cricóidea) e três cartilagens internas (epiglótica, aritenóidea e corniculada). Ligamentos elásticos conectam essas cartilagens entre si, bem como à traqueia e ao hioide. Isso possibilita o movimento da laringe durante a deglutição. As cartilagens tireóidea, cricóidea e aritenóidea são hialinas, e as cartilagens epiglótica e corniculada são fibrocartilagens elásticas.

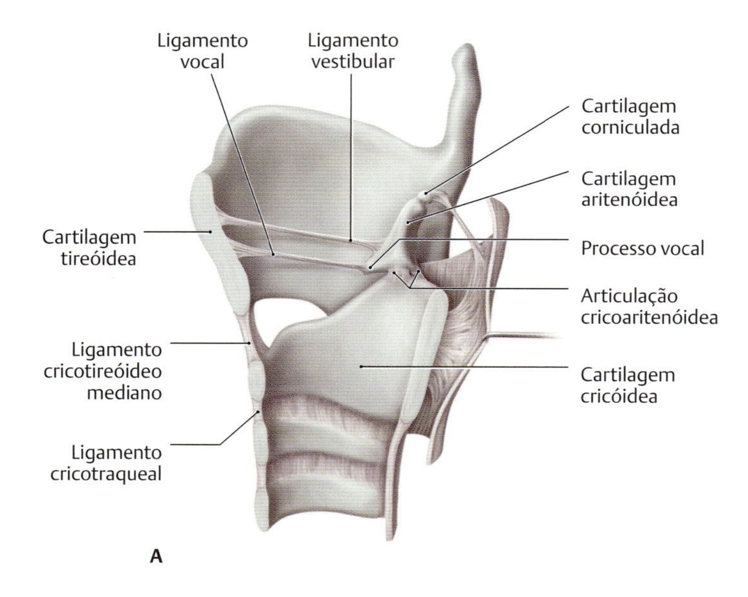

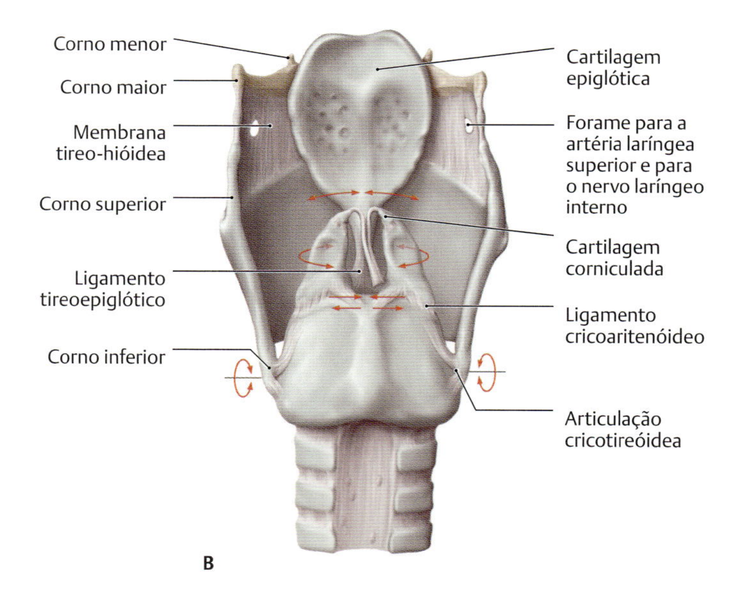

Figura 11.3 **Cartilagens e ligamentos tireóideos**
A Visão medial esquerda de corte sagital. **B** Visão posterior. As setas indicam movimento em várias articulações.
A grande cartilagem tireóidea engloba a maioria das outras cartilagens. Ela articula com a cartilagem cricóidea inferiormente nas articulações cricotireóideas pareadas, possibilitando sua inclinação em relação à cartilagem cricóidea. As cartilagens aritenóideas se movem durante a fonação: suas bases podem transladar ou girar em relação à cartilagem cricóidea na articulação cricoaritenóidea.

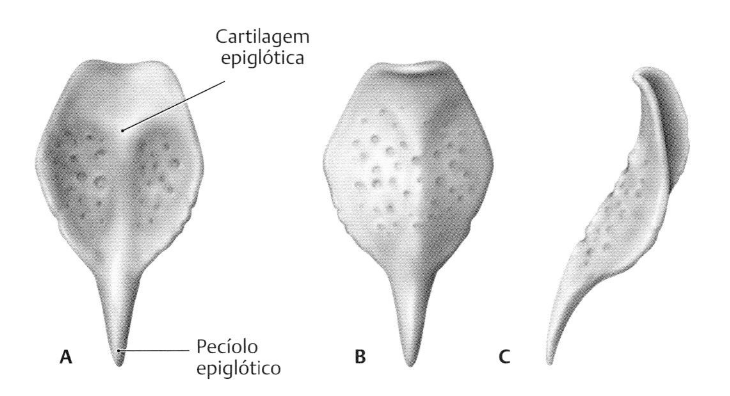

Figura 11.4 **Cartilagem epiglótica**

A Visão laríngea (posteroinferior). **B** Visão lingual (anterossuperior). **C** Visão lateral esquerda.

A cartilagem epiglótica elástica regula a entrada de material na laringe. Durante a respiração, ela está angulada posterossuperiormente, possibilitando que o ar entre na laringe e na traqueia. Durante a deglutição, a laringe está elevada em relação ao hioide. A epiglote assume uma posição mais horizontal, evitando que o alimento entre nas vias respiratórias.

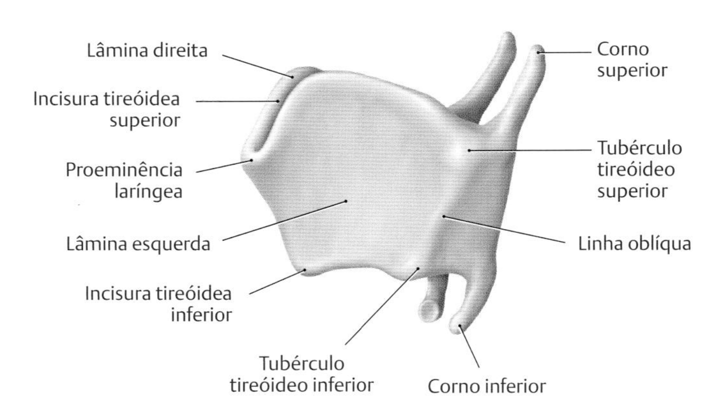

Figura 11.5 **Cartilagem tireóidea**

Visão lateral oblíqua esquerda. A cartilagem tireóidea hialina consiste em duas lâminas quadrilaterais que se unem na linha média anterior. A porção superior desta junção é a proeminência laríngea (pomo de Adão). As terminações posteriores das lâminas se prolongam formando os cornos superior e inferior, que servem de âncoras para os ligamentos.

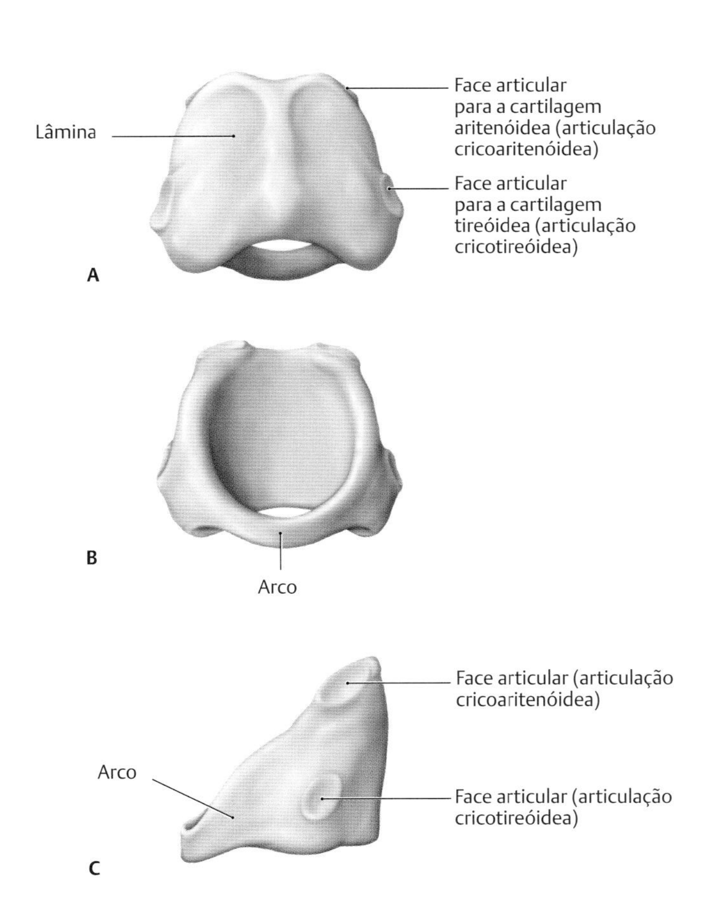

Figura 11.6 **Cartilagem cricóidea**

A Visão posterior. **B** Visão anterior. **C** Visão lateral esquerda. A cartilagem cricóidea hialina é um anel conectado inferiormente à cartilagem traqueal mais alta por meio do ligamento cricotraqueal. O anel cricoide se expande posteriormente e forma uma lâmina. Cada uma das lâminas apresenta uma face articular superior e inferior para a cartilagem aritenóidea (articulação cricoaritenóidea) e para a cartilagem tireóidea (articulação cricotireóidea), respectivamente.

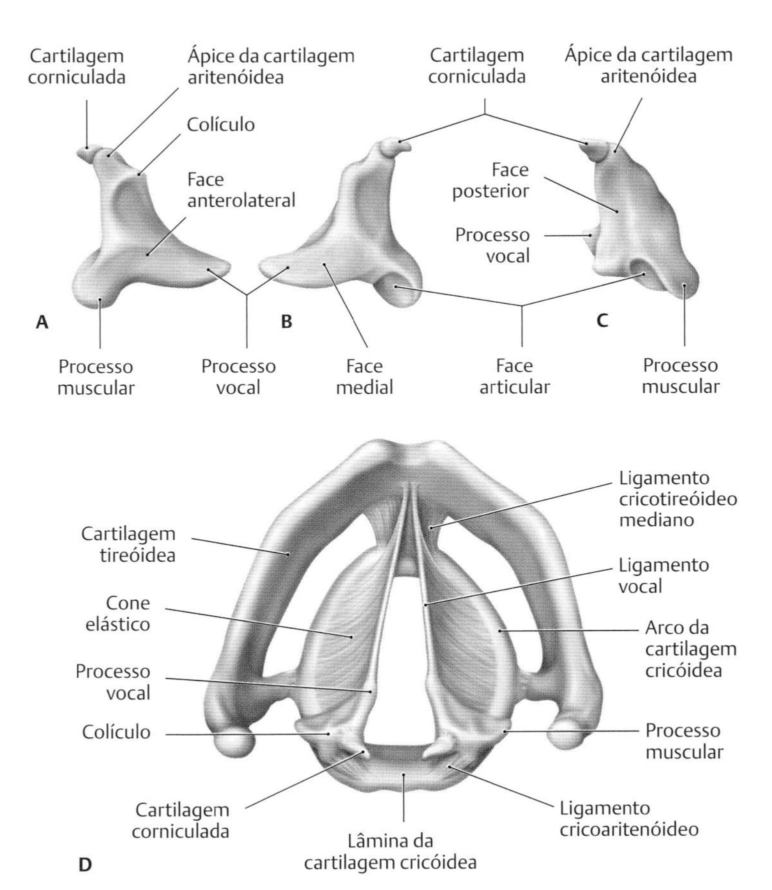

Figura 11.7 **Cartilagens aritenóideas e corniculadas**

Cartilagens direitas. **A** Visão lateral direita. **B** Visão lateral esquerda (medial). **C** Visão posterior. **D** Visão superior.

As cartilagens aritenóideas alteram as posições das pregas vocais durante a fonação. As cartilagens hialinas em formato de pirâmide apresentam três superfícies (anterolateral, medial e posterior), um ápice e uma base com processos vocais e musculares. O ápice se articula com as pequenas cartilagens corniculadas, que são compostas de fibrocartilagem elástica.

Músculos da laringe

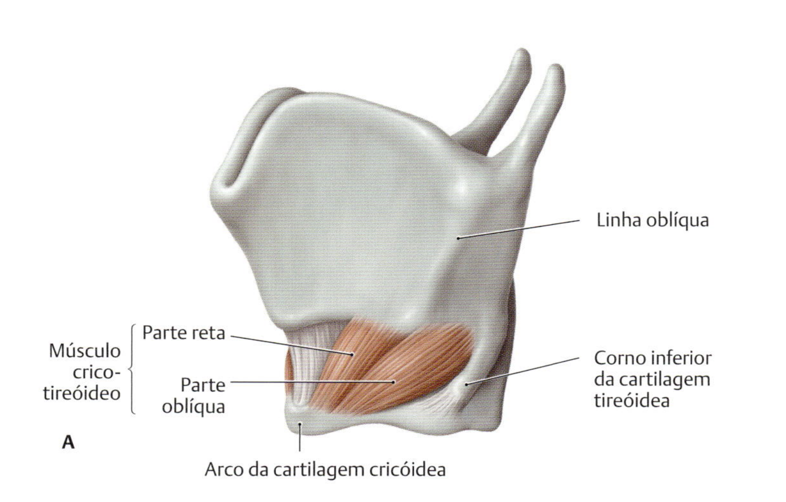

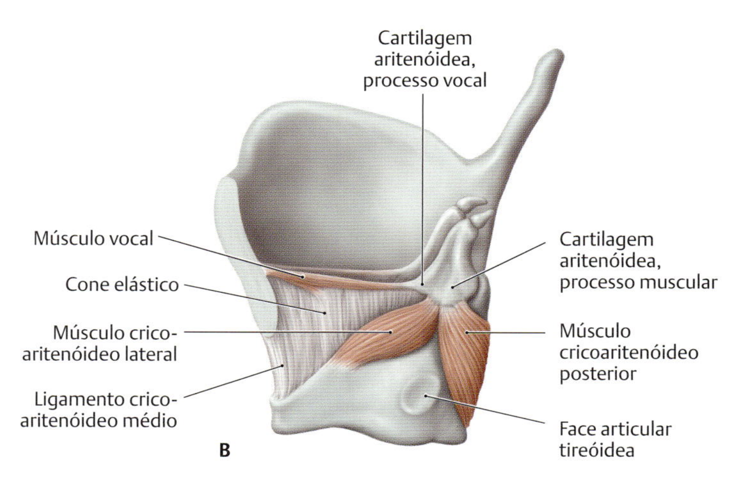

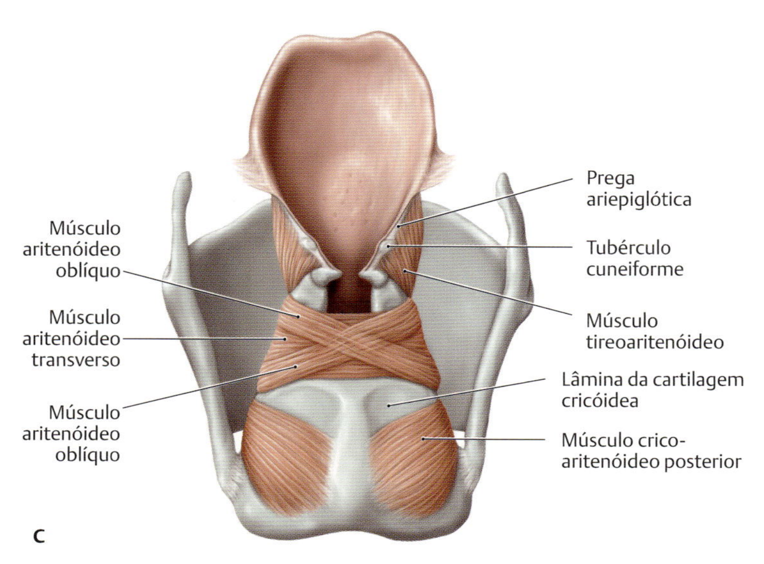

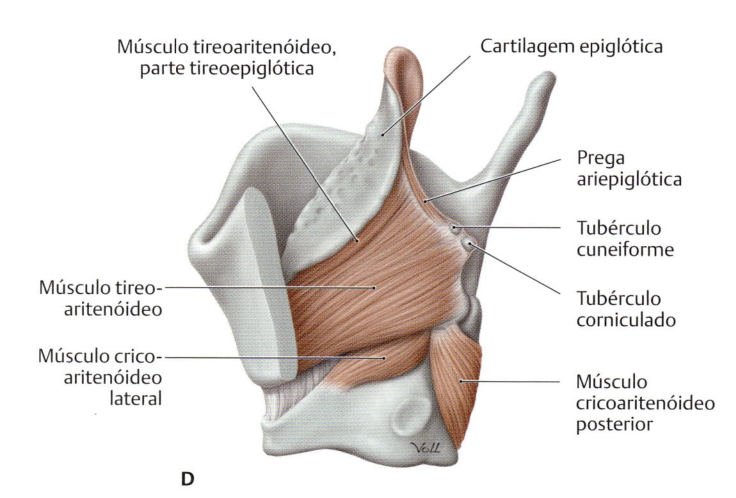

Tabela 11.1 **Músculos da laringe.**

Os músculos da laringe movem as cartilagens da laringe entre si e afetam a tensão e/ou a posição das pregas vocais. Vários músculos movem a laringe como um todo (infra-hióideos, supra-hióideos, constritores da faringe, estilofaríngeo etc.).

Músculo	Inervação	Ação	Pregas vocais	Rima da glote
Cricoaritenóideo posterior	N. laríngeo recorrente**	Gira a cartilagem aritenóidea para fora e ligeiramente para o lado	Abduz	Abre
Cricoaritenóideo lateral*		Gira a cartilagem aritenóidea para dentro	Aduz	Fecha
Aritenóideo transverso		Move as cartilagens aritenóideas uma em direção à outra		
Tireoaritenóideo		Gira a cartilagem aritenóidea para dentro	Relaxa	Fecha
Vocal***		Regula a tensão das pregas vocais	Aperta	Nenhum
Cricotireóideo	N. laríngeo externo	Inclina a cartilagem cricóidea posteriormente, agindo sobre o músculo vocal para aumentar a tensão nas pregas vocais		

*O músculo cricoaritenóideo lateral é chamado de músculo da fonação, visto que inicia a produção da fala.

**A perda unilateral do nervo laríngeo recorrente (p. ex., devido a metástases nodulares de um carcinoma brônquico hilar do pulmão esquerdo) leva à paralisia ipsilateral do músculo cricoaritenóideo posterior. Isso impede a abdução completa das pregas vocais, o que causa rouquidão. A perda bilateral do nervo (p. ex., devido à cirurgia da traqueia) pode causar asfixia.

***O músculo vocal é derivado das fibras inferiores do músculo tireoaritenóideo. Essas fibras conectam a cartilagem aritenóidea ao ligamento vocal.

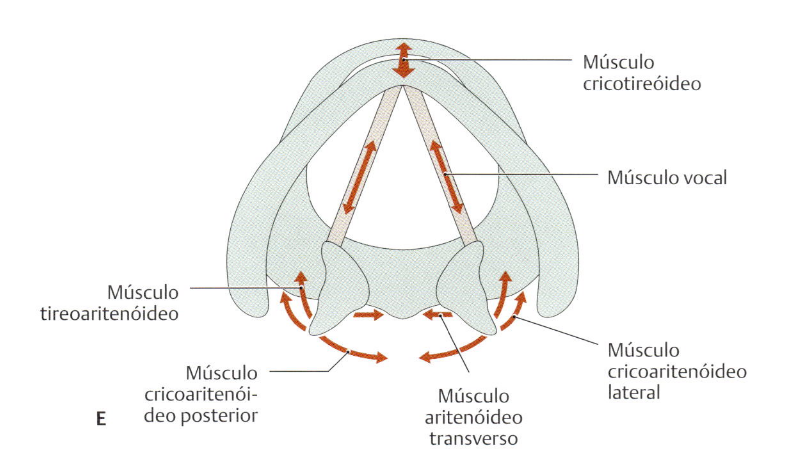

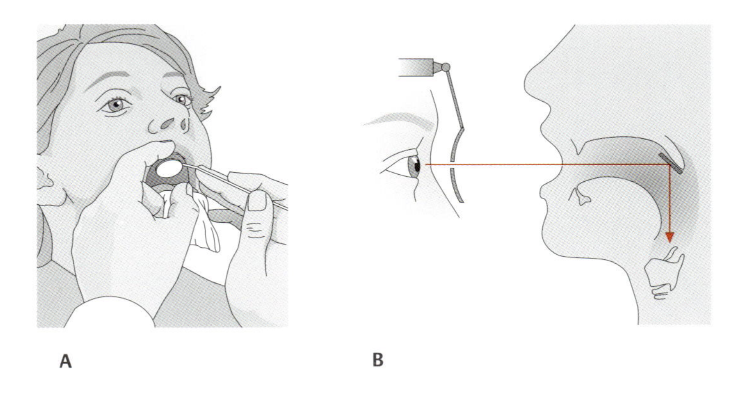

Figura 11.8 **Músculos da laringe**

A Visão lateral oblíqua esquerda dos músculos extrínsecos da laringe. **B** Visão lateral esquerda dos músculos intrínsecos da laringe (lâmina da cartilagem tireóidea esquerda e epiglote removidas). **C** Visão posterior. **D** Visão lateral esquerda. **E** Ações (as setas indicam as direções de tração).

Figura 11.9 **Laringoscopia indireta**

A **Exame da laringe com o espelho** da perspectiva do examinador. A laringe não é acessível à inspeção direta, mas pode ser observada com a ajuda de um pequeno espelho. O examinador abaixa a língua com uma das mãos enquanto introduz o espelho laríngeo (ou endoscópio) com a outra mão.

A Caminho óptico: o espelho laríngeo é segurado em frente à úvula, direcionando luz a partir da cabeça do espelho examinador para baixo em direção à laringe. A imagem vista pelo examinador é mostrada na **Figura 11.10**.

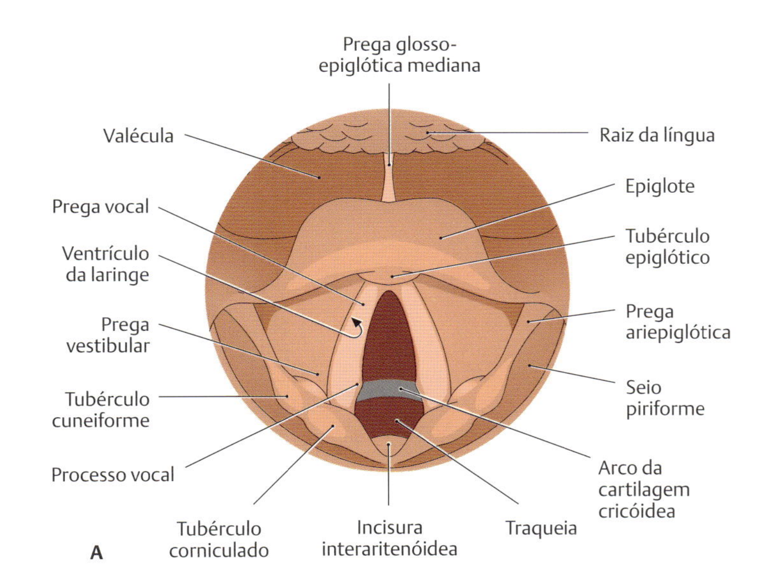

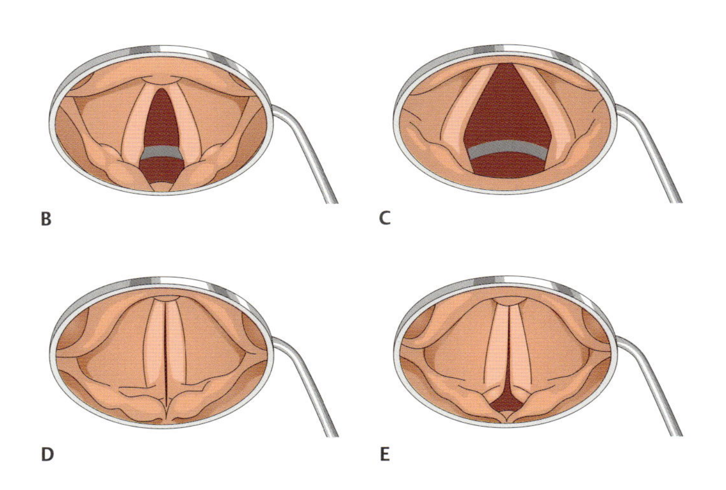

Figura 11.10 **Laringoscopia indireta**

A Imagem do espelho laringoscópico. **B** Respiração normal. **C** Respiração vigorosa. **D** Fonação (pregas vocais completamente aduzidas). **E** Fala sussurrada (pregas vocais ligeiramente abduzidas).

A laringoscopia indireta resulta em uma imagem virtual da laringe na qual a prega vocal direita aparece no lado direito da imagem do espelho e as estruturas anteriores (p. ex., base da língua, valéculas e epiglote) aparecem no topo da imagem. As pregas vocais aparecem como bandas de margens lisas (não existem vasos sanguíneos ou tela submucosa abaixo do epitélio escamoso estratificado não ceratinizado das pregas vocais). Por isso elas são acentuadamente mais brilhantes do que a túnica mucosa circunjacente altamente vascularizada. A glote pode ser avaliada nas posições fechada (respiratória) e aberta (fonação), fazendo com que o paciente alternadamente inspire e pronuncie "eee". O clínico pode então determinar as alterações anatomopatológicas (p. ex., vermelhidão, edema e ulceração) e as alterações funcionais (p. ex., posição da prega vocal).

Laringe: rede neurovascular

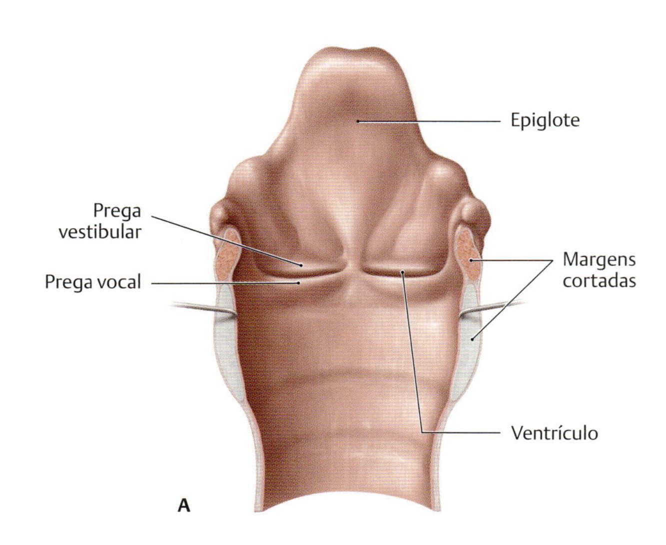

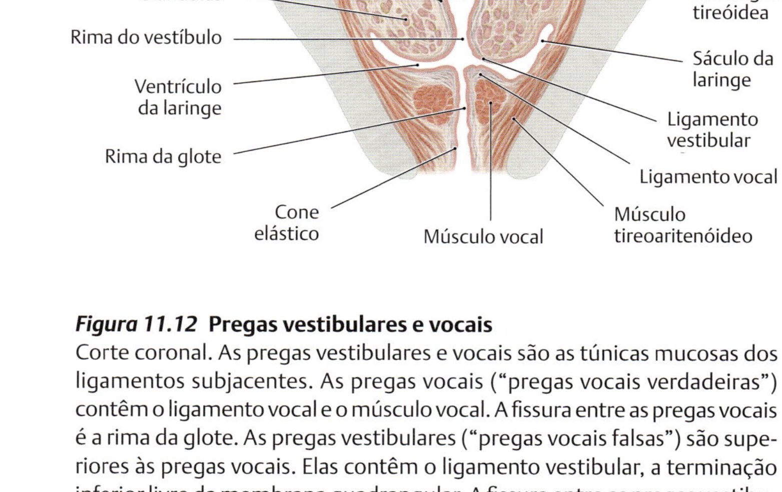

Figura 11.12 **Pregas vestibulares e vocais**
Corte coronal. As pregas vestibulares e vocais são as túnicas mucosas dos ligamentos subjacentes. As pregas vocais ("pregas vocais verdadeiras") contêm o ligamento vocal e o músculo vocal. A fissura entre as pregas vocais é a rima da glote. As pregas vestibulares ("pregas vocais falsas") são superiores às pregas vocais. Elas contêm o ligamento vestibular, a terminação inferior livre da membrana quadrangular. A fissura entre as pregas vestibulares é a rima do vestíbulo, que é mais ampla do que a rima da glote. *Nota:* o tecido conjuntivo frouxo do ádito da laringe pode se tornar bastante edemaciado (p. ex., picada de inseto, processo inflamatório), obstruindo a rima do vestíbulo. O edema da laringe (em geral chamado incorretamente "edema de glote") se apresenta clinicamente com dispneia e representa um risco de asfixia.

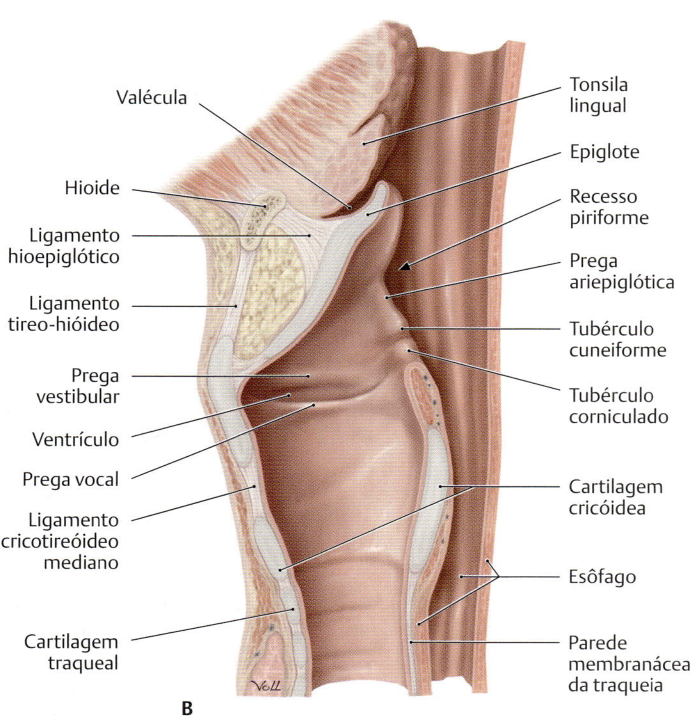

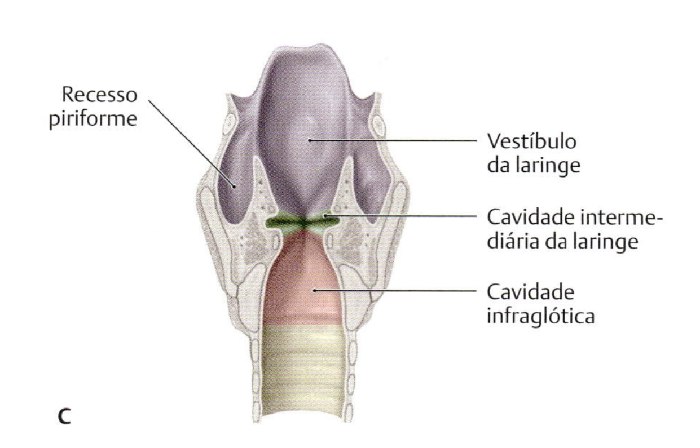

Figura 11.11 **Túnica mucosa da laringe**
A Visão posterior com a faringe e o esôfago cortados ao longo da linha média e abertos. **B** Visão lateral de corte sagital mediano. **C** Visão posterior com os níveis da laringe.
A laringe se situa anteriormente à parte laríngea da faringe. O ar entra pela passagem laríngea formada pela epiglote e pelas pregas ariepiglóticas. Lateralmente às pregas ariepiglóticas estão as fossas de túnica mucosa em formato de pera (recessos piriformes), ponto em que o canal alimentar passa pela laringe e pelo interior da parte laríngea da faringe e prossegue para o esôfago. O interior da laringe é revestido por túnica mucosa frouxamente adaptada ao seu tecido subjacente (exceto nas pregas vocais). A cavidade da laringe pode ser subdividida em relação às pregas vestibulares e vocais (**Tabela 11.2**).

Tabela 11.2 **Divisões da cavidade da laringe.**

Nível laríngeo	Limites
I: Vestíbulo da laringe (espaço supraglótico)	Entrada da laringe (ádito da laringe) para as pregas vestibulares
II: Cavidade intermediária da laringe (espaço transglótico)	Pregas vestibulares ao longo do ventrículo da laringe (evaginação lateral da túnica mucosa) para as pregas vocais
III: Cavidade infraglótica (espaço subglótico)	Pregas vocais para a margem inferior da cartilagem cricóidea

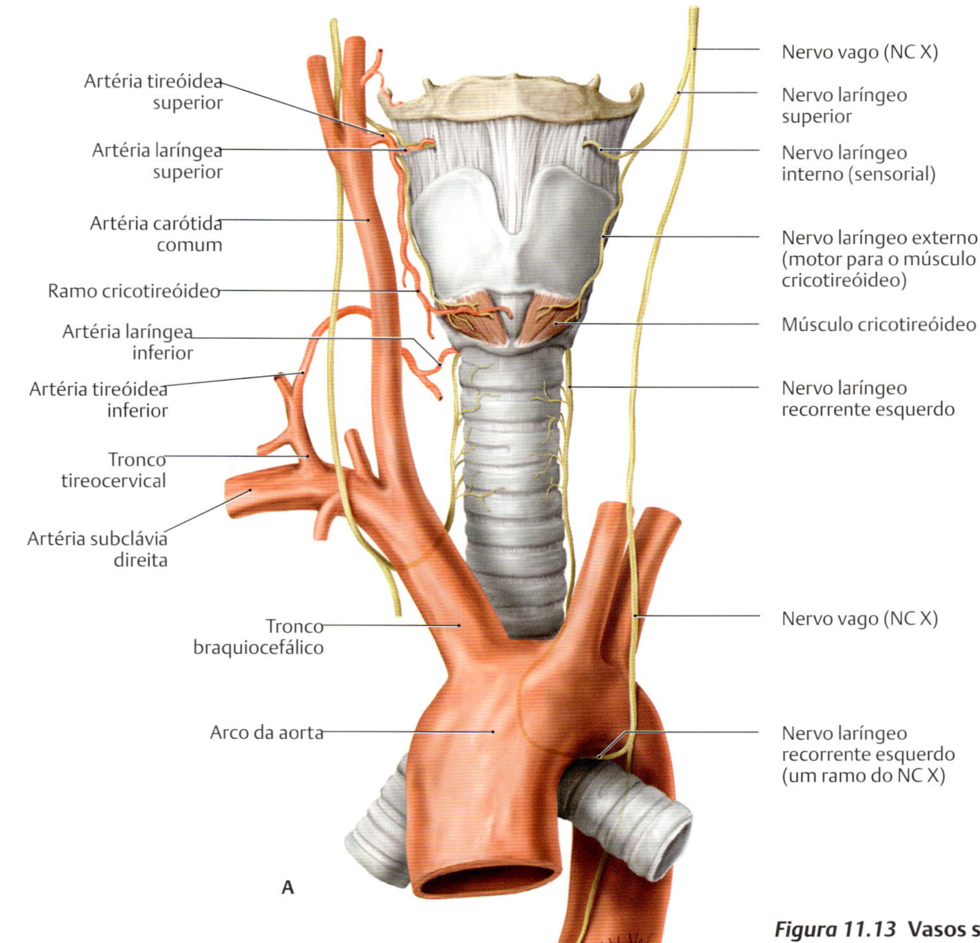

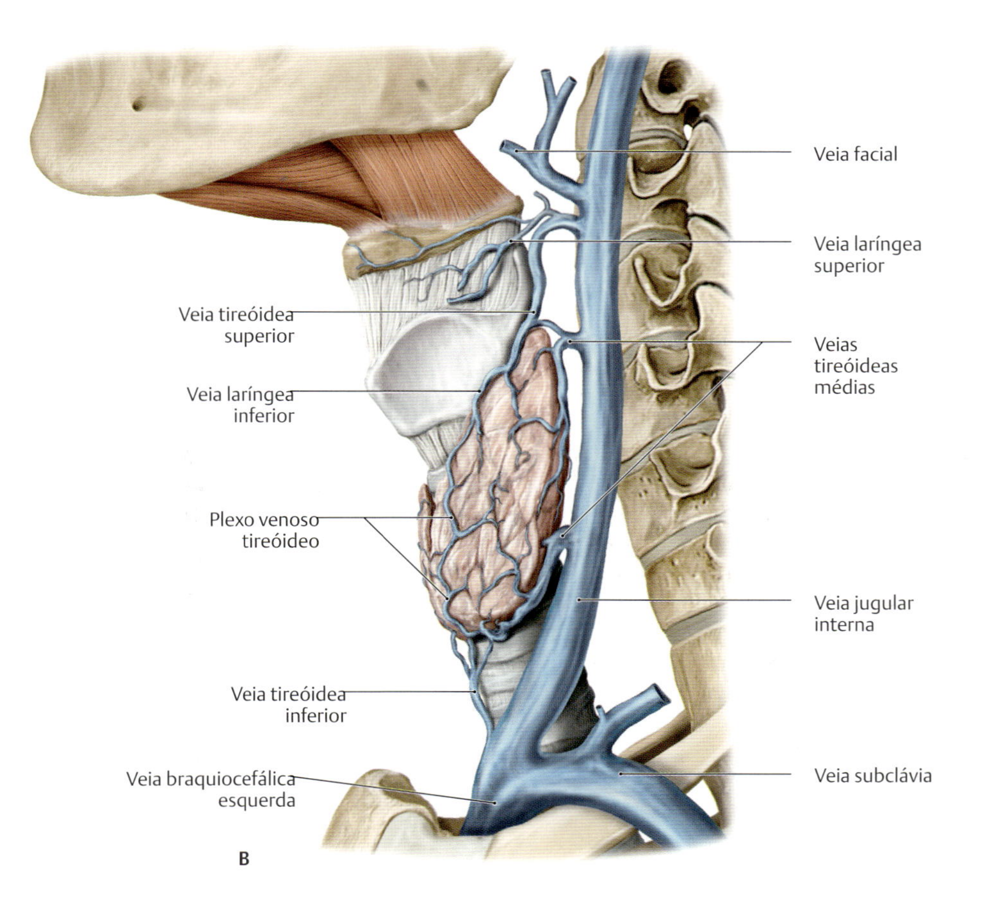

Figura 11.13 **Vasos sanguíneos e nervos da laringe**

A Artérias e nervos, visão anterior. **B** Veias, visão lateral esquerda.

Artérias: a laringe deriva seu suprimento sanguíneo principalmente das artérias laríngeas superior e inferior. A artéria laríngea superior se origina da artéria tireóidea superior (um ramo da artéria carótida externa). A artéria laríngea inferior se origina da artéria tireóidea inferior (um ramo do tronco tireocervical).

Nervos: a laringe é inervada pelo nervo laríngeo superior e pelo nervo laríngeo recorrente (do nervo vago). O nervo laríngeo superior se divide em um nervo laríngeo interno (sensorial) e outro externo (motor). O nervo laríngeo externo inerva o músculo cricotireóideo. Os demais músculos intrínsecos da laringe recebem inervação motora do nervo laríngeo recorrente, que se ramifica do nervo vago abaixo da laringe e ascende. *Nota:* o nervo laríngeo recorrente esquerdo passa em torno do arco da aorta, e o nervo laríngeo recorrente direito passa em torno da artéria subclávia. Um aneurisma aórtico do lado esquerdo pode causar paralisia do nervo laríngeo recorrente esquerdo, o que resulta em rouquidão (veja mais adiante).

Veias: a laringe é drenada por uma veia laríngea superior e uma inferior. A veia laríngea superior drena para a veia jugular interna (por meio da veia tireóidea superior); a veia laríngea inferior drena para a veia braquiocefálica esquerda (por meio do plexo venoso tireóideo para a veia tireóidea inferior).

Laringe: topografia

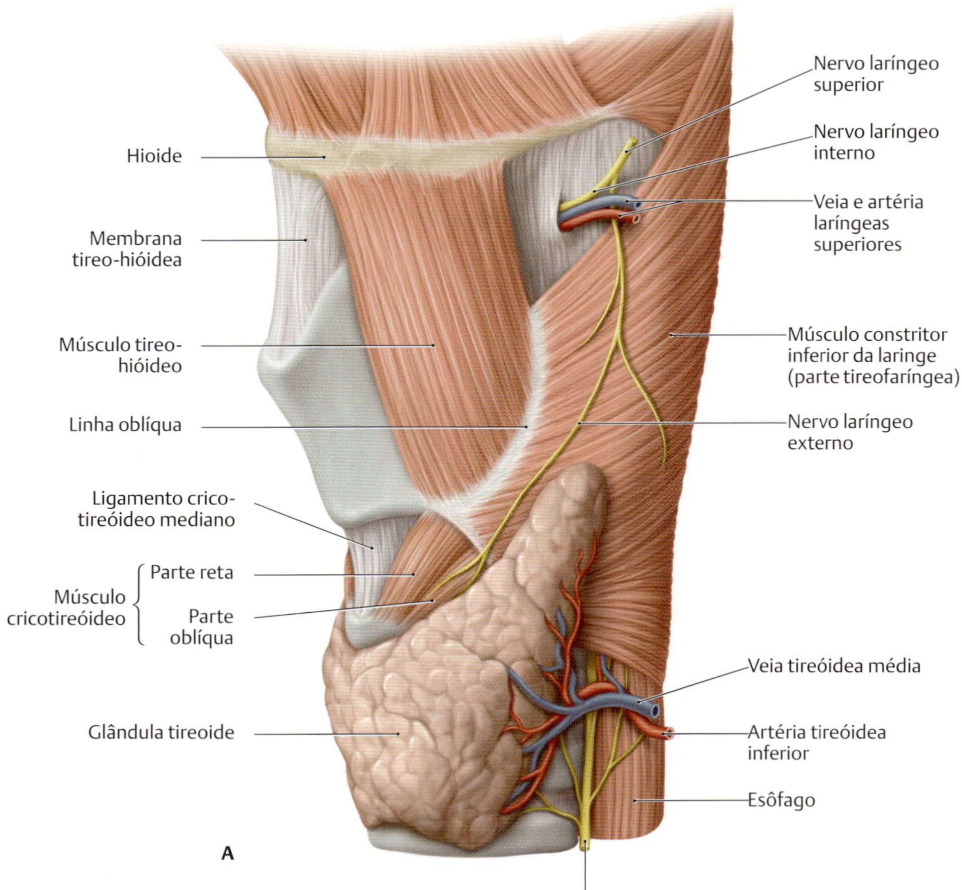

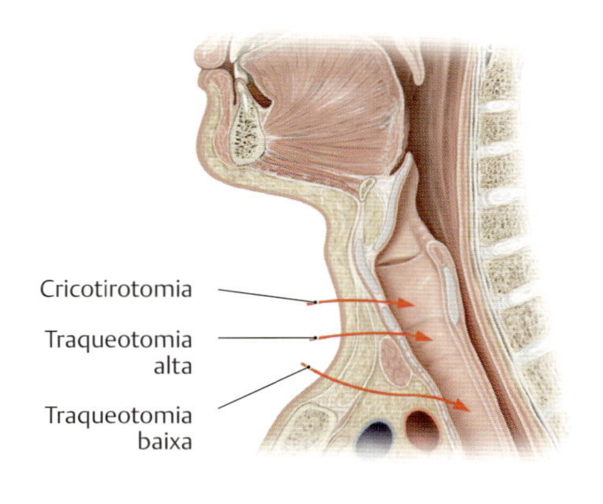

Figura 11.15 **Abordagens à laringe e à traqueia**

Corte sagital mediano, visão lateral esquerda. Quando uma obstrução edematosa aguda da laringe (p. ex., devido a uma reação alérgica) representa um risco agudo de asfixia, as seguintes abordagens cirúrgicas são utilizadas para criar uma via respiratória de emergência:

- Divisão do ligamento cricotireóideo mediano (cricotirotomia)
- Incisão da traqueia (traqueotomia) em um nível imediatamente abaixo da cartilagem cricóidea (traqueotomia alta) ou imediatamente acima da incisura jugular (traqueotomia baixa).

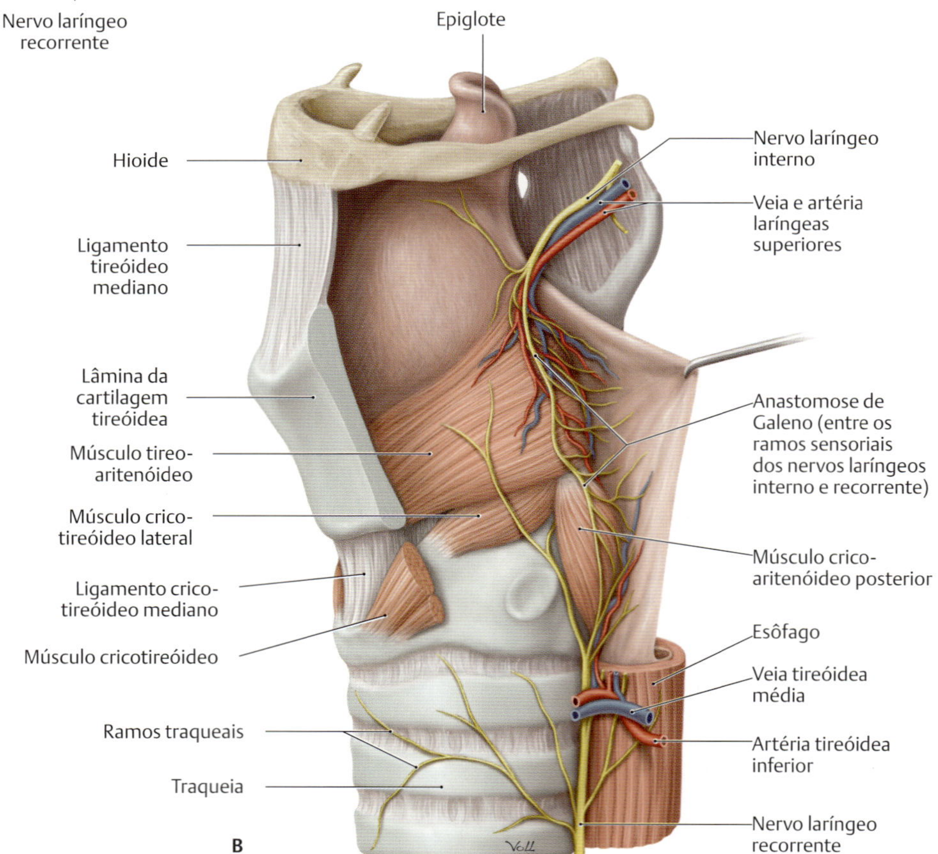

Figura 11.14 **Topografia da laringe**

Visão lateral esquerda. **A** Dissecção superficial. **B** Dissecção profunda (músculo cricotireóideo e lâmina da cartilagem tireóidea esquerda removidos com a túnica mucosa da faringe retraída). As estruturas neurovasculares entram na laringe posteriormente. A laringe recebe inervação sensorial e motora de ramos do nervo vago (NC X). **Inervação sensorial:** a região superior da laringe (acima das pregas vocais) recebe inervação sensorial do nervo laríngeo interno, e a cavidade infraglótica recebe inervação sensorial do nervo laríngeo recorrente. **Inervação motora:** o músculo cricotireóideo recebe inervação motora do nervo laríngeo externo, e os demais músculos intrínsecos da laringe recebem inervação motora do nervo laríngeo recorrente.

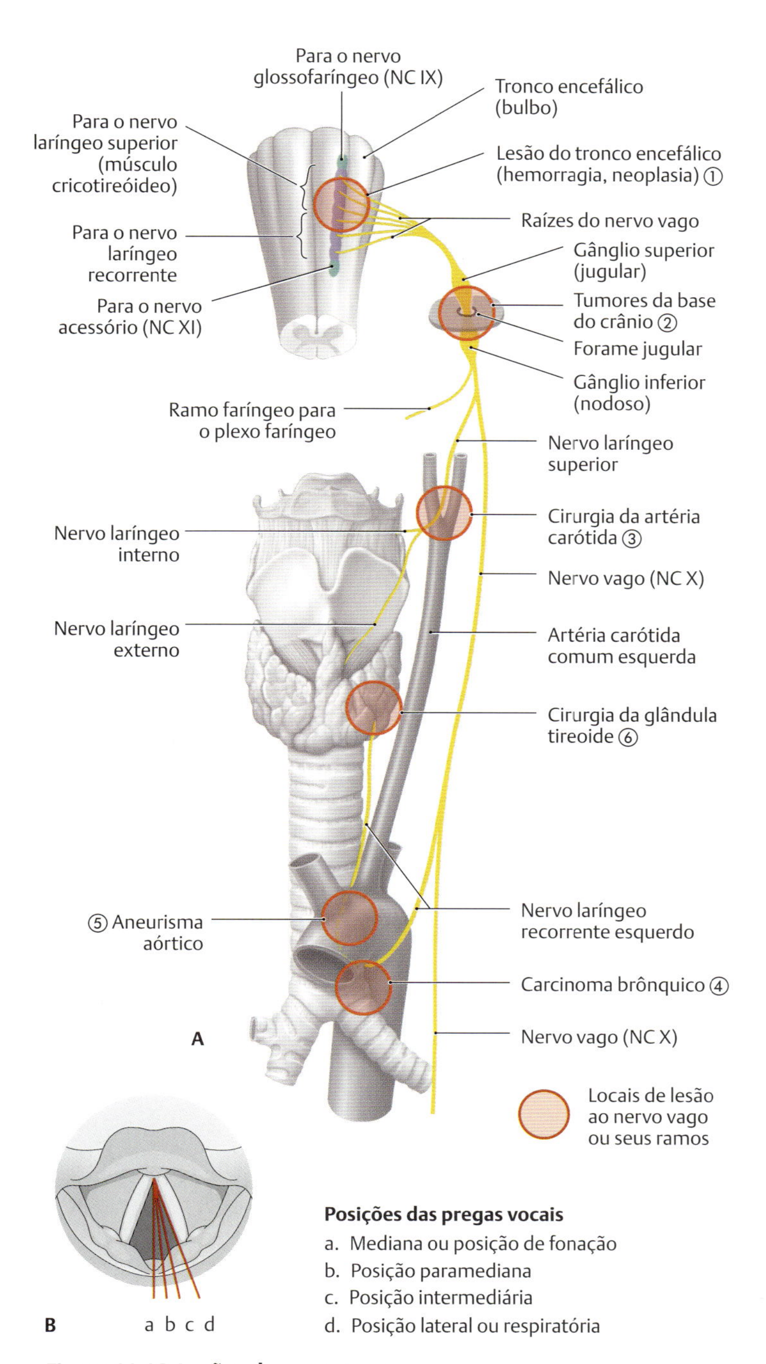

Figura 11.16 **Lesões do nervo vago**

O nervo vago (NC X) fornece inervação branquiomotora para os músculos da faringe e da laringe e inervação sensorial somática para a laringe. *Nota:* o nervo vago também transmite fibras motoras parassimpáticas e fibras sensoriais viscerais para e das vísceras torácicas e abdominais.

Inervação branquiomotora: o núcleo ambíguo contém os corpos celulares dos neurônios motores inferiores cujas fibras branquiomotoras seguem no NC IX, X e XI. O núcleo do nervo vago está localizado na região média do núcleo ambíguo no tronco encefálico (as porções cranianas dos núcleos enviam axônios por meio do nervo glossofaríngeo, e as porções caudais por meio do nervo acessório). As fibras emergem da porção média do núcleo ambíguo como raízes e se combinam no interior do NC X, que passa através do forame jugular. As fibras branquiomotoras são distribuídas para o plexo faríngeo por meio do ramo faríngeo e para o músculo cricotireóideo por intermédio do nervo laríngeo externo (um ramo do nervo laríngeo superior). As fibras branquiomotoras remanescentes deixam o nervo vago como nervos laríngeos recorrentes, que ascendem ao longo da traqueia para alcançar a laringe.

Inervação sensorial: as fibras sensoriais somáticas gerais seguem da túnica mucosa da laringe para o núcleo espinal do nervo trigêmeo por meio do nervo vago. Os corpos celulares desses neurônios sensoriais primários estão localizados no gânglio inferior (nodoso). *Nota:* o gânglio superior (jugular) contém os corpos celulares dos neurônios viscerossensoriais.

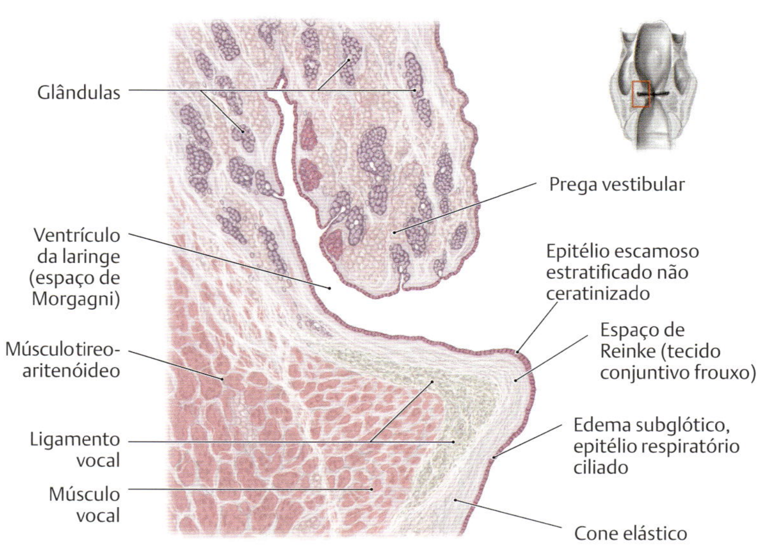

Figura 11.17 **Pregas vocais**

Corte histológico esquemático, visão posterior. A prega vocal, que está exposta a graves estresses mecânicos, é recoberta por epitélio escamoso não ceratinizado, ao contrário do espaço subglótico adjacente, que é recoberto por epitélio respiratório ciliado. A túnica mucosa das pregas vocais e do espaço subglótico recobre o tecido conjuntivo frouxo. A irritação crônica da túnica mucosa subglótica (p. ex., pelo uso do cigarro) pode causar edema crônico no espaço subglótico, que resulta em uma voz rouca. As alterações degenerativas na túnica mucosa da prega vocal podem levar a espessamento, perda da elasticidade e carcinoma de células escamosas.

Tabela 11.3 **Lesões do nervo vago.**

As lesões dos nervos laríngeos (**Figura 11.16A**) podem causar perda sensorial ou paralisia motora, o que rompe a posição das pregas vocais (**Figura 11.16B**).

Nível da lesão do nervo e efeitos na posição da prega vocal		Perda sensorial
① Lesão central (tronco encefálico ou mais alta)		
P. ex., devido a tumor ou hemorragia. Paralisia espástica (se o núcleo ambíguo se romper), paralisia flácida e atrofia muscular (se os neurônios motores ou os axônios forem destruídos).	b, c	Nenhuma
② Lesão da base do crânio*		
P. ex., devido a tumores da parte nasal da faringe. Paralisia flácida de todos os músculos intrínsecos e extrínsecos da laringe no lado afetado. A glote não pode ser fechada, causando rouquidão grave.	b, c	Todo o lado afetado
③ Lesões do nervo laríngeo superior*		
P. ex., devido à cirurgia da artéria carótida. Hipotonicidade do músculo cricotireóideo, que resulta em rouquidão discreta com uma voz fraca, especialmente em altas frequências.	d	Acima da prega vocal
Lesões do nervo laríngeo recorrente**		
P. ex., devido a carcinoma brônquico ④, aneurisma aórtico ⑤ ou cirurgia da glândula tireoide ⑥. Paralisia de todos os músculos intrínsecos e extrínsecos da laringe no lado afetado. Isso resulta em discreta rouquidão, pouco controle do tônus, fadiga rápida da voz, mas não em dispneia.	a,b	Abaixo da prega vocal

*Outros déficits motores incluem queda do palato mole e desvio da úvula em direção ao lado afetado, diminuição nos reflexos do engasgo ou da tosse, dificuldade de deglutição (disfagia) e fala hipernasal devido ao fechamento deficiente do istmo das fauces. Os defeitos sensoriais incluem a sensação de corpo estranho na garganta.

**A transecção de ambos os nervos laríngeos recorrentes pode causar dispneia significativa e estridor inspiratório (barulho muito alto indicando obstrução), sendo necessário traqueotomia nos casos agudos.

Glândulas tireoide e paratireoides

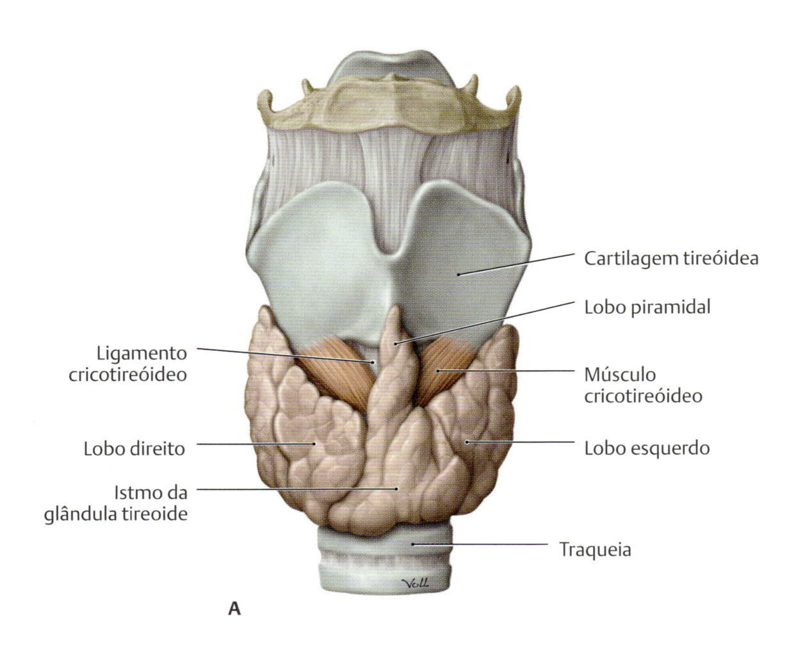

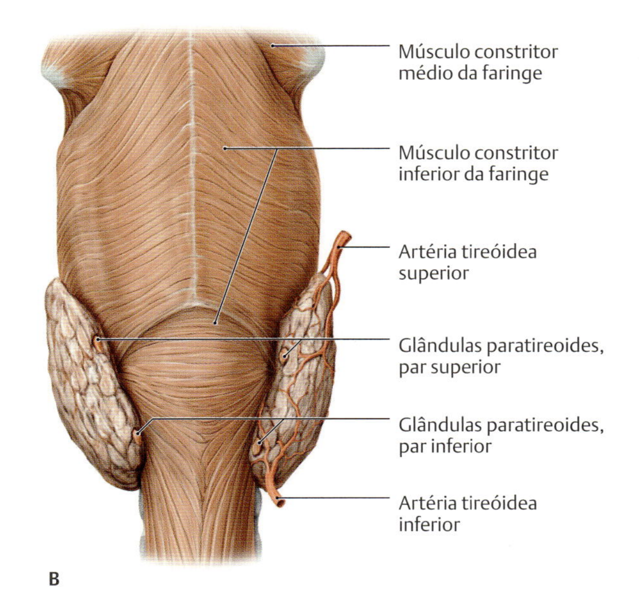

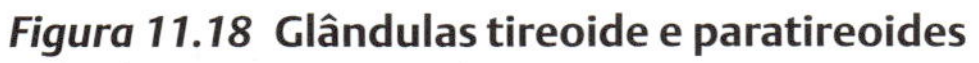

Figura 11.18 **Glândulas tireoide e paratireoides**
A Visão anterior. **B** Visão posterior.
A glândula tireoide consiste em dois lobos situados lateralmente e um estreitamento central (istmo). Um lobo piramidal pode ser encontrado no lugar do istmo; o ápice evidencia a origem embrionária da glândula tireoide na base da língua (de vez em quando, um ducto tireoglosso persistente pode estar presente, conectando o lobo piramidal ao forame cego da língua). As glândulas paratireoides (frequentemente em número de quatro) mostram considerável variação de número e localização. *Nota:* em virtude de as glândulas paratireoides estarem com frequência contidas dentro da cápsula da glândula tireoide, existe risco considerável de removê-las inadvertidamente durante a cirurgia da glândula.

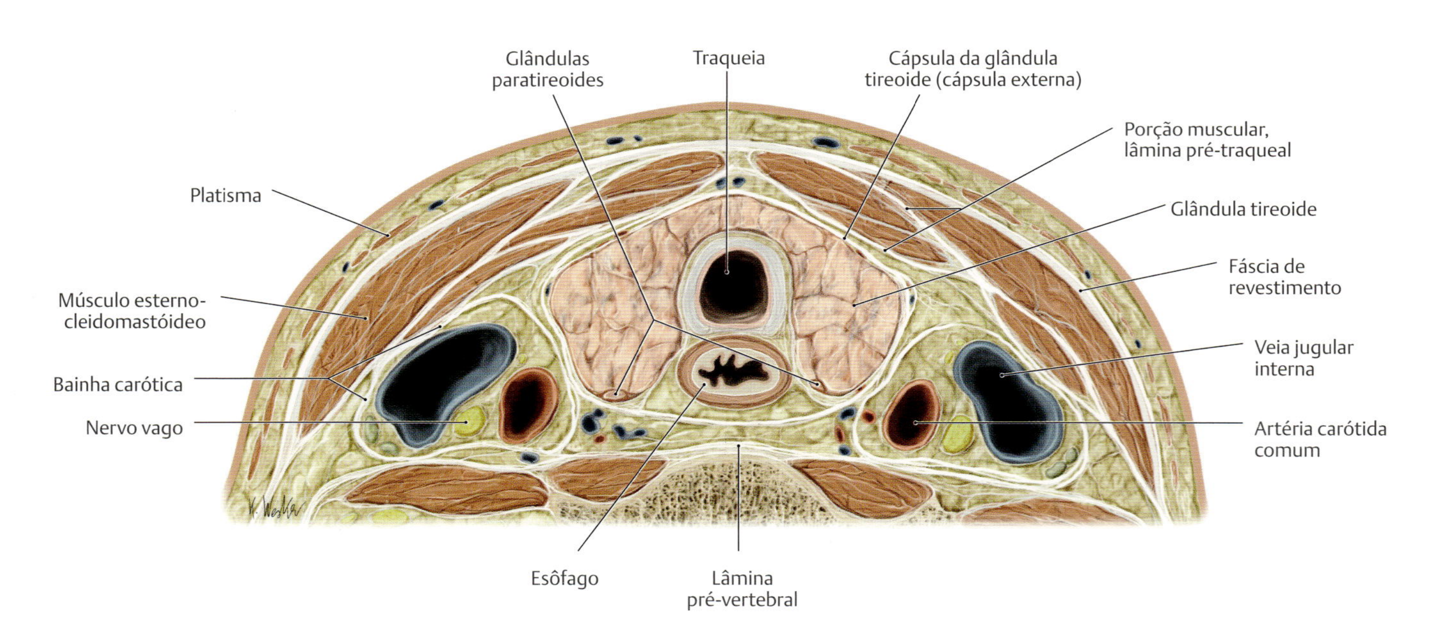

Figura 11.19 **Topografia da glândula tireoide**
Corte transversal através do pescoço no nível de T1, visão superior. A glândula tireoide circunda parcialmente a traqueia e é limitada posterolateralmente pela bainha carótica. Quando a glândula tireoide está patologicamente aumentada (p. ex., devido ao bócio por deficiência de iodo), ela pode comprimir gradualmente o lúmen da traqueia, que causa dificuldade respiratória.
A glândula tireoide é circundada por uma cápsula fibrosa composta de uma camada interna e uma externa. A delicada camada interna (***cápsula interna***, não mostrada aqui) envolve diretamente a glândula tireoide e é fusionada com o parênquima glandular. Deslizamentos fibrosos vascularizados se estendem da cápsula interna para o interior da substância da glândula, subdividindo-a em lóbulos. A cápsula interna é recoberta pela ***cápsula externa*** firme, que é parte da lâmina pré-traqueal da fáscia cervical profunda. Esta cápsula envolve a glândula tireoide e as glândulas paratireoides e também é chamada "cápsula cirúrgica" porque deve ser aberta para a obtenção do acesso cirúrgico à glândula tireoide. Entre as cápsulas externa e interna existe um espaço potencial que é atravessado por ramos vasculares e ocupado pelas glândulas paratireoides.

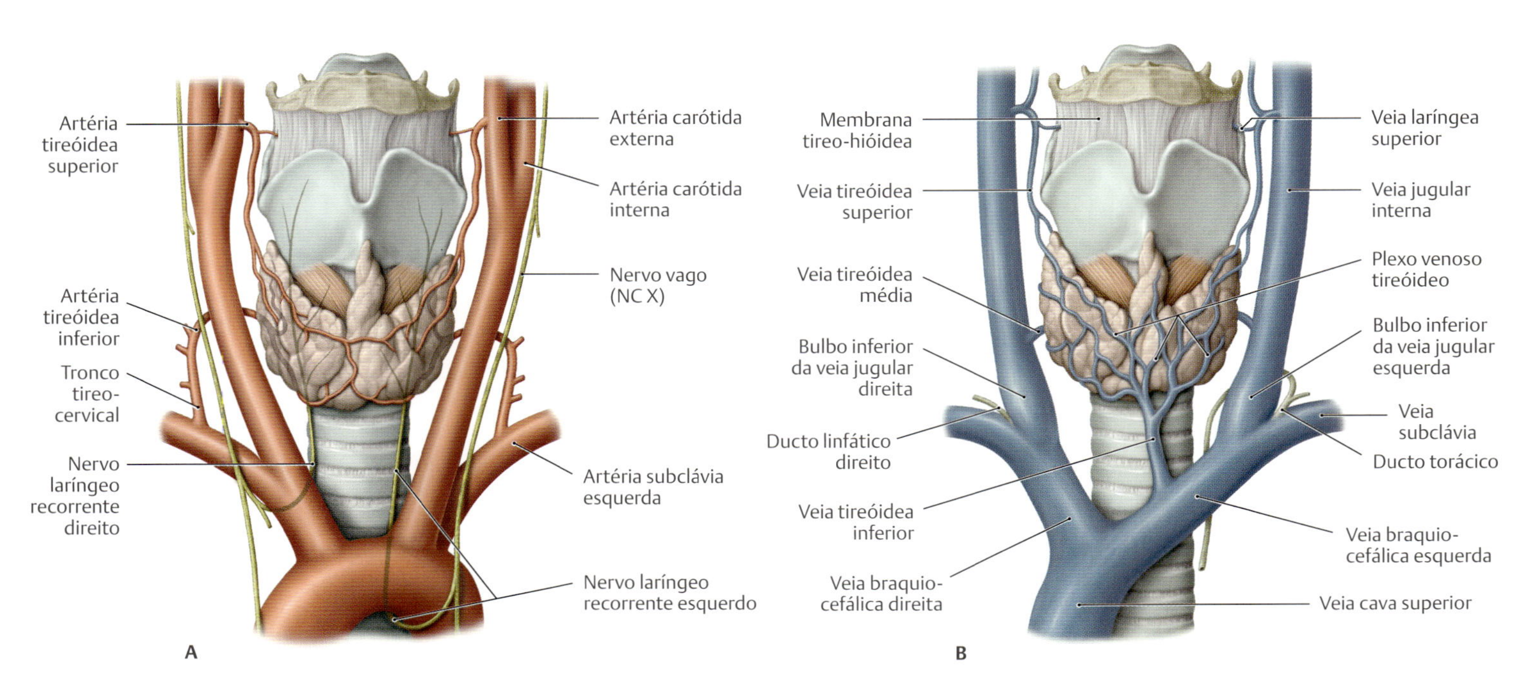

Figura 11.20 **Suprimento sanguíneo e inervação da glândula tireoide**
Visão anterior.

A Suprimento arterial: a maior parte do suprimento sanguíneo arterial da glândula tireoide deriva das artérias tireóideas superior e inferior. A artéria tireóidea superior, um ramo da artéria carótida externa, corre para a frente e para baixo para suprir a glândula. Esta é suprida inferiormente pela artéria tireóidea inferior, que se ramifica a partir do tronco tireocervical. Todas essas artérias, que cursam nos lados direito e esquerdo do órgão, devem ser ligadas durante a remoção cirúrgica da glândula tireoide. Além disso, um ramo raro, a artéria tireóidea ima, pode se originar do tronco braquiocefálico ou da artéria carótida comum direita para suprir a glândula inferiormente.

Nota: as operações na glândula tireoide apresentam um risco de lesão ao nervo laríngeo recorrente, que está intimamente relacionado com a face posterior da glândula. Por suprir importantes músculos da laringe, a lesão unilateral ao nervo causa rouquidão pós-operatória; a lesão bilateral pode resultar também em dispneia (dificuldade de respirar). Portanto, antes da cirurgia da glândula tireoide, um otorrinolaringologista deve confirmar a integridade do suprimento nervoso dos músculos da laringe e excluir lesões nervosas preexistentes.

B Drenagem venosa: a glândula tireoide é drenada anteroinferiormente por um *plexo venoso tireóideo* bem desenvolvido, que frequentemente drena por meio da veia tireóidea inferior para a veia braquiocefálica esquerda. O sangue da glândula tireoide também pode drenar para a veia jugular interna por meio das veias tireóideas superior e média.

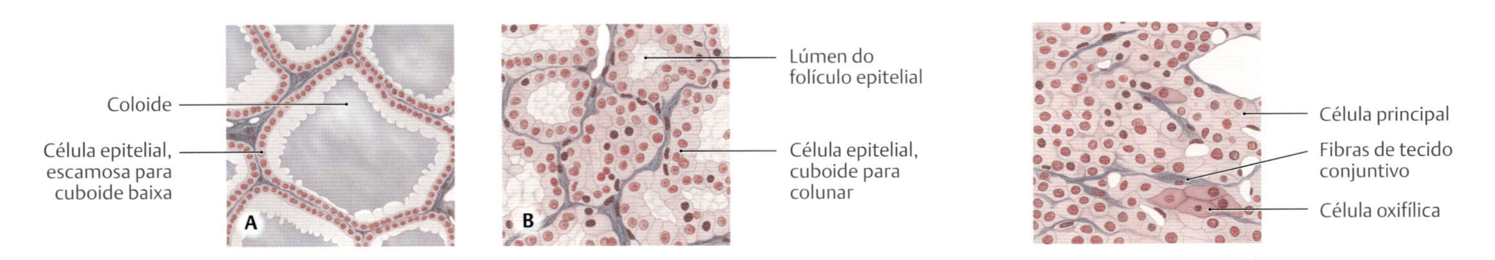

Figura 11.21 **Histologia da glândula tireoide**
A glândula tireoide absorve iodo do sangue e o utiliza para processar os hormônios tireóideos tiroxina (T4, tetraiodotironina) e tri-iodotironina (T3). Estes hormônios são armazenados em locais extracelulares na glândula, ligados à proteína, e quando necessários são mobilizados dos folículos tireóideos e secretados na corrente sanguínea. Uma característica especial da glândula tireoide é o aspecto do seu epitélio, que varia dependendo se ela está armazenando ou liberando hormônios no sangue. As células epiteliais são achatadas ou escamosas quando estão em repouso ou em "estado de armazenagem" (**A**), mas são colunares quando estão ativas ou em "estado secretor" (**B**). Assim, a morfologia epitelial indica o estado funcional atual das células. A deficiência de iodo causa aumento do lúmen folicular coloidal, que eventualmente resulta em aumento brutal no tamanho da glândula tireoide (bócio). Com a deficiência prolongada de iodo, ocorre uma redução no metabolismo corporal e concomitante letargia, fadiga e depressão mental. Inversamente, a hiperatividade da glândula tireoide, como na doença de Graves (uma doença autoimune), causa uma aceleração generalizada do metabolismo, com irritabilidade e perda de peso. No meio dos folículos tireóideos estão as células parafoliculares (células C), que secretam calcitonina. A calcitonina inibe a reabsorção óssea e reduz a concentração de cálcio no sangue.

Figura 11.22 **Histologia da glândula paratireoide**
O mais importante tipo de célula na glândula tireoide é a *célula principal*, que responde diretamente aos baixos níveis de cálcio no sangue por meio da secreção de hormônio paratireóideo (PTH, paratormônio). O hormônio paratireóideo aumenta a concentração de cálcio no sangue por vários meios, incluindo a estimulação da reabsorção óssea pelos osteoclastos e a reabsorção tubular renal de cálcio. Assim, o hormônio paratireóideo age antagonicamente contra a calcitonina produzida pelas células C da glândula tireoide. A remoção inadvertida das glândulas paratireoides durante cirurgia da glândula tireoide pode causar queda dramática no cálcio sérico, com consequências catastróficas. Tal condição de *hipocalcemia* causa incapacidade neuromuscular e, potencialmente, convulsões fatais generalizadas envolvendo os músculos respiratórios. Inversamente, a hiperatividade patológica da glândula paratireoide pode levar à *hipercalcemia* crônica, frequentemente associada a perda óssea (osteoporose) e deposição anormal de cálcio nos sistemas circulatório e urinário. O hiperparatireoidismo crônico com hipertrofia das células principais e cálcio sérico elevado é uma consequência comum do estágio final de falência renal, por um mecanismo que não está claramente estabelecido.

Artérias e veias do pescoço

Figura 12.1 **Artérias do pescoço**
Visão lateral esquerda. As estruturas do pescoço são irrigadas pelos ramos da artéria carótida externa e da artéria subclávia (a artéria carótida interna não emite ramos no pescoço). A artéria carótida comum está inclusa na bainha fascial (bainha carótica) junto com a veia jugular e o nervo vago. A artéria vertebral ascende pelo forame transversário das vértebras cervicais.

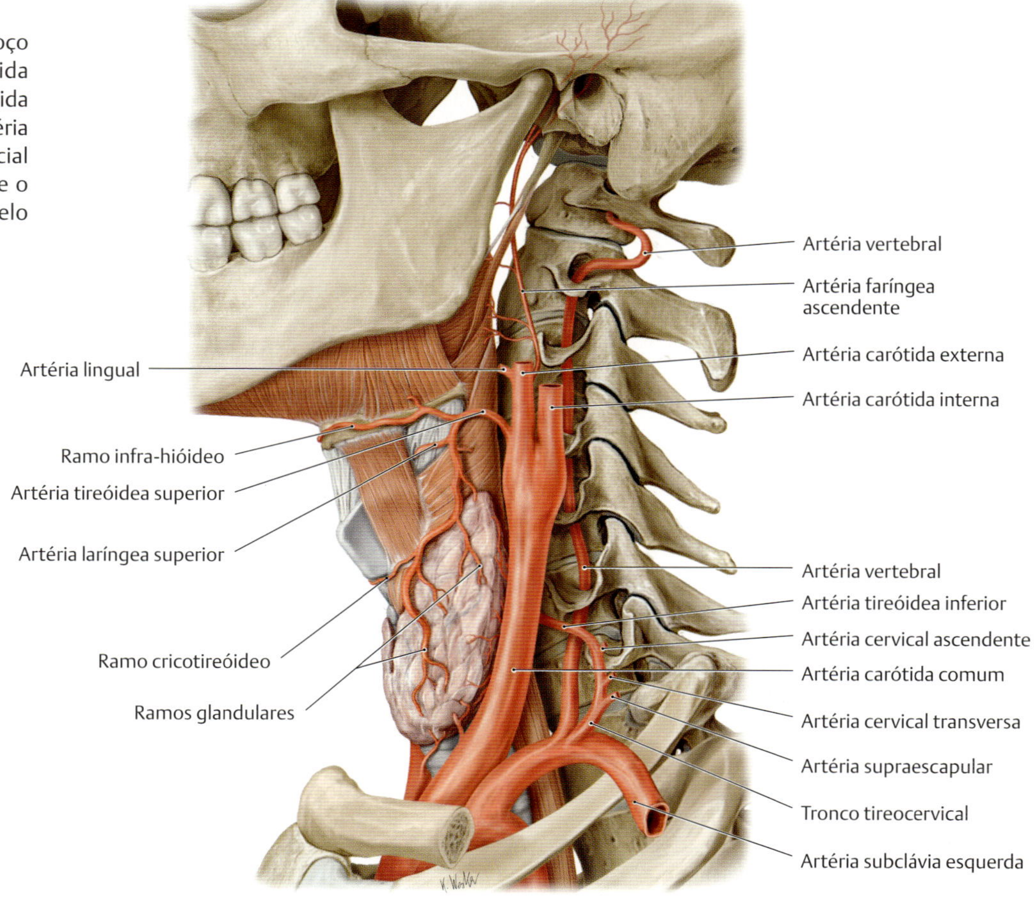

Tabela 12.1 **Artérias do pescoço.**

Para uma abordagem completa das artérias da cabeça e do pescoço, veja o **Capítulo 3**.

Artéria	Ramos	Ramos secundários*	
A. carótida externa	A. tireóidea superior	Aa. laríngea superior, cricotireóidea, infra-hióidea e esternocleidomastóidea	
	A. faríngea ascendente	Aa. faríngea, palatina, pré-vertebral, timpânica inferior e meníngea	
	A. lingual	Aa. supra-hióidea, dorsal da língua, profunda da língua e sublingual	
	A. facial	Aa. palatina ascendente, tonsilar, glandular e submentual	
	A. occipital	Aa. esternocleidomastóidea, descendente, mastóidea, auricular e meníngea	
	A. auricular posterior	Aa. estilomastóidea e auricular	
	A. temporal superficial	(A ramificação ocorre na face)	
	A. maxilar	(Os ramos dentro da fossa infratemporal estão listados na **Tabela 5.1**, Capítulo 5)	
A. subclávia	A. vertebral	Aa. espinais e aa. musculares	
	Tronco tireocervical	A. tireóidea inferior	Aa. laríngea inferior, traqueal, esofágica e cervical ascendente
		A. supraescapular	
		A. cervical transversa	Ramos superficiais e profundos
	A. torácica interna	(A ramificação ocorre dentro do tórax)	
	A. dorsal da escápula (descendente)	(Quando presente, ela supre o território do ramo profundo da a. cervical transversa)	

*Somente os ramos que se originam no pescoço estão listados aqui.

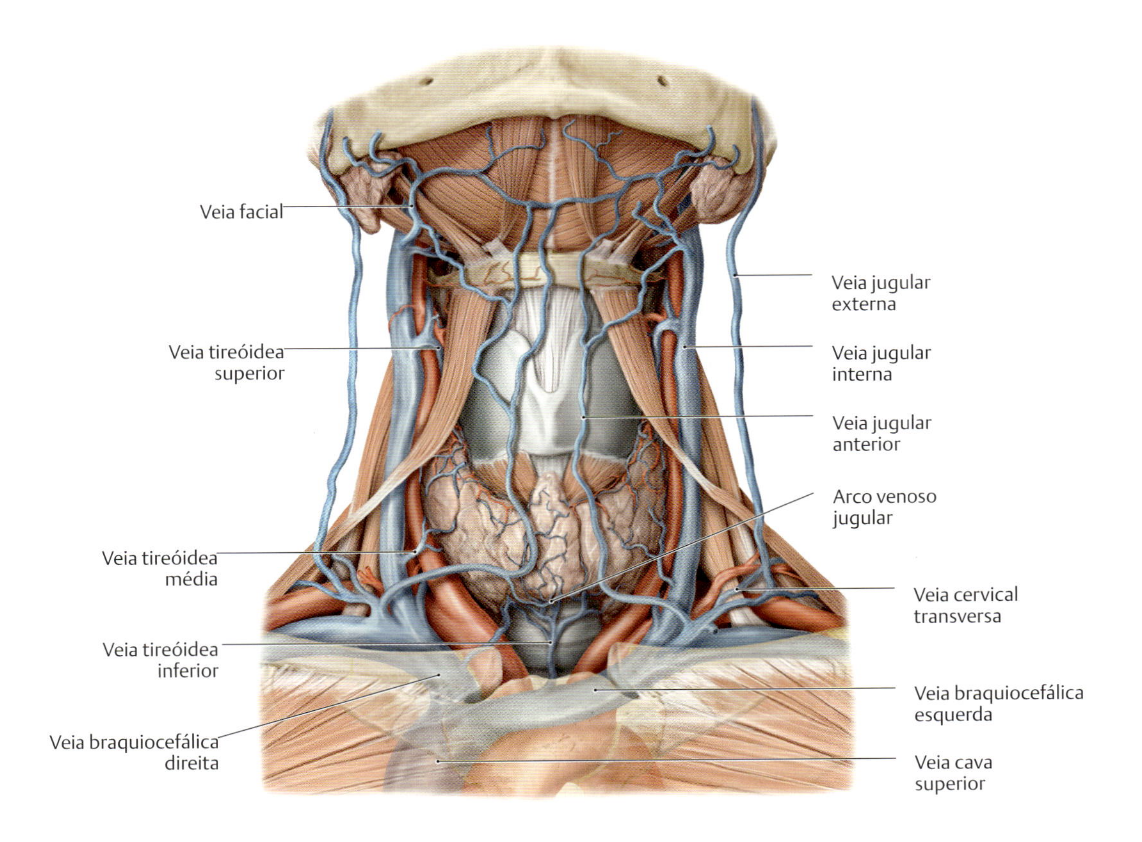

Figura 12.2 **Veias do pescoço**
Visão anterior. As veias da cabeça e do pescoço drenam para a veia cava superior por intermédio das veias braquiocefálicas direita e esquerda. A veia jugular interna se combina com a veia subclávia para formar a veia braquiocefálica de cada lado. A veia jugular interna está localizada no interior da bainha carótica. Ela recebe sangue da região cervical anterior e do interior do crânio. A veia subclávia recebe sangue do pescoço por intermédio das veias jugulares anterior e externa, que estão localizadas dentro da fáscia cervical superficial. *Nota:* o plexo venoso tireóideo e as veias vertebrais drenam tipicamente para as veias braquiocefálicas.

Tabela 12.2 **Veias do pescoço.**

Para uma abordagem completa das veias da cabeça e do pescoço, veja o **Capítulo 3**.

Vv. braquiocefálicas direita e esquerda*	V. jugular interna	Seio petroso inferior, vv. faríngeas; vv. occipital, facial (comum), lingual e tireóideas superior e médias	
	V. subclávia	V. jugular externa	Vv. jugular externa posterior, jugular anterior, cervicais transversas e supraescapular
	V. vertebral	Plexos venosos vertebrais interno e externo; vv. cervicais ascendente (vertebral anterior) e profunda	
	Vv. tireóideas inferiores	Plexo venoso tireóideo	

*A veia braquiocefálica é formada pela junção de suas duas tributárias primárias, a veia jugular interna e a veia subclávia. Somente as tributárias do pescoço estão listadas acima.
** As tributárias da veia jugular externa podem, às vezes, drenar diretamente para a veia subclávia.

Rede linfática do pescoço

Uma distinção é feita entre os linfonodos regionais, que estão associados a um órgão ou a uma região específica e constituem seus principais locais de filtragem, e os linfonodos auxiliares, que frequentemente recebem linfa de diversos grupos de linfonodos regionais. A linfa das regiões da cabeça e cervicais, acumulada em linfonodos regionais dispersos, flui pelo seu sistema de linfonodos auxiliares cervicais profundos para os troncos jugulares direito e esquerdo, cada um intimamente associado a sua veia jugular interna correspondente. O tronco jugular do lado direito drena para o ducto linfático direito, que termina na junção jugulossubclávia direita. O tronco jugular do lado esquerdo termina no ducto torácico, que se esvazia para a junção jugulossubclávia esquerda (veja a **Figura 12.6**).

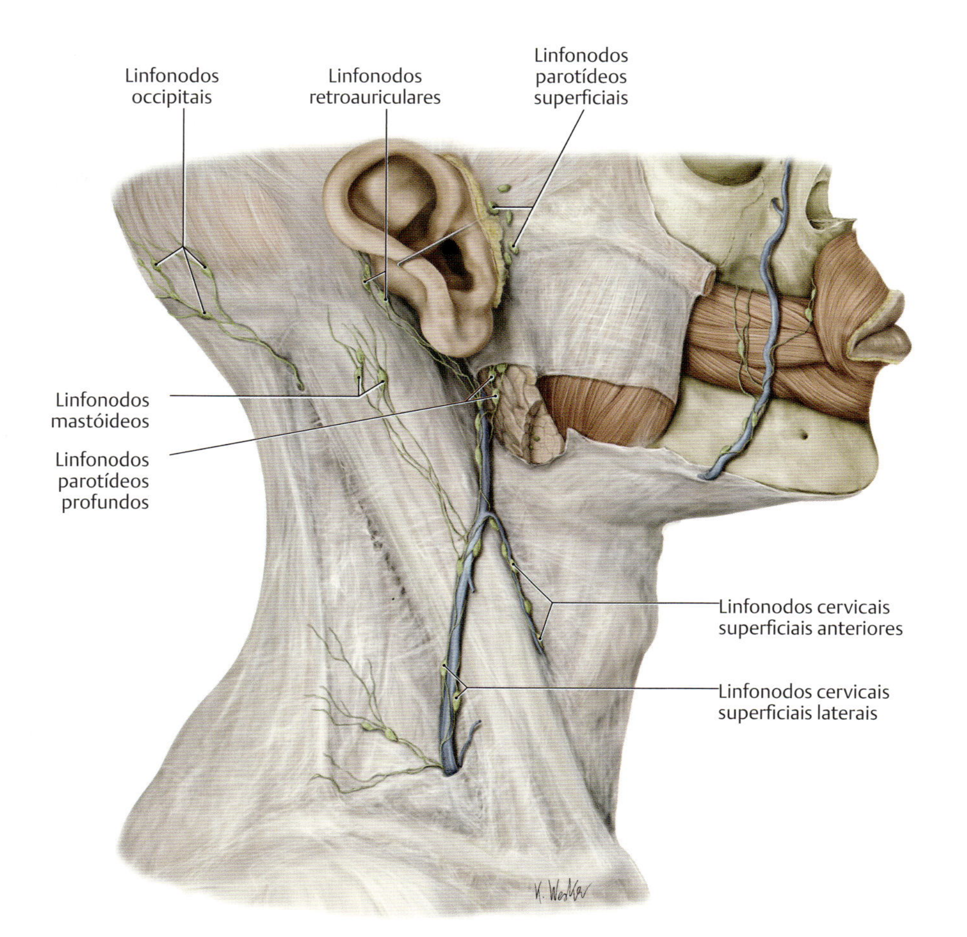

Figura 12.3 **Linfonodos cervicais superficiais**
Visão lateral direita. Linfonodos cervicais aumentados são um achado comum ao exame físico. O aumento dos linfonodos cervicais pode ser causado por inflamação (frequentemente um aumento *doloroso*) ou neoplasia (frequentemente um aumento *indolor*) na área de drenagem dos linfonodos. Os linfonodos cervicais superficiais são locais principais para a drenagem de linfa de áreas ou órgãos adjacentes.

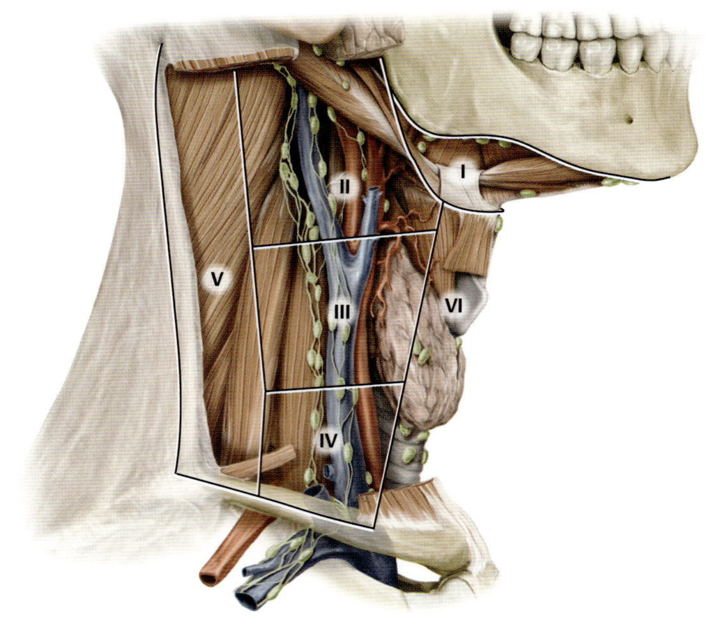

Figura 12.4 **Linfonodos cervicais profundos**
Visão lateral direita. Os linfonodos cervicais profundos consistem principalmente em linfonodos auxiliares. Eles têm importância clínica tais como locais potenciais de metástase de tumores da cabeça e pescoço. Os linfonodos cervicais profundos afetados podem ser cirurgicamente removidos (dissecção do pescoço) ou podem ser tratados por irradiação regional. Para este propósito, a American Academy of Otolaryngology–Head and Neck Surgery agrupou os linfonodos cervicais profundos em seis níveis (Robbins 1991):

- **I** Linfonodos submentuais e submandibulares
- **II–IV** Linfonodos cervicais profundos ao longo da veia jugular interna (linfonodos jugulares laterais):
  - – **II** Linfonodos cervicais profundos (grupo lateral superior)
  - – **III** Linfonodos cervicais profundos (grupo lateral médio)
  - – **IV** Linfonodos cervicais profundos (grupo lateral inferior)
- **V** Linfonodos no trígono cervical posterior
- **VI** Linfonodos cervicais anteriores

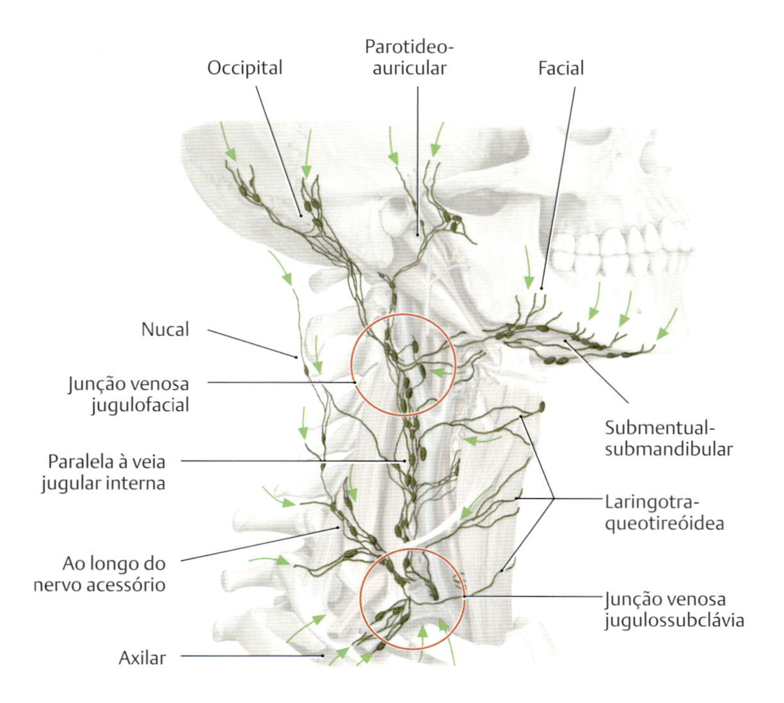

Figura 12.5 **Direções de drenagem linfática no pescoço**
Visão lateral direita. O entendimento desse padrão de fluxo linfático é crítico para identificar a localização de uma causa potencial de aumento dos linfonodos cervicais. Existem dois locais principais no pescoço onde as vias linfáticas se intersectam:

- Junção venosa jugulofacial: os vasos linfáticos da cabeça passam obliquamente para baixo deste local, onde a linfa é redirecionada verticalmente para baixo no pescoço.
- Junção venosa jugulossubclávia: o principal tronco linfático, o ducto torácico, termina nessa localização central, em que a linfa coletada do lado esquerdo das regiões da cabeça e cervicais se combina com a linfa que drena do resto do corpo.

Se apenas grupos de linfonodos são afetados, isso sugere um processo patológico localizado. Se grupos centrais (p. ex., aqueles nas junções venosas) são afetados, isso frequentemente significa um processo patológico extenso. Os linfonodos centrais podem ser obtidos para avaliação diagnóstica por meio de biopsia pré-escalênica.

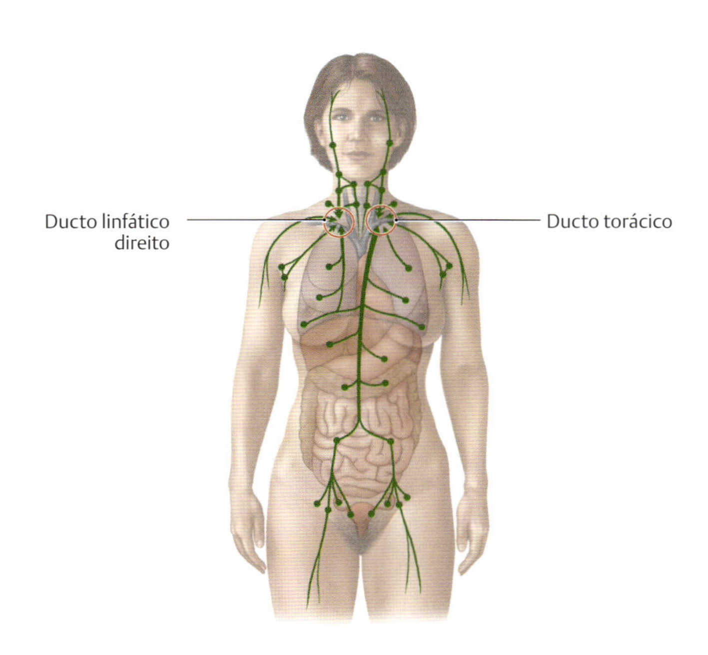

Figura 12.6 **Relação dos linfonodos cervicais com a circulação linfática sistêmica**
Visão anterior. Os linfonodos cervicais podem ser envolvidos por doenças que não são primárias das regiões da cabeça e cervicais, porque a linfa de todo o corpo é canalizada para as junções jugulossubclávias (círculos vermelhos). Isso pode levar ao envolvimento retrógrado dos linfonodos cervicais. O *ducto linfático direito* termina na junção jugulossubclávia direita, o *ducto torácico*, na junção jugulossubclávia esquerda. Além das tributárias cranianas e cervicais, a linfa dos linfonodos do tórax (mediastinais e traqueobronquiais) e dos linfonodos caudais pode alcançar os linfonodos cervicais pelo ducto torácico. Consequentemente, as doenças naqueles órgãos podem levar ao aumento dos linfonodos cervicais.
Por exemplo, o carcinoma gástrico pode metastatizar para o grupo de linfonodos supraclaviculares esquerdos, produzindo o aumento de um *linfonodo sentinela* que sugere um tumor abdominal. Os linfomas sistêmicos também podem disseminar para os linfonodos cervicais por essa via.

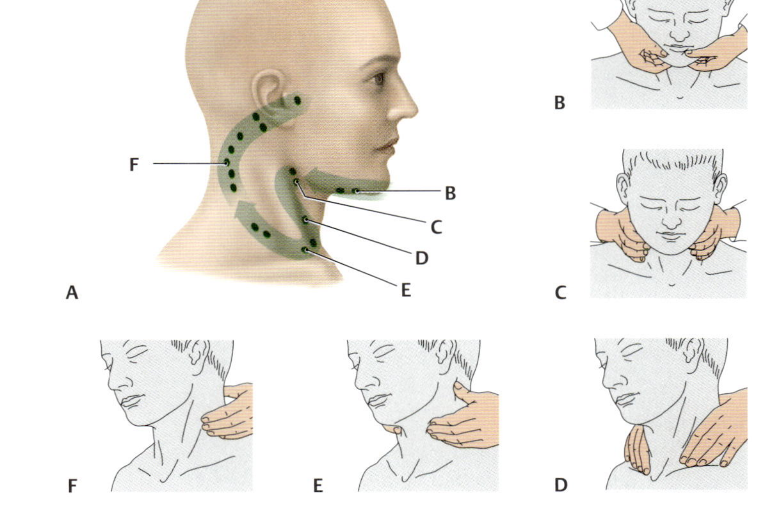

Figura 12.7 **Palpação sistemática dos linfonodos cervicais**
Os linfonodos cervicais são sistematicamente palpados durante o exame físico para assegurar a detecção de algum linfonodo aumentado.
O painel **A** mostra a sequência em que os vários grupos de linfonodos são palpados sucessivamente. O examinador frequentemente palpa primeiro o grupo submentual-submandibular (**B**), incluindo o ângulo da mandíbula (**C**), prosseguindo então para a margem anterior do músculo esternocleidomastóideo (**D**). Os linfonodos supraclaviculares são os próximos a serem palpados (**E**), seguidos pelos linfonodos ao longo do nervo acessório e pelo grupo de linfonodos da nuca (**F**).

Plexo cervical

O pescoço recebe inervação dos nervos cervicais, bem como de três nervos cranianos: glossofaríngeo (NC IX), vago (NC X) e acessório (NC XI). Os NC IX e X inervam a faringe e a laringe; o NC XI fornece inervação motora para os músculos trapézio e esternocleidomastóideo. O curso e a distribuição dos nervos cranianos são descritos no **Capítulo 4**.

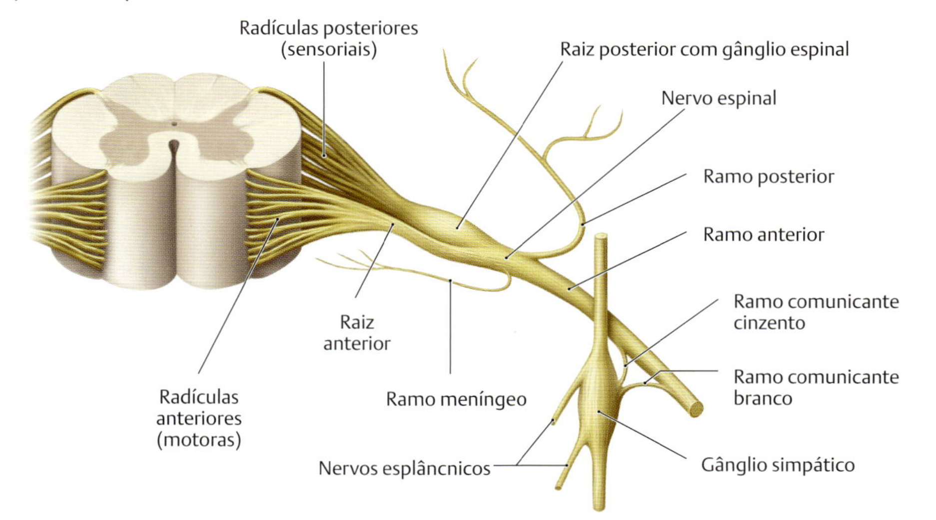

Figura 12.8 **Nervos espinais cervicais**
Como todos os nervos espinais, os nervos espinais cervicais emergem da medula espinal como uma raiz posterior (sensorial) e uma raiz anterior (motora). As raízes se combinam para formar o nervo espinal misto, que então emite um ramo posterior e um ramo anterior.
Ramos posteriores: suprem a inervação motora para os músculos intrínsecos do dorso (músculo epiaxial) (**Tabela 12.3**).
Ramos anteriores: suprem a inervação motora dos músculos anterolaterais do pescoço, derivados dos músculos hipaxiais. Os ramos anteriores de C1–C4 suprem a inervação motora dos músculos profundos do pescoço (escalenos, reto anterior da cabeça) por intermédio de ramos diretos. Os ramos anteriores também se combinam para formar o plexo cervical, que supre a pele e a musculatura anterior e lateral do pescoço.

Tabela 12.3 **Ramos posteriores de C1–C3.**

Ramo posterior		Motores	Sensoriais
C1 (n. suboccipital)*		Músculos da nuca (p. ex., oblíquo superior, oblíquo inferior, reto posterior maior da cabeça, reto posterior menor da cabeça, semiespinal da cabeça)	Meninges
C2	N. occipital maior* (ramo medial de C2)	–	Dermátomo C2 (região cervical posterior e escalpo)
	Ramo lateral de C2	Músculos semiespinal da cabeça, esplênio da cabeça, longuíssimo da cabeça	–
C3	N. occipital menor* (ramo medial de C3)	–	Dermátomo C3 (região posterior do pescoço)
	Ramo lateral de C3	Músculos semiespinal da cabeça, esplênio da cabeça, longuíssimo da cabeça	–

*O nervo suboccipital é basicamente um nervo motor, enquanto os nervos occipital maior e occipital menor são ramos sensoriais de C2 e C3, respectivamente.

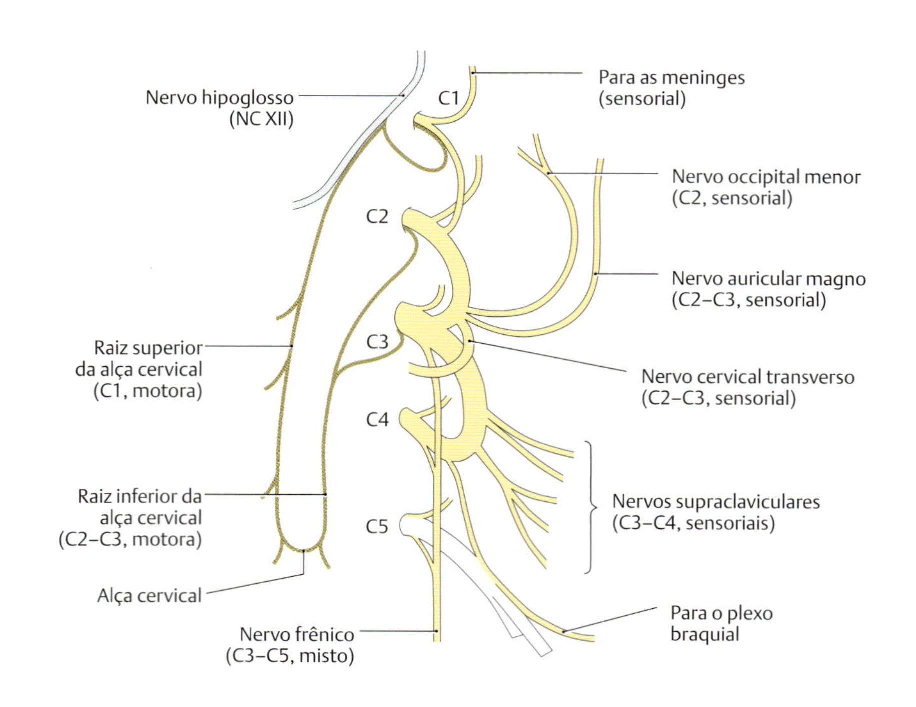

Figura 12.9 **Plexo cervical**
Os ramos anteriores dos nervos espinais de C1–C4 emergem dos forames intervertebrais ao longo dos processos transversos das vértebras cervicais. Eles emergem entre os músculos escalenos anterior e posterior e emitem pequenos ramos diretos para os músculos escalenos e para o músculo reto anterior da cabeça, antes de seguirem anteriormente para formar o plexo cervical.
Fibras motoras: as fibras motoras de C1 seguem com o nervo hipoglosso (NC XII). Certas fibras continuam com o nervo para inervar os músculos tireo-hióideo e genio-hióideo. O restante deixa o NC XII para formar a raiz superior da alça cervical. A raiz inferior é formada por fibras motoras de C2 e C3. A alça cervical inerva os músculos omo-hióideo, esternotireóideo e esterno-hióideo. A maioria das fibras motoras de C4 descende como o nervo frênico, que inerva o diafragma.
Fibras sensoriais: as fibras sensoriais de C2–C4 emergem do plexo cervical como nervos periféricos. (*Nota:* as fibras sensoriais de C1 vão para as meninges.) Esses nervos sensoriais periféricos emergem do ponto de Erb e fornecem inervação sensorial para a região cervical anterolateral.

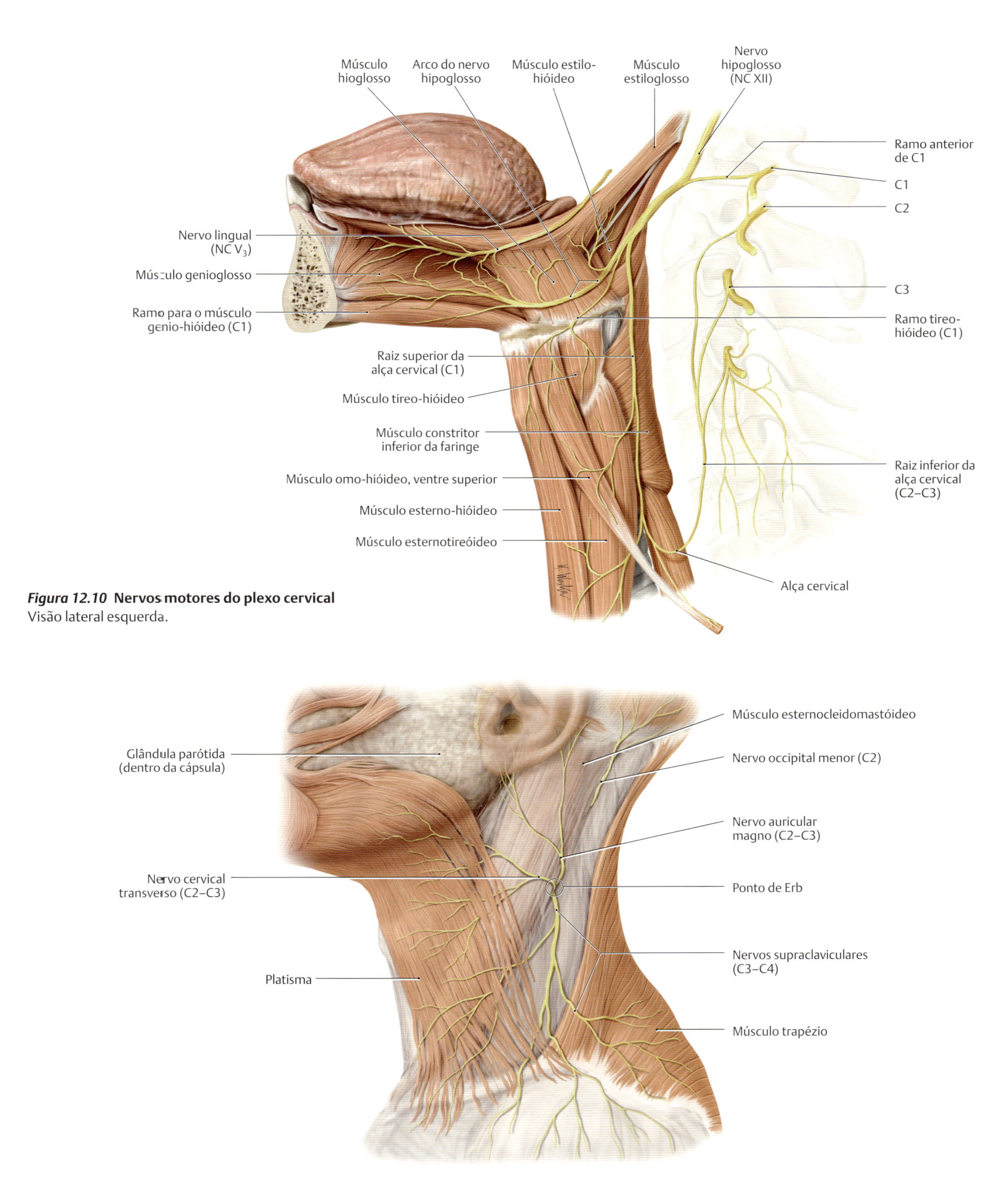

Figura 12.10 **Nervos motores do plexo cervical**
Visão lateral esquerda.

Figura 12.11 **Nervos sensoriais do plexo cervical**
Visão lateral esquerda.

Regiões cervicais (trígonos)

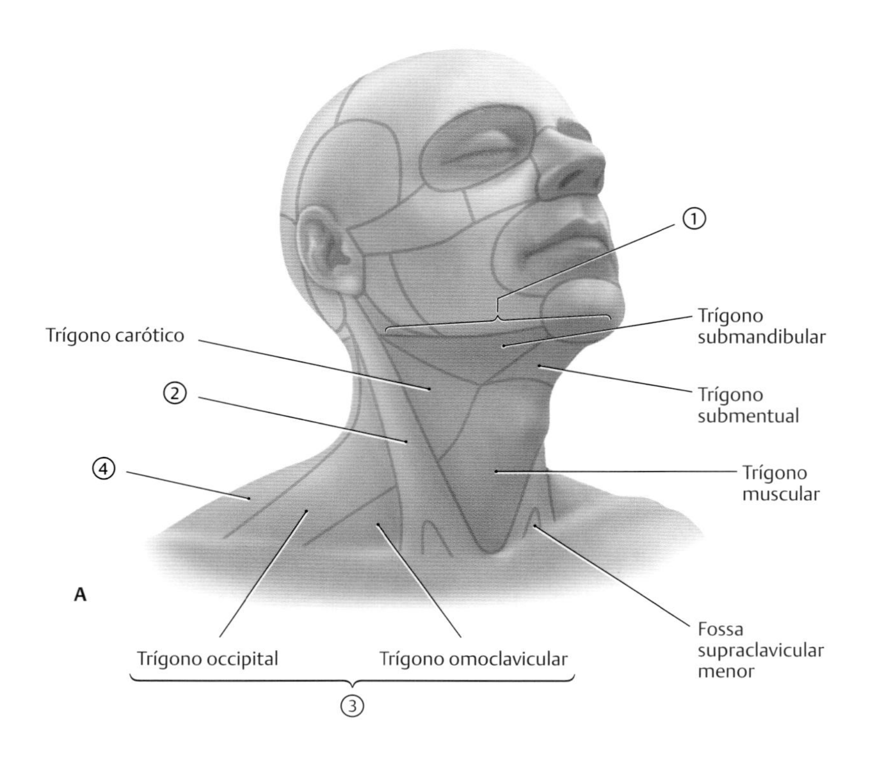

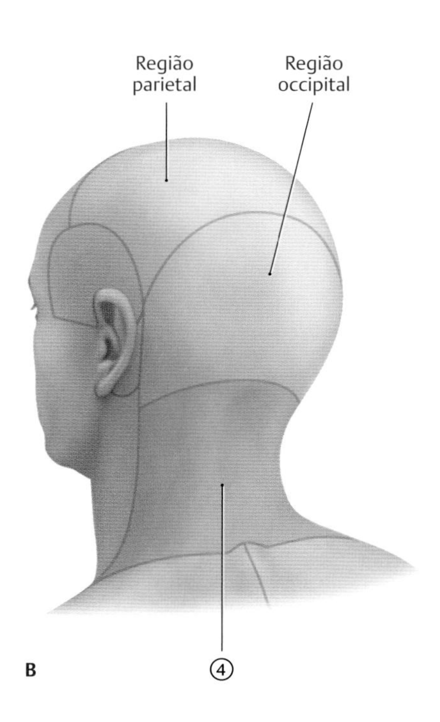

Figura 12.12 **Regiões cervicais**
A Visão lateral oblíqua direita. **B** Visão posterior oblíqua direita.
Para fins descritivos, a região cervical anterolateral é dividida em trígonos cervicais anterior e posterior, separados pelo músculo esternocleidomastóideo. A região cervical posterior também é referida como região nucal.

Tabela 12.4 **Regiões cervicais.**

Região	Subdivisão
① Região cervical anterior (trígono cervical anterior): Limitada pela linha média, mandíbula e músculo esternocleidomastóideo.	Trígono submandibular (digástrico): limitado pela mandíbula e pelos ventres do músculo digástrico.
	Trígono carótico: limitado pelo músculo esternocleidomastóideo, ventre superior do músculo omo-hióideo e ventre posterior do músculo digástrico.
	Trígono muscular: limitado pelos músculos esternocleidomastóideo, omo-hióideo superior e esterno-hióideo.
	Trígono submentual: limitado pelos ventres anteriores do músculo digástrico, hioide e mandíbula.
② Região esternocleidomastóidea: a região localizada sob o músculo esternocleidomastóideo.	
③ Região cervical lateral (trígono cervical posterior): limitado pelos músculos esternocleidomastóideo, trapézio e clavícula.	Trígono omoclavicular (subclávio): limitado pelo ventre inferior do músculo omo-hióideo, clavícula e músculo esternocleidomastóideo.
	Trígono occipital: limitado pelo ventre inferior dos músculos omo-hióideo e trapézio e clavícula.
④ Região cervical posterior (região nucal): região localizada sob o músculo trapézio inferiormente à sua inserção na linha nucal superior e superiormente à vértebra proeminente (C7).	

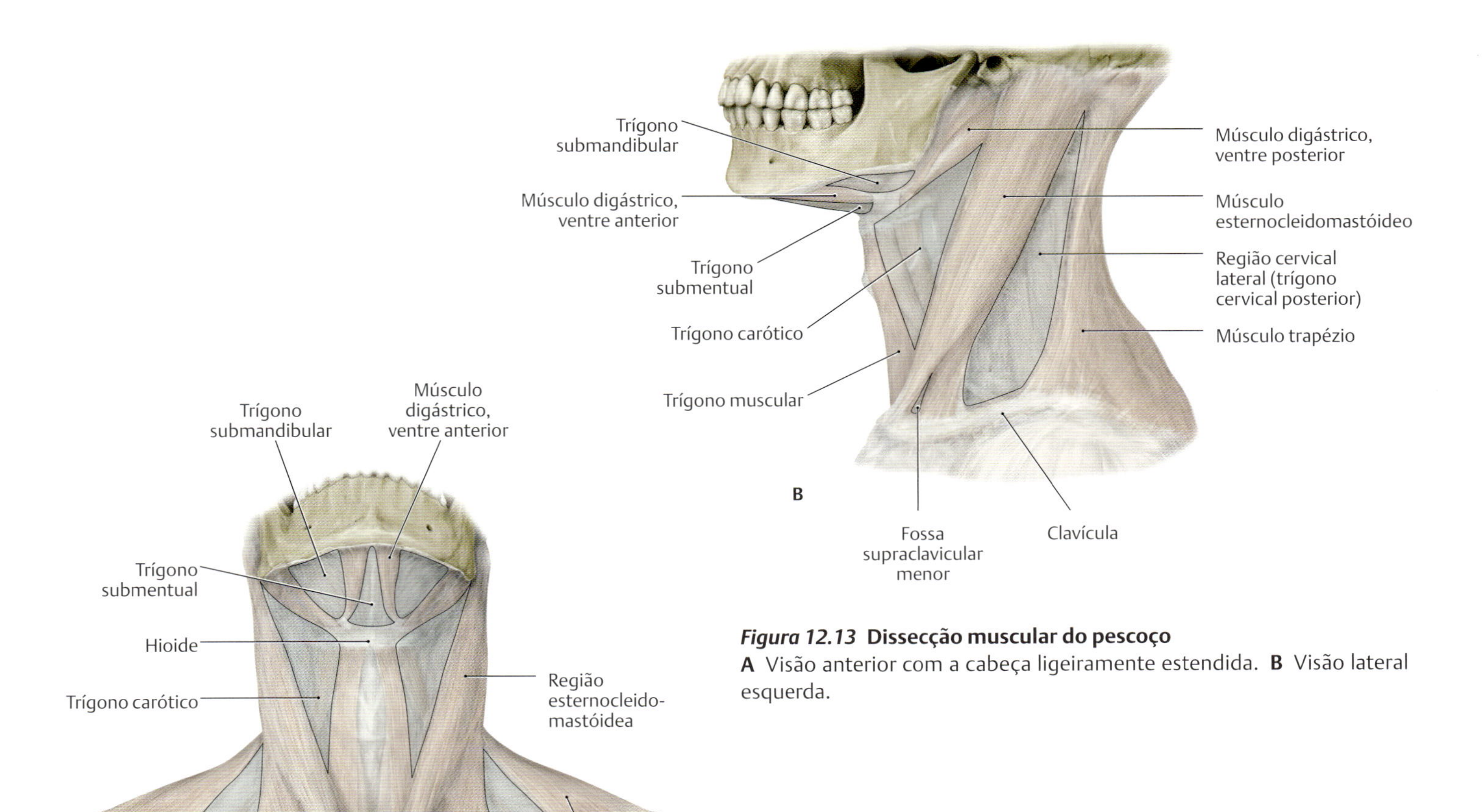

Figura 12.13 **Dissecção muscular do pescoço**
A Visão anterior com a cabeça ligeiramente estendida. **B** Visão lateral esquerda.

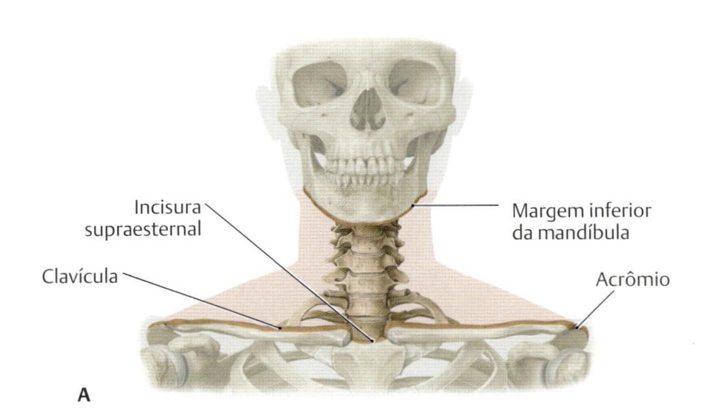

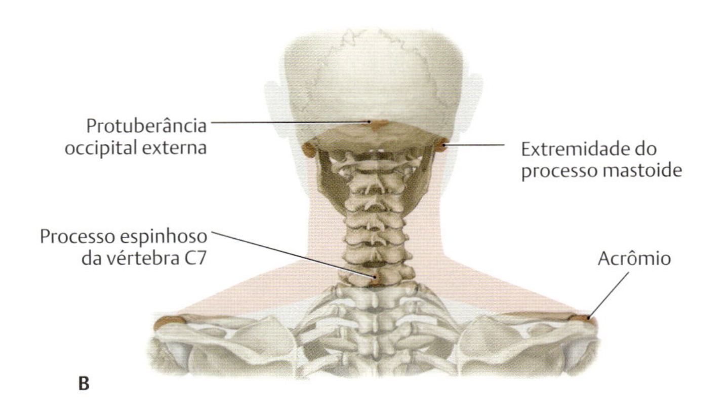

Figura 12.14 **Proeminências ósseas palpáveis no pescoço**
A Visão anterior. **B** Visão posterior. Certas estruturas palpáveis definem os limites do pescoço. Os limites superiores do pescoço são a margem inferior da mandíbula, a ponta do processo mastoide e a protuberância occipital externa. Os limites inferiores são a incisura supraesternal, a clavícula, o acrômio e o processo espinhoso da vértebra C7.

Fáscias cervicais

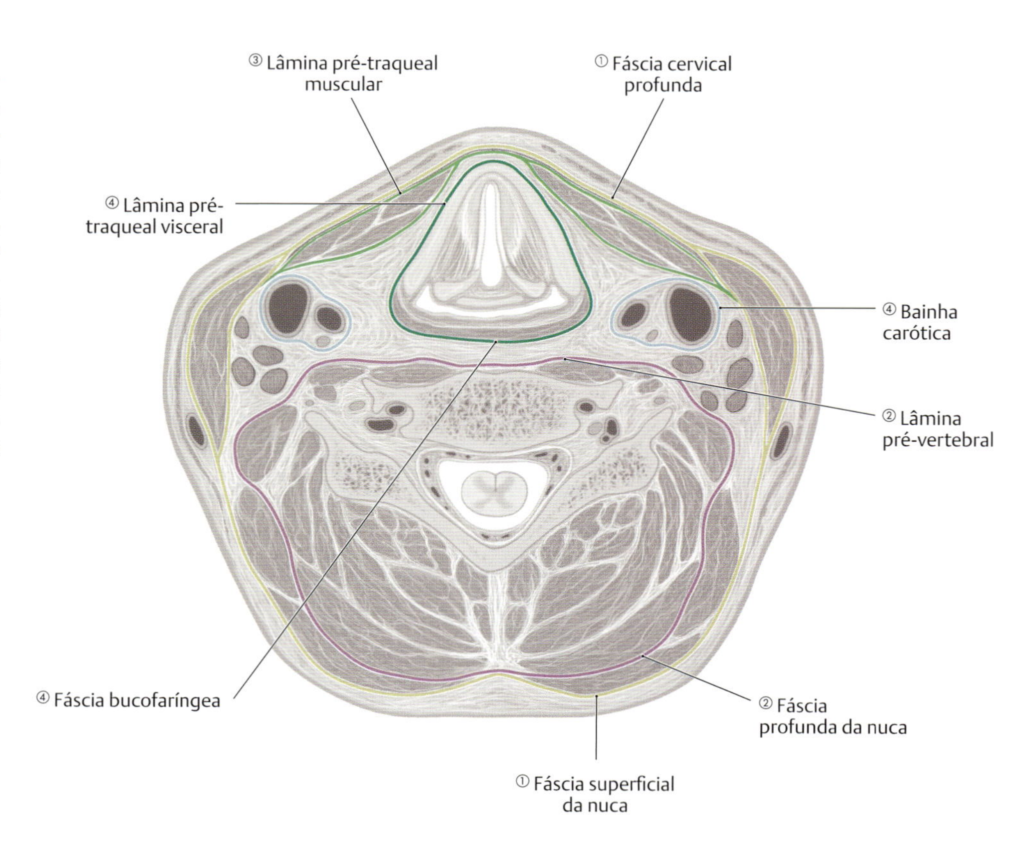

Figura 12.15 **Fáscias cervicais**
As estruturas do pescoço são envolvidas por inúmeras camadas de fáscias cervicais e de tecido conjuntivo que subdividem o pescoço em compartimentos. As camadas fasciais são separadas por espaços interfasciais. Existem quatro principais espaços fasciais no pescoço: pré-traqueal, retrovisceral/retrofaríngeo, pré-vertebral e carótico. Esses espaços não são proeminentes em condições normais (as fáscias ficam achatadas umas contra as outras). Entretanto, os espaços podem fornecer vias para a disseminação de processos inflamatórios (p. ex., infecções tonsilares na fossa infratemporal), fazendo com que estes se espalhem de regiões da cabeça e pescoço para o mediastino.

Tabela 12.5 **Fáscias cervicais e espaços fasciais.**

Apesar de frequentemente serem contínuas, muitas das camadas fasciais têm nomes diferentes, nas várias regiões cervicais, de acordo com as estruturas que envolvem.

Camada		
Camada fascial	**Descrição**	**Conteúdos**
Fáscia cervical superficial (não mostrada)	Tela subcutânea que se localiza profundamente à pele e contém o platisma anterolateralmente.	Platisma
① Fáscia de revestimento (amarelo) = Fáscia cervical profunda + Fáscia superficial da nuca	Envolve todo o pescoço e continua posteriormente com o ligamento nucal.	Músculos trapézio (se divide à sua volta) e esternocleidomastóideo
② Lâmina pré-vertebral (roxo) = lâmina pré-vertebral + fáscia profunda da nuca	Insere-se superiormente à base do crânio e continua inferiormente para o mediastino, fundindo-se com o ligamento longitudinal anterior. Continua ao longo da artéria subclávia e do plexo braquial, tornando-se contínua com a bainha axilar. • A lâmina pré-vertebral se divide em uma lâmina alar (anterior) e uma lâmina pré-vertebral (posterior) (a "área de perigo" está localizada entre essas duas lâminas).	Músculos intrínsecos do dorso e músculos pré-vertebrais
Lâmina pré-traqueal (verde)	③ Parte muscular (verde-claro)	Músculos infra-hióideos
	④ Parte visceral (verde-escuro): insere-se na cartilagem cricóidea e continua posteriormente com a fáscia bucofaríngea. Continua inferiormente no mediastino superior, fundindo-se eventualmente com o pericárdio fibroso.	Glândula tireoide, traqueia, esôfago e faringe
Bainha carótica (azul)	Consistindo em tecido areolar frouxo, a bainha se estende da base do crânio (da abertura externa do canal carótico) até o arco da aorta.	Artérias carótidas comum e interna, veia jugular interna e nervo vago (NC X); além disso, NC IX, NC XI e NC XII passam brevemente pela parte superior da bainha carótica.

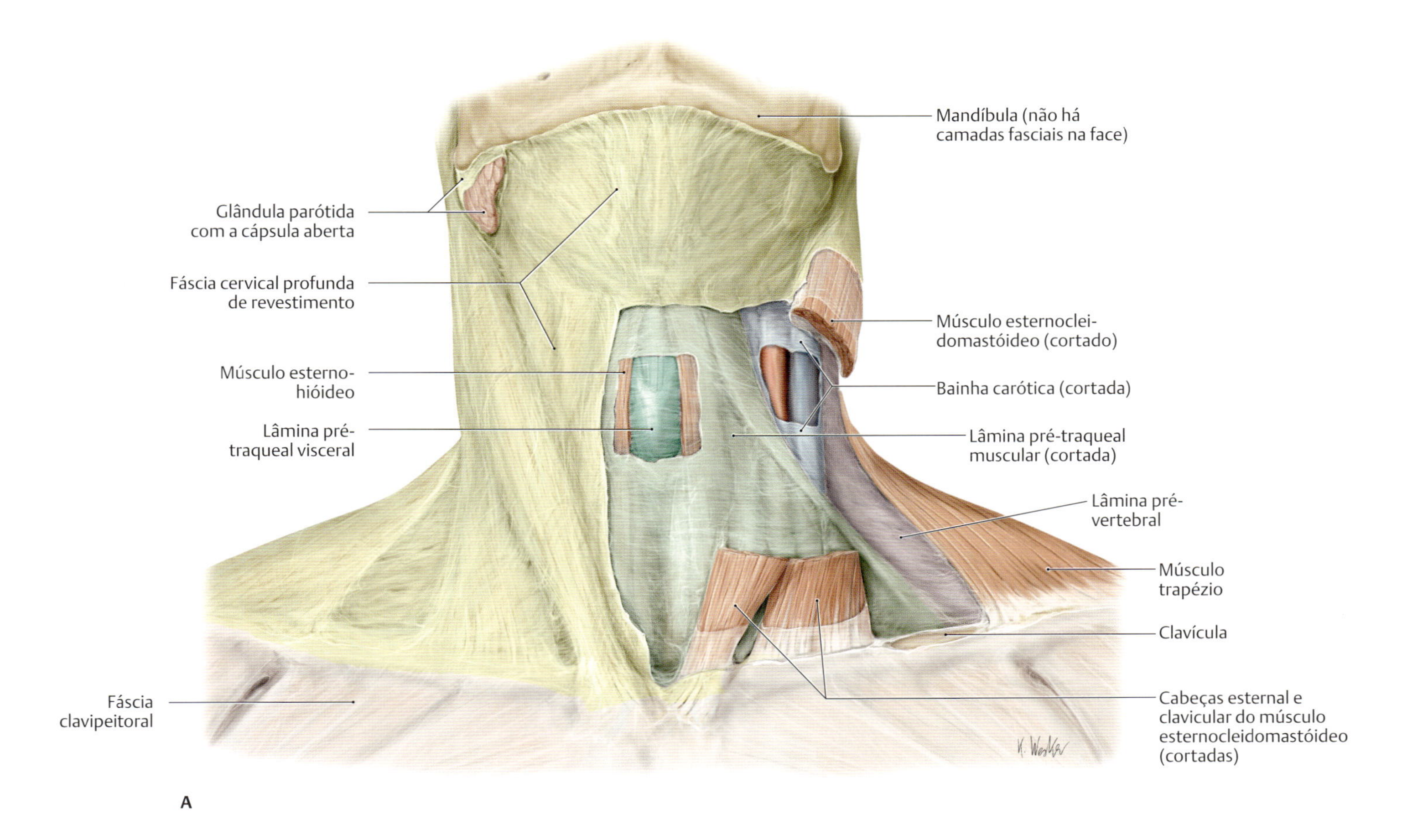

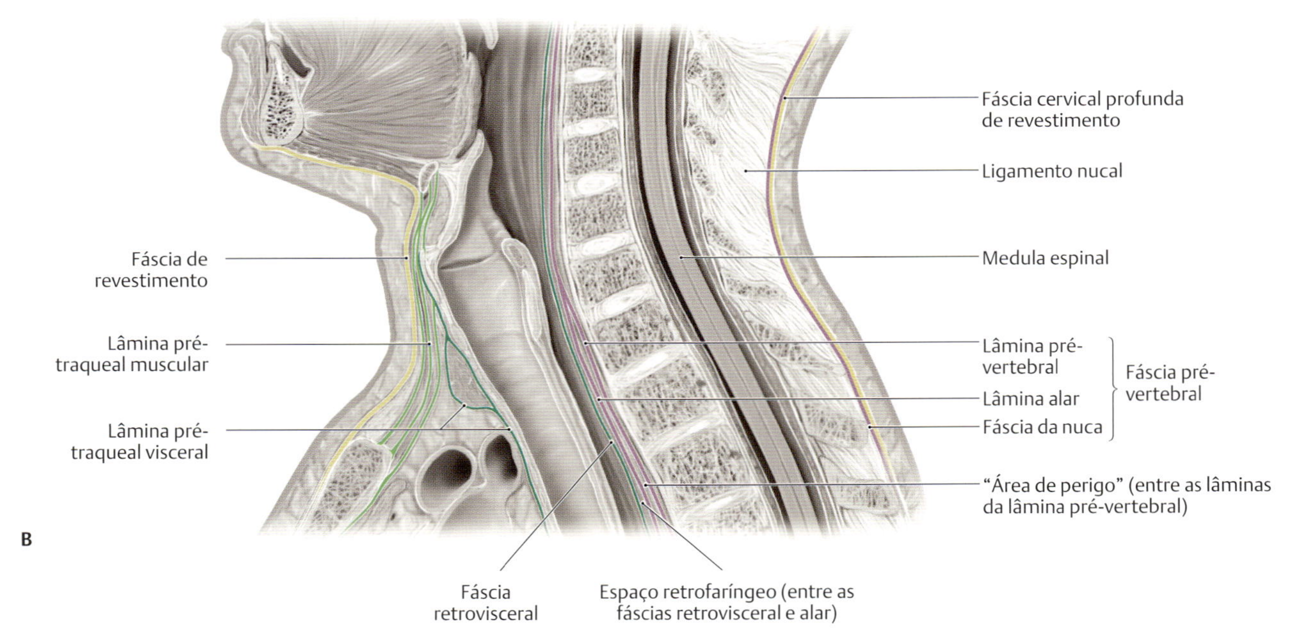

Figura 12.16 **Relações fasciais no pescoço**

A Visão anterior com a pele, fáscia cervical superficial e platisma removidos. **B** Visão lateral esquerda de corte sagital mediano.

A fáscia cervical superficial (não mostrada) situa-se profundamente à pele e contém o músculo cutâneo do pescoço (platisma). A fáscia de revestimento da fáscia cervical profunda contém o restante das estruturas do pescoço. Ela se insere na margem inferior da mandíbula e continua inferiormente com a fáscia clavipeitoral (anteriormente) e com a fáscia toracolombar (posteriormente). A fáscia cervical profunda se divide para envolver a glândula parótida em uma cápsula (**A**, a tumefação da glândula parótida resulta em dor devido à constrição pela cápsula). Ela também se divide para envolver o músculo esternocleidomastóideo. Na região cervical anterior, a lâmina pré-traqueal se situa profundamente à fáscia de revestimento. Ela consiste em uma parte muscular e em uma parte visceral, que coletivamente envolvem as estruturas da região cervical anterior, incluindo a faringe, a traqueia e o esôfago. A parte da lâmina pré-traqueal posterior ao esôfago é conhecida como fáscia retrovisceral (**B**). Ela é separada da lâmina pré-vertebral pelo espaço retrofaríngeo. Inferiormente ao ádito da laringe, a lâmina pré-vertebral se divide em uma lâmina anterior (alar) e em uma lâmina posterior (pré-vertebral), que são separadas por uma "área de perigo" – uma via potencial para a disseminação de infecções da faringe para o mediastino superior. Com a osteomielite tuberculosa da coluna cervical, pode haver o desenvolvimento de um abscesso retrofaríngeo na "área de perigo" ao longo da lâmina pré-vertebral. Ambas as lâminas pré-vertebrais são contínuas posteriormente à fáscia profunda da nuca. *Nota:* a bainha carótica localizada lateralmente (**A**) não aparece no corte sagital mediano.

Região cervical posterior

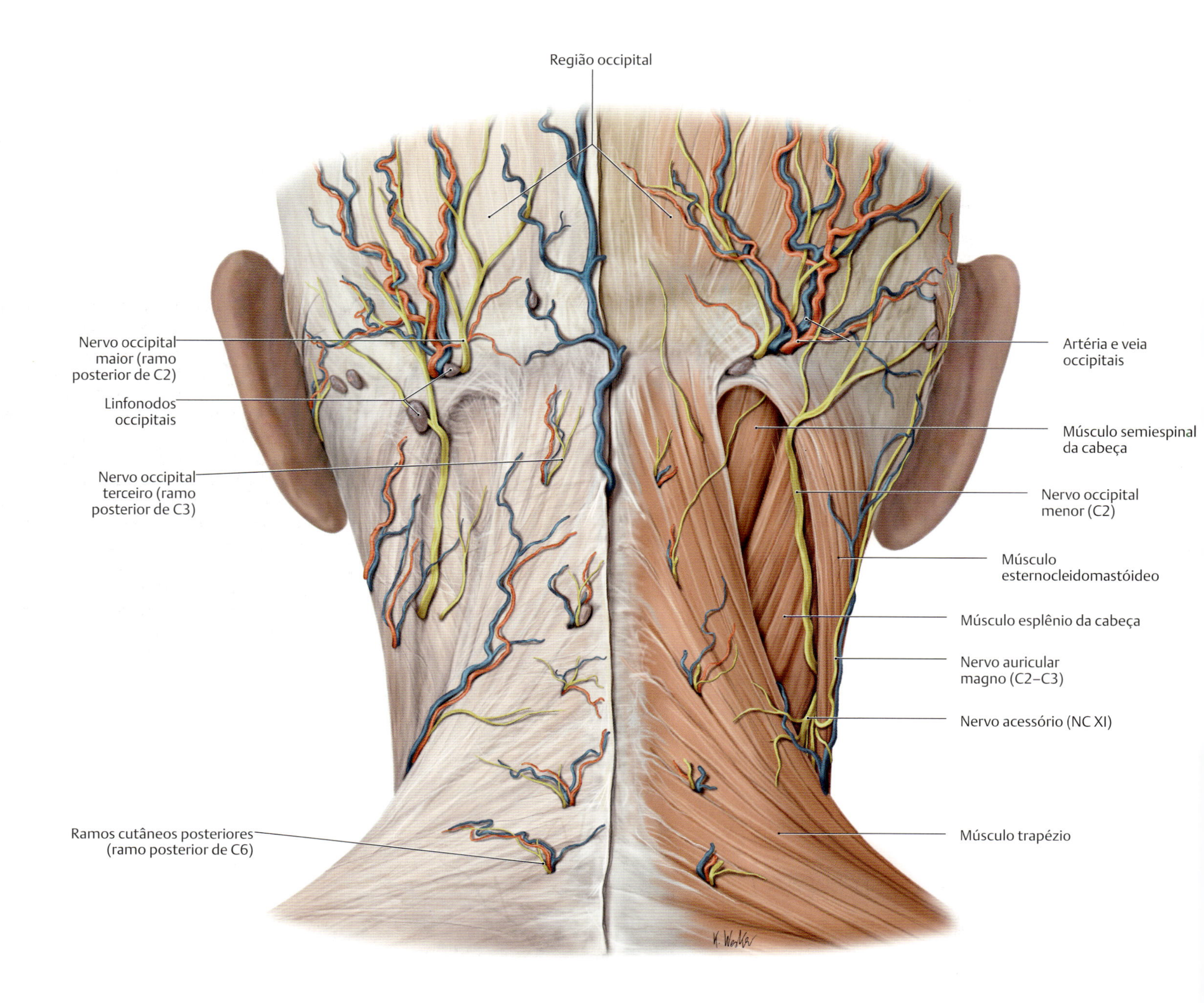

Figura 12.17 **Região cervical posterior (nucal)**
Visão posterior. Lado esquerdo: tela subcutânea da fáscia superficial da nuca. Lado direito: toda a fáscia removida (fáscia cervical superficial, fáscia de revestimento, lâmina pré-vertebral).
A região cervical posterior é limitada superiormente pela linha nucal superior (a inserção dos músculos trapézio e esternocleidomastóideo no occipital) e inferiormente pelo processo espinhoso palpável da última vértebra cervical, a vértebra proeminente (C7). A região cervical posterior, assim como o restante do pescoço, está completamente envolvida na fáscia superficial (lado esquerdo). A fáscia de revestimento da fáscia cervical profunda envolve o músculo trapézio e se divide para envolver o músculo esternocleidomastóideo. Ambos os músculos são inervados pelo nervo acessório (NC XI). A fáscia profunda da nuca (a continuação posterior da lâmina pré-vertebral) se localiza profundamente aos músculos trapézio e esternocleidomastóideo e envolve os músculos intrínsecos do dorso (aqui: músculos semiespinal e esplênio da cabeça). Os músculos intrínsecos do dorso recebem inervação motora e sensorial dos ramos posteriores dos nervos espinais (veja a **Figura 12.20**). O nervo auricular magno e o nervo occipital menor também são visíveis nessa dissecção. Eles são nervos sensoriais que se originam do plexo cervical (formado pelos ramos anteriores de C1–C4). A principal artéria da região occipital é a artéria occipital, um ramo posterior da artéria carótida externa.

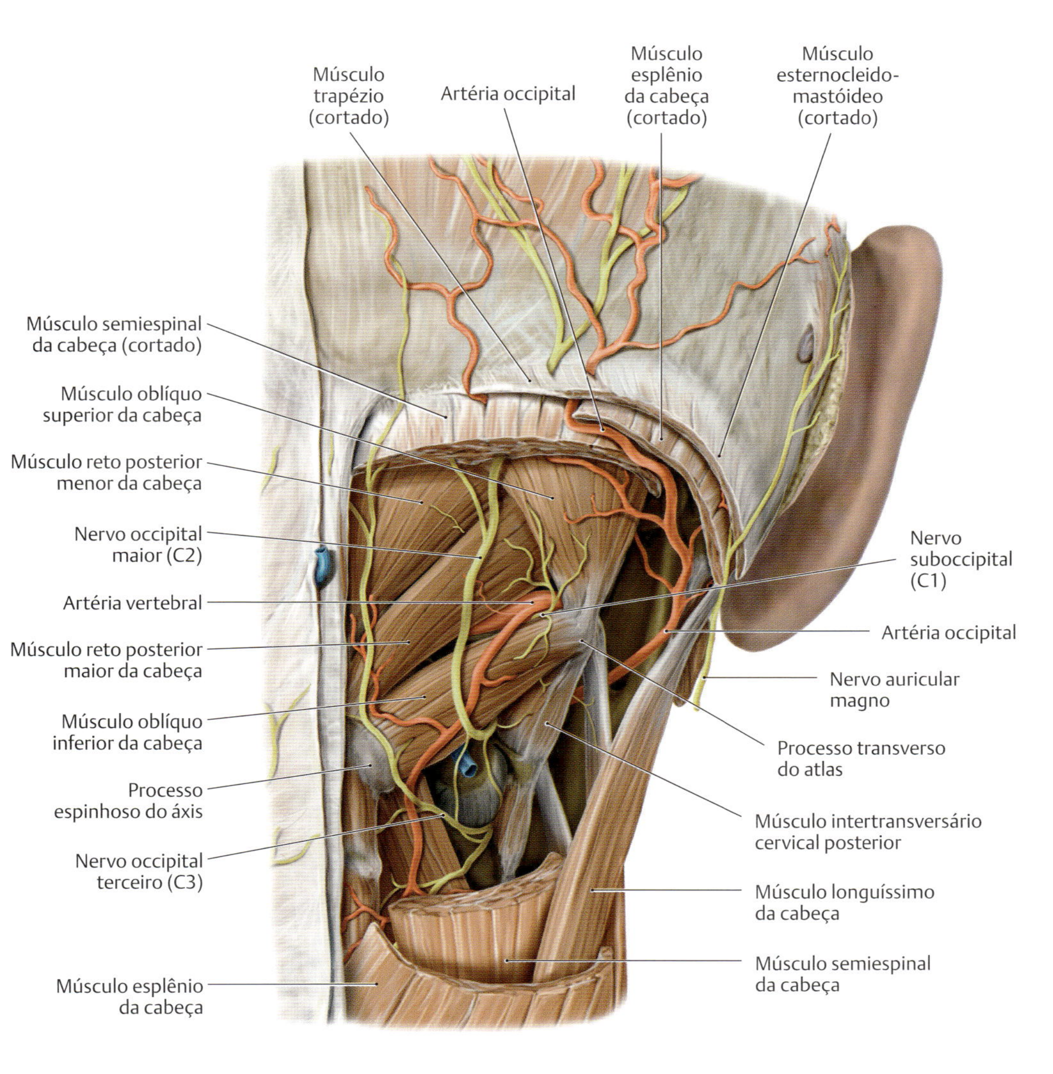

Figura 12.18 **Trígono suboccipital**
Visão posterior do lado direito. O trígono suboccipital é um trígono muscular situado profundamente aos músculos trapézio, esplênio da cabeça e semiespinal da cabeça. Ele é limitado superiormente pelo músculo reto posterior maior da cabeça, lateralmente pelo músculo oblíquo superior da cabeça e inferiormente pelo músculo oblíquo inferior da cabeça. Um pequeno segmento da artéria vertebral corre pela parte profunda do trígono depois de deixar o forame transversário do atlas. Ele emite ramos para os músculos curtos da nuca adjacentes antes de sair do trígono suboccipital pela perfuração da membrana atlantoccipital posterior. As artérias vertebrais se unem intracranianamente para formar a artéria basilar, a maior contribuinte para o fluxo sanguíneo cerebral.

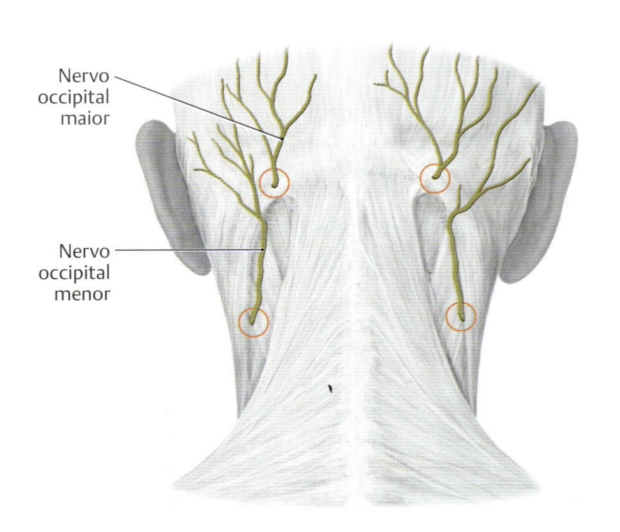

Figura 12.19 **Locais de emergência dos nervos occipitais**
Visão posterior. Os locais onde os nervos occipitais menor e maior emergem da fáscia para o tecido conjuntivo subcutâneo são clinicamente importantes por serem sensíveis à palpação em certas doenças (p. ex., meningite). O examinador testa a sensação desses nervos pressionando levemente o polegar sobre os pontos circulados. Se esses pontos (mas não suas adjacências) estiverem doloridos, o clínico deve suspeitar de meningite.

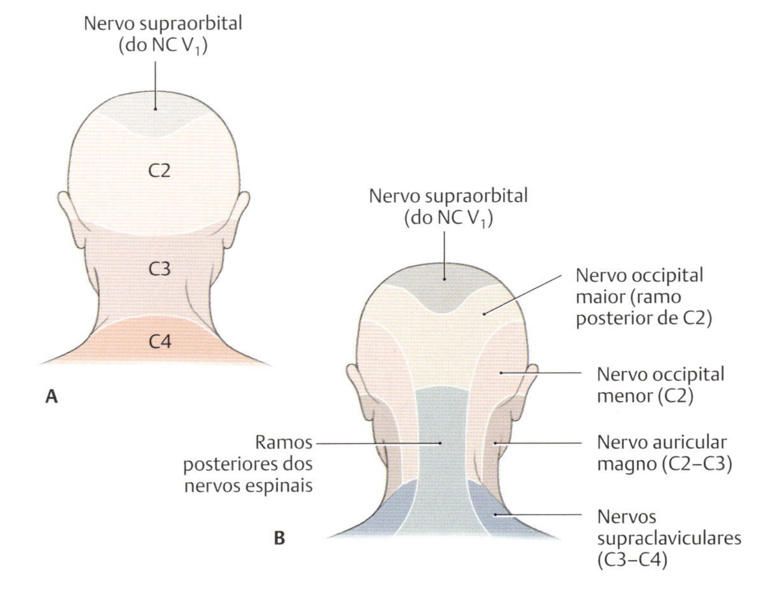

Figura 12.20 **Inervação cutânea da região cervical posterior**
Visão posterior. **A** Inervação segmental (dermátomos). **B** Nervos cutâneos periféricos.
O occipúcio e as regiões nucais derivam, em sua maioria, da sua inervação segmental dos nervos espinais C2 e C3. Dos nervos cutâneos específicos, o nervo occipital maior é um ramo posterior; os nervos occipital menor, auricular magno e supraclavicular são ramos do plexo cervical (formados a partir dos ramos anteriores de C1–C4). Ver Capítulo 4 para inervação cutânea segmental *versus* periférica.

Região cervical lateral

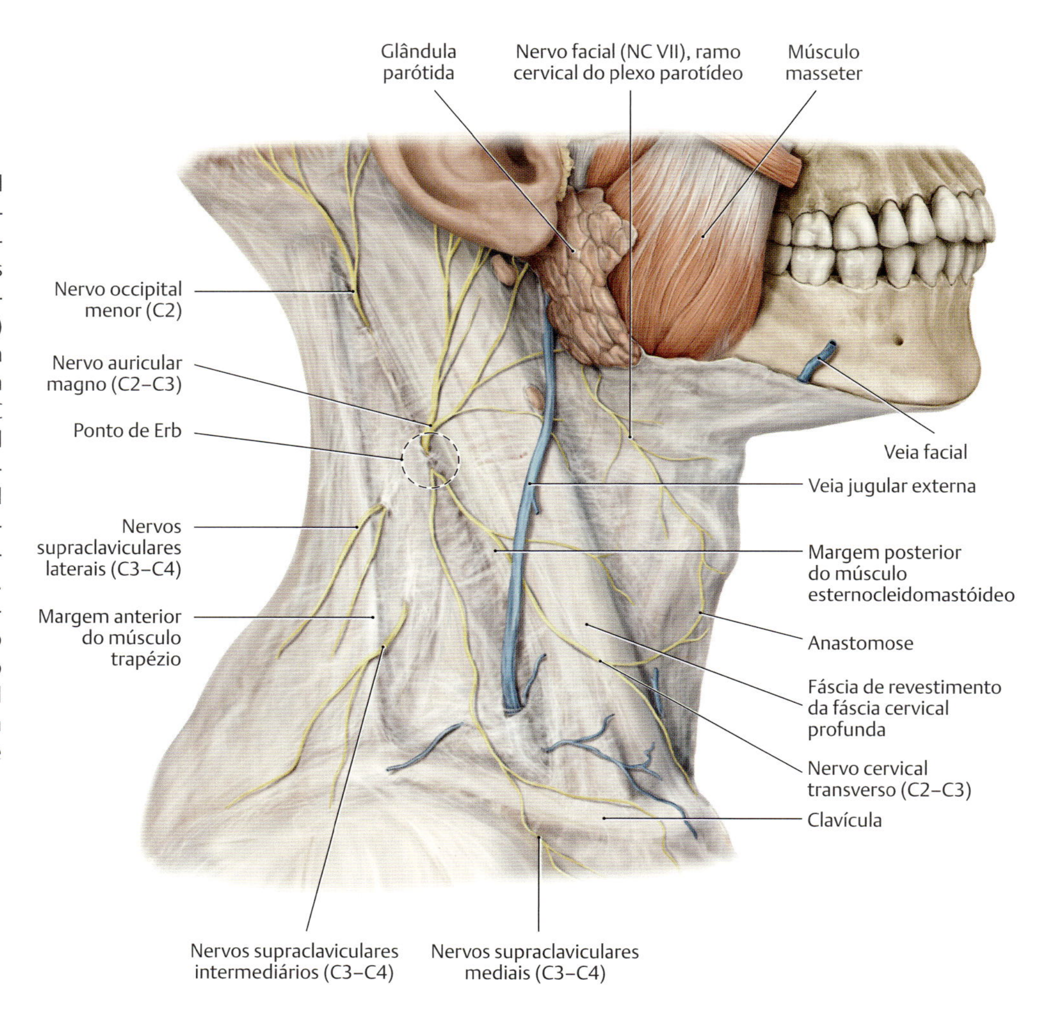

Figura 12.21 **Região cervical lateral**
Visão lateral direita. *Removidos:* fáscia cervical superficial, platisma e cápsula da glândula parótida (fáscia de revestimento). A fáscia de revestimento da fáscia cervical profunda envolve todas as estruturas do pescoço, com exceção do platisma. (*Nota:* a face não possui camadas fasciais.) Ela se divide para envolver a glândula parótida em uma cápsula. A cápsula foi aberta para mostrar a emergência do ramo cervical do nervo facial (NC VII) a partir do plexo parotídeo. O ramo cervical fornece inervação motora para o platisma. Os nervos sensoriais da região cervical anterolateral (occipital menor, auricular magno, cervical transverso e supraclavicular) se originam do plexo cervical, formado pelos ramos anteriores de C1–C4. Eles perfuram a fáscia de revestimento no ou próximo ao ponto nervoso (ponto de Erb), do meio para baixo da margem posterior do músculo esternocleidomastóideo. *Nota:* o nervo cervical transverso (sensorial) segue profundamente à veia jugular interna e forma uma anastomose mista com o ramo cervical (motor) do NC VII.

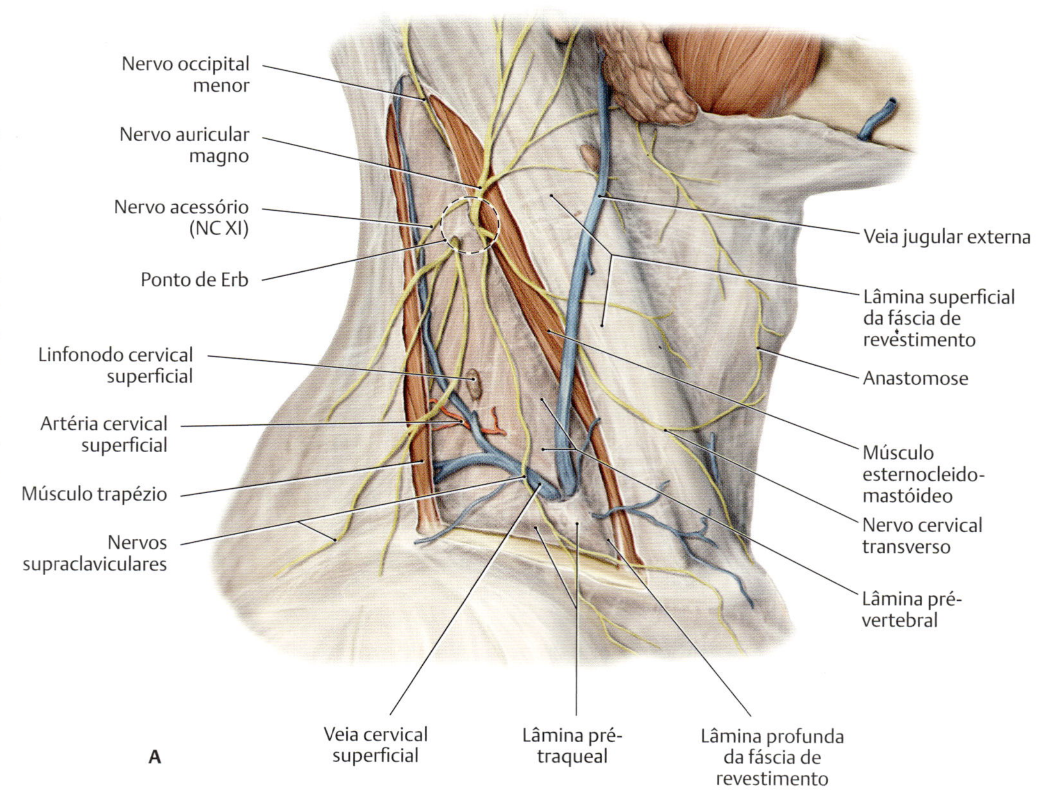

Figura 12.22 **Trígono cervical posterior**
Visão lateral direita. **A** Fáscia de revestimento removida. **B** Lâmina pré-traqueal removida. **C** Lâmina pré-vertebral removida.
A fáscia de revestimento da fáscia cervical profunda se divide em uma lâmina superficial e uma lâmina profunda para envolver os músculos esternocleidomastóideo e trapézio, ambos inervados pelo nervo acessório (NC XI). (*Nota:* o nervo acessório pode ser lesionado durante a biopsia de um linfonodo.) A remoção da fáscia de revestimento entre os músculos esternocleidomastóideo e trapézio revela o trígono cervical posterior (limitado inferiormente pela clavícula). Isso expõe a lâmina pré-vertebral, que envolve os músculos intrínsecos e profundos do pescoço. A lâmina pré-vertebral é fusionada à lâmina pré-traqueal, que envolve o músculo omo-hióideo (**B**). A remoção da lâmina pré-vertebral expõe o nervo frênico (**C**), que se origina do plexo cervical e descende para inervar o diafragma. O plexo braquial (**C**) também é visível em seu ponto de emergência entre os músculos escalenos anterior e médio.

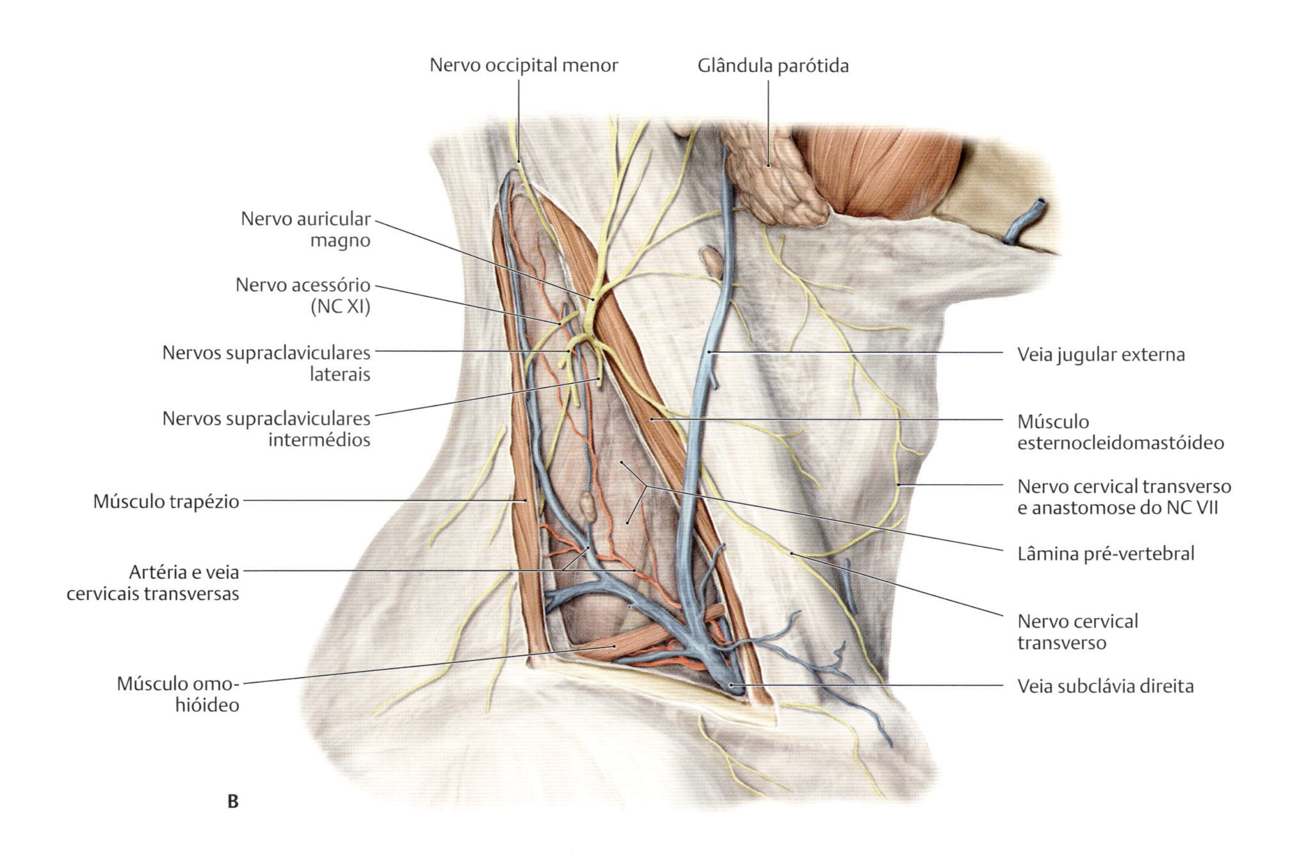
Nervo occipital menor
Glândula parótida
Nervo auricular magno
Nervo acessório (NC XI)
Nervos supraclaviculares laterais
Nervos supraclaviculares intermédios
Músculo trapézio
Artéria e veia cervicais transversas
Músculo omo-hióideo
Veia jugular externa
Músculo esternocleidomastóideo
Nervo cervical transverso e anastomose do NC VII
Lâmina pré-vertebral
Nervo cervical transverso
Veia subclávia direita
B

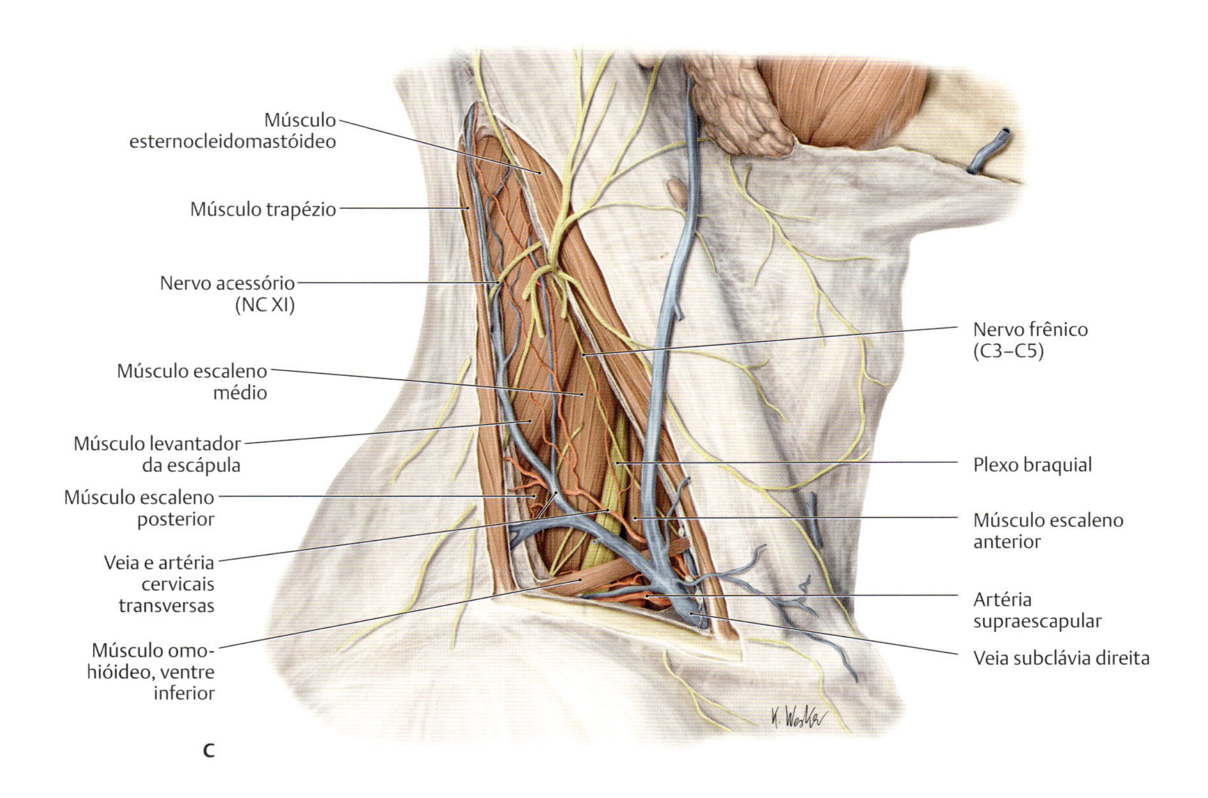
Músculo esternocleidomastóideo
Músculo trapézio
Nervo acessório (NC XI)
Músculo escaleno médio
Músculo levantador da escápula
Músculo escaleno posterior
Veia e artéria cervicais transversas
Músculo omo-hióideo, ventre inferior
Nervo frênico (C3–C5)
Plexo braquial
Músculo escaleno anterior
Artéria supraescapular
Veia subclávia direita
C

Região cervical anterior

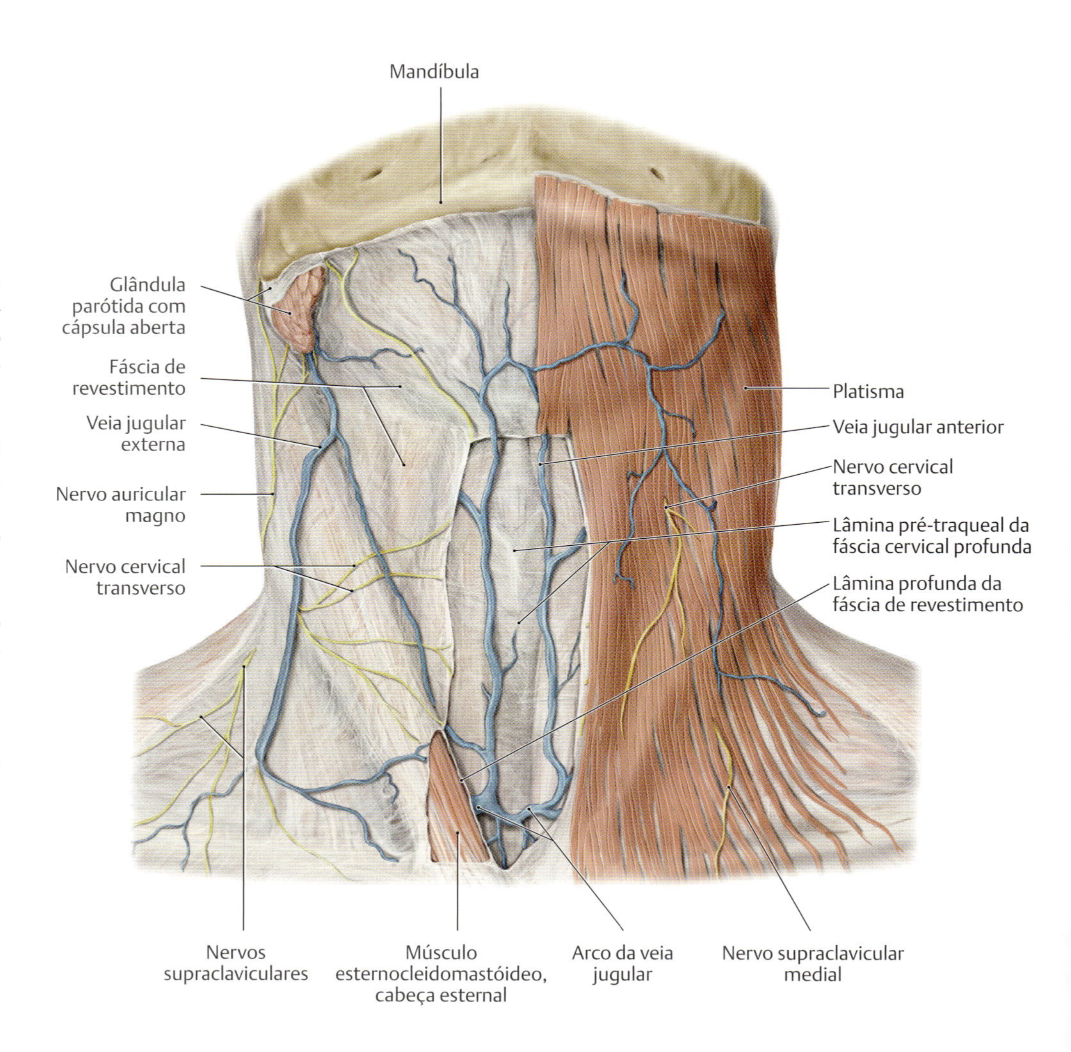

Figura 12.23 **Região cervical anterior**
Visão anterior. Região cervical esquerda: fáscia cervical superficial removida para expor o platisma. Região cervical direita: platisma removido para expor a fáscia de revestimento. A fáscia de revestimento da fáscia cervical profunda está situada profundamente ao platisma cutâneo, que é inervado pelo ramo cervical do nervo facial (NC VII). Ele se insere na margem inferior da mandíbula e continua inferiormente com a fáscia clavipeitoral. A fáscia de revestimento se divide para formar uma cápsula ao redor da glândula parótida. A inflamação da glândula parótida (p. ex., caxumba) causa edema facial conspícuo e deformidade nessa região ("bochechas de hamster" com os lobos da orelha proeminentes). A fáscia de revestimento também se divide em uma lâmina superficial e uma lâmina profunda para envolver o músculo esternocleidomastóideo. A fáscia de revestimento foi cortada ao redor da linha média para expor a lâmina pré-traqueal da fáscia cervical profunda, que envolve os músculos infra-hióideos e vísceras da região cervical anterior.

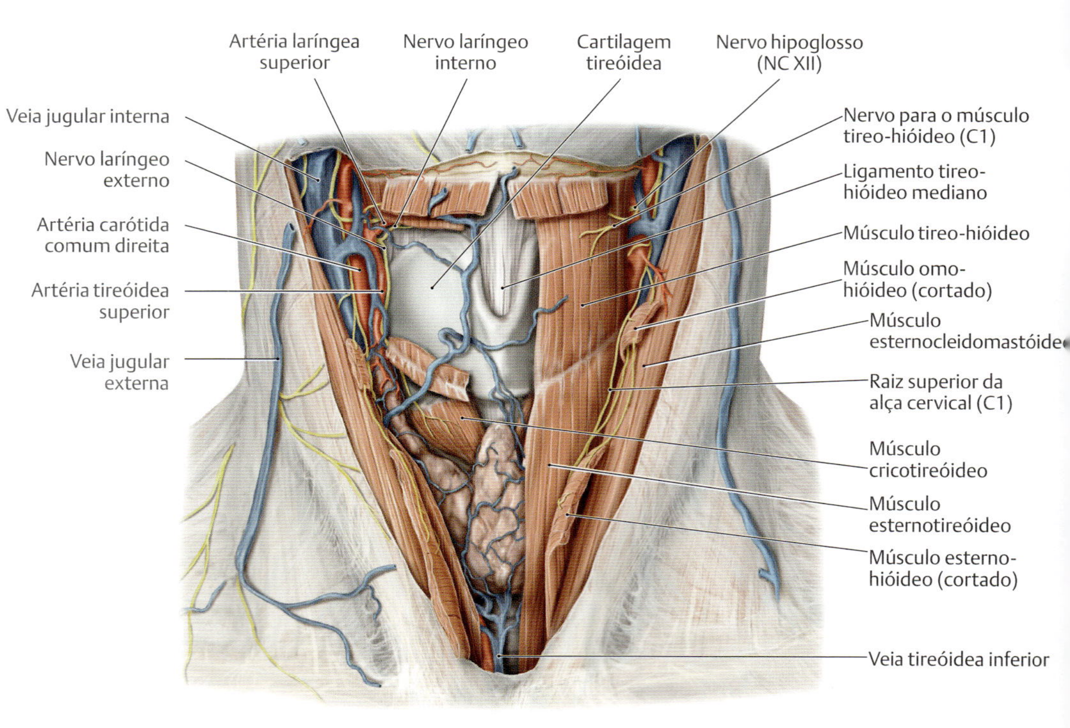

Figura 12.24 **Trígono cervical anterior**
Visão anterior. A lâmina pré-traqueal foi removida para expor o trígono cervical anterior, limitado pela mandíbula e pelas margens anteriores dos músculos esternocleidomastóideos. Os músculos infra-hióideos são envolvidos pela lâmina pré-traqueal muscular (removida). A glândula tireoide e a laringe são envolvidas pela lâmina pré-traqueal visceral (removida). O trígono cervical anterior contém a rede neurovascular da laringe e da glândula tireoide, incluindo o primeiro ramo da artéria carótida externa (a artéria tireóidea superior). Os nervos laríngeos interno e externo (do ramo laríngeo superior do NC X) são visíveis. As fibras motoras de C1 correm com o nervo hipoglosso (NV XII) para os músculos tireo-hióideo e genio-hióideo (não mostrados). Certas fibras motoras de C1 deixam o NC XII para formar a raiz superior da alça cervical. A raiz inferior é formada pelas fibras motoras de C2 e C3. A alça cervical inerva os músculos omo-hióideo, esternotireóideo e esterno-hióideo.

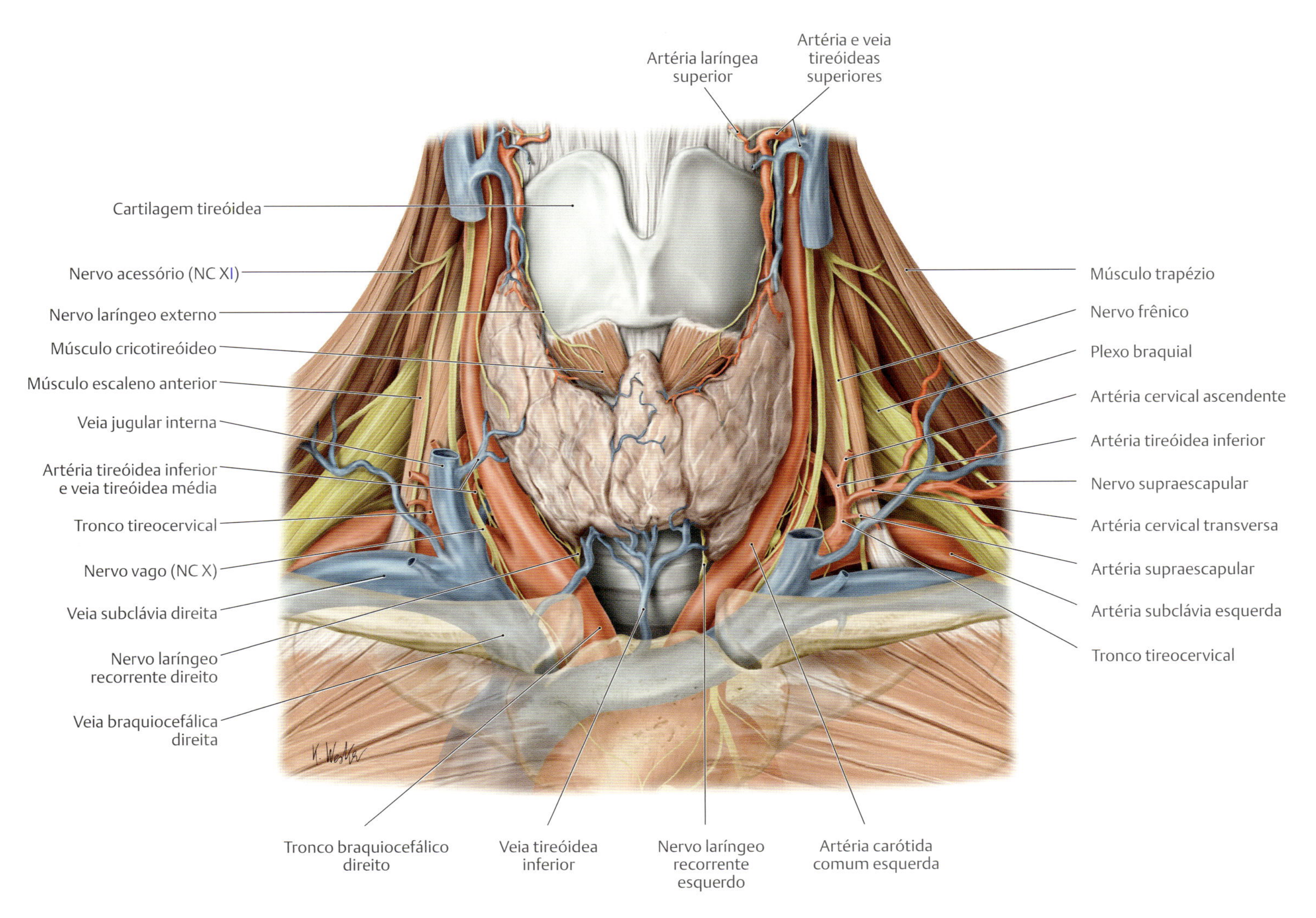

Figura 12.25 **Raiz do pescoço (abertura superior do tórax)**
Visão anterior. A raiz do pescoço contém inúmeras estruturas, incluindo a artéria carótida comum, a artéria subclávia, a veia subclávia, a veia jugular interna, a veia tireóidea inferior, o nervo vago, o nervo frênico e o nervo laríngeo recorrente. Um bócio retroesternal que aumente o polo inferior da glândula tireoide pode facilmente comprimir as estruturas neurovasculares e a abertura superior do tórax.

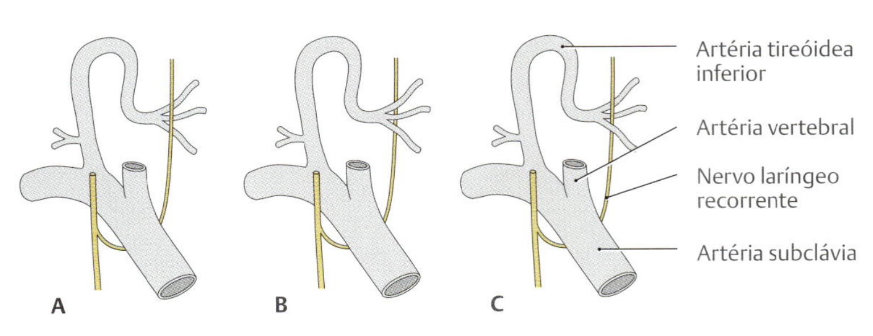

Figura 12.26 **Curso do nervo laríngeo recorrente direito** (segundo von Lanz e Wachsmuth)
Visão anterior. O nervo laríngeo recorrente é um ramo somatomotor e sensorial do nervo vago, que inerva todos os músculos da laringe, exceto o músculo cricotireóideo. A lesão unilateral desse nervo resulta em rouquidão, e a lesão bilateral no fechamento da glote e dispneia grave. O nervo laríngeo recorrente direito pode passar na frente (**A**), atrás (**B**) ou entre (**C**) os ramos da artéria tireóidea inferior. Seu curso deve ser observado durante as operações da glândula tireoide devido a sua íntima relação com a face posterior da glândula. *Nota:* o nervo laríngeo recorrente esquerdo passa ao redor do arco da aorta nas proximidades do ligamento arterial.

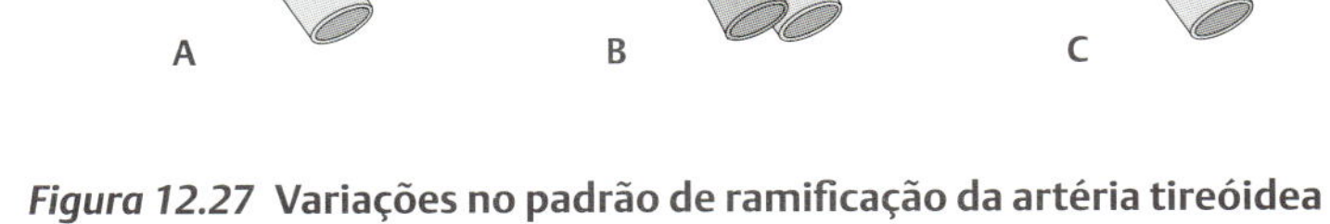

Figura 12.27 **Variações no padrão de ramificação da artéria tireóidea inferior direita** (segundo Platzer)
O curso da artéria tireóidea inferior é altamente variável. Ela pode correr medialmente atrás da artéria vertebral (**A**), se dividir imediatamente após se originar do tronco tireocervical (**B**), ou se originar como o primeiro ramo da artéria subclávia (**C**).

Região cervical anterolateral profunda

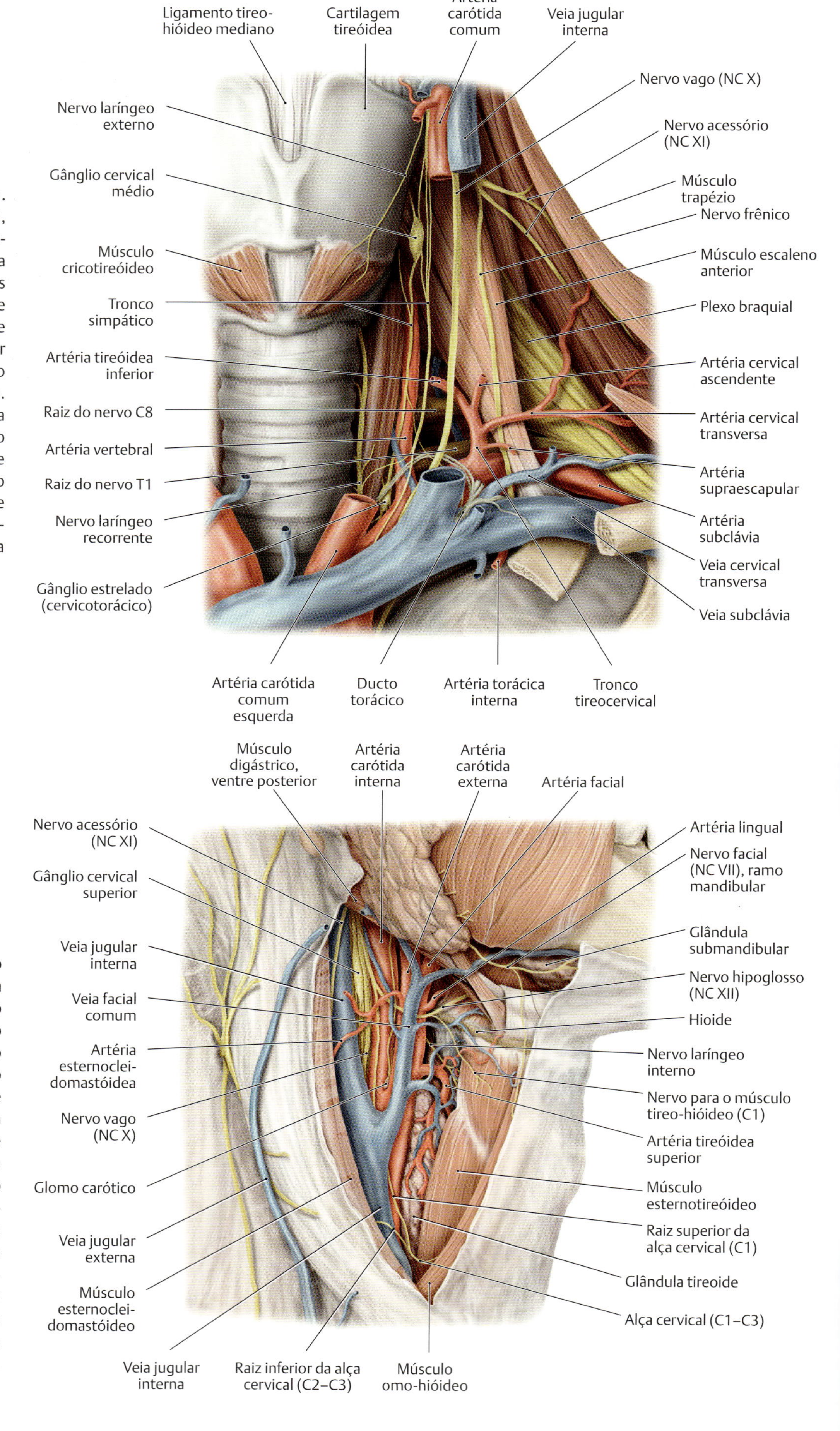

Figura 12.28 **Raiz do pescoço**
Visão anterior da região cervical esquerda. *Removidos*: clavícula (extremidade esternal), primeira costela, manúbrio do esterno e glândula tireoide. A artéria carótida comum esquerda foi cortada para expor os gânglios simpáticos e a ascensão do nervo laríngeo recorrente esquerdo a partir do arco da aorta (onde ele se origina do NC X). O plexo braquial pode ser visto emergindo do espaço interescalênico entre os músculos escalenos anterior e médio. Ele segue com artéria e veia subclávias para a axila. O nervo frênico descende no músculo escaleno anterior para o mediastino, onde inerva o diafragma. O ducto torácico esquerdo termina na junção venosa jugulossubclávia. Ele recebe linfonodos de todo o corpo, com exceção do quadrante superior direito, que drena para o ducto linfático direito.

Figura 12.29 **Trígono carótico**
Visão lateral direita. A fáscia de revestimento da fáscia cervical profunda foi removida para expor o trígono carótico, uma subdivisão do trígono cervical anterior limitada pelo músculo esternocleidomastóideo, ventre superior do músculo omo-hióideo e ventre posterior do músculo digástrico. As lâminas pré-vertebral e pré-traqueal também foram removidas para expor os conteúdos do trígono carótico, que incluem as artérias carótidas interna e externa e as tributárias da veia jugular interna. O tronco simpático corre entre os principais vasos sanguíneos junto com o nervo vago (NC X). As fibras motoras de C1 seguem com o nervo hipoglosso (NC XII) para os músculos tireo-hióideo e genio-hióideo. Algumas fibras motoras de C1 saem para formar a raiz superior da alça cervical (a raiz inferior é formada por fibras de C2–C3). A alça cervical inerva os músculos omo-hióideo, esterno-hióideo e esternotireóideo.

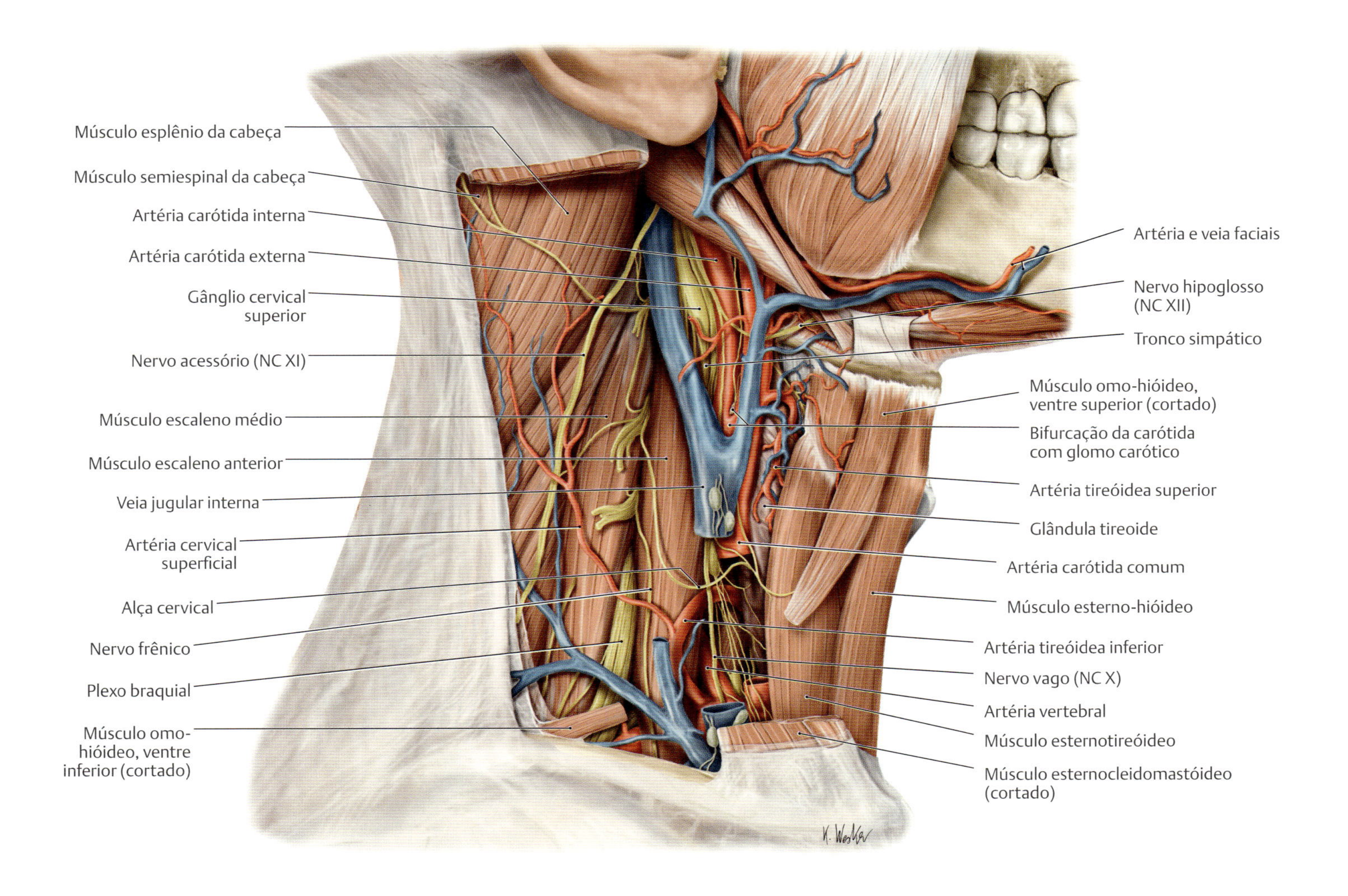

Figura 12.30 **Região cervical lateral profunda**

Visão lateral direita. A região do músculo esternocleidomastóideo e o trígono carótico foram dissecados juntamente com as porções adjacentes dos trígonos cervicais posterior e anterior. A bainha carótica foi removida na dissecção junto com as fáscias cervicais e o músculo omo-hióideo para evidenciar importantes estruturas neurovasculares no pescoço:

- Artéria carótida comum com as artérias carótidas interna e externa
- Artérias tireóideas superior e inferior
- Veia jugular interna
- Linfonodos cervicais profundos ao longo da veia jugular
- Tronco simpático, incluindo gânglios
- Nervo vago (NC X)
- Nervo acessório (NC XI)
- Nervo hipoglosso (NC XII)
- Plexo braquial
- Nervo frênico

O nervo frênico (C3–C5) se origina do plexo cervical e do plexo braquial. O ponto de referência para localizar o nervo frênico é o músculo escaleno anterior, ao longo do qual o nervo descende no pescoço. O espaço interescalênico (posterior) está localizado entre os músculos escalenos anterior e médio e a primeira costela e é entrecortado pelo plexo braquial e pela artéria subclávia. A veia subclávia passa pelo músculo escaleno anterior.

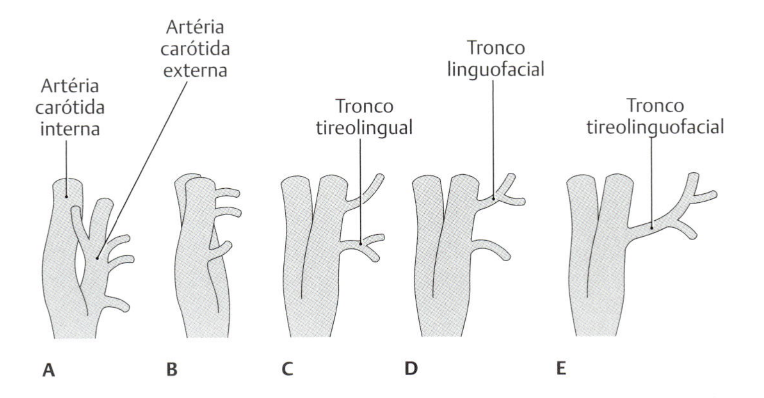

Figura 12.31 **Variantes das artérias carótidas** (segundo Faller e Poisel-Golth)

A artéria carótida interna pode se originar da artéria carótida comum posterolateral (49%, **A**) ou anteromedial (9%, **B**) para a artéria carótida externa ou para outros locais intermediários.

A artéria carótida externa pode dar origem a um tronco tireolingual (4%, **C**), tronco linguofacial (23%, **D**), ou tireolinguofacial (0,6%, **E**).

Espaço parafaríngeo (I)

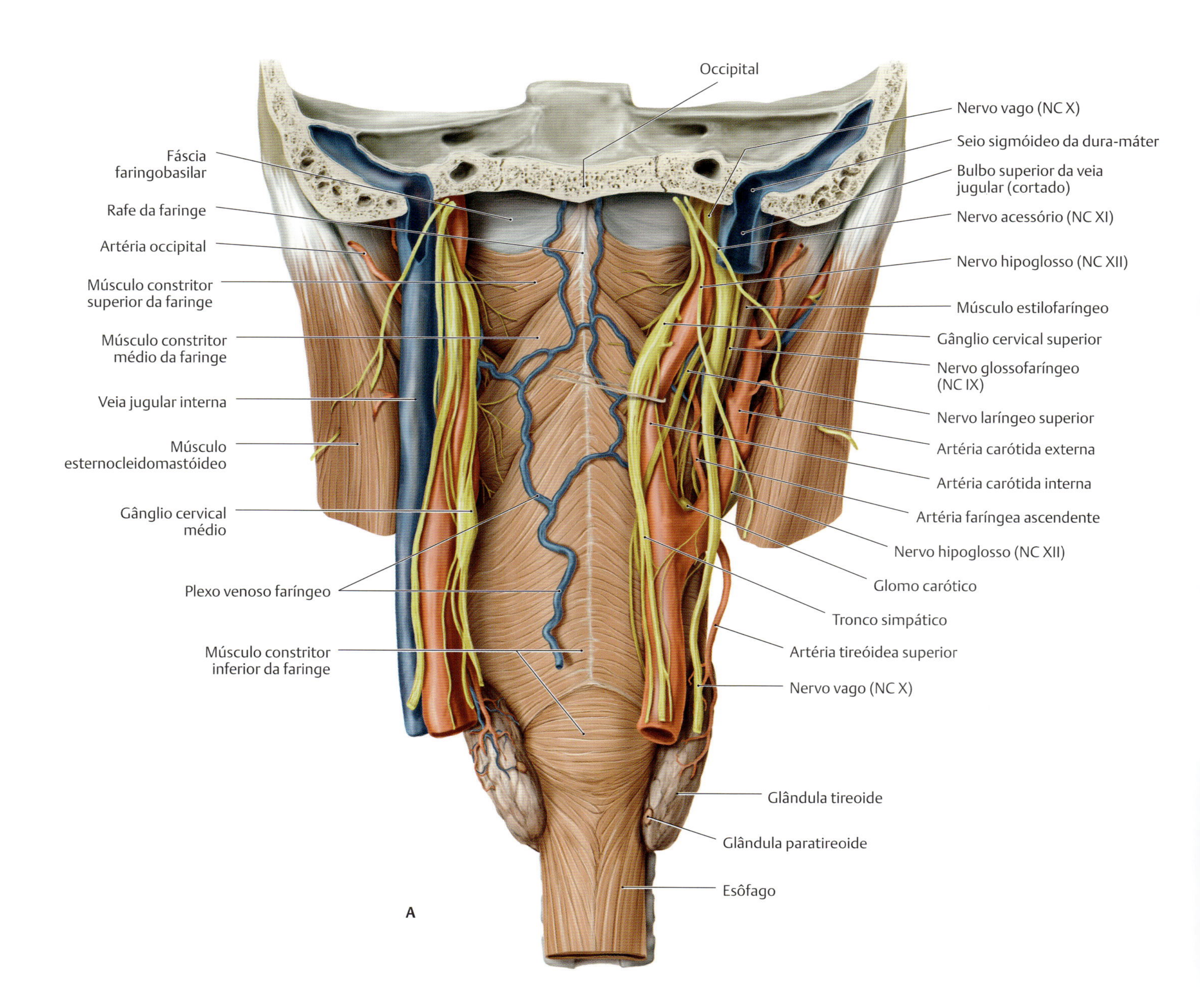

Figura 12.32 **Espaço parafaríngeo**
Visão posterior. **A** *Removidos:* camadas fasciais e conteúdos da lâmina pré-vertebral. **B** Faringe aberta ao longo da rafe da faringe. As artérias carótidas comum e interna seguem com a veia jugular e o nervo vago dentro da bainha carótica, que se insere na base do crânio. A faringe, a glândula tireoide e as vísceras anteriores estão envoltas pela lâmina pré-traqueal (a parte posterior, a fáscia bucofaríngea, se situa anteriormente à lâmina pré-vertebral).

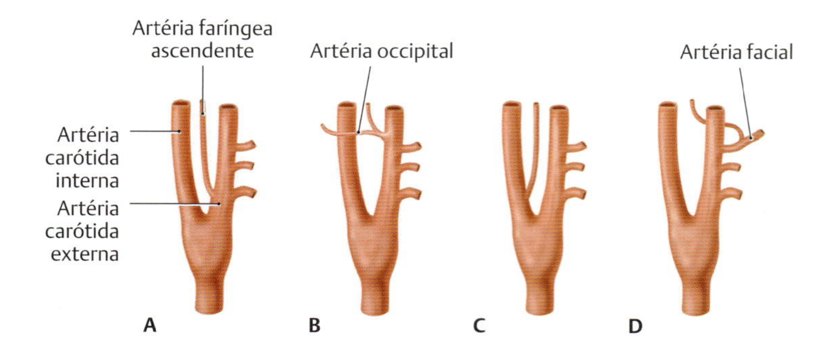

Figura 12.33 **Artéria faríngea ascendente: variantes** (segundo Tillmann, Lippert e Pabst)
Visão lateral esquerda. O principal vaso arterial que supre as regiões superior e média da faringe é a artéria faríngea ascendente. Em 70% dos casos (**A**) ela se origina da face posteroinferior da artéria carótida externa. Em aproximadamente 20% dos casos ela se origina da artéria occipital (**B**). Ocasionalmente (8%) ela se origina da artéria carótida interna ou da bifurcação da carótida (**C**), e em 2% dos casos ela se origina da artéria facial (**D**).

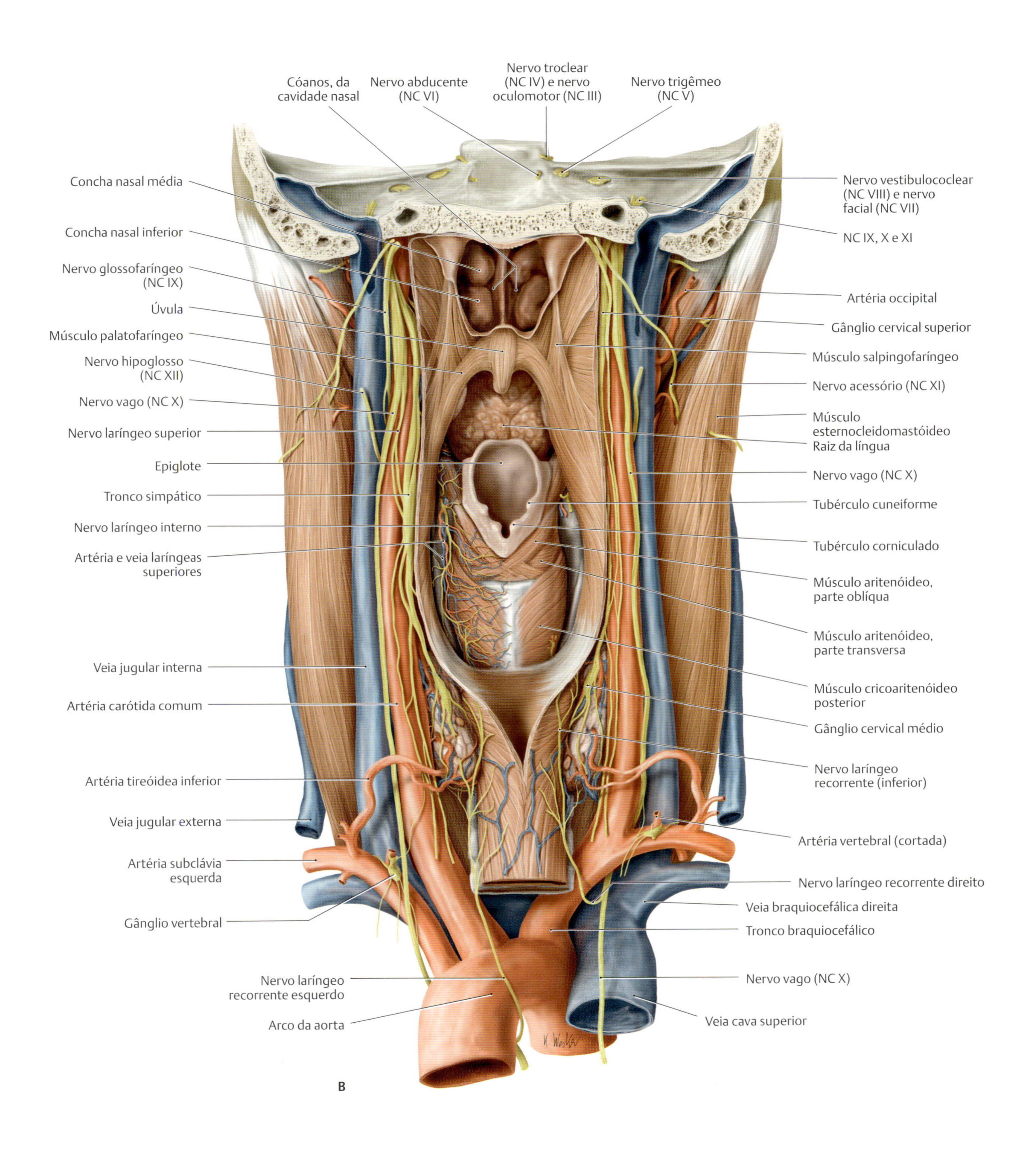

Cóanos, da cavidade nasal
Nervo abducente (NC VI)
Nervo troclear (NC IV) e nervo oculomotor (NC III)
Nervo trigêmeo (NC V)
Concha nasal média
Concha nasal inferior
Nervo glossofaríngeo (NC IX)
Úvula
Músculo palatofaríngeo
Nervo hipoglosso (NC XII)
Nervo vago (NC X)
Nervo laríngeo superior
Epiglote
Tronco simpático
Nervo laríngeo interno
Artéria e veia laríngeas superiores
Veia jugular interna
Artéria carótida comum
Artéria tireóidea inferior
Veia jugular externa
Artéria subclávia esquerda
Gânglio vertebral
Nervo laríngeo recorrente esquerdo
Arco da aorta
Nervo vestibulococlear (NC VIII) e nervo facial (NC VII)
NC IX, X e XI
Artéria occipital
Gânglio cervical superior
Músculo salpingofaríngeo
Nervo acessório (NC XI)
Músculo esternocleidomastóideo
Raiz da língua
Nervo vago (NC X)
Tubérculo cuneiforme
Tubérculo corniculado
Músculo aritenóideo, parte oblíqua
Músculo aritenóideo, parte transversa
Músculo cricoaritenóideo posterior
Gânglio cervical médio
Nervo laríngeo recorrente (inferior)
Artéria vertebral (cortada)
Nervo laríngeo recorrente direito
Veia braquiocefálica direita
Tronco braquiocefálico
Nervo vago (NC X)
Veia cava superior
B

Espaço parafaríngeo (II)

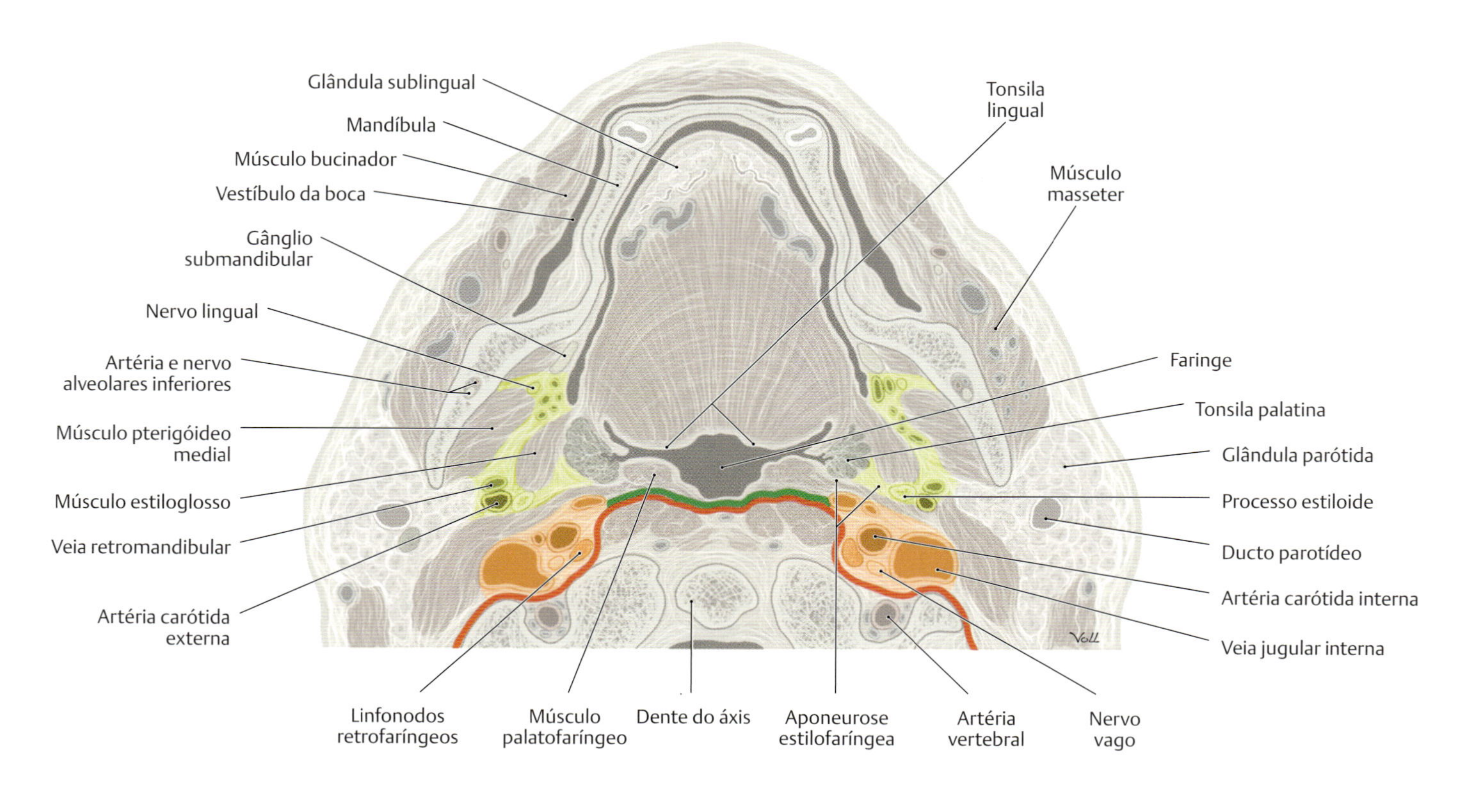

Figura 12.34 **Espaços no pescoço**
Corte transversal, visão superior. A faringe é envolvida pela lâmina pré-traqueal junto com a laringe e a glândula tireoide. A parte posterior da lâmina pré-traqueal que está em contato direto com a faringe é denominada fáscia bucofaríngea. O espaço fascial ao redor da faringe (espaço parafaríngeo) é dividido em um espaço posterior (retrofaríngeo) e em um espaço lateral (laterofaríngeo). O espaço retrofaríngeo (verde) se situa entre a lâmina alar anterior da lâmina pré-vertebral (vermelho) e a fáscia bucofaríngea, a parte posterior da lâmina pré-traqueal. O espaço laterofaríngeo é dividido pela aponeurose estilofaríngea em uma parte anterior e uma parte posterior. A parte anterior (amarelo) está contida dentro da lâmina pré-traqueal no pescoço (este corte é através da cavidade oral). A parte posterior (laranja) está contida dentro da bainha carótica.

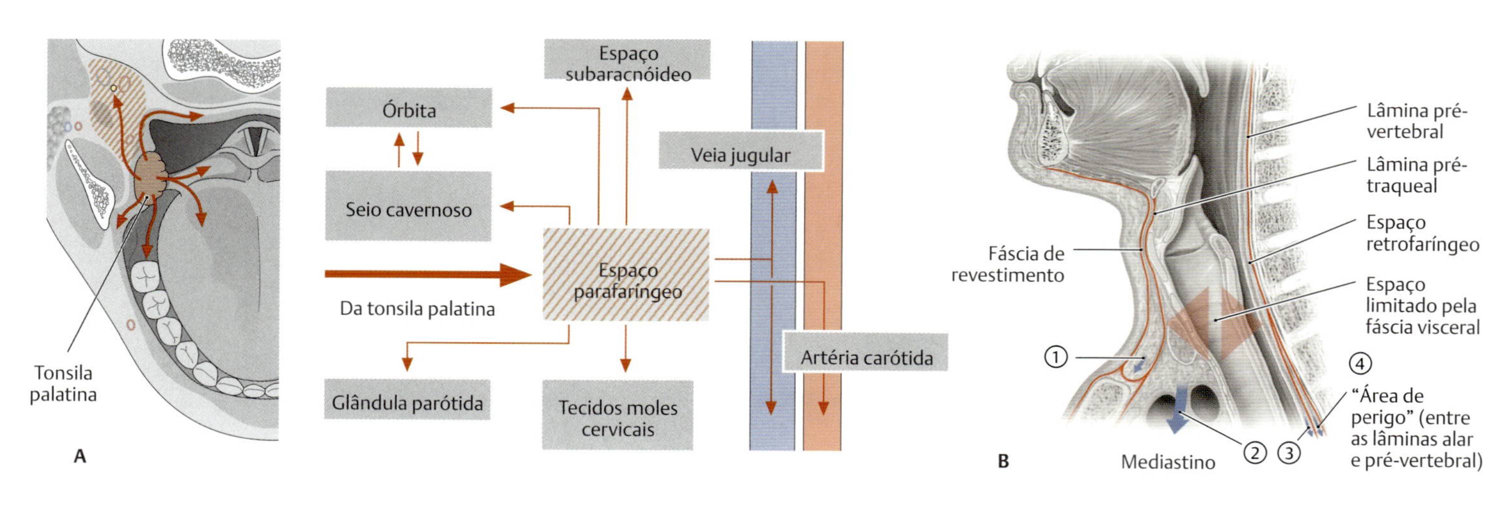

Figura 12.35 **Significado clínico do espaço parafaríngeo** (segundo Becker, Naumann e Pfaltz)
As bactérias e os processos inflamatórios das cavidades oral e nasal (p. ex., tonsilites, infecções dentais) podem invadir o espaço parafaríngeo. Daí, podem se disseminar em várias direções (**A**). A invasão da veia jugular pode levar a bacteriemia e sepse. A invasão do espaço subaracnóideo representa risco de meningite. Os processos inflamatórios podem migrar em direção ao mediastino (abscesso gravitacional), causando mediastinites (**B**). Estas podem se disseminar anteriormente para os espaços entre as lâminas pré-traqueais de revestimento e muscular ① ou para o espaço dentro da lâmina pré-traqueal ②. Eles também podem se disseminar posteriormente no espaço retrofaríngeo ③, entre a lâmina pré-vertebral bucofaríngea e a lâmina pré-vertebral alar. As infecções que penetram na "área de perigo" ④ entre as lâminas pré-vertebral (posterior) e alar (anterior) da lâmina pré-vertebral podem se disseminar diretamente para o mediastino.

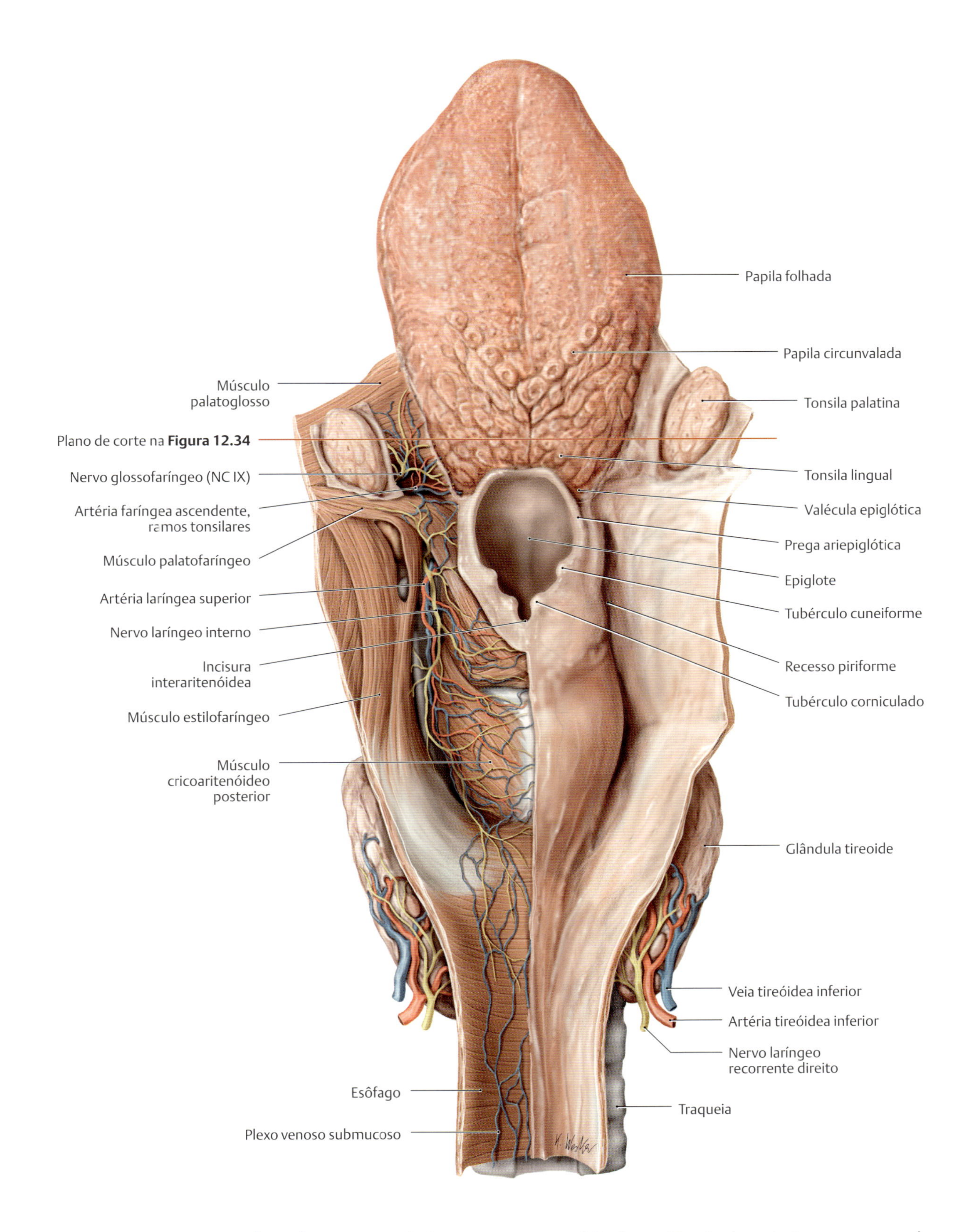

Figura 12.36 **Estruturas neurovasculares do espaço parafaríngeo**
Visão posterior de um espécime em bloco composto da língua, laringe, esôfago e glândula tireoide, como ele seria ressecado em uma necropsia para avaliação patológica do pescoço. A dissecção demonstra claramente o padrão de ramificação das estruturas neurovasculares que ocupam o plano entre os músculos da faringe. Observe o suprimento vascular da tonsila palatina e sua proximidade com o feixe neurovascular, que cria um risco de hemorragia durante a tonsilectomia.

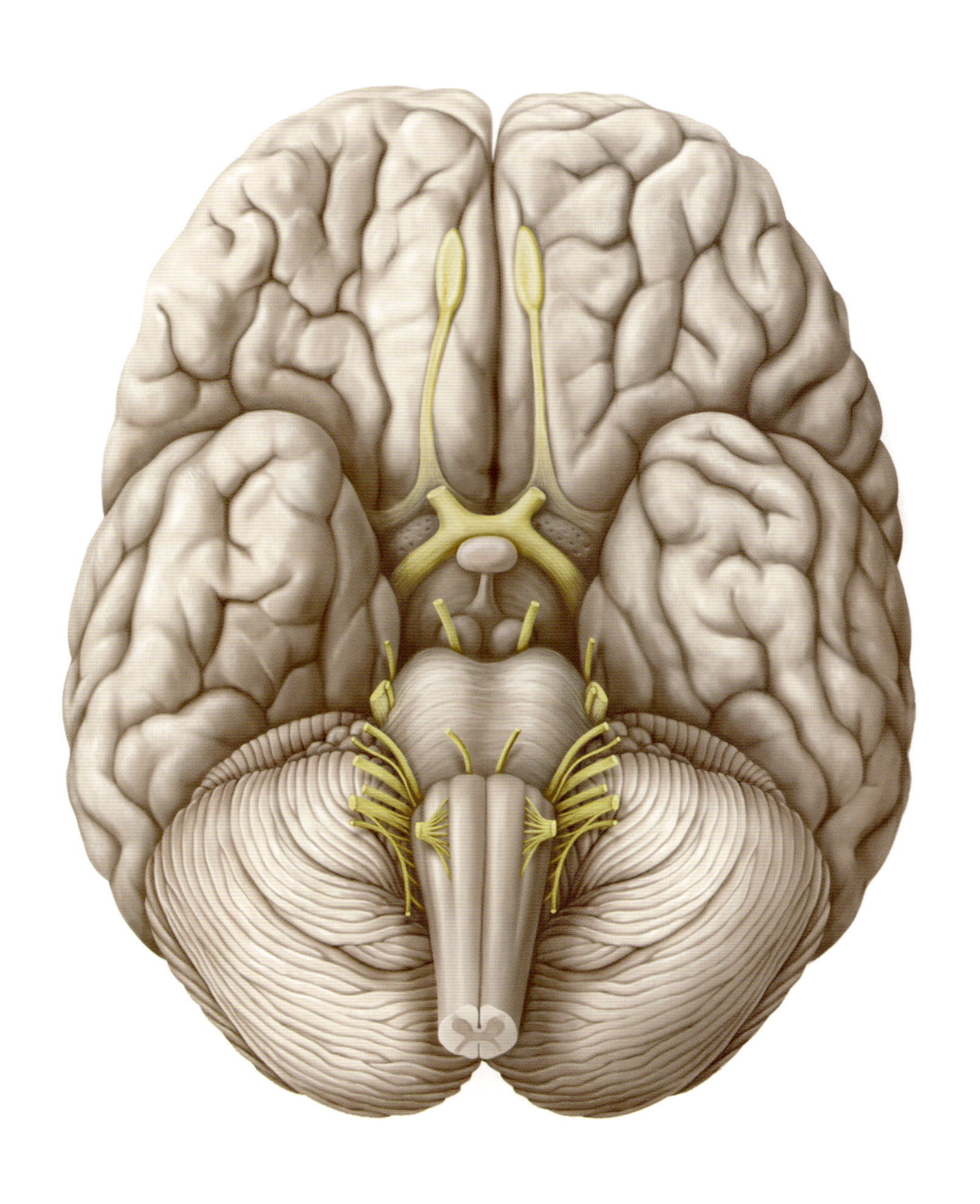

Neuroanatomia

Sistema nervoso

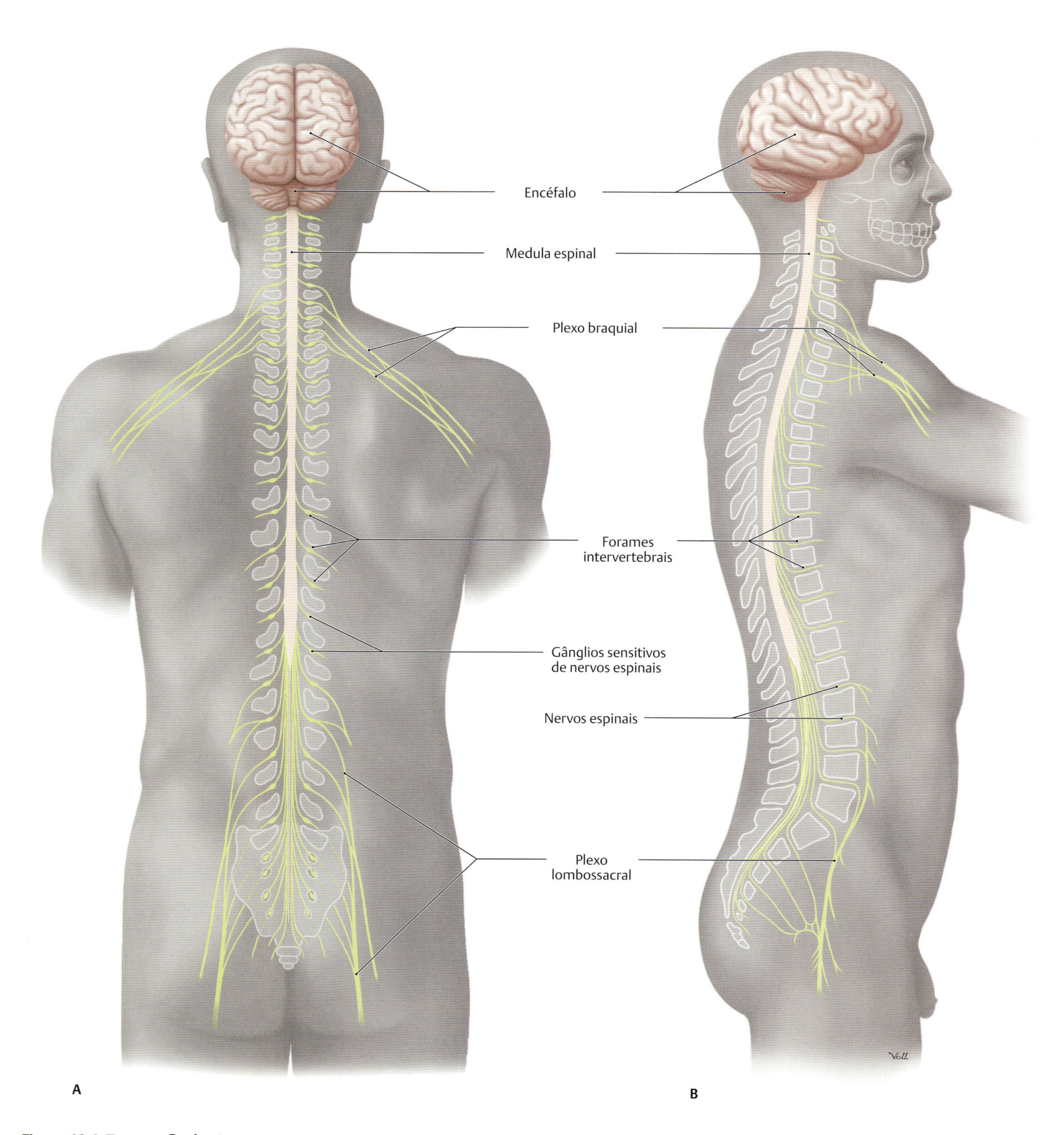

Figura 13.1 **Topografia do sistema nervoso**
A Visão posterior. **B** Visão lateral direita.
A *parte do sistema nervoso central* (SNC), que consiste no encéfalo e na medula espinal, é mostrada em rosa. A *parte do sistema nervoso periférico* (SNP), que consiste em nervos e gânglios, é mostrada em amarelo. Os nervos que se originam da medula espinal deixam seu canal ósseo por meio dos *forames intervertebrais* e são distribuídos para suas estruturas-alvo. Os *nervos espinais* são formados nos forames pela união de suas raízes posteriores (dorsais) e anteriores (ventrais) (veja adiante). O pequeno *gânglio sensitivo de nervo espinal* no forame intervertebral aparece como uma ligeira dilatação da raiz posterior (visível apenas na visão posterior; sua função será descrita adiante).
Nos membros, os ramos anteriores dos nervos espinais se reúnem e formam plexos. Esses plexos, por sua vez, dão origem aos nervos periféricos que suprem os membros.

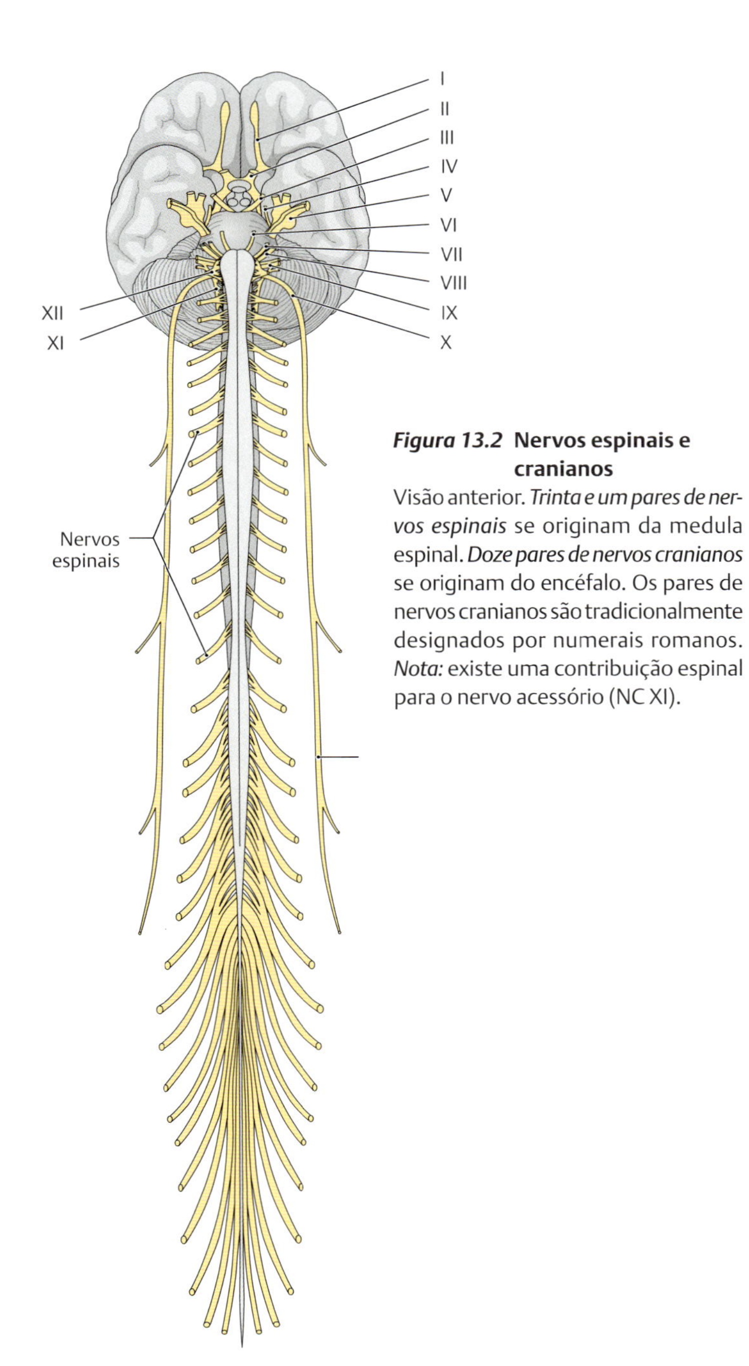

Figura 13.2 **Nervos espinais e cranianos**
Visão anterior. *Trinta e um pares de nervos espinais* se originam da medula espinal. *Doze pares de nervos cranianos* se originam do encéfalo. Os pares de nervos cranianos são tradicionalmente designados por numerais romanos. *Nota:* existe uma contribuição espinal para o nervo acessório (NC XI).

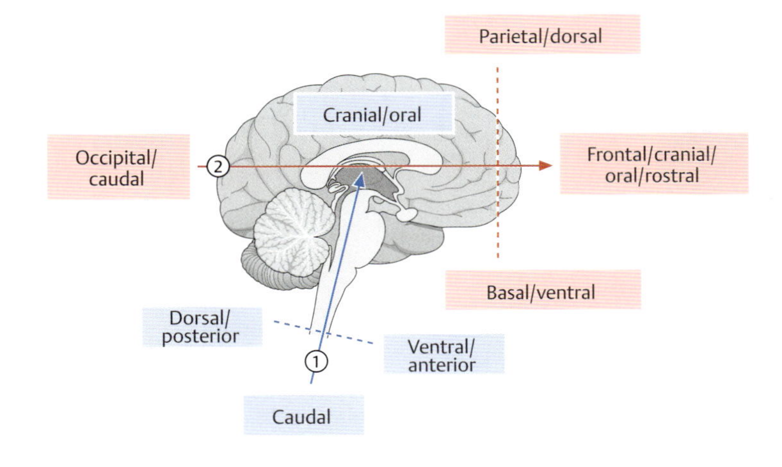

Figura 13.3 **Termos de localização e direção no SNC**
Corte sagital mediano, visão lateral direita.
Observe dois importantes eixos:

① O eixo quase vertical do tronco encefálico (corresponde aproximadamente ao eixo do corpo).
② O eixo horizontal através do diencéfalo e do telencéfalo.

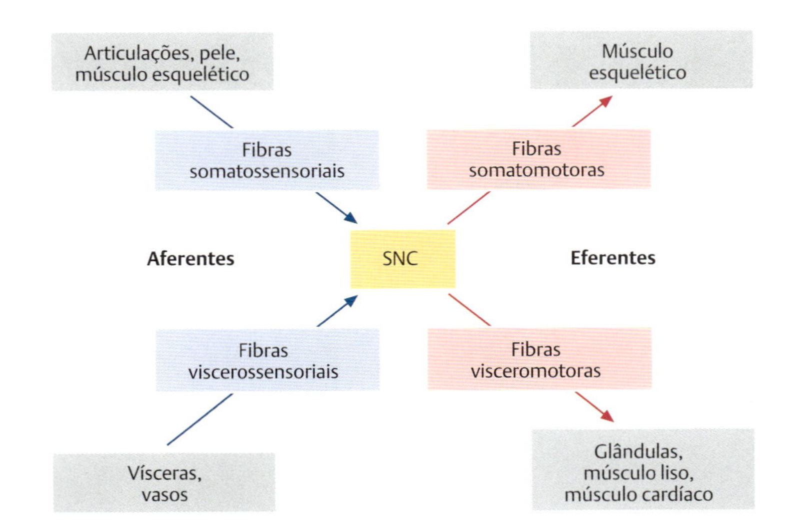

Figura 13.4 **Fluxo de informação no sistema nervoso**
A informação codificada nas fibras nervosas é transmitida tanto *para o SNC* (encéfalo e medula espinal) como *a partir do SNC* para a periferia (SNP, incluindo a parte periférica da divisão autônoma do sistema nervoso). As fibras que carregam informação para o SNC são denominadas fibras aferentes ou apenas *aferentes* para resumir; as fibras que carregam sinais para fora do SNC são denominadas fibras eferentes ou *eferentes*.

Medula espinal: organização

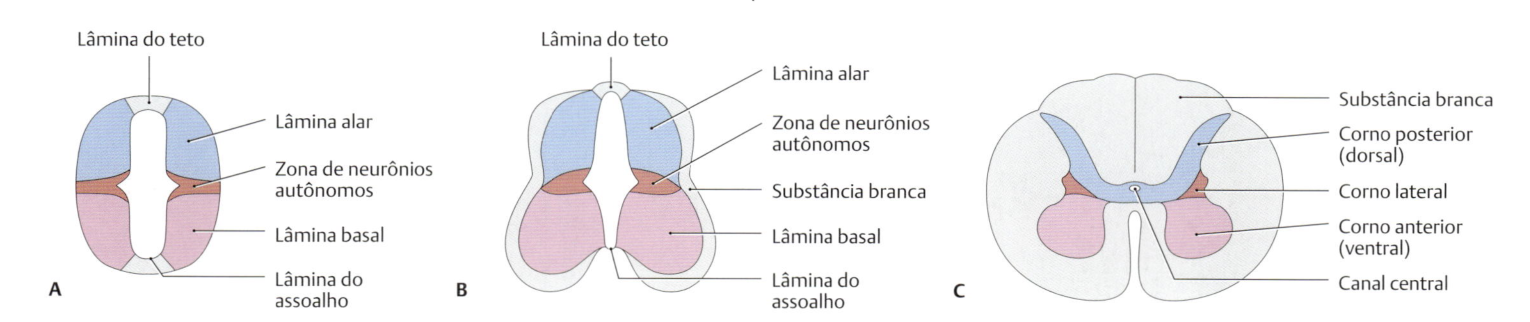

Figura 13.5 **Desenvolvimento da medula espinal**
Corte transversal, visão superior. **A** Tubo neural precoce. **B** Estágio intermediário. **C** Medula espinal adulta. A medula espinal consiste na substância branca que envolve as colunas de substância cinzenta dispostas ao longo do canal central. A substância cinzenta consiste principalmente em corpos celulares de neurônios, e a substância branca consiste principalmente em fibras nervosas (axônios). Os axônios com a mesma função são reunidos em feixes. Dentro da medula espinal, esses feixes são chamados de tratos (na periferia são denominados nervos). Os tratos ascendentes (aferentes ou sensoriais) terminam no encéfalo. Os tratos descendentes (eferentes ou motores) passam do encéfalo para a medula espinal.

A medula espinal se desenvolve a partir do tubo neural. *Nota:* os neurônios não se desenvolvem a partir das lâminas do teto ou do assoalho.

- Corno posterior (dorsal): desenvolve-se a partir da lâmina basal (tubo neural posterior, rosa). Contém neurônios aferentes (sensoriais).
- Corno anterior (ventral): desenvolve-se a partir da lâmina alar (tubo neural anterior, azul). Contém neurônios eferentes (motores).
- Corno lateral: desenvolve-se a partir da zona intermediária. Contém neurônios simpáticos autônomos. *Nota:* o corno lateral está presente nas partes torácica e lombar superior da medula espinal.

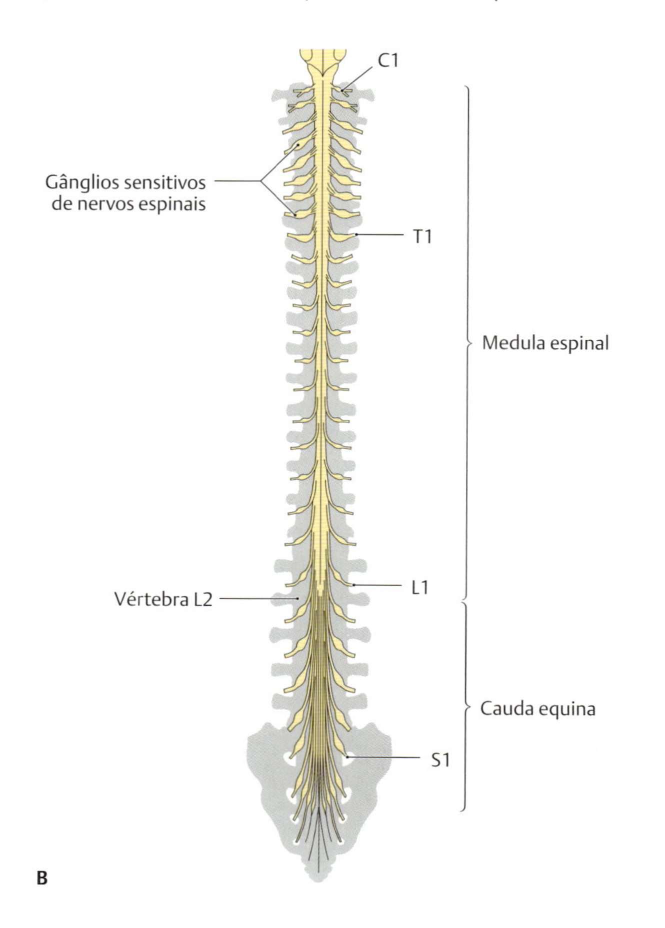

Figura 13.6 **Organização dos segmentos da medula espinal**
A Corte transversal, visão superior. **B** Corte longitudinal, visão posterior com arcos laminares (neurais) dos corpos vertebrais removidos. Existem dois importantes princípios organizacionais na medula espinal:

1. Organização funcional dentro de segmentos (**A**). Em cada segmento da medula espinal as radículas aferentes posteriores entram na medula posteriormente e as radículas eferentes anteriores emergem anteriormente. As radículas se combinam para formar as raízes posteriores e anteriores. As raízes posteriores e anteriores de cada segmento da medula espinal se fundem para formar um nervo espinal misto, que carrega fibras sensoriais e motoras. Logo após a fusão de suas duas raízes, o nervo espinal se divide em vários ramos.
2. Organização topográfica de segmentos (**B**). A medula espinal consiste em uma série de 31 segmentos verticais. Cada segmento inerva uma área específica. A maioria dos nervos espinais emerge inferiormente a sua vértebra correspondente (veja **Figura 13.7**). Entretanto, o nível da medula espinal não corresponde ao nível da vértebra. A terminação inferior da medula espinal no adulto se estende apenas para o primeiro corpo vertebral lombar (L1). Abaixo de L1, as raízes do nervo espinal descendem para os forames intervertebrais como a cauda equina ("rabo de cavalo"). Nos forames intervertebrais, elas se juntam para formar os nervos espinais.

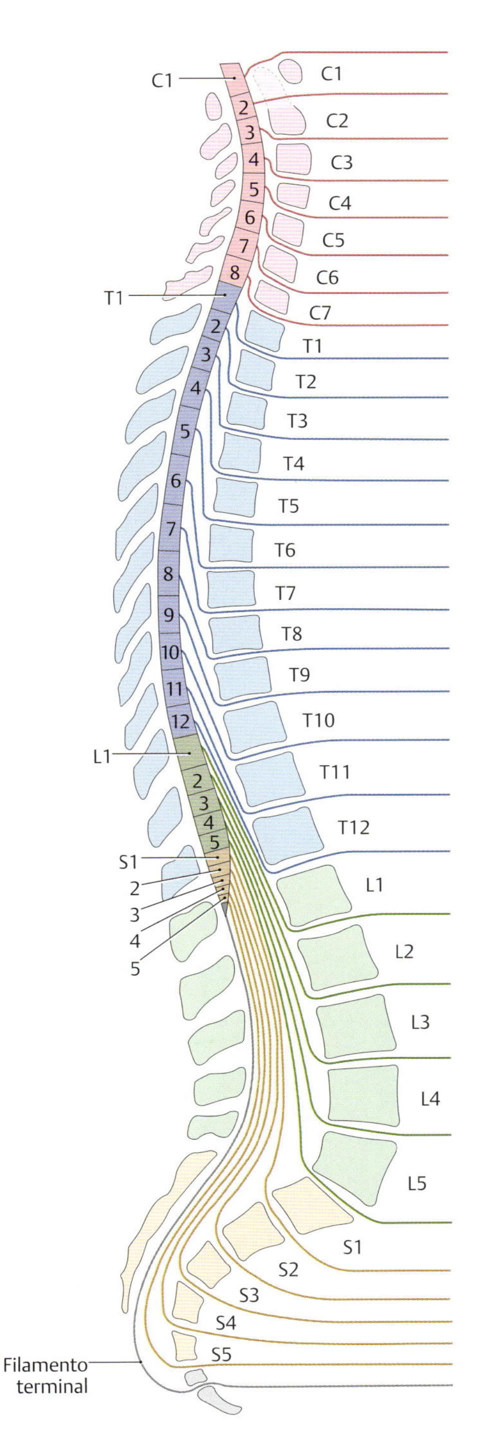

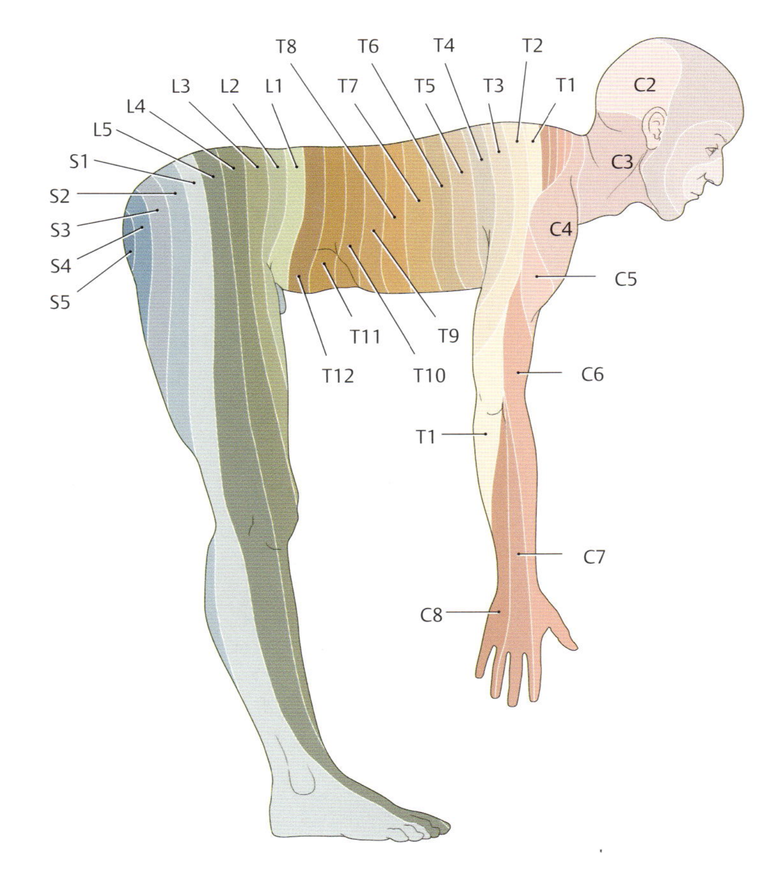

Figura 13.8 **Dermátomos**
A inervação sensorial da pele se correlaciona com as raízes sensoriais dos nervos espinais. Todo o segmento da medula espinal (exceto C1) inerva uma área específica da pele (= dermátomo). Do ponto de vista clínico, é importante conhecer a correlação precisa dos dermátomos com os segmentos da medula espinal para que o nível de uma lesão da medula espinal possa ser determinado com base na localização do dermátomo afetado. Por exemplo, uma lesão da raiz do nervo espinal de C8 se caracteriza pela perda da sensibilidade no lado ulnar (dedo mínimo) da mão.

***Tabela 13.1* Níveis dos segmentos da medula espinal.**

Segmento da medula espinal	Corpo vertebral mais próximo	Processo espinhoso mais próximo
C8	C6 (margem inferior) e C7 (margem superior)	C6
T6	T5	T4
T12	T10	T9
L3	T11	
S1	T12	

Nota: são apenas aproximações e podem diferir entre os indivíduos.

Figura 13.7 **Segmentos da medula espinal**
Corte sagital mediano visto do lado direito. A medula espinal é dividida em cinco partes principais: parte cervical (C, rosa), parte torácica (T, azul), parte lombar (L, verde), parte sacral (S, amarela) e parte coccígea (cinza). A medula espinal adulta geralmente se estende para o nível do corpo vertebral de L1. A região abaixo, conhecida como cauda equina (veja a **Figura 13.6B**), oferece um acesso relativamente seguro para a introdução de uma agulha espinal para a retirada de amostra de LCS (punção lombar).
Numeração dos segmentos da medula espinal. Os segmentos da medula espinal são numerados de acordo com o ponto de saída de seu nervo espinal associado. Na maioria dos casos, o nervo espinal emerge inferiormente a sua vértebra associada (exceções: C1–C8*). O ponto de emergência não se correlaciona necessariamente com o elemento esquelético mais próximo (veja a **Tabela 13.1**). Uma "incompatibilidade" progressivamente maior entre os segmentos e as vértebras associadas ocorre nos níveis mais caudais. A relação entre os segmentos da medula espinal e as vértebras pode ser usada para avaliar lesões à coluna vertebral (p. ex., fratura espinal ou lesões da medula).
**Nota:* existem apenas sete vértebras cervicais, mas oito pares de nervos espinais cervicais (C1–C8).

Encéfalo: organização

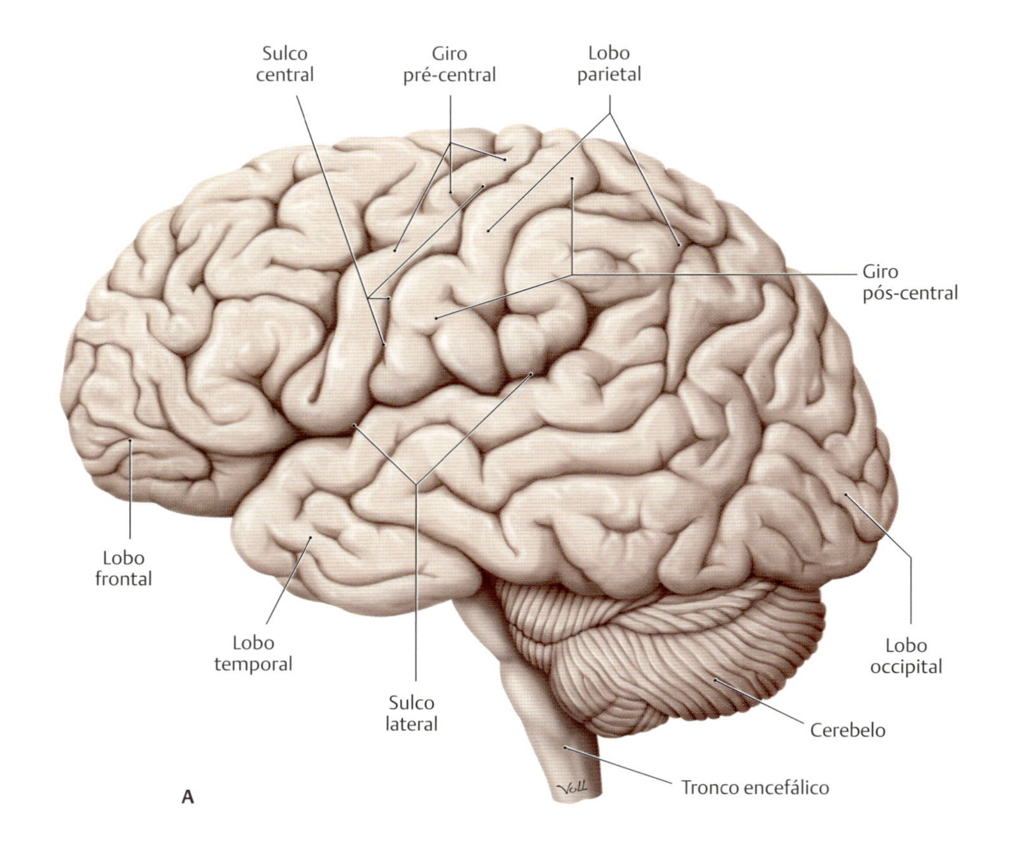

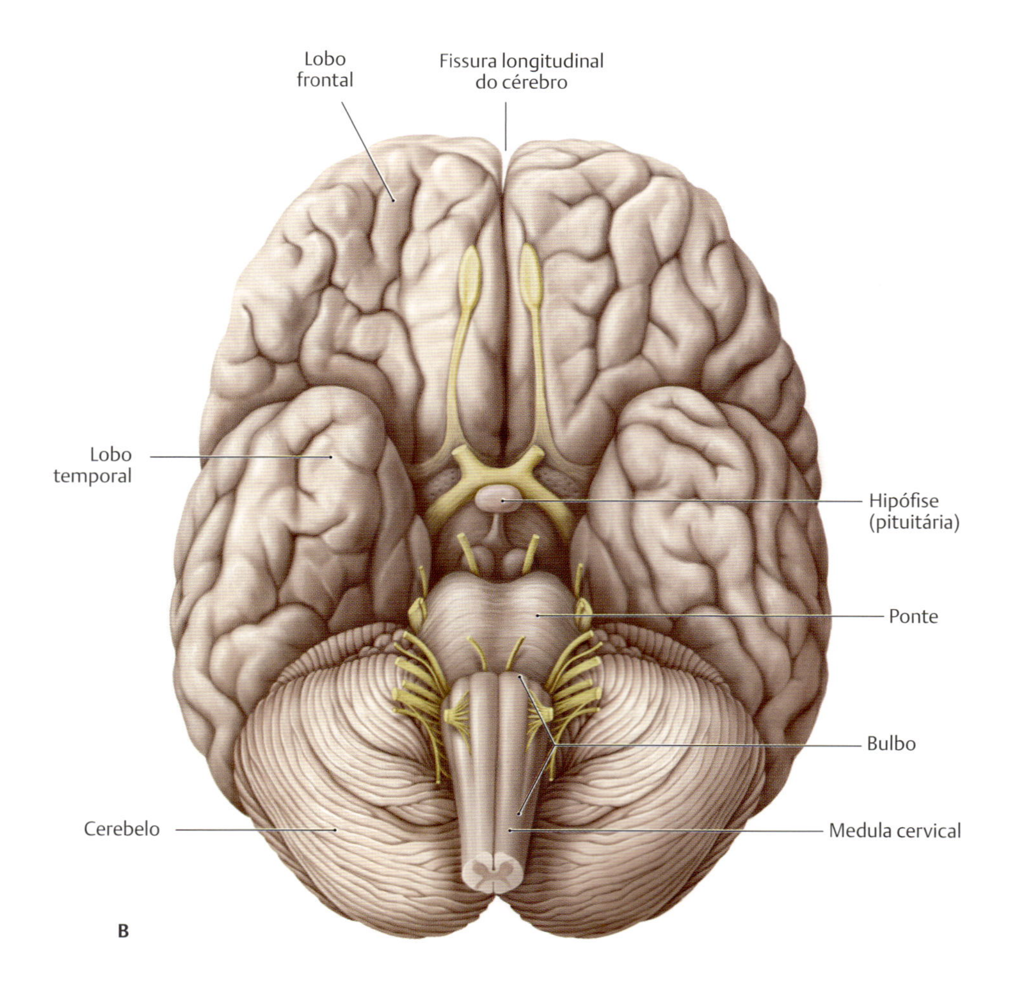

Figura 13.9 **Anatomia do encéfalo**

A Visão lateral esquerda com a dura-máter removida. **B** Visão basal (inferior) com a medula espinal cortada. A parte do sistema nervoso central consiste no encéfalo e na medula espinal. O encéfalo é dividido em quatro partes principais (**Figura 13.10**): telencéfalo (cérebro), diencéfalo, tronco encefálico e cerebelo. O telencéfalo (cérebro) é a maior porção externa do encéfalo; consiste em dois hemisférios, separados pela fissura longitudinal do cérebro (**B**). O telencéfalo (cérebro) é dividido macroscopicamente em cinco lobos: frontal, parietal, temporal, occipital e central (insular). *Nota:* o lobo central (insular) não pode ser visto a menos que o lobo temporal ou parietal seja retraído no sulco lateral. Os contornos da superfície do cérebro são definidos por circunvoluções (giros) e depressões (sulcos). O sulco central, um importante ponto de referência no cérebro, separa o giro pré-central do giro pós-central. O giro pré-central medeia a atividade motora voluntária e o giro pós-central medeia a percepção consciente da sensação corporal. Os giros variam consideravelmente entre indivíduos e podem também variar entre os hemisférios. Os sulcos podem ser estreitados e comprimidos no edema cerebral (acúmulo excessivo de líquido no encéfalo). Eles estão aumentados na atrofia cerebral (p. ex., doença de Alzheimer), devido à perda tecidual dos giros.

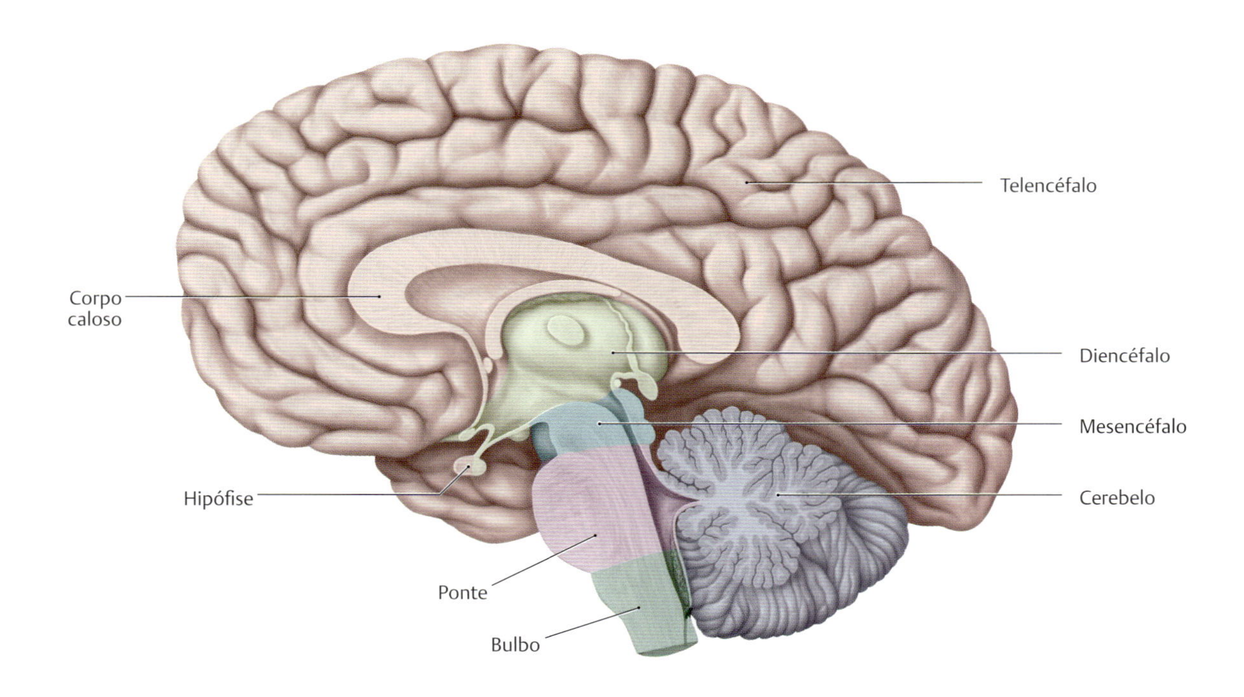

Figura 13.10 **Organização do desenvolvimento do encéfalo**
Corte sagital mediano do encéfalo (ao longo da fissura longitudinal do cérebro). Visão medial do hemisfério cerebral direito. O encéfalo é dividido, do ponto de vista do desenvolvimento, em seis partes principais: telencéfalo (cérebro), diencéfalo, mesencéfalo, ponte, bulbo e cerebelo. O mesencéfalo, a ponte e o bulbo são coletivamente referidos como tronco encefálico. O bulbo, porção caudal do tronco encefálico, é contínuo inferiormente com a medula espinal. Não há um limite anatômico definido entre eles, na medida em que o encéfalo e a medula espinal são uma unidade funcional (a parte central do sistema nervoso).

Tabela 13.2 Desenvolvimento do encéfalo.

Vesícula primária		Região		Estrutura
Tubo neural	Prosencéfalo (parte anterior do encéfalo)	Telencéfalo		Córtex cerebral, substância branca e núcleos da base
		Diencéfalo		Epitálamo (glândula pineal), região posterior do tálamo, subtálamo e hipotálamo
	Mesencéfalo (parte média do encéfalo)*			Teto do mesencéfalo, tegmento do mesencéfalo e pedúnculos cerebrais
	Rombencéfalo (parte posterior do encéfalo)	Metencéfalo	Cerebelo	Córtex do cerebelo, núcleos do cerebelo e pedúnculos cerebelares
			Ponte*	Núcleos e tratos de fibras
		Mielencéfalo	Bulbo*	

*O mesencéfalo, a ponte e o bulbo são coletivamente conhecidos como tronco encefálico.

Encéfalo e meninges

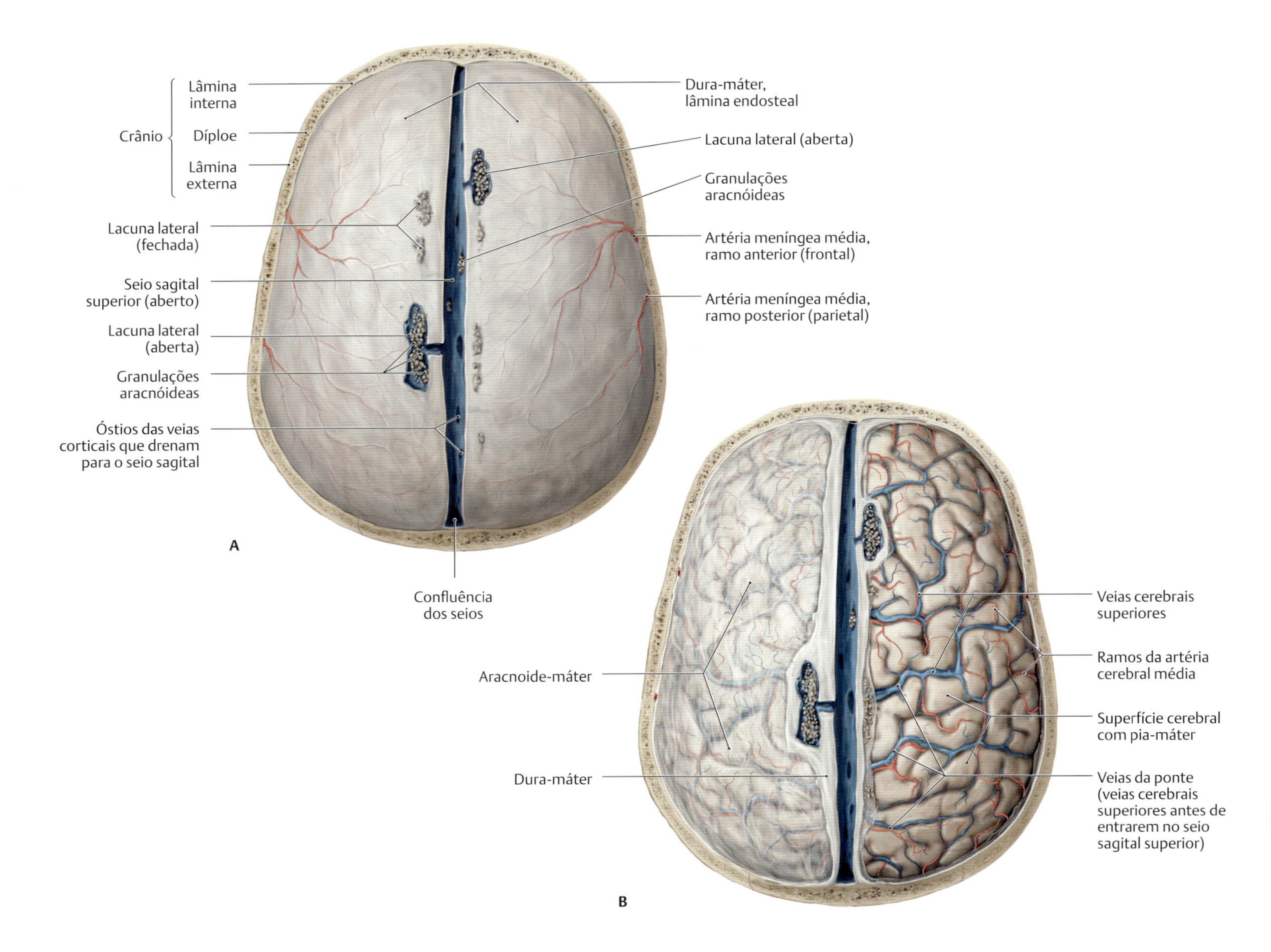

Figura 13.11 **Encéfalo e meninges *in situ***
Visão superior. **A** A calvária foi removida e o seio sagital superior e sua lacuna lateral foram abertos. **B** A dura-máter foi removida do hemisfério cerebral esquerdo e dura-máter e a aracnoide-máter foram removidas do hemisfério cerebral direito.

O encéfalo e a medula espinal são recobertos por membranas denominadas meninges, que formam um saco preenchido com líquido cerebrospinal (LCS). As meninges são compostas das três seguintes camadas:

- Lâmina externa: a *dura-máter* é uma camada resistente de tecido conjuntivo colagenoso. Ela consiste em duas camadas, uma lâmina meníngea interna e uma lâmina endosteal externa. A lâmina periosteal adere firmemente ao periósteo da calvária dentro da cavidade craniana, mas é fácil separar a lâmina interna do osso nessa região, deixando-a no cérebro, como ilustrado aqui (**A**).
- Lâmina média: a *aracnoide-máter* é uma membrana translúcida por meio da qual o cérebro e os vasos sanguíneos podem ser vistos no espaço subaracnóideo (**B**).
- Lâmina interna: a *pia-máter* envolve diretamente o cérebro e reveste suas fissuras (**B**).

A aracnoide-máter e a pia-máter são coletivamente denominadas *leptomeninges*. O espaço entre elas, denominado espaço subaracnóideo, é preenchido com LCS e envolve o encéfalo. Ele contém as principais artérias e veias cerebrais superficiais, que drenam principalmente por meio de veias corticais que drenam para o seio sagital superior. A dura-máter na linha média forma uma dupla prega entre a lâmina periosteal e a lâmina meníngea que envolve o seio sagital superior revestido por endotélio, que foi aberto na ilustração. A inspeção do seio aberto revela as granulações aracnóideas (granulações de Pacchioni). Essas protrusões da aracnoide-máter são locais para absorção do LCS. As granulações aracnóideas são particularmente abundantes nas lacunas laterais do seio sagital superior. A dissecção em **A** mostra como a artéria meníngea média está situada entre a dura-máter e a calvária. A ruptura desse vaso causa acúmulo de sangue entre o osso e a dura-máter, formando um hematoma epidural.

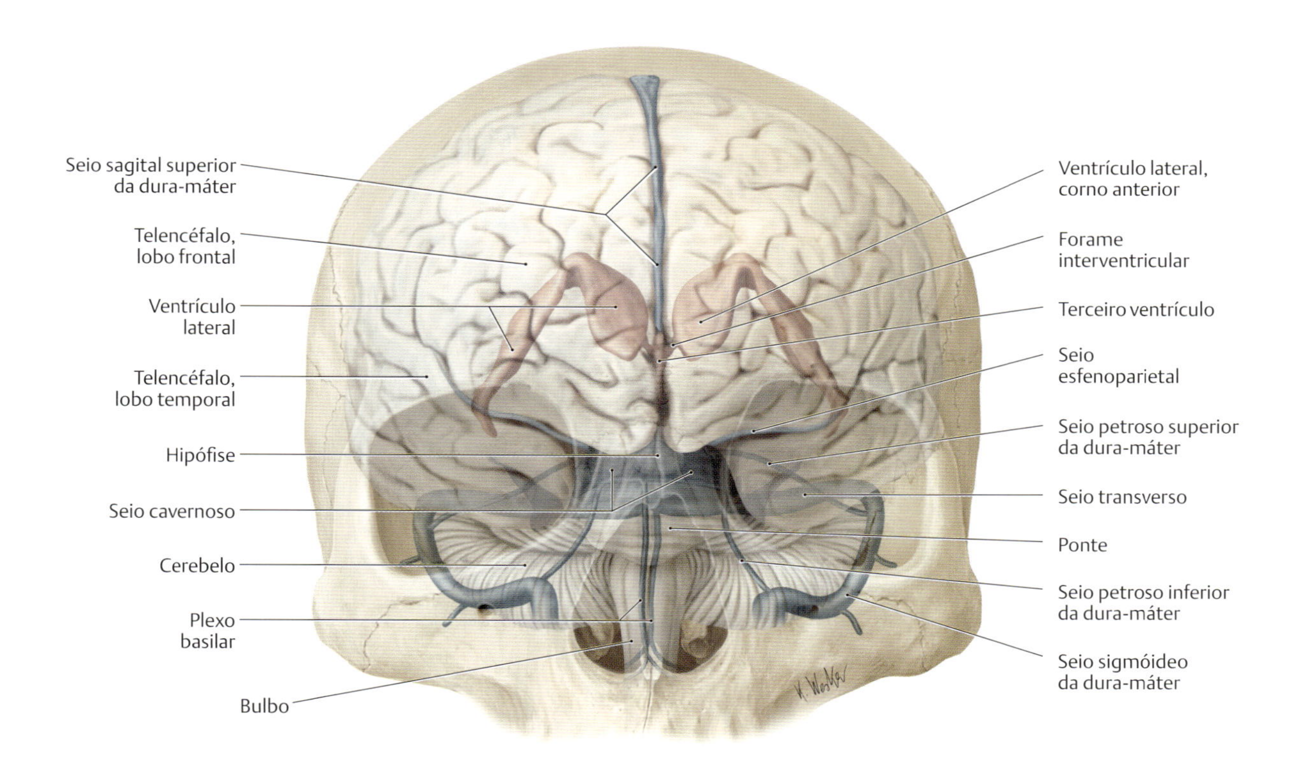

Figura 13.12 **Projeção de importantes estruturas encefálicas**
Visão anterior. As maiores estruturas do cérebro (telencéfalo) são os lobos frontal e temporal. A foice do cérebro separa os dois hemisférios cerebrais na linha média (não está visível aqui). No tronco encefálico podemos identificar a ponte e o bulbo em ambos os lados da linha média, abaixo do telencéfalo. O seio sagital superior e os seios sigmóideos pareados também podem ser vistos. Os cornos anteriores dos dois ventrículos laterais são projetados em direção à fronte.

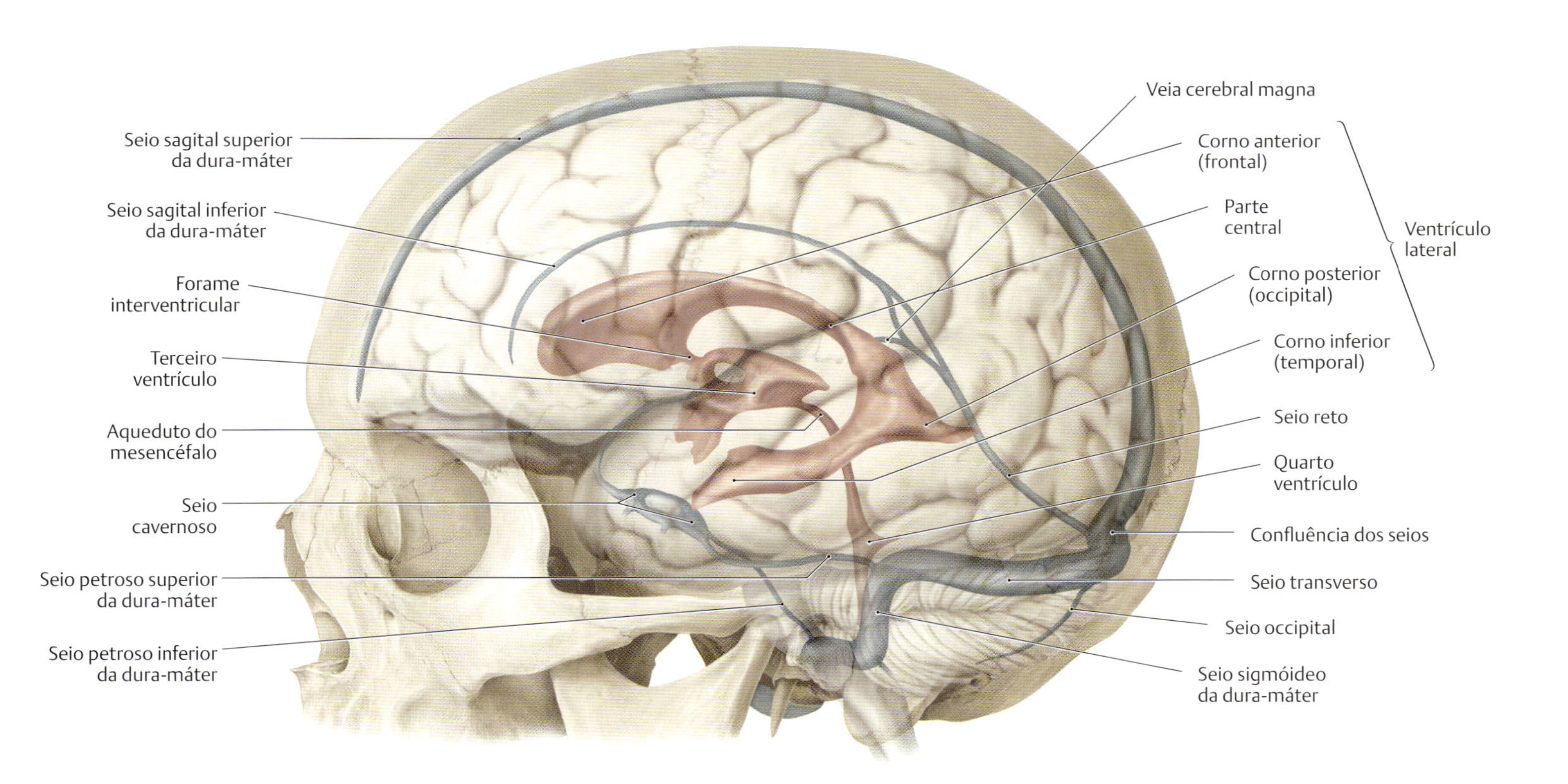

Figura 13.13 **Projeção de importantes estruturas encefálicas**
Visão lateral esquerda. A relação de lobos específicos do cérebro com as fossas do crânio pode ser observada nessa visão. O lobo frontal está situado na fossa anterior do crânio, o lobo temporal na fossa média do crânio, e o cerebelo na fossa posterior do crânio. Os seguintes seios venosos da dura-máter podem ser identificados: seios sagitais superior e inferior, seio reto, seio transverso, seio sigmóideo, seio cavernoso, seios petrosos superior e inferior e seio occipital.

Medula espinal e meninges

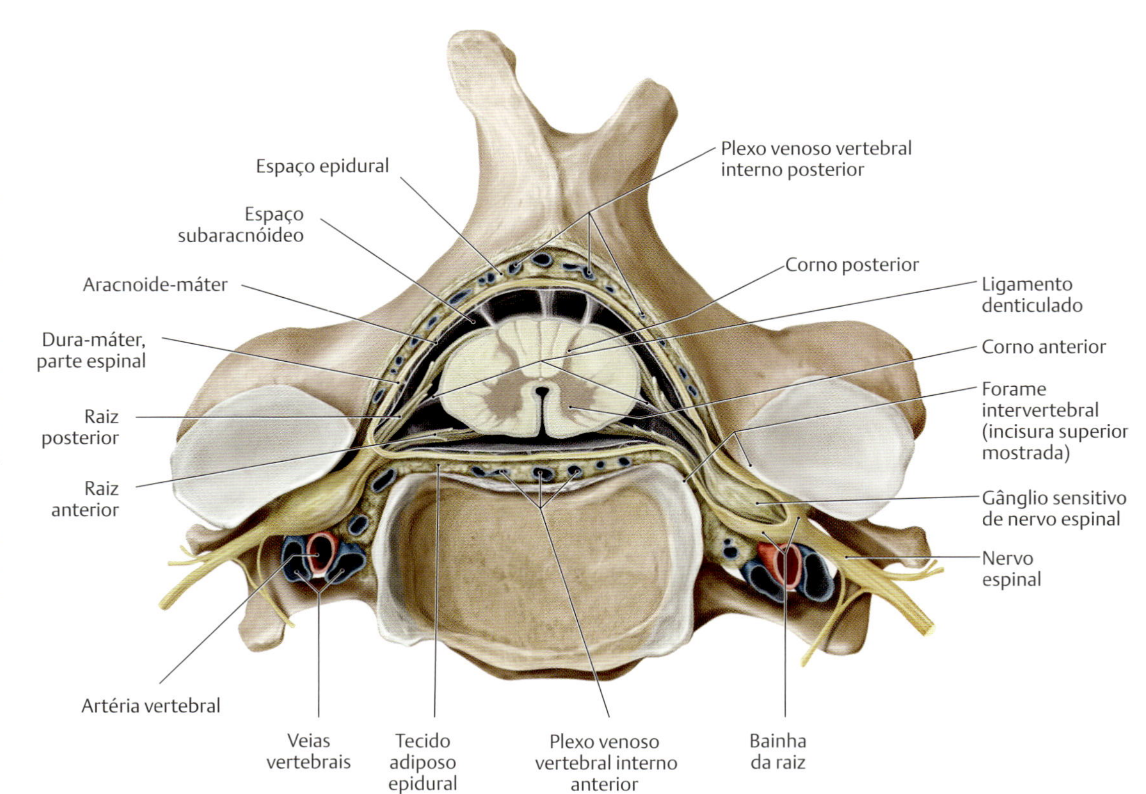

Figura 13.14 **Medula espinal na coluna vertebral**
Corte transversal no nível da vértebra C4, visto de cima. A medula espinal ocupa o centro do forame vertebral e está ancorada no espaço subaracnóideo à parte espinal da dura-máter pelo ligamento denticulado. A bainha da raiz, o revestimento externo da dura-máter no forame intravertebral, contém o gânglio espinal e as raízes posterior e anterior do nervo espinal. A parte espinal da dura-máter é limitada externamente pelo espaço epidural, que contém plexos venosos e tecidos adiposo e conjuntivo. O espaço epidural se estende para cima até o forame magno, onde a dura-máter se funde ao periósteo do crânio.

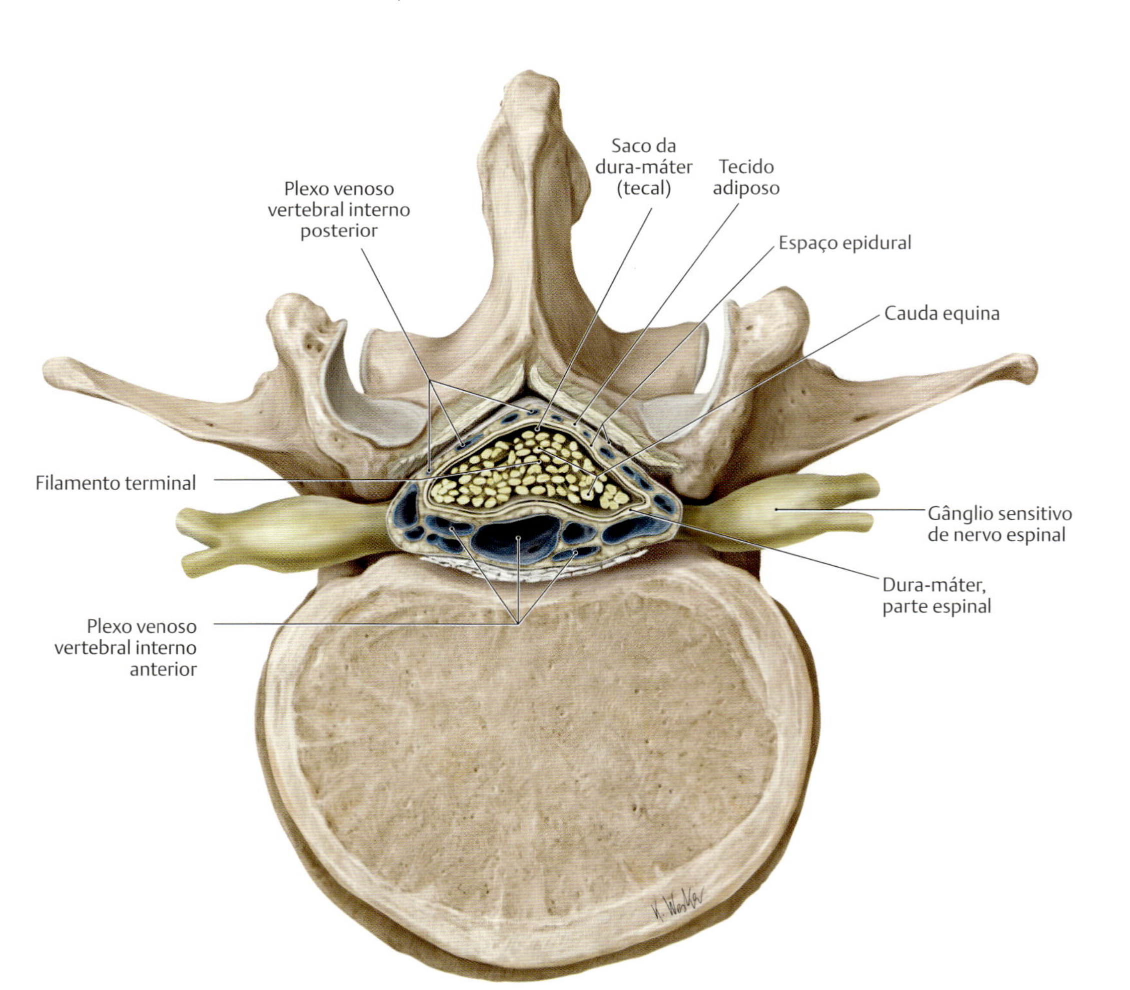

Figura 13.15 **Cauda equina no canal vertebral**
Corte transversal no nível da vértebra L2, visto de baixo. A medula espinal geralmente termina no nível da primeira vértebra lombar (L1). O espaço abaixo da extremidade inferior da medula espinal é ocupado pela cauda equina e o filamento terminal no saco da dura-máter, que termina no nível da vértebra S2. O espaço epidural se expande nesse nível e contém extensos plexos venosos e tecido adiposo.

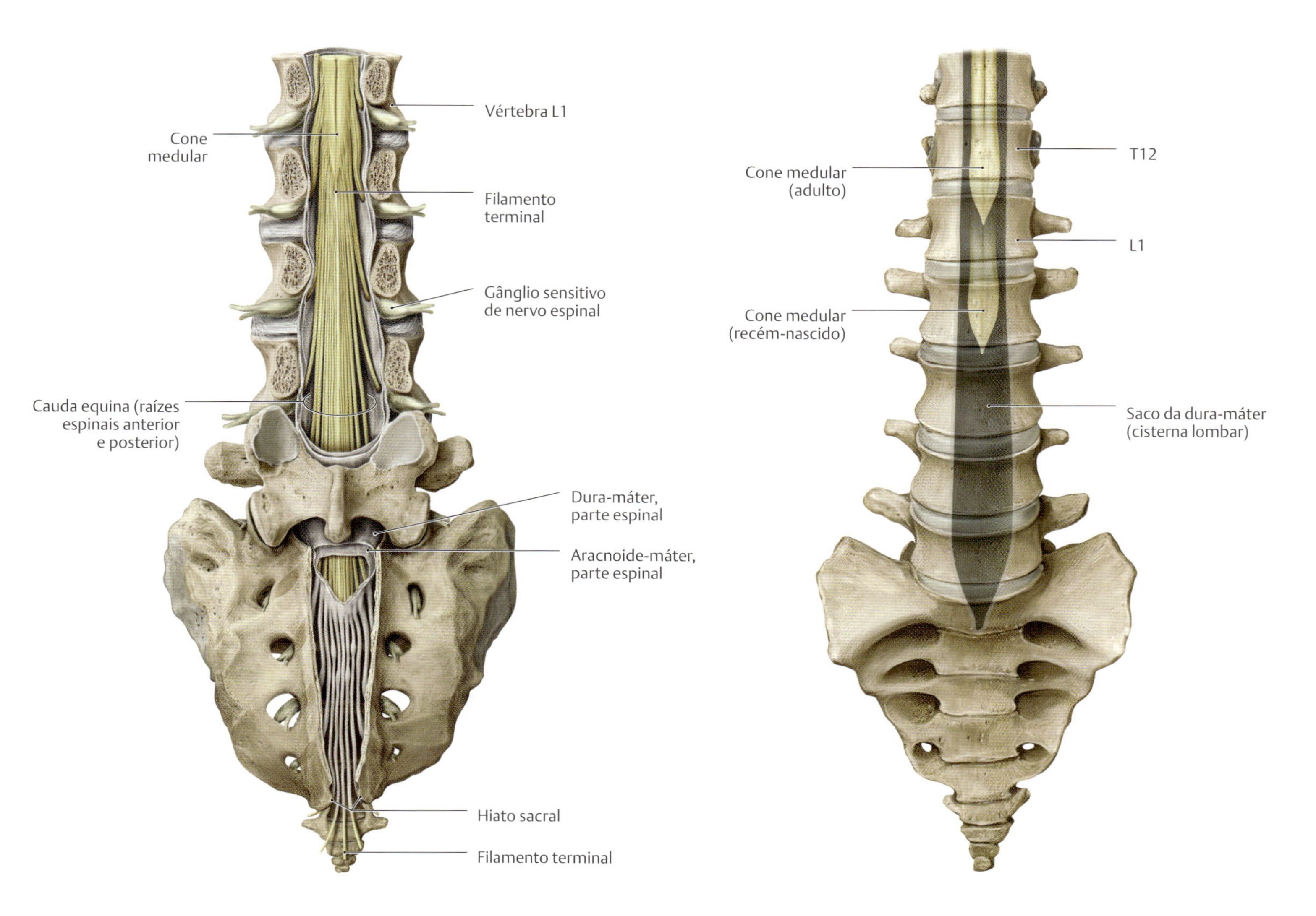

Figura 13.16 **Cauda equina no canal vertebral**
Visão posterior. As lâminas e a face posterior do sacro foram parcialmente removidas. A medula espinal no adulto termina aproximadamente no nível da primeira vértebra lombar (L1). As raízes posteriores e anteriores do nervo espinal que se estendem da porção inferior da medula espinal (cone medular) são conhecidas coletivamente como cauda equina. Durante a punção lombar neste nível, a agulha introduzida no espaço subaracnóideo (cisterna lombar) normalmente desliza além das raízes do nervo espinal sem lesioná-las.

Figura 13.17 **Alterações da medula espinal relacionadas com a idade**
Visão anterior. Na medida em que o indivíduo cresce, o crescimento longitudinal da medula espinal projeta a coluna vertebral cada vez mais para trás. Ao nascimento, a extremidade distal da medula espinal, o cone medular, está no nível do corpo vertebral de L3 (onde a punção lombar é contraindicada). A medula espinal de um adulto alto termina ao nível de T12/L1, enquanto a de um adulto baixo se estende para o nível de L2/L3. O saco da dura-máter sempre se estende para o sacro superior. É importante considerar essas relações anatômicas durante a punção lombar. É melhor introduzir a agulha no espaço entre L3/L4 (veja a **Figura 13.18**).

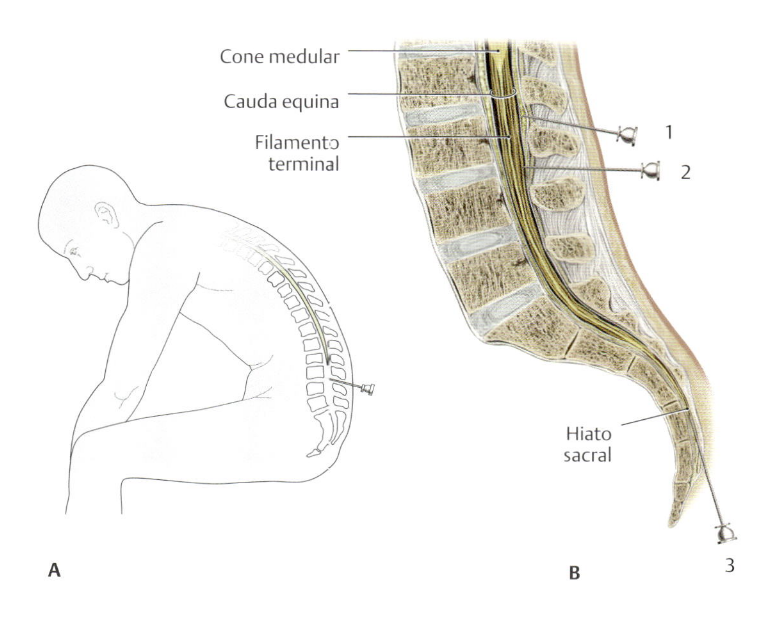

Figura 13.18 **Punção lombar, anestesia epidural e anestesia lombar**
No preparo para a **punção lombar**, o paciente se curva para a frente para separar o processo espinhoso da parte lombar da coluna vertebral. A agulha espinal é introduzida entre o processo espinhoso das vértebras L3 e L4. Ela é introduzida através da pele e no saco da dura-máter (cisterna lombar, veja a **Figura 13.17**) para obter uma amostra de LCS. Esse procedimento tem várias aplicações, incluindo o diagnóstico de meningite. Para a **anestesia epidural**, um cateter é colocado no espaço epidural sem penetrar no saco da dura-máter (1). A **anestesia lombar** é induzida pela injeção de uma solução anestésica local no saco da dura-máter (2). Outra opção é passar a agulha pelo espaço epidural através do hiato sacral (3).

Espaços do líquido cerebrospinal (LCS)

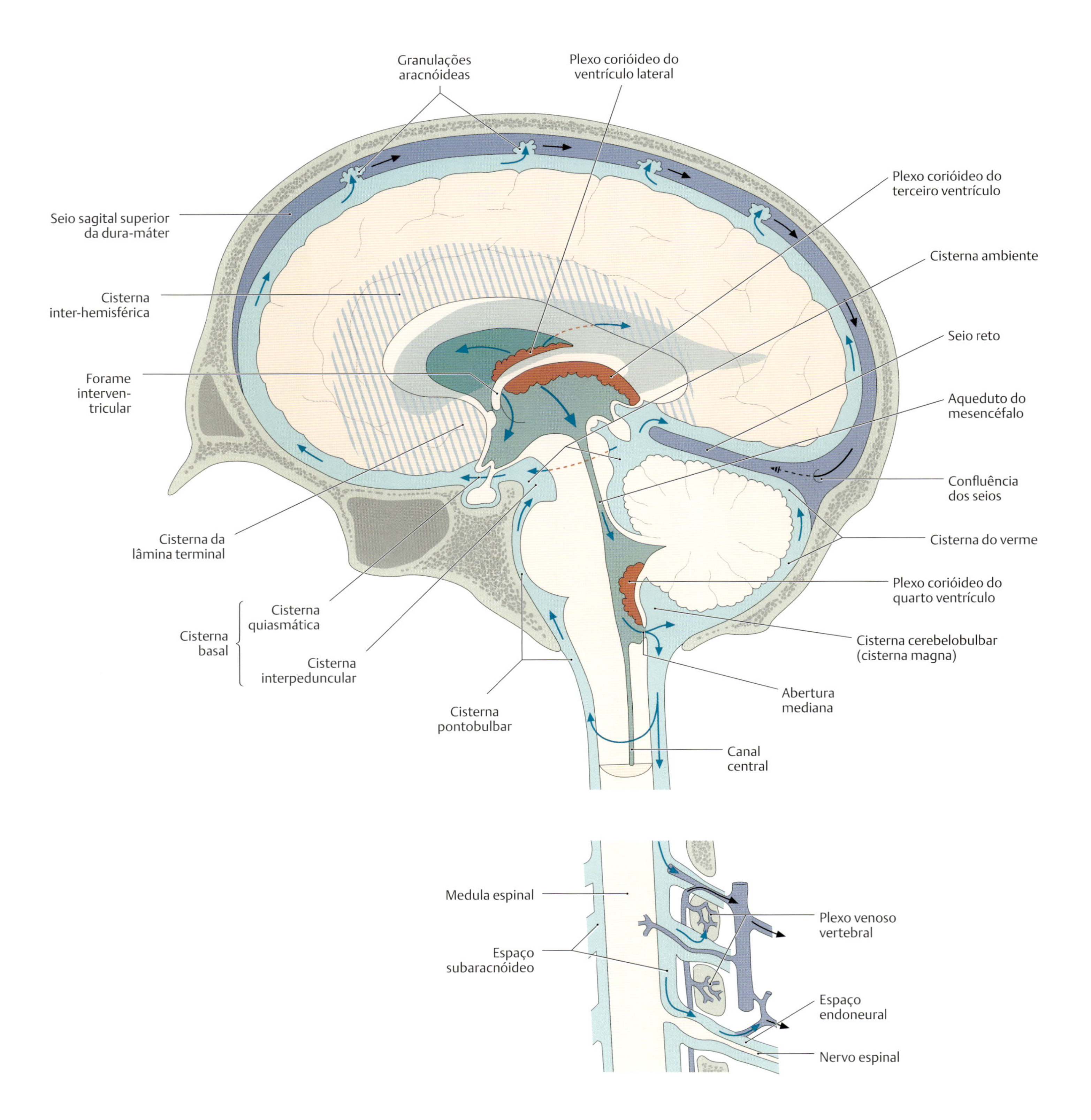

Figura 13.19 **Espaços do LCS**

Corte sagital mediano esquematizado. Visão medial do hemisfério cerebral direito. O encéfalo e a medula espinal são suspensos em LCS. O LCS está localizado no espaço subaracnóideo envolvido pelas meninges que circundam o encéfalo e a medula espinal. Os ventrículos cerebrais e o espaço subaracnóideo têm uma capacidade combinada de aproximadamente 150 mℓ de LCS (80% no espaço subaracnóideo, 20% nos ventrículos). Este volume é completamente substituído duas a quatro vezes diariamente. O LCS é produzido no plexo corióideo (vermelho), presente em cada um dos quatro ventrículos cerebrais (veja a **Figura 13.13**). Ele flui dos ventrículos pelas aberturas medianas e laterais (não mostradas) para o espaço subaracnóideo. A maior parte do LCS drena do espaço subaracnóideo pelas granulações aracnóideas (veja a **Figura 13.11**) e pelos seios da dura-máter. Um volume menor drena ao longo das porções proximais dos nervos espinais para os plexos venosos ou para as vias linfáticas. A obstrução à drenagem de LCS causa rápido aumento na pressão intracraniana devido ao alto índice de *turnover* do LCS.

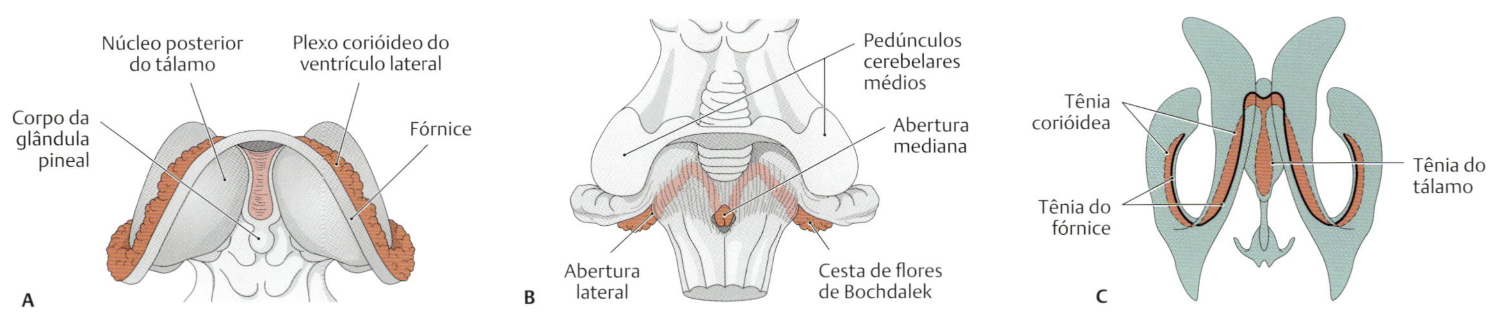

Figura 13.20 **Plexo corióideo**
A Ventrículos laterais. Parte de trás do tálamo. **B** Quarto ventrículo. Visão posterior da fossa romboide parcialmente aberta (cerebelo removido). **C** Ventrículos cerebrais, visão superior.
O plexo corióideo é formado pelo crescimento das alças vasculares para o interior do epêndima. O epêndima é firmemente inserido nas paredes dos ventrículos associados. Suas linhas de inserção, as tênias, são reveladas quando o tecido do plexo é removido com fórceps (**C**). Como o plexo corióideo está aderido à parede ventricular em apenas um local, ele pode flutuar livremente no sistema ventricular. As terminações livres do plexo corióideo podem se estender pela abertura lateral para o espaço subaracnóideo ("cesta de flores de Bochdalek").

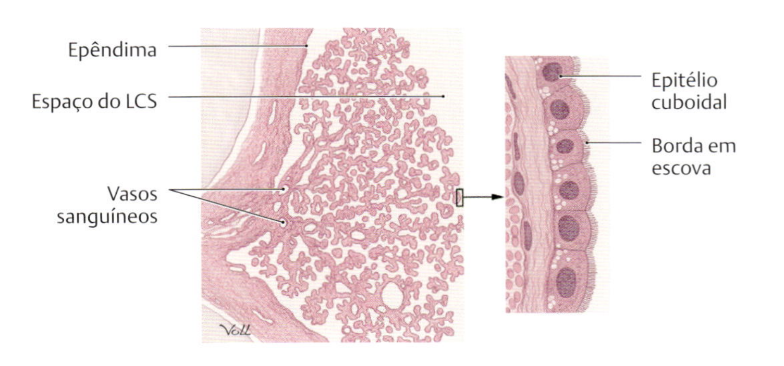

Figura 13.21 **Corte histológico do plexo corióideo** (segundo Kahle)
O plexo corióideo é uma protrusão da parede ventricular. Ele frequentemente é comparado com uma couve-flor devido às suas substanciais pregas superficiais. O epitélio do plexo corióideo consiste em uma única camada de células cuboidais e apresenta uma borda em escova em sua superfície apical (para aumentar ainda mais a área de superfície).

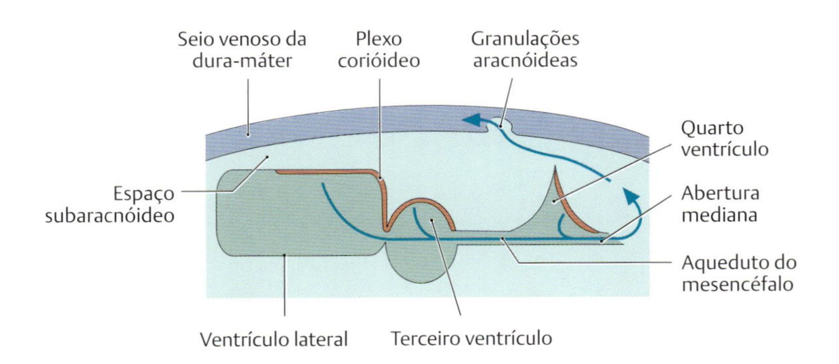

Figura 13.22 **Circulação do LCS**
O plexo corióideo está presente em alguma extensão em cada um dos quatro ventrículos cerebrais. Ele produz o LCS, que flui através das duas aberturas laterais (não mostradas) e da abertura mediana para o espaço subaracnóideo. Daí, a maior parte do LCS drena através das granulações aracnóideas para os seios venosos da dura-máter.

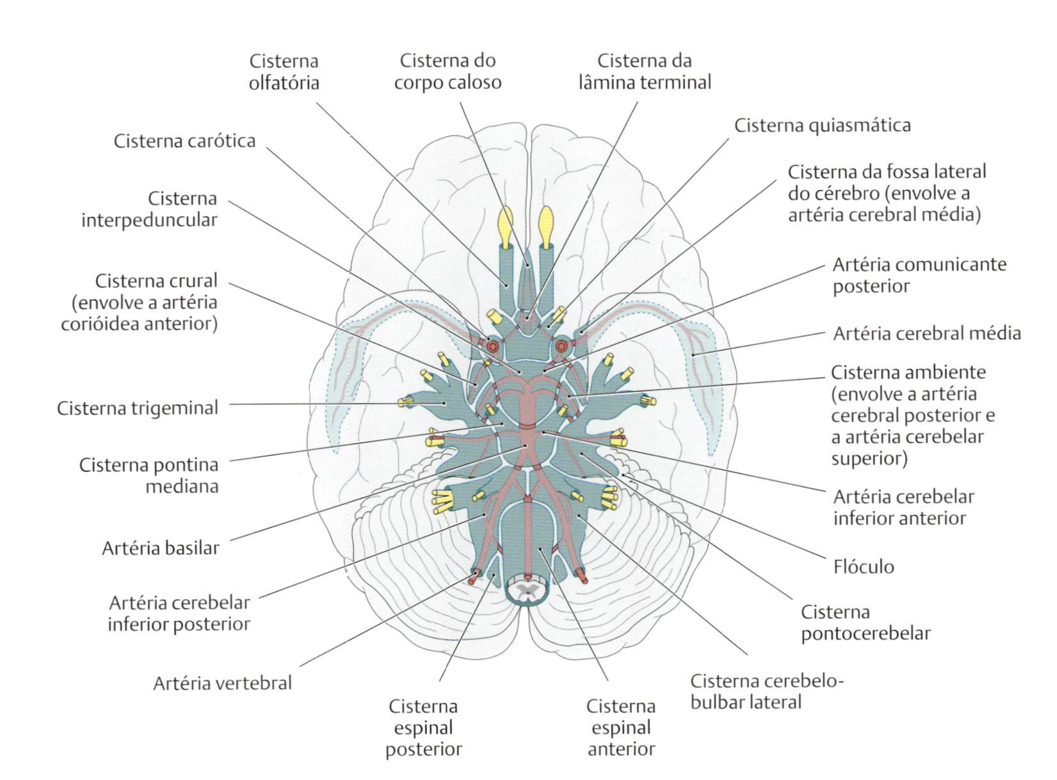

Figura 13.23 **Cisternas subaracnóideas** (segundo Rauber e Kopsch)
Visão basal. As cisternas são expansões do espaço subaracnóideo preenchidas por LCS. Elas contêm as porções proximais de alguns nervos cranianos e artérias cerebrais (as veias não são mostradas). Quando ocorre sangramento arterial (como no rompimento de um aneurisma), o sangue "escorre" para o espaço subaracnóideo e entra no LCS. A ruptura de aneurisma intracraniano é uma causa frequente de sangue no LCS.

Seios da dura-máter

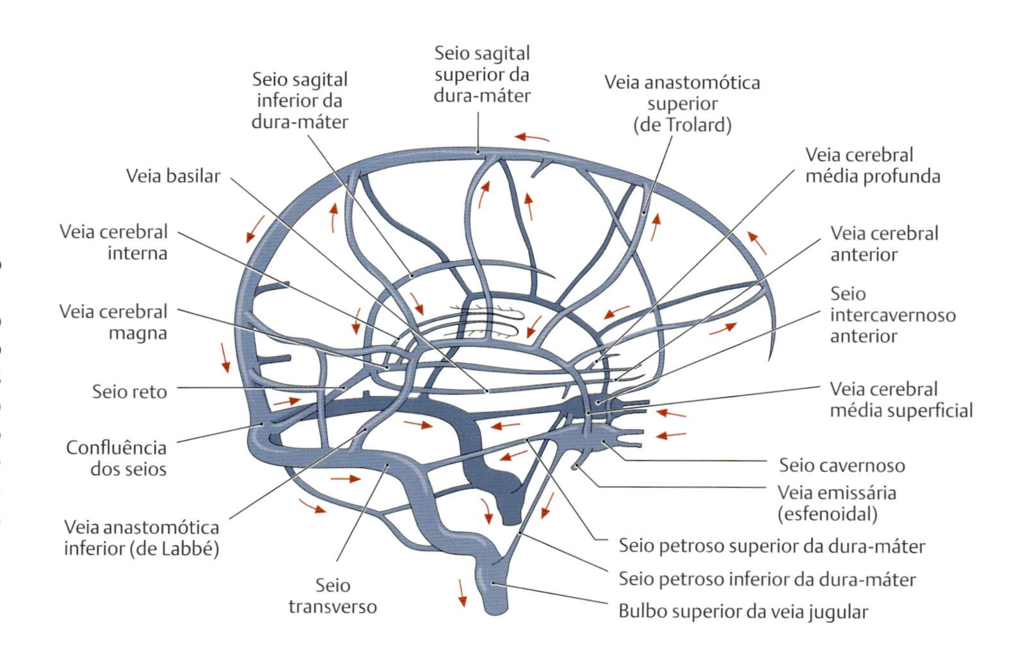

Figura 13.24 **Seios da dura-máter tributários para as veias cerebrais** (segundo Rauber e Kopsch)
Visão lateral direita. O sangue venoso coletado profundamente dentro do encéfalo drena para o seio da dura-máter através das veias cerebrais superficiais e profundas. As setas vermelhas no diagrama mostram as principais direções de fluxo de sangue venoso nos principais seios. Em virtude das numerosas anastomoses, a oclusão isolada de um segmento completo de um seio pode não produzir sintomas.

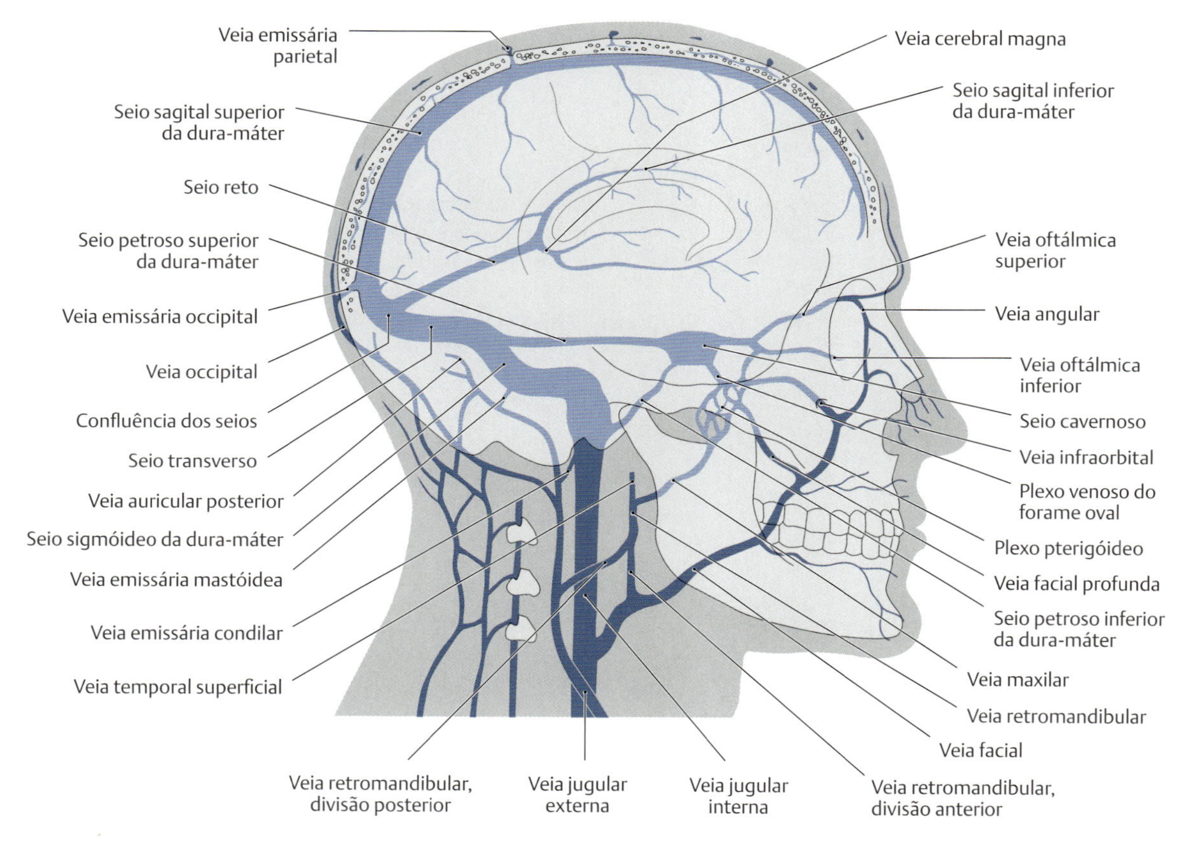

Figura 13.25 **Vias acessórias de drenagem dos seios da dura-máter**
Visão lateral direita. Os seios da dura-máter apresentam várias vias acessórias de drenagem além de sua principal drenagem para as duas veias jugulares internas. As conexões entre os seios da dura-máter e as veias extracranianas servem principalmente para equalizar a pressão e regular a temperatura. Essas anastomoses são de interesse clínico porque sua direção normal de fluxo sanguíneo pode ser revertida (ausência generalizada de válvulas funcionais na cabeça e pescoço), tornando possível que o sangue das veias extracranianas reflua para os seios da dura-máter. Este mecanismo pode dar origem a infecções sinusais que, por sua vez, levam à oclusão vascular (*trombose do seio venoso*). Os principais vasos acessórios de drenagem incluem os seguintes:

- Veias emissárias (veias diploica e superior do escalpo)
- Veia oftálmica superior (veias angular e facial)
- Plexo venoso do forame oval (plexo pterigóideo, veia retromandibular)
- Seio marginal e plexo basilar (plexo venoso vertebral interno e externo)

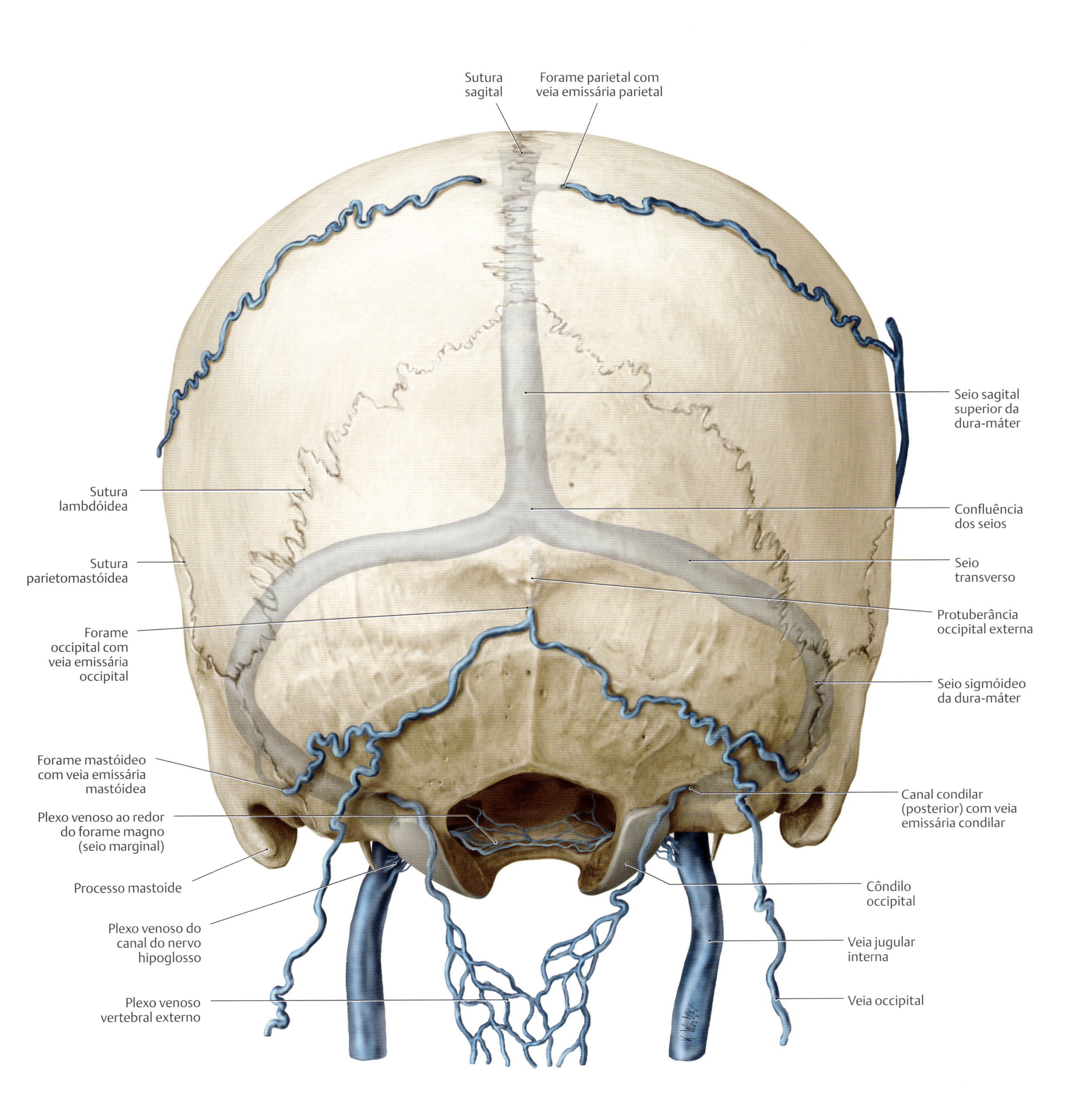

Figura 13.26 **Veias emissárias**

Visão posterior do occipúcio. As veias emissárias estabelecem uma conexão direta entre os seios intracranianos da dura-máter e as veias extracranianas. Elas correm através de pequenas aberturas do crânio tais como os forames parietal e mastóideo. As veias emissárias são de interesse clínico porque criam uma via potencial pela qual as bactérias do escalpo podem se disseminar para a dura-máter e iniciar uma meningite purulenta. Somente as veias emissárias posteriores são mostradas aqui.

Artérias do encéfalo

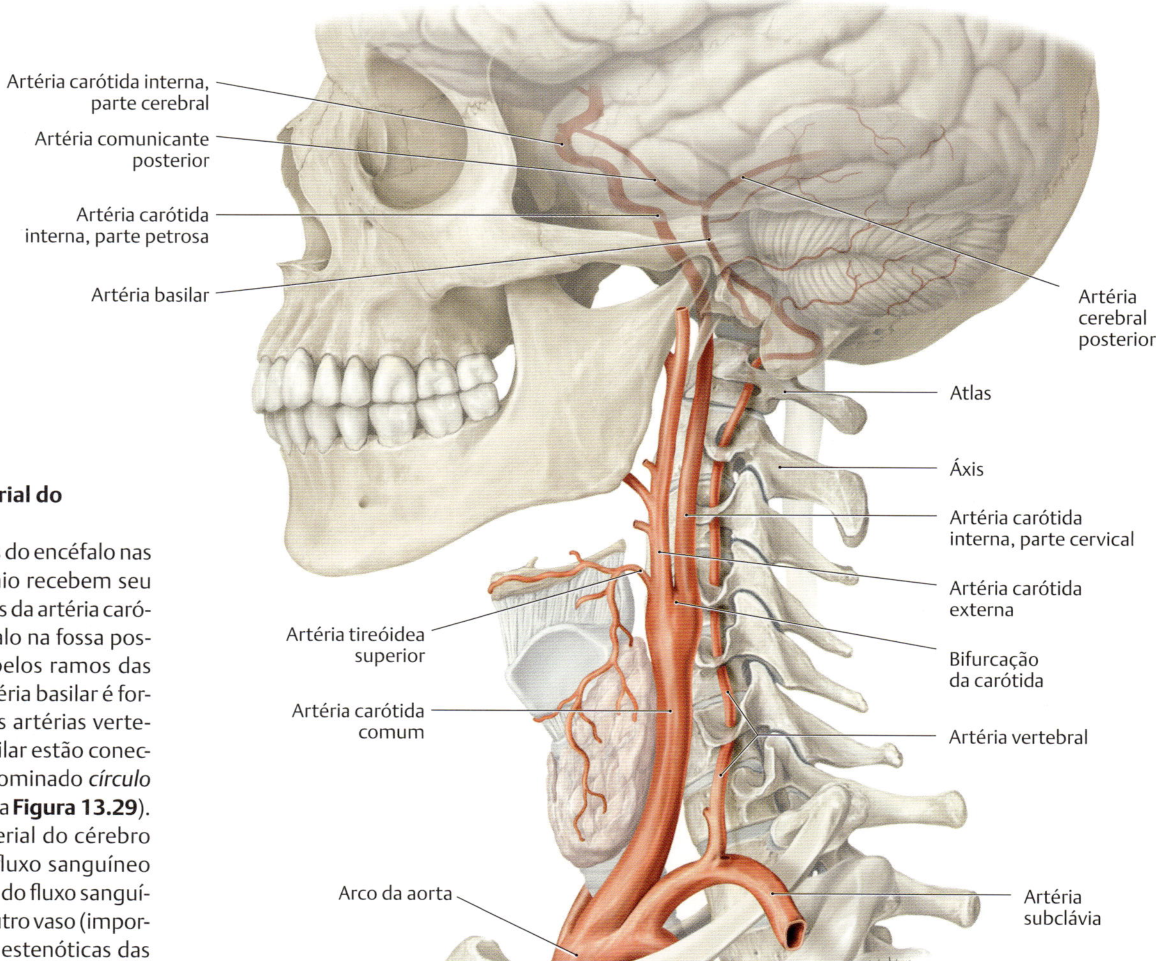

Figura 13.27 **Suprimento arterial do encéfalo**
Visão lateral esquerda. As partes do encéfalo nas fossas anterior e média do crânio recebem seu suprimento sanguíneo dos ramos da artéria carótida interna; as partes do encéfalo na fossa posterior do crânio são irrigadas pelos ramos das artérias vertebral e basilar (a artéria basilar é formada pela confluência das duas artérias vertebrais). As artérias carótida e basilar estão conectadas por um anel vascular denominado *círculo arterial do cérebro* (*de Willis*) (veja a **Figura 13.29**). Em muitos casos, o círculo arterial do cérebro possibilita a compensação do fluxo sanguíneo diminuído em um vaso por meio do fluxo sanguíneo "colateral" aumentado de outro vaso (importante em pacientes com lesões estenóticas das artérias aferentes, veja a **Figura 13.31**).

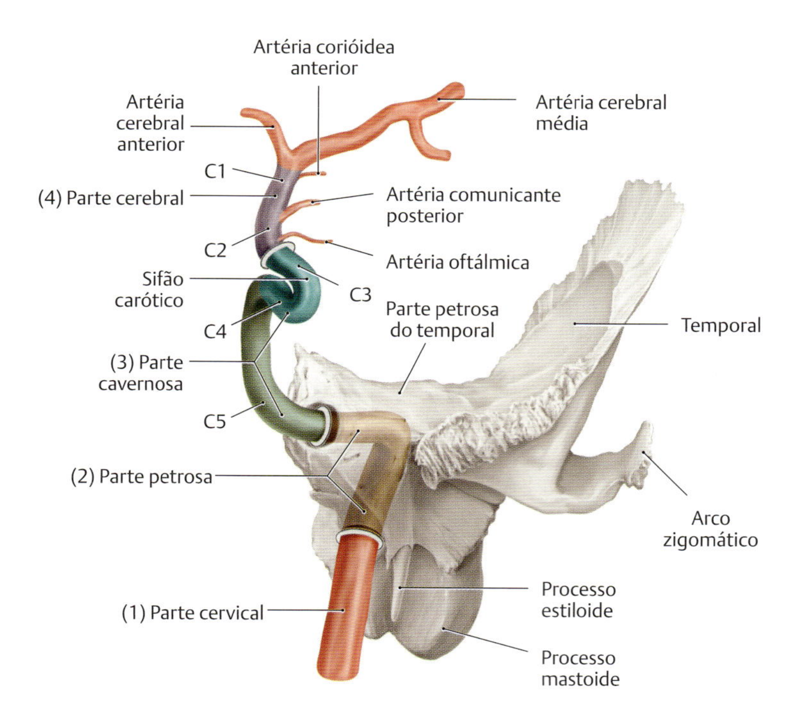

Figura 13.28 **Divisões anatômicas da artéria carótida interna**
Visão anterior da artéria carótida interna esquerda. A artéria carótida interna consiste em quatro partes topograficamente distintas entre a bifurcação da carótida e o ponto em que ela se divide em artérias cerebrais anterior e média. As partes (separadas na figura por discos brancos) são:

(1) Parte cervical (vermelha): localizada no espaço lateral da faringe.
(2) Parte petrosa (amarela): localizada no canal carótico da parte petrosa do temporal.
(3) Parte cavernosa (verde): segue uma curva em forma de S no seio cavernoso.
(4) Parte cerebral (roxa): localizada na cisterna quiasmática do espaço subaracnóideo.

Exceto pela parte cervical, que geralmente não emite ramos, todas as outras partes da artéria carótida interna emitem vários ramos. As partes *intracranianas* da artéria carótida interna são subdivididas em cinco segmentos (C1–C5) com base em critérios clínicos:

- C1–C2: segmentos supraclinoides, localizados no interior da parte cerebral. C1 e C2 se localizam acima do processo clinoide anterior da asa menor do esfenoide.
- C3–C5: segmentos infraclinoides, localizados no seio cavernoso.

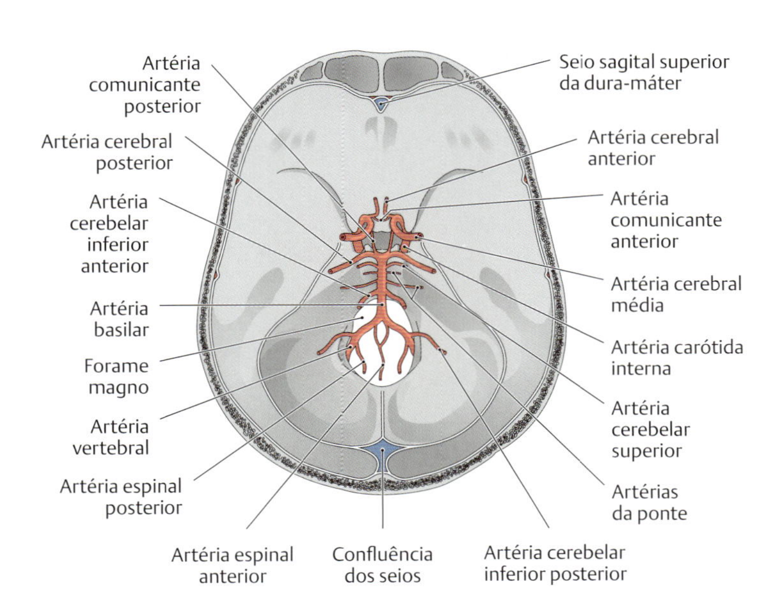

Figura 13.29 **Círculo arterial do cérebro**
Visão superior. As duas artérias vertebrais entram no crânio através do forame magno e se unem atrás do clivo para formar a artéria basilar não pareada. Esse vaso então se divide nas duas artérias cerebrais posteriores (vasos adicionais que normalmente contribuem para o círculo arterial do cérebro são mostrados na **Figura 13.30**).
Nota: cada artéria cerebral média (ACM) é a continuação direta da artéria carótida interna naquele lado. Coágulos ejetados pelo coração esquerdo frequentemente embolizam para o território da ACM.

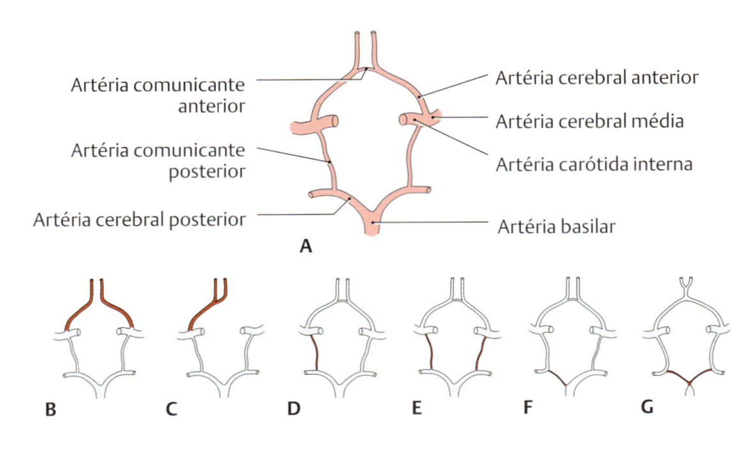

Figura 13.30 **Variantes do círculo arterial do cérebro** (segundo Lippert e Pabst)
As conexões vasculares no círculo arterial do cérebro estão sujeitas a variações consideráveis. Como regra, as hipoplasias segmentais mostradas aqui não alteram significativamente as funções normais do círculo arterial.

A Na maioria dos casos, o círculo arterial do cérebro é formado pelas seguintes artérias: artérias cerebrais anteriores, médias e posteriores; artérias comunicantes anteriores e posteriores; artérias carótidas internas e artéria basilar.
B Ocasionalmente, a artéria comunicante anterior está ausente.
C Ambas as artérias cerebrais anteriores podem se originar de uma artéria carótida interna (10% dos casos).
D A artéria comunicante posterior pode estar ausente ou hipoplásica em um lado (10% dos casos).
E Ambas as artérias comunicantes posteriores podem estar ausentes ou hipoplásicas (10% dos casos).
F A artéria cerebral posterior pode estar ausente ou hipoplásica em um lado.
G Ambas as artérias cerebrais posteriores podem estar ausentes ou hipoplásicas. Além disso, as artérias cerebrais anteriores podem se originar de um tronco comum.

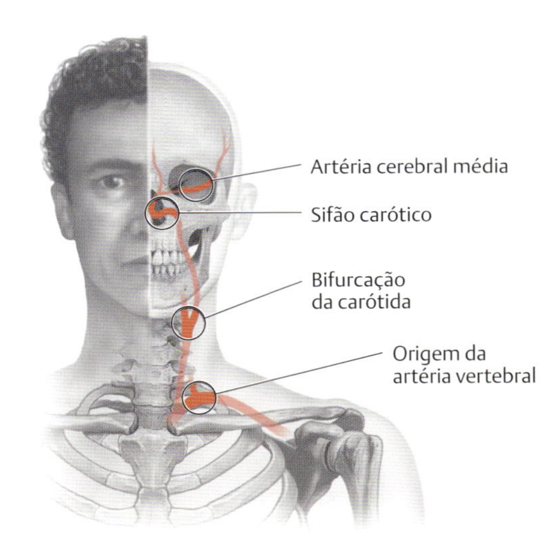

Figura 13.31 **Estenoses e oclusões das artérias que irrigam o encéfalo**
Lesões ateroscleróticas em pacientes idosos podem causar estreitamento (estenose) ou obstrução completa (oclusão) das artérias que irrigam o encéfalo. As estenoses ocorrem mais comumente nas bifurcações arteriais. Os locais de predileção são mostrados com círculos. Estenoses isoladas que se desenvolvem gradualmente podem ser compensadas por vasos colaterais. Quando as estenoses ocorrem simultaneamente em vários locais, o círculo arterial do cérebro não pode compensar a diminuição do suprimento sanguíneo, e o fluxo sanguíneo cerebral fica prejudicado (graus variados de isquemia cerebral).
Nota: o dano se manifesta clinicamente no encéfalo, mas a causa está localizada nos vasos que o suprem. Pelo fato de as estenoses serem tratáveis, seu diagnóstico tem implicações terapêuticas importantes.

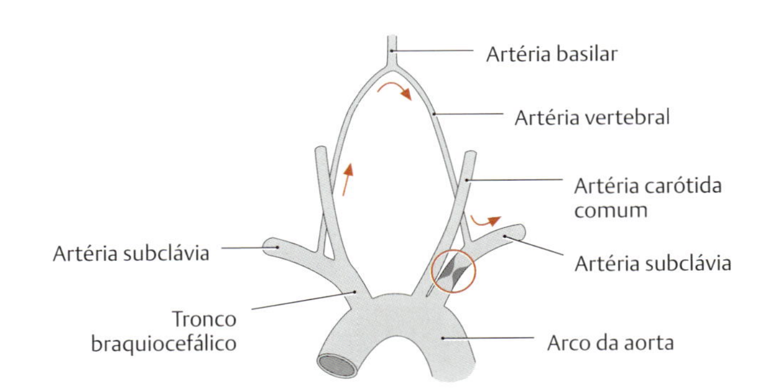

Figura 13.32 **Base anatômica da síndrome do roubo da subclávia**
O "roubo da subclávia" habitualmente resulta da estenose da artéria subclávia esquerda (círculo vermelho) localizada proximal à origem da artéria vertebral. Essa síndrome envolve "roubo" de sangue da *artéria vertebral* pela artéria subclávia. Quando o braço esquerdo é exercitado, como durante a jardinagem, pode haver suprimento sanguíneo do braço insuficiente para acomodar o aumento do esforço muscular (o paciente reclama de fraqueza muscular). Consequentemente, o sangue é "roubado" da circulação da artéria vertebral e ocorre uma reversão do fluxo sanguíneo na artéria vertebral no lado *afetado* (setas). Isso resulta no fluxo sanguíneo deficiente na artéria basilar e pode privar o encéfalo de sangue, provocando sensação de desmaio.

Neurônios

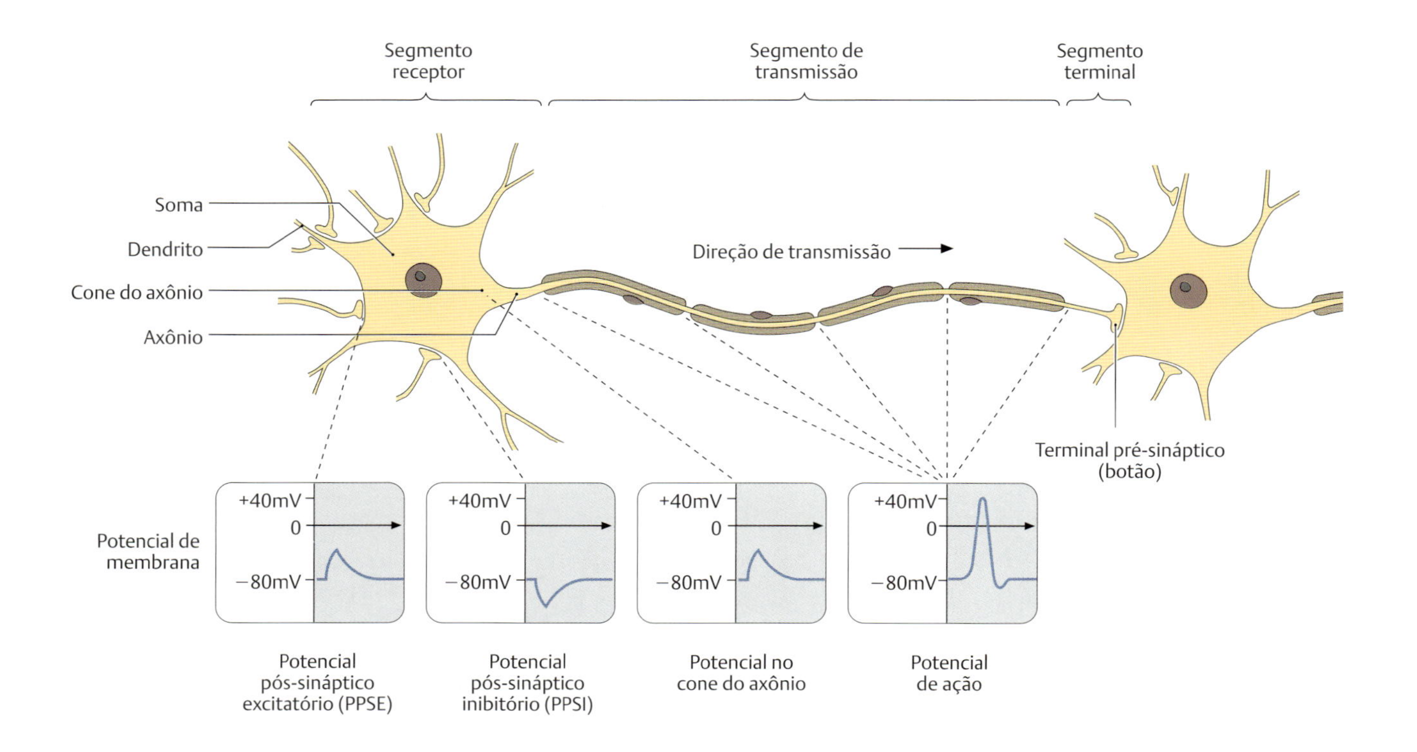

Figura 13.33 **Neurônios (células nervosas)**
Os neurônios são as menores unidades funcionais do sistema nervoso. Cada neurônio é composto de um corpo celular (soma ou pericário) e dois tipos de processos: dendritos e axônios. A função dos neurônios se reflete no número e no tipo de processos que se originam do corpo celular (veja a **Figura 13.35**).

- Dendrito (segmento receptor): conduz os impulsos da sinapse para o corpo celular. Dependendo de sua função, o neurônio pode ter múltiplos dendritos. Os dendritos podem sofrer uma complexa arborização para aumentar sua área de superfície.
- Axônio (segmento de projeção): conduz impulsos para outros neurônios ou células (p. ex., músculo esquelético). Os neurônios têm apenas um axônio. No SNC, os axônios geralmente são mielinizados (recobertos por células de mielina). As membranas celulares das células de mielina são predominantemente lipídicas (isso dá à substância branca sua aparência gordurosa). A mielinização isola eletricamente os axônios, aumentando a velocidade de condução do impulso.

Os neurônios se comunicam por sinapses, a junção entre o axônio de um neurônio e o dendrito ou corpo celular de outro (**Figura 13.37**). Os impulsos nervosos são propagados por meio de ondas de despolarização ao longo das membranas das células. As células nervosas em repouso têm um potencial de membrana de –80 mV (maior concentração de íons positivos fora da célula nervosa do que dentro). Em resposta a um impulso nervoso, neurotransmissores são liberados para a sinapse. Esses neurotransmissores se ligam a canais de íons que possibilitam que os íons positivos avancem no citoplasma. Esse processo inicia a abertura de outros canais, fazendo com que a membrana celular se torne totalmente despolarizada (+40 mV). Isso inicia um potencial de ação no cone do axônio, a origem do axônio no corpo celular. O potencial de ação segue ao longo do axônio e induz a liberação de neurotransmissores do terminal pré-sináptico na sinapse seguinte. Portanto, o potencial de ação se propaga rapidamente ao longo de várias células, que são repolarizadas por meio da ação de bombas de íon. *Nota:* os neurotransmissores podem ser excitatórios ou inibitórios (criar um potencial pós-sináptico excitatório ou inibitório no neurônio-alvo).

Figura 13.34 **Microscopia eletrônica do neurônio**
As organelas do neurônio podem ser determinadas com um microscópio eletrônico. Os neurônios são ricos em retículo endoplasmático rugoso (síntese de proteína, metabolismo ativo). O retículo endoplasmático (denominado *substância de Nissl* sob o microscópio óptico) é facilmente demonstrado pelo microscópio óptico quando corado com pigmentos catiônicos (que se ligam ao mRNA aniônico e ao mRNA dos ribossomos). O padrão de distribuição da substância de Nissl é usado em neuropatologia para avaliar a integridade funcional dos neurônios. Os neurotúbulos e os neurofilamentos que são visíveis por microscopia eletrônica são referidos coletivamente à *microscopia óptica* como neurofibrilas, já que eles são muito finos para serem identificados como estruturas isoladas ao microscópio óptico. As neurofibrilas podem ser demonstradas à microscopia óptica pela impregnação do tecido nervoso com sais de prata. Isso é importante em neuropatologia, por exemplo, porque a aglutinação das neurofibrilas é um aspecto histológico importante na doença de Alzheimer.

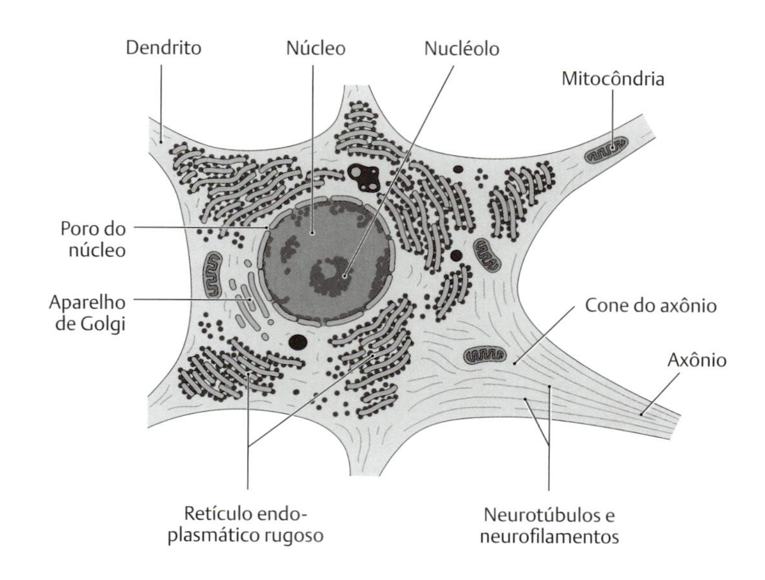

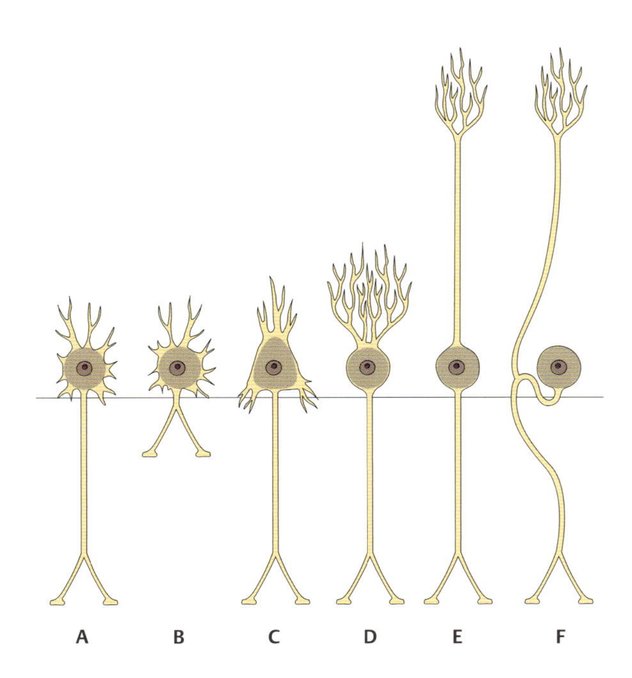

Figura 13.35 **Formas básicas do neurônio**
Os neurônios consistem em um corpo celular, um axônio e um ou mais dendritos. A função dos neurônios se reflete em sua estrutura. Os neurônios **A-D** são neurônios eferentes (motores), que transmitem impulsos do SNC para a periferia. Os neurônios **E** e **F** são neurônios aferentes (sensoriais), que transmitem impulsos para o SNC.

A, B Neurônios multipolares: múltiplos dendritos com um axônio longo (**A**) ou curto (**B**). Os neurônios motores alfa da medula espinal são de axônio longo. Os interneurônios na substância cinzenta do encéfalo e da medula espinal são de axônio curto.

C Célula piramidal: axônio longo com múltiplos dendritos apenas no ápice e na base do corpo celular triangular (p. ex., neurônios eferentes do córtex cerebral motor).

D Célula de Purkinje: axônio longo com árvore dendrítica elaboradamente ramificada de um lado do corpo celular. As células de Purkinje são encontradas dentro do cerebelo.

E Neurônio bipolar: axônio longo e dendrito longo que arboriza na periferia (p. ex., células da retina).

F Neurônio pseudounipolar: axônio longo e dendrito arborizado longo que não são separados pelo corpo celular. Esta é a forma tradicional dos neurônios aferentes (sensoriais) primários nos nervos espinais. Os corpos celulares desses neurônios formam o gânglio sensitivo de nervo espinal (raiz posterior).

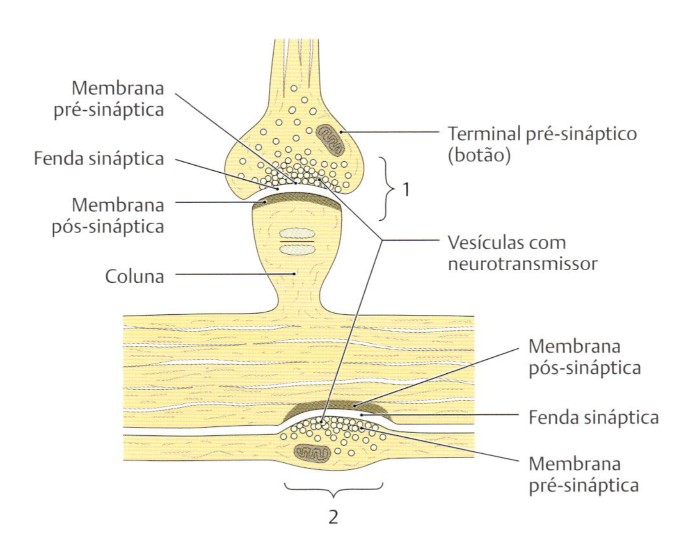

Figura 13.36 **Sinapses no SNC**
As sinapses são a conexão funcional entre dois neurônios. Elas consistem em uma membrana pré-sináptica, uma fenda sináptica e uma membrana pós-sináptica. Em uma "sinapse da coluna" (1), o terminal pré-sináptico (botão) está em contato com uma protuberância especializada (coluna) do neurônio-alvo. A sinapse lado a lado de um axônio com a superfície achatada de um neurônio-alvo é chamada de contato paralelo ou *bouton en passage* (2). As vesículas nas expansões pré-sinápticas contêm os neurotransmissores que são liberados na fenda sináptica por exocitose quando o axônio entra em excitação. Daí os neurotransmissores se difundem para a membrana pós-sináptica, onde seus receptores estão localizados. Uma variedade de drogas e toxinas age sobre a transmissão sináptica (antidepressivos, relaxantes musculares, gases nervosos, toxina botulínica).

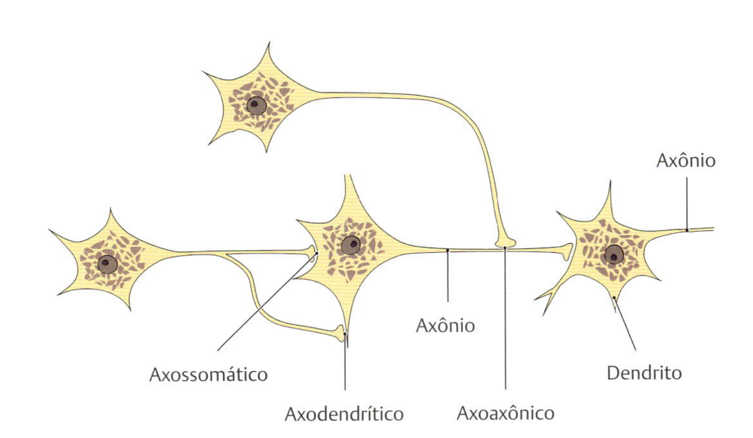

Figura 13.37 **Padrões sinápticos**
Os axônios podem terminar em vários locais no neurônio-alvo e aí formar sinapse. Os padrões sinápticos são descritos como axodendríticos, axossomáticos ou axoaxônicos. As sinapses axodendríticas são as mais comuns. O córtex cerebral consiste em inúmeros pequenos grupos de neurônios que são coletados dentro das unidades funcionais denominadas colunas.

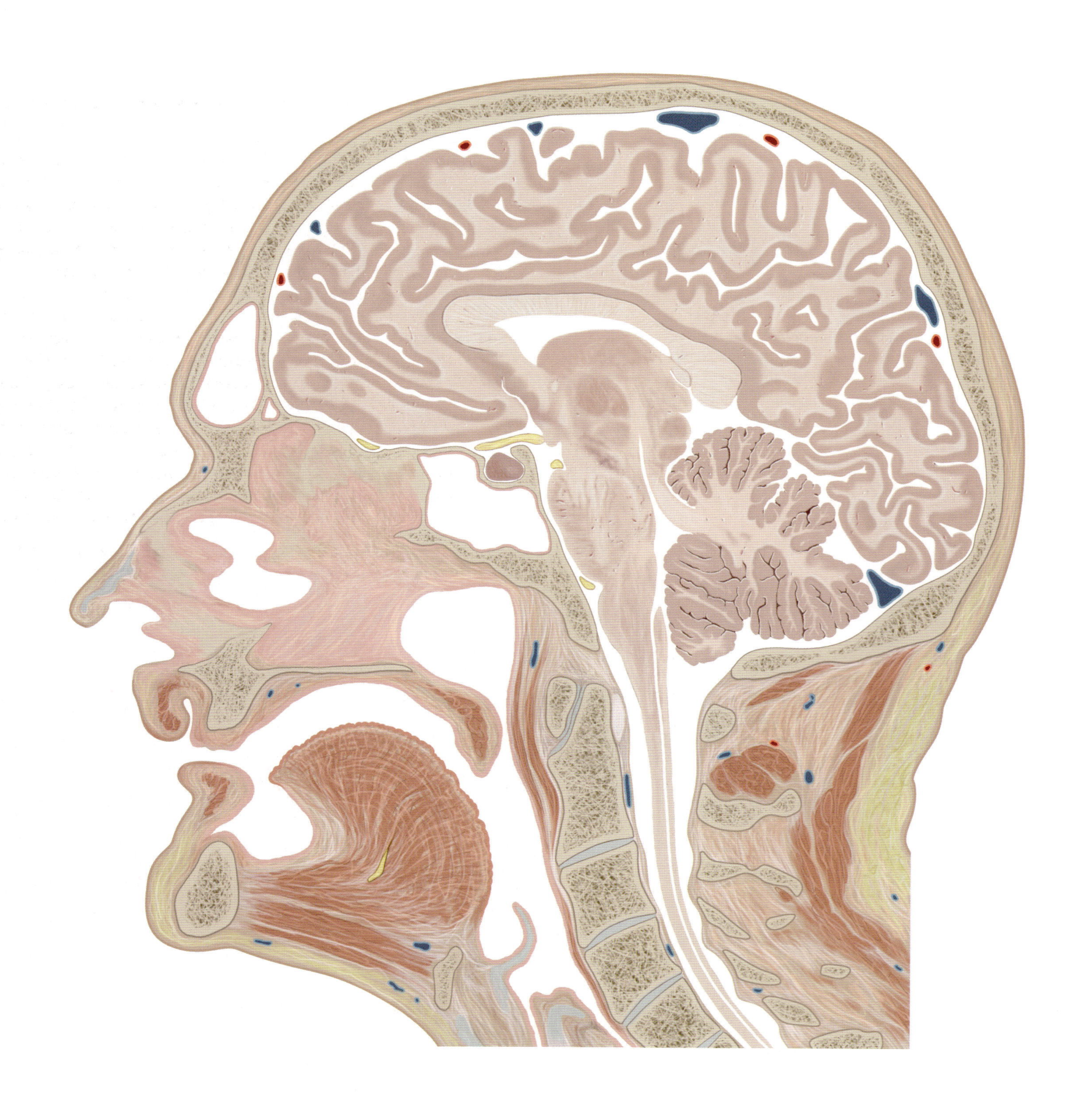

Anatomia Seccional

14 Anatomia Seccional da Cabeça e do Pescoço

Cortes coronais da cabeça (I): anteriores

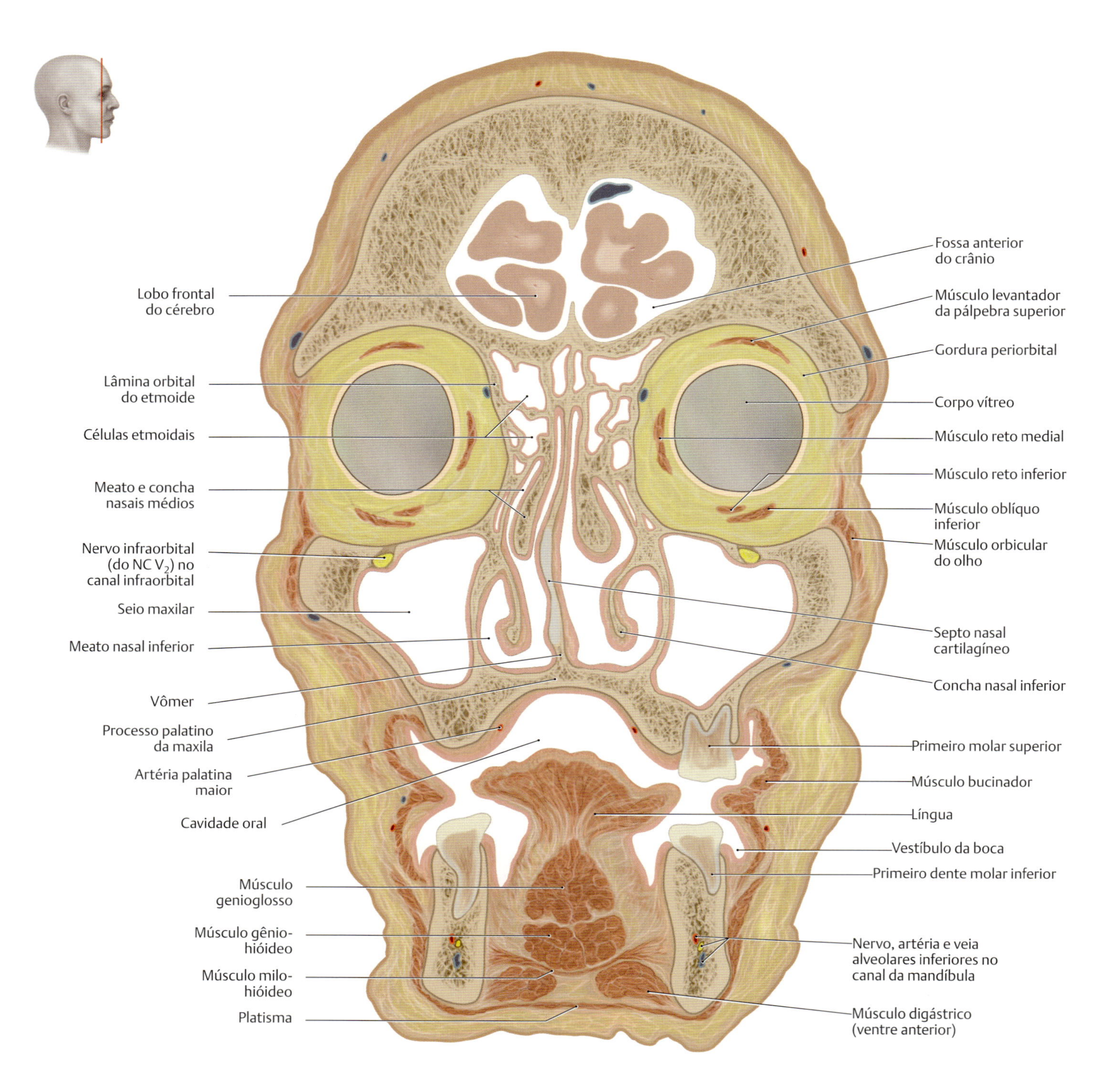

Figura 14.1 **Corte coronal através da margem orbital anterior**
Visão anterior. Este corte do crânio pode ser grosseiramente dividido em quatro regiões: a cavidade oral, a cavidade nasal e os seios paranasais, a órbita e a fossa anterior do crânio. Inspecionando a **cavidade oral** no interior e ao seu redor, observamos os músculos do assoalho bucal, o ápice da língua, as estruturas neurovasculares no canal da mandíbula e o primeiro dente molar. O palato duro separa a cavidade oral da **cavidade nasal**, que é dividida em metades esquerda e direita pelo septo nasal. As conchas nasais inferiores e médias podem ser identificadas juntamente com o seio maxilar situado lateralmente. A estrutura que protrai para o interior do teto do seio é o canal infraorbital, que transmite o nervo infraorbital (ramo da divisão maxilar do nervo trigêmeo, NC V_2).

O plano de corte é tão anterior que não corta as paredes ósseas laterais das **órbitas** devido à curvatura lateral do crânio. O corte passa pelo corpo vítreo transparente e de três dos seis músculos extrínsecos do bulbo do olho, que podem ser identificados na gordura periorbital. Dois músculos adicionais podem ser observados no próximo plano mais profundo de corte (**Figura 14.2**). O espaço entre as duas órbitas é ocupado pelas células etmoidais. *Nota:* a lâmina óssea orbital é muito fina (lâmina papirácea) e pode ser penetrada por infecção, traumatismo e neoplasias. Na **fossa anterior do crânio**, o corte passa através de ambos os lobos frontais nas porções mais anteriores da substância cinzenta cerebral. Pouca substância branca é visível nesse nível.

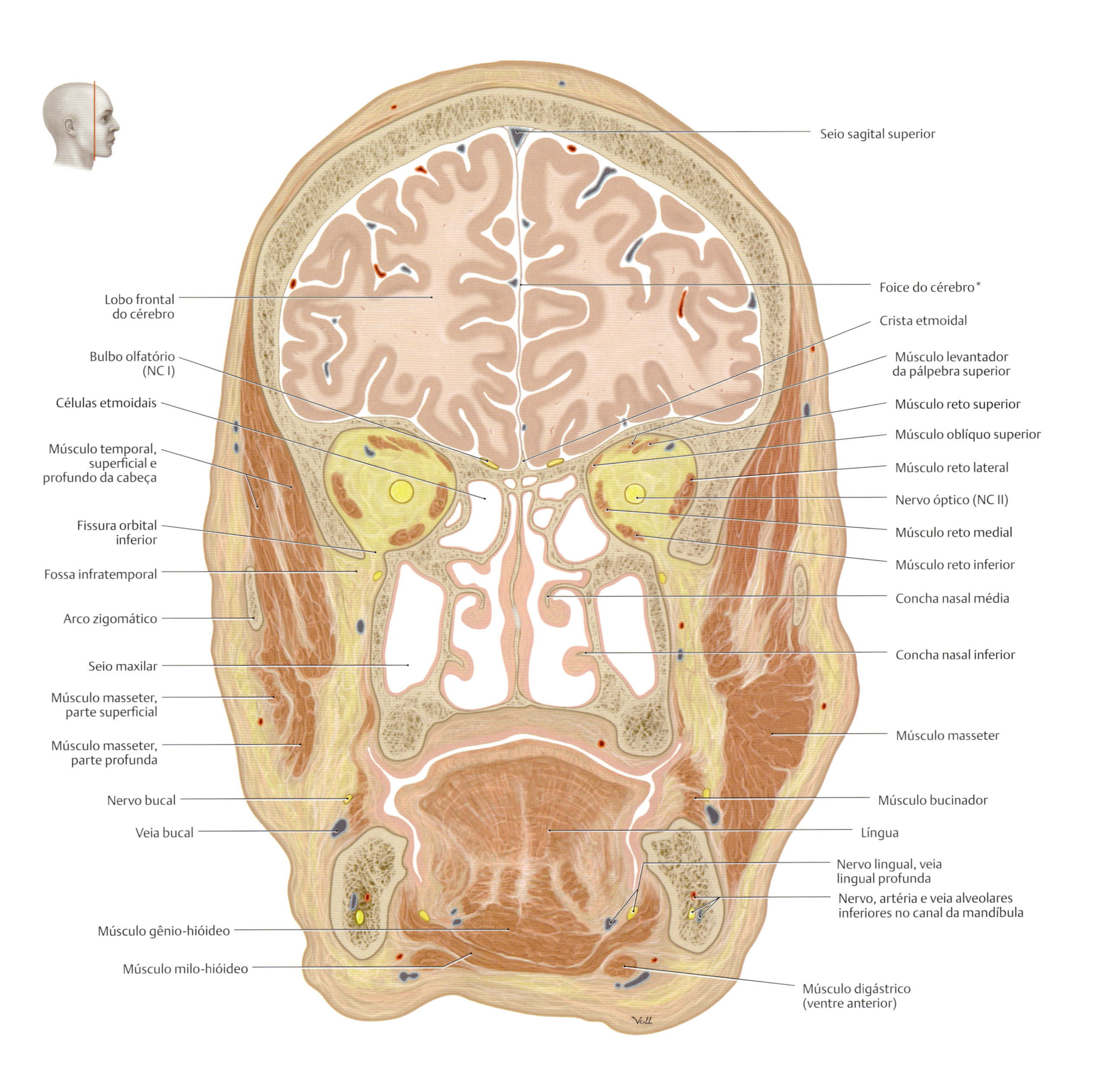

Figura 14.2 **Corte coronal através do espaço retrobulbar**
Visão anterior. Aqui, a língua está cortada em um nível mais posterior do que na **Figura 14.1** e, portanto, aparece mais abrangente. Além dos músculos do assoalho bucal, vemos os músculos laterais do crânio. Na região orbital podemos identificar o espaço retrobulbar com seu tecido gorduroso, os músculos extrínsecos do bulbo do olho e o nervo óptico. A órbita se localiza lateralmente à fossa infratemporal através da fissura orbital inferior. Este corte atravessa ambos os bulbos olfatórios na fossa anterior do crânio e o seio sagital superior pode ser reconhecido na linha média.

* *Nota:* mais posteriormente, a foice do cérebro não separa os hemisférios cerebrais. Sua margem inferior não é fixada ao corpo caloso, sendo superior a este.

Cortes coronais da cabeça (II): posteriores

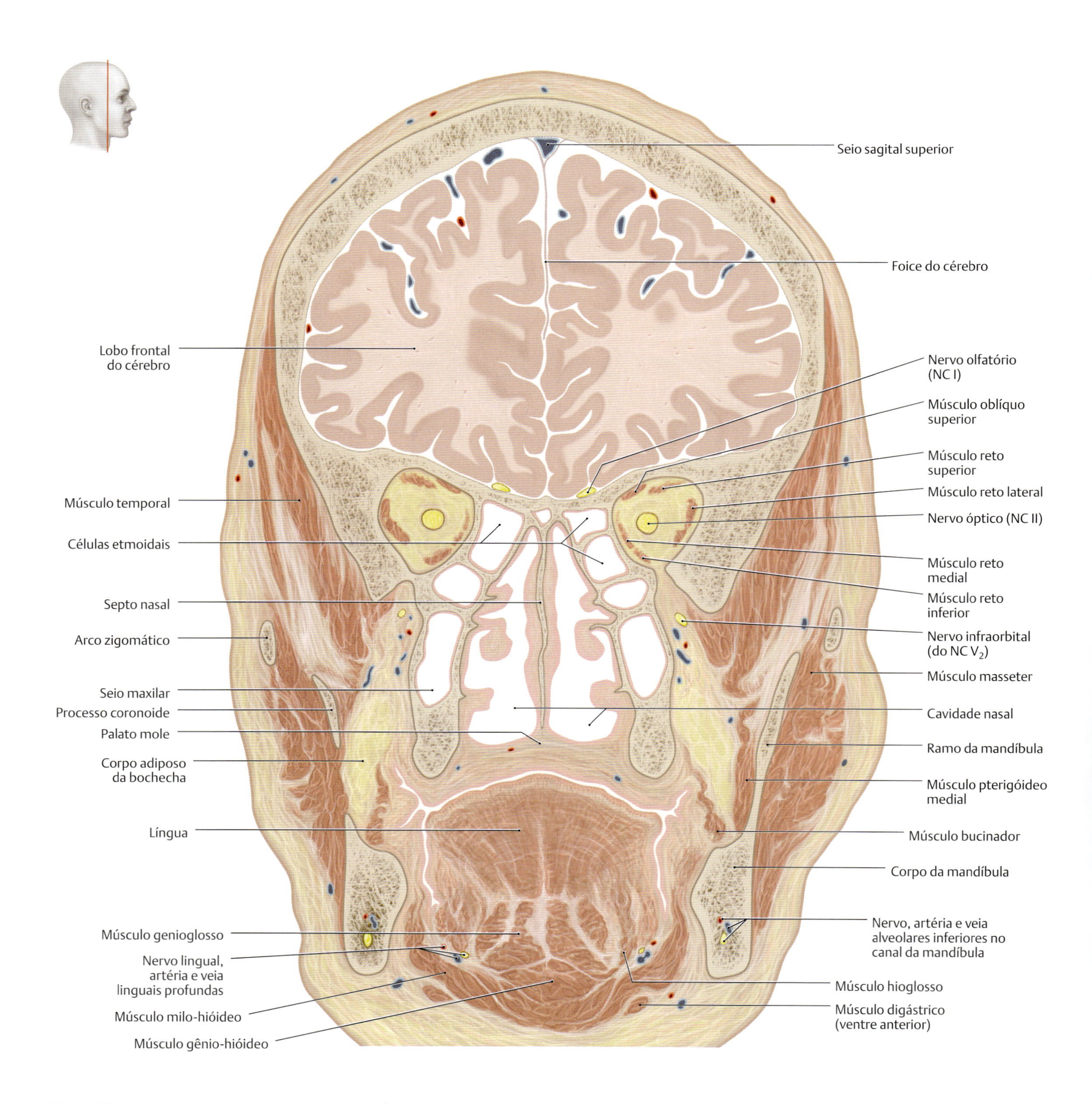

Figura 14.3 **Corte coronal através do ápice da órbita**

Visão anterior: o palato mole substitui o palato duro neste plano de corte, e o septo nasal torna-se ósseo neste nível. O corpo adiposo da bochecha também é visível neste plano e está diminuído em doenças debilitantes; por causa disso, as bochechas são encovadas no estágio terminal do câncer. Este corte coronal está ligeiramente angulado, o que produz uma descontinuidade aparente no ramo da mandíbula no lado esquerdo da figura (compare com o ramo contínuo no lado direito).

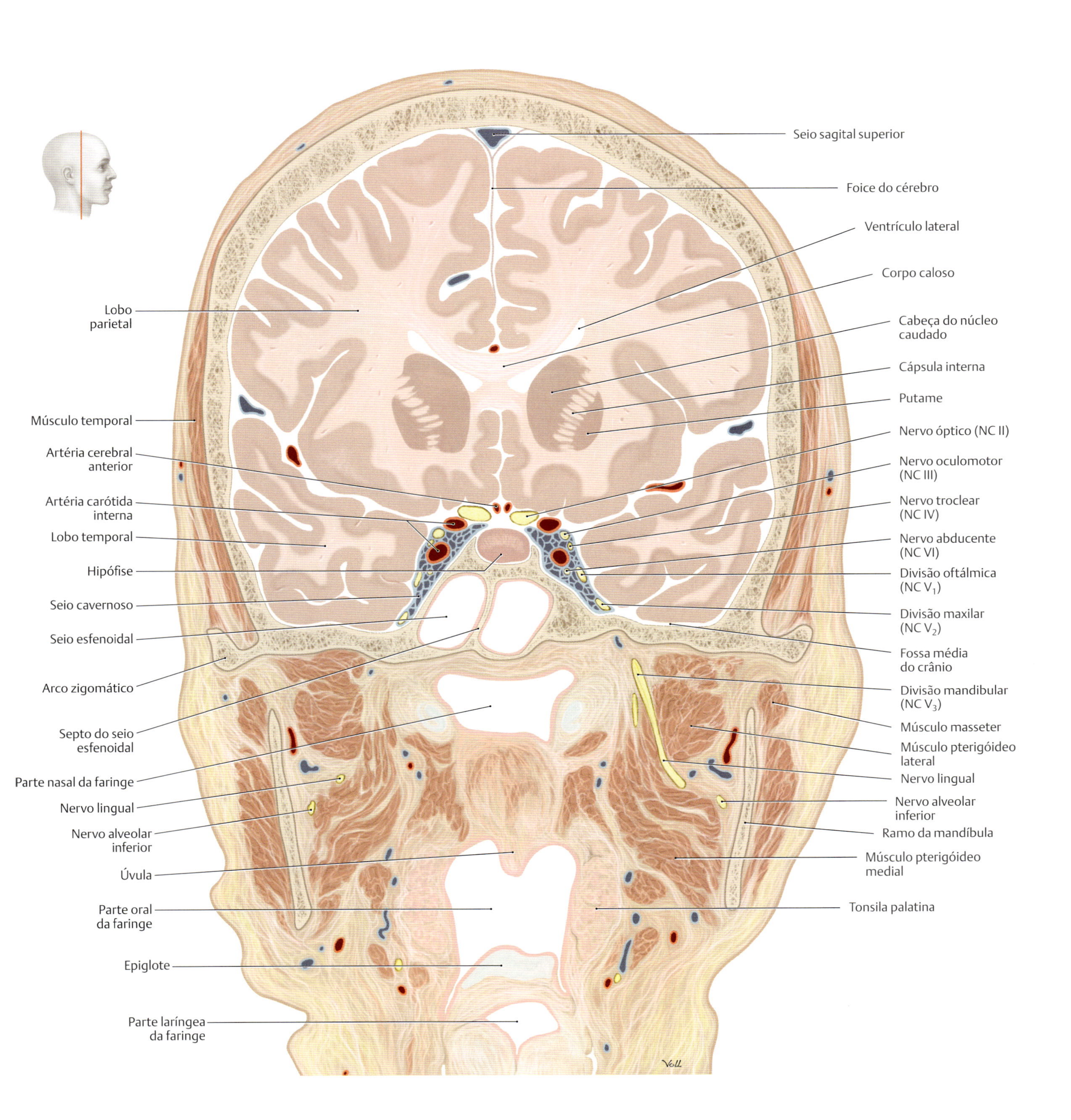

Figura 14.4 **Corte coronal através da hipófise**

Visão anterior. Agora as partes nasal, oral e laríngea da faringe podem ser identificadas. Este corte atravessa a epiglote, abaixo da qual está o espaço supraglótico. O plano corta o ramo da mandíbula em ambos os lados, e um segmento relativamente longo da divisão mandibular (NC V_3) pode ser identificado no lado esquerdo. Acima do teto dos seios esfenoidais está a hipófise, que se localiza na fossa hipofisial. Na cavidade craniana, o plano de corte passa pela fossa média do crânio. Devido à presença do sifão carótico (uma curvatura de 180° na parte cavernosa da artéria carótida interna), o corte secciona a artéria carótida interna duas vezes em cada lado. Os nervos cranianos também podem ser vistos passando através do seio cavernoso no seu trajeto da fossa média do crânio para a órbita. O seio sagital superior aparece em corte transversal na inserção da foice do cérebro. Ao nível do cerebelo, o plano de corte passa através dos lobos parietal e temporal.

Imagens coronais de RM da cabeça

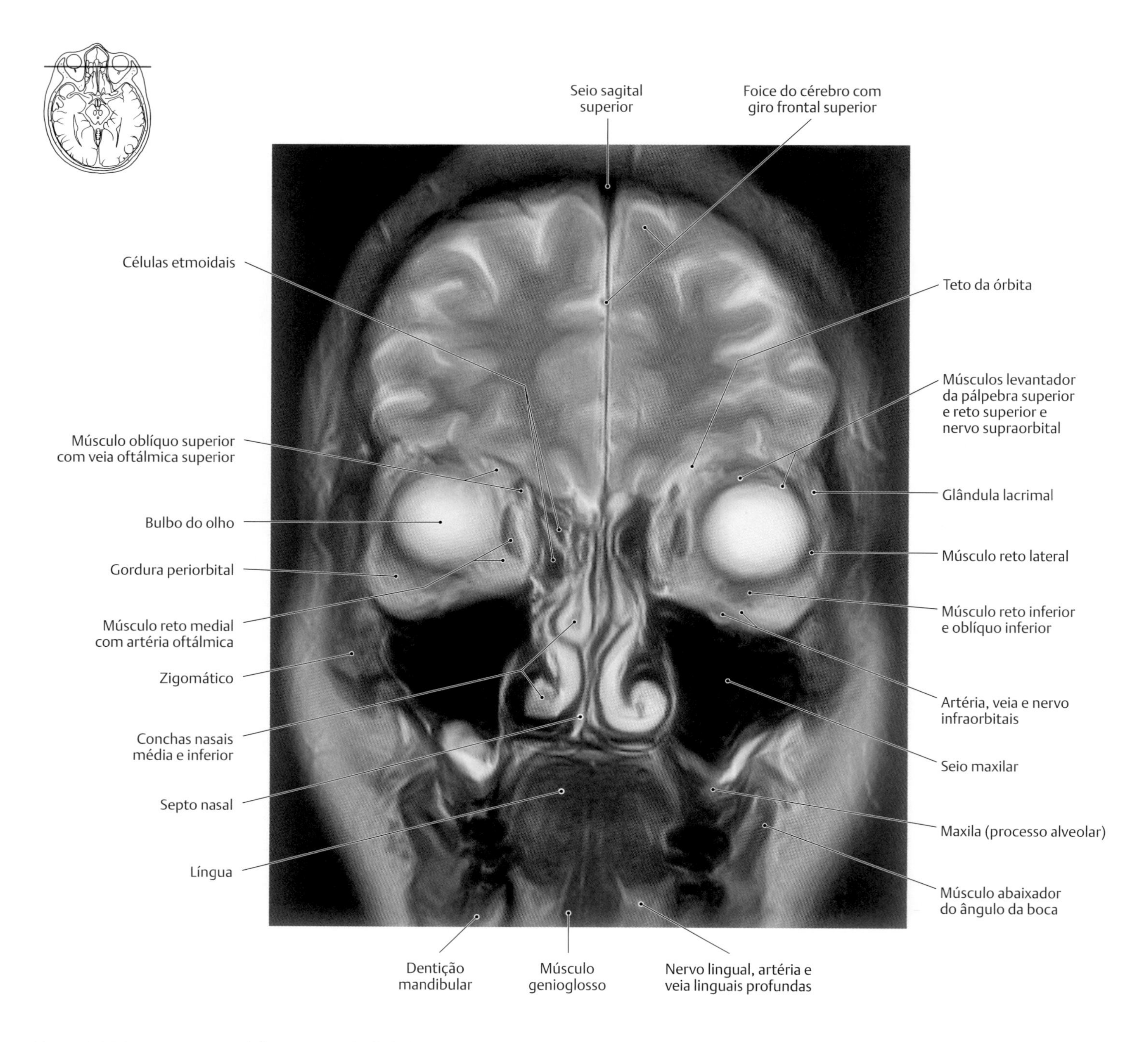

Figura 14.5 **Imagem coronal de RM através do bulbo do olho**
Visão anterior. Neste plano de corte, a foice do cérebro divide completamente os hemisférios cerebrais. Os músculos extrínsecos do bulbo do olho podem ser usados para encontrar a rede neurovascular orbital: o nervo supraorbital corre superiormente aos músculos levantador da pálpebra superior e reto superior, a veia oftálmica superior corre medial e superiormente ao músculo oblíquo superior e a artéria oftálmica corre inferiormente ao músculo reto medial. O canal infraorbital (que contém artéria, veia e nervo infraorbitais) corre inferiormente aos músculos reto inferior e oblíquo. A região medial à dentição mandibular e lateral ao músculo genioglosso contém a glândula sublingual, bem como o nervo lingual, a artéria e veia linguais profundas, o nervo hipoglosso (NC XII) e o ducto submandibular.

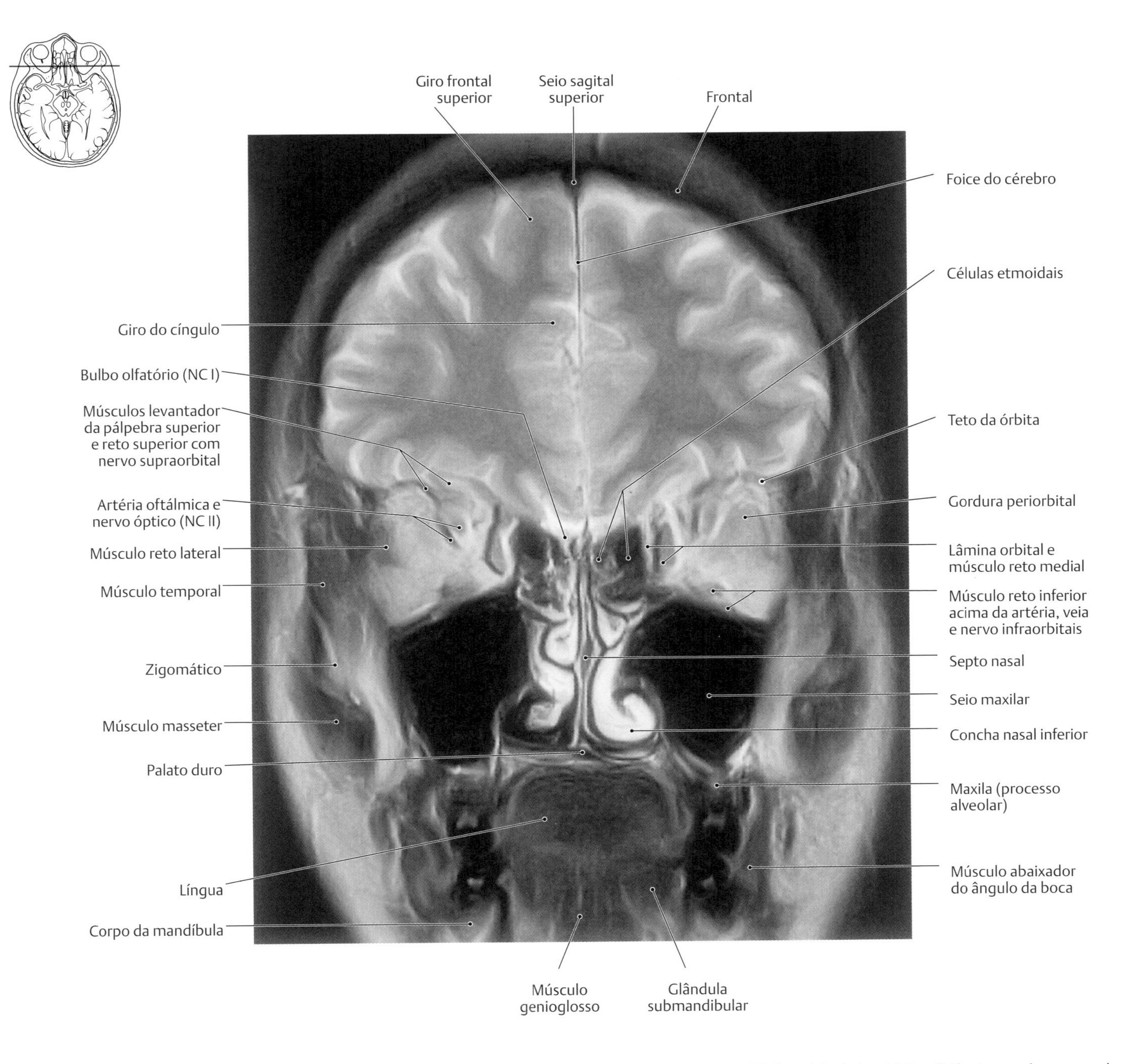

Figura 14.6 **Imagem coronal de RM através da parte posterior da órbita** Visão anterior. A margem inferior da foice do cérebro agora está superior ao giro do cíngulo. Na órbita, o nervo supraorbital corre com os músculos levantador da pálpebra superior e reto superior, e o nervo oculomotor (NC III) corre lateralmente ao músculo reto inferior que, por sua vez, corre superiormente ao canal infraorbital. A artéria oftálmica pode ser usada para encontrar o nervo óptico (NC II) localizado mais medialmente, ambos os quais emergem do canal óptico. Observe a natureza assimétrica das cavidades nasais. A glândula submandibular é mais proeminente neste corte entre o músculo genioglosso e o corpo da mandíbula.

Imagens coronais de RM do pescoço (I): anteriores

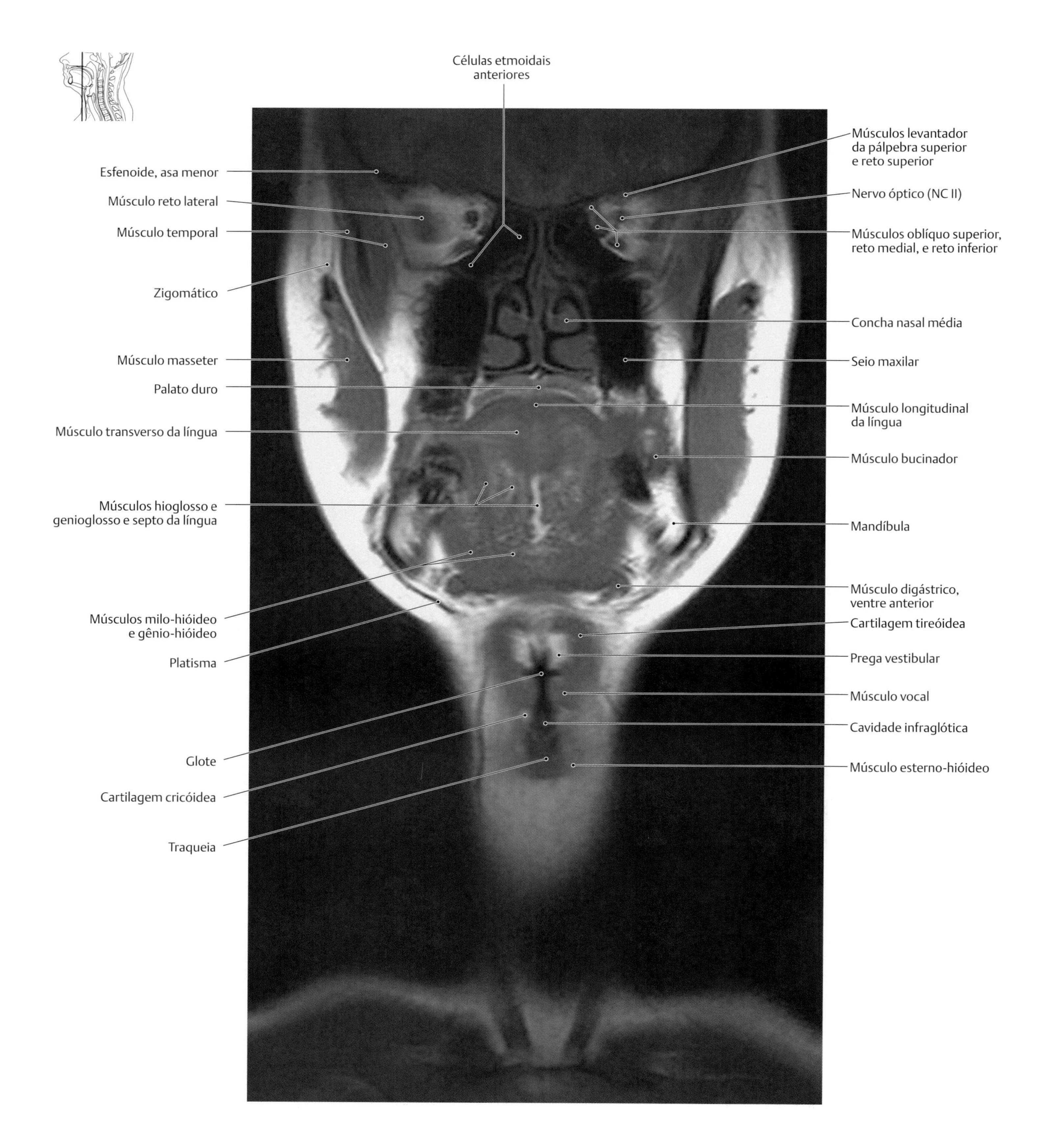

Figura 14.7 **Imagem coronal de RM dos músculos da língua**
Visão anterior. Este plano de corte é imediatamente posterior ao corte prévio e transpõe os músculos extrínsecos (genioglosso e hipoglosso) e intrínsecos (longitudinal e transversal) da língua. Os músculos da mastigação (temporal e masseter) estão visíveis, assim como os músculos bucinador, milo-hióideo e gênio-hióideo. Este corte atravessa a laringe e a traqueia, e revela a prega vestibular, o músculo vocal e a cartilagem cricóidea.

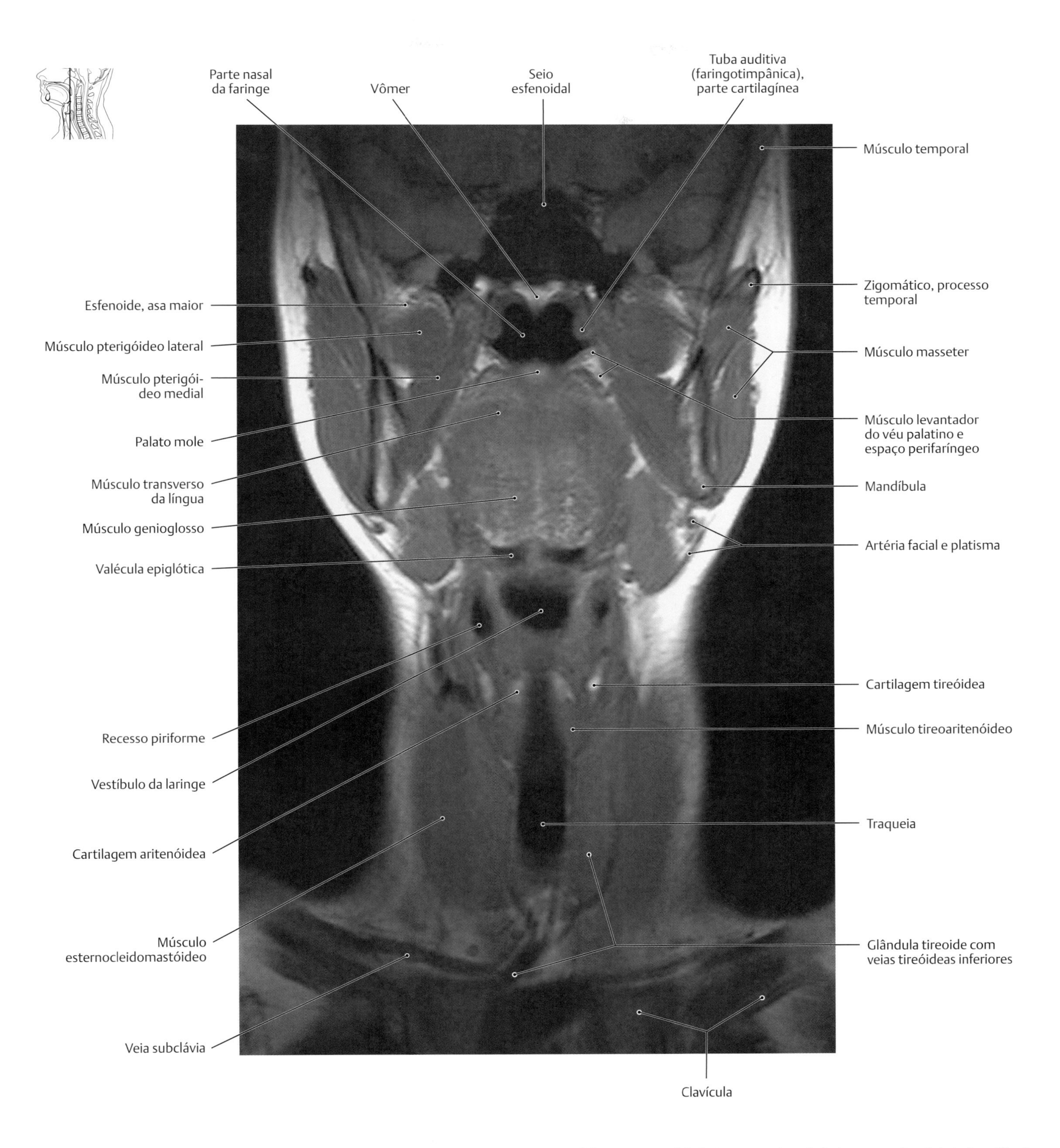

Figura 14.8 **Imagem coronal de RM do palato mole e dos músculos da mastigação**

Visão anterior. Este corte ilustra a convergência das vias respiratórias e alimentares na faringe. A parte nasal da faringe se situa inferiormente ao seio esfenoidal e superiormente ao palato mole. Ela converge com a via alimentar na parte oral da faringe, localizada posteriormente à úvula (não mostrada). A parte oral da faringe continua inferiormente à epiglote (a valécula da epiglote fica anterior a esta). As vias respiratórias e alimentares então divergem em laringe e parte laríngea da faringe, respectivamente. O vestíbulo da laringe é a porção superior da laringe, acima das pregas vocais. Este corte revela as cartilagens tireóidea e aritenóidea da laringe. Compare com a **Figura 14.9**.

Imagens coronais de RM do pescoço (II)

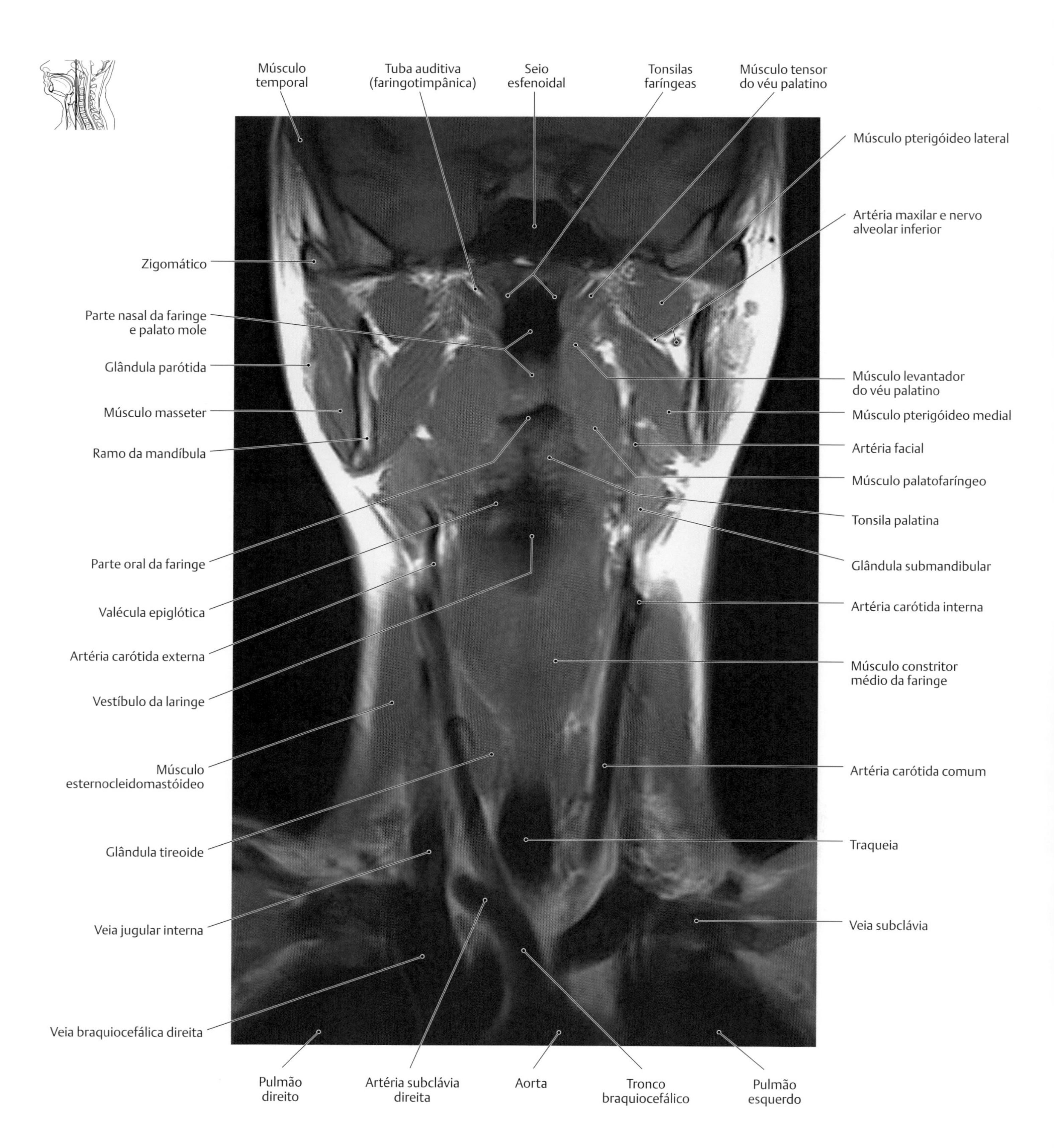

Figura 14.9 **Imagem coronal de RM dos grandes vasos**
Visão anterior. A imagem mostra claramente o curso dos grandes vasos no pescoço. Esta imagem também representa uma excelente demonstração das estruturas da cavidade oral. Observe a posição das tonsilas faríngeas no teto da parte nasal da faringe e a extensão das tonsilas palatinas na parte oral da faringe.

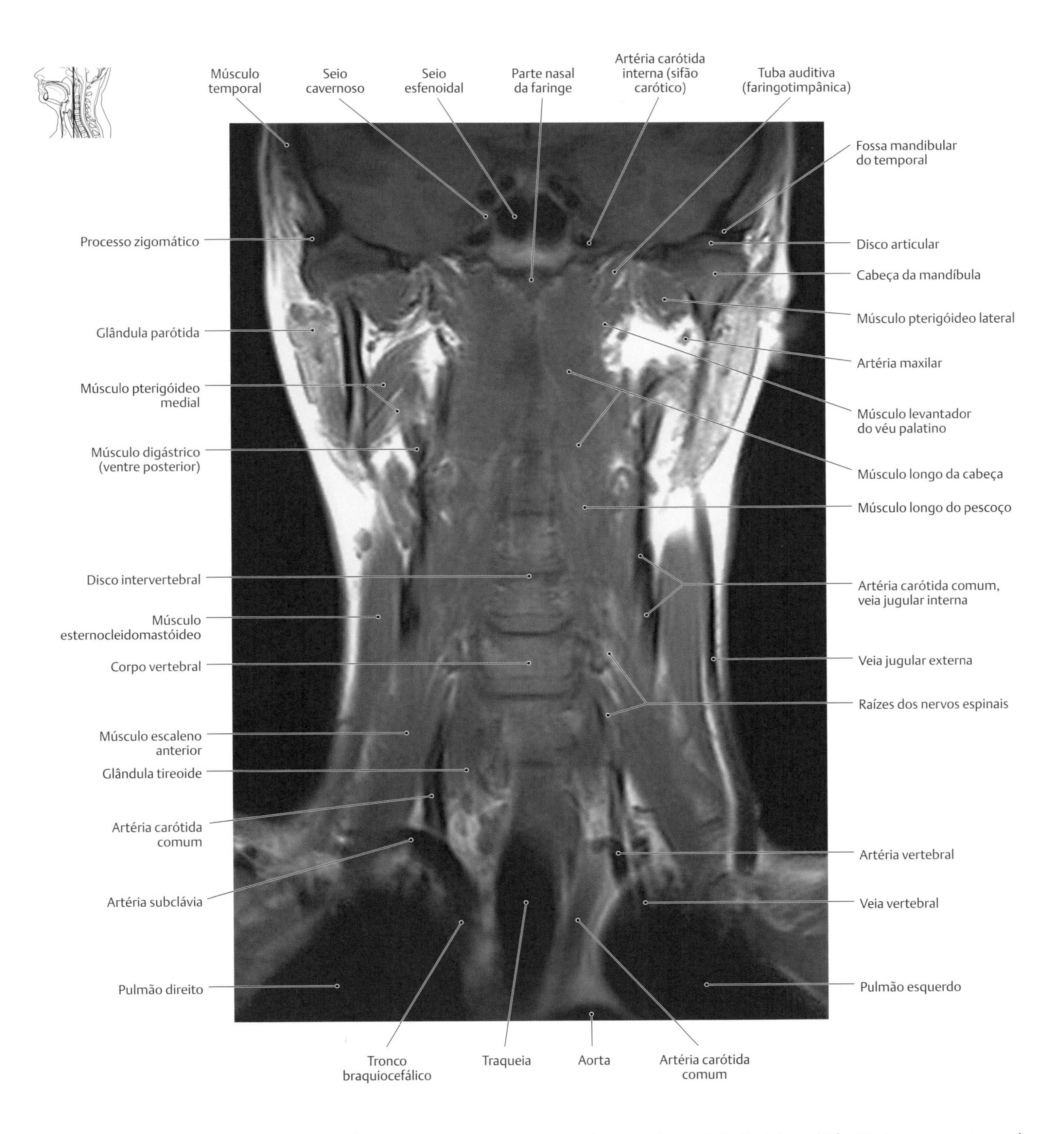

Figura 14.10 **Imagem coronal de RM através da articulação temporomandibular (ATM)**
Visão anterior. Esta imagem mostra claramente as estruturas da ATM, particularmente o disco articular e a cabeça da mandíbula. O ramo da mandíbula é visto medialmente à glândula parótida. Esta imagem mostra as vértebras cervicais com discos intervertebrais.

Imagens coronais de RM do pescoço (III): posteriores

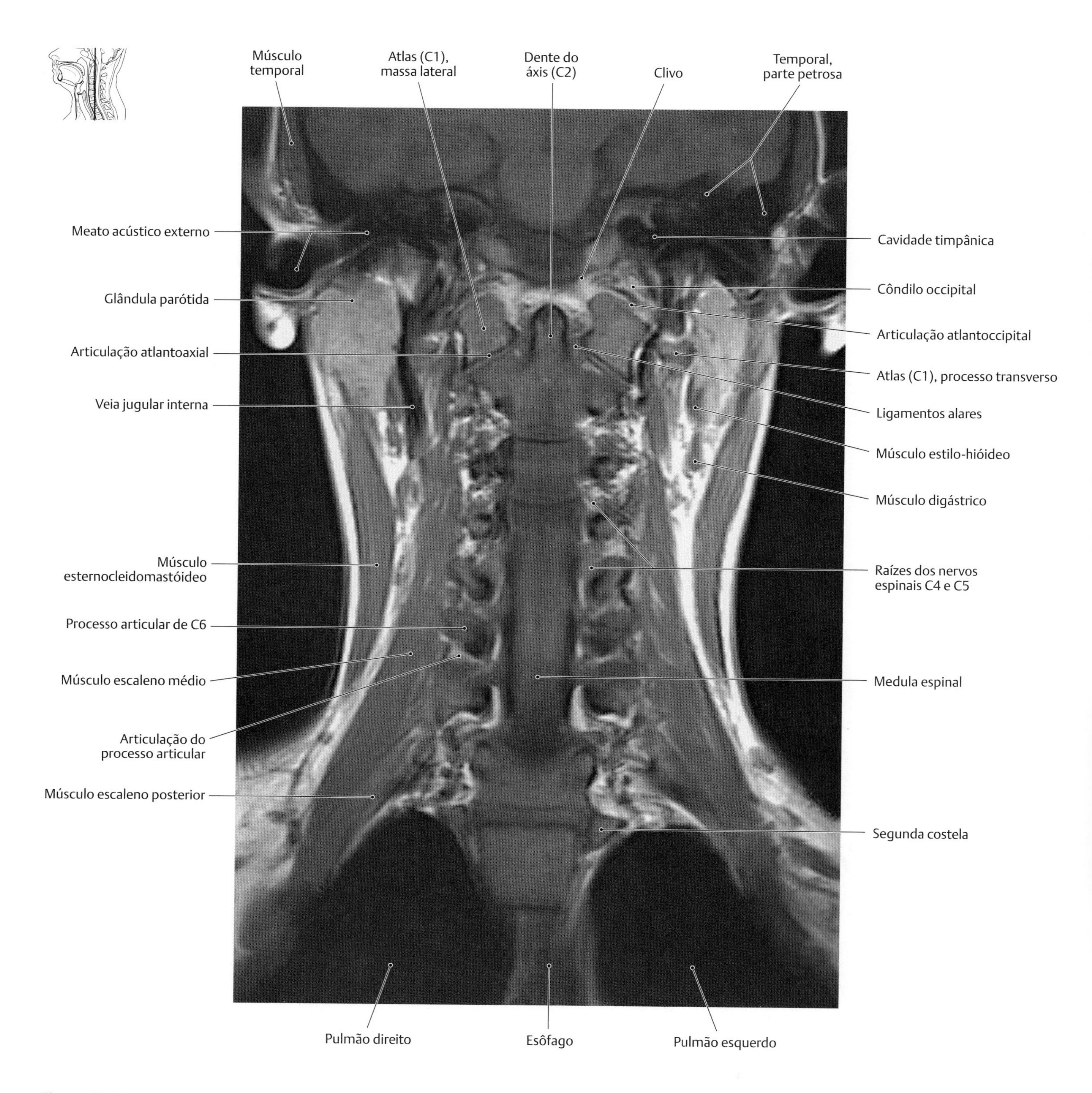

***Figura 14.11* Imagem coronal de RM através das vértebras cervicais e dos nervos espinais**

Visão anterior. Esta imagem mostra claramente as vértebras C1 até T2. As massas laterais do atlas (C1) podem ser vistas flanqueando o dente do áxis (C2). As vértebras mais inferiores podem ser contadas usando-se os processos articulares das vértebras cervicais. As raízes dos nervos espinais emergem entre os processos articulares (observe para fins de contagem: a raiz de C3 emerge inferiormente a C2 e superiormente ao processo articular de C3).

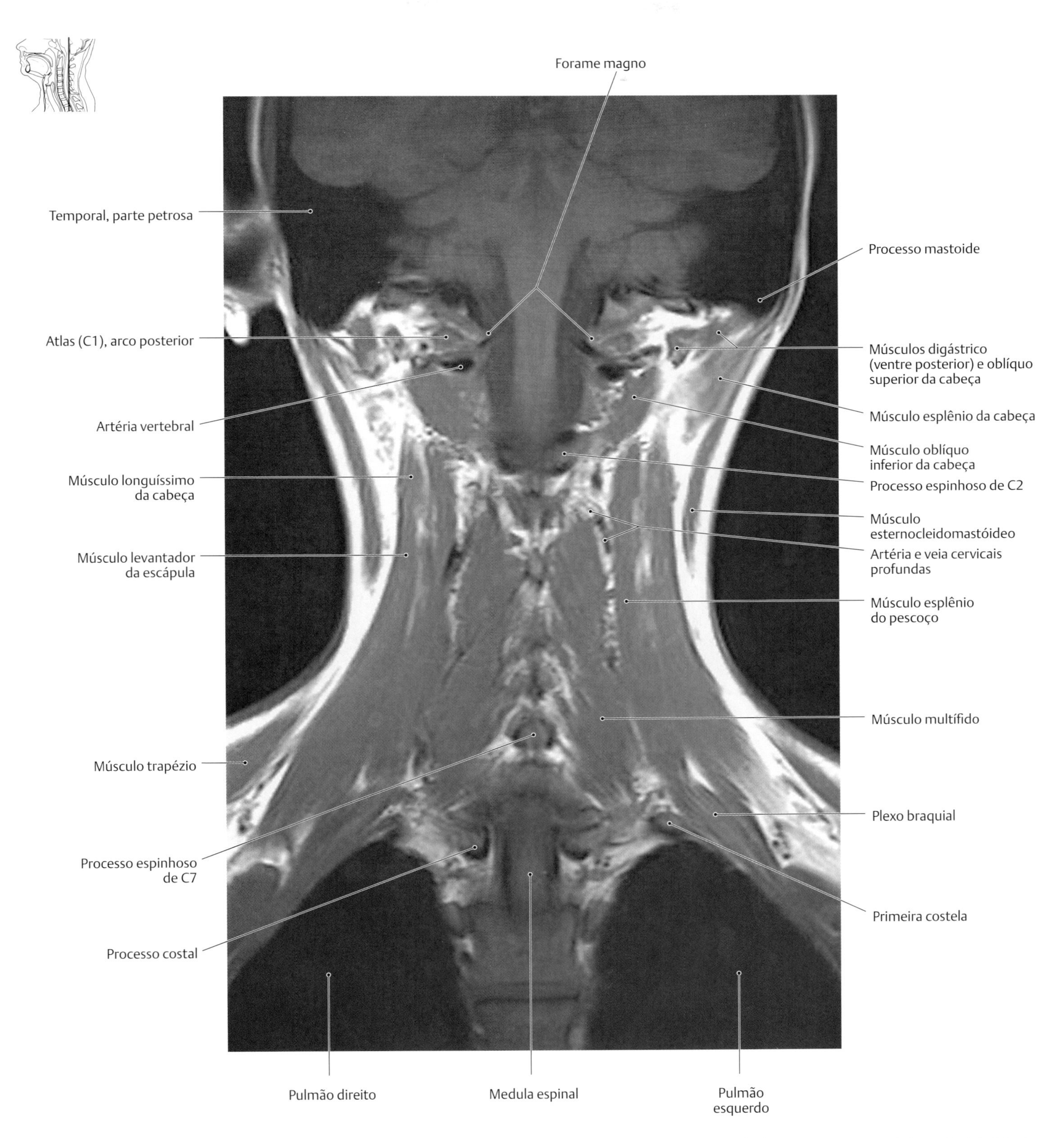

Figura 14.12 **Imagem coronal de RM através dos músculos da nuca**
Visão anterior. A imagem mostra claramente as relações dos músculos no pescoço. *Nota:* o processo espinhoso alongado da vértebra C7 (vértebra proeminente) ainda está visível neste corte. A medula espinal é visível na sua passagem através do forame magno e mais caudal, posterior ao corpo vertebral de T1.

Cortes transversais da cabeça (I): craniais

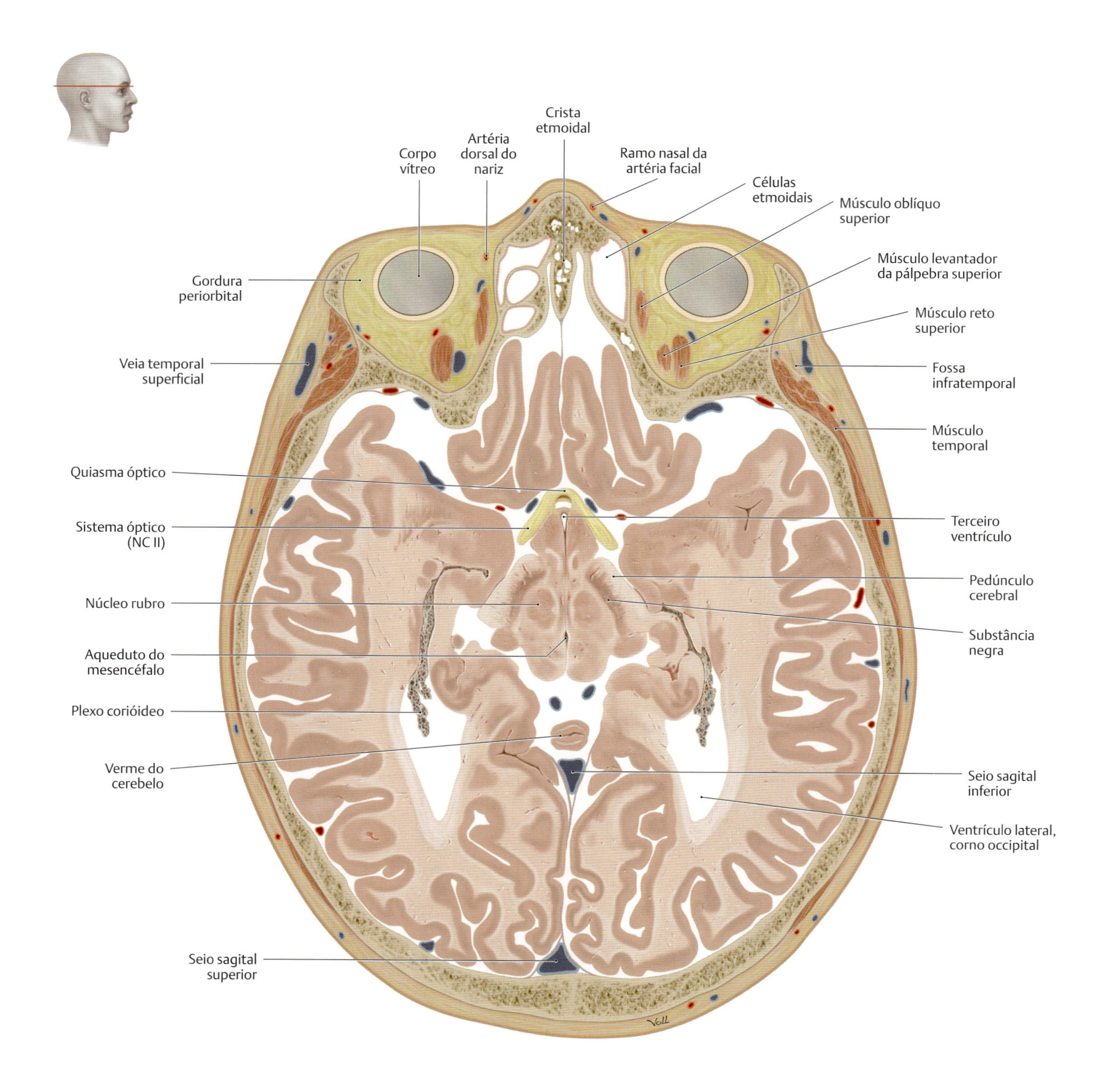

Figura 14.13 **Corte transversal através do nível superior das órbitas**
Visão superior. O corte mais alto nesta série mostra os músculos no nível superior da órbita (os níveis orbitais são descritos no Capítulo 6). O corte secciona a crista óssea etmoidal na fossa anterior do crânio, flanqueada de cada lado pelas células do seio etmoidal. Os cortes do quiasma óptico e do sistema óptico adjacente são partes do diencéfalo, que circunda o terceiro ventrículo no centro do corte. O núcleo rubro e a substância negra são visíveis no mesencéfalo. O sistema piramidal descende nos pedúnculos cerebrais. O corte passa através dos cornos posteriores (occipitais) dos ventrículos laterais e mal cortam o verme do cerebelo na linha média.

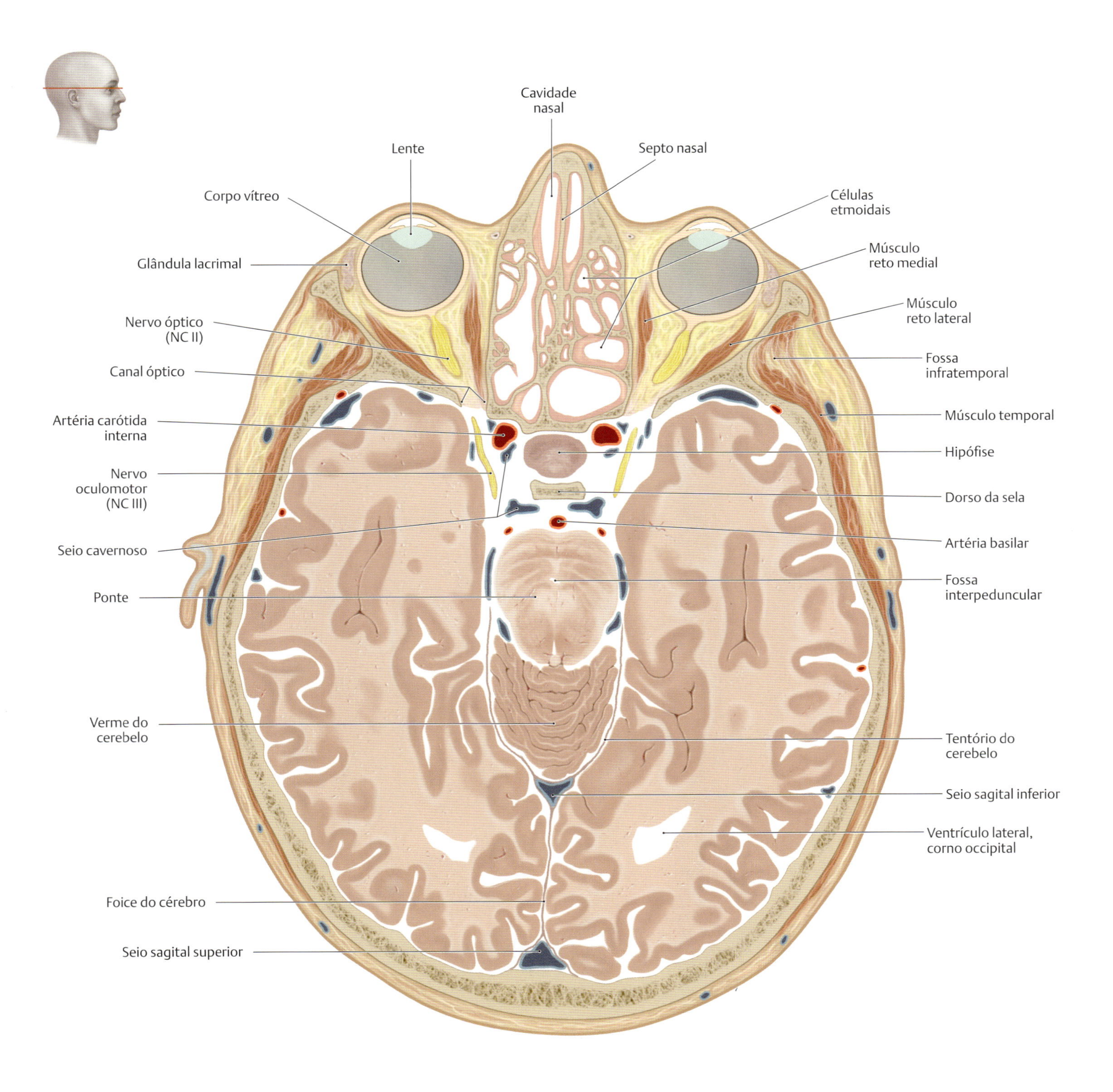

Figura 14.14 **Corte transversal através do nervo óptico e da hipófise**
Visão superior. O nervo óptico é visto exatamente antes de sua entrada no canal óptico, indicando que o plano de corte passa através do nível médio da órbita. Pelo fato de o nervo preencher completamente o canal, distúrbios do crescimento ósseo neste nível podem causar lesão por pressão ao nervo. Este plano corta as lentes do bulbo do olho e as células do labirinto etmoidal. A artéria carótida interna pode ser identificada na fossa média do crânio, incorporada no seio cavernoso. O corte atravessa o nervo oculomotor nos dois lados, que cursa na parede lateral do seio cavernoso. A ponte e o verme do cerebelo também são vistos. A foice do cérebro e o tentório do cerebelo aparecem como linhas finas que vão juntas para o seio reto.

Cortes transversais da cabeça (II)

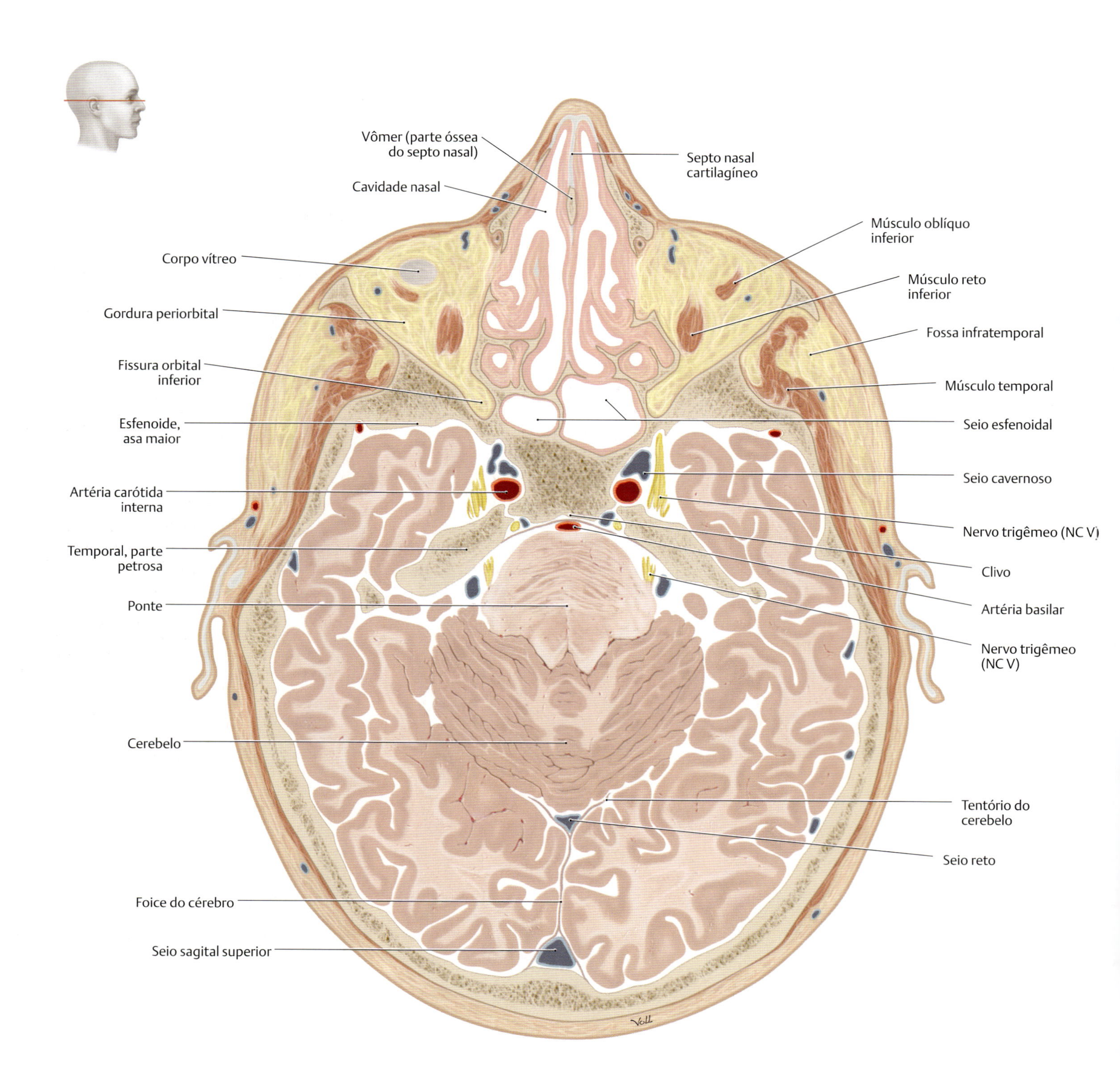

Figura 14.15 **Corte transversal através do seio esfenoidal**
Visão superior. Este corte atravessa a fossa infratemporal na face lateral do crânio e o músculo temporal que se localiza no seu interior. O plano passa através do nível inferior da órbita, que é contínua posteriormente com a fissura orbital inferior. Este corte mostra a extensão anterior das duas asas maiores do osso esfenoide e a extensão posterior das duas partes petrosas dos temporais, que marcam o limite entre as fossas média e posterior do crânio. O clivo é parte da fossa posterior do crânio e repousa em contato com a artéria basilar. A origem do nervo trigêmeo na ponte está visível. *Nota:* o nervo trigêmeo passa superiormente à parte petrosa do temporal para entrar na fossa média do crânio.

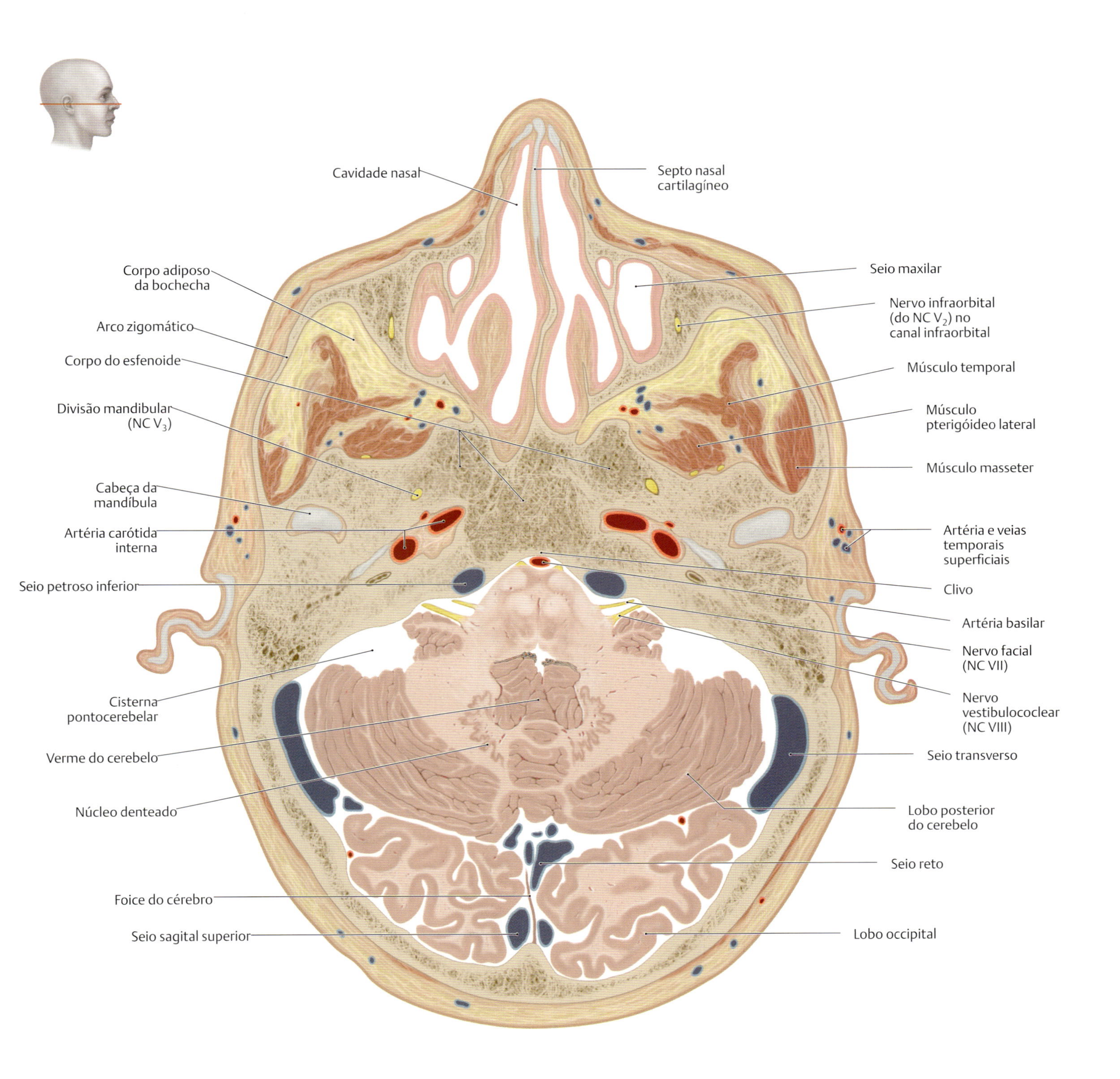

Figura 14.16 **Corte transversal através da concha nasal média**

Visão superior. Este corte abaixo da órbita passa através do nervo e do canal infraorbital. Medialmente ao nervo infraorbital está a raiz do seio maxilar. O arco zigomático é visível em sua totalidade, com porções dos músculos da mastigação (masseter, temporal e pterigóideo lateral) e com a parte superior da cabeça da mandíbula. A divisão mandibular (NC V_3) aparece no corte transversal sem seu canal ósseo, o forame oval. O corpo do esfenoide forma o centro ósseo da base do crânio. Os nervos facial e vestibulococlear emergem do tronco encefálico e entram no meato acústico interno. O núcleo denteado está situado no interior da substância branca do cerebelo. O espaço ao redor da parte anterior do cerebelo, a cisterna pontocerebelar, é preenchido pelo líquido cerebrospinal em indivíduos vivos. O seio transverso é proeminente entre os seios durais do encéfalo.

Cortes transversais da cabeça (III): caudais

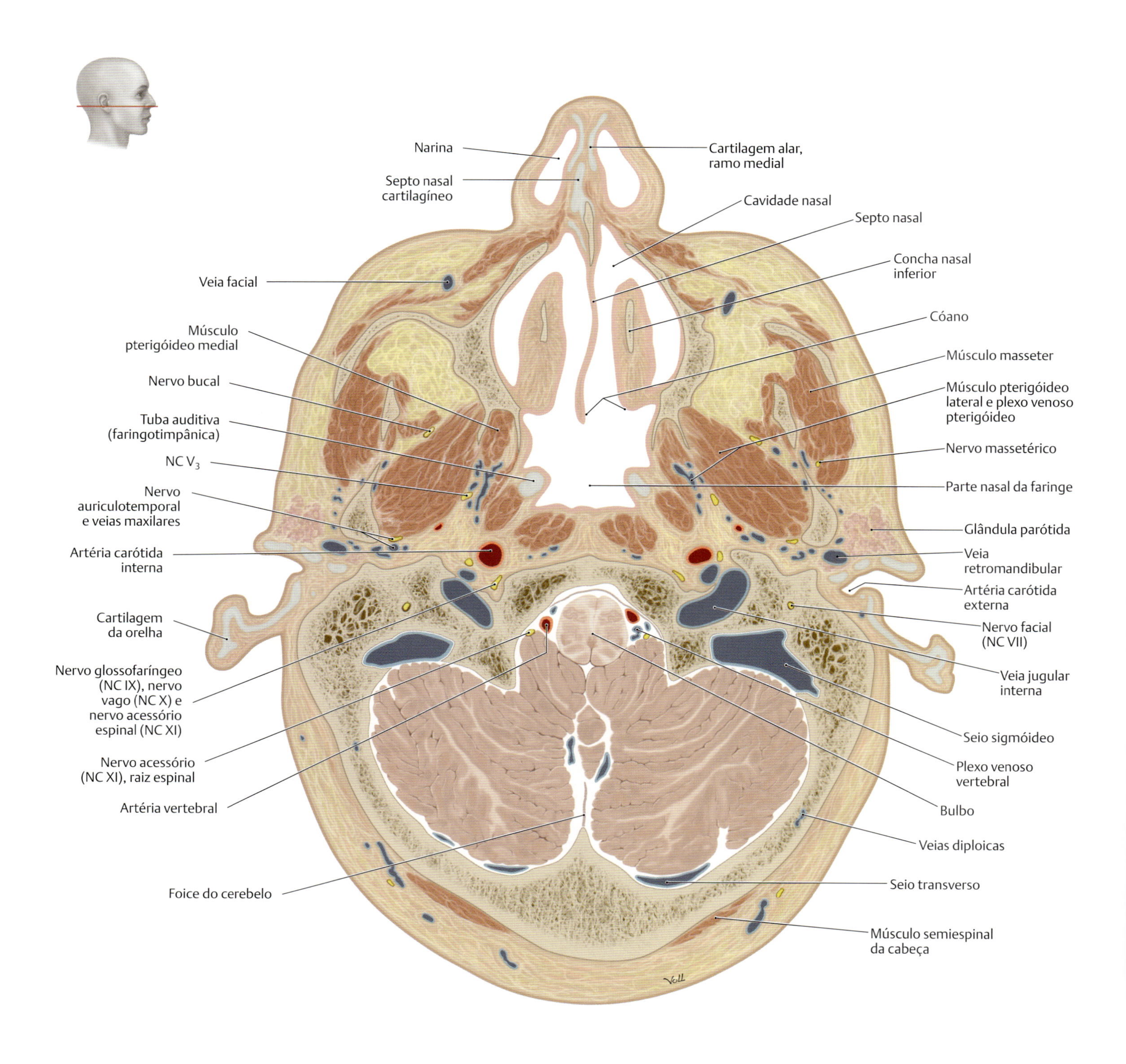

Figura 14.17 **Corte transversal através da parte nasal da faringe**
Visão superior. Este corte passa através do nariz externo e das porções do esqueleto cartilagíneo do nariz. As cavidades nasais se comunicam com a parte nasal da faringe através dos cóanos. As porções cartilagíneas da tuba auditiva se projetam para o interior da parte nasal da faringe. A veia jugular interna segue com o nervo vago (NC X) e com a artéria carótida comum como um feixe neurovascular dentro da bainha carótica, uma cobertura fascial que se estende da base do crânio até o arco da aorta. Os nervos cranianos IX, XI e XII também penetram na porção superior da bainha carótica. Entretanto, nem todas essas estruturas neurovasculares entram e saem da base do crânio juntas. O forame jugular consiste em uma porção neural e uma porção venosa. A porção neural conduz os nervos glossofaríngeo (NC IX), vago (NC X) e acessório espinal (NC XI), e a porção venosa contém o bulbo da veia jugular, que recebe sangue do seio sigmóideo. (*Nota:* a veia jugular interna começa na porção inferior do forame jugular.) A artéria carótida interna penetra no canal carótico, e o nervo hipoglosso (NC XII) entra no canal do nervo hipoglosso.

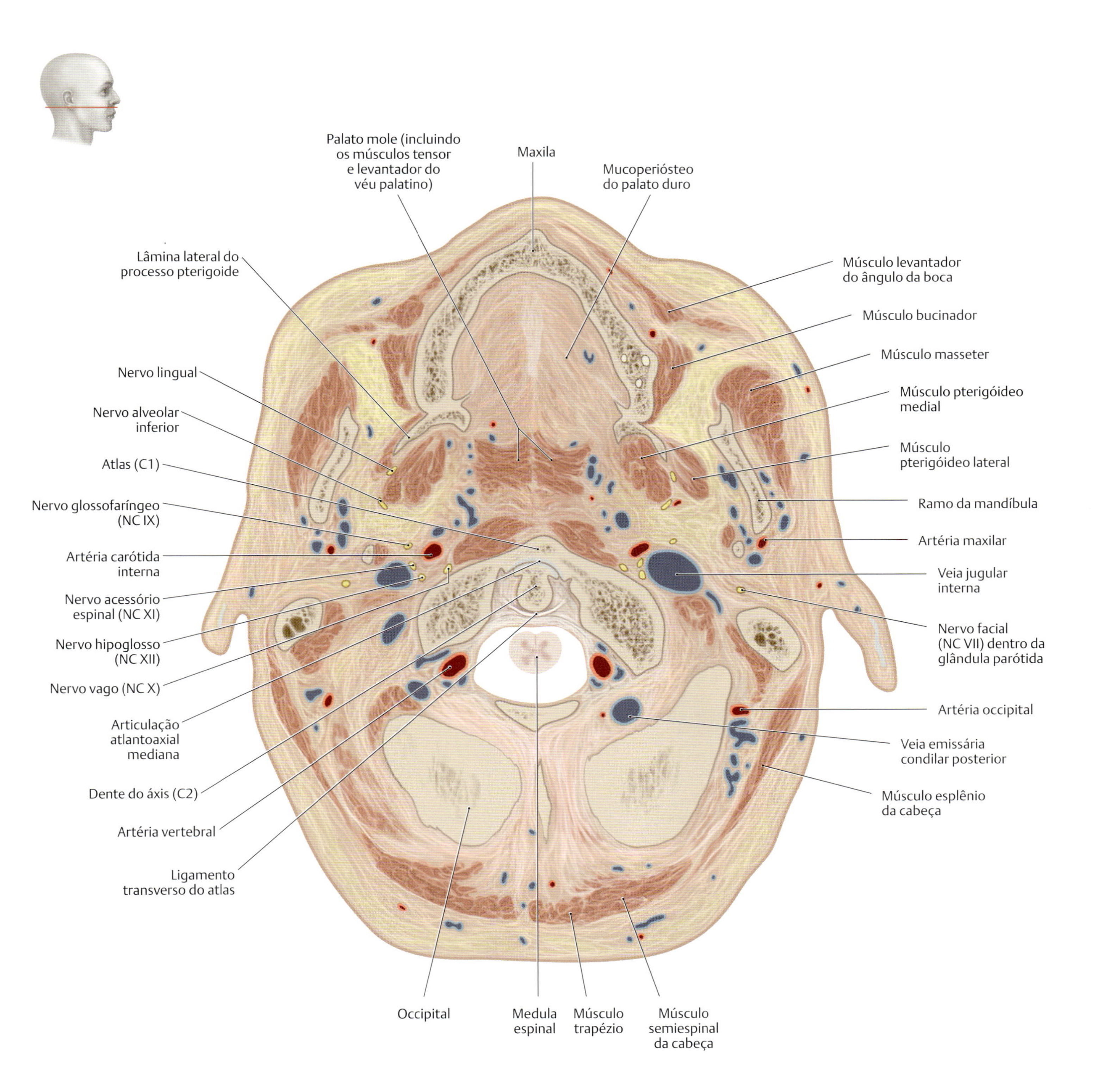

Figura 14.18 **Corte transversal através da articulação atlantoaxial mediana**

Visão superior. O corte neste nível passa através da camada de tecido conjuntivo que se estende sobre o osso do palato duro. As porções dos músculos superiores da faringe estão seccionadas próximo a sua origem. As estruturas neurovasculares na bainha carótica também estão bem visíveis. O dente do áxis se une na articulação atlantoaxial mediana com a face articular para o dente da face posterior do arco anterior do atlas. O ligamento transverso do atlas, que ajuda a estabilizar esta articulação, também pode ser identificado. A artéria vertebral e as veias que a acompanham são vistas em corte transversal, assim como a medula espinal. Na região occipital, o corte passa através da porção superior dos músculos posteriores do pescoço.

Cortes transversais do pescoço (I): craniais

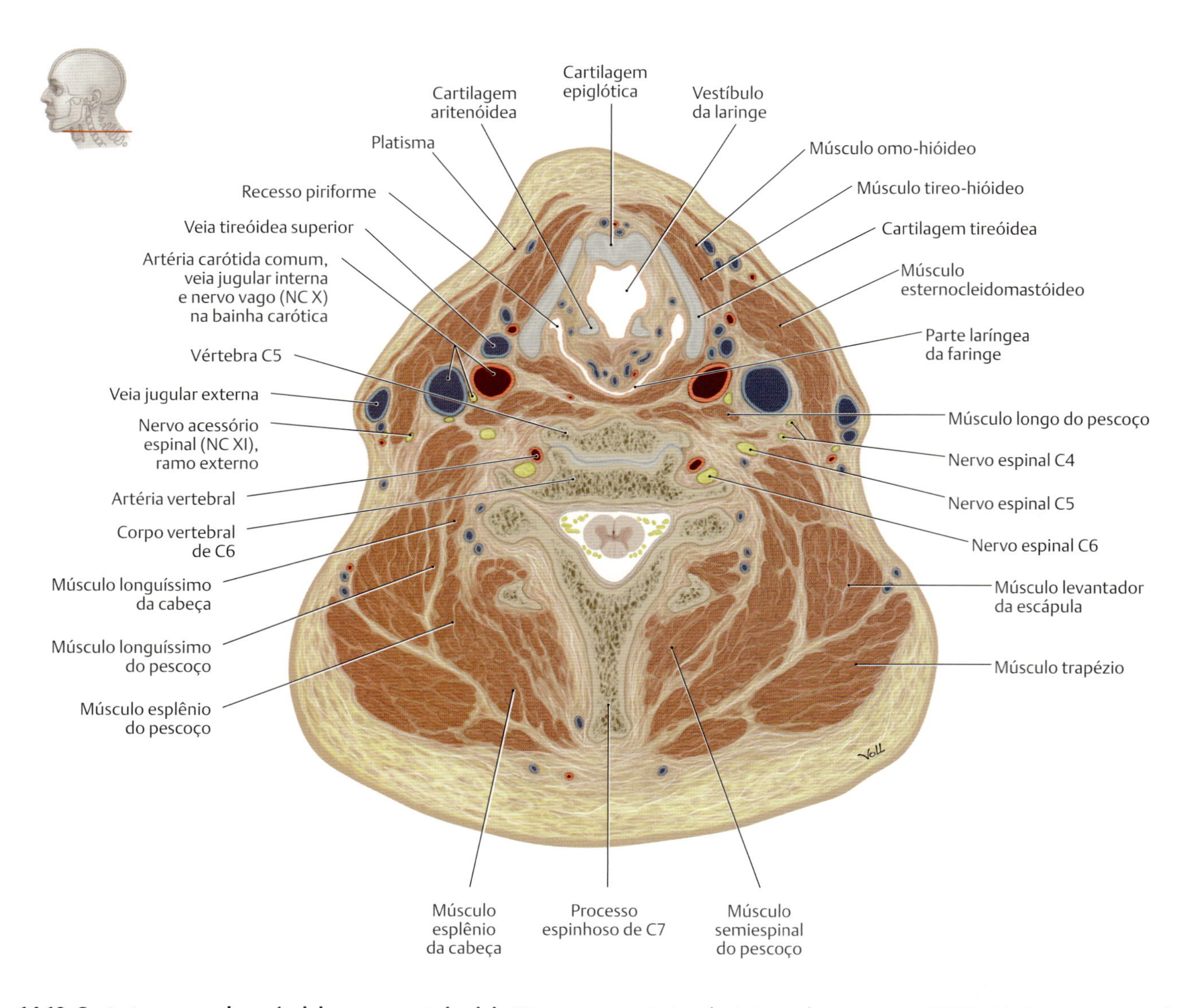

Figura 14.19 **Corte transversal no nível do corpo vertebral de C5**
Visão inferior. A veia jugular interna segue com a artéria carótida comum e com o nervo vago na bainha carótica. O nervo acessório espinal (NC XI) é medial ao músculo esternocleidomastóideo; mais proximal à base do crânio ele perfura a bainha carótica para entrar no forame jugular com a veia jugular interna, bem como os NC IX e X. O processo espinhoso alongado da vértebra C7 (vértebra proeminente) está visível neste nível, devido à curvatura lordótica do pescoço. Observe que o formato triangular da cartilagem aritenóidea é mostrado claramente no corte transversal laríngeo.

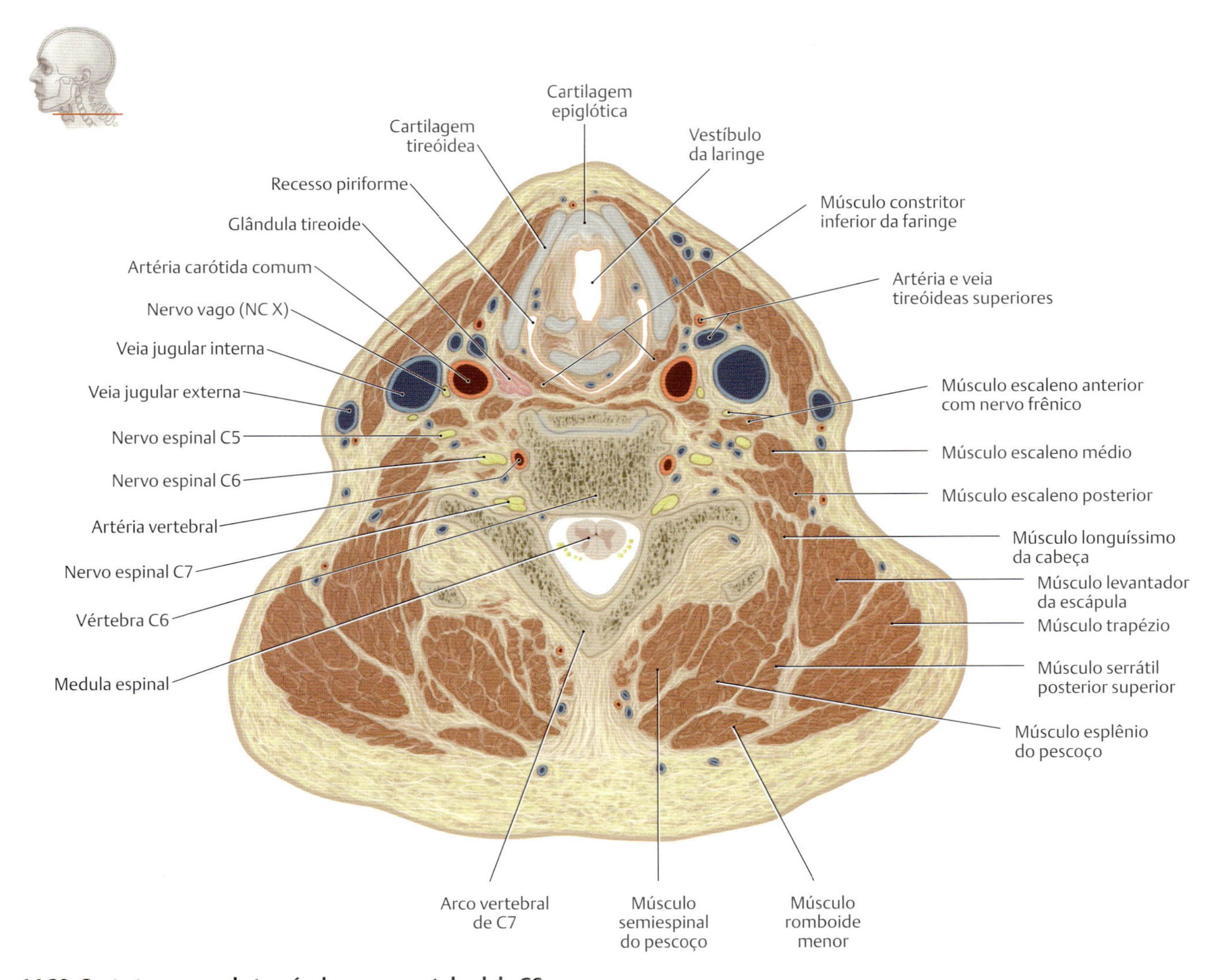

Figura 14.20 **Corte transversal através do corpo vertebral de C6**
Visão inferior. O recesso piriforme pode ser identificado neste nível, e a artéria vertebral está visível em seu curso ao longo do corpo vertebral. O nervo vago (NC X) repousa em um ângulo posterior entre a artéria carótida comum e a veia jugular interna dentro da bainha carótica. O nervo frênico, que se origina dos ramos ventrais dos nervos espinais cervicais C3–C5, repousa no músculo escaleno anterior no lado esquerdo.

Cortes transversais do pescoço (II): caudais

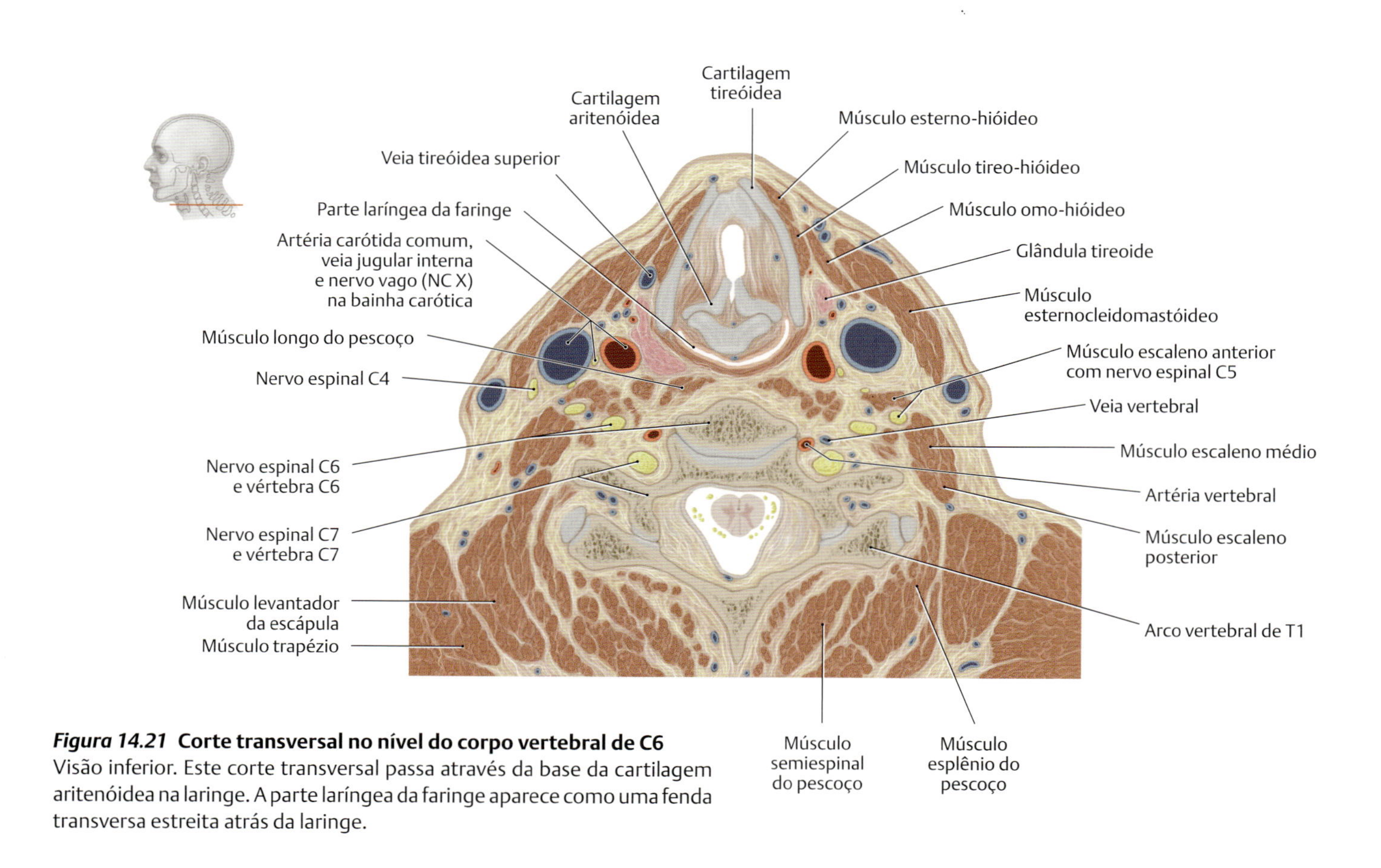

Figura 14.21 **Corte transversal no nível do corpo vertebral de C6**
Visão inferior. Este corte transversal passa através da base da cartilagem aritenóidea na laringe. A parte laríngea da faringe aparece como uma fenda transversa estreita atrás da laringe.

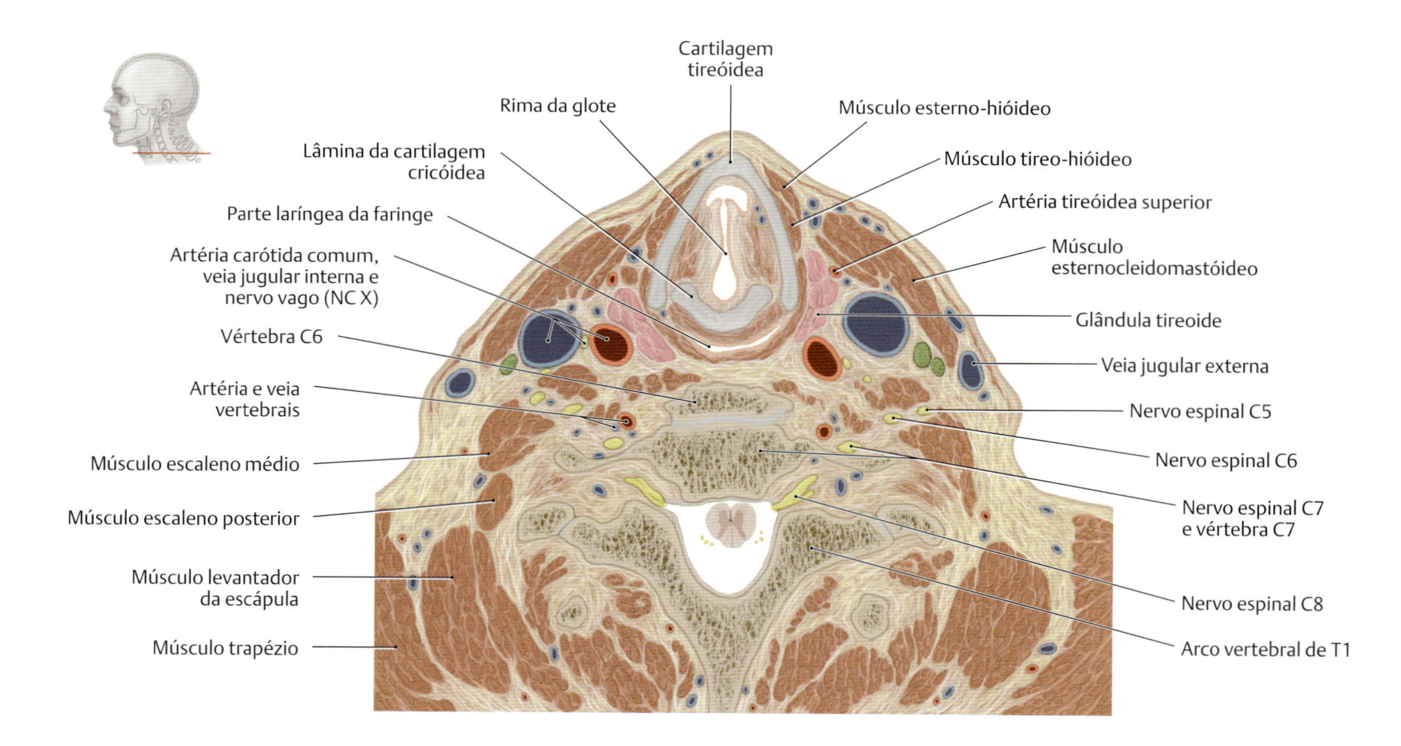

Figura 14.22 **Corte transversal no nível da junção vertebral C6/C7**
Visão inferior. Este corte transversal passa através da laringe no nível das pregas vocais. A glândula tireoide aparece consideravelmente menor neste nível do que nas visões subsequentes.

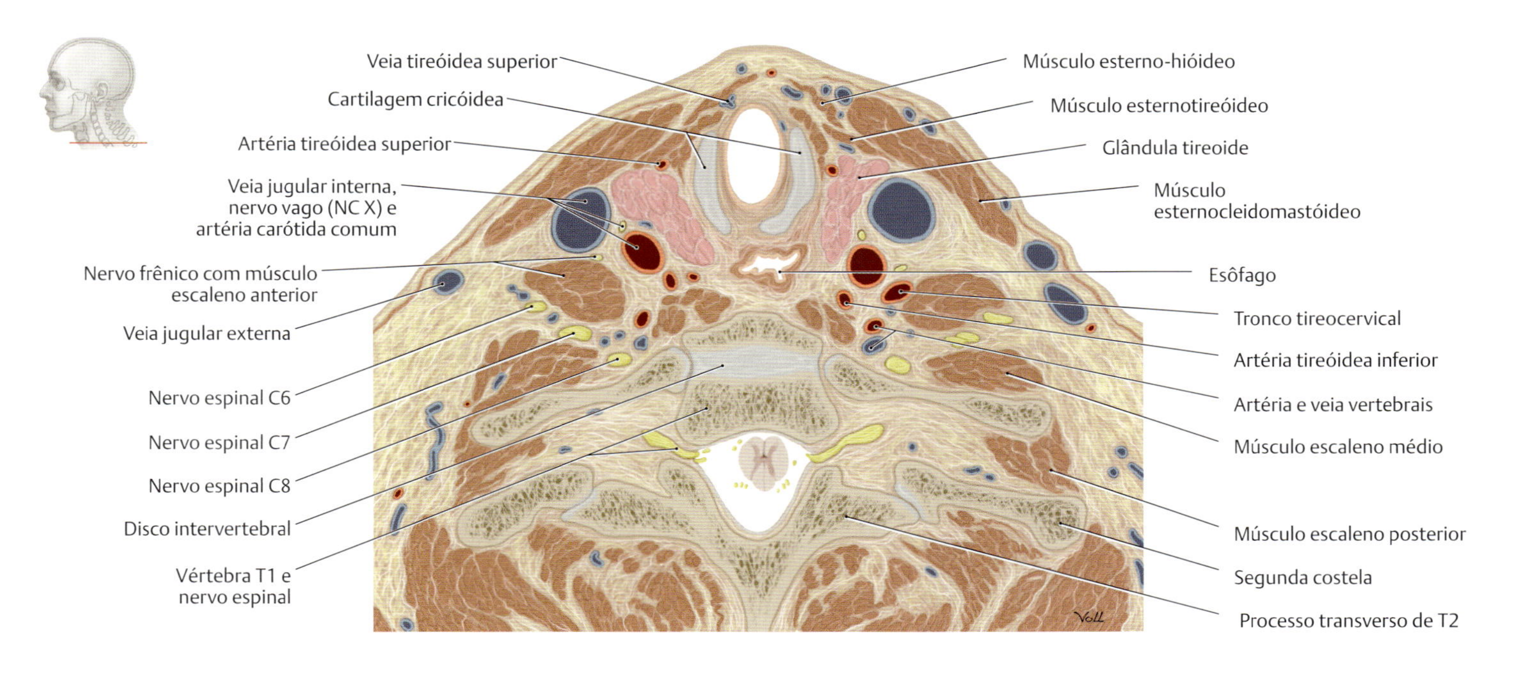

Figura 14.23 **Corte transversal no nível da junção vertebral C7/T1**
Visão inferior. Este corte transversal mostra os músculos escalenos anterior e médio e o intervalo entre eles, que é cortado pelas raízes de C6–C8 do plexo braquial. Observe as estruturas neurovasculares (artéria carótida comum, veia jugular interna, nervo vago) situadas no interior da bainha carótica entre os músculos esternocleidomastóideo e escaleno anterior e a glândula tireoide.

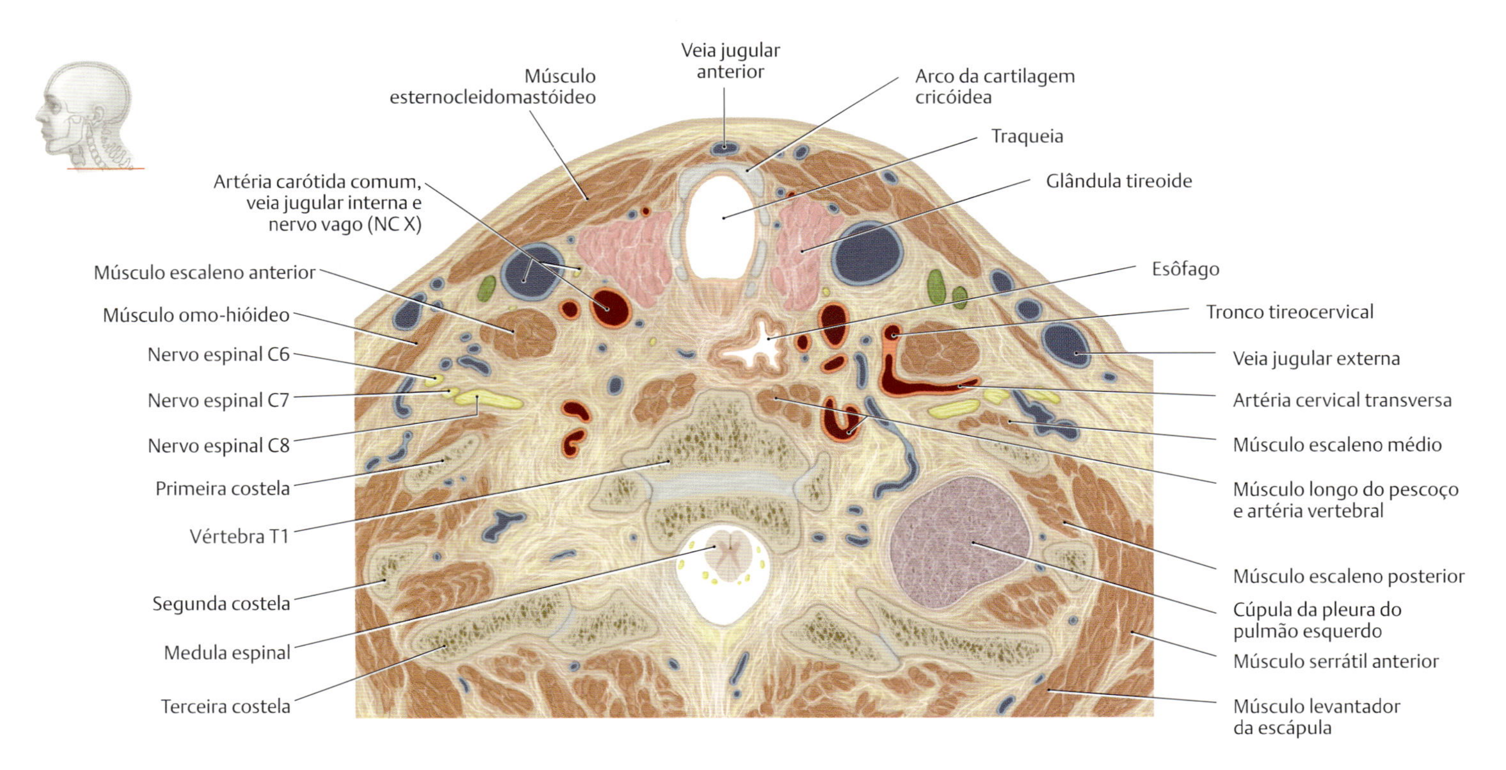

Figura 14.24 **Corte transversal no nível da junção vertebral T1/T2**
Visão inferior. Devido à curvatura do pescoço neste espécime, o corte também atravessa o disco intervertebral entre T1 e T2. Este corte inclui as raízes nervosas de C6–C8 do plexo braquial e um pequeno corte da cúpula da pleura esquerda. A proximidade do ápice do pulmão ao plexo braquial mostra por que o crescimento de um tumor de ápice do pulmão pode lesar as raízes do plexo braquial. Observe também a glândula tireoide e sua proximidade com a traqueia e com o feixe neurovascular na bainha carótica.

Imagens transversais de RM da cabeça

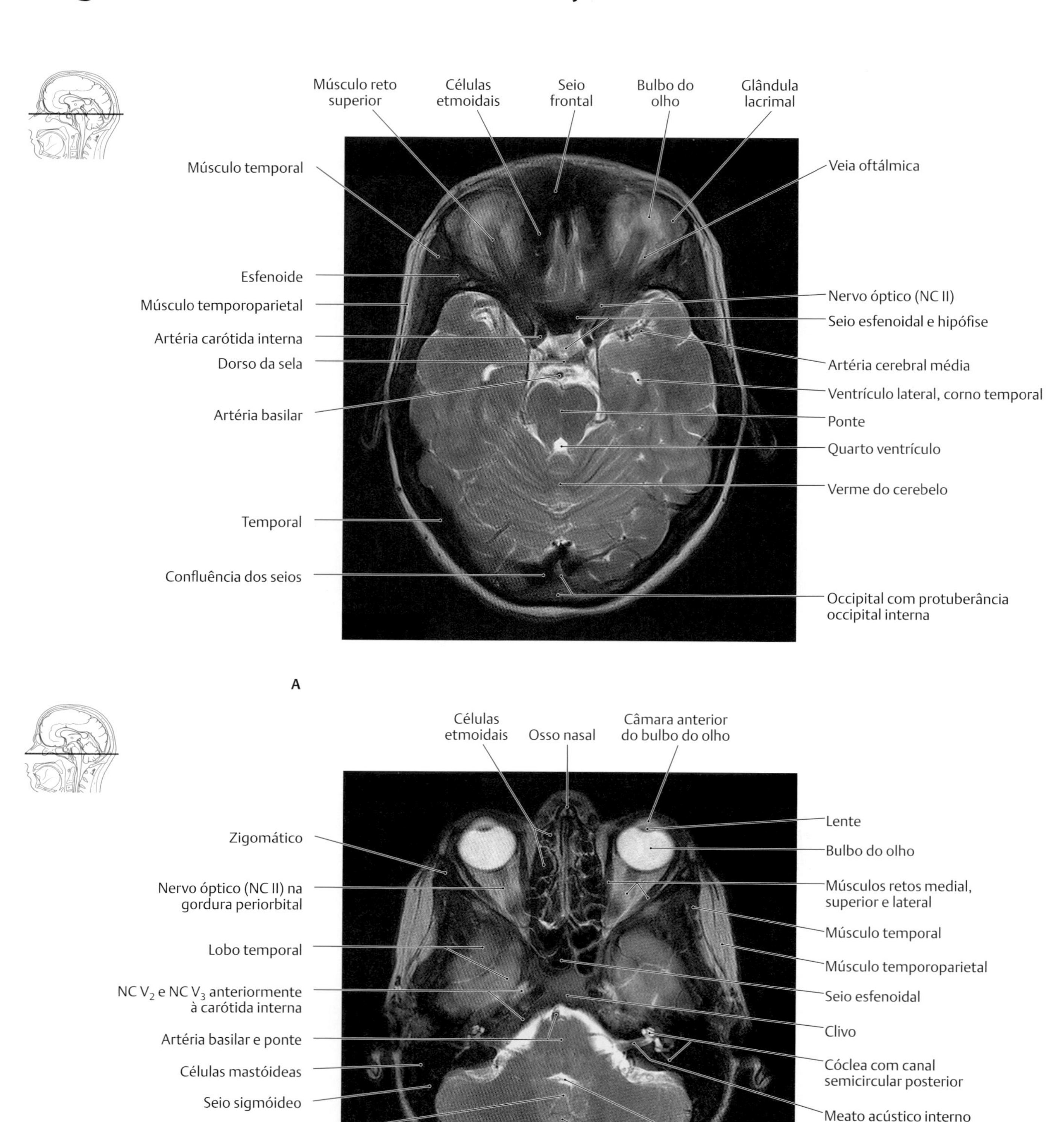

Figura 14.25 **Imagens de RM através da órbita e das células etmoidais**

Visão inferior. **A** Órbita superior. Este corte mostra a relação dos seios frontais e esfenoidais com a órbita e a cavidade nasal. **B** Corte através do nervo óptico (NC II). As divisões do olho podem ser claramente visualizadas ao longo dos músculos extrínsecos do bulbo do olho localizados na gordura periorbital. O seio sigmóideo está localizado posteriormente às células mastóideas e lateralmente ao cerebelo. Este corte mostra claramente o meato acústico interno, que conduz o nervo facial (NC VII) e o nervo vestibulococlear (NC VIII).

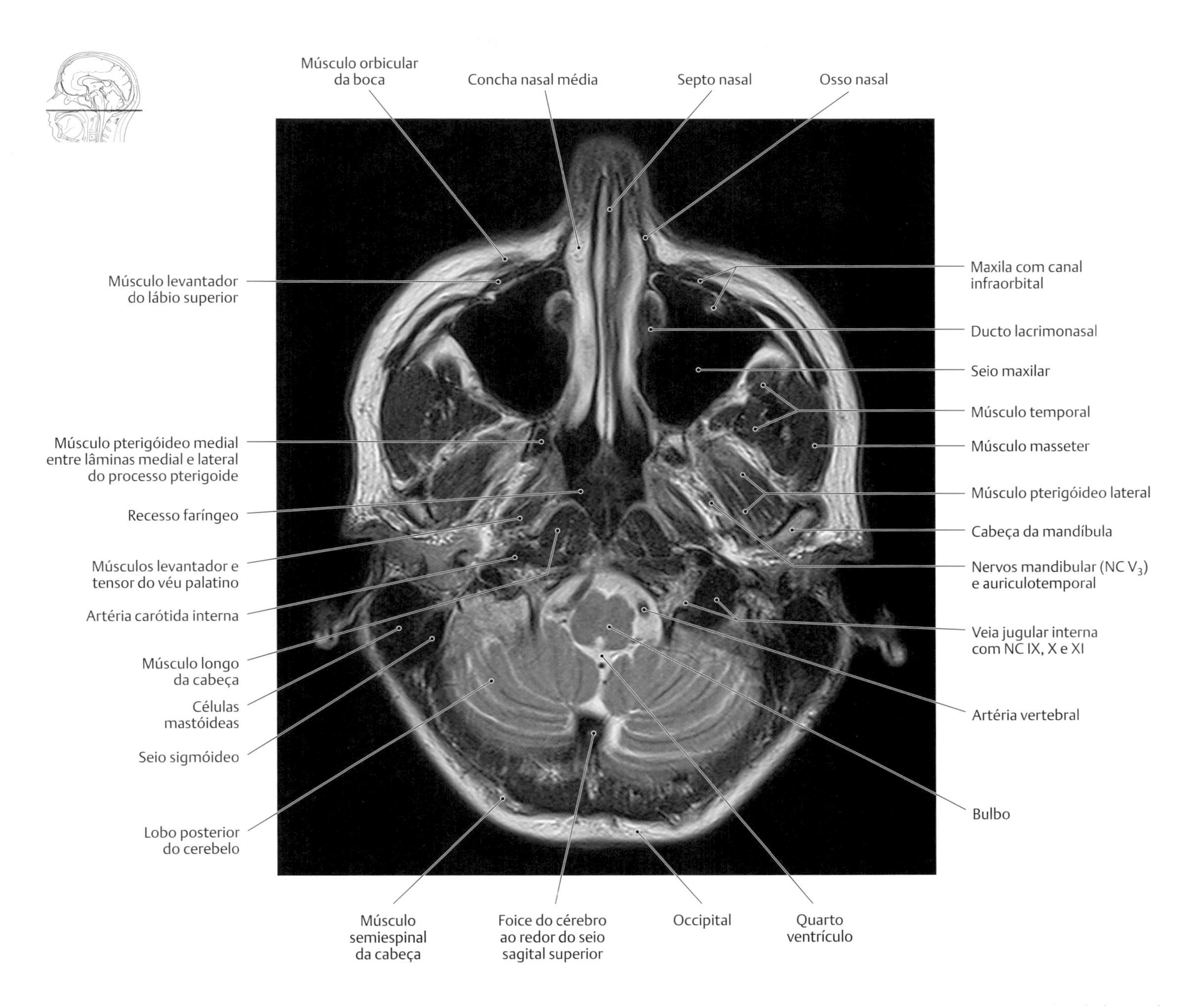

Figura 14.26 **Imagem transversal de RM através da órbita e do ducto lacrimonasal**

Visão inferior. Este corte mostra claramente a relação do canal infraorbital e do ducto lacrimonasal com o seio maxilar. As lâminas medial e lateral do processo pterigoide podem ser vistas flanqueando o músculo pterigóideo medial. O recesso faríngeo é visível anteriormente ao músculo longo da cabeça. A divisão mandibular do nervo trigêmeo (NC V_3) é lateral aos músculos levantador e tensor do véu palatino e medial ao músculo pterigóideo lateral. Os nervos cranianos IX, X e XI correm anteromedialmente à veia jugular interna.

Imagens transversais de RM da cavidade oral

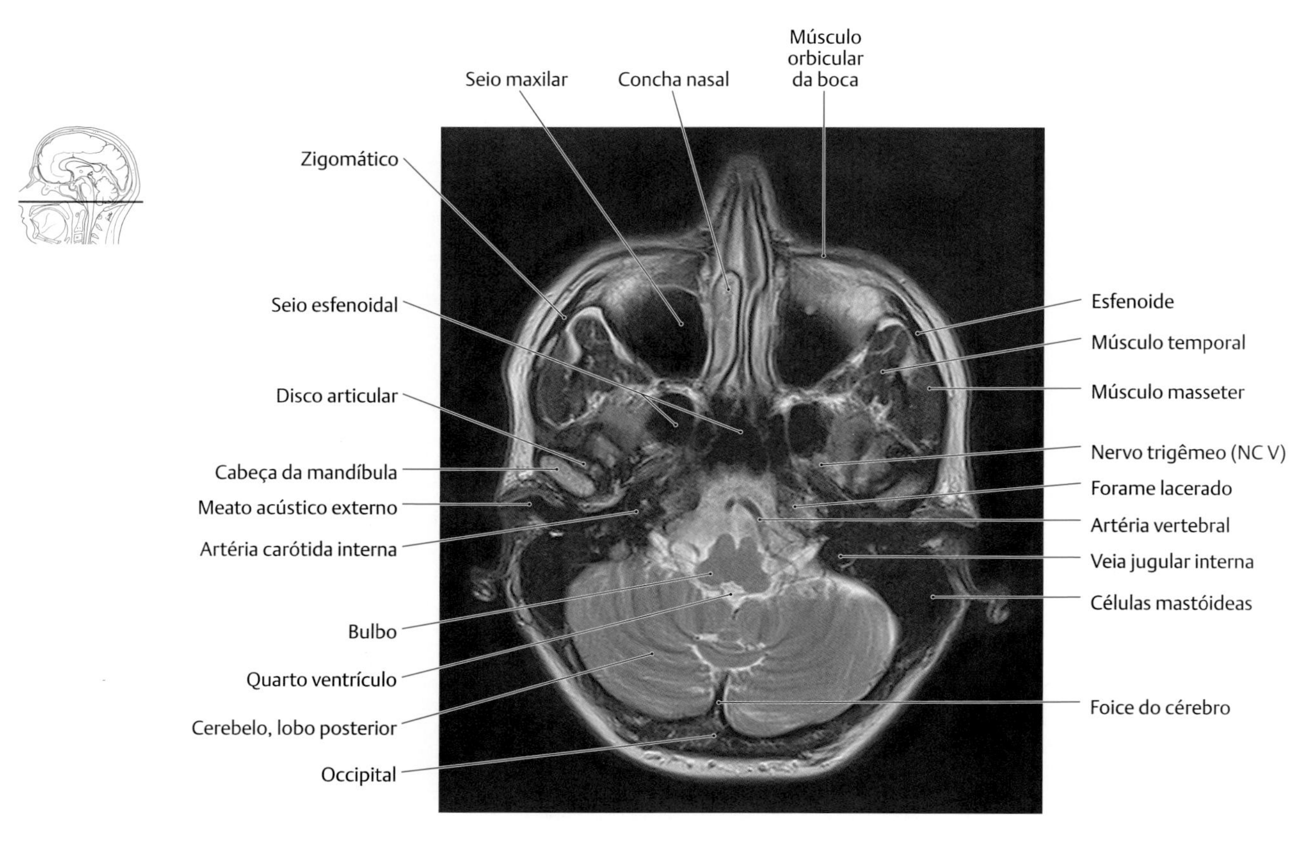

Figura 14.27 **Imagem de RM através da ATM**
Visão inferior. *Nota:* o plano deste corte é ligeiramente mais alto do que o da **Figura 14.26**. Ele foi incluído aqui a fim de mostrar o disco articular da ATM e a extensão total da mandíbula.

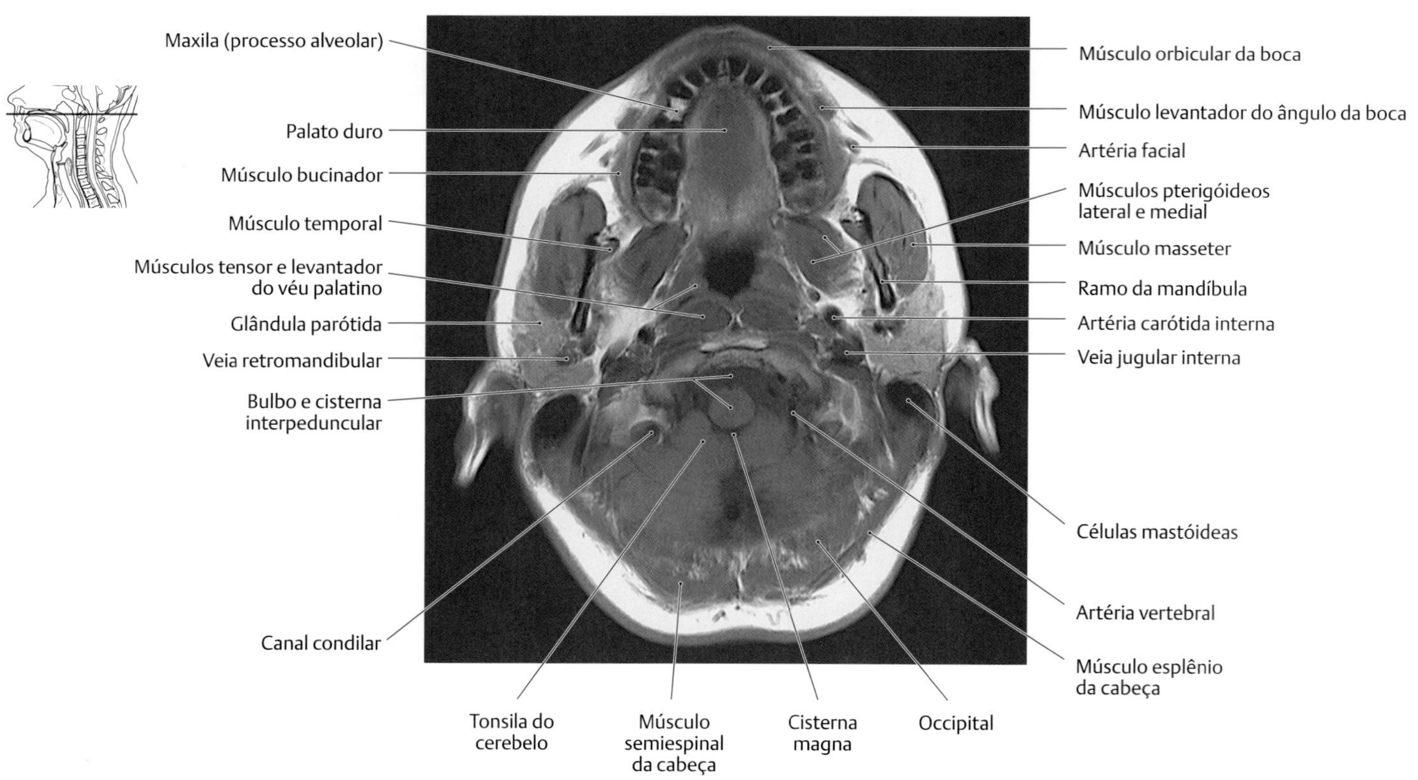

Figura 14.28 **Imagem transversal de RM através dos palatos duro e mole**
Visão inferior. Este corte mostra a relação do ramo da mandíbula com os músculos da mastigação na fossa infratemporal.

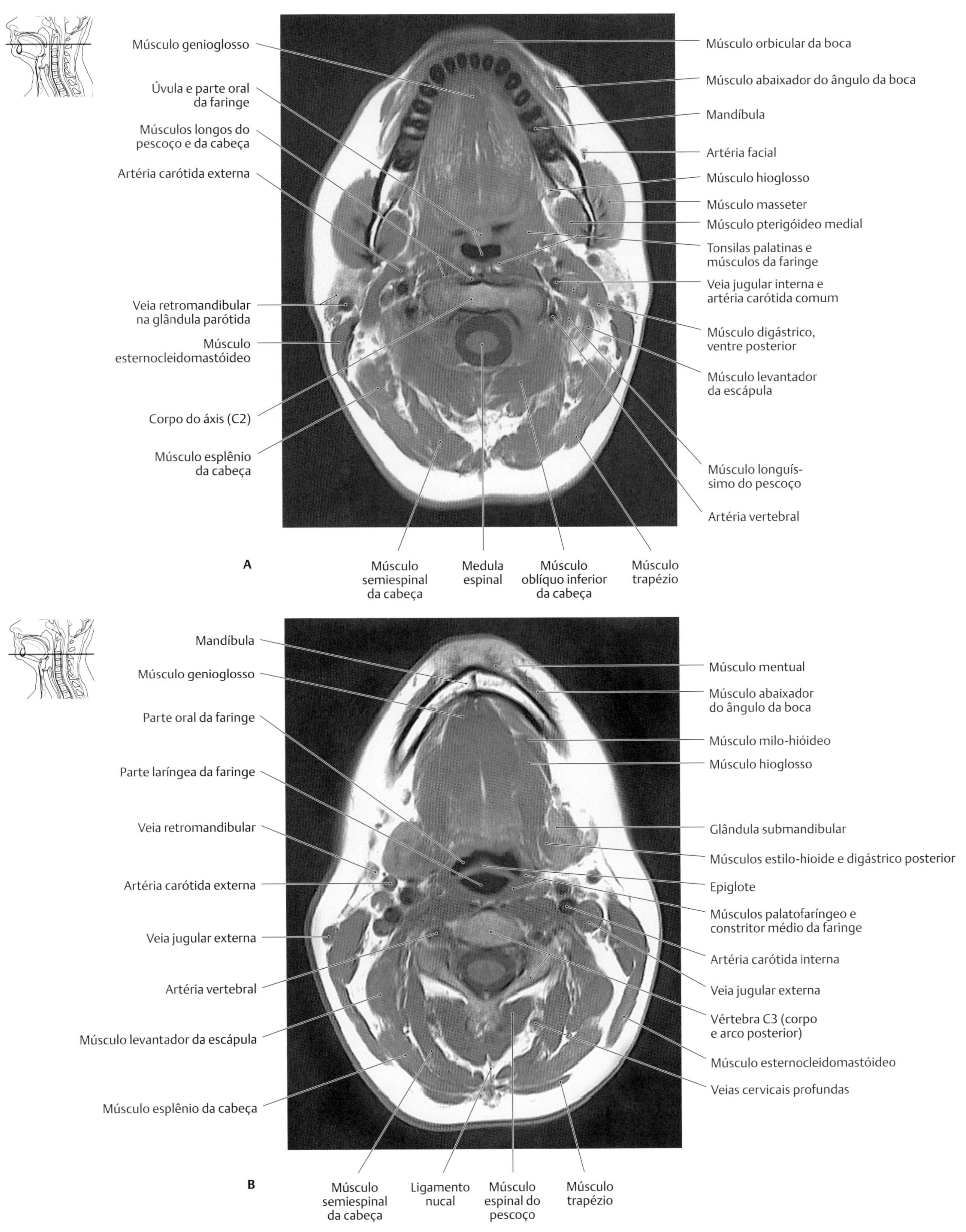

Figura 14.29 **Imagens de RM através da mandíbula**
Visão inferior. **A** Corte através do arco dental mandibular. Este corte mostra a relação da parte oral da faringe com o palato mole (úvula) e com os músculos paravertebrais (longo da cabeça e do pescoço). Os vasos da bainha carótica são claramente visíveis ao longo da veia retromandibular na glândula parótida. **B** Corte através do corpo da mandíbula e parte laríngea da faringe.

Imagens transversais de RM do pescoço

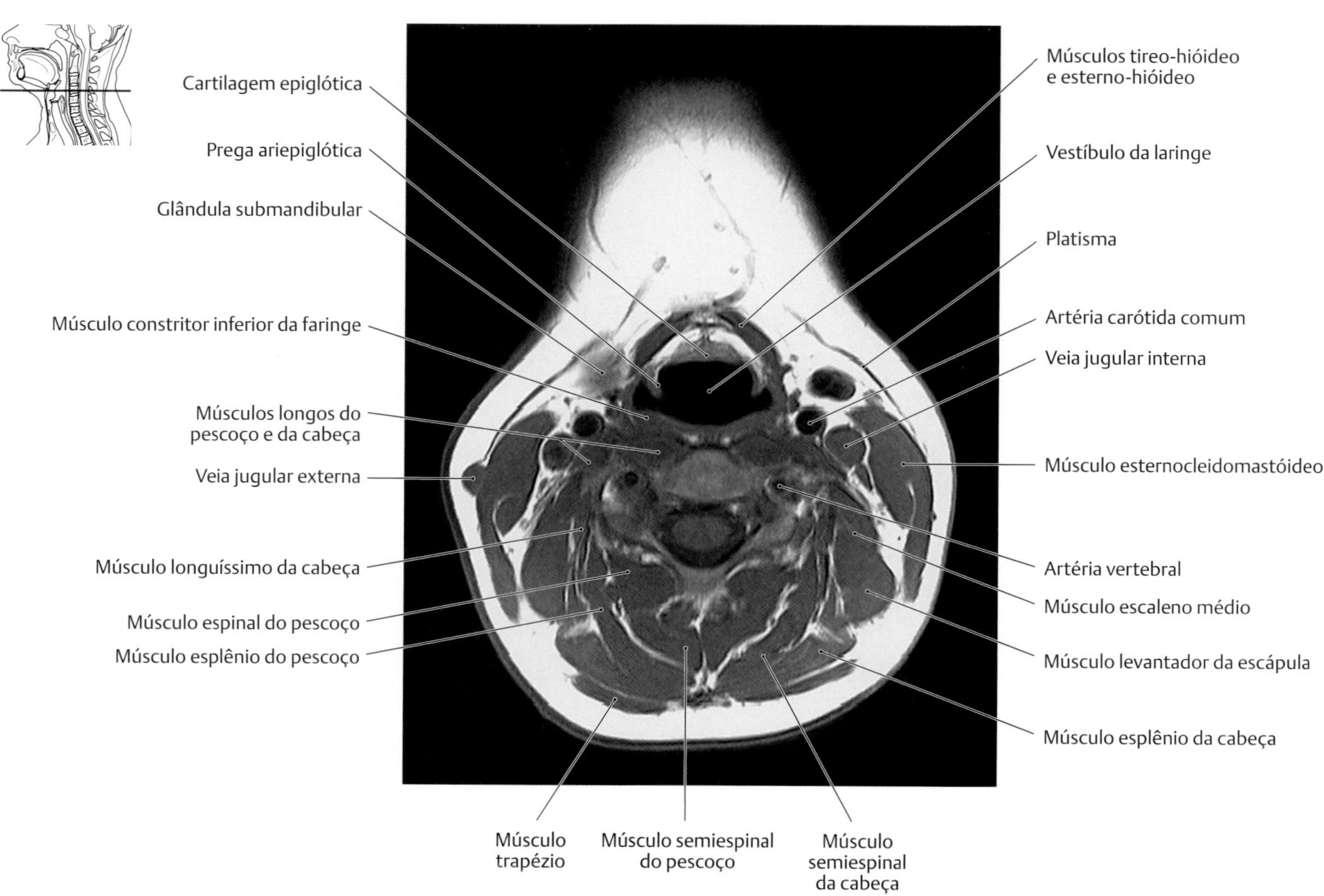

Figura 14.30 **Imagem transversal de RM através do corpo vertebral de C4**
Visão inferior. Este corte mostra a prega ariepiglótica no vestíbulo da laringe. Observe a proximidade dos músculos paravertebrais aos músculos constritores da faringe.

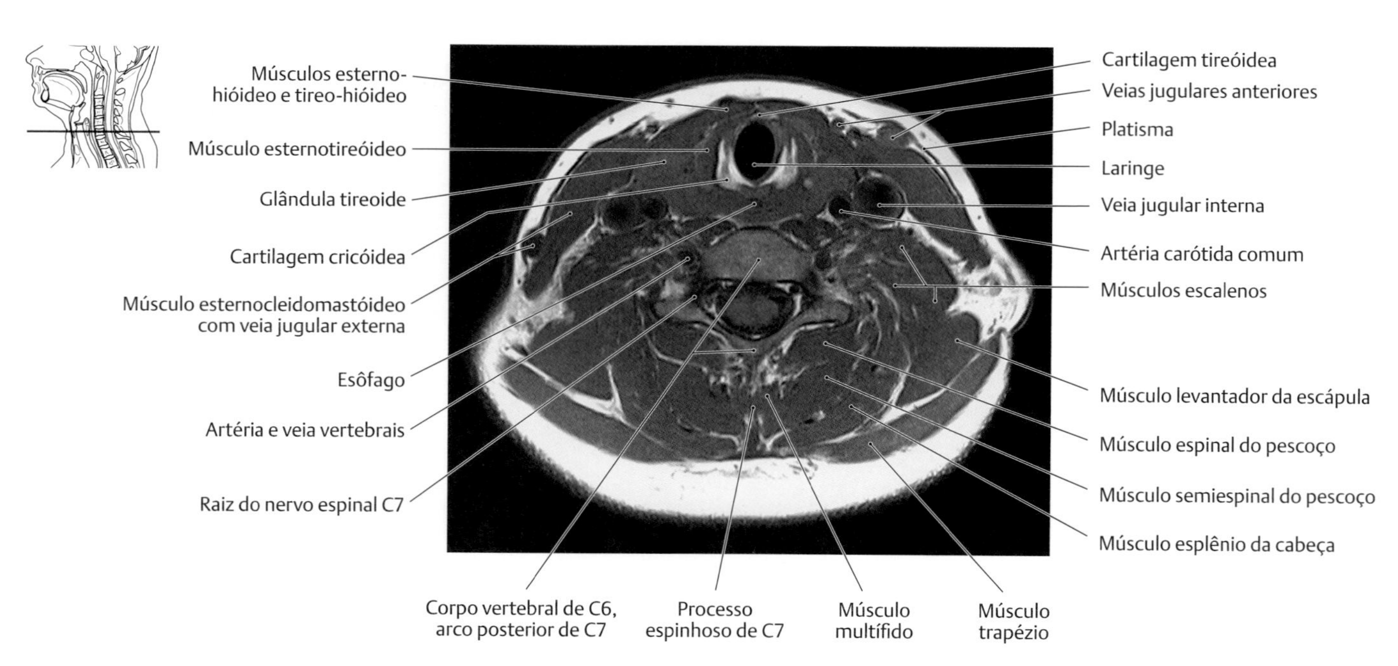

Figura 14.31 **Imagem transversal de RM através do corpo vertebral de C6**
Visão inferior. Este corte mostra as cartilagens cricóidea e tireóidea da laringe (observe a mudança no formato da laringe). Devido à lordose da coluna cervical, este corte inclui o corpo vertebral de C6 e o processo espinhoso de C7 com o arco posterior.

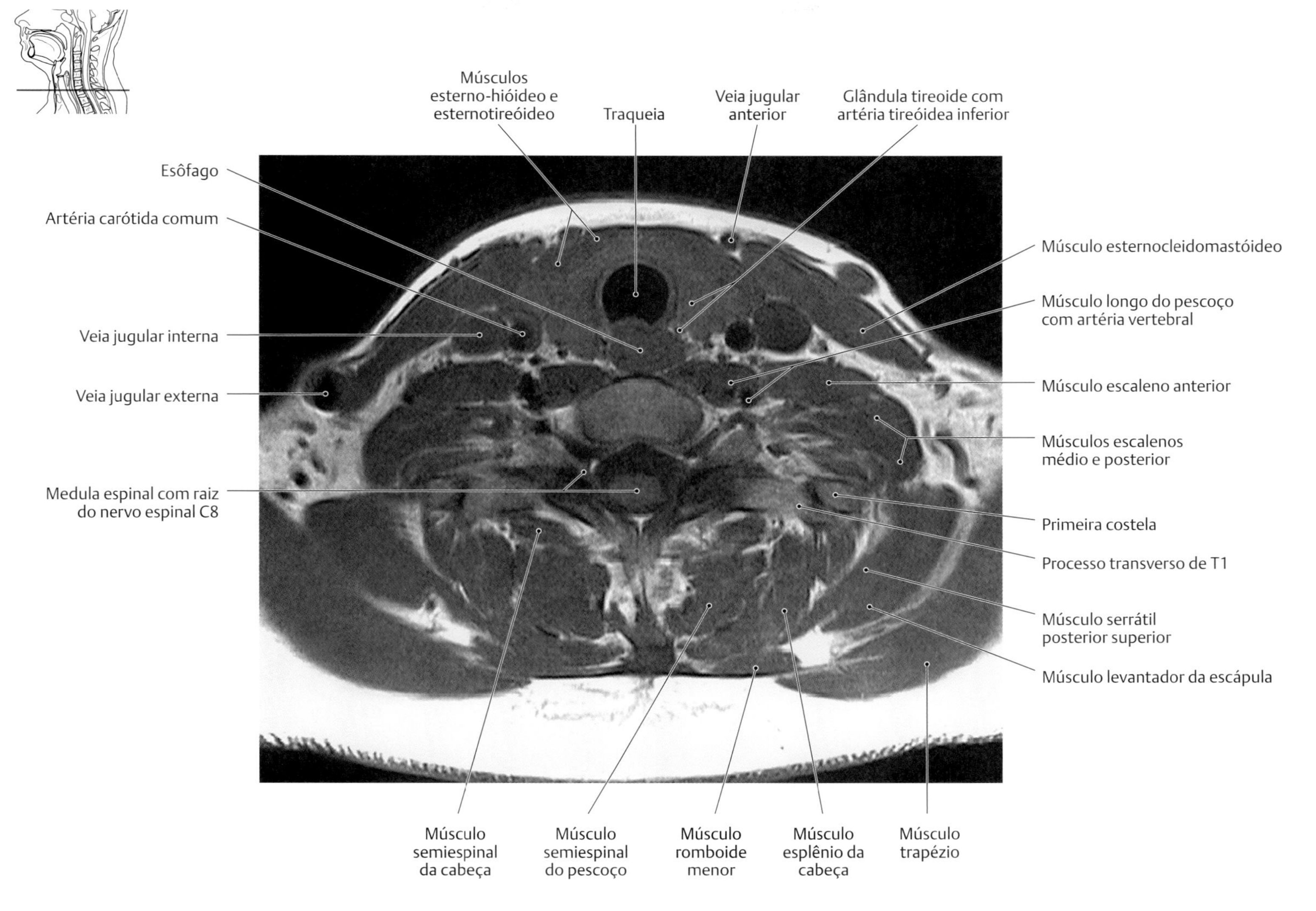

Figura 14.32 **Imagem transversal de RM através da vértebra C7**
Visão inferior. Este corte mostra a relação da traqueia com o esôfago. Observe a posição da bainha carótica (contendo a artéria carótida comum, a veia jugular interna e o nervo vago) em relação à glândula tireoide. A raiz do nervo espinal C8 pode ser vista emergindo da medula espinal. Observe a primeira costela e o processo transverso da vértebra torácica.

Cortes sagitais da cabeça (I): mediais

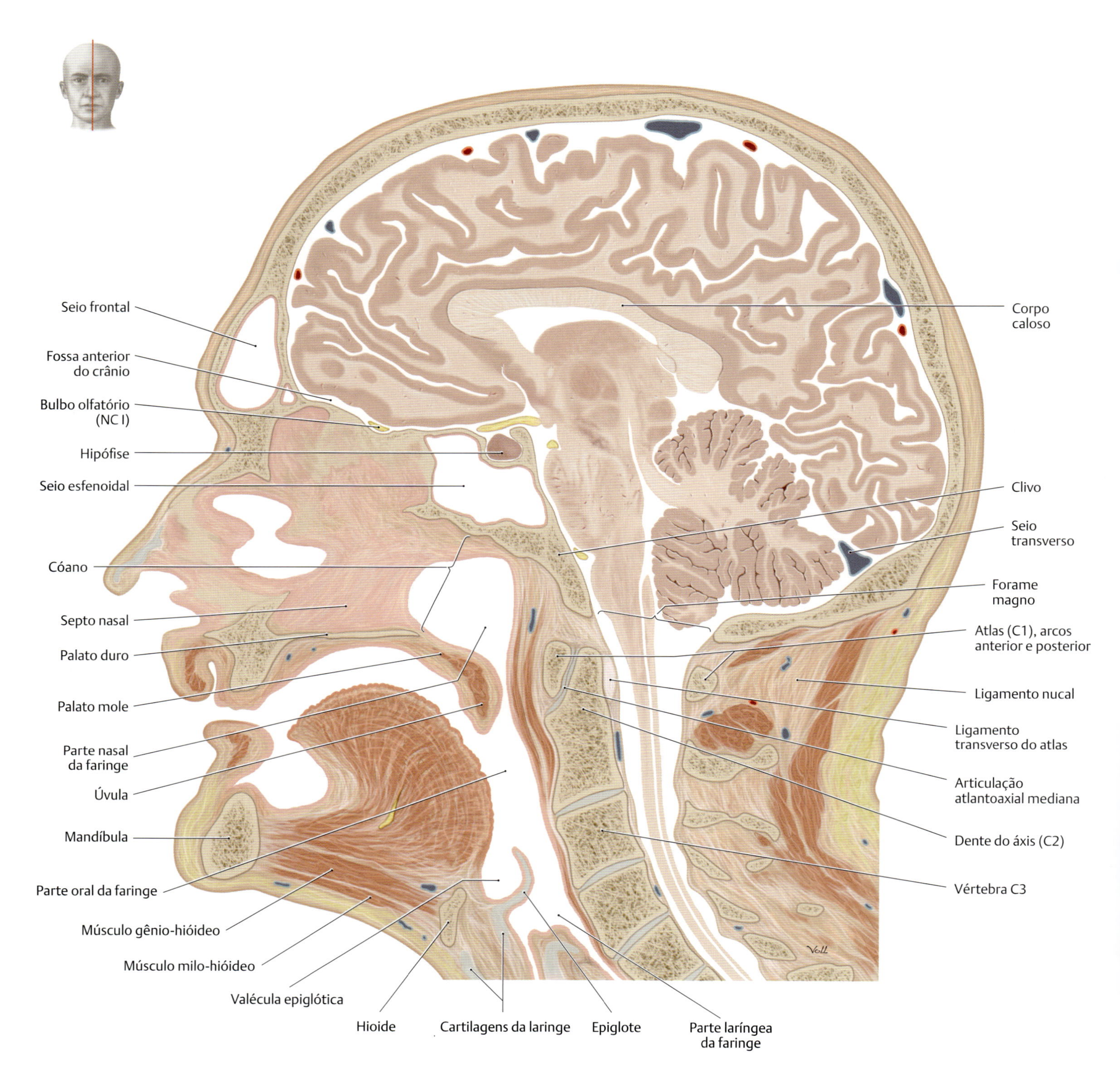

Figura 14.33 **Corte sagital mediano através do septo nasal**
Visão lateral esquerda. As estruturas anatômicas neste nível podem ser grosseiramente atribuídas ao **esqueleto facial** ou neurocrânio (calota craniana). O nível mais baixo do esqueleto facial é formado pelos músculos do assoalho bucal entre o hioide e a mandíbula e a pele de revestimento. Este corte também passa através da epiglote e da laringe abaixo dela, que é considerada parte das vísceras cervicais. *Nota:* a valécula da epiglote, localizada na parte oral da faringe, é limitada pela raiz da língua e pela epiglote. O palato duro e o palato mole, juntamente com a úvula, definem o limite entre a cavidade oral e a cavidade nasal. Posteriormente à úvula está a parte oral da faringe. O corte inclui o septo nasal, que divide a cavidade nasal em duas cavidades (cortadas acima e à frente do septo) que se comunicam com a parte nasal da faringe pelos cóanos. Posteriormente ao seio frontal está a fossa anterior do crânio, que é parte do **neurocrânio**. Este corte passa através da face medial do encéfalo (a foice do cérebro foi removida). A margem cortada do corpo caloso, o bulbo olfatório e a hipófise também são mostrados.

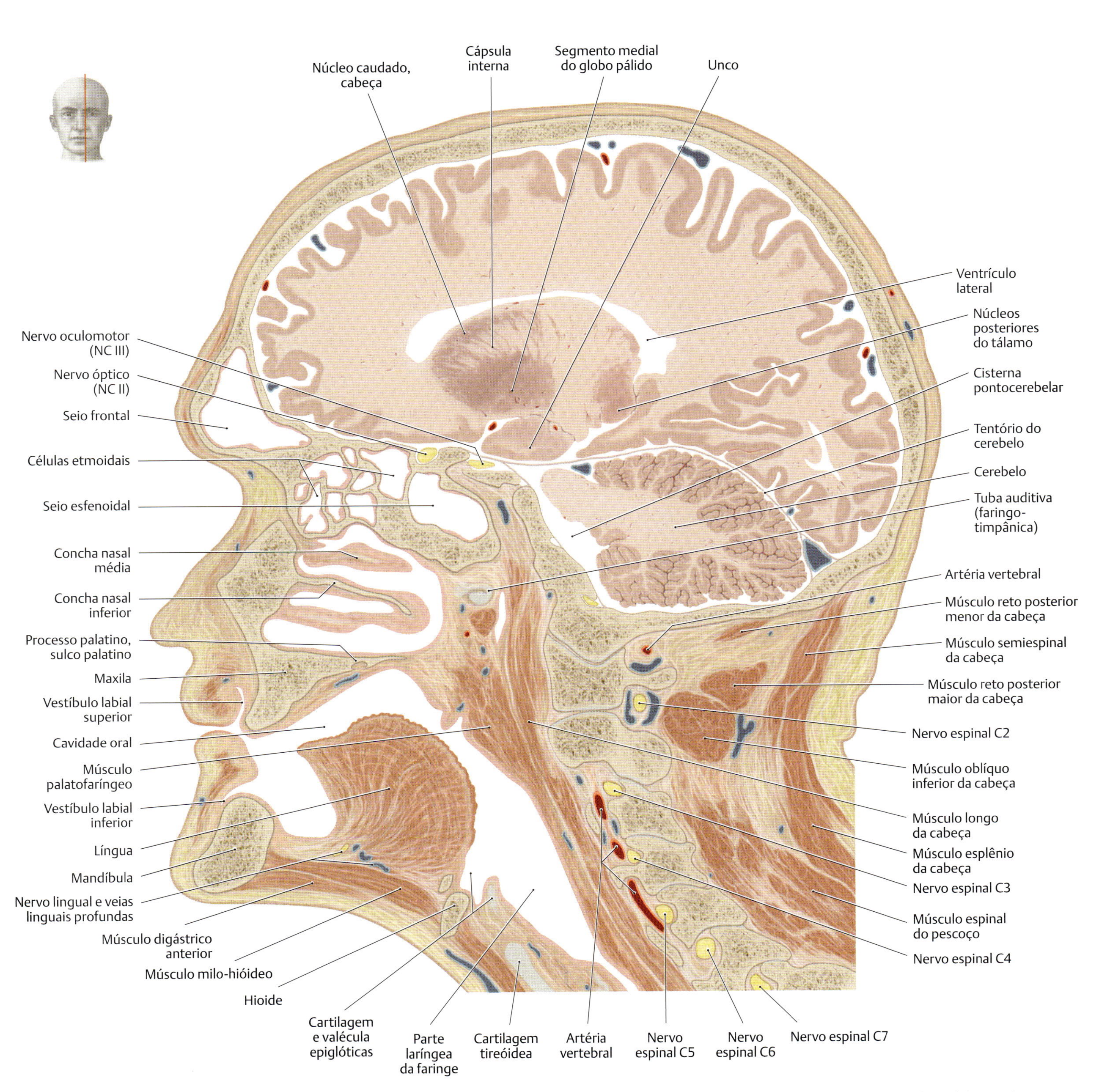

Figura 14.34 **Corte sagital através da parede medial da órbita**
Visão lateral esquerda. Este corte passa através das conchas nasais inferior e média dentro da cavidade nasal. Acima da concha nasal média estão as células etmoidais. As únicas porções da parte nasal da faringe visíveis neste corte são uma pequena área luminal e a parede lateral, que sofre um corte da parte cartilagínea da tuba auditiva. O seio esfenoidal também pode ser visto. Na região da coluna cervical, o corte passa pela artéria vertebral em vários níveis. Os locais laterais em que os nervos espinais emergem dos forames intervertebrais são claramente evidenciados. *Nota:* este corte é lateral ao músculo gênio-hióideo.

Cortes sagitais da cabeça (II): laterais

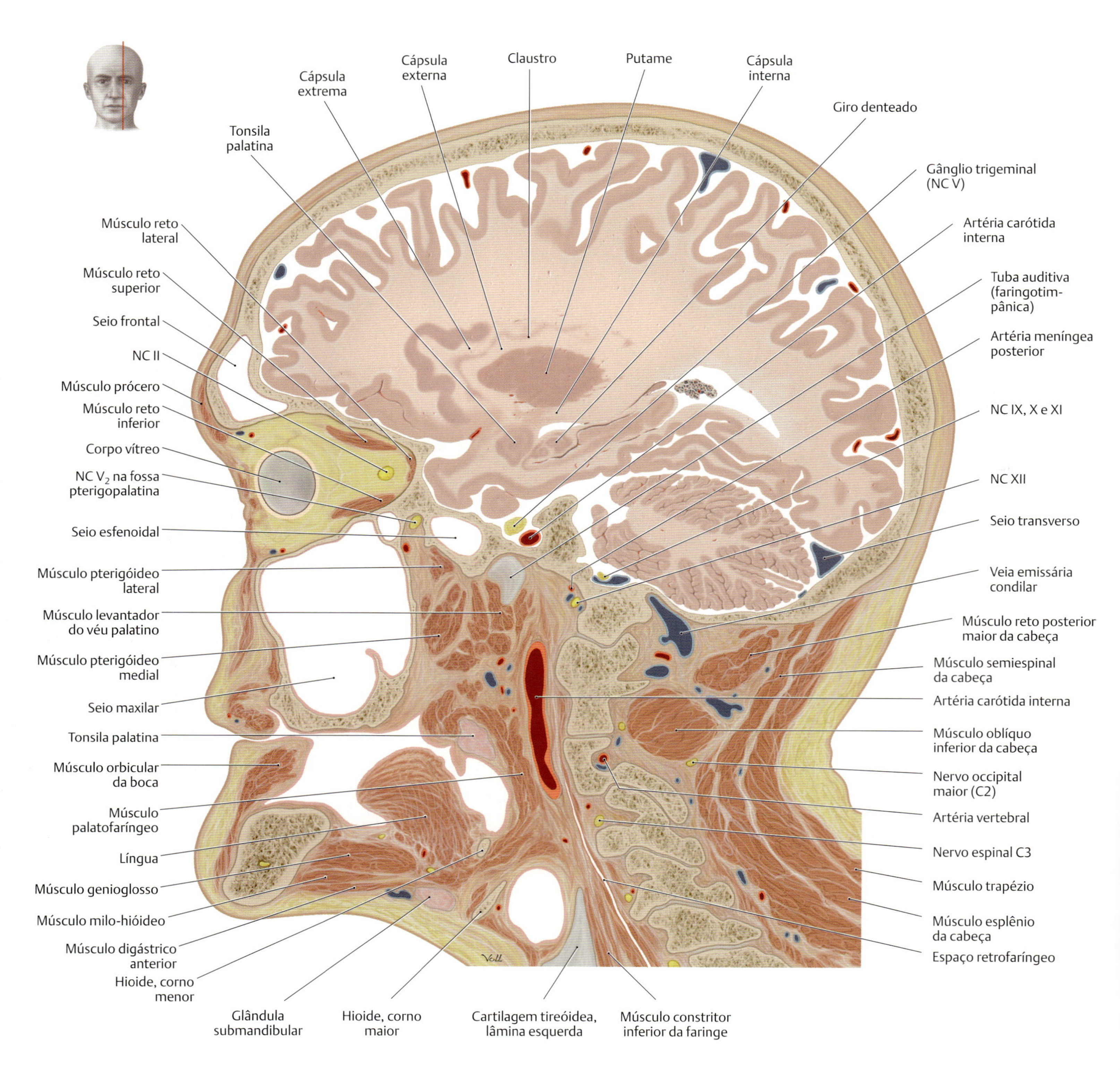

Figura 14.35 **Corte sagital através do terço interno da órbita**
Visão lateral esquerda. Este corte passa através dos seios frontal e maxilar mostrando uma célula etmoidal e a parte periférica do seio esfenoidal. Ele passa através da parte medial da artéria carótida interna e da glândula submandibular. Os músculos da faringe e da mastigação estão agrupados ao longo da parte cartilagínea da tuba auditiva. O bulbo do olho e o nervo óptico estão cortados perifericamente, o que mostra segmentos relativamente longos dos músculos retos superior e inferior. As estruturas encefálicas cortadas incluem as cápsulas externa e interna e o putame interposto. A amígdala pode ser identificada próximo à base do encéfalo. Um corte do gânglio trigeminal aparece abaixo do cérebro.

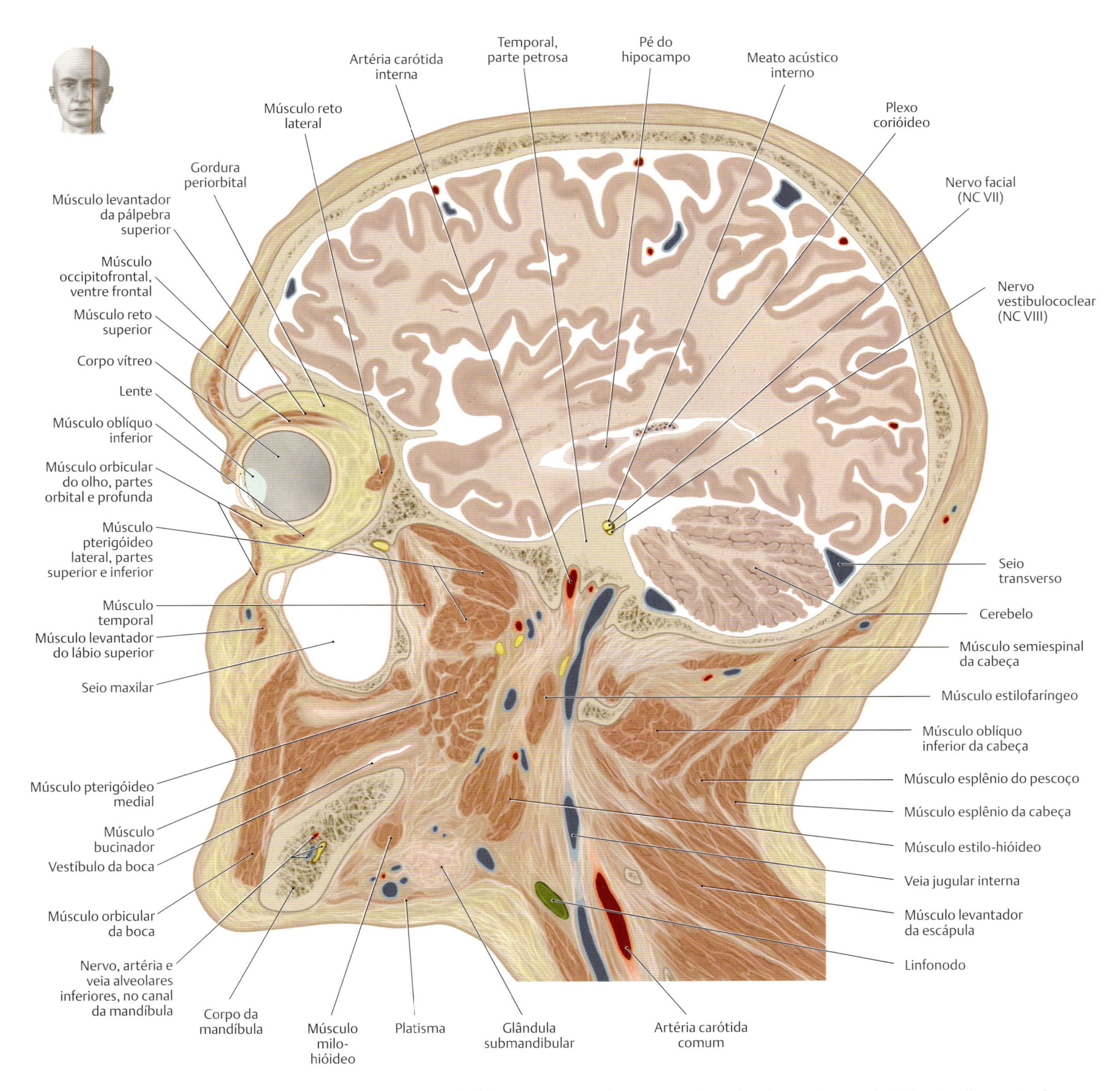

Figura 14.36 **Corte sagital através do centro aproximado da órbita**
Visão lateral esquerda. Devido à obliquidade deste corte, a estrutura dominante na região do assoalho bucal é a mandíbula, em que o vestíbulo da boca aparece como uma estreita fenda. Os músculos bucais e da mastigação são mostrados de modo proeminente. A maior parte da órbita é ocupada pelo bulbo do olho que aparece em corte longitudinal. Com exceção de alguns cortes dos músculos extrínsecos do bulbo do olho, neste plano a órbita está preenchida por gordura periorbital. Tanto a artéria carótida interna como a veia jugular interna são mostradas. Exceto pelo pé do hipocampo, as únicas estruturas cerebrais visíveis são a substância branca e o córtex. Os nervos facial e vestibulococlear podem ser identificados no meato acústico interno.

Imagens sagitais de RM da cabeça

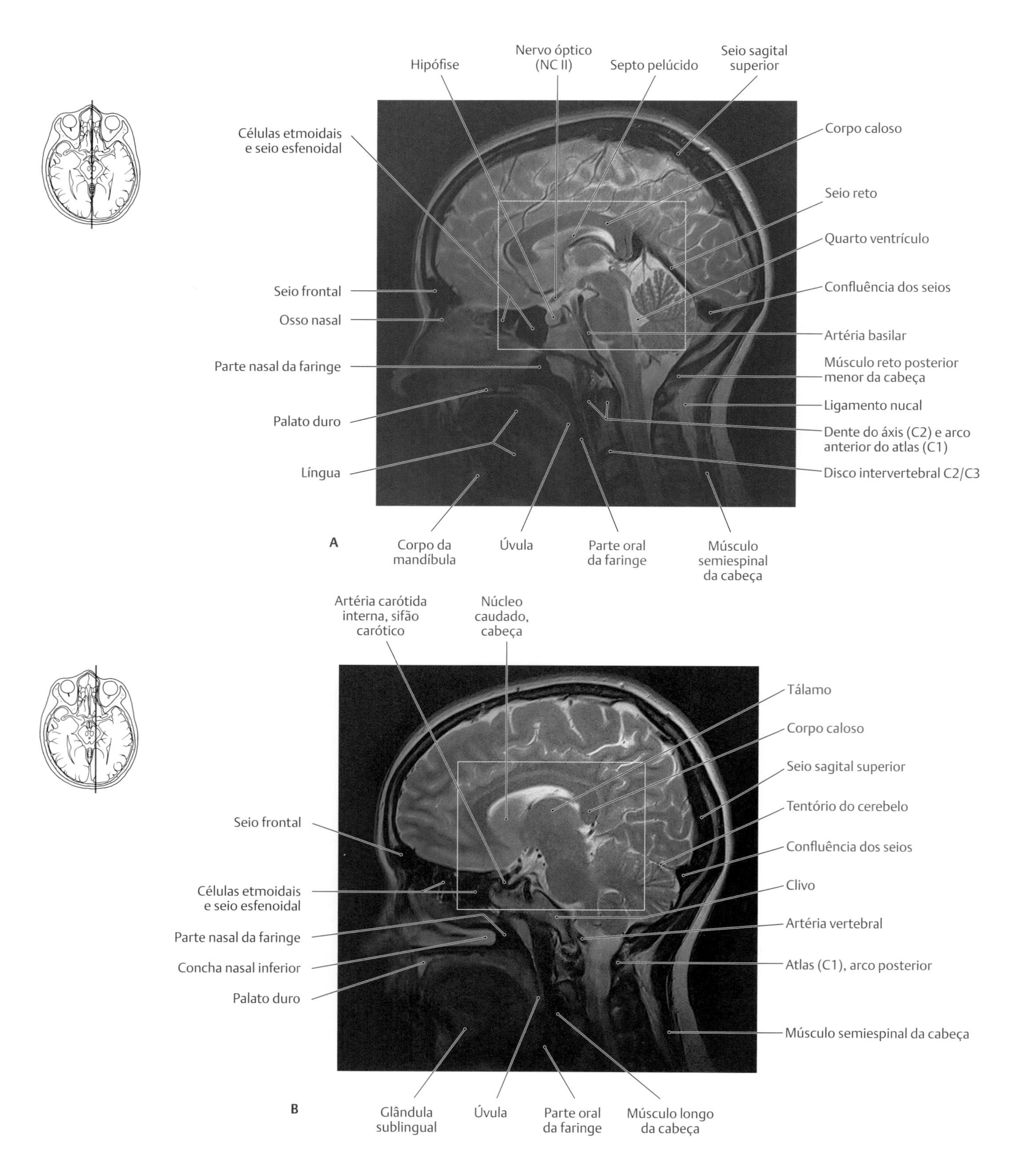

Figura 14.37 **Cortes sagitais através da cavidade nasal**
Visão lateral esquerda. **A** Corte sagital mediano através do septo nasal. **B** Corte sagital através das conchas nasais inferior e média. Estes cortes mostram a relação da parte nasal da faringe com a parte oral da faringe. O nervo óptico (NC II) está visível como o quiasma óptico em **A**. A hipófise pode ser vista inferiormente a ele, posteriormente ao seio esfenoidal. O sifão carótico é perfeitamente mostrado em **B**.

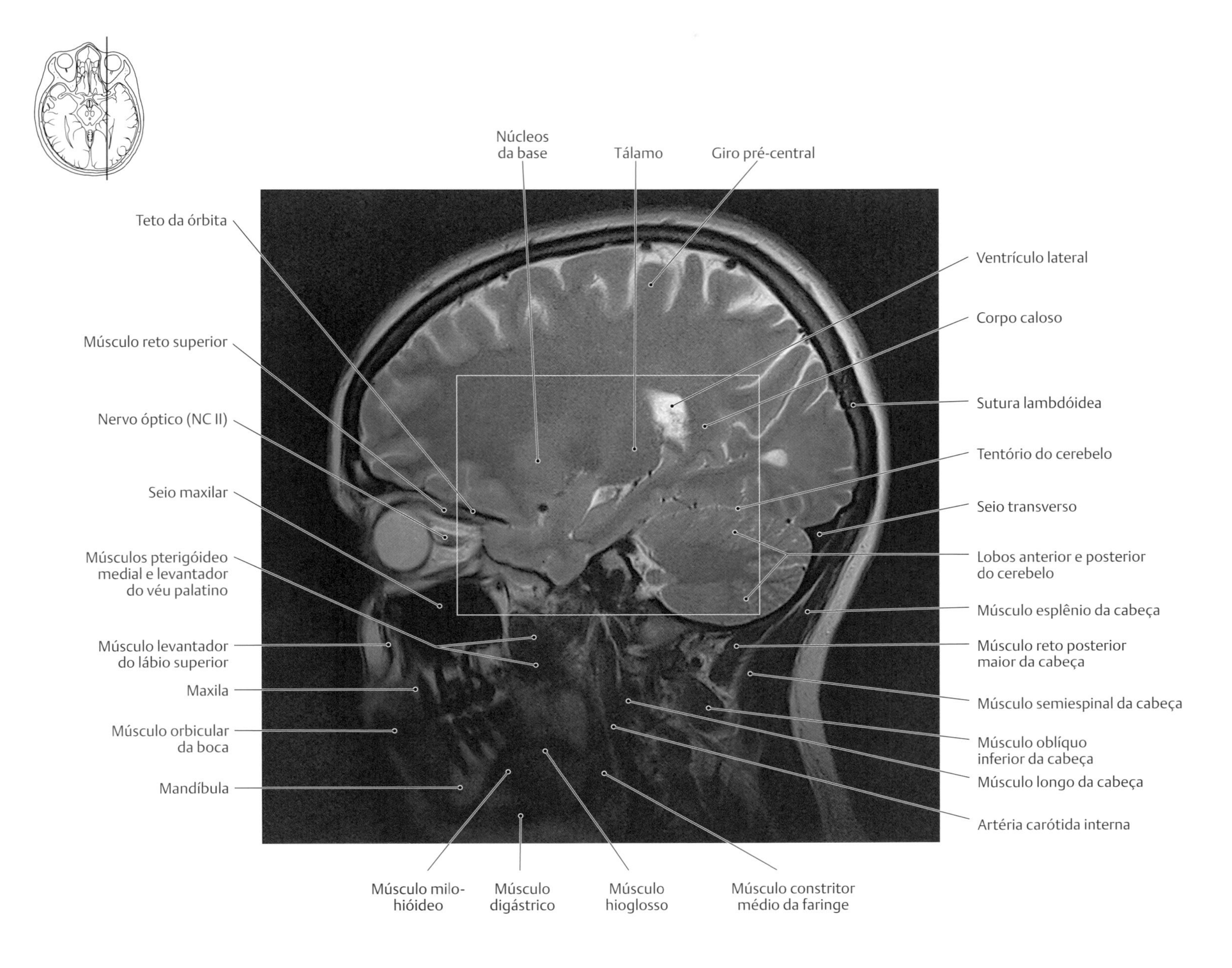

Figura 14.38 **Corte sagital através da órbita**
Visão lateral esquerda. Esta visão expõe os músculos retos superior e inferior dentro da gordura periorbital. O trajeto do nervo óptico (NC II) dentro da órbita também pode ser visualizado. Observe a proximidade da dentição superior ao seio maxilar. As raízes dos dentes superiores podem erupcionar no do seio maxilar. O fórceps do corpo caloso pode ser visto posteriormente ao ventrículo lateral.

Imagens sagitais de RM do pescoço

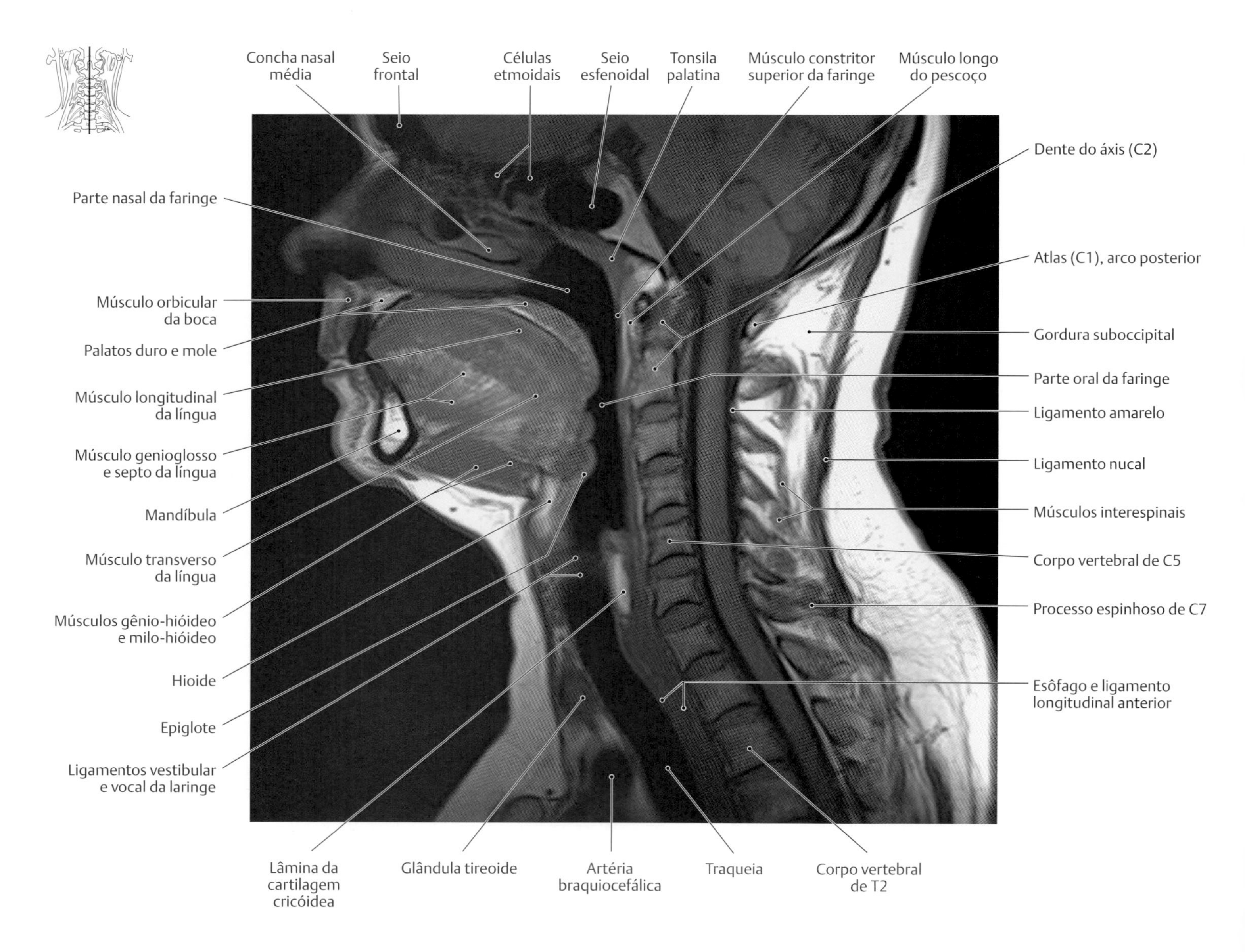

Figura 14.39 **Corte sagital mediano**

Visão lateral esquerda. Este corte ilustra as relações entre a cavidade nasal e as células etmoidais. A cavidade nasal se comunica posteriormente (por meio dos cóanos) com a parte nasal da faringe, que é separada da cavidade oral pelo palato mole e pela úvula. Abaixo da úvula, a parte nasal da faringe e a cavidade oral convergem na parte oral da faringe. O ar continua mais anteriormente na parte laríngea da faringe e finalmente na traqueia, enquanto o alimento passa pelo esôfago, posteriormente à lâmina da laringe. Observe como o esôfago é estritamente oposto à face anterior dos corpos vertebrais. Este corte também revela as vértebras e os ligamentos cervicais.

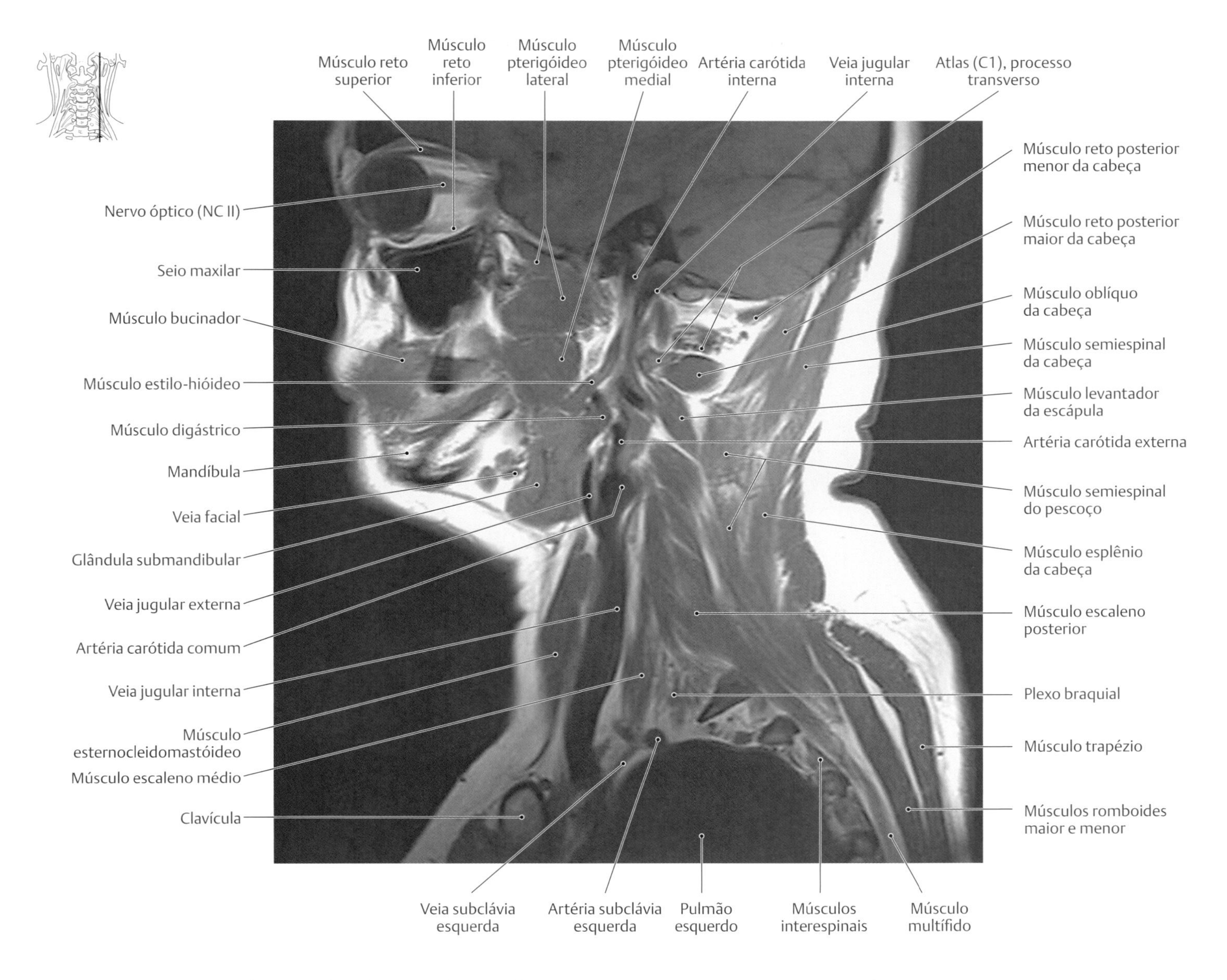

Figura 14.40 **Corte sagital através da bifurcação da carótida**
Visão lateral esquerda. Este corte mostra as artérias carótidas comum e externa, bem como as veias jugulares interna e externa. Os músculos da articulação craniovertebral são visíveis juntamente com os músculos nucais. Observe a posição do plexo braquial entre os músculos escalenos médio e posterior. A extensão da glândula submandibular pode ser apreciada nesta imagem.

Apêndice

Referências

Becker W, Naumann HH, Pfaltz CR. *Otorhinolaryngology* [in German]. 2nd ed. Stuttgart: Thieme; 1983

Faller A, Schuenke M. *The Human Body* [in German]. 14th ed. Stuttgart: Thieme; 2004

Kahle W, Frotscher M. *Pocket Atlas of Anatomy* [in German]. Vol. 3. 9th ed. Stuttgart: Thieme; 2005

Lippert H, Pabst R. *Arterial Variations in Man*. Munich: Bergmann; 1985

Platzer W. *Pocket Atlas of Anatomy* [in German]. Vol. 1. Stuttgart: Thieme; 1999

Platzer W. *Topographic Anatomy Atlas* [in German]. Stuttgart: Thieme; 1982

Rauber A, Kopsch F. *Human Anatomy* [in German]. Vol. 1–4. Stuttgart: Thieme; Vol. 1, 2nd ed.: 1997; Vols. 2, 3: 1987; Vol. 4: 1988

Schmidt F. *On Innervation of the Temporomandibular Joint* [in German]. Gegenbaurs morphol. Jb. 1967:110;554-573

Tillmann B. *Color Atlas of Anatomy Dental Medicine — Human Medicine* [in German]. Stuttgart: Thieme; 1997

Vahlensieck M, Reiser M. *MRI of the Musculoskeletal System* [in German]. 2nd rev. and expanded ed. Stuttgart: Thieme; 2001

von Lanz T, Wachsmuth W. *Applied Anatomy* [in German]. Vol. 2, Part 6 (Loeweneck H, Feifel G, eds.), Berlin: Springer; 1993

von Lanz T, Wachsmuth W. *Applied Anatomy* [in German]. Vol. 1, 2: Neck, Berlin: Springer; 1955

Índice Alfabético

A

Abdome
- músculos (oblíquos interno/externo) do, 242
- ramos do nervo vago para, 91t
Aberturas, faringeais, 214t
Abóbada craniana. *Ver* Neurocrânio
Acomodação, vias para, 138
Acrômio, limite inferior do pescoço e, 273
Ageusia, 222
Alça cervical, 270, 282
Amaurose, 136, 139
American Academy of Otolaryngology, grupos de linfonodos cervicais profundos e, 268
Amígdala, no corte sagital da cabeça, 340
Amplificador coclear, 173
Ampola, 174
Anastomose
- arterial, na face, 97
- no suprimento arterial da orelha, 157
"Andaime", nervo trigêmeo e, 74t
- autônomo, 79t
Anestesia
- epidural, 299
- epidural e lombar, 299
Ângulo cerebelopontino, neuroma acústico no, 87, 165, 168
Anosmia, 222
Aparelho
- auditivo, auricular, 156, 164, 170–171
- - estações-chave de, 172
- lacrinal, 122–123
- vestibular, 156, 164, 174–175
- - testes de função térmica do, 164
Ápice
- da parte petrosa, osso temporal e, 19, 155
- do pulmão esquerdo, em cortes transversais do pescoço, 331
- orbital, corte coronal através do, 312
Aponeurose
- epicrânica, 24, 25, 26
- estilofaríngea, 286
- palatina, 212, 213t
- toracolombar, 241, 242, 243
Aracnoide-máter, 296
Arco
- mandibular, 179
- - incisivos do, 184, 184t
- - molares do, 186t, 187
- - pré-molares do, 185, 185t
- maxilar, 179
- - correlação com o seio maxilar e a dentição, 343
- - incisivos da, 184, 184t
- - molares da, 186t, 187
- - pré-molares da, 185, 185t
- (neural) vertebral, 226
- - ligamentos da, 228, 228t
- palatofaríngeo, 206, 207t
- palatoglosso, 206, 207t
- zigomático, no corte transverso da cabeça, 325
Arcos dentais, 183. *Ver também* Arco mandibular; Arco maxilar
Área
- estriada, 134. *Ver também* Córtex visual
- pré-tetal, axônios da, 137
"Área de perigo"
- fáscia cervical e, 275
- infecção e, 286
Argyll Robertson, pupila de, 138
Artéria(s). *Ver também artérias individuais*
- alveolar
- - inferior, 44, 45t, 47t
- - superior posterior, 44, 45t, 47t
- anterior comunicante, 305
- auricular profunda, 44, 45t, 47t, 166, 166t
- auriculares, 157
- - anteriores, 157
- - posteriores, 41t, 42, 43t, 157
- basilar, 305
- - no corte transversal da cabeça, 324
- bucal, 44, 45t, 47t
- caroticotimpânicas, 166, 166t
- carótida
- - comum
- - - na abertura superior do tórax, 281
- - - na região cervical lateral profunda, 283
- - - na RM do pescoço
- - - - vista sagital, 345
- - - - vista transversal, 335, 337
- - - no corte transversal do pescoço, 331
- - externa, 283
- - - na região cervical lateral profunda, 283
- - - na RM sagital do pescoço, 345
- - - no trígono carótico, 282
- - - ramos de, 40, 41, 41t. *Ver também artérias individuais*
- - - - anterior, 41t, 42, 43, 43t
- - - - medial, 41t, 42, 43t
- - - - no pescoço, 266, 266t
- - - - posterior, 41t, 42, 43t
- - - - terminal, 41t, 46–47. *Ver também* Artéria maxilar
- - - - variantes no, 41
- - - suprimento sanguíneo da região anterior da face, 96
- - interna, 48–49, 283, 313, 323
- - - correlação com o forame lacerado, 12
- - - na região cervical lateral profunda, 283
- - - no círculo de Willis, 305
- - - no trígono carótico, 282
- - - nos cortes da cabeça
- - - - sagital, 340, 341
- - - - transversal, 326
- - - osso temporal e, 18
- - - septo nasal e, 49
- - - sifão carótico, na RM sagital da cabeça, 342
- - - subdivisões/partes de, 48, 304
- - - trajeto na cabeça, 40
- - variantes de, 283. *Ver também* Artéria carótida comum Artéria carótida externa; Artéria carótida interna
- cerebral
- - anterior, 305
- - média, 305
- - posterior, 305
- comunicante posterior, 305
- da fossa infratemporal, 102–103, 102t
- da língua, 220
- da orelha, 157, 166–167, 166t
- da parede nasal lateral direita, 148, 149
- do canal pterigóideo, 45t, 46, 47t
- do pescoço, 266, 266t
- e veias do labirinto
- - da orelha interna, 167
- - no meato acústico interno, 165

- esfenopalatina, 45t, 46, 47t
- - local de ligadura, 151
- estilomastóidea, 166, 166t
- etmoidal, local de ligação para, 151
- facial
- - artéria carótida externa e, 41t
- - artéria oftálmica e, 40, 41
- - labial, septo nasal e, 149
- - ramos da, 42, 43t
- - septo nasal e, 149
- faríngea, 45t, 47t
- - ascendente, 41t, 43, 43t
- - - variantes da, 284
- infraorbital, 44, 45t, 46, 47t
- laríngea, 261
- lingual, 41t, 43, 43t, 220
- locais de ligadura em caso de epistaxe, 151
- massetérica, 44, 45t, 47t
- maxilar, 41t, 44
- - da parede nasal lateral direita, 148, 149
- - local de ligadura, 151
- - partes/ramos da, 45t, 47t
- - septo nasal e, 148, 149
- - variantes da, 44
- meníngea
- - acessória, 45t, 47t
- - média, 44, 45t, 46, 47t
- no círculo de Willis, 305
- occipital, 41t, 42, 43t
- oftálmica, 49, 126
- - artéria carótida interna e, 40, 41, 49
- - da parede nasal lateral direita, 148, 149
- - na RM coronal da cabeça, 315
- - ramos da, 49, 117, 126
- - septo nasal e, 148, 149
- - trajeto da, 149
- palatina descendente, 45t, 46, 47t
- palatina, septo nasal e, 149
- petrosa, 166, 166t
- pterigóidea
- - lateral, 45t, 47t
- - medial, 45t, 47t
- subclávia
- - na abertura superior do tórax, 281
- - ramos no pescoço, 266, 266t
- superficial, da cabeça, 99
- temporais profundas, 44, 45t, 47t
- temporal superficial, 47
- - artéria auricular e, 157
- - partes/ramos da, 47t
- timpânica
- - anterior, 44, 45t, 47t, 166, 166t
- - inferior, 166, 166t
- - posterior, 166, 166t
- - superior, 166, 166t
- tireóideas, 265
- - inferior direita, variações do padrão de ramificação, 281
- - na região cervical lateral profunda, 283
- - superior, 41t, 42, 43t
- tubária, 166, 166t
- vertebral, nos cortes da cabeça
- - sagital, 339
- - transversal, 327
Articulação(ões)
- atlantoaxial, 233
- - mediana, cortes transversais da cabeça através da, 327
- - músculos curtos da nuca e, 250
- atlantoccipitais, 233
- - cápsula das, 237
- - músculos curtos da nuca e, 250
- craniovertebrais, 232, 233
- - ligamentos de, 236–237
- - músculos de, em RM sagital do pescoço, 345
- - músculos suboccipitais e, 251
- da coluna cervical, 232–235
- da coluna vertebral, 232
- temporomandibular (ATM)
- - aberta, 37, 195
- - biomecânica da, 34–35, 196–197
- - cabeça da mandíbula em, 36, 194
- - fossa glenoide da, 36, 194
- - fossa mandibular da, 36, 194
- - inervação sensorial da, 37, 195
- - ligamentos, 36–37, 194–195
- - - em ATM lateral, 36, 194
- - - em ATM medial, 37, 195
- - luxação da, 37, 195
- - movimentos da, 35, 197
- - - mandibular, 34, 196
- - RM do pescoço
- - - corte coronal, 319
- - - corte transversal, 334
- uncovertebrais, 232
Asas, 142
Assoalho bucal, linfonodos do, 221
Aterosclerose, irrigação arterial do encéfalo e, 305
Atlas (C1), 230
- articulações craniovertebrais e, 232, 233
- ligamento transversal de, no corte transversal da cabeça, 327
- na RM coronal do pescoço, 321
ATM, luxação da, 37, 195
ATM. *Ver* Articulação temporomandibular (ATM)
Audição
- condução do som durante, 171
- perda da, lesão do NC VIII e, 168
Áxis (C2), 230
- articulações craniovertebrais e, 232, 233
- dente do
- - na RM coronal do pescoço, 321
- - no corte transversal da cabeça, 327
Axônios, 55, 306
- na convergência e na acomodação, 138
- na medula espinal, 292
- na via gustativa, 222
- na via visual
- - parte geniculada, 134
- - parte não geniculada, 137
- no sistema olfatório, 152

B

Bainha carótica, 274, 274t
Base do crânio
- fáscia faringobasilar na, 215
- fossas do crânio na, 14
- integração do osso etmoide à, 21
- integração do osso occipital à, 20
- linhas de força na, 14
- palato duro na, 190
- vias neurovasculares que a atravessam, 94, 95t
- visão externa da, 12–13
- visão interna da, 14–15
Bastonetes, 133
Batimento ciliar, drenagem paranasal do seio e, 150
Bicúspides. *Ver* Pré-molares
Bifurcação da carótida, 40
- RM sagital através do pescoço, 345

Bigorna, 160, 162
Boca. *Ver também* Cavidade oral
– movimentos da ATM e, 35, 197
– músculos da, 28–29, 29t
– – inervação, 29t
Botões gustativos, 222, 223
– nervo facial e, 85
Bouton en passage, 307
Brodmann, área de, 134
Bruch, membrana de, 133
Bulbo
– do olho
– – anatomia de superfície de, 121
– – câmaras de, 130
– – estruturas de, 124–125
– – fluxo sanguíneo para, 126–127
– – linhas de referência/pontos de, 125
– – músculos de, 26–27, 27t
– – – inervação, 27t
– – no corte sagital da cabeça, 341
– – RM coronal da cabeça, 314
– olfatório, 148
– – no corte sagital mediano da cabeça, 338
– – padrões sinápticos em, 153

C

Cabeça
– artérias da. *Ver também artérias individuais*
– – superficial, 99
– – visão geral, 40–41
– cortes coronais da
– – anterior, 310–311
– – posterior, 312–313
– cortes sagitais da
– – lateral, 340–341
– – medial, 338–339
– cortes transversais da
– – através da concha nasal média, 325
– – através das órbitas (nível superior), 322
– – através do nervo óptico e da hipófise, 323
– – através do seio esfenoidal, 324
– – caudais, 326–327
– – cranianos, 322–323
– músculos da
– – esqueléticos, 61t
– – origens e inserções da, 38–39
– região anterior da face, 96–97
– região lateral
– – camada intermediária da, 100–101
– – inervação sensorial da, 99
– – neurovasculatura superficial, da, 98
– RM coronal da
– – através da parte posterior da órbita, 315
– – através do bulbo do olho, 314
– RM sagital da
– – através da cavidade nasal, 342
– – através da órbita, 343
– RM transversal da
– – através da órbita e das células etmoidais, 332
– – através da órbita e do ducto lacrimonasal, 333
– rotação da, canais semicirculares durante, 175
– veias da
– – profundas, 52–53
– – superficiais, 50–51, 51t
Calvária
– camadas da, 11
– couro cabeludo e, 11
– lâminas interior e exterior da, 11
– músculos da, 25, 26–27, 27t
– – inervação, 27t
– sensibilidade a traumatismo, 11
– superfícies externas e internas da, 10–11
Câmaras
– do bulbo do olho, 130
– do olho, 130
Campo(s) visual(is)
– defeitos, 136
– – detecção na perimetria de, 135
– exame de, 135
– hemicampos, 135
– macular, 135
– nasal, 134
– no córtex visual contralateral, 134
– temporal, 134
Canal(is)
– auditivo externo, 156, 159
– – auricular e, 158
– – curvatura de, 159
– – osso temporal e, 155
– carótico
– – correlação com o forame lacerado, 12
– – osso temporal e, 19
– – vias neurovasculares que o atravessam, 94, 95t
– condilar
– – osso occipital e, 20
– – posterior, vias neurovasculaes que o atravessam, 94, 95t
– do nervo hipoglosso
– – osso occipital e, 20
– – passagem de nervo craniano através do, 67t
– – vias neurovasculares que o atravessam, 94, 95t
– espiral da cóclea. *Ver* Cóclea
– hialóideo, 125
– Incisivo, vias neurovasculares que o atravessam, 94, 95t
– infraorbital, 310
– – na RM coronal da cabeça, 314, 315
– óptico
– – rede neurovascular, 118
– – vias neurovasculares que o atravessam, 67t, 94, 95t
– pterigóideo, 45t, 47t
– semicirculares, da orelha, 156
– – durante a rotação da cabeça, 175
– – em testes térmicos de função, 164
– vertebral, medula espinal na, 298
Caninos, 179, 184, 184t
– padrões de erupção de, 188, 188t
Cápsula
– da articulação do processo articular, do arco vertebral, 228
– externa, glândula tireoide, 264
– interna, glândula tireoide, 264
"Cápsula cirúrgica", glândula tireoide, 264
Cartilagem(ns)
– alar, 142
– aritenóidea, 256, 257
– – na RM coronal do pescoço, 317
– – no corte transversal da cabeça, 328
– corniculada, 256, 257
– cricóidea, 256, 257
– – na RM do pescoço
– – – vista sagital, 343
– – – vista transversal, 336
– da laringe, 256–257, 258t
– da orelha, 157
– do nariz, 142
– do septo nasal, 143
– epiglótica, 256, 257
– hialinas, 257

- septal, 142
- tireóidea, 256, 257
- - na RM do pescoço
- - - imagem coronal, 317
- - - imagem transversal, 336
Cauda equina, 292
- no canal vertebral, 298–299
Cavidade
- laríngea, subdivisões da, 260t
- nasal, 310
- - correlação com as células etmoidais, 343
- - fossa pterigopalatina e, 105, 105t
- - mucosa da, 147, 150
- - mucosa olfatória na, 152
- - nervos da, 161
- - ossos da, 142
- - parede lateral da, 143
- - pneumatização da, 144
- - RM sagital da cabeça através, 342
- - seios paranasais e, 144, 145
- - suprimento neurovascular da, 148–149
- - visão geral, 146
- oral, 310
- - estruturas da, na RM coronal do pescoço, 318
- - fossa pterigopalatina e, 105, 105t
- - glândulas da
- - - inervação, 85
- - - nervo maxillar e, 79t
- - organização e limites da, 178
- - RM transversal da
- - - através da articulação temporomandibular, 334
- - - através da mandíbula, 335
- - - através dos palatos duro e mole, 334
- - vasos linfáticos da, 209
- - visão geral, 178–179
- timpânica, 154, 159
- - artérias da, 166, 166t
- - comunicações com, 160
- - infecção da, 163
- - mucosa de revestimento da, 163
- - níveis clinicamente importantes da, 163
- - ossículos da audição, 163
- - paredes da, 160
- - temporal e, 155
Cegueira, 136, 139
Célula(s)
- aéreas etmoidais, 144, 310
- - na secção sagital da cabeça, 339, 340
- - relacionadas à cavidade nasal, 343
- - RM transversal da cabeça, 332
- amácrinas, 133
- bipolares, 133
- caliciformes, na conjuntiva, 123
- ciliadas
- - externas, 170, 173
- - internas, 170, 172, 173
- - no aparelho auditivo/vias auditivas
- - - externas, 170, 171, 173
- - - internas, 170, 172, 173
- - vestibular, categorias de, 174
- fotorreceptoras, 133
- ganglionares pseudounipolares, 222
- gliais, 133
- granulares, no bulbo olfatório, 153
- horizontais, 133
- mastóideas
- - artérias das, 166
- - osso temporal e, 18
- - transmissão de infecção e, 154
- mitrais, no bulbo olfatório, 153
- periglomerulares, 153
- piramidal, 307
- sensoriais
- - secundárias
- - - na via auditiva, 172
- - - no sistema vestibular, 176
- - vestibulares, transdução de estímulos nas, 175
Cemento, do dente, 182, 182t, 183
Centros do olhar, 140
Cérebro
- anatomia macroscópica, 294
- estruturas de, 297
- meninges *in situ* e, 296
- neuroanatomia de, 294–295
- organização do desenvolvimento de, 295, 295t
- suprimento arterial do, 304–305
Cifose, 226
Círculo de Willis, 304, 305
- variantes de, 305
Cisterna(s)
- pontocerebelar, no corte transversal da cabeça, 325
- subaracnóideas, 300–301
Clivo, no corte transversal da cabeça, 324
Cóano(s), 147
- do nariz, 143
- nas secções da cabeça
- - plano sagital médio, 338
- - transversal, 326
Cóclea, 164
- formação de onda no, 171
- gânglio espiral em, 165
- localização e estrutura de, 170
Codificação, de dentes, 180
Colículo superior, axônios do, 137
Coluna
- cervical (C1-C7)
- - articulações de, 232–233
- - ligamentos de, 234–235, 236
- - na coluna vertebral, 226, 230
- - nervos de, 270
- - - nervos motores de, 271
- - - nervos sensoriais de, 99, 271
- - - ramo dorsal, 270, 270t
- - - ramo ventral, 270
- - neurovasculatura de, 233
- vertebral
- - articulações da, 232
- - curvatura da, 226
- - ligamentos da, 228–229, 228t
- - regiões da, 226
Comunicação arterial, 305
Concha(s), 147
- nasais, 142, 143
- - corte transversal da cabeça através, 325
- - inferior, 7, 12, 142, 190, 191
- - no corte sagital da cabeça, 339
- - osso etmoide e, 21
- seios paranasais e, 145
Condrocrânio, desenvolvimento ósseo em, 2
Condução do som
- durante a audição, 171
Cone axonal, potencial do, 306
Cones, 133
Conjuntiva
- da pálpebra, 121
- distribuição das células caliciformes na, 123

- do bulbo do olho, 121
- do fórnice, 121
- estruturas de, 121
Conjuntivite, 121
Constrição
- pupila, 130t
- pupilar, 138
Contração do músculo estapédio, 173
Cônus medular, no adulto *vs.* recém-nascido, 299
Convergência
- oftalmoplegia internuclear e, 141
- vias para, 138
Corda do tímpano
- osso temporal e, 18, 19
- suprimento nervoso de, 83, 85, 161
Córnea, 124
- estruturas de, 129
- posição de, 128
Corno
- dorsal, medula espinal, 292
- lateral, cordão espinal, 292
- ventral da medula espinal, 292
- - núcleos motores, 58t
Coroide, 124
Corpo(s)
- adiposo da bochecha, 312
- caloso
- - na RM sagital da cabeça, 343
- - no corte sagital mediano da cabeça, 338
- ciliar, lente e, 128
- geniculado lateral, 134, 135
- vertebral(is), 226
- - cervical(is). *Ver* Vértebras cervicais (C1–C7)
- - corte transversal da cabeça
- - - ao nível de C5, 328
- - - ao nível de C6, 329
- - elementos estruturais, 227, 227t
- - ligamentos da, 228, 228t
- - segmentos da medula espinal e, 293t
- vítreo, 125
Córtex
- auditivo primário, 172
- motor, 58t, 63t
- no corte sagital da cabeça, 341
- somatomotor, 84
- visual, 134, 135
- - contralateral, campos visuais no, 134
- - convergência e acomodação, 138
- - lesão do, 139
- visual. *Ver* córtex visual
Corti, órgão de, 170, 172
- defletido pela "onda viajante", 171
- em repouso, 171
- fibras eferentes da oliva para o, 173
Crânio, 4–5
- aspecto basal do, 13
- divisões regionais do, 310
- músculos do, 24–33, 198–201
- - origens e inserções do, 38–39
- ossos do, 2, 5t. *Ver também ossos individuais*
- - desenvolvimento do, 2t
- - vista anterior, 6–7
- - vista lateral, 4–5
- - vista posterior, 8–9
- passagem de nervos cranianos, 67t
- projeção da orelha interna no, 164
Craniossinostoses, 8
- fechamento de, 3t
- - prematuro, 8, 9
- neonatal, 3
- no crânio do adulto, 3
Crescente temporal, 135
Cricotireoidotomia, 262
Crista
- ampular, 174
- etmoidal, osso etmoide e, 21
- frontal, na calvária, 10
- neural, desenvolvimento dos ossos do crânio, 2t
Curvatura espinal, 226
- manutenção dos ligamentos, 229
Cúspide. *Ver* Caninos

D

Deficiência de iodo, 265
Déficit "pie in the sky", 136
Deglutição
- fases da, 217
- osso hioide e, 23
Dendritos, 55, 306
Dente do áxis (C2)
- na RM coronal do pescoço, 321
- no corte transversal da cabeça, 327
Dentes
- codificação dos, 180
- decíduos, 188–189, 188t
- - codificação de, 188, 189
- - erupção de, 188, 188t
- - na criança de 6 anos, 188, 189
- designação das superfícies, 180
- estrutura dos, 182, 182t
- permanentes, 180–181
- - codificação de, 180
- - designação das superfícies, 180
- - em uma criança de 6 anos, 189
- - erupção, 188, 188t
- - tomograma panorâmico, 181
- processos alveolares dos
- - forma da mandíbula influenciada pelos, 23
- - reabsorção dos, 23
- tipos de. *Ver* Caninos; Incisivos; Molares; Pré-molares
Dentição
- da cúspide e fissura, 181, 183
- na criança de 6 anos, 189
- primeira, 188, 188t. *Ver também* Dentes decíduos
- segunda, 188, 188t. *Ver também* Dentes permanentes
Dentina, do dente, 182, 182t
Dermátomos, 293
Desenvolvimento embrionário
- migração neuronal e, 68
- músculo branquial, 60, 61t
- músculo somático, 60, 60t
- nervos periféricos, 64
Designação das superfícies dentárias, 180
Desmocrânio, desenvolvimento ósseo no, 2
Diencéfalo, 295, 295t
Dilatação, pupila, 130t
Díploe, da calvária, 11
Direções cardinais do olhar, 113
Disco
- articular
- - na articulação temporomandibular, 37
- - na RM coronal do pescoço, 319
- - na RM transversal do pescoço, 334
- intervertebral, 226, 228, 228t
- - na RM coronal do pescoço, 319
- óptico, 124

- - exame do, 125, 127
- - lâmina cribriforme e, 133
Divertículos, faringeais, 215
Divisão
- mandibular, do nervo trigêmeo, 80, 81t
- maxilar, do nervo trigêmeo, 78, 79t
- oftálmica, nervo trigêmeo, 76, 77t
Doença de Alzheimer, nas neurofibrilas, 306
Drenagem
- do ducto lacrimonasal, 145t
- do humor aquoso, 131
- dos seios durais, 302
- dos seios paranasais, 144, 145t, 150
- lacrimal, obstrução da, 123
- linfática. *Ver* Vasos linfáticos
- venosa
- - da cabeça e do pescoço
- - - profunda, 52–53
- - - superficial, 50–51, 51t
- - da glândula tireoide, 265
- via lacrimal, obstruções da, 123
Ducto
- coclear, 170
- lacrimonasal
- - drenagem do, 145t
- - RM transversal da cabeça através, 333
Dura-máter, 296
- evaginação no forame intervertebral, 298

E

Ebner, glândulas de, 223
Edinger-Westphal, núcleo de, 138, 139
- lesão de, 139
Eixo óptico, no bulbo do olho, 125
Eminência
- arqueada, 155
- cruciforme, 20
Endolinfa, 170
Endoscopia
- do seio maxilar, 151
- hiato semilunar em, 21
EOA (emissões otoacústicas), 173
Epiglote, inervação da, 222
Epistaxe, locais de potencial ligadura, 151
Epitélio
- pigmentado, 133
- respiratório, 150
Epitímpano, 163
Equalização da pressão de ar, 161
Escalpo, calvária e, 11
Esclera, 124
Escoliose, 226
Escotoma central
- hemianópico homônimo, 136
- hemianopsia homônima, 136
Esmalte, do dente, 182, 182t
Esôfago, na RM do pescoço
- vista sagital, 343
- vista transversal, 337
Espaço(s)
- interfasciais, 274–275, 274t
- laterofaríngeo, 286
- parafaríngeo
- - divisões do, 286
- - estruturas do, 284–285
- - estruturas neurovasculares do, 287
- - significado clínico, 286
- retrobulbar, corte coronal através do, 311
- retrofaríngeo, 286
- retrovisceral/retrofaríngeo, 274, 274t
- subaracnóideo, 296
- - LCS no, 300–301
- - transmissão de infecção via, 286
Esqueleto facial
- integração do osso etmoidal ao, 21
- no corte sagital mediano da cabeça, 338
Estágio
- faríngeo, na deglutição, 217
- faringoesofágico, na deglutição, 217
- oral, deglutição, 217
Estatólitos, 174
Estenose(s)
- síndrome do roubo da subclávia e, 305
- suprimento arterial para o cérebro e, 305
Estereocílios
- arqueamento dos, 171, 172
- orientações especializadas dos, 175
- transdução do som e, 175
Estria(s)
- de Gennari, 134
- olfatória, 152
- - anterior, 152
- - lateral, 152
- - medial, 152
- vascular, 170
Estribo, 162
Estrutura da abertura superior do tórax, 281
- anterolaterais profundas, 282
Eustáquio, trompa de. *Ver* Tuba auditiva
Exame
- bimanual, das glândulas salivares, 219
- da laringe com o espelho, 259
- oftalmoscópico do fundo do olho, 127
Expressão facial, músculos da
- boca, 28–29, 29t
- calvária, 26–27, 27t
- olho, 26–27, 27t
- orelha, 26–27, 27t, 157
- origens e inserções de, 38
- superficial
- - vista anterior, 24
- - vista lateral, 25

F

Face
- anastomoses arteriais no, 97
- inervação sensorial cutânea de, 64
- na "zona perigosa" venosa, 97
- neurovasculatura superficial da região anterior da, 96
Fala
- posição das cordas vocais durante a, 259
- sussurrada, posição das pregas vocais durante, 259
Faringe, 286
- espaço fascial circundante. *Ver* Espaço parafaríngeo
- inervação da, 217
- mucosa da, 210
- músculos da, 211, 212, 213t, 214–215
- na RM coronal do pescoço, 317
- níveis da, 210t, 216t
- tecido linfático da, 209
- topografia da, 216
- Waldeyer, anel de, 208, 216
Fáscia(s)
- bucofaríngea, 274, 286
- - espaço retrofaríngeo e, 286
- cervical, 241, 274–275, 274t

- - correlações no pescoço, 275
- - músculos próprios do dorso, 241, 242
- - profundo, 241
- faringobasilar, 215
- toracolombar, 241, 242, 243
Fascículo longitudinal medial (FLM), 140
- curso no tronco encefálico, 141
- oftalmoplegia internuclear e, 141
Feixes de axônios, no SNC, 306
Fibras
- aferentes (motoras), 54, 66t, 291
- - nervo facial e, 82t
- - reflexos do tronco encefálico e, 137
- eferentes (motoras), 54, 66t, 291
- - reflexos do tronco encefálico e, 137
- motoras. *Ver também* Fibras aferentes (motoras)
- - plexo cervical, 270
- - trígono carótico e, 282
- sensoriais, plexo cervical, 270
- zonulares, corpo ciliar e, 128
Filamento terminal, 293
- no canal vertebral, 298–299
Filme lacrimal, estrutura do, 123
Fissura
- orbital superior, vias neurovasculares que a atravessam, 67t, 94, 95t, 118
- petrotimpânica
- - temporal e, 18, 19
- - vias neurovasculares que a atravessam, 94, 95t
FLM. *Ver* Fascículo longitudinal medial (FLM)
Fluido lacrimal, propulsão mecânica do, 123
Foice do cérebro, 311, 313, 323
- na RM coronal da cabeça, 315
- osso etmoide e, 21
Fonação
- movimento da cartilagem aritenóidea durante a, 256, 257
- posição das pregas vocais durante, 259
Fontículos, 3
- fechamento dos, 3t
Forame(s). *Ver também ossos individuais*
- ceco, 206, 207t
- da base do crânio, 15
- - vias neurovasculares que o(s) atravessam, 94, 95t
- do osso esfenoide, 16, 17
- espinhoso
- - processo pterigóideo e, 16, 17
- - vias neurovasculares que o atravessam, 94, 95t
- estilomastóideo
- - na base do crânio, 15
- - osso temporal e, 19
- - vias neurovasculares que o atravessam, 94, 95t
- infraorbital, 6
- intervertebral, 290, 297
- jugular, 13, 20
- - passagem de nervo craniano através do, 67t
- - vias neurovasculares que o atravessam, 94, 95t
- lacerado
- - correlação com o canal carótico, 12
- - vias neurovasculares que o atravessam, 94, 95t
- magno
- - osso occipital e, 13, 20
- - vias neurovasculares que o atravessam, 94, 95t
- maior palatino, vias neurovasculares que o atravessam, 94, 95t
- mastóideo, vias neurovasculares que o atravessam, 94, 95t
- mentual, 6
- - reabsorção do processo alveolar e, 23
- oval
- - drenagem do seio dural e, 302
- - passagem do nervo craniano, 67t
- - processo pterigóideo e, 16, 17
- - vias neurovasculares que o atravessam, 94, 95t
- palatino menor, vias neurovasculares que o atravessam, 94, 95t
- para inervação da face, 6
- redondo, 16, 17
- - passagem de nervo craniano pelo, 67t
- - vias neurovasculares que o atravessam, 94, 95t
- supraorbital, 6
Forames intervertebrais, 290, 292, 297
- evaginação da dura-máter pelos, 298
Formação reticular
- do mesencéfalo, 140
- paramediana da ponte (FRPP), 140
Fossa(s)
- do crânio, 14
- - anterior, 310
- - nos cortes da cabeça
- - - sagital mediano, 338
- - - transversal, 324
- glenoide, da ATM, 36, 194
- infratemporal
- - dissecção da
- - - profunda, 103
- - - superficial, 102
- - fossa pterigopalatina e, 102, 105, 105t
- - músculos da, 102
- - nervos da, 102–103, 103t
- - vasos da, 102
- mandibular, na ATM, 36, 194
- média do crânio, 105, 105t
- pterigopalatina, 16, 17, 104–105
- - bordas da, 104t
- - comunicações da, 105, 105t
- - fossa infratemporal e, 102, 105, 105t
Fóvea central, 124, 132, 135
- mácula lútea, 133
Fovéolas granulares, na calvária, 10
Fratura(s)
- baixa transversa, região do terço medial da face, 7
- de Le Fort, do terço médio facial, 7
- lâmina cribriforme, 15, 21
- linhas de fratura da base do crânio, 14
- osso temporal, lesão do nervo facial e, 82t, 83
- piramidal, terço médio facial, 7
- terço médio facial, classificação do, 7
Funda muscular mastigatória, 32, 200
Fundo do olho, exame oftamoscópico do, 127

G

Gânglio(s)
- células ganglionares pseudounipolares, 222
- ciliar, raiz sensorial de, 76, 77
- coclear. *Ver* Gânglio espiral
- em SNP, tratos de nervos e, 55
- espinal, 55, 290
- espiral, 86, 86t, 165, 169, 170, 172, 173
- espiral da cóclea, 86, 86t, 165, 170, 172, 173
- geniculado, 161, 170, 222
- - nervo facial e, 82t, 83
- inferior, 88t, 90t
- nervo facial, 85
- nodoso, 222
- ótico, 80, 81t, 88t, 89, 89t, 161
- parassimpático de nervo craniano, 63
- paravertebral, 62t
- petroso, 222
- pré-vertebral, 62t
- pterigopalatino, 79t, 148

- - nervo facial e, 82t
- submandibular, 80, 81t, 82t
- - nervo facial e, 82t
- superior, 88t, 90t
- trigeminal, 340
- - no corte sagital da cabeça, 340
- vestibular, 86, 86t, 165, 167, 169, 174, 176
Gastrulação, 60
Gengiva, 182, 182t
- fibras do tecido conectivo na, 183
Gennari, estria de, 134
Glândula(s)
- ceruminosas, 159
- labiais superiores, inervação das, 161
- lacrimais acessórias, 122
- lacrimal, 122
- - inervação da, 85, 161
- - nervo maxilar e, 79t
- palatinas, inervação das, 161
- paratireoides, histologia das, 265
- parótida acessória, 218
- parótidas, 81t, 100, 218
- - disseminação de tumores malignos e, 219
- - em RM transversal da coluna cervical, 335
- - nervos que suprem, 161
- - trajeto do nervo facial nas, 219
- salivares
- - exame bimanual das, 219
- - maior, 218
- - menor, 219
- sebáceas, na orelha, 159
- sublinguais, 81t, 218
- submandibulares, 81t, 218
- - em corte sagital da cabeça, 340
- - nas RM
- - - da cabeça, imagem coronal, 315
- - - do pescoço, imagem sagital, 345
- tireoide, 264
- - histologia da, 265
- - na RM transversal da coluna cervical, 337
- - no corte transversal do pescoço
- - - no nível de C6/C7, 330
- - - no nível de C7/T1, 331
- - - no nível de T1/T 2, 331
- - topografia da, 264
Glaucoma
- agudo e crônico, 131
- de ângulo
- - aberto, 131
- - fechado, 131
Glomérulo
- olfativo, 153
- olfatório, 153
Graves, doença de, 265

H

Helicotrema, 170
Hemianopsia
- bitemporal, 136
- homônima, 136
- homônima contralateral, 136
Hiato semilunar, 21
Hiatos da faringe, 214t
Hidrocefalia, 9
Hiperacusia, lesões do nervo facial e, 82t, 83
Hipercalcemia, 265
Hipermetropia, 125, 129
Hiperopia, 125
Hiperparatireoidismo, 265
Hipocampo, no corte sagital da cabeça, 341
Hipófise
- corte coronal através, 313
- corte transversal da cabeça através, 323
- na RM sagital da cabeça, 342
- no corte sagital mediano da cabeça, 338
Hipotálamo, 62t
Hipotímpano, 163
Histologia
- da cavidade oral e da faringe, 209
- da glândula tireoide, 265
- da mucosa nasal, 150
- das glândulas paratireoides, 265
- das pregas vocais, 263
- do plexo corioide, 301
Hormônio paratireóideo (PTH, paratormônio), 265
Humor aquoso, drenagem de, 131
- obstruído, glaucoma e, 131

I

Impedância apropriada, 162
Impulsos aferentes, na via gustatória, 222
Incisivos, 179, 184, 184t
- erupções, padrão de, 188, 188t
Incisura supraesternal, limite inferior do pescoço e, 273
Inervação
- branquiomotora
- - dos músculos do segundo arco branquial, 82, 84
- - dos músculos laríngeos, 263
- da faringe, 217
- - músculo constritor da faringe, 213t
- - músculo levantador da faringe, 213t
- da glândula lacrimal, 85
- da língua, 207t, 221
- da órbita, 117
- do labirinto membranáceo, 165
- do músculo esquelético, 60t
- do músculo lingual, 204, 204t, 205
- dos músculos do palato mole, 213t
- dos músculos infra-hióideos, 254, 254t
- dos músculos supra-hióideos, 202, 202t, 254, 254t
- motora
- - da laringe, 262
- - dos músculos da expressão facial, 24
- - - boca, 29t
- - - calvária e orelha, 27t
- - - rima das pálpebras e nariz, 27t
- - dos músculos da mastigação, 30, 30t, 198, 198t
- - dos músculos extraoculares, 24
- - parassimpática das glândulas salivares, 82
- sensorial
- - cutânea, 65
- - - da região nucal, 277
- - - dermátomos e, 293
- - - lesões do nervo e, 65
- - - pelos nervos periféricos, 64
- - da articulação temporomandibular, 37
- - da face, 64
- - da laringe, 262, 263
- - da orelha, 158
- - da região da nuca, 277
- - da região lateral da cabeça e do pescoço, 99
- - periférica, 65
- - segmentar (radicular), 65
Infecção
- anastomoses venosas como portas de entrada, 52t
- da cavidade timpânica, 163

– espaço parafaríngeo e, 286
– osso temporal e, 154
– via tuba auditiva, 18, 154
– "zona perigosa" venosa e, 97
Inflamação, conjuntival, 121
Injeção de toxina botulínica, 24
Interneurônios, 55
Íris, 124
– câmaras oculares e, 130
– estrutura da, 131
Istmo da parte oral da faringe, 207t

J

Jacobson, órgão de, 153
Janela do vestíbulo, 171
Junção
– laringotraqueal, 256
– venosa
– – jugulofacial, drenagem linfática no pescoço, 269
– – jugulossubclávia, drenagem linfática no pescoço, 268–269
– vertebral, cortes transversais do pescoço
– – ao nível de C6/C7, 330
– – ao nível de C7/T1, 331
– – ao nível de T1/T2, 331

K

Kiesselbach, área de, 49, 149
Killian, triângulo de, 215
Krause, glândula de, 122

L

Lábios, 178
Labirinto
– membranáceo, 164
– – endolinfa no, 170
– – inervação do, 165
– ósseo, 164
Lacrimejamento, 122
Laimer, triângulo de, 215
Lâmina(s)
– cribriforme, 133
– – fratura traumática de, 15, 21
– – na base do crânio, 15
– – – vias neurovasculares, 94, 95t
– do processo pterigóideo, na RM transversal da cabeça, 333
– espiral, 170
– orbital, 21
– pré-traqueal, 274, 274t, 275
– – no espaço parafaríngeo, 284–287
– pré-vertebral, 274, 274t, 278, 279
– – do pescoço, 241
– – espaço retrofaríngeo e, 286
Laringe
– abordagens cirúrgicas da, 262
– cartilagem da, 256–257
– estruturas ósseas da, 256
– exame laringoscópico da, 259
– glândula tireoide e, 264–265
– glândulas paratireoides e, 264–265
– inervação da, 261
– – motora, 262
– – sensorial, 262
– irrigação sanguínea da, 261
– ligamentos da, 256
– músculos da, 258–259, 258t
– na RM do pescoço
– – visão coronal, 317
– – visão transversal, 336
– neurovasculatura de, 260–261, 260t
– topografia da, 262–263
Laringoscopia, indireta, 259
Lente, 124
– corpo ciliar e, 128
– crescimento da, 129
– linhas de referência da, 129
– posição da, 128
– refração da luz e, 125
Leptomeninges, 296
Lesão(ões)
– central, nervo vago, 263, 263t
– da base do crânio, 263
– – nervo vago, 263, 263t
– do lobo occipital, 136
– do nervo cranial
– – nervo espinal acessório, 92, 92t
– – nervo glossofaríngeo, 88t
– – nervo hipoglosso, 93, 93t
– – nervo vago, 90t
– do polo occipital, 136
– nervosas
– – inervação cutânea e, 65
– – motoras, 64
– – nervo abducente, 72t
– – nervo facial, 82t, 83
– – nervo oculomotor, 72t
– – nervo trigêmeo, 75, 75t
– – nervo troclear, 72t
– – perda sensorial e, 64
– unilateral
– – da radiação óptica
– – – no lobo parietal, 136
– – – no lobo temporal anterior, 136
– – do nervo óptico, 136, 139
– – no sistema óptico, 136
Levantador do ângulo da boca, 24, 28, 29, 29t
Ligamento(s). *Ver também ligamentos individuais*
– alares, 236, 237
– amarelos
– – da coluna cervical, 234, 235
– – do arco vertebral, 228, 228t, 229
– apicais dos antros, 237
– cruciforme do atlas, 236, 237
– da articulação temporomandibular, 36, 37
– da coluna cervical, 234–235, 236, 237
– da coluna vertebral, 228–229, 228t
– da laringe, 256
– da nuca, 234, 235
– das articulações craniovertebrais, 236–237
– esfenomandibular, 37
– interespinal(ais), da coluna cervical, 228, 234, 235
– intertransversários do arco vertebral, 228, 228t, 229
– longitudinais
– – da coluna cervical, 234, 235
– – do(s) corpo(s) vertebral(is), 228, 228t
– – – anterior, 229, 344
– – – posterior, 229
– nucal, 234, 235
– periodontal, 182, 182t, 183
– supraespinais
– – da coluna cervical, 234, 235
– – do arco vertebral, 228
– tireoepiglótico, 256
– transversal, do atlas, 327
– vestibular, 256, 260
– – na RM sagital do pescoço, 344
– vocal, 256, 258t, 260

– – na RM (corte sagital) do pescoço, 344
Linfonodos
– cervicais
– – no pescoço
– – – anterior, 268
– – – correlação com a circulação linfática sistêmica, 269
– – – palpação sistemática de, 269
– – – profundo, 268
– – – – drenagem linfática da orelha para, 158
– – – superficial, 268
– – profundos
– – – drenagem linfática do ouvido em, 158
– – – no pescoço, 268, 283
– – superficiais, no pescoço, 268
– do assoalho oral, 221
– mastóideos, drenagem linfática da orelha para, 158
– no pescoço
– – profundos, 268
– – regionais *versus* coletores, 268, 269
– – superficiais, 268
– parotídeos, drenagem linfática da orelha para, 158
– submandibuilares, 268, 269
– submentuais, 268, 269
Língua
– botões gustativos, 85, 222, 223
– estruturas neurovasculares, 220–221
– inervação da, 221
– mucosa da, 206, 207t
– músculos da, 204, 204t, 205
– papilas da, 206
– paralisia unilateral do nervo hipoglosso na, 205
– regiões e estrutura da, 207t
Linhas
– de força
– – na base do crânio, 14
– – no esqueleto facial, 7
– e pontos de referência
– – da lente, 129
– – do olho, 125
Líquido cerebrospinal (LCS), 300–301
– circulação de, 301
– meninges e, 296
Lordose, 226

M

Mácula(s)
– lútea, 132
– – exame da, 127
– – fóvea central e, 133
– sacular e utricular, 174
MALT (tecido linfático associado à mucosa), 208, 209
Mandíbula, 5, 7, 9, 22–23, 192
– alterações relacionadas com a idade, 23
– fossa da, 36, 194
– limite superior do pescoço e, 273
– movimentos na ATM, 34, 196
– na RM do pescoço
– – visão coronal, 319
– – visão transversal, 334
– no corte transversal da cabeça, 325
– ramos da, 23, 319, 334
– RM transversal, 335
Margem dorsomedial do tronco encefálico, núcleos motores na, 58t
Martelo, 160, 162
Massa cinzenta, 292
Mastigação, movimento mandibular na ATM durante, 34, 196
Maxilla, 5, 7, 9, 12, 108, 142, 190, 191
– fossa pterigopalatina e, 104, 104t
– na anatomia da cavidade nasal, 142
Meato
– acústico
– – externo, osso temporal e, 155
– – interno
– – – lesões do nervo facial e, 83
– – – na base do crânio, 15
– – – na RM transversal da cabeça, 332
– – – nervos cranianos no, 67t, 165
– – – no corte sagital da cabeça, 341
– – – temporal e, 155
– – – vias neurovasculares que o atravessam, 94, 95t
– estruturas nasais e, 143. *Ver também* Meato médio; Meato superior
– – drenagem de seio paranasal e, 145t
– inferior, 143
– – drenagem de seio paranasal, 145t
– médio, 143
– – drenagem paranasal do seio e, 145t
– – unidade osteomeatal e, 145, 150
– superior, 143
– – drenagem dos seios paranasais e, 145t
Medula
– espinal
– – desenvolvimento da, 292
– – em corte transversal da cabeça, 327
– – na RM do pescoço
– – – visão coronal, 321
– – – visão transversal, 337
– – neuroanatomia da, 292–293, 293t
– – no canal vertebral, 298
– – organização da, 292–293
– – vias parassimpáticas na, 63t
– oblonga, 297
Membrana
– atlantoccipital, 237
– basilar, 170
– da janela do vestíbulo, 171
– de Reissner (membrana vestibular), 170
– tectória, 170
– timpânica, 159
– – artérias da, 167
– – quadrantes da, 159
– – reflexo estapediano e, 173
– – temporal e, 18
– vestibular (de Reissner), 170
Membros, nervos periféricos e, 64
Meninges
– camadas das, 296
– cérebro e, 296–297
– medula espinal e, 298–299
Mesencéfalo, 295, 295t, 322. *Ver também* Tronco encefálico
Mesoderma paraxial, desenvolvimento cranial do osso do, 2t
Mesotímpano, 163
Metencéfalo, 295, 295t
Microcefalia, 9
Microscopia eletrônica, do neurônio, 306
Mielencéfalo, 295, 295t
Miopia, 125, 129
Modíolo, 170
Molar(es), 179
– padrões de erupção, 188, 188t
– primeiro, 186t,187
– segundo, 186t, 187
– terceiro. *Ver* Terceiros molares
Movimento(s)
– “balísticos” dos olhos, 140
– conjugados do olho, 140

– da dobradiça, na ATM, 34, 37, 196
– de deslizamento, na ATM, 34, 37, 196
– de translação, na ATM, 34, 37, 196
– de trituração, na ATM, 34, 196
– horizontais do olhar, 140
– ocular, coordenação do, 140–141
– rotacional, na ATM, 34, 37, 196
– verticais do olhar, 140
Mucosa
– da cavidade oral, 178
– da cavidade timpânica, 163
– da faringe, 210
– da língua, 206, 207t
– laríngea, 260
– lingual, 206, 207t
– nasal, 147, 150
– – estados funcionais da, 150
– – histologia da, 150
– olfatória, 152, 153
Mudanças relacionadas com a idade
– em níveis segmentares da medula espinal, 299
– na mandíbula, 23, 192
– nas suturas e nos fontículos cranianos, 3, 3t
Müller, células de, 133
Músculo(s). *Ver também músculos individuais*
– aritenóideos, 258, 258t
– auriculares, 25, 26, 27t
– branquial, 60t, 61
– – da cabeça, 61t
– – derivados de, 61
– – desenvolvimento embrionário de, 60, 61t
– – segundo arco, inervação de, 82, 84
– bucinador, 24, 28, 29, 29t
– bucofaríngeo, 213t, 214
– ceratofaríngeo, 213t, 214
– condrofaríngeo, 213t, 214
– corrugador do supercílio, 24, 26, 27, 27t
– cricoaritenoides, 258, 258t
– cricofaríngeo, 213t, 215
– cricotireóideo, 258, 258t
– curtos da nuca, 250–251, 250t
– da expressão facial. *Ver* Expressão facial, músculos da
– da faringe, 211, 212, 213t, 214–215
– – músculos constritores, 212, 213t, 214, 215
– – músculos levantadores, 212, 213t, 214
– – no corte sagital da cabeça, 340
– – origens e inserções dos, 39
– da fossa infratemporal, 102
– da laringe, 258–259, 258t
– da língua, 204, 204t, 205
– da mastigação, 311
– – inervação dos, 30, 30t, 198, 198t
– – na RM do pescoço
– – – imagem coronal, 316, 317
– – – imagem transversal, 334
– – no nível do seio esfenoidal, 33, 201
– – nos cortes da cabeça
– – – sagital, 340, 341
– – – transversal, 325
– – origens e inserções de, 38, 39
– – profundos, 32–33, 200–201
– – visão geral, 30–31, 30t, 198–199, 198t
– da orelha, 157
– da região cervical posterior. *Ver também músculos individuais*, 244
– – curtos, 250–251, 250t
– – inserções musculares, 245
– – na RM sagital do pescoço, 345
– – origens e inserções dos, 38, 39
– – RM coronal através dos, 321
– da tuba auditiva, 212
– da úvula, 212, 213t
– depressor
– – do ângulo da boca, 24, 25, 28, 29, 29t
– – do lábio inferior, 24, 25, 28, 29, 29t
– digástricos, ventre anterior e posterior, 202, 202t, 203, 254, 254t, 255
– – faringe e, 214
– do abdome (oblíquos interno/externo), 242
– do crânio, 24–33, 198–201
– – origens e inserções de, 38–39
– do dorso. *Ver* Músculos do dorso
– do dorso. *Ver também músculos individuais*
– – extrínsecos, 240, 242
– – intrínsecos, 240, 242–243, 248–249, 248t
– – – curto da nuca, 250–251, 250t
– – – eretor da espinha e interespinais, 246–247, 246t
– – – origens e inserções de, 38, 39
– do nariz, 26–27, 27t
– do olho, nervos que suprem, 73
– do palato mole, 212, 213t
– epaxiais, 242
– epicrânicos, 25, 26
– eretor da espinha, 242, 243
– – músculos interespinais e, 246–247, 246t
– escaleno, 252–253, 252t. *Ver também músculos individuais*
– – anterior, 252, 252t, 253
– – – em cortes transversais
– – – – da cabeça, 252, 252t, 253
– – – – da coluna cervical, 331
– – em corte transversal
– – – da cabeça, 329
– – – da coluna cervical, 331
– – médio, 252, 252t, 253
– – – em cortes transversais
– – – – da cabeça, 329
– – – – da coluna cervical, 331
– – – na RM do pescoço
– – – – visão sagital, 345
– – – – visão transversal, 336
– – na RM do pescoço
– – – visão sagital, 345
– – – visão transversal, 336
– – posterior, 252, 252t, 253
– – – em cortes transversais
– – – – da cabeça, 329
– – – – da coluna cervical, 331
– – – na RM sagital do pescoço, 345
– espinal
– – do pescoço, 245, 246t, 247
– – do tórax, 245, 246t, 247
– esplênio
– – da cabeça, 248, 249, 249t
– – do pescoço, 248, 249, 249t
– esquelético
– – da cabeça, 61t
– – desenvolvimento e inervação do, 60, 60t
– estapédio, 163
– – inervação do, 161, 163
– esternocleidomastóideo, 25, 26, 238, 239, 239t
– – origens e inserções dos, 38, 39
– – trígono cervical anterior e, 280
– – trígono cervical posterior e, 278, 279
– esterno-hióideo, 254, 254t, 255
– estilofaríngeo, 89t, 212, 213t
– estiloglosso, 204, 204t, 205
– estilo-hióideo, 202, 202t, 203, 254, 254t, 255
– extraoculares, 112

- - ações de, 113, 113t
- - inervação de, 112, 113t
- - movimento do olho e, 140
- - nervos craniais de, 72, 72t
- extrínsecos
- - da língua, 204, 204t, 205
- - das costas, 240, 242
- - do olho. *Ver* Músculos extraoculares
- genioglosso, 204, 204t, 205
- genio-hióideo, 202, 202t, 203, 254, 254t, 255
- glossofaríngeo, 213t, 214
- hioglosso, 204, 204t, 205
- hipaxiais, 242
- iliocostal
- - do lombo, 245, 246t, 247
- - do pescoço, 245, 246t, 247
- - do tórax, 245, 246t, 247
- infra-hióideos, 254–255, 254t
- interespinais
- - do lombo, 245, 246t, 247
- - do pescoço, 245, 246t, 247
- - músculo eretor da espinha e, 246–247, 246t
- intertransversários
- - do lombo, 248, 248t, 249
- - - laterais, 248, 248t, 249
- - - mediais, 248, 248t, 249
- - do pescoço, 245, 248, 248t, 249
- - - anterior, 248t
- - - posterior, 248, 248t, 249
- lesões motoras e, 64
- levantador
- - curto das costelas, 248, 248t, 249
- - da escápula, 239t
- - do lábio
- - - superior, 24, 25, 26, 28, 29t
- - - - na RM transversal da cabeça, 333
- - - superior e da asa do nariz, 24, 25, 27, 27t, 29t
- - do véu palatino, 212, 213t
- - - na RM transversal da cabeça, 333
- - longo das costelas, 248, 248t, 249
- lingual, 204–205, 204t
- - na RM coronal do pescoço, 316
- longitudinal
- - inferior, 204, 204t, 205
- - superior, 204, 204t, 205
- longo
- - da cabeça, 252, 252t, 253
- - - na RM transversal do pescoço, 335, 336
- - do pescoço, 252, 252t, 253
- - - na RM transversal do pescoço, 335, 336
- longuíssimo(s)
- - cervical, 245, 246t, 247
- - da cabeça, 245, 246t, 247
- - da língua, 204, 204t, 205
- - do tórax, 245, 246t, 247
- masseter, 24, 30, 30t, 31, 198, 198t, 199
- - faringe e, 215
- mentual, 24, 25, 28, 29, 29t
- milo-hióideo, 202, 202t, 203, 254, 254t, 255
- multífido, 248, 248t, 249
- nasal, 24, 25, 27, 27t
- oblíquos
- - da cabeça, 250, 250t, 251
- - - inferior, 250, 250t, 251
- - - superior, 250, 250t, 251
- - do bulbo do olho, 112, 113t
- occipitofrontal
- - ventre frontal, 24, 25, 27t
- - ventre occipital, 25, 27t
- omo-hióideo, ventre inferior, 254, 254t, 255
- orais, no corte sagital da cabeça, 341
- orbicular
- - da boca, 24, 25, 28, 29, 29t
- - do olho, 24, 25, 26, 27t
- palatofaríngeo, 206, 207t
- palatoglosso, 204, 204t, 205, 212, 213t
- platisma, 24, 25, 28, 29t, 238, 239t
- pré-vertebrais, 252–253, 252t. *Ver também músculos individuais*
- - na RM transversal da coluna cervical, 335, 336
- - origens e inserções dos, 39
- prócero, 24, 26, 27t
- próprios
- - da língua, 204, 204t, 205
- pterigofaríngeo, 213t, 214
- pterigóideos, lateral e medial, 30, 30t, 32, 198, 198t, 200
- reto
- - da cabeça, 252, 252t, 253
- - - anterior, 252, 252t, 253
- - - lateral, 252, 252t, 253
- - - posterior, 250, 250t, 251
- - - - menor, 250, 250t, 251
- - - - no corte sagital da cabeça, 340
- - - - principal, 250, 250t, 251
- - do bulbo do olho, 112, 113t
- - - inferior
- - - - na RM sagital da cabeça, 343
- - - - no corte sagital da cabeça, 340
- - - na RM sagital da cabeça, 343
- - - no corte sagital da cabeça, 340
- risório, 24, 25, 28, 29, 29t
- romboide menor, 239t, 240
- rotador
- - curto, 248, 248t, 249
- - longo, 248, 248t, 249
- salpingofaríngeo, 212, 213t
- semiespinal
- - da cabeça, 248, 249, 249t
- - do pescoço, 248, 249, 249t
- - do tórax, 248, 249, 249t
- serrátil posterior superior, 239t
- somático
- - da cabeça, 61t
- - desenvolvimento embrionário, 60, 60t
- suboccipitais, 250–251, 251t. *Ver também músculos individuais*
- superficiais do pescoço, 238, 238t, 239t
- supra-hióideos, 202–203, 202t, 254–255, 254t
- temporal, 30, 30t, 31, 198, 198t, 199
- temporoparietal, 25
- tensor do véu palatino, 212, 213t
- - na RM transversal da cabeça, 333
- tireoaritenóideo, 258, 258t
- tireofaríngeo, 213t, 214, 215
- tireo-hióideo, 254, 254t, 255
- torácicos (intercostais externos), 242
- transversal da língua, 204, 204t, 205
- trapézio, 25, 26, 38, 238, 239, 239t
- - origens e inserções dos, 39
- - paralisia do, 92, 92t
- - trígono cervical anterior e, 281
- - trígono cervical posterior e, 278, 279
- vertical da língua, 204, 204t, 205
- vocal, 258, 258t, 260
- zigomáticos (maior e menor), 24, 25, 26, 28, 29, 29t

N

Narinas, 142

Nariz, 142
- estruturas esqueléticas do, 142–143
- glândulas do, inervação, 85
- histologia e anatomia clínica do, 150–151
- músculos do, 26–27, 27t
- - inervação, 27t
- seios paranasais e, 144–145
- vias, 143
- visão geral, 146
Náusea, induzida por odor desagradável, 152
NC. *Ver* Nervo(s) craniano(s); *nervos cranianos individuais*
Nervo(s)
- abducente (NC VI), 66t, 72, 72t, 114t
- - emergência do tronco encefálico, 114
- - função de, 67t
- - movimento do olho e, 140
- alveolar inferior, 80, 81t
- auricular
- - magno
- - - na região anterior da face, 96
- - - na região da nuca, 276, 277
- - - na região lateral da cabeça e do pescoço, 99
- - - orelha e, 158
- - posterior, 84
- auriculotemporal, 80, 81t, 160
- - cápsula da ATM e, 37
- espinal acessório (NC XI), 66t, 92
- - contribuição espinal para, 291
- - distribuição de núcleos, gânglios e fibras de, 92t
- - função de, 67t
- - lesões do, 92, 92t
- - na região cervical lateral profunda, 283
- - na região da nuca, 276
- - na região lateral do pescoço, 278
- - na RM transversal da cabeça, 333
- - no corte transversal da cabeça
- - - através da parte nasal da faringe, 326
- - - através do nível de C5, 328
- - trajeto do, 92t
- - trígono cervical anterior e, 281
- estapédio, 83
- etmoidal anterior, 76, 77t
- etmóideo posterior, 76, 77t
- facial (NC VII), 66t, 82–85
- - curso de, 83
- - - intraglandular, na glândula parótida, 219
- - distribuição da fibra em, 82t
- - função de, 67t
- - gânglios, 82t, 85
- - inervação por
- - - da língua, 221, 222
- - - da orelha, 158
- - - dos músculos do segundo arco branquial, 82, 84
- - músculos auriculares e, 157
- - na face anterior, 96
- - na RM transversal da cabeça, 332
- - nas secções da cabeça
- - - sagital, 341
- - - transversal, 325
- - no meato acústico interno, 165
- - no osso petroso, 161
- - núcleos de, 82t
- - osso temporal e, 18, 155
- - plexo parotídeo de, 100, 101
- - ramos de, 83
- - - externo, 84, 85
- - - interno, 82, 83
- - - na cabeça lateral, 100
- - reflexos do tronco encefálico e, 137
- frênico, 279
- - na região cervical lateral profunda, 283
- - no tórax, 281
- frontal, 76, 77t
- glossofaríngeo (NC IX), 66t, 88–89, 88t
- - curso de, 88t
- - distribuição de núcleos, gânglios e fibras, 88t
- - função de, 67t
- - inervação por
- - - da língua, 220, 221, 222
- - - de faringe, 213t, 217
- - na RM transversal da cabeça, 333
- - no corte transversal da cabeça, 326
- - ramos de, 89, 89t
- hipoglosso (NC XII), 66t, 93
- - distribuição de núcleos, gânglios e fibras do, 93, 93t
- - função do, 67t
- - lesões do, 93, 93t
- - - unilaterais, 205
- - na região cervical lateral profunda, 283
- - no corte transversal da cabeça, 326
- - no trígono carótico, 282
- - trajeto do, 93
- infraorbital, 78, 79t
- infratroclear, 76, 77t
- lacrimal, 76, 77t
- laríngeo
- - externo, 91, 91t
- - interno, 91, 91t
- - recorrente, 91, 91t
- - - direito, no trígono cervical anterior, 281
- - - inervação faríngea e, 213t, 217
- - - no tórax, 281
- - superior, 91, 91t
- - - lesões do, 263, 263t
- lingual, 80, 81t, 220, 221, 222
- mandibular, 80, 81t
- massetérico, 80, 81t
- - cápsula da ATM e, 37
- maxilar, 78, 79t
- meníngeo, 76, 77t
- - médio, 78, 79t
- mental, considerações cirúrgicas e, 23
- nasociliar, 76, 77t
- nasopalatino, 78, 79t
- occipital
- - maior, 270t
- - - na região da nuca, 277
- - - na região lateral da cabeça e do pescoço, 99
- - menor, 270t, 271
- - - na região da nuca, 276, 277
- - - na região lateral da cabeça e pescoço, 99
- - - orelha e, 158
- oculomotor (NC III), 66t, 72, 72t
- - emergência dos nervos do tronco encefálico, 114
- - função do, 67t
- - movimento dos olhos e, 140
- - na RM coronal da cabeça, 315
- - reflexos do tronco encefálico e, 137
- olfatório (NC I), 66t, 70
- - da parede nasal lateral direita, 148, 149
- - forames da base do crânio, 15
- - função do, 67t
- - septo nasal e, 148, 149
- óptico (NC II), 66t, 71, 124, 135
- - artérias do, 127
- - corte transversal da cabeça através do, 323

-- função do, 67t
-- lesão unilateral do, 136, 139
-- na RM da cabeça
--- visão coronal, 315
--- visão sagital, 342, 343
-- na via visual, 134
-- reflexos do tronco encefálico e, 137
-- RM transversal da cabeça através do, 332
- oral, 80, 81t
- palatino
-- descendente, 78, 79t
-- maior, 78, 79t
- petroso
-- maior, 83, 85, 161
--- hiato do canal para, 94, 95t
-- menor, 85, 89, 89t, 161
--- hiato do canal para, 94, 95t
-- profundo, 161
- pterigóideo lateral, 80, 81t
- pterigóideo medial, 80, 81t
- suboccipital, 270t
- supraorbital, 76, 77t
-- na RM coronal da cabeça, 314, 315
- supratroclear, 76, 77t
- temporal profundo, 80, 81t
- temporal superior profundo, cápsula da ATM e, 37
- timpânico, 89, 89t, 161
- trigêmeo (NC V), 66t, 74–75
-- da parede nasal lateral direita, 149
-- da região anterior da face, 96
--- emergência de, 97
-- divisões e distribuição de, 74, 74t
--- divisão mandibular, 80, 81t
--- divisão maxilar, 78, 79t
--- divisão oftálmica, 76, 77t
--- em corte transversal da cabeça, 325
--- na fossa infratemporal, 102–103, 103t
--- RM, imagem transversal da cabeça, 333
-- função do, 67t
-- na inervação sensorial
--- da face, 64
--- da orelha, 158
-- na região lateral da cabeça e pescoço, 99
-- no corte transversal da cabeça, 324
-- núcleos e lesões do, 75, 75t
-- reflexos do tronco encefálico e, 137
-- septo nasal e, 148, 149
- troclear (NC IV), 66t, 72, 72t, 114t
-- emergência dos nervos do tronco encefálico, 114
-- função do, 67t
-- movimento dos olhos e, 140
- vago (NC X), 66t, 90–91
-- distribuição de núcleos, gânglios e fibras do, 90, 90t, 91
-- em corte transversal da cabeça
--- através da nasofaringe, 326
--- através do corpo da vértebra C6, 329
-- função do, 67t
-- inervação da língua e, 221, 222
-- inervação faríngea e, 213t, 217
-- inervação laríngea e, 261, 262
-- lesões do, 263, 263t
-- na inervação sensorial da orelha, 158
-- na região cervical lateral profunda, 283
-- no corte transversal do pescoço, 331
-- no trígono carótico, 282
-- ramos do, 90, 90t
-- RM, imagem transversal
--- da cabeça, 333
--- do pescoço, 335, 337
-- trajeto do, 90t
- vestibulococlear (NC VIII), 66t, 86–87, 86t, 168–169, 168t
-- conexões centrais do, 176
-- função do, 67t
-- lesões do, 168t
-- na RM (corte transversal) da cabeça, 332
-- no meato acústico interno, 165
-- nos cortes da cabeça
--- sagital, 341
--- transversal, 325
-- núcleos do, 168, 168t
--- no tronco encefálico, 169
-- osso temporal e, 155
-- reflexos do tronco encefálico e, 137
- zigomático, 78, 79t
-- ramo zigomaticofacial, 78, 79t
-- ramo zigomaticotemporal, 78, 79t
Nervo(s) craniano(s), 54, 291. *Ver também nervos individuais*
- convergência e acomodação e, 138
- emergência do tronco encefálico, 114
- entrada na órbita, 118
- função de, 67t
- gânglios parassimpáticos e, 63
- na inervação do músculo esquelético, 61t
- no corte transversal coronal anterior da cabeça, 313
- no meato acústico interno, 165
- tipos da fibra, 66t
- vias motoras, 58t, 59
- vias sensoriais no, 56t, 57
- visão geral de, 66, 66t
Nervo(s). *Ver também nervos individuais*
- ciliares longos, 76, 77t
- da fossa infratemporal, 102–103, 103t
- da laringe, 261
-- lesões dos
--- nervo recorrente, 263, 263t
--- nervo superior, 263, 263t
-- recorrente
--- lesões dos, 263, 263t
--- no trígono cervical anterior, 281
- da língua, 220–221
- da órbita, 115
- da parede nasal lateral direita, 148, 149
- da região anterior da face, 96
- da região lateral da cabeça (camada intermediária), 101
- do osso petroso, 161
- do septo nasal, 148, 149
- espinais, 54
-- forames intervertebrais e, 290, 291
-- no corte sagital da cabeça, 339
-- no corte transversal do pescoço, 331
-- RM através dos, 320
-- vias motoras, 58t, 59
-- vias sensoriais no, 56t, 57
- faríngeos, 78, 79t
- laríngeos, 261
- neurônios e, 55
- occipital, região cervical posterior, 276, 277
-- locais de emergência, 277
- palatinos, 78, 79t
- periféricos, inervação sensorial cutânea pelos, 64
- superiores posteriores
-- alveolar, 78, 79t
-- nasal, 78, 79t
- supraclaviculares
-- da parte lateral da cabeça e do pescoço, 99
-- na região da nuca, 277

Neuroanatomia
- da medula espinal
- - meninges e, 298–299
- - organização da, 292–293, 293t
- das meninges
- - cérebro e, 296–297
- - medula espinal e, 298–299
- do cérebro
- - meninges e, 296–297
- - organização do, 294–295
- - suprimento arterial e, 304
- do sistema nervoso, 290–291
- dos espaços do LCS, 300–301
- dos seios venosos da dura-máter, 302–303
- neurônios e, 306–307
Neurocrânio
- cartilagíneo, 2, 2t
- membranáceo, 2, 2t
- no corte sagital mediano da cabeça, 338
- ossificação do, 2, 2t
Neurofibrila, 306
Neuroma do acústico, 87, 165, 168
Neurônio(s), 306–307
- bipolares, 55, 307
- - na via auditiva aferente, 172
- da via visual, 133, 134
- formulários básicos de, 307
- motores, 55, 58t, 59
- - na via parassimpática, 63t
- - na via simpática, 62t
- - paralisia facial e, 84
- multipolares, 307
- na convergência e na acomodação, 138
- na via gustativa, 222
- na via sensorial (aferente), 56t
- nervos e, 55
- no SNC e no SNP, 55
- pós-ganglionar
- - na via parassimpática, 63t
- - na via simpática, 62t
- pré-ganglionar
- - na via parassimpática, 63t
- - na via simpática, 62t
- pseudounipolar, 55, 57, 307
- sensoriais, 55
- tipos de, 55
Neurotransmissores, 306
Neurotúbulos, 306
Nissl, substância de, 306
Nistagmo
- de abdução, 141
- optocinético, 137
Núcleo(s)
- aferentes, 68t, 69
- ambíguo, 88t, 90t
- branquiomotor. *Ver* Núcleos branquiomotores, nervos cranianos
- branquiomotores, nervos cranianos, 68t, 69
- - nervo espinal acessório, 92t
- - nervo facial, 82t
- - nervo glossofaríngeo, 88t
- - nervo trigêmeo, 75, 75t
- - nervo vago, 90t
- coclear, 86t, 87, 168
- denteado, no corte transversal da cabeça, 325
- do nervo cranial, 68t
- - arranjo topográfico de, 68
- - localização de, 69
- - nervo facial, 82t
- - nervo glossofaríngeo, 88t
- - nervo oculomotor, 140
- - nervo trigêmeo, 74t, 75, 75t
- - nervo vestibulococlear, 86t, 87
- - no tronco encefálico, 63t, 168, 168t, 169
- do trato solitário, 90t
- - nervo facial e, 82, 82t
- - nervo glossofaríngeo e, 88, 88t
- eferente(s), 68t, 69
- espinal do NC V, 88t, 90t
- habenular(es), 152
- motor(es)
- - do corno anterior da medula espinal, 58t
- - dorsal, 90t
- - facial, 82t
- nervo craniano. *Ver* Núcleos dos nervos cranianos
- oculomotor, 140
- - conexões no tronco encefálico, 140
- - topografia do, 114
- parassimpáticos, dos nervos cranianos, 68t, 69
- - facial, 82t
- - glossofaríngeo, 88t
- - vago, 90t
- parassimpáticos. *Ver* Núcleos parassimpáticos, nervos cranianos
- parvocelular, axônio(s) do, 137
- prepósito (núcleo peri-hipoglossal), 140
- salivatório inferior, 88t
- somatomotores, nervos cranianos, 68t, 69
- - nervo espinal, 92t
- - nervo hipoglosso, 93t
- somatomotores. *Ver* Núcleos somatomotores, nervos cranianos
- somatossensoriais, nervos cranianos, 68t, 69
- - nervo trigêmeo, 75, 75t
- supraquiasmático, axônios para, 137
- talâmicos, axônios para, 137
- tratos de nervos e, 55
- vermelho, 322
- vestibulares, 86t, 87, 177
- - alvos das fibras eferentes e, 176, 177
- - do NC VIII, 168
- - organização topográfica do, 177
- - participação na manutenção do equilíbrio, 177
- viscerossensoriais, nervos cranianos, 68t, 69
- - nervo glossofaríngeo, 88t
- - nervo vago, 90t

O

Obstrução
- do suprimento arterial ao cérebro, 305
- drenagem lacrimal, 123
Oclusão, das artérias que suprem o cérebro, 305
Oftalmoplegia internuclear, 141
Olfato, 152–153, 222
Oliva, na via auditiva, 173
Omo-hióideo, 278, 279
- trígono cervical anterior e, 280
"Onda viajante"
- formação na cóclea, 171
- órgão de Corti defletido pela, 171
Ondas sonoras
- captação e transformação de, 156
- condução da orelha média para a interna, 171
- ossículos da audição e, 162
- viajante, 171
Órbita, 310
- comunicações de, 110, 111t
- corte sagital da cabeça através do
- - centro aproximado, 341

- - terço interno, 340
- divisões do nervo oftálmico na, 76, 77t
- eixo da, no bulbo do olho, 125
- entrada dos nervos cranianos na, 118
- fossa pterigopalatina e, 105, 105t
- inervação da, 117
- na RM da cabeça
- - parte posterior da órbita, visão coronal, 315
- - visão sagital, 343
- - visão transversal, 332, 333
- nervos que suprem, 115
- nível superior de, corte transversal através da cabeça, 322
- ossos da, 108–109
- rede neurovascular, 116–117, 116t
- topografia do, 118–121
- - anatomia de superfície do olho, 121
- - camada profunda, 120
- - camada superficial, 120
- - nível médio, 119
- - nível superior, 119
- - no canal óptico e na fissura orbital superior, rede neurovascular, 118
- - pálpebras e túnica conjuntiva, 121
- - trajeto intracavernoso dos nervos cranianos, 118
- veias da, 117
Orelha
- aparelho auditivo e vestibular, 156
- artérias da, 166–167, 166t
- cartilagem de, 157
- externa, 156–159
- inervação sensorial de, 158
- interna, 156, 164–165
- - arterias e veias da, 167
- - condução do som da, 171
- média, 156, 160–163. *Ver também* Ossículos da audição; Tuba auditiva; Cavidade timpânica
- - condução do som da, 171
- - ossículos da audição, 156, 160, 162
- músculos da, 26–27, 27t, 157
- - inervação, 27t
- suprimento arterial de, 157
- veias da, 167
Organização tonotópica
- da via auditiva, 172
- na membrana basilar, 170
Órgão vomeronasal (OVN), 153
Ossículos
- da audição, 156, 160, 162
- - artérias dos, 167
- - função dos, 162
- - movimento nos, 162
- - na cavidade timpânica, 163
Ossificação
- centros de, no osso temporal, 18
- dos ossos cranianos, 2, 2t
- endotraqueal, 2, 2t
- intramembranácea, 2, 2t
"Osso tribasilar", 16
- alveolar, 182, 182t
- cranianos
- - desenvolvimento de, 2–3, 2t
- - ossificação de, 2, 2t
- da base do crânio, 12–13
- da cavidade nasal, 142
- da órbita, 108–109
- do crânio, 2, 5t
- - visão anterior, 2t, 6–7
- - visão lateral, 4–5
- - visão posterior, 8–9
- do nariz, 142
- nasal, 5, 7, 11, 108, 142
- no palato duro, 190–191
- wormianos, 8
Osso(s). *Ver também ossos individuais*
- alveolar, 182, 182t
- esfenoide, 5, 7, 9, 14, 16–17, 108, 142, 190, 191
- - em corte transversal da cabeça
- - - através da concha nasal média, 325
- - - através do seio esfenoidal, 324
- - fossa pterigopalatina e, 104, 104t
- - fusão do osso occipital com, 16, 17
- etmoide, 5, 7, 14, 21, 108, 142, 190, 191
- - passagem do nervo cranial através do, 67t
- - seios paranasais e, 145
- frontal, 5, 7, 9, 11, 14, 108, 142
- hioide, 23, 192, 256
- lacrimal, 5, 108, 142
- nasal, 5, 7, 11, 108, 142
- occipital, 5, 9, 11, 12, 14, 20
- - fusão com o esfenoide, 16, 17
- palatino, 9, 12, 108, 142, 190, 191
- - fossa pterigopalatina e, 104, 104t
- parietal, 5, 7, 9, 11, 12, 14
- temporal, 5, 7, 9, 12, 14, 18–19, 154–155
- - centros de ossificação do, 18
- - em corte transversal da cabeça, 324
- - fraturas do, lesão do nervo facial e, 82t, 83
- - partes do, 154
- - relações clinicamente importantes no, 154
Otite média, 163
Otólitos, 174
OVN (órgão vomeronasal), 153

P

Padrões sinápticos, 307
Paladar, 222
- características do, 223
- inervação da língua e, 221, 223
- nervo facial e, 85
- - lesões nervosas, 82t, 83
- nervo mandibular e, 81t
- nervo maxillar e, 79t
Palato
- duro
- - cavidade nasal e, 147
- - na base do crânio, 190
- - no corte sagital mediano da cabeça, 338
- - ossos do, 190–191
- - RM transversal do pescoço, 334
- mole, 312
- - cavidade nasal e, 147
- - e músculos da mastigação, na RM coronal do pescoço, 317
- - músculos do, 212, 213t
- - na RM do pescoço
- - - visão coronal, 317
- - - visão sagital, 343
- - - visão transversal, 335
- - no corte sagital mediano da cabeça, 338
- - RM transversal do pescoço através do, 334
Palpação, dos linfonodos cervicais, 269
Pálpebras, estrutura das, 121
Papilas
- circunvaladas, 206, 207t
- da língua, 206, 207t
- filiformes, 206, 207t
- follhadas, 206, 207t
- fungiformes, 206, 207t

Paralisia(s)
- central, face, 84
- do músculo esternocleidomastóideo, 92, 92t
- do nervo
- - abducente, 72t, 113, 114t
- - coclear, 72t, 113, 114t
- - oculomotor, 72t, 113, 114t
- facial, lesões do nervo facial e, 83, 84
- infranuclear, 84
- motora, lesões no nervo facial e, 83
- músculo esternocleidomastóideo, 92, 92t
- músculo trapézio, 92, 92t
- nervo abducente, 72t, 113, 114t
- nervo troclear, 72t, 113, 114t
- oculomotora, 72t, 113, 114t
- periférica, da face, 84
- supranuclear, 84
- unilateral do nervo hipoglosso, 205
Paratormônio, 265
Parede
- nasal, lateral direita
- - artérias da, 148, 149
- - nervos da, 148, 149
- orbital, corte sagital da cabeça através da, 338
Parte
- cavernosa/divisão, artéria carótida interna, 48, 304
- cega da retina, 132
- flácida, 159
- laríngea da faringe, 216, 216t, 313
- - na RM coronal do pescoço, 317
- - no corte transversal do pescoço, 330
- nasal da faringe, 210t, 216, 216t, 313
- - corte transversal da cabeça através, 326
- - fossa pterigopalatina e, 105, 105t
- - na RM do pescoço
- - - visão coronal, 317, 318
- - - visão sagital, 343
- - na RM sagital da cabeça, 342
- - no corte sagital da cabeça, 339
- - palato mole e, 212
- - rinoscopia posterior da, 211
- oral da faringe, 207t, 216, 216t, 313
- - na RM sagital da cabeça, 342
- - nas RM do pescoço
- - - corte sagital, 343
- - - corte transversal, 335
- - - imagem coronal, 317, 318
- - no corte sagital mediano da cabeça, 338
- - palato mole e, 212
- - tonsilas palatinas na, 208
- petrosa do osso temporal, na orelha média, 160
- - nervos da, 161
- tensa, 159
Parte/divisão cavernosa, artéria carótida interna, 48, 304
Pele facial, músculos faciais e, 24
Percepção visual, corpo geniculado lateral e, 134
Perilinfa, 162
- condução do som através, 171
Perimetria, detecção de defeito no campo visual, 135
Periodonto, 182, 182t, 183
Perlia, núcleo de, 138
Plano oclusal, 183
Plexo(s)
- basilar, drenagem do seio dural e, 302
- braquial, 279
- - na região anterolateral profunda do pescoço, 282
- - na RM sagital do pescoço, 345
- - região cervical lateral profunda e, 283
- - trígono cervical anterior e, 281
- cervical, 270
- - auricular e, 158
- - nervos motores de, 271
- - nervos sensoriais de, 99, 271
- coroide, 301
- - histologia de, 301
- faríngeo, 89, 89t, 91t
- nervosos
- - faríngeo, 89, 89t, 90t, 217
- - parotídeo, 100, 101
- parotídeo, nervo facial, 100, 101
- pterigóideo e, 53
- venosos
- - basilar, 302
- - corióideo, 301
- - drenagem do seio dural e, 302
- - pterigóideo, 53
- - tireóideo, 265
- - vertebral externo, transmissão de infecção e, 52t
Pneumatização dos seios parananais, 144
Polpa dental, 182, 182t
Pomo de Adão. *Ver* Cartilagem tireóidea
Ponte, 297, 323
Ponto
- cego, 125, 127
- - lâmina cribriforme e, 133
- de Erb, 270, 271, 278
Potencial(is)
- de ação, 306
- de membrana, 306
- eletroquímicos, 170
- no cone do axônio, 306
- pós-sináptico excitatório (PPSE), 306
- pós-sináptico inibitório (PPSI), 306
Prega(s)
- ariepiglótica, na RM transversal do pescoço, 336
- glossoepiglóticas, 207t
- labiais, 178
- salpingofaríngeas, 208, 209
- vestibulares, 260
- vocais, 260
- - divisões laríngeas e, 260t
- - exame das, 259
- - falsas, 260
- - histologia das, 263
- - lesões nervosas afetando, 263, 263t
- - posições das, 259, 263
Pré-molares, 179, 185, 185t
- padrões de erupção, 188, 188t
Primeiros molares, 186t, 187
- padrões de erupção, 188, 188t
Processamento binaural, 172
Processo(s)
- alveolares dos dentes, 23
- espinhoso
- - da vértebra C7
- - - limite inferior do pescoço e, 273
- - - na RM do pescoço
- - - - imagem coronal, 321
- - - - imagem transversal, 336
- - - no corte transversal da cabeça, 328, 329
- - segmentos da medula espinal e, 293t
- mastóideo
- - osso temporal e, 18, 19
- - ponta do, limite superior do pescoço, 273
- uncinado, 145
Proeminências ósseas, no pescoço, 273

Projeção retinal, 135
Prosencéfalo, 295, 295t
Protuberância occipital externa, limite superior do pescoço, 273
PTH (paratormônio), 265
Pulmão, abóbada pleural do, 331
Pulvinar do tálamo, axônios para, 137
Punção lombar, 299
Pupila, tamanho da, 130
- mudanças no, 130t
Purkinje, célula de, 307

Q

Quadrantanopia
- baixa, contralateral, 136
- contralateral, superior e inferior, 136
Quiasma óptico, 134, 135
- lesão do, 136
- na RM sagital da cabeça, 342

R

Radiação óptica, 134
- lesões de, 139
- - no lobo parietal, 136
- - no lobo temporal anterior, 136
Ramo(s)
- dos nervos cervicais
- - dorsal, 99, 270, 270t
- - na inervação da região cervical posterior, 277
- - ventral, 270
- mandibular
- - ângulo da mandíbula, 23
- - na RM do pescoço
- - - visão coronal, 319
- - - visão transversal, 334
- ventrais dos nervos espinais, 290
Rampa
- do tímpano, 170
- do vestíbulo, 170
- média, 170
Receptores gustatórios, 223
Recesso faríngeo, na RM transversal da cabeça, 333
Rede neurovascular
- da coluna cervical, 233
- da laringe, 260–261, 260t
- da língua, 220–221
- da órbita, 116–117, 116t
- da parede nasal lateral, 148
- do espaço parafaríngeo, 287
- do septo nasal, 148
- no canal óptico e na fissura orbital superior, 118
- no corte transversal do pescoço, 331
- superficial
- - da região anterior da face, 96
- - da região lateral da cabeça, 98
- vias através da base do crânio, 94, 95t
Reflexo(s)
- corneal, 137
- de piscar/piscadela, 121
- do tronco encefálico e, 137
- estapediano, 173
- pupilar, 137
- - à luz, 139
- - - lesões ao longo da via, 139
- salivar, 222
- vestíbulo-ocular, 137
Refração da luz, 125
Região
- cervical posterior, 276–277
- cervical/Pescoço
- - anterior, 280–281. *Ver também* Trígono cervical anterior
- - anterolateral profunda, 282–283
- - artérias da, 266, 266t
- - articulações da, 232–235
- - coluna cervical e, 230–231
- - cortes transversais da
- - - caudais, 330–331
- - - cranianos, 328–329
- - espaço parafaríngeo na, 284–285
- - lateral, 278–279. *Ver também* Trígono cervical posterior
- - - inervação sensorial da, 99
- - ligamentos da, 234–237
- - músculos da, 238–255
- - - dissecção dos, 273
- - - planos fasciais, 241
- - - pré-vertebrais e escaleno, 252–253, 252t, 336
- - - região posterior do pescoço, 244–245
- - - superficiais, 238, 238t, 239t
- - - supra-hióideos e infra-hióideos, 202–203, 202t, 254–255, 254t
- - proeminências ósseas palpáveis na, 23, 273
- - raiz da, estruturas na, 281
- - ramos do nervo vago na, 91
- - região cervical posterior (da nuca), 276–277
- - relações fasciais na, 275
- - RM da
- - - visão coronal, 318–319
- - - - anterior, 316–317
- - - - posterior, 320–321
- - - visão sagital, 344–345
- - - visão transversal
- - - - através da vértebra C7, 337
- - - - através do corpo da vértebra C4, 336
- - - - através do corpo da vértebra C6, 336
- - topografia neurovascular da, 266–287
- - vasos linfáticos da, 268–269
- - veias da, 50–51, 51t, 267, 267t
- lateral da cabeça
- - camada intermediária da, 100–101
- - inervação sensorial da, 99
- - neurovasculatura superficial da, 98
Regiões cervicais (trígonos), 272–273, 272t
- anterior, 272, 272t
- cervical posterior, 272, 272t
- - gânglios linfáticos em, 268
- esternocleidomastóideo, 272, 272t
- lateral, 272, 272t
- - profundo, 283
Resistência
- pupilar, 131
- trabecular, 131
Respiração, posição das pregas vocais durante, 259
Resposta
- à luz
- - esfíncter da pupila e, 138
- - perda de, testes para, 139
- clara direta, testando para, 139
- indireta à luz, teste, 139
Ressonância magnética (RM)
- da cabeça
- - visão coronal
- - - através da parte posterior da órbita, 315
- - - através do bulbo do olho, 314
- - visão sagital
- - - através da cavidade nasal, 342
- - - através da órbita, 343
- - visão transversal
- - - através da órbita e das células etmoidais, 332

– – – através da órbita e do ducto lacrimonasal, 333
– da coluna cervical, 235
– – visão coronal, 318–319
– – – anterior, 316–317
– – – posterior, 320–321
– – visão sagital, 344–345
– – visão transversal
– – – através da vértebra C7, 337
– – – através do corpo da vértebra C4, 336
– – – através do corpo da vértebra C6, 336
Retículo endoplasmático, 306
Retina, 124, 132–133
– camadas da, 132
– estruturas da, 133
– neurônios de, 133, 134
– parte cega, 132
– refração da luz e, 125
Rima
– da glote, 260
– das pálpebras, músculos da, 26-27, 27t
– – inervação do, 27t
– do vestíbulo, 260
Rinoscopia, 151
– anterior, 151
– posterior, 151, 211
– posterior, da parte nasal da faringe, 211
Rombencéfalo, 295, 295t

S

Sacádicos, 140
Saco conjuntival, 121
Sacro, elementos estruturais do, 227, 227t
Sáculo, 156
– estrutura macular do, 174
Salivação, 219
– estimulação da, 152
– impulsos aferentes e, 222
– lesões do nervo facial e, 82t, 83
Schlemm, canal de, 124
Schwannoma vestibular, 87, 165, 168
Segmentos da medula espinal, 293
– níveis dos, 293t
– – alterações relacionadas com a idade, 299
– numeração dos, 293, 293t
– organização (funcional e topográfica) dos, 292
Segundos molares, 186t, 187
– padrões de erupção de, 188, 188t
Seio(s)
– cavernoso
– – plexo pterigóideo e, 53
– – transmissão de infecção e, 52t
– esfenoidal, 16, 17, 144, 146, 147
– – corte transversal da cabeça através, 324–325
– – músculos da mastigação no nível de, 33, 201
– – na RM da cabeça
– – – visão sagital, 342
– – – visão transversal, 332
– – no corte sagital da cabeça, 339, 340
– frontal, 144, 146
– – fluxo de fluido no, 150
– – na RM transversal da cabeça, 332
– – osso etmoide e, 145
– – pneumatização de, 144
– maxilar, 144, 146
– – endoscopia do, 151
– – fluxo de fluido em, 150
– – na RM da cabeça
– – – imagem sagital, 343
– – – imagem transversal, 333
– – óstio ósseo de, 145
– – pneumatização de, 144
– paranasais, 7, 144. *Ver também* Seio frontal; Seio maxilar
– – cavidade nasal e, 145
– – drenagem dos, 144, 145t
– – estruturas ósseas dos, 145
– – histologia e anatomia clínica dos, 150–151
– – nervos nos, 161
– – visão geral, 146
– sagital superior, 297, 311, 313
– – sulco da, 10
– – transmissão de infecção e, 52t
– sigmóideo, 297
– – em corte transversal da cabeça, 326
– – na RM transversal da cabeça, 332
– – transmissão de infecção e, 52t, 154
– transverso
– – em corte transversal da cabeça, 325
– – transmissão de infecção e, 52t
– venoso(s). *Ver também* Seios venosos durais
– – transmissão de infecção e, 52t
– – trombose e, 52t, 302
– venosos durais, 297
– – neuroanatomia de, 302–303
– – sulco do osso occipital para, 20
– – veias occipitais e, 53
– – veias tributárias cerebrais, 302
– – vias acessórias de drenagem, 302
Sela turca, 16, 17
Sensação somática, inervação da língua, 221
Sentidos
– audição. *Ver* Audição
– olfato, 152–153, 222
– paladar, 221, 222
Septo
– médio, da língua, 207t
– nasal
– – artérias do, 148, 149
– – corte sagital mediano da cabeça através do, 338
– – desvios do, 143
– – estruturas do, 143
– – nervos do, 148, 149
– – no corte sagital mediano da cabeça, 338
– – ossos do, 142
– – suprimento neurovascular do, 148
– – suprimento vascular do, 49
Shrapnell, membrana de, 159
"Sinapse da coluna", 307
Sinapses
– neurônios e, 306
– no SNC, 307
– padrões no bulbo olfatório, 153
Sindesmoses. *Ver* Craniossinostoses
Síndrome do roubo da subclávia, 305
Sinusite, 150
Sistema
– nervoso
– – autônomo (visceral), 54
– – – vias motoras, 58, 62–63
– – – – parassimpático, 63t
– – – – simpático, 62t
– – central (SNC), 54, 290
– – – fluxo de informação para e de, 291
– – – neurônios no, 55
– – – posição e sentido na, terminologia para, 291
– – – sinapses em, 307
– – fluxo de informações no, 291

- - neuroanatomia dos, 290–291
- - neurônios no, 306–307
- - organização do, 54–55
- - parassimpático, 63
- - periférico (SNP), 54, 290
- - - neurônios no, 55
- - simpático, 63
- - topografia do, 290–291
- olfatório, 152
- vestibular, 176–177
- visual acessório, 137
- visual. *Ver* Vias visuais
SNC. *Ver* Sistema nervoso central (SNC)
SNP. *Ver* Sistema nervoso periférico (SNP)
Substância
- branca, 292
- - nos cortes da cabeça
- - - coronal, 310
- - - sagital, 341
- - - transverso, 325
- negra, 322
Sulco(s)
- arteriais, na calvária, 10
- mediano, da língua, 207t
- terminal, 206, 207t
Superfície
- distal dos dentes, 180
- labial do dente, 180
- lingual dos dentes, 180
- mesial do dente, 180
- oral do dente, 180
- palatal dos dentes, 180
Suprimento
- arterial
- - para a glândula tireoide, 265
- - para o cérebro, 304
- - - estenoses e oclusões de, 305
- sanguíneo/vasos sanguíneos. *Ver* Suprimento arterial; artéria(s); artérias e veias individuais; Veias; Drenagem venosa
Sutura(s)
- craniais. *Ver* Craniossinostoses
- cranianas. *Ver* Craniossinostoses
- lambdóidea, 8

T

T4 (tiroxina), 265
Tecido
- conectivo
- - de nariz, 142
- - na gengiva, 183
- linfoepitelial, histologia do, 209
Telencéfalo, 295, 295t
- estruturas do, 297
Tensor do tímpano, 163
Tentório, 323
Terceiros molares (dentes do siso), 186t, 187.
- na tomografia panorâmica odontológica, 181
- padrões de erupção, 188, 188t
Teste(s)
- de confronto, no exame de campo visual, 135
- de função térmica, do aparelho vestibular, 164
Tetraiodotironina (tiroxina), 265
Tiroxina (T4, tetraiodotironina), 265
Tomograma panorâmico dental (TPD), 181
Tonsila(s)
- faríngea, 216
- - aumento anormal, 208, 209
- - em rinoscopia posterior, 211
- - histologia da, 209
- - localização, 208, 209
- - na RM coronal do pescoço, 318
- lingual, 206, 207t, 216
- palatinas, 147, 216
- - aumento anormal, 208
- - histologia da, 209
- - localização, 208
- - na RM coronal do pescoço, 318
- - suprimento vascular da, 287
- - veias da, transmissão de infecção e, 52t
- tubária, 216
- - edema, 216
Tonteira. *Ver* Vertigem
Tórax, ramos do nervo vago para, 91t
TPD (tomograma panorâmico dental), 181
Trajeto intracavernoso dos nervos cranianos que entram na órbita, 118
Transdução de sinal, 170
Traqueia
- abordagens cirúrgicas da, 262
- nas RM do pescoço
- - corte sagital, 343
- - imagem transversal, 337
Traqueotomia, 262
Trato óptico
- lesão unilateral do, 136
- na via visual, 134, 135
- núcleos talâmicos e, 137
Traumatismo. *Ver também* Fratura(s)
- ATM, luxação da, 37, 195
- sensibilidade da lâmina interna da calvária a, 11
Trígono
- carótico, no pescoço, 272, 272t
- - na região anterolateral profunda do pescoço, 282
- cervical
- - anterior, 272, 272t
- - - dissecção do, 280–281
- - lateral, 272, 272t
- - - profundo, 283
- - posterior
- - - dissecção da, 278–279
- - - gânglios linfáticos no, 268
- do músculo esternocleidomastóideo, 272, 272t
- muscular, na região cervical, 272, 272t
- occipital, 272, 272t
- parietal, 272, 272t
- (subclávio) omoclavicular, no pescoço, 272, 272t
- submandibular, 272, 272t
- submentual, 272, 272t
- subocipital, 277
Triiodotironina (T3), 265
Tronco
- encefálico
- - conexões dos núcleos do oculomotor no, 140
- - emergência dos nervos cranianos do, 114
- - estruturas do
- - - projeção anterior, 297
- - - projeção lateral, 297
- - núcleos do nervo craniano e, 63t, 168, 168t, 169
- simpático
- - na região cervical lateral profunda, 283
- - no trígono carótico, 282
Tuba auditiva, 18, 147, 154, 161
- infecção via, 18, 154
- músculos da, 212

- na rinoscopia posterior, 211
- nos cortes da cabeça
- - sagital, 339, 340
- - transversal, 326
- obstrução da, 216
Tubo neural, desenvolvimento da medula espinal e, 60, 292
Tumores
- da orelha interna, 165
- malignos da parótida, propagação dos, 165

U

Umbigo, da membrana timpânica, 159
Unidade ostiomeatal, 145
Utrículo, 156
- estrutura macular do, 174
Úvula. *Ver também* Palato mole
- cavidade nasal e, 147
- RM, imagem sagital do pescoço, 343
Valécula
- epiglótica, no corte sagital mediano da cabeça, 338
- glossoepiglótica, 207t
- inervação da, 222

V

Valéculas glossoepiglóticas, 207t
Vasos
- grandes, na RM coronal do pescoço, 318
- linfáticos
- - circulação sistêmica e, correlação com linfonodos cervicais, 269
- - da cavidade oral, 209
- - da coluna cervical, 268–269
- - - sentido da drenagem, 269
- - - superficial e profunda, 268
- - da língua e assoalho bucal, 221
- - da orelha, 158
Veia(s). *Ver também veias individuais*
- angular, transmissão da infecção e, 52t
- auricular posterior, 50, 51
- - transmissão de infecção e, 52t
- braquiocefálica, 50, 267, 267t
- cerebrais, 302
- - superficiais, no espaço subaracnóideo, 296
- da cabeça
- - profundas, 52–53
- - superficial, 50–51, 51t
- da fossa infratemporal, 102–103, 102t
- da laringe, 261
- da língua, 220
- da órbita, 117
- da orelha interna, 167
- diploicas, 11
- do occipúcio, 53
- - veias emissárias, 11
- do pescoço, 50–51, 51t, 267, 267t
- emissárias, 303
- - do occipício, 11, 53
- - drenagem do seio dural e, 302
- extracranianas, infecção e, 52t
- faciais, 50, 51
- facial comum, 50
- jugular
- - anterior, 50–51, 51t
- - externa, 50–51, 51t
- - - na RM sagital do pescoço, 345
- - interna, 50–51, 51t, 220
- - - na abertura superior do tórax, 281
- - - na região cervical lateral profunda, 283
- - - na RM do pescoço
- - - - corte sagital, 345
- - - - corte transversal, 335, 337
- - - no corte transversal do pescoço, 331
- - - no trígono carótico, 282
- - - nos cortes da cabeça
- - - - sagital, 341
- - - - transversal, 326
- - - osso temporal e, 18
- - transmissão de infecção via, 286
- laríngea, 261
- occipital, 50, 51
- - transmissão de infecção e, 52t
- oftálmica superior, drenagem do seio dural e, 302
- - na RM coronal da cabeça, 314
- retromandibular, 50, 51
- - na RM transversal da coluna cervical, 335
- subclávia, 281
- temporal superficial, transmissão de infecção e, 52t
- tireóidea inferior, 281
Ventrículos (cérebro), 297
- plexo corióideo e, 301
Verme do cerebelo, 323
Vértebra(s). *Ver* Corpo(s) vertebral(is)
- cervicais (C1–C7), 230–231. *Ver também* Atlas (C1); Áxis (C2)
- - elementos estruturais de, 227, 227t
- - mediana, cortes transversais da cabeça através
- - - nível C5, 328
- - - nível C6, 330
- - na RM do pescoço
- - - vista coronal, 319, 320
- - - vista sagital, 343
- - - vista transversal, 336
- lombares, elementos estruturais das, 227, 227t
- proeminente, no corte transversal da cabeça, 328, 329
- torácica, elementos estruturais da, 227, 227t
Vertigem, 156
- NC VIII, lesão de, 168
- testes de função térmica, 164
Vestíbulo oral, 341
Via(s)
- auditivas, 172–173
- - aferente, 172
- - eferente, 173
- - organização tonotópica de, 172
- (eferentes) motoras, 56, 58–59, 58t
- - desenvolvimento da coluna espinal e, 292
- - fibras nas, 138, 139
- gustativa, 222
- respiratórias, na RM coronal do pescoço, 317
- sensoriais (aferentes), 56–57
- - desenvolvimento da medula espinal e, 292
- - nervos espinais e cranianos, 56t, 57
- visuais
- - lesões da, 136, 139
- - parte geniculada, 134, 135
- - - convergência e acomodação, 138
- - - organização topográfica, 135
- - parte não geniculada, 134, 137
- - visão geral, 134
Viscerocrânio
- limites do, 6
- ossificação do, 2, 2t
Vômer, 9, 12, 142, 190, 191

W

Waldeyer, anel de, 208, 216
Wolfring, glândula de, 122

Z

Zenker, divertículo de, 215
Zigomático, 5, 7, 12, 108
Zinn (e de von Haller), círculo de, 127
"Zona de perigo", venosa, infecção e, 97
"Zona perigosa" venosa da face, 97
Zonas de descontinuidade, 129
Zumbido, 165

Pré-impressão, impressão e acabamento

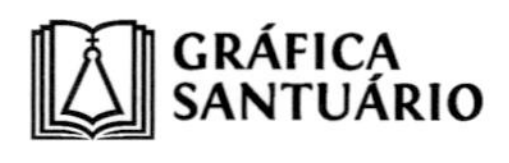

grafica@editorasantuario.com.br
www.editorasantuario.com.br
Aparecida-SP

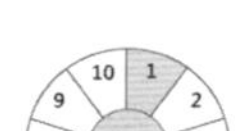